青光眼 的 中西医诊治

彭清华　吴权龙　主编

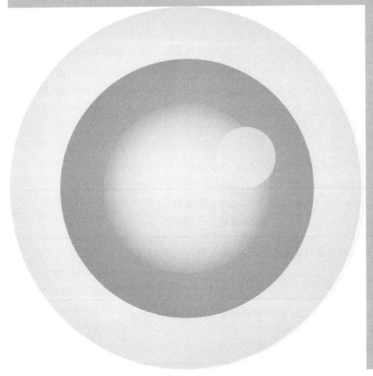

Diagnosis
and
Treatment
of
Glaucoma
with
Traditional
Chinese
and
Western
Medicine

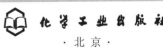

化学工业出版社

·北京·

内容简介

本书分为上篇总论、下篇各论和附录三部分。总论主要介绍青光眼的基本知识、中医对青光眼的认识、青光眼相关的解剖及病理生理、青光眼的检查与诊断、中西医治疗概要、预防与调护等。各论从中医与西医病因及发病机制、临床表现、诊断要点及鉴别诊断、中医辨证论治、西医治疗、专方专药、难点与对策、经验与体会、预防和调摄、预后和转归、疗效评定标准、名老中医治疗经验、研究进展、古籍精选、评述等方面介绍各种类型青光眼的诊疗，并介绍了青光眼的相关诊疗标准（共识）和临床指南、青光眼的相关研究进展。附录主要介绍眼科有关正常值、与青光眼相关的中医文献摘录等。

本书适合中西医结合眼科临床医师、学生和科研人员使用。

图书在版编目（CIP）数据

青光眼的中西医诊治/彭清华，吴权龙主编. —北京：
化学工业出版社，2021.1
ISBN 978-7-122-38208-5

Ⅰ.①青⋯ Ⅱ.①彭⋯②吴⋯ Ⅲ.①青光眼-中西
医结合-诊疗 Ⅳ.①R775

中国版本图书馆CIP数据核字（2020）第245260号

责任编辑：陈燕杰　　　　　　　　　　　文字编辑：赵爱萍
责任校对：张雨彤　　　　　　　　　　　装帧设计：王晓宇

出版发行：化学工业出版社（北京市东城区青年湖南街13号　邮政编码100011）
印　　装：凯德印刷（天津）有限公司
787mm×1092mm　1/16　印张31¾　字数752千字　2021年6月北京第1版第1次印刷

购书咨询：010-64518888　　　　　　　售后服务：010-64518899
网　　址：http://www.cip.com.cn
凡购买本书，如有缺损质量问题，本社销售中心负责调换。

定　　价：198.00元　　　　　　　　　　　　　　　　　版权所有　违者必究

本书编委会

主　编　彭清华　吴权龙

副主编　喻　娟　姚小磊　江　冰　段宣初

　　　　龙　达　彭　俊　欧阳云　曾志成

编　委　王　方（贵州中医药大学第二附属医院）

　　　　王　英（湖南中医药大学）

　　　　邓　颖（湖南中医药大学）

　　　　龙　达（湖南中医药大学第一附属医院）

　　　　付美林（湖南中医药大学第一附属医院）

　　　　孙　河（黑龙江中医药大学第一附属医院）

　　　　江　冰（中南大学湘雅二医院）

　　　　刘　培（湖南中医药大学）

　　　　刘婷婷（湖南中医药大学）

　　　　刘晓清（湖南中医药大学）

　　　　沈志华（深圳市眼科医院）

　　　　李　洁（湖南中医药大学）

　　　　李　萍（湖南中医药大学第一附属医院）

　　　　李　翔（成都中医药大学附属医院）

　　　　李文杰（中南大学湘雅三医院）

　　　　李文娟（湖南中医药大学中西医结合学院）

　　　　李书楠（湖南中医药大学）

　　　　李建超（陕西中医药大学附属西安中医医院）

　　　　吴大力（广西中医药大学第一附属医院）

吴权龙（湖南中医药大学第一附属医院）

杨　光（天津中医药大学第一附属医院）

杨毅敬（湖南中医药大学）

陈　梅（重庆爱尔眼科医院）

陈向东（湖南中医药大学第一附属医院）

张丽霞（中国中医科学院眼科医院）

张兆康（中国中医科学院眼科医院）

周亚莎（湖南中医药大学中西医结合学院）

欧　晨（湖南中医药大学）

欧阳云（南京中医药大学附属盐城中医院）

徐　剑（同济大学附属上海东方医院）

段宣初（中南大学湘雅二医院）

姚小磊（湖南中医药大学第一附属医院）

逯　晶（湖南中医药大学医学院）

贾　旭（中南大学湘雅二医院）

曾志成（湖南省桂阳县第一人民医院）

曾红艳（暨南大学中医学院）

彭　俊（湖南中医药大学第一附属医院）

彭　抿（长沙星沙人民医院）

彭清华（湖南中医药大学）

蒋鹏飞（湖南中医药大学）

喻　娟（湖南中医药大学第一附属医院）

廖林丽（湖南中医药大学）

谭涵宇（湖南中医药大学）

谭乐娟（湖南中医药大学附属长沙中医医院）

潘　坤（湖南中医药大学）

魏歆然（湖南中医药大学）

主　审　　蒋幼芹（中南大学湘雅二医院）

前言

  青光眼是指与眼压升高有关的以视网膜神经纤维萎缩、视盘凹陷和视野缺损为主要特征的一组疾病。据国内外相关报道，青光眼居全球不可逆致盲性眼病的第1位，一直以来就是眼科专家研究的重点和热点。流行病学调查显示：2020年全球青光眼人数将达到7960万，中国青光眼患者人数预计将达800万，且青光眼在高龄人群中的发病率更高，随着我国老龄化社会的到来，其造成的危害将愈发明显。近年来，国内外医学界在青光眼的基础研究、早期诊断、手术方法的改进、诊疗设备和药品的研发等方面取得了很大的进展；而在1000多年前的中医文献里就对青光眼有了初步认识，以后初步深入和完善，形成了一套中医药诊治青光眼的理论和方法。新中国成立以来，我国中医、西医及中西医结合眼科工作者，发挥我国医疗体系的独特优势，在中西医结合诊治青光眼的基础和临床研究方面取得了一些重要进展，探索了不少新的诊疗方法，取得了不少有临床应用价值的成果。为进一步推广青光眼的中西医诊疗知识，提高青光眼的临床诊疗效果，我们组织国内相关专家特编写《青光眼的中西医诊治》一书。

  本书的编写分为上篇总论、下篇各论和附录三部分。

  总论主要介绍青光眼的基础知识，中医对青光眼的认识、青光眼相关的解剖及病理生理、青光眼的发病机制及分子遗传学、青光眼的临床流行病学、青光眼的检查与诊断、青光眼的中西医治疗概要、青光眼预防与调护等。

  各论主要介绍原发性闭角型青光眼、原发性开角型青光眼、高眼压症、正常眼压性青光眼、先天性青光眼、发育性青光眼、恶性青光眼、新生血管性青光眼、晶状体源性青光眼、青睫综合征、其他类型的继发性青光眼、混合型青光眼。在各论的编写体例上，对于每一个疾病章节，均按病名、无标题概述、中医病因病机、西医病因及发病机制、临床表现、诊断要点及鉴别诊断、中医辨证论治、西医治疗、专方专药、难点与对策、经验与体会、预防和调摄、预后和转归、疗效评定标准、名老中医治疗经验、中西医研究进展、中医古籍精选、评述等进行论述。在此部分还介绍了国内外青光眼的相关诊疗标准（共识）和临床指南、青光眼的研究进展。

附录主要介绍眼科有关正常值、与青光眼相关的中医文献摘录等。

本书以湖南中医药大学为主编单位，由湖南中医药大学、中南大学、黑龙江中医药大学、成都中医药大学、陕西中医药大学、贵州中医药大学、广西中医药大学、天津中医药大学、南京中医药大学、同济大学等高等学校附属医院和暨南大学中医学院、中国中医科学院眼科医院、长沙星沙人民医院、重庆爱尔眼科医院、深圳市眼科医院等单位联合编写。参编的专家不少是我国从事青光眼的中医、西医或中西医结合诊疗的知名专家，在一定程度上反映了我国青光眼的中西医诊疗现状和学术水平。

本书力求权威性与可读性，编写工作历时三年多，虽经反复审改，但由于编者个人能力水平有限，不足之处甚或错漏之处在所难免，恳请海内外专家教授和医生们批评指正，以便重印或再版时进一步补充、修改和完善。

湖南中医药大学　彭清华

2020年11月

目录

总论

第一章　绪论 ⋯⋯⋯⋯⋯⋯⋯⋯⋯⋯002

第二章　中医对青光眼的认识 ⋯⋯⋯⋯008

第三章　青光眼相关的解剖及病理
　　　　生理 ⋯⋯⋯⋯⋯⋯⋯⋯⋯⋯018

　　第一节　前房及前房角的解剖学基础 ⋯⋯018
　　第二节　房水生成的解剖基础 ⋯⋯⋯⋯021
　　第三节　房水的功能和组成 ⋯⋯⋯⋯⋯025
　　第四节　血 - 房水屏障 ⋯⋯⋯⋯⋯⋯027
　　第五节　房水循环的生物学 ⋯⋯⋯⋯⋯029
　　第六节　青光眼视神经损害的
　　　　　　发病机制 ⋯⋯⋯⋯⋯⋯⋯030
　　第七节　青光眼视神经损害的
　　　　　　病理生理 ⋯⋯⋯⋯⋯⋯⋯033

第四章　青光眼的发病机制和分子
　　　　遗传学 ⋯⋯⋯⋯⋯⋯⋯⋯⋯038

　　第一节　原发性青光眼的发病机制 ⋯⋯⋯038

　　第二节　青光眼的分子遗传学 ⋯⋯⋯⋯⋯049

第五章　青光眼的临床流行病学 ⋯⋯⋯053

　　第一节　原发性闭角型青光眼的
　　　　　　流行病学 ⋯⋯⋯⋯⋯⋯⋯053
　　第二节　原发性开角型青光眼的
　　　　　　流行病学 ⋯⋯⋯⋯⋯⋯⋯057

第六章　青光眼的检查与诊断 ⋯⋯⋯⋯064

　　第一节　眼科问诊 ⋯⋯⋯⋯⋯⋯⋯⋯064
　　第二节　视功能检查 ⋯⋯⋯⋯⋯⋯⋯066
　　第三节　眼压测量、眼压描记及
　　　　　　目标眼压 ⋯⋯⋯⋯⋯⋯⋯072
　　第四节　前房角镜检查 ⋯⋯⋯⋯⋯⋯074
　　第五节　超声生物显微镜检查 ⋯⋯⋯⋯077
　　第六节　青光眼的眼底表现 ⋯⋯⋯⋯⋯080
　　第七节　视网膜神经纤维层检查 ⋯⋯⋯082
　　第八节　视野检查 ⋯⋯⋯⋯⋯⋯⋯⋯086
　　第九节　青光眼的早期诊断 ⋯⋯⋯⋯⋯091
　　第十节　青光眼的中医辨证 ⋯⋯⋯⋯⋯093

第七章　青光眼治疗概要 ···············100

　　第一节　青光眼的治疗目的 ···········101

　　第二节　青光眼的常用中医内治法 ·····101

　　第三节　青光眼的常用中药与方剂 ·····104

　　第四节　青光眼的常用中医外治 ·······118

　　第五节　青光眼的常用西药 ···········130

第六节　青光眼的激光治疗 ···········134

第七节　青光眼的手术治疗 ···········139

第八章　青光眼的预防和调护 ·········152

　　第一节　青光眼的预防 ·············152

　　第二节　青光眼的调护 ·············154

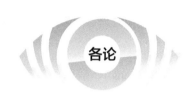

各论

第九章　原发性闭角型青光眼 ·········160

　　第一节　中医病因病机 ·············160

　　第二节　西医病因及发病机制 ·······161

　　第三节　临床分期及表现 ···········162

　　第四节　诊断要点及鉴别诊断 ·······165

　　第五节　中医治疗 ···············167

　　第六节　西医治疗 ···············170

　　第七节　难点与对策 ·············171

　　第八节　经验与体会 ·············171

　　第九节　预防和调摄 ·············171

　　第十节　预后和转归 ·············172

　　第十一节　疗效评定标准 ···········172

　　第十二节　医案精选 ·············173

　　第十三节　名老中医治疗经验 ·······179

　　第十四节　研究进展 ·············185

　　第十五节　古籍精选 ·············188

　　第十六节　评述 ···············189

第十章　原发性开角型青光眼 ·········192

　　第一节　中医病因病机 ·············192

　　第二节　西医病因及发病机制 ·······193

　　第三节　临床表现 ···············194

　　第四节　诊断要点及鉴别诊断 ·······197

　　第五节　中医治疗 ···············199

　　第六节　西医治疗 ···············203

　　第七节　难点与对策 ·············206

　　第八节　经验与体会 ·············206

　　第九节　预防和调摄 ·············207

　　第十节　预后和转归 ·············211

　　第十一节　疗效评定标准 ···········211

　　第十二节　医案精选 ·············211

　　第十三节　名老中医治疗经验 ·······213

　　第十四节　研究进展 ·············215

　　第十五节　古籍精选 ·············218

　　第十六节　评述 ···············218

第十一章　高眼压症 …………………221

第一节　中医病因病机 …………………221
第二节　西医病因及发病机制 …………221
第三节　临床表现 ………………………222
第四节　诊断要点及鉴别诊断 …………224
第五节　中医治疗 ………………………225
第六节　西医治疗 ………………………226
第七节　难点与对策 ……………………227
第八节　经验与体会 ……………………228
第九节　预防和调摄 ……………………228
第十节　预后和转归 ……………………229
第十一节　疗效评定标准 ………………229
第十二节　医案精选 ……………………229
第十三节　名老中医治疗经验 …………230
第十四节　研究进展 ……………………231
第十五节　古籍精选 ……………………231
第十六节　评述 …………………………232

第十二章　正常眼压性青光眼 …………234

第一节　中医病因病机 …………………234
第二节　西医病因及发病机制 …………234
第三节　临床分期及表现 ………………235
第四节　诊断要点及鉴别诊断 …………237
第五节　中医治疗 ………………………239
第六节　西医治疗 ………………………241
第七节　难点与对策 ……………………243
第八节　经验与体会 ……………………244
第九节　预防和调摄 ……………………244
第十节　预后和转归 ……………………244
第十一节　疗效评定标准 ………………245
第十二节　医案精选 ……………………245
第十三节　名老中医治疗经验 …………246

第十四节　研究进展 ……………………249
第十五节　古籍精选 ……………………251
第十六节　评述 …………………………251

第十三章　先天性青光眼 ………………253

第一节　中医病因病机 …………………253
第二节　西医病因及发病机制 …………253
第三节　临床表现 ………………………255
第四节　诊断要点及鉴别诊断 …………258
第五节　中医治疗 ………………………260
第六节　西医治疗 ………………………262
第七节　难点与对策 ……………………265
第八节　经验与体会 ……………………266
第九节　预防和调摄 ……………………266
第十节　预后和转归 ……………………267
第十一节　疗效评定标准 ………………267
第十二节　医案精选 ……………………267
第十三节　名老中医治疗经验 …………268
第十四节　研究进展 ……………………269
第十五节　古籍精选 ……………………271
第十六节　评述 …………………………271

第十四章　发育性青光眼 ………………274

第一节　中医病因病机 …………………274
第二节　西医病因及发病机制 …………274
第三节　临床分型及表现 ………………275
第四节　诊断要点及鉴别诊断 …………275
第五节　中医治疗 ………………………276
第六节　西医治疗 ………………………277
第七节　难点与对策 ……………………277
第八节　经验与体会 ……………………278
第九节　预防和调摄 ……………………278

第十节　预后和转归 …………………… 278

第十一节　疗效评定标准 ……………… 279

第十二节　研究进展 …………………… 279

第十三节　评述 ………………………… 279

第十五章　恶性青光眼 ……………… 281

第一节　中医病因病机 ………………… 281

第二节　西医病因及发病机制 ………… 281

第三节　临床表现 ……………………… 281

第四节　诊断要点及鉴别诊断 ………… 282

第五节　中医治疗 ……………………… 283

第六节　西医治疗 ……………………… 284

第七节　难点与对策 …………………… 287

第八节　经验与体会 …………………… 288

第九节　预防和调摄 …………………… 289

第十节　预后和转归 …………………… 289

第十一节　疗效评定标准 ……………… 289

第十二节　医案精选 …………………… 289

第十三节　研究进展 …………………… 290

第十四节　评述 ………………………… 291

第十六章　新生血管性青光眼 ……… 292

第一节　中医病因病机 ………………… 292

第二节　西医病因及发病机制 ………… 293

第三节　临床分期及表现 ……………… 294

第四节　诊断要点及鉴别诊断 ………… 296

第五节　中医治疗 ……………………… 297

第六节　西医治疗 ……………………… 299

第七节　难点与对策 …………………… 303

第八节　经验与体会 …………………… 304

第九节　预防和调摄 …………………… 306

第十节　预后和转归 …………………… 309

第十一节　疗效评定标准 ……………… 309

第十二节　医案精选 …………………… 310

第十三节　名老中医治疗经验 ………… 314

第十四节　研究进展 …………………… 315

第十五节　古籍精选 …………………… 320

第十六节　评述 ………………………… 321

第十七章　晶状体源性青光眼 ……… 326

第一节　中医病因病机 ………………… 326

第二节　西医病因及发病机制 ………… 326

第三节　临床表现 ……………………… 327

第四节　诊断要点及鉴别诊断 ………… 329

第五节　中医治疗 ……………………… 332

第六节　西医治疗 ……………………… 334

第七节　难点与对策 …………………… 337

第八节　经验与体会 …………………… 337

第九节　预防和调摄 …………………… 337

第十节　预后和转归 …………………… 338

第十一节　疗效评定标准 ……………… 338

第十二节　研究进展 …………………… 338

第十三节　评述 ………………………… 339

第十八章　青光眼睫状体炎综合征 ……… 341

第一节　中医病因病机 ………………… 341

第二节　西医病因及发病机制 ………… 341

第三节　临床表现 ……………………… 342

第四节　诊断要点及鉴别诊断 ………… 342

第五节　中医治疗 ……………………… 343

第六节　西医治疗 ……………………… 344

第七节　难点与对策 …………………… 345

第八节　经验与体会 …………………… 345

第九节　预防和调摄 …………………… 345

第十节　预后和转归 ……………… 346

第十一节　疗效评定标准 ………… 346

第十二节　医案精选 ……………… 346

第十三节　名老中医治疗经验 …… 347

第十四节　研究进展 ……………… 347

第十五节　评述 …………………… 349

第十九章　其他类型的继发性青光眼 …351

第一节　中医病因病机 …………… 351

第二节　西医病因及发病机制 …… 352

第三节　临床表现 ………………… 355

第四节　诊断要点及鉴别诊断 …… 356

第五节　中医治疗 ………………… 358

第六节　西医治疗 ………………… 361

第七节　难点与对策 ……………… 364

第八节　经验与体会 ……………… 364

第九节　预防和调摄 ……………… 365

第十节　预后和转归 ……………… 367

第十一节　疗效评定标准 ………… 367

第十二节　医案精选 ……………… 367

第十三节　名老中医治疗经验 …… 369

第十四节　研究进展 ……………… 370

第十五节　评述 …………………… 373

第二十章　混合型青光眼 ………… 376

第一节　中医病因病机 …………… 376

第二节　西医病因及发病机制 …… 376

第三节　临床表现 ………………… 378

第四节　诊断要点及鉴别诊断 …… 378

第五节　中医治疗 ………………… 379

第六节　西医治疗 ………………… 382

第七节　难点与对策 ……………… 384

第八节　经验与体会 ……………… 384

第九节　预防与调摄 ……………… 384

第十节　预后与转归 ……………… 385

第十一节　疗效评定标准 ………… 386

第十二节　医案精选 ……………… 386

第十三节　名老中医治疗经验 …… 387

第十四节　研究进展 ……………… 388

第十五节　古籍精选 ……………… 389

第十六节　评述 …………………… 390

第二十一章　青光眼相关临床指南和
　　　　　　诊疗标准 …………… 392

第一节　临床指南与临床路径 …… 392

第二节　青光眼的临床指南与专家
　　　　共识 ……………………… 393

第二十二章　青光眼的相关研究进展 …443

第一节　中西医结合研究进展 …… 443

第二节　青光眼发病机制的巩膜生物
　　　　力学研究进展 …………… 450

第三节　青光眼滤过性手术抗瘢痕
　　　　形成新策略 ……………… 456

第四节　OCT测量视网膜神经节细胞
　　　　复合体在青光眼研究中的
　　　　进展 ……………………… 462

第五节　青光眼微型引流物Ex-press
　　　　引流钉研究进展 ………… 470

附录 ………………………………… 479

一、眼科相关正常值 ……………… 479

二、与青光眼相关的中医文献摘录 … 481

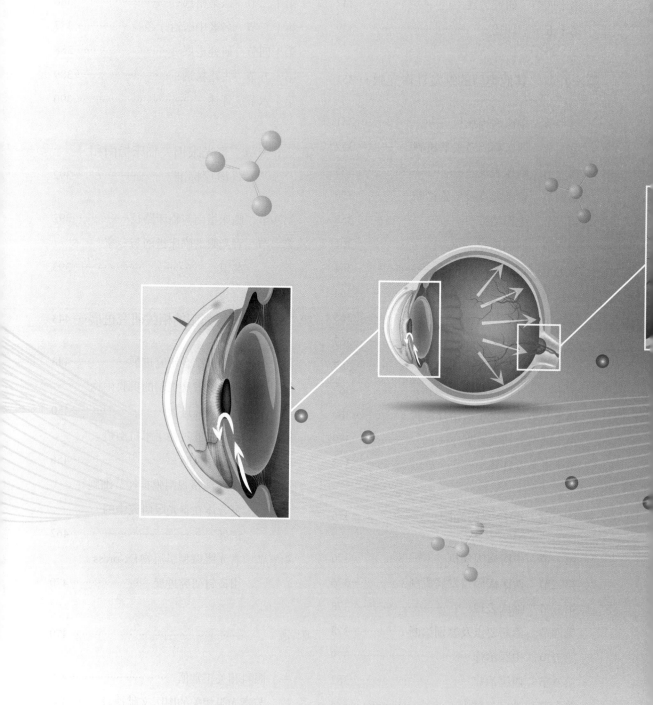

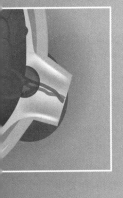

总论

第一章
绪论

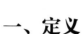

一、定义

青光眼（glaucoma）是指与眼压升高有关的以视网膜神经纤维萎缩、视盘凹陷和视野缺损为主要特征的一组疾病。即眼压超过了眼球内组织，尤其是视网膜和视神经所能承受的限度，将带来视功能损害。学术界认为，青光眼不是一个单一的疾病过程，而是具有广泛临床和组织病理学表现的一组疾病。

其中，高眼压是青光眼视神经损害的最常见危险因素，但是以眼压为基础定义青光眼的观念已经逐渐淡化。有高眼压的人不一定都有青光眼，我们临床上称为高压眼症，而有些青光眼的患者眼压水平在正常范围内，如正常眼压性青光眼。所以，目前大多数学者认同的观点是，青光眼是具有病理性高眼压或者正常眼压合并视乳头、视网膜神经纤维层损害及青光眼性视野改变的一种不可逆致盲眼病。

鉴定正常眼压与病理性高眼压对于青光眼的早期诊断、治疗以及判断预后非常重要。眼内压是指眼球内容物在眼球壁上产生的压力。维持正常视功能的眼压称为正常眼压，正常情况下，房水生成率、房水排出率及眼内容物的容积之间的动态平衡对正常眼压的维持至关重要。目前我国正常眼压为1.36～2.74kPa（10～21mmHg），眼压超过2.74kPa（21mmHg）或者24小时眼压差值超过1.06kPa（8mmHg），或者两眼眼压差值大于0.67kPa（5mmHg）时，应视为可疑青光眼状态，需进一步做排除青光眼的检查。然而用一个单纯的数值来划分正常眼压与病理性高眼压也是不妥当的，临床上有些人的眼压超过上限，却没有造成视神经的损害，另外，同一个数值的眼压对于甲患者是正常眼压，但对于乙患者可能是病理性眼压，这跟每个人对眼压的耐受性不同有关。所以加强对于眼压及调节压力的房水动力学的理解，可以让我们深入了解诱发青光眼的危险因素，同时这也是目前青光眼治疗中能被控制且用来防止进行性视神经病变的唯一因素。

二、发展史

（一）我国古代眼科学中青光眼的认识历程

我国对眼病的认识可以追溯到上古时代，公元前14世纪殷武丁时代的甲骨文字中，祈祷辞或卜辞中就有"疾目"的记载，得知已有致盲者，之后的各个朝代眼科学都有发展。原发性青光眼在中医学中属于"五风内障"的范畴，根据不同阶段的病情表现，有"青风""乌风""黄风""雷头风内障"等病名。

青光眼这一眼疾相对应的提法最早出现在秦汉时代《神农本草经》中，书中称此类病症为青盲，但当时青盲的描述亦包含其他眼病。

公元6～10世纪，我国进入隋唐时期，这是我国历史上经济文化大发展时期，在医学上在继承秦汉时期成就之外，还融汇了一部分先进的外族医学。晚唐王焘所著《外台秘要》卷第二十一专论眼疾，其首先采用印度医学理论，并在书中对青光眼的病理有独到的见解，以为此疾之源，皆从内肝管缺，眼孔不通所致，急需早治，若已成病，便不复可疗。并将青光眼细分为三类：黑盲、乌风、绿翳青盲。

宋元时代医家编集的眼科著作《秘传眼科龙木论》中对眼科常见内外障眼病72证有系统的记述。青光眼所对应病名"青风内障"正源于此书，《秘传眼科龙木论》云："青风内障：此眼初患之时，微有痛涩，头旋脑痛，或眼先见有花无花，瞳人不开不大，渐渐昏暗。或因劳倦，渐加昏重。"《秘传眼科龙木论》中，中医眼科内外障分类的72证分类方法，奠定了中医眼科分类命名的基本原则，为后世眼科著作提供了编写体例。

明王肯堂编撰的《证治准绳》（1602年），书中七窍门上论眼病，共列170余症，打破了自唐以来72症之说，书中所述眼病的他觉症状，几乎肉眼所能见到的均已描绘无疑。关于青光眼此疾书中记述到"绿风内障证，瞳神气色浊而不清，其色如黄云之笼翠岫，似蓝靛之合藤黄，乃青风变重之证，久则变为黄风""黑风内障之证，与绿风候相似，但时时黑花起，乃肾受风邪，热攻于眼""黄风内障证，瞳神已大而色昏浊为黄也。病至此，十无一人可救者""乌风内障证，色昏浊晕滞气，如暮雨中之浓烟重雾"。这些描述说明五风内障证是本病在不同阶段出现的不同症状。青风、乌风证情缓和；绿风、黑风属急重眼病；黄风属于五风内障的后期阶段。

（二）国际眼科学中青光眼的认识历程与近现代技术发展

在国际范畴而言，青光眼的理解可以追溯到19世纪中叶，但是这组疾病早在公元前400年已被希腊人认识。在希波克拉底的描述中，它被写成"glaucosis"，是指患眼的蓝绿色调，但当时还不能区分青光眼和白内障，在10世纪阿拉伯人的文章中有"发现伴有眼压升高"的描述。

直到欧洲文艺复兴以后，欧洲脱离了神学羁绊，医学蓬勃发展起来。1622年Rikchard Banister首先描述了绝对期青光眼，指出该期患眼眼球硬，无光感。进入19世纪眼科学脱离外科学独立。1830年英国Mackenzie编写《Treatise on Disease of the Eye》，其认为青光眼是由于浆液性脉络膜炎引起眼球液体增加所致的眼压增高，可以行玻璃体穿刺术以降压。在《Mackenzie's classical text-book》把青光眼和白内障鉴别开来。

19世纪中叶，眼科学进入到一个飞速的、划时代性的发展时期。1851年德国医学家、生理学家和物理学家von Helmholtz发明了检眼镜，在1852年他发表了检眼镜在活人眼检查视网膜的描述，其中就包含了对视神经、视杯凹陷的观察，加深了对青光眼的认识。1857年von Graefe使用虹膜切除术治疗急性青光眼，他创用的线状刀，后来命名为Graefe刀，他发现了青光眼杯，当时尚无眼压计，他将青光眼分类为急性充血性青光眼、慢性充血性青光眼、继发性充血性青光眼和视乳头凹陷性黑矇。1862年荷兰眼科学家、生理学家Donders首先将上述各种改变称为单纯性青光眼伴有高眼压，1868年他开始测试眼压和青光眼的关系，并提出了慢性单纯性青光眼概念。

20世纪眼科学走向分工越来越精细的现代眼科学，眼科器械仪器越来越精密。1905年挪威人Schiøtz发明了眼压计，1949 Sugar根据房角镜检查提出了青光眼现代分类体系。

随后随着手术显微镜及显微手术器械的不断更新，眼科手术技巧更加要求精尖，成功率也日益提高。20世纪60年代激光技术在眼科的应用也广泛开展开来，以及其他辅助检测设备的研发和应用如眼微循环、眼电生理、超声、CT等，促使现代眼科学的诊断与治疗取得重大进展。

（三）我国现代眼科学中青光眼学的发展

西方医学在19世纪前半叶传入中国，对我国青光眼的研究、发展开始产生影响。结合当时我国历史背景，中医学发展缓慢，整个国家处在缺医少药的境地，能够查到的眼科及青光眼专著甚少。1930年林文秉所译的《原发性青光眼（绿内障）药品治疗法之进步及其理论》中提出使用肾上腺素滴眼治疗青光眼。1946年缪连恩著有《近十年来青光眼之外科治疗》，介绍了灼漏术、睫状体透热术、虹膜切除术等。

直到1949年中华人民共和国成立，党和政府高度重视人民卫生保健事业，在1950年我们国家自己创办了《中华眼科杂志》，并于1955年该杂志发行了2期青光眼专集，在全国范围内推广青光眼专业知识与诊治经验。1959年前后，当时的中山医学院、北京医学院、北京协和医院、上海第一医学院、北京同仁医院、河南省眼科研究所等单位先后建立青光眼专业小组及专科，培养了新中国青光眼学第一批专业人才。1962年河南郑州眼科学术会议上制定了有关青光眼的各项常数。1978年在广州成立了青光眼研究协作组，后来改为青光眼学组，自此以后青光眼专业在青光眼学组的领导下取得了迅猛发展。

自1981年以来，青光眼学组多次举办全国青光眼学术会议，组织编写多部青光眼专著《青光眼临床的发展》《临床青光眼》《青光眼学》等。在青光眼学组的带领下，全国青光眼的诊断与治疗在多方面形成共识和标准。在青光眼的分类诊断中，青光眼学组强调前房角镜检查的重要性，并可根据房角情况选择有针对的激发试验；根据国外青光眼专业的发展情况，针对我国患者制定原发性青光眼诊断标准初步建议，并提倡运用先进技术和仪器推动青光眼诊治的发展，目前，多类型的眼压计、视野计、视觉诱发电位、眼底照相、眼底荧光血管造影、超声生物显微镜（UBM）、A超、B超、光学干涉断层扫描等技术均运用于青光眼临床。

进入本世纪以来，青光眼的治疗无论是药物治疗还是手术治疗都有较大进展。贝特舒、阿法根、适利达、布林佐胺、毛果芸香碱凝胶等新型抗青光眼药物向着更高效、不良反应小的方向发展。手术治疗方面，传统的滤过手术及小梁切除手术基本普及，超声乳化白内障摘除术、引流管植入术、激光虹膜成形术、睫状体光凝术等也广泛开展起来，并取得较好的成果。

近年来，青光眼专业医生不光满足于临床疗效，在青光眼科学研究机制上也为青光眼发展提供了基础科学依据，对于各类青光眼的研究逐步深入和广泛，并在国际舞台上发声。研究涉及基因治疗、胚胎干细胞、视神经损害机制与视神经保护和再生等多领域，其中中医中药治疗在青光眼视神经保护的有效性得到大量基础研究和临床效果的支持和验证。

三、分类

青光眼分类主要依据病因学、解剖学、发病机制等表现予以条理化、系统化，病因常指某种原因发生的失调导致房水动力学发生改变，解剖及机制是指前房角的特殊改变导致眼压升高。由于不同类型青光眼其诊断、治疗及预防具有差异性，所以合理的青光眼分类具有重要意义。现根据国内外专家及专著的陈述，将我国基本达成共识的分类建议列下。

（一）原发性闭角型青光眼

1.单纯瞳孔阻滞型

（1）急性闭角型青光眼　又分为临床前期、前驱期（先兆期）、急性发作期、慢性期、缓解期和绝对期。

（2）慢性闭角型青光眼　又分为早期、中期、晚期和绝对期。

2.单纯非瞳孔阻滞型

（1）睫状体前位型

（2）虹膜高褶型

（3）晶状体位置异常型

（4）脉络膜膨胀型

3.多种机制共存

（二）原发性开角型青光眼

1.高眼压性青光眼

2.正常眼压性青光眼（低眼压性青光眼）

3.分泌过多型青光眼

（三）儿童青光眼

1.原发性儿童青光眼

（1）原发性先天性青光眼

（2）青少年型开角型青光眼

2.继发性儿童青光眼

（四）继发性青光眼

1.继发性闭角型青光眼

2.继发性开角型青光眼

（五）混合型青光眼

四、青光眼致盲率与眼盲的预防

目前在世界范围内，青光眼是不可逆致盲性眼病的首要原因。据统计，2013年全世界40～80岁的人群中，青光眼的患病率为3.54%，有6426万人，预计到2020年和2040年分别将达7602万人和11182万人，约有60%的青光眼患者分布在亚洲。流行病学资料显示，在我国非选择人群中，原发性青光眼患病率为0.52%。超过40岁的人群中，原发性青光眼患病率高达1%～2%。中国年龄超过40岁的人群约有4.05亿，其中940万有青光眼视神经损害，520万患者因青光眼单眼致盲，170万患者因青光眼双眼致盲。目前我国人口居世界首位，随着人口老龄化情况的日益加重，我国青光眼致盲人数也会同步上升，这不仅对个人来说是沉重的打击，给家庭和社会也带来巨大的经济负担。

在我国地区性研究中，2002年赵家良报道顺义地区青光眼患病率为2.07%，其中原发性闭角型青光眼患病率为1.66%。2005年徐亮等报道北京农村和城市人群青光眼患病率，原发性闭角型青光眼（PACG）的患病率为1.2%，原发性开角型青光眼（POAG）的患病率为1.7%，农村PACG的致盲率为14.3%，高于城市的5.9%。2009年广州对50岁以上人群抽样调查显示：青光眼以11.0%的比例居致残原因第二位。2011年中国邯郸一个农村人群的研究显示，POAG的患病率为1.0%，PACG的患病率为0.5%，原发性房角关闭的患病率为1.5%，可疑原发性房角关闭的患病率为10.4%，4.5%的POAG患者和67%的PACG患者已至少有一眼致盲。有调查显示该地区确诊青光眼患者中90%的人群不知道自己患有此病。在多地区研究报告中均显示，半数以上的原发性开角型青光眼是在筛查中发现的。

所以，早发现、早治疗可以有效地干预病情的发展，使大多数青光眼患者病情得到很好的控制，保护现有视力功能。人群中青光眼的潜在人数相当可观，及早宣传青光眼防治知识，在人群中进行青光眼筛查十分必要。目前，青光眼属于重大公共卫生问题，早期阶段可以识别，筛查试验均为无创性，患者可以接受，且早期控制目标眼压即可有效治疗。

青光眼筛查方式包括机会性筛查和人群筛查两方面。机会性筛查是指一些人因为健康体检或其他问题来眼科就诊时，眼科医师有意识地进行青光眼方面的必要检查，包括裂隙灯显微镜检查周边前房深度、眼底数码照相、眼压测量，必要时进行前房角镜及暗室俯卧试验等检查，它是眼科临床工作的一部分。而人群筛查是在普通大众或特定群体中进行的筛查，其存在的挑战是人群筛查能否具有较高的成本-效果。有研究指出目前而言，采用眼底照相法在人群中筛查青光眼是较好的方式。而眼压却不是一个良好的筛查指标，是因为用眼压检测难以确定一个分界线，将眼压>21mmHg作为界限，其敏感性为47%，特异性为92%（Baltimore Eye Survey，1991），即有超过一半的早期青光眼患者在日间随机检测眼压并不高。标准化自动视野检查虽然是评估青光眼功能损害的金标准，但其属于主观检查，依赖受试者合作，检查时间较长（目前的SITA-Fast、TOP检查程序仍然不够短，每眼检查至少用几分钟的时间）。

我国现有眼科医疗资源、医疗设备分布不均匀，大部分集中在大中城市、大中型医院，而70%的人口在农村，加强基层医院青光眼人群的筛查工作，对基层眼科医生任重而道远。需要眼科医生在提高青光眼认识和诊断青光眼的能力方面下功夫，借助眼科常用裂隙灯、前房角镜、检眼镜、眼压计、视野计等做出青光眼的早期诊断。建立青光眼高危人群档案，包括有青光眼家族史，年龄大于45岁，有高度近视及糖尿病史人群作为重点筛查对象。使筛查青光眼工作成为眼科常规检查的一部分，从而减少青光眼漏诊，减少由青光眼所引起的不可逆盲及视功能损害。

尽管原发性青光眼的病因与机制尚未完全明确，也可能和遗传因素有关，青光眼的发生并不能预防。但在早诊断、早治疗的青光眼患者中，采取切实有效的措施，从很大程度上来说可以保护视功能，从这个角度来说，青光眼的致盲是可以预防的。其措施主要如下。

（1）广泛的宣传，通过传统及新媒体，对青光眼知识进行普及。

（2）建立体检保健制度：在健康体检时，尤其是40岁以上人群，应当包括眼压、眼底检查。

（3）对青光眼患者做好详细的教育工作，其中包括：① 严格滴药，按时复诊；② 及时发现急性症状，并立即去医院检查；③ 避免情绪激动，保持心情愉快；④ 避免短时间饮用大量饮料；⑤ 避免暗室活动，比如看电影，暗光下阅读；⑥ 避免衣物过紧；⑦ 切勿自行用药、改药；⑧ 注意健康规律生活。

（4）建立专业青光眼队伍开展青光眼筛查，建立青光眼诊断、治疗、转诊制度。

青光眼是一个伴随终身的疾病，需要眼科医生针对患者的特异性制订合理的治疗方案，不可一概而论。目前盲和视力损伤的研究受到世界卫生组织与我国国家层面的重视并取得了重大的进展。视觉2020的全称是"视觉2020，全球行动消灭可避免盲，享有看见的权利（Vision 2020，Global Initiative for the elimination of Avoidable Blindness The Right To sight）"这是一项到2020年在全世界消灭可避免盲的全球行动。视觉2020将通过4个5年计划分别从2000年、2005年、2010年及2015年按计划分阶段实施。我国卫生部张文康部长于1999年9月在北京代表我国政府在宣言上签字，庄严承诺。目前距离"视觉2020行动"即将结束，但我们的防盲治盲的决心和行动不能停止。目前原发性青光眼不能从根本上防止其发生，但是可以通过早发现、早治疗预防其致盲的可能性，我们眼科医师应与相关部门协诚合作、共同努力，从生物医学-社会医学模式角度全方位调整和完善防盲策略，共同来进行这项长期且艰巨的任务。

参考文献

[1] 李凤鸣，谢立信. 中华眼科学[M]. 北京：人民卫生出版社，2014：3-17.

[2] Rand Allingham R.. Shields青光眼教科书[M]. 北京：人民卫生出版社，2009：1-2.

[3] 周文炳. 临床青光眼[M]. 北京：人民卫生出版社，2000：1-3.

[4] 彭清华. 中西医结合眼科学[M]. 北京：中国中医药出版社，2010：1-14.

[5] 王宁利. 防盲手册[M]. 北京：人民卫生出版社，2014：1.

[6] 李巧凤. 中西医临床眼科学[M]. 北京：中国医药科技出版社，1998：1-9.

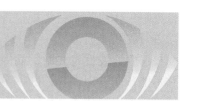

第二章
中医对青光眼的认识

一、关于青光眼历史沿革

1.隋代以前，仅涉及青光眼症状的记录

根据《诗经·毛传》"有眸子而无见曰矇……"又汉刘熙释名，"矇，有眸子而失明。"所以早在公元前12世纪或12世纪之前，在矇的病内即包括青光眼病。《素问·至真要大论》提起："帝曰：六气相胜奈何？歧伯曰……少阳之胜，热客于胃，烦心心痛，目赤欲呕……"又"帝曰：善，天地之气，内淫而病何如？""歧伯曰……太阴在泉……病冲头痛，目似脱，项似拔。"等的描述虽没有青光眼的概念，但其描述与闭角型青光眼急性发作时的症状极其相似。在《黄帝内经》上还有与之类似的证候记载，《灵枢·大惑论》云："五脏六腑之精气，皆上注于目而为精。精之窠为眼……上属于脑，后出于项中。故邪中于项，因逢其身之虚，其入深，则随眼系以入于脑，入于脑则脑转，脑转则引目系急，目系急则目眩以转矣。"《灵枢·海论》："脑为髓之海……髓海不足，则脑转耳鸣，胫酸眩冒，目无所见，懈怠安卧。"《素问·风论》："风气循风府而上，则为脑风。风入系头，则为目风，眼寒。"均指出眼和头部密切相关，还特别指出头痛与眼部失明紧密相关的事实。

中医学早在汉代就对青光眼有所认识，当时便将本病概括为内障眼病，并提到"青盲"一词。"青盲"首见于《神农本草经》，书中列举空青、决明、苋实、羚羊角、鲤鱼胆等有治疗青盲之效。南朝·范晔《后汉书》中也有青盲记述。隋·巢元方《诸病源候论》的目盲目候条始有对青盲的具体描述。曰："青盲者，眼本无异，瞳子黑白分明，直不见物耳……是谓之青盲。"青盲并不是单指青光眼，也包括了部分内障眼病。《诸病源候论·目青盲有翳候》提出："白黑二睛无有损伤，瞳子分明但不见物，名为青盲。更加以风热乘之，气不外泄，蕴藏于睛间而生翳，似蝇翅者覆瞳子上，故谓青盲翳也。"青盲翳与现代医学之原发性开角型青光眼和原发性闭角型青光眼的慢性期有相似之处。说明古人早在隋代已注意到瞳孔色泽的不同而把青盲与内障区别开来。关于这方面，随后唐·孔颖达《毛诗正义》、孙思邈《备急千金要方》也有类似描述。

上述古籍的记载均说明古人已经开始观察到由于目痛、目眩所致的失明之证，只是尚未将其与其他内眼病区分开来，故也无独立的病名。

2.唐代，提出青盲、乌风等病，与现代青光眼病极其类似，并与白内障相区别

唐·王焘《外台秘要》曰："不痛不痒，渐渐不明，久历年岁，遂致失明，令观容状，眼

形不异，唯正当眼中央如小珠子裹，乃有其障，作青白色，虽不辨物，犹知明暗三光，知昼知夜，如此之者名作脑流青盲。未患时，忽觉眼前时见飞蝇黑子，遂眼上下来去，此宜用金篦决。一针之后，豁若开云而见白日。"《外台秘要·眼疾品类不同候》在描述青盲时，则不再是一个笼统的病名，明确指出："若有人苦患眼渐膜糊，状与青盲相似，而眼中一无所有，此名黑盲……如瞳子大者，名曰乌风；如瞳子翳绿色者，名为绿翳青盲，皆是虚风所作"。第一次形象描述了瞳孔呈绿色改变，说明此时已经能够将青光眼作为独立的疾病进行观察、认识，并将青光眼和白内障明确区分；同时指出其发病原因为："此疾之源，皆从内肝管缺少，眼孔不通所致也，亦宜须初欲觉时即须速疗之，若已成病，不复可疗"。可见在当时不但已经认识青光眼病，而且对其致病原因也有了新的认识和发现。所谓眼孔不通，与现代医学前房角闭塞极其类似。

3.宋金元时期，提出"五风变内障""雷头风内障""绿风""乌风""黑风""青风"等证，将各型青光眼症状描述得更加详尽

《秘传眼科龙木论》最早记载了"五风变内障""雷头风内障""绿风""乌风""黑风""青风"等证，并分别就病因病机、临床证候、治疗方药（包括针刺）均加以详论，特别是肝风为本说，对后世产生了重要的影响。《秘传眼科龙木论·七十二证方论》曰："五风变内障　此眼初患之时，头旋偏痛，亦是脏腑虚劳肝风为本。或一眼先患，或因呕吐双暗，毒风入眼，兼脑热相侵，致令眼目失明。初觉即须急疗。宜服除风汤、通明补肾丸立效……雷头风内障　此眼初患之时，头面多受冷热，毒风冲上，头旋犹如热病相似，俗称雷头风。或呕吐，或恶心，年多，冲入眼内，致令失明。或从一眼先患，瞳人或大或小不定，后乃相损，眼前昏黑，不辨三光，初觉有患。宜服泻肝汤、磁石丸立效……绿风内障，此眼初患之时，头旋额角偏痛，连眼睑骨及鼻颊骨痛，眼内痛涩见花，或因呕吐恶心，或因呕逆后，便令一眼先患，然后相牵俱损。目前花生，或红或黑，为肝肺受劳，致令然也。宜服羚羊角饮子、还睛丸，兼针诸穴眉骨血脉，令往却疾势也……乌风内障　此眼初患之时，不疼不痒，渐渐昏沉，如不患眼人相似。先从一眼起，复乃相牵俱损。瞳子端然不开，不大微小，不睹三光，此是脏气不和，光明倒退，眼带障闭，经三五年内昏气结，成翳如青白色，不辨人物，以后相牵俱损，瞳人微小，针之无效。惟宜服药补治五脏，令夺病势，宜服决明丸、补肝汤，立效……黑风内障，此眼初患之时，头旋额角偏痛，连眼睑骨及鼻颊骨时时亦痛，兼眼内痛涩，有黑花来往，先从一眼先患，以后相牵俱损。亦因肾脏虚劳，房室不节，因为黑风内障。不宜针拨。宜服药将息，针治诸穴脉。宜服羚羊角饮子、补肾丸立效……青风内障，此眼初患之时，微有痛涩，头旋脑痛。或眼先见有花无花，瞳人不开不大，渐渐昏暗。或因劳倦，渐加昏重，宜令将息，便须服药，恐久结为内障。不宜针拨，皆因五脏虚劳所作，致令然也，宜服羚羊角汤、还睛散即瘥。"

4.明清时代，对青光眼病已有较系统全面的认识

明清以来的眼科医家，对青光眼的论述，较之前代尤为详尽，辨证论治内容亦更丰富。《原机启微·论瞳子散大》中倪维德运用李东垣的"瞳子散大者，由食辛热之物太甚故也"学说，为后世研究治疗五风内障（青光眼）的治法治则以及处方遣药进一步提供了依据。《证治准绳》有左右偏头风、青风内障、绿风内障、黄风内障、绿映瞳神、五风变内障、瞳神散大等证的记载，多与现在不同类型不同阶段的青光眼症状相一致。如《证治准绳·杂病》曰："左右偏头风证……左边头痛右不痛，曰左偏风；右边头痛左不痛，曰右偏风。世人往往不以为虑，久则左发损左目，右发损右目。有左损反攻右，右损反攻左，而二目俱损者。若外有赤痛泪热等病，则外证生；若内有昏渺眩晕等病，则内证生矣。凡头风痛左害左，痛右害右，此常病易治者。若难知者，左攻右，右攻左，痛从内起止于脑，则攻害也迟；痛从脑起止于内，则攻害也速；若痛从中间发及眉梁内上星中发者，两目俱害。亦各因其人之触犯感受，左右偏胜，起患不同，迟速轻重不等，然风之害人尤惨。若能保养调护，亦可免患，愚者骄纵不知戒忌而反触之，以致患成而始悔。良可痛哉。"《证治准绳》还注意到本病发病时瞳色会有不同变化，如："青风内障证……视瞳神内有气色，昏蒙如晴山笼淡烟也。然自视尚见，但比平时光华则昏朦日进，急宜治之，免变绿色。变绿色则病甚而光没矣……绿风内障证……瞳神气色浊而不清，其色如黄云之笼翠岫，似蓝靛之合藤黄，乃青风变重之证，久则变为黄风……大凡病到绿风，危急矣，十有九不能治也……黑风内障证……与绿风候相似，但时时黑花起……黄风内障证……瞳神已大，而色昏浊为黄也。病至此，十无一人可救者……乌风内障证……色昏浊晕滞气，如暮雨中之浓烟重雾。"此段文字中所描述的青风、绿风、黄风、黑风、乌风五证，恰与现代医学中青光眼不同时期的症状表现相吻合，且明确说明此五证之间的轻重、急缓及传变关系，说明到明代，中医对青光眼已经有了比较多的认识，并初步与其他内眼疾病区分开来。古人也发现此病多伴有头眼疼痛，曰："绿风：初患时，头旋额角偏痛，连眼睑眉及鼻颊骨痛，眼内痛涩。先患一眼，向后俱损。无翳，目见花或红，或黑。黑风：初患时，头旋额角偏痛，连眼睑眉鼻颊骨痛，眼痛涩……无翳，眼见黑花。青风：初患时，微有痛涩，头旋脑痛。先患一眼，向后俱损。无翳，劳倦加昏重。"由此还证明古人已经观察到此病双眼发病、无翳、有虹视等临床特点，已与现代医学对青光眼的认识非常接近。更是用"盲在旦夕"来形容青光眼的病势危重。《证治准绳》尤其提出了"大小雷头风"这个名词，将急性闭角型青光眼的先兆期和急性发作期区分开来。如《证治准绳·杂病》曰："大小雷头风证……不论偏正，但头痛倏疾而来，疼至极而不可忍。身热目痛，便秘结者，曰大雷头风；若痛从小至大，大便先润后燥，小便先清后涩，曰小雷头风。大者害速，小者稍迟。虽有大小之说而治则同一，若失缓祸变不测，目必损坏，轻则凸，重则结毒，宜早为之救，免于祸成而救之不逮。世人每虑此患害速，故疑于方犯，惑于鬼祟，深泥巫祝，而弃医治，遂致祸成，悔无及矣。"

《目经大成》首次对虹视也有较详细的描写："见灯视月及隙漏之处，则有碗大一圈环影睛外，其色内青红而外紫绿，绝似日华月晕。"

《秘传眼科龙木论》不但用不同的内障名称对青光眼作了叙述，并且用歌词的形式编写，以方便记忆。

二、古代文献有关五风内障认识述要

原发性青光眼属中医学"五风内障"范畴，古代根据其发病时瞳神内颜色的改变象形描述为"绿风内障""黄风内障""青风内障""黑风内障""乌风内障"，因发病后瞳神散大，并分别呈现以上颜色，且病势急骤，善变如风，故历代中医眼科医家以"青风""绿风""乌风""黑风""黄风"命名，其病性归属内障眼病，最早见于《秘传眼科龙木论》名五风变内障，习称五风内障。《秘传眼科龙木论·五风变内障》云"此眼初患之时，头旋，偏痛，亦是脏腑虚劳，肝风为本。或一眼先患，或因呕吐双暗，毒风入眼，兼脑热相侵，致令眼目失明。初觉即须急疗。宜服除风汤、通明补肾丸立效。诗曰：乌绿青风及黑黄，堪嗟宿世有灾殃，瞳人颜色如明月，问睹三光不见光。后有脑脂如结白，真如内障色如霜，医人不识将针拨，翳落非明目却伤。"五风内障：即绿风、青风、黑风、黄风、乌风内障之统称，乃根据瞳仁色泽而定名。直至《证治准绳》详细论述了它们之间的关系，即青风—绿风—黄风及乌风，前三者是同一疾病早中晚三个阶段，与后者分属于两类疾病，说明古人对五风内障的认识是属于青光眼这一大类疾病的两个分类。总之，对该病的认识，萌芽于唐代，奠基于宋代，在北宋《太平圣惠方》中首次将"青风内障""绿风内障""乌风内障""黑风内障"加以明确区分，完善于明代，经历了一个漫长的历史过程。《目经大成·五风变》曰："此症乃风火痰，疾烈交攻，头目痛急，金井先散，然后神水随某脏而现某色。本经谓之五风。"《医宗金鉴·眼科心法要诀》有曰："瞳变黄色者，名曰黄风；变绿白色者，名曰绿风；变黑色者，名曰黑风；变乌红色者，名曰乌风；变青色者，名曰青风。"绿风内障相当于现代医学之原发性急性闭角型青光眼，青风内障相当于现代医学之原发性慢性开角型青光眼，若失之治疗，继续发展，进入青光眼绝对期，则相当于黄风内障，黑风内障的缓解期相当于原发性急性闭角型青光眼，乌风内障则相当于原发性慢性闭角型青光眼。在古代医籍中早已有五风内障的相关论述。

1.青风内障

病发则瞳神内隐呈青色，故名青风内障（《太平圣惠方·治眼内障诸方》）。又名青风（《世医得效方·眼科》）、青风障症（《审视瑶函·内障》）。

本病在《太平圣惠方·治眼内障诸方》中即有记载，但述证简略，谓："……青风内障，瞳仁虽在，昏暗渐不见物，状如青盲。"《世医得效方·眼科》记述稍详，曰："此眼不痛不痒，瞳仁俨然如不患者，但微有头旋，及见生花，或劳则转加昏朦"。《秘传眼科龙木论》对"青风内障"的阐述更为准确，云："青风内障……初患之时，微有痛涩，头旋脑痛，或眼先见有花无花，瞳仁不开不大，渐渐昏暗，或因劳倦，渐加昏重，宜令将息，便须服药。"此记载相当于青风内障中头昏头痛、眼珠胀痛、视物昏朦、观灯火有虹晕等症状。明代《证治准绳·杂病》则进一步指出："青风内障证，视瞳神内有气色，昏蒙如晴山笼淡烟也。然自视尚见，但比平时光华则昏朦日进。急宜治之……不知其危而不急救者，盲在旦夕耳。"由上可见，古人早已认识到本病来势轻缓，因眼无赤痛，瞳神亦无明显变化，唯昏朦日进，易被患者忽视，待至病甚光没则治亦不效。对其病因，古人多认为由劳倦忧思、脏腑内损、阴液亏虚以及风痰气火等引起。如《秘传眼科龙木论·青风内障》说："因五脏虚劳所作"，并"或因劳倦渐加昏重"。《审视瑶函·内障》有曰："阴虚血少之人，及竭劳心思，忧郁忿恚，用意太过者，每有此患。然无头风痰气火攻者，则无此患。"

2.绿风内障

古人因其瞳神散大，呈隐隐绿色，故名绿风内障（《太平圣惠方·治眼内障诸方》）。又名绿风（《世医得效方·眼科》）、绿盲（《龙树菩萨眼论》）、绿水灌瞳（《一草亭目科全书·内障》）、绿水灌珠（《眼科捷径》）、绿风变花（《眼科统秘》）。

早在唐代《外台秘要·眼疾品类不同候》已有"绿翳青盲"的记载"如瞳子翳绿色者，名为绿翳青盲"。最早论及该病，其状颇类本病，并认为是由"内肝管缺，眼孔不通"所致。《龙树菩萨眼论》云："若眼初觉患者，头微旋，额角偏痛，连眼眶骨及鼻额时时痛，眼涩，兼有花，睛时痛，是风兼劳热为主。初患皆从一眼前恶，恶后必相牵俱损。其状妇人患多于男子，皆因产节后，将息失度，及细作绣画，用眼力劳损。或有三五年即双暗。有风热盛，不经旬月，即俱损之。此是毒热入脑，及肝肾劳，受其热气所致。古方皆为绿盲。初觉即急疗之……若瞳仁开张，兼有青色，绝见三光者，拱手无方可救。皆因谬治，及晚故也。"

绿风内障之病名，首见于北宋王怀隐所辑《太平圣惠方》，书中曰："治绿风内障，肝肺风热壅滞，见红白黑花，头额偏疼，渐渐昏暗，不见物者。"将此病明确归属为内障眼病，并概括出本病病因病机特点为"肝肺风热壅滞"。王氏的论述发展和丰富了"绿风内障"内容，对后世影响深远，病名亦沿用至今。

宋元时期，《秘传眼科龙木论》对绿风内障的认识有了进一步发展，在描述局部体征的同时，对该病全身症状亦加以详细描述，同时，发现此病具有双眼患病的特点，符合现代中医学对该病的认识。书中于"绿风内障"篇中指出"此眼初患之时，头旋额角偏痛，连眼睑骨及鼻颊骨痛，眼内痛涩见花，或因呕吐恶心，或因呕逆后，便令一眼先患，然后相牵俱损，目前花生，或红或黑"。此记载相当于绿风内障中视力骤降、头眼剧痛伴恶心呕吐等症状。元代倪维德所著《原机启微》以病因病机立论阐述疾病，书中的"气为怒伤散而不聚之病"与本病类似，书中谓："一证因为暴怒，神水随散，光遂不收，都无初渐之次。"符合现代中医学对该病的病因病机认识，即暴怒为绿风内障的常见诱因，暴怒致气机疏泄失职，气机阻遏，进而目中玄府闭塞，神水瘀滞而发病。并将此病的预后判断为"此一得永不复治之证也"，认识到该病为严重致盲性眼病。

随着对绿风内障疾病了解的不断深化，至明代，王肯堂在《证治准绳·七窍门》详细描述了瞳神的变化："绿风内障证，瞳神气色浊而不清，其色如黄云之笼翠岫，似蓝靛之合藤黄，乃青风变重之证，久则变为黄风。"通过观察瞳神气色变化，判断疾病的发展转化，认识到青风内障、绿风内障、黄风内障三者之间存在着相互转化的关系，还指出发病主要为："痰湿所攻，火郁、忧思、忿怒之过"。并分析其预后为"大凡病到绿风，极为危者，十有九不能治也"。《医方类聚》所载《龙树菩萨眼论》归纳其病因为"风兼劳热"；其发病特点为"妇人患多于男子"；病因为产后、将息失度，加之过用目力、眼力劳损所致；病机为"风热盛""毒热入脑"，加之"肝肾劳，受其热气所致"。《古今医统大全》以"肝风热盛"概述其病机。《秘传眼科七十二症全书》进一步指出该病"因肝气热极，虚劳所致，亦且肾水不滋，肝气日损。"

3.乌风内障

发病后因其瞳神其色带乌，风轮与瞳神乌黑一色，故名乌风内障（《太平圣惠方·治眼内障诸方》)，又名乌风《外台秘要·眼疾品类不同候》。

历代医籍对本病见解不一。如《龙树菩萨眼论》云："眼都无痛痒，亦不头旋，渐渐昏暗，亦无翳，与不患者同，名曰乌风。近觉暗即治之……若绝三光，亦不可疗。此是明孔不通所致。"宋代《秘传眼科龙木论·乌风内障》述证与之相类似，曰："此眼初患之时，不痛不痒，渐渐昏沉，如不患眼人相似。"并补充说："先从一眼起，复乃相牵俱损，瞳子端然不开，不大微小，不睹三光，此是脏气不和，光明倒退""经三五年内昏气结，成翳如青白色，不辨人物。以后相牵俱损。瞳仁微小。"《秘传眼科龙木论》中分析本病病机为"脏气不和，光明倒退，眼带障闭""有花脏腑虚劳事，无即肝家壅气嗔"，涉及脏腑虚劳、肝郁气滞两方面。乌风内障为"明孔不通所致，日久瞳仁渐小，如此形状，不在医限。人年老气衰亦耳。即与前稍别，老暗，看读用力即暗，寻常即可，是肝虚兼风热，治之即差。常暗，无变动，即是乌风眼也。"

元代危亦林《世医得效方·眼科》则曰："乌风，此眼虽痒痛而头不旋，但渐渐昏暗，如物遮定，全无翳障，或时生花，此肝有实热"。其说眼有痒痛，且病因肝有实热，均与前述见解有所不同。清代张璐《张氏医通·七窍门上》又主要从瞳神变化和病因病机上加以阐述，曰："乌风内障证，色昏浊晕滞气，如暮雨中之浓烟重雾，风痰人嗜欲太多，败血伤精，肾络损而胆汁亏，真气耗而神光坠矣。"傅仁宇《审视瑶函》进一步阐述了此病之预后："乌风内障浊如烟，气散膏伤胆肾间，真一既飘精已耗，青囊妙药也徒然"。而清代《医宗金鉴·眼科心法要诀》沿袭《世医得效方》的观点并有所发挥："乌风者，初病亦与绿风之证不异，但头痛而不旋晕，眼前常见乌花，日久瞳变乌带深红之色。"

4.黑风内障

病发时因瞳神内呈昏黑之色，故名黑风内障（《太平圣惠方·治眼内障诸方》）。又名黑风《龙树菩萨眼论》。

黑风内障之名首见于北宋王怀隐《太平圣惠方·治眼内障诸方》，书中载有："治眼昏暗。瞳仁不分明。成黑风内障。宜服补肾丸方。"最早记载了黑风内障的临床表现及治疗方药。据《龙树菩萨眼论》记载"黑风、绿风等皆从一眼前发者，多已后必相牵俱患，即觉头旋，眼有花，额角如绳缠，疼痛不堪忍，月日间或因食热酒面发还如旧，则候时时发动，此是恶候……瞳仁若青色，绝三光者，无烦救疗耳！"《秘传眼科龙木论·黑风内障》沿袭前说云"此眼初患之时，头旋额角偏痛，连眼睑骨及鼻颊骨时时亦痛，兼眼内痛涩，有黑花来往，先从一眼先患，以后相牵俱损"内容与其所述绿风内障的基本症情相同。因此，《世医得效方·眼科》论黑风时说"此眼与绿风候相似，但时时黑花起，乃肾受风邪，热攻于眼"。后世《证治准绳·七窍门上》《张氏医通·七窍门上》等皆同意这一见解。《眼科捷径》还说："黑风日久成绿风"。至于黑风内障的病因，《太平圣惠方·治眼内障诸方》提出是"肝肾风虚，上焦客热"；《秘传眼科龙木论·黑风内障》认为是"肾脏虚劳"；但后世以宗《世医得效方·眼科》之说者为多，认为由"肾受风邪，热攻于眼"所致。治疗主张祛风热，滋肾水。本病预后不佳，若不及时救治，则变黄风，盲不可治。故有《秘传眼科龙木论·黑风内障》诗曰："瞳子开张三曜绝，名医拱手谩相逢。"

5.黄风内障

瞳神散大难收，不睹三光，睛珠变黄，视瞳内为黄色，故名黄风内障（《证治准绳·七窍门》），又名黄风（《世医得效方·眼科》）。

古代对本病之记载出现较晚，《秘传眼科龙木论·五风变内障》诗曰："乌绿青风及黑黄，堪嗟宿世有灾殃。"并谓："此眼初患之时，头旋偏痛，亦是脏腑虚劳，肝风为本。或一眼先患，或因呕吐双暗。"是最早出现的有关黄风的记载，但在分证中未列本病，没有黄风内障的具体描述。其后《世医得效方·眼科》云："高风雀目……才至黄昏便不见物，经年瞳子如金色，名曰黄风。"至此，依现代的观点来看，黄风的瞳色变黄有两种情况：其一，神水瘀滞，眼珠胀硬，瞳神散大，瞳色昏黄；其二，瞳神大小无明显异常，睛珠混浊，反射黄光。前者与《秘传眼科龙木论》所载类同，而后者与《世医得效方》载之瞳子色黄"如金"比较接近。到明清时期，众位医家论黄风，有宗《秘传眼科龙木论》者，亦有沿袭《世医得效方》者。如《张氏医通·七窍门上》云：绿风内障证，"久则变为黄风"，其症"瞳神已大，而色昏浊为黄也，病至此，十无一人可救者。"说明病变到这一阶段，治疗不能挽救视功能，与现代医学认为该病属于青光眼绝对期的认识相一致。并强调："瞳神不大不小，只是黄而明莹，乃湿热伤元气……非若黄风之散大不可医者。"《医宗金鉴·内障初患久变五风歌》则说："黄风者，初病雀目，日久瞳变黄色；甚而如金，难治之证也。"不过，比较而言，以《张氏医通·七窍门上》对黄风的认识更符合五风内障的特点。

三、古代医家关于青光眼病因病机的阐述

1.生理

房水属中医学"神水"范畴。《审视瑶函·目为至宝论》云："神水者，由三焦而发源，先天真一之气所化。"又云："内包黑稠神膏一函，膏外则白稠神水，水以滋膏，水外则皆血，血以滋水……""血养水，水养膏，膏护瞳神"。《灵枢·大惑论》曰"目者，五脏六腑之精也……是故瞳子黑眼法于阴""五脏六腑之津液，尽上渗于目"。又有载"目者，血脉之宗也""诸脉者皆属于目，目得血而能视"。皆说明神水受五脏六腑之津液上渗滋养，与水液的正常生理功能关系密切，具有水液之性，当属阴类。

2.病理

早在《素问·风论》中就有"风气循风府而上，则为脑风"的病理记载，古人已明了头痛能影响眼病。本病主要症状为瞳神散大与眼痛头痛，古人认为，瞳神由先天之气所生，后天之气所成，其作用全赖血之濡养与气之推动。《眼科纂要》云："瞳神由气所充，气聚则瞳神聚，气散则瞳神散"，气乃瞳神之总领。说明瞳神散大是由于气对瞳神失去作用。《原机启微·气为怒伤散而不聚之病》中曰："气阳物，类天之云雾，性本动。聚，其体也。聚为阴，是阳中之阴，乃离中有水之象。阳外阴内，故聚也。纯阳，故不聚也。不聚则散，散则经络不收。"又曰："足厥阴肝主目，在志为怒，怒甚伤肝。伤脾胃则气不聚，伤肝则神水散，何则？神水亦气聚也。"气为怒伤散而不聚则神水散，与现代急性闭角性青光眼急性发作致瞳仁散大相类似，进一步阐述了本病与情志变化密切相关。

《外台秘要》曰"此疾之源，皆从内肝管缺，眼孔不通。"《审视瑶函》亦云"良由通光脉道之瘀塞耳，余故譬之井泉脉道塞而水不流。"一语道破病变的实质乃"眼孔不通"，与现代医学之房水流出不畅极为相似。

《世医得效方》认为五风变为"毒风脑热"所致；绿风乃"肺之病，肝受热则先左，肺受热则先右，肝肺同病则齐发"；黑风为"肾受风邪，热攻于眼"。《秘传眼科龙木论》认为五风变内障是"脏腑虚劳肝风为本"，而后"毒风入眼，兼脑热相侵"，致令眼目失明。《证治准绳》曰："阴虚血少之人，及竭劳心思，忧郁忿恚，用意太过者"，认为是七情内伤所致。

七情所伤，最易伤气，气伤影响及血，使气血同时受病，上乱清道，蒙蔽空窍而发病；同时，七情所伤，亦易伤肝，导致肝气郁结，肝郁不得疏泄，郁而化火，火动则阳失潜降，阳亢则风自内生，风火相煽，因而发生本症。又曰绿风内障为"头风所致，亦由痰湿所攻，火郁忧思忿怒之过。若伤寒疟疫热蒸，先散瞳神，而后绿后黄，前后并无头痛者，乃痰湿攻伤真气，神膏耗涸，是以色变也。盖久郁则热胜，热胜则肝木之风邪起，故瞳愈散愈黄。"《审视瑶函》云："绿风障……虽曰头风所致，亦由痰湿所致，火郁忧思忿急之故。"可见此证皆为风邪客于经脉，随经上犯于目，兼内有痰湿为患，或肝郁生火所致眼病。

四、古代医家关于青光眼治疗的阐述

《医方类聚·龙树菩萨眼论》最早提出运用针刺、中药治疗五风内障的方法。在治疗乌风内障上指出"近觉暗即治之，宜服汤丸""初觉即急疗之……将息慎护，针刺依法疗之，即住疾热，宜服羚羊角饮子三五剂、还睛散、通明镇肝丸，及针丘墟、解溪穴""失目定征土土，急服冷药，治风热毒，宜服羚羊角汤，数服，至愈为度，次及丸散，针开诸穴，散出恶风，牵出令宽，不尔，失此眼也。"《龙树菩萨眼论》中根据其证候提出了治疗方面的禁忌："牵引令风气下，忌针眦脉出血，头上并不宜针灸之也。若瞳仁开张，兼有青色，绝见三光者，拱手无方可救，皆因谬治及晚故也。谬治为灸头上，牵热气上及，迟晚不预，治服药之。"《龙树菩萨眼论》指出，青光眼患者还需注意忌食，嗜食膏粱醇酒，好食辛热煎、炸肥甘厚味过多者，对青光眼病无疑是火上浇油，应予禁忌。"此候总恶，善自将息，细看禁忌慎护之，不可吃生冷、五辛、芸苔、生鸡子、热面、酒、醋、毒鱼、猪肉、油腻、葵、诸香菜及陈腐等物。若涩开，以轻轻掠之。此疾师治二分，自治八分，如纵性自在之人，不能将摄，瞳仁若青色，绝三光者，无烦救治耳。"

《证治准绳》曰："病既急者，以收瞳神为先，瞳神但得收复，目即有生意。"明确指出，此疾理当"收瞳神为先"。《银海精微》亦云："瞳仁开大者忌辛辣之药，……开大者以酸药收之。"可见我国早在元代就知道用收瞳药治疗青光眼。

《原机启微》云："此病最难治……必要无饥饱劳役，必要驱七情五贼，必要德性纯粹"，指出治疗本病，患者需精神内守，恬淡虚无，饮食有节。又云："夫精明者，所以视万物者也。今视物不真，则精衰矣。盖火之与气，势不两立。故经曰：壮火食气，壮火散气。手少阴足厥阴所主风热，连目系，邪入中人，各从其类。故循此道而来攻，头目肿闷而瞳子散大，皆血虚阴弱故也。当除风热，凉血益血，以收耗散之气，则愈矣。"《罗氏会约医镜·论眼目》曰："瞳仁散大……宜养血，补水，安肾以调之。"《审视瑶函》云："若肾水固则气聚而不散，不固则相火炽盛而散大。"进一步阐述了调养气血，滋补肾阴，瞳仁乃固之原理。《素问·标本病传论》曰："知标本者，万举万当，不知标本，是谓妄行。"总之，不管神水凝滞缘于何因，急则治标，缓则治本，根据患者整体情况，结合病情变化，随机应变，灵活应用。

《太平圣惠方》载有乌风、青风、黑风、绿风内障等眼病的治疗方药。如"治乌风内障，昏暗不见物，宜服羚羊角散方""治青风内障瞳仁……虽在昏暗，渐不见物，状如青盲，宜服葳蕤散方""治黑风内障，肝肾风虚，上焦客热，昏暗不见物，宜服空青丸方""治绿风内障，肝肺风热壅滞，见红白黑花，头额偏疼，渐渐昏暗不见物者，宜服羚羊角丸"。《圣济总录》又记载较多的治疗方。如羚羊角汤方（治目睛痛，上连头并颊骨俱痛）、防风汤方（治风热上攻，眼眉骨连头疼痛）、前胡汤方（治肝虚风眼睛疼，风眩目如欲脱）等。元李杲《脾胃论》曰："瞳子散大者少阴心之脉，挟目系厥阴肝之脉，连目系，心主火，肝主木，此木火之势胜也。"指出瞳孔散大的病机是心肝木火之势盛，宜用苦酸凉药治疗，大忌辛辣热物。

五、近现代有关原发性青光眼的证治

近代医家认为本病多由内伤七情所致。七情所伤，最易伤气，气伤影响及血，使气血同时受病，上扰清道，蒙蔽空窍而发病；同时，七情所伤，亦易伤肝，导致肝气郁结，肝郁不得疏泄，郁而化火，火动则阳失潜藏，阳亢则风自内生，风火相煽，因而发生本病。本病主要症状为瞳神散大与眼痛头痛，古人认为，瞳神由先天之气所生，后天之气所成，其作用全赖血之濡养与气之推动。说明瞳神散大是由于气对瞳神失去作用。至于头痛眼痛等症，亦与气有关，三阳六腑清阳之气皆会于头，三阴五脏精华之血亦上行于头，而眼又为五脏六腑精气之所聚，十二经脉直接或间接上会头目，如果经脉气逆不得运行，或上乱清道，使经隧壅遏，即发生头痛。

另一方面，由于脏腑偏盛，正气受伤，邪气乘之，邪气稽留，经络阻塞，从而影响气血运行，亦为本病发病之又一途径。临床所见，主要以风、火、痰、郁、虚较为常见。这些邪气都是由于正虚而发。在于风，则由肝阳亢盛；在于火，则由肝火上炎之实火及气实血少、阴虚阳亢之虚火；在于痰，则责之脾虚土衰，水湿停留，凝聚为痰，随气升降而稽留于经络，亦由于痰生热，热生风，所以出现风象。在于郁，则由肝郁气滞；在于虚，多系肝肾阴虚。

临床所见，五脏中以心肝肾三经，特别是肝经与本病关系最大。目为肝窍，足厥阴肝经、手少阴心经之脉与目系相连而通于瞳神，故肝经阴阳失调是本病主要发病机制。足少阴肾经之脉虽不与瞳神直接相通，但附于足太阳膀胱经而连于目系，同时肾经又与督脉相附而行，督脉上额交巅络脑，又与肝脉相并，会于巅而达目系，故肾经与本病关系密切。慢性闭角型青光眼以心、肾二经的证候——如失眠、劳累为多见；急性闭角型青光眼则以肝经的证候——如目赤、目痛、头痛头胀为多见。

急性闭角型青光眼或慢性闭角型青光眼急性发作，其临床表现多伴见头痛剧烈，目珠胀痛，痛引头额眼眶，眼球坚硬如石，抱轮红赤，瞳仁散大，视力下降，兼见恶心呕吐、尿黄便干、舌红少苔、脉弦劲有力等症，其中以肝经证候如目赤、头痛头胀为主症。其病因病症，多由风邪闭塞腠理，内火郁结而上攻所致。至于原发性开角型青光眼，视疲劳较明显，常因久视失眠或劳累过度所致，此外有头昏痛，眼胀不适，视力下降，视野逐渐缩小，瞳仁散大，并伴有耳鸣、腰膝酸软等全身症状，常以心肾二经的证候如失眠、劳累为多见。病由脏腑内伤，精血耗损，不能上注于目，正虚则邪凑，风亦客之而发病。

总之，本病主要由风、火、痰、郁、虚及肝之阴阳失调，引起气血失常，经脉不利，目中玄府闭塞，珠内气血津液不行，神水瘀积而致。故原发性青光眼的病机特点有"血瘀水停"之说。

参考文献

[1] 闫松.黄帝内经[M].北京：线装书局，2009.

[2] 王焘.外台秘要[M].北京：人民卫生出版社，2000.

[3] 接传红、高健生点校.秘传眼科龙木论[M].北京：人民卫生出版社，2006.

[4] 王肯堂.证治准绳[M].北京：人民卫生出版社，2001.

[5] 黄庭镜.目经大成[M].北京：人民卫生出版社，2006.

[6] 金礼蒙.医方类聚[M].呼和浩特：远方出版社，2002.

[7] 吴谦.医宗金鉴[M].北京：中国中医药出版社，1998.

[8] 王怀隐等编.太平圣惠方[M].北京：人民卫生出版社，1958.

[9] 危亦林.世医得效方[M].北京：人民卫生出版社，2006.

[10] 傅仁宇.审视瑶函[M].上海：上海人民出版社，1959.

[11] 倪维德.原机启微[M].上海：上海卫生出版社，1958.

[12] 彭清华，朱文锋，罗萍.原发性闭角型青光眼血瘀水停病理的研究[J].湖南中医药导报，2000，6（9）：16-18.

[13] 彭清华，谭乐娟，谭涵宇.原发性青光眼古今中医文献整理研究[J].辽宁中医药大学学报，2011，13（1）：5-10.

[14] 谭乐娟，彭清华，姚小磊，等.原发性青光眼的中医文献学研究[J].湖南中医药大学学报，2011，30（11）：75-81.

[15] 谭乐娟.青光眼的中医文献学研究及流行病学调查[D].湖南中医药大学，2005.

第三章
青光眼相关的解剖及病理生理

第一节　前房及前房角的解剖学基础

在眼球的前段，即晶状体、晶状体悬韧带及睫状体前有一充满液体的间隙，称为眼房（aqueous chamber，camera oculi），它又被虹膜分为前后两房（图3-1）。

一、前房

前房是角膜、角膜后方与虹膜、晶状体之间的内腔。前房的前界为角膜内皮，侧界为小梁网、睫状体及周边虹膜周边部，其后界为虹膜和瞳孔区晶状体的前面，其容积约为0.20ml。

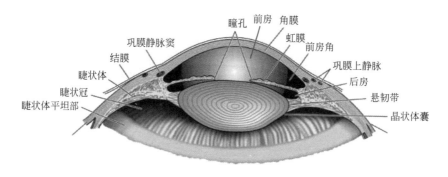

图 3-1　前后房结构

前房直径是11.3～12.4mm，前房的轴心部分最深为2.5～3.0mm（2.75±0.03）mm，中国人的前房轴深正常范围为2.73～2.97mm，男性大于女性，随着年龄的增长而变浅，近视者大于远视者，近视屈光度越大，前房越深。周边部的前房深度更有临床意义，94%的正常人的周边前房深度＞1/3角膜厚度（CT）。前房角是指角膜缘的周边前房间隙，确切来说它由角膜缘内部巩膜沟内的Schlemm管和小梁网、睫状体前裸露部及周边虹膜构成。由于角膜前凸并且中央薄周边厚，决定了前房中央的轴深最大，自此向周边逐渐变浅，最浅的部分是同虹膜根部相对应的地方，自此再向周边变得深一些，并形成房角隐窝。前房的深浅因年龄、屈光状态及其他因素（角膜直径、角膜曲率半径、晶状体大小、晶状体及其表面虹膜位置、调节、影响瞳孔大小的药物、性别、种族、眼压昼夜差异、遗传、睫状体及玻璃体的状态）而有别。因此，前房深浅可以是先天遗传，也可以是后天获得。近视者、年轻人、病理状态下引起的睫状体向后牵拉或者玻璃体变性者，前房常常较深。反之，远视者、老年人、睫状体附着位置靠前、病理状态下引起的睫状体或晶状体及玻璃体前移者，前房常常较浅。

前房内充满房水（aqueous humor）。房水由睫状体的睫状突上皮产生，进入后房，经过瞳孔流入前房，再从前房角小梁网进入 Schlemm 管，然后通过集液管和房水静脉，汇入巩膜表层的睫状前静脉，回到血液循环。此外，尚有少部分房水从房角的睫状体带经由葡萄膜巩膜途径引流和通过虹膜表面隐窝吸收。

二、后房（posterior chamber）

后房间隙较小，为一切面呈三角形的环形腔隙，腔隙的前界为虹膜后面的色素上皮，外侧界为虹膜与睫状体连接部位以及睫状体的冠部内侧面，环形腔隙的前内侧界为与晶状体接触的虹膜，后界为晶状体前侧面及其悬韧带，晶状体赤道部与睫状突之间的距离约为 0.5mm。后房容积的大小与眼的调节有关，当视近处目标时，眼的调节增强，环形睫状肌收缩，睫状体冠部所形成的环缩小，晶状体悬韧带松弛，晶状体由于弹性前表面向前凸起，后房变小；而视远处目标时，无需调节，睫状肌处于松弛状态，晶状体悬韧带保持一定的张力，晶状体在悬韧带的牵引下，其形状相对扁平，后房变宽。一般情况下，后房容积大约为 0.06ml。

三、前房角

前房角（angle of anterior chamber）位于周边角膜与虹膜根部连接处。前房角的外壁或前壁由角膜缘部构成，后者包括角膜后弹力层末端、内巩膜沟、小梁网和巩膜突；内壁或后壁由虹膜根部和睫状体前部构成（图3-2）。

前房角内有以下重要结构。

（一）Schwalbe线

角膜后弹力层的末端与其附近的角膜基质纤维形成一环形隆起线，称为 Schwalbe 线或又称 Schwalbe 环。为前房角的始端、小梁网的前端附着点，也为内巩膜沟的前缘所以也有称为前界环。主要由胶原纤维构成，胶原纤维呈环形排列。前房角镜下 Schwalbe 线呈白色半透明、有光泽、略微突起。

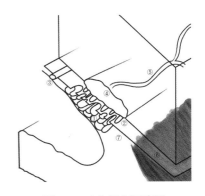

图 3-2　房角解剖示意图
①—葡萄膜小梁；②—角巩膜小梁；
③—Schwalbe线；④—Schlemm管；
⑤—集液管；⑥—睫状体纵行肌；
⑦—巩膜突

（二）巩膜内沟（internal scleral sulcus）

巩膜内沟为角膜缘的内侧面略向外凹陷，称为巩膜内沟或者内巩膜沟。巩膜沟内有 Schlemm 管和小梁网组织，沟的后内侧巩膜略向内突起，形成巩膜突。

（三）巩膜突（scleral spur）

巩膜突为内巩膜沟后缘的嵴状向内突起，称为巩膜突或者巩膜嵴。小梁网的束带（薄板）

附着于巩膜突前缘，其后缘为睫状肌子午线纤维的附着点。该嵴将传统的小梁网-Schlemm管房水流出通道与葡萄膜-巩膜流出通道隔开。前房角镜检查下，巩膜突呈现一条稍微突起的白色线或带，该带前面是有较多色素沉着的后部小梁网组织和与其相邻的Schlemm管，其后是浅灰色睫状体带。巩膜突是前房角定位的重要标志，也是判断房角是否开放，功能性小梁网是否存在的重要标志。在超声生物显微镜（ultrasound biomicroscopy，UBM）检查时，巩膜突是最容易辨认的结构，呈现出角巩膜移行区向前房面的高回声突起，由此向前约500μm处可估算小梁网的前界所在，因此，它是房角结构定量测量的重要标志。

（四）小梁网（trabecular meshwork）

小梁网位于Schwalbe线与巩膜突之间，以往也称滤帘、角巩膜小带和虹膜梳状韧带。小梁网自内向外分为三个部分，分别是：葡萄膜小梁网、角巩膜小梁网和内皮网或邻管组织。葡萄膜小梁网为一层疏松的网，最多不超过2～3层，覆盖于角巩膜小梁网的内面，呈现为带状，其小带（cord）起始于睫状体，向前延伸，附着于Schwalbe环附近。小梁网小带的直径为4～6μm，其从睫状肌向前延伸发出分支，小带之间的分支相互连接成网状，网眼的大小为30～40μm，并与外侧的角巩膜小梁网连接。角巩膜小梁网起始于角膜后弹力层终端及深部角膜基质层，向巩膜、巩膜突及睫状体方向伸展，多数终止于巩膜突，极少数小梁穿过巩膜突与睫状体的基质及睫状肌的纵行纤维相连接。角巩膜小梁网由许多扁平的小梁薄片（sheet）所构成。光镜下，每个小梁薄片由内向外可分为四部分：中央轴心为胶原纤维，其外围绕弹力纤维，再外被以一层透明均质层，最外表覆以一层内皮细胞。小梁薄片上带有空洞并有分支，薄片的分支不仅在同一层次相互连接，而且层与层之间也有连接，一层层重叠排列，薄片与薄片之间并不紧密，形成小梁间隙，一层层小梁薄片上的孔洞大小不等并且也不重叠，孔洞直径12～20μm，从小梁网的内侧至外侧，孔洞逐渐变小。Schlemm管的内侧壁没有孔洞。

小梁网的子午线切面呈三角形，其尖端也就是前端，附着于Schwalbe线；底部，即后端，附着于巩膜突的前面，部分于睫状体前部，此三角形的外侧边为Schlemm管和角巩膜组织，内侧边参与构成前房角的外壁或前壁。小梁网自尖端至底部，其长度为0.6～0.7mm。小梁网自前向后可分非功能小梁与功能小梁，前1/3为非功能小梁，小梁网为3～5层，与巩膜沟直接相连，房水不能由此部排流到眼外，后2/3为功能小梁，小梁网为15～20层，小梁网组织的外侧为Schlemm管，房水能由此部排流到眼外。

葡萄膜小梁网小带向后跨越巩膜突附着于虹膜根部者称为虹膜突。小梁网内有许多卵圆形小孔，其直径为1.5～2.25μm，这些小孔即为小梁网眼或小梁间隙，也曾称为Fontana间隙或虹膜角间隙，小孔通过内皮网与Schlemm管沟通，但其间并无真正的直接管道，所以，此处可能为房水流出阻力最大的部位。

（五）Schlemm管（Schlemm's canal）

Schlemm管以往称巩膜静脉窦（sinus venosus sclerae），为一深居外巩膜沟内的不规则环形腔隙。管的外侧壁紧贴角巩膜缘的实质，管的内侧壁和前壁与角巩膜小梁网紧贴，巩膜突为其后界。管腔直径变化很大，为0.35～0.50mm，环形的Schlemm管周径约36mm，其横切面为圆形、椭圆形或三角形。腔内壁衬有一层内皮细胞，约为1μm厚，其周围包绕一薄层由纤维细胞及胶原纤维组成的结缔组织，为5～10μm厚。管的内壁为内皮网或邻小管组织，管的外侧壁发出25～35条集合管（collector channels），通过巩膜内静脉丛与睫状前静脉相通，一部分集合管穿过巩膜走行于巩膜表面，连接于0.1～10mm长的、管径为0.01～0.1mm的、距角膜缘约2mm处的房水静脉（aqueous vein）。

一般情况下Schlemm管内为清澈透明的房水，房水静脉内为透明的液体或稀薄的血水，或呈水血分层互不相混的现象。但在高眼压状态下，Schlemm管内可为稀薄的血水。

小梁网、Schlemm管和集合管组成了房水流出的主要途径。

（六）虹膜末卷及房角隐窝

虹膜周边部或根部附着于睫状体前面中央部分，此部为虹膜组织最薄处，并向后凹，其稍向内即逐渐增厚，此开始增厚部分为虹膜末卷。由于有虹膜末卷，故前房角周边的宽度稍宽于近周边处，此加宽处称为房角隐窝。

房角的宽度是指房角入口处经Schwalbe线和周边虹膜末卷所构筑的两条正切线夹角的大小，房角宽窄主要受虹膜末卷位置和形态影响，虹膜末卷越向前隆起，房角越窄，闭合的危险性也越大。房角的开或闭则是指房角小梁网功能部是否被无渗透性的异常组织（通常指粘连的虹膜组织）阻塞，如果功能部小梁网可见则仍属开角，反之为闭角。

虹膜前表面与小梁网内面所形成的角度为20°～45°称为中等和宽房角，小于20°叫做窄房角或者危险房角（潜在闭合可能）。一般言之，深前房眼多为宽角，中等深前房眼的房角倾向于窄一些，浅前房眼则多为房角狭窄。深前房眼的晶状体位于睫状体环水平或者偏后，虹膜与晶状体前表面接触不够紧密，接触面积亦较小，虹膜相对平坦，房角较宽。浅前房眼的晶状体位于睫状体环偏前方，虹膜与晶状体前表面接触较紧，接触面积也较大，后房房水需要有较高压力才能通过接触区经瞳孔进入前房，虹膜会向前隆起，房角变得更狭窄甚至闭合。

第二节　房水生成的解剖基础

房水为眼内透明液体，充满前房和后房，对于人眼具有重要的生理功能。其形成的流水静力压使眼球保持一定水平的眼压，使眼内的结构和形态保持相对的稳定性，具有维持眼内组织（角膜、晶状体、小梁网、玻璃体等）代谢的作用，提供必要的营养（如氨基酸、葡萄糖等）维持其正常运转，并从这些组织带走代谢产物（如丙酮酸、乳酸等）。此外，房水还可清除眼前节的血液、吞噬细胞以及炎性物质并将抗体及化学治疗成分输入眼内。

一、睫状体

深棕色的睫状体（ciliary body）位于角膜缘后2mm到6～8mm的巩膜内面，前后长5～6mm，排列成一环带，其前面有虹膜根部附着，后端以锯齿缘与脉络膜分界（图3-3）。房水由睫状体的睫状突无色素上皮细胞所产生，进入到眼的后房，经过瞳孔到达前房，充满

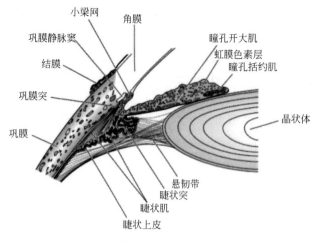

图 3-3　睫状体及其周围解剖结构

图中标注：小梁网、角膜、巩膜静脉窦、瞳孔开大肌、虹膜色素层、瞳孔括约肌、结膜、巩膜突、巩膜、晶状体、悬韧带、睫状突、睫状肌、睫状上皮

整个眼房。

在子午线切面上，可见睫状体呈三角形。前边最短，为三角形的基底，朝向角膜中央，其近中央有虹膜根部附着，将前边分为内外两部，外部构成前房角的一部分，内部构成后房的外侧壁。内侧边为睫状体的内面，即朝向玻璃体的游离缘，前部2mm为睫状冠，后4mm为平坦部，睫状突与晶状体赤道之间的距离仅约0.5mm。外侧边连接于巩膜，其间有与脉络膜上腔相通的睫状体上腔。外边主要由睫状肌所构成。

睫状体前1/3较肥厚称为睫状冠部（pars plicata），后2/3薄而扁平的部分称为平坦部（pars plana），后者又称为睫状环部（orbiculus ciliaris）。睫状体冠部含70～80个，前后的长度为1～2mm，宽度约为0.5mm，高度为1mm，内面指向晶状体赤道部的突起，称为睫状突（ciliary processes）。睫状突外观呈绒毛状，在幼年人较细长，随年龄增长而变钝，其表面积相当大，血管供给丰富，为全眼组织之最。睫状突由内向外，分别由毛细血管、血管外基质、色素上皮层和无色素上皮层包绕所组成。位于睫状体中央的毛细血管，其毛细血管内皮菲薄，血管内皮细胞不含细胞质，仅由通透性较高的细胞膜组成。突部的小动脉在此骤然转变为毛细血管，因此，该处的毛细血管内的血压相对较高，毛细血管管壁有较多的微孔隙，血浆容易到达睫状体上皮细胞。睫状突内的毛细血管外基质菲薄，将毛细血管和色素上皮细胞分开，基质层由蛋白质和血浆成分、黏多糖、少量胶原纤维、结缔组织和血液的游走细胞等底物构成。睫状体色素上皮细胞含有丰富的色素颗粒，是胚胎时视网膜色素上皮向前的延续，色素上皮细胞间有桥粒连接和缝隙连接，但与其顶部的无色素上皮细胞连接处光滑，没有细胞与细胞之间的交错连接，主要为缝隙连接，色素上皮细胞基底侧为不典型基底膜。

位于睫状突上皮细胞内层的无色素细胞具有生成房水的功能，细胞的游离面有数排饮液细胞泡（pmocytic vesicle），细胞内的线粒体、粗面和滑面内质网（endoplasmic reticulum）增多，细胞间的细胞器和裂隙增多，均适合分泌的功能，非色素上皮层中，基底膜主要由糖蛋白组成，其中，S-100蛋白阳性，水通道蛋白CHIP28阳性。非色素上皮细胞之间主要是紧密连接的闭合小带。闭合小带对于中高分子量的物质（如蛋白质）可产生有效障碍而非色素上皮细胞间的紧密连接在血-房水屏障中产生重要作用。这些解剖和生理上的特点均有利于房水的生成。

睫状肌（ciliaris muscle）为睫状体的主要构成部分，分为外侧纵向的子午线肌纤维、中间呈放射状的肌纤维以及内侧平行于角膜缘的环形肌纤维。睫状肌由平滑肌纤维束所构成，受第三颅神经的副交感神经纤维支配。外侧纵向的子午线肌纤维，又称Brucke肌，向前分布可达小梁网，附着于巩膜突的后部，此肌纤维收缩，巩膜突后移，开放和增大小梁网眼的间隙，减少房水流出阻力。与此同时，由于睫状肌的收缩，行经睫状肌的动脉受压变窄，虹膜和睫状体中的毛细血管内压力降低，房水生成量减少而眼压降低。内侧平行于角膜缘的环形肌纤维，也称Muller肌，睫状前动脉和睫状后长动脉穿行此肌，肌的前方有虹膜动脉大环。两者之间为扇形分布斜行走向的放射状肌纤维。高度远视者的环形肌明显肥大，而高度近视者的环形肌发育较弱。睫状肌收缩可增加晶状体的屈折力，发生看清近物的调节作用，此外，还可改变前房的深度和对眼压产生影响。

二、睫状体的血液供应

眼球有视网膜中央血管系统和睫状血管系统，睫状体的血供主要来源于睫状血管系统的睫状前动脉（anterior ciliary artery）和睫状后长动脉（long posterior ciliary artery）。睫状前动脉是由眼动脉分支肌动脉而来，在肌腱止端发出的分支，走行于表层巩膜与巩膜实质内，并分为巩膜上支，前行至角膜缘组成角膜缘血管网，小的巩膜内支，穿入巩膜终止于Schlemm管周围，大的巩膜穿通支，穿过巩膜到睫状体参与虹膜动脉大环的组成，是虹膜和睫状突的直接血供来源。睫状后长动脉由眼动脉分出，在视神经鼻侧及颞侧稍远处斜行穿过巩膜进入脉络膜上腔，然后在脉络膜下腔前行到达睫状体后部发出细小分支，多数分支到达睫状体前、虹膜根部后面，于睫状体前动脉的穿通支汇合，组成虹膜动脉大环，少数分支返回脉络膜前部。虹膜动脉大环再发出一些小分支向前，在近瞳孔缘处形成虹膜动脉小环，这些小分支向内至睫状突和睫状肌构成睫状体的血管网。

睫状突是由虹膜大动脉环的前睫状突小动脉和后睫状突小动脉供血。前睫状突小动脉供应前段和边缘部（最内层）的大睫状突，这些小动脉在睫状突内产生不规则膨大的毛细血管之前，有毛细血管前小动脉，其内有括约肌，具有腔隙收缩功能。后睫状突小动脉供应所有的小睫状突，以及中央部、基底部和后段的大睫状突。后睫状突小动脉管径比前睫状突小动脉管径粗，而且缺乏收缩功能。前睫状突小动脉与后睫状突小动脉在睫状突内部有吻合支。睫状静脉可经大、小睫状突后静脉回流脉络膜静脉系统，也可以直接由睫状突内静脉丛汇集回流至脉络膜静脉。治疗青光眼的肾上腺素能神经药物影响房水生成的解剖机制之一，在于通过生理和药物介质调节睫状突的血流量，从而抑制房水生成。

三、睫状体的神经支配

睫状体主要由睫状长神经（long ciliary nerve）和睫状短神经（short ciliary nerve）支配。鼻睫状神经为第V脑神经（三叉神经）眼支的分支，其在眼眶内又分出睫状神经节长根、睫状长神经、筛后神经和滑车下神经等。其中睫状长神经在眼球后两支分别在视神经两侧穿过巩膜进入眼内，有交感神经纤维加入其中，交感神经纤维分布于睫状肌和瞳孔开大肌。睫状神经节位于视神经外侧，总腱环前10mm处。其节前纤维由长根、短根、交感根组成，长根由鼻睫状神经发出，为感觉根；短根由第Ⅲ脑神经（动眼神经）发出，含副交感神经，为运动根；交感根由颈内动脉丛发出，支配眼血管的舒缩。睫状神经节的节后纤维即睫状短神经为混合神经，共6～10支，在球后视神经周围及眼球后极部穿入巩膜，行走于脉络膜上腔，前行到睫状体，组成神经丛。并由此发出分支，司虹膜睫状体、巩膜、角膜的知觉，其副交感神经纤维分布于瞳孔括约肌及睫状肌，交感神经纤维至睫状血管，支配血管的舒缩。虽然睫状突上皮没有交感神经纤维分布，但含有肾上腺素能受体，当交感神经兴奋时，释放的儿茶酚胺神经递质弥散至睫状突上皮与肾上腺素能受体结合，可以增加睫状突的房水分泌。副交感神经兴奋时释放乙酰胆碱，与睫状肌上的胆碱能受体结合，使睫状肌收缩，从而房水经小梁网排出增加。

四、房水形成过程

房水由睫状体上皮分泌，睫状体色素上皮的基底面向睫状体的基质面即血液侧，利于从血液中提取物质，分泌房水，而非色素上皮其基底面面向后房房水，富含 Na^+-K^+-ATP 酶，此酶在房水分泌中起重要作用，促进钠、钾主动地越过细胞膜，从而使房水中钠离子、氯离子浓度明显高于血液中的浓度。所以房水虽然来源于睫状突的毛细血管中的血浆，但其物质成分含量与血液有明显的差异。睫状突的毛细血管中的血浆中物质成分要穿过睫状突的四种组织，即毛细血管管壁、基质、色素上皮细胞层和非色素上皮细胞层。通过这些组织的主要屏障是细胞膜、非色素上皮层相关的连接复合体。

房水的形成过程主要与三个生理过程相关。（1）扩散作用：扩散作用物质经过细胞膜进出细胞受浓度的影响，即细胞内外某物质的浓度不同时，则物质会由高浓度扩散到低浓度的地方，若两边浓度越大，则物质扩散的速率越快，此过程不消耗 ATP。房水中的水和非电解质是由睫状体及虹膜的毛细血管通过扩散作用形成的。大多数血浆物质能轻松地通过扩散从睫状突的毛细血管，经过血管外基质和色素上皮细胞层，然后积聚于非色素上皮紧密连接之后。所以临床上，能改变睫状体血管灌注的药物，能在这一水平影响眼压。（2）透析和超过滤：许多生物半透膜可以通过小分子（水、盐类、小分子有机物等）而不能透过大分子物质（蛋白质），这样，蛋白质及盐类的溶液与水和低浓度盐类溶液被生物膜分隔成两侧。水向含有蛋白质一侧运动，而盐类则从蛋白质一侧离开，蛋白质不能通过生物膜，此过程为透析。若在蛋白质一侧加流体静力压，则水和盐类透过半透膜的交换会加速，称为超过滤。房水在许多方面类似血浆的透析产物，因为大多数血浆物质能通过透析和超过滤从睫状突的毛细血管，经过基质和色素上皮细胞之间，然后积聚于非色素上皮紧密连接之后。所以能改变睫状体血管灌注的药物，也能在这一水平影响眼压。（3）主动转运：某些物质（钠离子、钾离子等）在细胞膜特异载体蛋白携带下，通过细胞膜本身的某种耗能过程，逆浓度差或者逆电位差的跨膜转运称为主动转运。主动转运的特点是：必须借助于载体、逆浓度差或者逆电位差转运并且需要能量，也称为分泌作用。房水中的抗坏血酸盐、乳酸盐和一些氨基酸的浓度都比血浆高，这都是主动转运的作用。在房水生成的过程中，三个生理过程的具体构成比并不确切，但是主动运输是房水形成的主要方式，占 80% 以上，其余通过被动的扩散和超过滤。色素睫状上皮层和非色素睫状上皮层富含碳酸酐酶和 Na^+-K^+-ATP 酶，碳酸酐酶通过 HCO_3^- 和 CO_2 之间的快速转化来介导睫状上皮细胞的碳酸氢盐转运，碳酸氢盐通过对钠离子的作用来影响体液转运。钠离子的主动运输主要靠 Na^+-K^+-ATP 酶，与血浆的钠离子浓度无关。房水中钾离子主要通过主动运输和扩散作用来转运，色素和非色素上皮细胞的细胞膜上有三种类型的钾离子通道，即内流整流器、延时整流器和钙激活的钾离子通道。氯离子主要通过睫状上皮细胞膜上的氯离子通道被转运，抗坏血酸主要通过钠依赖的维生素 C 通道。

五、影响房水生成的因素

（1）生物节律：又称昼夜波动，房水生成量的生物节律与血浆中内源性肾上腺素和皮质类固醇的水平相关，与全身代谢、血管神经和精神因素有关，这些因素影响睫状体的肾上腺素能受体，导致睫状突的血流灌注量的变化，从而影响房水生成量。

（2）年龄：房水的生成量随着年龄的增长而趋于减少，大于60岁者尤为明显，约每增长10岁，房水生成量约减少2%。

（3）性别：女性的房水生成量比男性略低。

（4）眼压：眼压越高，房水生成量会减少。

（5）睫状体病变：睫状体的炎症、外伤离断、钝挫伤、手术等，破坏睫状体上皮细胞，减少房水生成。

（6）药物：许多治疗青光眼的药物可以影响房水的生成量，例如碳酸酐酶抑制剂（乙酰唑胺）、β受体阻滞药（噻吗洛尔、倍他洛尔）、肾上腺能受体激动药（酒石酸溴莫尼定）等可减少房水的生成量。相反，拟副交感神经药物（毛果芸香碱）可以增加房水的生成量。

第三节　房水的功能和组成

一、房水的功能

房水从后房连续不断生成，通过瞳孔进入前房，经前房角内的Schlemm管排入静脉系统，因其持续循环，房水的生成率和流出易度在很大程度上决定了眼压的高低，也充当了为无血管的角膜和晶状体携带营养物质的角色。房水的生理功能主要如下。

（1）保持相对稳定和适当的眼内压，对维持眼球的正常形态、早期眼部发育都非常重要。

（2）具有代谢功能。角膜从房水中吸收葡萄糖和氧气，将乳酸和少量二氧化碳释放到房水，使角膜表面弯曲度均匀规则，具有良好的光学特性；晶状体利用吸收房水中的葡萄糖、钾离子和氨基酸，产生的乳酸、丙酮酸、钠盐被房水循环代谢走，维持晶状体的正常代谢，保持透明性；玻璃体视网膜的代谢也与房水有关，葡萄糖和氨基酸等物质可以通过房水进入玻璃体；同时房水也为小梁网提供营养，输送代谢产物。

（3）因为睫状体上皮细胞的血-房水屏障的作用，房水中没有血细胞，仅有微量蛋白，因此为光学通路提供无色透明介质，是眼部光学系统的一部分。当血房水屏障破坏时，房水中蛋白质含量变化，屈光间质混浊，视功能就受到影响。

二、房水的性状

房水为充满于前房和后房内的清澈、透明的液体，其中水占98.75%。房水总量为0.25～0.3ml，其中前房水约为0.18ml，后房水约为0.06ml，pH值为7.5～7.6，比重为1.002～1.006，黏度为1.025～1.040，氧分压为55mmHg，二氧化碳压40～60mmHg，屈光指数为1.333～1.336。房水相对血浆为微高张。

三、房水的组成

房水的主要成分是水，同时含有电解质（钠、钾、氯等）、乳酸、葡萄糖、维生素C、肌醇、谷胱甘肽、尿素、微量蛋白等，此外，房水中还含有一些生长调节因子（aFGF、bFGF、TGF-β_1、TGF-β_2等）和少量免疫球蛋白（IgG）。房水的化学成分不仅取决于自然生成的成分，也取决于眼内组织代谢交换的产物。

1. 电解质

房水中钠离子浓度轻微低于血浆中钠离子浓度，氢离子浓度较血浆略高，氯离子浓度约为血浆的1.5倍，钾的含量与血浆接近，房水中的HCO_3^-浓度明显低于血浆中的HCO_3^-浓度。

2. 葡萄糖和乳酸

房水中葡萄糖含量比血浆低15%～23%，而乳酸浓度较血浆高。葡萄糖是通过扩散作用从血浆进入房水。乳酸是越过睫状体上皮进入后房，但不在后房累积。葡萄糖不仅通过晶状体和角膜代谢，还通过睫状上皮和视网膜代谢，这对于房水中乳酸含量有重要意义。

3. 蛋白质

房水的化学成分不同于血浆，蛋白含量非常低，仅15～45μg，相当于5～25mg/100ml，仅为含量为6～7g/100ml的血浆的1/400～1/300。如此低的含量，临床上用裂隙灯检查不会出现房水闪辉现象。房水蛋白中，白蛋白与球蛋白比值高于血清。房水中免疫球蛋白含量少，因此抗体含量也少，仅含有IgG和极低IgE，不含IgA、IgD和IgM。当血-房水屏障的完整性受到外伤、炎症、手术、急性眼内压增高、糖尿病等因素破坏时，通透性增加，房水中的蛋白质可以不同水平的升高。

4. 抗坏血酸

房水的一个重要特性是房水中的抗坏血酸明显增高，是动脉血浆的12～20倍，如此高浓度的抗坏血酸可能对光诱导损伤起保护作用。

5. 氨基酸

房水中的氨基酸主要通过主动运输产生，人类房水中的游离氨基酸的相对浓度存在差异，房水中浓度与血浆中浓度比值为0.08～3.14。

6. 氧

房水中氧分压在55mmHg左右，但变化较大，尤其在角膜外层供养不足的情况下，房水中到达角膜的氧流增加，导致房水中氧分压下降。另外，虹膜睫状体血管收缩，血流减少，比如肾上腺素作用下，也可引起房水中氧分压的明显降低。

7. 脂质

房水中检测到的脂蛋白有：α_2-脂蛋白、溶血磷脂酰胆碱、鞘髓磷脂和磷脂酰胆碱，由于磷脂不易通过血-房水屏障，所以房水中检测到低于1mg/100ml，为血浆中的1/30～1/2。

8.微量元素

目前已知存在于人眼房水中的微量元素有锌、镁、铜、钙、硒等十多种，这些微量元素含量具有一定比例，处于动态平衡，它们对眼的生理功能起着重要作用。

9.其他物质

房水中含有一些酶类，如具有重要纤维蛋白溶解作用的促尿激酶型纤溶酶，调节细胞功能活性的重要物质环核苷酸等，这些都与眼球的营养和眼内压的维持密切相关。

四、前后房水成分的差异

房水生成于后房，经瞳孔进入前房，房水在前房内的半存留期为45分钟，在此期间，房水的成分会发生一些改变，因此，后房和前房内的房水化学成分略有不同。这些差异主要来源于以下几方面。

（1）前房水的一些成分的含量与血浆中含量的差异减小，主要因为房水通过离子的自由扩散与眼组织的血液发生相互交换所致。比如与虹膜组织基质毛细血管内血液的扩散交换含量高于血浆的钠离子、碳酸氢离子和氯离子，通过这种扩散作用，这些离子在前房的浓度低于后房水。这可能是前、后房水成分差异的重要因素。

（2）与角膜和晶状体的扩散交换：角膜的新陈代谢过程消耗葡萄糖和氧气，生成乳酸和少量的二氧化碳；晶状体则利用葡萄糖，生成乳酸盐和丙酮酸盐，所以，前房水的葡萄糖含量低于后房水而乳酸含量高于后房水。此外，晶状体还从房水摄取钾和氨基酸，排钠至房水中。房水中的葡萄糖和氨基酸也通过晶状体供给玻璃体和视网膜。

第四节　血-房水屏障

房水由睫状突产生，物质在进入睫状突毛细血管后，在血浆中的浓度与到达房水中的浓度不相同，较小的脂溶性分子可顺利通过，而较大的水溶性分子则不能透过，表明该物质难以从血液进入房水，此为血-房水屏障（BAB）。

一、血-房水屏障的形态学基础

血-房水屏障包括血管屏障和基底上皮屏障。虹膜毛细血管的内皮细胞之间形成细胞连接层，与视网膜毛细血管的内皮细胞连接层相似，构成了血-房水屏障的血管屏障。而睫状体的毛细血管与脉络膜的毛细血管的内皮细胞之间没有紧密连接丛，通透性较高，不具备屏障作用。睫状突中的无色素上皮细胞间的紧密连接及睫状突中的色素上皮细胞层下的基底膜构成了血-房水屏障的基底上皮屏障。

二、血-房水屏障的生理意义

血-房水屏障具有选择通透性，这样，脂溶性物质如氧、二氧化碳可以高速率通过，而钠离子、大的水溶性离子、蛋白质及其他大的或中等大的分子则受到限制。这对维持眼内环境的稳定及眼部正常代谢，防止外来物质的侵害有着重要的生理意义。同时，血-房水屏障的存在使得房水的化学成分与血浆不同。房水中蛋白质含量低而维生素、抗坏血酸、谷胱甘肽浓度高于血浆，维生素和谷胱甘肽可阻止光辐射造成的角膜和晶状体的自由基氧化反应和过氧化损害。此外，血-房水屏障的选择通透性对临床药物使用产生影响。一方面药物如某些抗生素能较好地通过血-房水屏障发挥治疗作用，而某些临床上使用的高渗剂如甘露醇不易通过血-房水屏障，却广泛地分布在机体的细胞外间隙，当存在高浓度的甘露醇时，为了平衡细胞外间隙所产生的高渗透压水分便从细胞内和眼液中吸出，眼内液体的实际容量减少，因而降低了眼压。另一方面，由于血-房水屏障阻止某些药物进入眼内而降低了其治疗作用。

三、血-房水屏障损伤因素

血-房水屏障也不是一直稳固存在，血-房水屏障破坏的明显标志是房水中蛋白浓度和细胞水平显著升高，影响血-房水屏障损伤的主要因素有三个。

1.外伤因素

在眼部受损伤的情况下，比如机械性眼外伤（眼球钝挫伤、眼球穿通伤等）、化学性眼外伤（酸、碱物质眼烧伤等）、物理性眼外伤（电离辐射等眼外伤），均可导致血-房水屏障破坏。外伤后房水蛋白和房水细胞值均显著增高。导致血-房水屏障受损伤可能有两种机制参与其中。一为外力的直接损伤：外力直接或间接冲击作用于眼内葡萄膜致血管急剧收缩，随之发生反射性毛细血管扩张，通透性增加，血-房水屏障受损。二是炎症介质的作用：炎症细胞渗透至前房后，将释放出前列腺素、组胺、5-羟色胺、缓激肽等生物活性介质和炎症因子，破坏血管内皮屏障，加重血-房水屏障的损伤。血-房水屏障的破坏与眼挫伤后的眼压升高密切相关。

2.病理状态

眼球在病理情况时（角膜感染、葡萄膜炎、眼内炎、眼压急剧升高、内眼激光治疗、糖尿病等），血-房水屏障容易受到破坏。一方面，病理情况下产生的炎症可使局部血管扩张，因此房水中可出现纤维蛋白，导致房水混浊。另一方面，病理状态下炎症因子如前列腺素等的释放也是引起血-房水屏障损伤的重要原因。各种损伤因子和生物因子同时激活磷脂酶，从而水解细胞膜上的磷脂生成花生四烯酸，经环氧酶催化加氧生成前列腺素。损伤因子又能诱导环氧酶表达，增加前列腺素合成。前列腺素能导致白细胞趋化、血管扩张、血管内皮及睫状上皮通透性增加，导致血-房水屏障破坏。

3.手术创伤

手术创伤（如内眼手术、前房穿刺术等），眼球瞬间开放，如果眼内压力骤然降低，容易发生眼部血管扩张，睫状体上皮细胞间隙瞬间增大，细胞下面形成充满蛋白的囊泡，该囊泡破裂后其高含蛋白的内容物排入后房内，再生的房水蛋白含量明显增高，非胶体成分与血浆的透析扩散，使房水内高于血浆含量的氯化物降低，而尿素和葡萄糖的含量则有所增加，导致血-房水屏障破坏。随着时间的推移，房水各种成分的含量逐渐恢复正常。

第五节　房水循环的生物学

一、房水循环的途径

房水由睫状上皮细胞持续不断地分泌于后房，流经瞳孔到达前房，再通过以下三种途径流出（图3-4）。

1.小梁途径

大约有80%的房水经过此途径排出。前房的房水经过前房角的小梁网进入环形的Schlemm管，然后通过集液管和房水静脉，再经巩膜内静脉丛，巩膜表面的睫状前静脉持续不断地流出，保持持续不断地循环。此途径对总体流量压力敏感，即前部压力增加，流量增加。许多抗青光眼药物（如缩瞳剂、拟交感神经药物等）、青光眼手术（如激光小梁成形术、内路黏小管成形术）都是通过小梁网途径使房水流出增加。

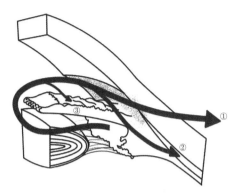

图3-4　房水流出途径
①—小梁途径；②—葡萄膜巩膜途径；
③—虹膜途径

2.葡萄膜巩膜途径

另有少部分（占10%～20%）房水经晶状体进入脉络膜上腔，由睫状体、脉络膜及巩膜内的静脉循环排出。抗青光眼药物中缩瞳剂会减少该途径的流量，而抗青光眼药物中前列腺素衍生物、阿托品、拟交感神经药物药物则增加该途径房水的流出量。

3.虹膜途径

极少数（约占5%）房水可以经过虹膜表面隐窝吸收。

二、房水外流通道的细胞分子组成

角巩膜小梁和外侧部色素膜小梁为由平行角膜缘的、扁平有孔的小带和板片组成的筛网状结构，呈放射状排列，网眼的间隙较大，如同一粗孔的滤器，大部分的房水由此流出。小梁网由以下几部分组成：构成网的小带为胶原和弹力组织，外绕以基底膜物质，表面覆有间皮细胞（mesothelial cell），后者具有吞噬特性。

内皮网位于Schlemm管与角巩膜小梁网最外侧之间，网厚8～16μm。内皮网的网眼最小，尤其是近Schlemm管的邻管组织。而且，小带的基底膜物质较多，是房水流出阻力最大的部位，约占总阻力的75%。

Schlemm管为一单层内皮细胞衬里的管道，相邻的内皮细胞间有狭细的胞浆膜融合，内皮细胞附着于基底膜，此膜对着内皮网。Schlemm管内侧（小梁网侧）的内皮细胞内有空泡（vacuole）形成，此空泡由内皮细胞基底面内陷所形成。空泡的孔，直径3.5～4μm，在一定时间内，顶孔开口于Schlemm管的管腔内，底孔开口于小梁网内，有一空泡形成周期。如此，一个内皮细胞内形成一细管，称为经细胞管或细胞内管，此管为空泡形成周期的一个阶段，起着沟通Schlemm管的管腔与内皮网的间隙的作用。内皮网的房水从内皮细胞的空泡底孔摄入（细胞内吞，endocytosis），通过细胞内管从细胞另一侧的空泡顶孔吐出（细胞外吐，exocytosis）至Schlemm管内，此又称细胞的饮液作用（pinocytosis）。

Schlemm管外侧（角巩膜侧）的内皮细胞无空泡形成，无内吞作用和外饮作用。房水静脉起自Schlemm管的集合管，连接至由睫状前静脉返回支构成的巩膜内静脉丛。房水静脉内形成两个液层，即透明的房水和红色血液，两者互不相混，在裂隙灯下呈现一特有的现象。

房水经巩膜内静脉丛排出流至上巩膜静脉丛或结膜下静脉丛，后流至睫状前静脉或肌静脉。80%的房水从上述睫状前静脉的前路流出。此途径对总体流量压力敏感，即前部压力增加，流量增加，所以该通道又被称为"压力依赖性通道"。

另外15% ~ 20%的房水则通过葡萄膜-巩膜途径排出，为房水排出的第二途径，也被称为非经典的房水流出通道。房水由睫状突产生后，从后房流经瞳孔到达前房，从房角的睫状体带经睫状肌束间隙进入睫状体和脉络膜上腔，然后经过巩膜胶原间隙和神经血管间隙排出眼外到达结膜下。前房和睫状肌间无上皮屏障，睫状肌束间隙较宽，房水流经此间隙进入睫状体和脉络膜上腔的阻力较小，巩膜的纤维间隙具有淋巴管样作用，因此房水中的大分子物质可以经此途径排出。葡萄膜-巩膜途径的流速限制部位是睫状肌，与前部压力无关，前部压力增加，流量不增加，所以该通道又被称为"压力非依赖性通道"。

第六节　青光眼视神经损害的发病机制

青光眼视神经损害（glaucomatous optic neuropathy，GON）具有进行性和不可逆性的特点，随着病情的进展会严重影响患者的生活质量。各种类型青光眼发病机制各异。

Müller在1858年提出升高的眼压是青光眼视神经损害的主要原因，高眼压导致了神经元的受压和死亡（机械压力学说）。最初，机械压力学说得到了广泛的支持。而Von Jaeger指出，青光眼患者的血管异常是导致视神经萎缩的原因（血液微循环学说）。血液微循环学说认为青光眼视神经萎缩是继发于缺血，与眼压升高或无关的血管损害无关。随后，Schnabel在1892年青光眼性视神经萎缩的发病机制上，提出了另外一个概念，他认为，青光眼视神经的改变是因为视乳头神经成分的萎缩形成空隙，向后牵拉视乳头（Schnabel空洞萎缩）形成视杯凹陷扩大。1968年，轴浆流在青光眼性视神经萎缩中的作用被引入，它再次使机械压力学说得到复兴和支持，但并不排除可能的缺血的影响，青光眼视神经损害可由多种因素引起。

一、机械压力学说

机械压力学说认为，高眼压直接压迫视神经纤维，阻断轴浆运输，从而损伤视网膜神经节细胞（retinal ganglion cell，RGC）。虽然并非所有青光眼患者的眼压会异常升高，但眼压仍是目前公认的造成视神经损害的最重要因素，控制眼压也是目前青光眼最有效的干预措施。研究表明，眼压波动幅度也与视野损害程度正相关。由此说明，青光眼患者眼压值的高低及其波动幅度的大小都影响着视功能，是视神经损害发生发展的重要因素。

对于机械压力引起视神经损伤的原因：线粒体在RGC的凋亡中起关键性的作用，异常升高的眼压可直接导致视网膜神经节细胞内的线粒体DNA（mtDNA）的损伤和突变，导致线粒体功能障碍、mtDNA修复酶修复能力下降，mtDNA由此进一步损伤和突变，形成恶性循环，引起RGC进行性凋亡；即使在眼压恢复后，这种变化也不会停止。青光眼后期，线粒体DNA损伤和突变一旦发生也有可能不依赖压力而直接导致RGC凋亡。此外，视网膜神经节细胞由于mtDNA损伤和突变，变得更加脆弱，若再受到高眼压和谷氨酸损伤，其凋亡数量会进一步增加。另外，高眼压状态下，引起的氧化应激反应增强和活性氧产生增多在青光眼的发生发展中发挥着重要作用。活性氧可通过损伤小梁网、视乳头及视网膜而导致眼压进一步升高及视网膜节细胞损伤凋亡。大量自由基引起组织氧化应激反应，最终会导致神经节细胞凋亡。活性氧也可通过受体依赖Caspase级联的外源性途径，或通过破坏线粒体功能的内源性途径对视网膜神经节细胞造成损伤，最终导致视网膜神经节细胞凋亡，产生青光眼视神经损害。

二、血液微循环学说

血液微循环学说认为，青光眼视神经损伤是由于眼部缺血引起。眼部血管异常或血流调节机制异常等造成视神经灌注不足、缺血，导致视神经损害，使病变持续进展；全身性血管疾病（糖尿病）也导致视神经缺血损害发生发展，尤其是对于低眼压的青光眼患者。视神经乳头表面的神经纤维层筛板后区以及筛板区和筛板前区由视网膜中央动脉和睫状后短动脉供应，它们是眼动脉的两条重要分支。这些区域的血管血流动力学发生改变都可能会影响视神经乳头局部血供。

视乳头的血液调节有自身的特殊性，又与全身血液调节机制密切相关，血液流变改变也会影响视神经的血液供应，血管内皮素还能够使视盘周边血管收缩，导致视乳头血液供应减少，视神经缺血，进而使视杯进一步扩大、加深，视野逐渐缩小，视力逐渐下降。这些都是血液微循环导致视神经损害的危险因素。

三、眼灌注压学说

该学说将机械学说与缺血学说相结合，认为眼灌注压是控制进入眼部血流量多少的关键因素，视神经血供同时受到动脉压和眼压的双重影响，视神经的供血量与动脉压和眼压之差成正比。眼灌注压学说认为原发性闭角型青光眼发病的危险原因是高眼压下动脉压和眼压之差减小，眼灌注压变小，眼灌注不足。眼灌注压更能体现眼局部的血流情况。眼灌注压的变化与青光眼视神经损害的发生发展有关。正常眼压性青光眼中24小时平均眼灌注压波动是导致正常眼压性青光眼中央视野损害的重要原因，而且也是影响其预后的重要因素。因此，维持眼灌注压并尽量减少其波动对控制青光眼视神经损害发生发展具有重要意义。

四、筛板学说

筛板学说提出"跨筛板压力差"，认为跨筛板压力差导致青光眼视神经损害。后巩膜筛板处缺少巩膜，是眼球纤维层最薄弱的部位，较容易受到损害，视神经和血管同时受到眼压和来自蛛网膜下腔的与颅内压等值的压力的作用。这两个压力分居于筛板前后，筛板后视神经周围的脑脊液压力与筛板前眼内压之间形成压力差，称为"跨筛板压力差"。视神经的存活受到"跨筛板压力差"影响。该理论将高眼压导致青光眼视神经损害的概念转变为了跨筛板压力差导致青光眼视神经损害。研究表明，正常眼压性青光眼患者的颅内脑脊液压力偏低，导致"跨筛板压力差"变大，视盘凹陷增大，这可能是发生视神经损害的主要危险因素，筛板压力差值与青光眼患者视野缺损程度的相关性也较强。这一学说解释了降低眼压后视神经损害仍进展及正常眼压性青光眼的视神经损害，均可能是由于颅内压力偏低导致跨筛板压力差增大而发生持续的视神经损害。

五、免疫机制学说

免疫机制学说认为免疫因素在青光眼视神经损害发生发展中发挥着重要作用。青光眼患者体内谷胱甘肽S转移酶、糖胺聚糖抗体和磷脂酰丝氨酸抗体及热休克蛋白HSP27、HSP60等多种自身抗体增多。这些抗体的增高证明青光眼视神经病变也是一种自身免疫性疾病。这些抗体可通过免疫机制间接地损害视网膜神经节细胞。免疫系统在青光眼视神经损害发病中所起的作用是双重的。一方面，自身免疫机制导致的视神经损伤可由自身抗体直接引起，另一方面，免疫系统会对机械性应激如高眼压、缺血、过多的兴奋性氨基酸等做出反应，免疫系统作为一个监督反馈系统，有助于决定神经元细胞是否存活，或者屈服于这些应激反应而导致神经元细胞损伤。

六、轴浆流学说

轴浆流学说认为多种原因造成的视神经的轴浆流传导阻滞造成了轴索内ATP留空缺失及视神经营养素的缺乏，视神经失去了营养因子的调理作用，使得视网膜神经节细胞逐渐趋向凋亡。

（一）轴浆流的生理学

轴浆流或轴突运输，是指物质（轴浆）沿着神经的轴突（树突可能也有运输功能）以一种可预测的，能量依赖的形式运动。这种运动的特征：有快相运动和慢相运动的成分，也存在多种中间速率的运动。快相运动在多种物种中大约是410mm/d，提供物质到轴突的突触小泡、轴膜、滑面内质网。慢相运动的速度为1～3mm/d，它被认为是促进轴突的生长和维持。轴浆流可以是顺向流动的（从视网膜运动到外侧膝状体），也可以是逆向流动的（从外侧膝状体运动到视网膜）。导致轴浆流异常阻碍的因素可能与人眼青光眼性视神经萎缩密切相关。

（二）眼压对轴浆流的影响

眼压升高通过以下两方面导致轴浆流阻滞。

1.机械压迫

眼压升高引起机械压迫视神经乳头，从而发生物理改变（如筛板向后凹陷），使得筛板小孔错位，可导致轴突运输的阻滞。同时，由于相对高或低的眼压导致视神经乳头前后两侧的压力不同，从而引起轴突束被压缩而形成机械性改变。

2.血管缺血

眼压升高导致眼部血管缺血尤其是后短睫状动脉的受损阻碍了轴浆流的慢相和快相运动，尤其筛板处轴浆流运输阻滞，轴浆流的积累与灌注压成反比。往往眼压诱导的轴突运输阻滞大于单纯血管紧缩素诱导的全身高血压的眼的轴突运输阻滞。视乳头微血管的渗漏、多层筛板轴突的缺血和扭曲与筛板处轴突运输的阻滞有关。

虽然青光眼视神经损害机制学说很多，但主要是机械压迫和微循环缺血为主，往往青光眼的视神经损害不止一种形成机制，是由多种因素引起。缺血可能在正常眼压性青光眼中起主要作用，而对于高眼压性青光眼，更多的是直接机械作用为主。

第七节　青光眼视神经损害的病理生理

一、神经节细胞的改变

青光眼病理基础主要是由视网膜神经节细胞（retinal ganglion cells，RGC）及其轴突变性、凋亡、进行性丧失，从而导致视网膜神经纤维层（retinal nerve fiber layer，RNFL）变薄或缺失、盘沿变窄、视乳头形态凹陷增大等改变，导致视野缺损，最终甚至失明。特征性视野缺损是诊断青光眼的金标准，但青光眼的形态学改变往往发生在功能学改变之前。当出现可检测到的视野异常时，RNFL的损害已经高达20% ～ 40%。在青光眼性视网膜中，中周部和黄斑中心凹均有较多的神经节细胞选择性丢失，青光眼中视网膜神经节细胞最终凋亡，即细胞的程序性死亡，病理可见细胞中染色质浓缩和细胞内断裂等特征性改变。视网膜神经节细胞凋亡的发生原因为从轴突末梢到神经元胞体的神经营养信号的传输受到抑制，从而导致营养丧失。组织学显示在青光眼进展期的视网膜神经节细胞和视神经，均匀一致的椭圆形小体淀粉明显减少，其原因认为与轴突变性相关。

二、黄斑区神经节细胞复合体改变

从组织学方面获得的横断面研究证据已经证明高眼压可以出现视网膜神经纤维层变性和视网膜神经节细胞丢失，从而导致黄斑神经节细胞复合体（ganglion cell complex，GCC）厚度相对变薄，尤其在黄斑上方、下方和颞侧。原因主要有以下几个。

（1）视网膜神经节细胞的树突、胞体和轴突所在层次分别为视网膜内丛状层（inner plexiform layer，IPL）、神经节细胞层（ganglion cell layer，GCL）以及视网膜神经纤维层，该三层合称神经节细胞复合体。其中神经节细胞胞体分布在视网膜大部分区域，一般仅为1层，视盘周围仅为2 ～ 3层，而在黄斑区则多达8 ～ 10层，其血液供应来自视网膜浅层毛细血管网，容易受到眼压波动与血流变化的影响。

（2）虽然视网膜各个区域有视网膜神经节细胞分布，但其分布量有差异，神经节细胞主要分布于后极部。其中黄斑附近4.5mm范围内就包含了全部视网膜神经节细胞胞体数的50%。

（3）青光眼由于眼压升高，视网膜血流灌注相应减少，因而主要受视网膜中央动脉供应的视网膜内五层容易发生视网膜神经节细胞变性凋亡。

（4）由于视网膜神经节细胞变性凋亡而后会促进其树突和轴突的萎缩，视网膜神经节细胞进一步丢失，导致黄斑GCC厚度相对变薄，尤其在黄斑上方、下方和颞侧，黄斑鼻侧最晚改变。所以GCC厚度的对称性改变也是诊断早期青光眼的特征。

三、筛板的改变

长时间以来，筛板向后凹陷被认为是晚期青光眼性视神经萎缩和婴儿早期青光眼的特征。筛板的改变也可能是引起青光眼性视神经萎缩发病的原因。急性眼压升高可以引起筛板向后凹陷，大部分的筛板向后移位发生在周边筛板，对应于早期轴突丢失的区域。连续的筛板片的压缩，是最早发现的异常改变，后来才发展到整个筛板的向后凹陷，主要涉及视盘的上下方。

筛板向后凹陷可以产生向外的视神经轴突的轴浆流的压力梯度，从而阻碍了循环和导致轴突的压缩。视神经乳头对高眼压损害的易感性，筛板结构及其胶原纤维构成比有着重要的决定性作用。尤其筛板的细胞外基质在青光眼性损害的进展中可能起重要作用。在长期持续的高眼压状态下，筛板有异常弹性纤维的合成，与青光眼性视神经损伤发生相关。

四、轴突改变

引起青光眼早期视神经乳头凹陷增大及盘沿变窄的真正原因是轴突组织的丢失。高眼压导致的筛板向后和向侧面的移位将会压迫轴突，从而导致视神经轴突损伤。这种损伤首先波及整个神经的轴突束，上下两极受影响较鼻侧和颞侧明显。随着持续的神经损伤，两极区的视神经损伤易感性变得更加突出。在青光眼中，相对直径大的神经纤维的萎缩速度更快，如果损伤因素持续存在，最终任何大小的神经纤维都将难免于损伤。相对粗的神经纤维的优先丢失的原因可能与其在视神经乳头上下两极的比例较高，以及本身固有的对青光眼性损伤的易感性较高有关。

五、星形胶质细胞改变

神经胶质作为视神经的支持组织，主要由三种胶质细胞组成：星形胶质细胞、少突胶质细胞和小胶质细胞。星形胶质细胞又称星形细胞，胞体呈多边形，由胞体向四周发出多个突起；核较大，着色较浅；胞浆中含有微丝蛋白、肌动蛋白支架、中间丝和微管等细胞骨架成分。这些物质在维持组织、细胞的完整及细胞的移行分化中具有重要作用。星形胶质细胞的主要作用为形成结缔组织间隔，包绕血管并为视网膜神经节细胞轴突提供细胞支持。青光眼的视神经改变可见成熟的星形胶质细胞活化。主要表现为筛板前区星形胶质细胞胞体肥大，突起变得粗长，筛板区星形胶质细胞胞体变圆，突起消失，这些改变在眼压升高4周后即可出现。同时这些星形胶质细胞的波纹蛋白和胶质原纤维酸性蛋白的表达增强。

高眼压和缺血活化了星形胶质细胞，除了产生神经毒性物质、自由基或蛋白酶等直接损伤轴突外，更重要的是引起筛板区星形胶质细胞胞体变圆，突起消失，分布发生改变，视乳头筛板前区胶质柱减少。星形胶质细胞向筛板区神经束迁移，从而星形胶质细胞对轴突的细胞支持功能减弱，筛板的生物力学性质发生改变，引起视乳头胶原的重构。视乳头重构后局部微环境的改变，又间接促使视网膜神经节细胞轴突丧失并进一步产生进行性不可逆性损伤加重。

六、血管改变

在慢性青光眼的视乳头周围存在视网膜放射状毛细血管的选择性丢失。青光眼视神经乳头上小血管的丢失又导致了神经节细胞轴突的萎缩。随着视乳头周围毛细血管的选择性丢失，部分盘沿面积减小，视网膜神经纤维可出现部分缺损，减少了对氧和营养的需求，导致血流减少，视网膜动脉直径变细，出现盘周萎缩区或者视盘盘沿线状、片状、火焰状出血。

在盘沿丢失进展或神经纤维层缺损范围扩大的象限，发现相应的视网膜血管管径变化，多见的是视网膜动脉管径变细、静脉扩张，在晚期青光眼弥漫性损害的眼底可见视网膜动、静脉的普遍变细。有视网膜血管管径变化眼较无血管变化眼发生青光眼进展的比例明显高，视网膜血管管径的变化提示着青光眼进展情况。

七、血流变化

1.自动调节机制的失调

正常眼视神经乳头血流存在自动调节机制。视神经乳头的血流量高于视神经后部的血流量，视乳头血管的自动调节机制可以代偿平均动脉血压的变化导致的血流量改变。由于有自动补偿调节机制，在一定范围内眼压改变，视神经乳头的血流维持稳定。但在在青光眼，视神经乳头的血流速度降低，视神经乳头的筛板和盘沿区的血流，随着青光眼性损伤的进展而逐渐降低。

青光眼的视神经乳头缺血涉及自动调节的失调，它随着年龄增长而恶化。青光眼的眼对压力改变的自动调节，显著低于非青光眼的眼，尤其对于年龄超过55岁的患开角型青光眼的患者。

2.视乳头周围脉络膜充盈迟缓

在眼压升高的情况下，整个眼循环对眼压升高的反应普遍存在延迟，而视乳头的筛板前区是整个眼血管系统中最脆弱的部分。总的来说，脉络膜循环对高眼压的抵抗比视网膜对高眼压的抵抗更脆弱，在视乳头，视网膜和视乳头周围脉络膜循环中有区域的差别。

青光眼患者或者青光眼易感人群视乳头周围脉络膜充盈相对延迟。这种延迟对高眼压非常敏感。研究表明，视乳头周围脉络膜的血管分布与青光眼性视神经萎缩有关。正常人视乳头周围脉络膜毛细血管对人工升高的眼压有一定的抵抗力。而低眼压性青光眼和开角型青光眼的患者视乳头周围脉络膜毛细血管对升高的眼压缺乏一定的抵抗力。

3.视乳头充盈缺损

神经乳头的充盈缺损有持续低灌注型和瞬时低灌注型两种类型。在青光眼中，更为普遍的是持续低灌注或完全充盈缺损型，尤其是低眼压性青光眼，被认为与视野的缺损有关。充盈缺损的特征主要有血流减少、较小的血管床、较狭窄的血管和血管通渗透性增加。视神经乳头充盈缺损可以是局部的充盈缺损或弥漫的充盈缺损。局部的充盈缺损主要发生在视神经乳头的上下极，反映了血管系统的敏感性，通常伴有或不伴有高眼压，是典型的正常眼压性青光眼的缺损。而弥漫性缺失被认为代表了持续性的压力升高。

开角型青光眼充盈缺损的表现具有特异性，荧光充盈缺损面积的增加与青光眼的进展相关联。

4.视网膜动静脉通路延长

在正常眼压性青光眼中，可出现视网膜动静脉通路（retinal arteriovenous passage，AVP）时间延长，原因可能来自中央视网膜动脉和后睫状动脉的阻力增加。AVP与视神经乳头的大小，视野指数和对比敏感度相关联。

5.盘周萎缩弧

盘周萎缩弧（peripapillary atrophy，PPA）为视乳头旁视网膜、脉络膜萎缩的区域，可分为中央β弧和周边α弧。其中β弧紧邻视盘，可见"裸露的"巩膜及脉络膜血管，α弧是β弧周边不规则的低色素或高色素区域；如果β弧不存在，α弧就直接与视盘相邻；2种萎缩弧都存在的情况下，通常β弧比α弧更靠近视盘。已有组织病理学研究显示，β弧为视盘周围视网膜色素上皮层的完全缺损并且伴随其相邻的光感受器细胞的不完全缺失，α弧为视网膜色素上皮层的不规律分布。

青光眼盘周可出现萎缩区，尤其β萎缩弧（视网膜脉络膜萎缩区，可透见巩膜和脉络膜大血管）被认为是早期青光眼的表现之一，并与青光眼的发生发展密切相关。有视盘周围萎缩弧扩大的眼较无视盘周围萎缩弧变化眼发生青光眼进展的比例高。基线时较大的盘周β区萎缩弧是青光眼进展的危险因素，高眼压症时伴随的盘周萎缩弧部位和大小与发展成为青光眼时视野损害的部位和程度有关，盘周萎缩弧扩大可以是高眼压症向早期青光眼发展的征象。β萎缩弧面积增大标志着青光眼视神经损伤加重及视野缺损增大，往往是青光眼恶化的标志。

参考文献

[1] Anshu A, Price M O, Richardson M R, et al. Alterations in the aqueous humor proteome in patients with a glaucoma shunt device[J]. Mol Vis, 2011, 17: 1891-900.

[2] Bodh S A, Kumar V, Raina U K. Inflammatory glaucoma[J]. Oman J Ophthalmol, 2011, 4 (1): 3-9.

[3] Tektas O Y, Heinz C, Heiligenhaus A, et al. Morphological changes of trabeculectomy specimens in different kinds of uveitic glaucoma[J]. Curr Eye Res, 2011, 36 (5): 442-448.

[4] Müler H. Anatomische Beitrage zur Ophthalmologic: Ueber Nervean-Veranderungen an der Eintrittsstelle des Schnerven[J]. Arch Ophthalmol, 1858, 4: 1.

[5] Laker C. Ein experimenteller Beitrag zur Lehre von der glaukomatosen Excavation[J]. Klin Monatsbl Augenheilkd, 1886, 24: 187.

[6] Schreiber L. Ueber Degeneration der Netzhaut naut experimentelle und pathologisch-anatomischen Untersuchungen[J]. Graefes Arch Clin Exp Ophthalmol, 1906, 64: 237.

[7] Fuchs E. Ueber die Lamina cribrosa[J]. Graefes Arch Clin Exp Ophthalmol，1916，91：435.

[8] von Jaeger E. Ueber Glaucom and seine Heilung durch Inidectomie[J]. Z Ges der Aerzte zu wien，1858，14：46.

[9] Duke-Elder S. Fundamental concepts in glaucoma[J]. Arch Ophthalmol，1949，42：538.

[10] Duke-Elder. S. The problems of simple glaucoma[J]. Trans Ophthalmol Soc U K，1962，82：307.

[11] Gafner F，Goldman H. Experimentelle Untersuchungen überden Zusammenhang von Augendrucksteigerung und Gesichtsfeldschadigung[J]. Ophthalmologica，1955，130：357.

[12] Schnabel J. Das glaucomatose Sehnervenleiden[J]. Archiv für Augenheilkunde，1892，XXIV：273.

[13] Golzan S M，Avolio A，Graham SL. Hemodynamic interactions in the eye：a review[J]. Ophthalmologica，2012，228（4）：214-221.

[14] Minckler D S，Tso M O. A light microscopic，autoradiographic study of axoplasmic transport in the normal rhesus optic nerve head[J]. Am J Ophthalmol，1976，82：1.

[15] Minckler D S，Bunt A H，Johanson G w. Orthograde and retrograde axoplasmic transport during acute ocular hypertension in the monkey[J]. Invest Ophthalmol Vis Sci，1977，16：426.

[16] Tso M O. Axoplasmic transport in papilledema and glaucoma[J]. Trans Am Acad Ophthalmol Otolaryngol，1977，83：771.

[17] Kerrigan-Baumrind L A，Quigley H A，Pease M E，et al. Number of ganglion cells in glaucoma eyes compared with threshold visual field tests in the same persons[J]. Invest Ophthalmol Vis Sci，2000，41（3）：741-748.

[18] Ophir A. First - visit diagnosis of preperimetric glaucoma[J]. Open Ophthalmol J，2010，4：22-27.

[19] Quigley H A，Nickells R W，Kerrigan L A，et al. Retinal ganglion cell death in experimental glaucoma and after axotomy occurs by apoptosis[J]. Invest Ophthalmol Wj Sci，1995，36：774.

[20] Kubota T，Holbach L M，Naumann G O. Corpora amylacea in glaucomatous and non-glaucomatous optic nerve and retina[J]. Graefes Arch Clin Exp Ophthalmol，1993，231：7.

[21] Kubota T，Naumann G O. Reduction in number of corpora amylacea with advancing histological changes of glaucoma[J]. Graefes Arch Clin Exp Ophthalmol，1993，231：249.

[22] Abdelghany A A，Sallam M A，Ellabban A A. Assessment of Ganglion Cell Complex and Peripapillary Retinal Nerve Fiber Layer Changes following Cataract Surgery in Patients with Pseudoexfoliation Glaucoma[J]. J Ophthalmol，2019：816-825.

[23] Jonas J B，Nguyen X N，Gusek G C，et al. Parapapillary chorioretinal atrophy in normal and glaucoma eyesI. Morphometric data[J]. Invest Ophthalmol Vis Sci，1989，30（5）：908-918.

[24] Kubota T，Jonas J B，Naumann G O. Direct clinico-histological correlation of parapapillary chorioretinal atrophy[J]. Br J Ophthalmol，1993，77（2）：103-106.

第四章
青光眼的发病机制和分子遗传学

第一节 原发性青光眼的发病机制

根据病因学、解剖学和发病机制等，青光眼有许多种分类方法，临床上通常将青光眼分为原发性、继发性和发育性青光眼三大类，原发性青光眼是最常见的青光眼类型。

其中关于原发性青光眼的病因机制，人们经过长期的研究，逐步了解但未完全阐明，因此习惯上仍称为原发性青光眼。原发性青光眼常和遗传有关，典型的呈双侧性，但两眼表现可不对称。原发性青光眼又可以分为以下类型。

1.原发性闭角型青光眼

（1）急性闭角型青光眼。

（2）慢性闭角型青光眼。

2.原发性开角型青光眼

（1）高眼压性青光眼；

（2）正常眼压性青光眼；

（3）房水分泌过多性青光眼。

3.原发性先天性青光眼

继发性青光眼是由于眼部疾患或某些全身疾病引起的眼部改变，影响房水排出，导致眼压增高，由于这类青光眼也存在房角开放和闭塞两种情况，故也分为继发性闭角型青光眼及继发性开角型青光眼。

先天性青光眼与发育性青光眼是同义词，常是指由于胚胎发育异常，房角结构先天变异而致房水排除障碍所引起的青光眼。我国根据中华医学会第二届眼科学术会议通过的青光眼分类方法（1979），将先天性青光眼分为原发性婴幼儿型青光眼（primary infantile glaucoma）、青少年型青光眼（juvenile glaucoma）和合并其他先天异常的青光眼（glaucoma associated with developmental disorders）3个类型。

一、原发性闭角型青光眼的发病机制

原发性闭角型青光眼往往与房角阻塞、关闭导致眼压增高相关联。由于前房角检查和超声生物显微镜的普及应用，其发病机制也相对较清楚。瞳孔阻滞机制、虹膜高褶机制和两者混合机制均可导致原发性闭角型青光眼的发生。欧美和亚太青光眼学家们也将闭角型青光眼分为原发性房角关闭（primary angle closure，PAC）、可疑原发性房角关闭（primary angle closure suspect，PACS）和原发性闭角型青光眼（primary angle closure glaucoma，PACG）三个阶段。

1.瞳孔阻滞机制

由于存在前房角狭窄的解剖因素，如一些远视眼的患者，随着年龄的增长，晶状体的厚度不断增加，前房的深度和容积下降，当瞳孔括约肌和瞳孔开大肌同时收缩，瞳孔保持在中等大小时，虹膜被推向晶状体的表面，导致房水不能通过瞳孔进入前房，后房的房水不断地聚集，形成前后房的压力差，从而将周边虹膜较薄弱的部位向前推，将小梁网阻塞，从而导致眼压升高，发生闭角型青光眼。此类患者占很大比例。近年来发展的单纯超声乳化白内障吸出及人工晶体植入术治疗闭角型青光眼的理论基础即为此点。

2.虹膜高褶机制

虹膜高褶机制较之瞳孔阻滞机制闭角型青光眼要少见。由于虹膜附着位置靠前和（或）松弛赘长的虹膜未卷阻塞了前房角，当瞳孔散大时，周边虹膜可能完全阻塞前房角，阻止房水从小梁网的正常流出，从而发生闭角型青光眼。

3.混合机制

有些闭角型青光眼患者的发病既有瞳孔阻滞机制，又存在虹膜高褶机制，称混合机制型闭角型青光眼。

二、原发性开角型青光眼发病机制及研究进展

中国人一直以来被认为以患原发性闭角型青光眼为主，为原发性开角型青光眼的3.7倍。随着青光眼诊疗技术的发展和医疗保健水平的提高，发现开角型青光眼的患者越来越多，并有年轻化的趋势。由于闭角型青光眼患者眼部都有特征性的解剖结构，因而诊断容易，而且，其发病机制相对较清楚，治疗效果较满意，一旦普及社区医疗保健，绝大多数患者可在疾病早期甚至临床前期得到根治；而原发性开角型青光眼起病隐匿，早期患者没有自觉症状，待至出现视力下降时，视功能已经发生较严重的不可逆性损害。另外，由于开角型青光眼的发病机制尚未清楚，因而治疗上难以有新的突破。传统的药物、激光和手术治疗对解决高眼压问题均可以取得满意效果，但是年轻的开角型青光眼患者对激光及现有的房水抑制剂如毛果芸香碱等药物远期疗效不佳，手术治疗则由于滤过泡极易瘢痕化而告失败。虽然对手术方法加以改良并联合应用抗代谢药物使手术成功率有所提高，却带来了滤过泡渗漏、感染、低眼压、黄斑囊样水肿、白内障等严重并发症，而这些并发症对患眼的危害有时甚至远超过高眼压的损害。更值得注意的是部分患者即使眼压控制在统计学的正常水平，也仍免不了视神经进行性损害的厄运，更不用说眼压控制不满意及治疗带来的副作用。因此，开角型青光眼发病机制的研究是青光眼防治的重点。

（一）原发性开角型青光眼发病的经典理论

自从正常眼压性青光眼的诊断确立以后，青光眼的概念得到补充和完善。青光眼被定义为各种危险因素综合作用引起的特征性视神经病变，高眼压不再是青光眼的唯一危险因素，血管黏稠度、血管弹性、眼部血液供应、神经毒性因素都参与视神经的损害过程。高眼压也不再局限于以往的统计学上的意义，代之以内涵更丰富的"靶眼压"概念。不过，眼压高所致的青光眼仍然是青光眼中最主要的类型，高眼压仍然是这一类青光眼的主要致病原因。显然，寻找引起眼压升高的因素在青光眼发病机制研究中至关重要。

长期以来，人们普遍认为，眼压升高是由于睫状突房水的产生和小梁网向Schlemm管排出不平衡的结果，而Brubaker等通过荧光成像研究，发现各型青光眼患者房水的生成没有改变。可见，眼压升高的主要原因在于小梁网房水的排出障碍。

经典的理论认为，由于小梁网组织局部的病变或房水流经小梁组织后的Schlemm管到房水静脉部位的病变，导致房水流出阻力增加、眼压升高，引起青光眼特征性视神经损害。

（二）原发性开角型青光眼的分子机制及研究进展

1.小梁网的研究进展

小梁网由许多薄层结缔组织重叠排列而成，顶部3～5层，底部多达15～20层，每个薄层都有小孔，重叠后小孔可互相贯通。这些薄层充当瓣膜作用，使房水只能从小梁网排出而不能反流。小梁柱的细胞外基质由胶原Ⅰ和Ⅲ组成核心，外被胶原Ⅲ、Ⅳ、Ⅴ和硫酸肝素蛋白多糖、纤维连接蛋白、层粘连蛋白等。每个小梁柱被覆单层内皮细胞，即小梁网细胞，细胞间有较多的缝隙连接紧密联系。小梁网分成三个特征性区域，即葡萄膜小梁、角巩膜小梁和邻管区。葡萄膜小梁在最内层，与前房相接，房角镜下吞噬色素颗粒的内皮细胞形成浅棕色带。角巩膜小梁在葡萄膜小梁的外侧，占小梁网的大部分，其小梁网细胞内有较多的吞饮小泡，而邻管区只是紧连Schlemm管内皮细胞的薄层结构。Schlemm管与淋巴管相似，由单层内皮细胞通过紧密连接构成。一旦房水进入Schlemm管，便经集液管流向巩膜浅静脉，流动的速度与浅层巩膜静脉压有关。正常静脉压为8～12mmHg。Sturge-Weber综合征和神经纤维瘤患者的浅巩膜静脉压升高，房水流出减少，导致眼压升高。Schlemm管上有放射状排列的集液管，20～30支，内衬Schlemm管内皮细胞。

Rohen等曾观察青光眼患者小梁组织标本的超微结构，发现小梁网的板层增厚，小梁网细胞之间的间隙窄，小梁网细胞明显减少，细胞的功能不活跃，细胞外间隙纤维物质堆积。Paul等进一步证实小梁网的细胞外基质主要是糖胺多糖（glycosaminoglycan，GAGs），糖胺多糖在小梁网的邻管组织（juxta canalicular tissue，JCT）的分布是分层的，在定量分析中发现开角型青光眼患者总的GAGs较正常减少8.2%，其中透明质酸较正常人减少93%，而硫酸软骨素（chondroitin sulfate，CS）则较对照组增加83%。房水的排出主要通过Schlemm管途径和葡萄膜巩膜途径，前者为压力依赖性，后者为非压力依赖性。压力依赖性的Schlemm管途径，随着眼压的升高，流出量增大。Richard等在灌注固定和浸渍固定的研究中发现，

Schlemm管在眼内压0mmHg时管径最大，眼内压10mmHg时，管径缩小47%。他们认为，Schlemm管在正常眼压下对流出阻力没有影响，只有眼内压升高到一定程度（>30mmHg），Schlemm塌陷，才对阻力产生作用；灌注下邻管组织的间隙增宽，但是没有冲洗反应，邻管组织是产生流出阻力的主要部位，而邻管区组织成分和层次对流出阻力的作用更大。非压力依赖性系统是指房水流出的葡萄膜巩膜途径，即房水经葡萄膜小梁、睫状肌间隙流入睫状体和脉络膜上腔，经巩膜、涡静脉旁间隙流出，不需消耗能量。由于在前房和睫状肌间隙之间没有屏障，因此房水经睫状肌间隙进入睫状体和脉络膜上腔几乎没有阻力。人类主要通过Schlemm管途径排出房水。开角型青光眼可能就是由于邻管区流出道变窄，房水流出阻力增大所致，而流出道狭窄可能与细胞外基质的变化特别是硫酸蛋白多糖的增加有关。

2. 小梁网细胞外基质研究

小梁网细胞的细胞外基质包括糖胺多糖、胶原蛋白、非胶原蛋及弹性蛋白，其固有的特性使其形成很强的胶状结构。糖胺多糖包括透明质酸、硫酸软骨素、硫酸皮肤素、硫酸乙酰肝素、硫酸角质素和肝素六种成分，均可由体外培养的小梁网细胞产生。正常情况下透明质酸分泌最多，这与正常小梁组织透明质酸含量高一致。SchniiR等用地塞米松处理体外培养的人小梁网细胞，发现透明质酸的合成减少60% ～ 65%，而含S的糖胺多糖分泌增多，与原发性开角型青光眼的病理改变一致。透明质酸存在于全部小梁区，半定量分析发现葡萄膜小梁、角巩膜小梁、邻管组织之间没有明显的密度变化。糖胺多糖的降解对小梁网流出通畅性的影响也不容忽视。Miller和Weinnb发现，人小梁网细胞有各种在糖胺多糖连接降解中起作用的溶酶体酶。与成纤维细胞相比，人小梁网细胞的透明质酸酶活性更高，β-葡萄糖苷酶和N-乙酰氨基酸己糖苷酶作为外切糖苷酶，在透明质酸的降解中与透明质酸酶有协同作用。地塞米松处理后，小梁网细胞外基质中透明质酸含量减少，可能也与透明质酸酶活性高有关。透明质酸的产生多少直接影响细胞外基质的胶状结构，同时，透明质酸能防止大分子物质色素等黏附于小梁网上，从而降低流出阻力。地塞米松引起糖胺多糖的改变，将使流出阻力升高、眼压升高。

早期组织病理学检查均发现小梁网胶原蛋白的存在，体外培养的小梁网细胞能合成Ⅲ、Ⅳ、Ⅴ、Ⅵ型胶原蛋白，以Ⅰ型和Ⅲ型含量较多，Ⅱ型最少。细胞中胶原Ⅰ和胶原Ⅲ mRNA处于较高水平，而胶原Ⅱ mRNA约为胶原Ⅲ mRNA的1/100。Ⅳ型胶原蛋白的分泌与硫酸乙酰肝素的分泌一致，Ⅳ型胶原多由培养的融合前细胞合成，与层粘连蛋白一样可作为小梁网细胞一个免疫组化的鉴定指标。胶原蛋白形成不溶性纤维而具有高度的抗张性，作为细胞外基质成分，对维持小梁网的筛状结构具有重要作用；一旦小梁网细胞受外界因素如地塞米松作用而合成和分泌胶原蛋白的功能异常，必将影响细胞外基质和小梁网的筛状结构，继而影响房水流出，引起眼压升高。

非胶原蛋白主要指纤维连接蛋白、层粘连蛋白和波纹蛋白。纤维连接蛋白具有多种活跃的生物功能，可与所有类型胶原（Ⅰ～Ⅵ型）反应。纤维连接蛋白与透明质酸和肝素反应，增加和稳定胶原与纤维连接蛋白的联系，使纤维连接蛋白得以直接或间接地连接于细胞表面，并维持细胞外环境的稳定。由于纤维连接蛋白的存在，细胞外间质各种成分有机地结合起来，将细胞锚定在细胞外间质网络中，而纤维连接蛋白的这一黏附作用，是细胞运动、转化的先决条件。层粘连蛋白的分子结构中富含二硫键这一特殊的结构，决定了层粘连蛋白具有高度的聚合趋势，通过层粘连蛋白自身的相互交联及与基膜支架结构的结合，有助于维持基膜的网状结构和发挥其生理功能，介导细胞的黏附。体外培养的小梁网细胞能合成和分泌这两种蛋白。Clark和Steely HT等报道地塞米松处理融合的小梁网细胞，发现纤维连接蛋白的分泌增加，并在一定时间内表现为进行性增加趋势。这些受处理的细胞，组织金属蛋白酶的活性也发生改变并在纤维连接蛋白的代谢中发挥作用。

体外培养的小梁网细胞能合成和分泌弹性蛋白这一细胞外基质成分，使细胞外的网状支架极富弹性，使小梁网在睫状肌纵行纤维的牵引下，调节小梁网孔的大小特别是调节邻管组织的房水流出通畅性，影响房水的排出。

从形态学看，POAG患者在眼后段所表现出的视网膜神经节细胞和视神经纤维丢失、筛板细胞外基质改变、胶质细胞蛋白表达变化，眼前段出现小梁网细胞外基质堆积、小梁网细胞减少及细胞各种蛋白质的改变，是否为引起眼压升高的直接原因，还是疾病发展过程的继发改变，亦或是对某种共同刺激因素的作用结果，至今尚未弄清。Johnson等最近对一组POAG和假性剥脱性青光眼（pseudoexfoliation glaucoma，PEXG）患者在疾病的不同阶段观察Schlemm管内皮的物质，不同细胞外基质成分的含量和其他相关参数，发现这些改变和筛板后神经轴突数量、眼压和其他临床参数有关。特别是假性剥脱性青光眼，PEX物质的量与眼压呈高度相关，而眼压升高一般不会引起小梁网PEX物质的增多。这种PEX物质与POAG和激素性青光眼Schlemm管内皮面堆积的物质完全不同。推测这种PEX物质阻塞房水流出通道，引起流出阻力增大。进一步的分析发现，小梁网PEX的堆积与视神经纤维层的丢失具有统计学上的相关关系。这种相互关系的最合理解释就是：PEX物质导致眼内压升高。高眼压进一步导致视神经的损害。Gottanka等也发现POAG患者眼小梁网Schlemm管内皮细胞下沉着物的量与神经纤维层丢失有显著相关，但与眼压则没有相关关系。他们还发现部分眼压异常升高的患者，这种驼峰样物质并没有增多，提示眼压升高并非沉着物增加所致。可见，沉着物增多与神经纤维层丢失两者可能均为某些未知的相关因素的作用结果。

3.小梁网细胞骨架结构与吞噬功能研究

小梁网细胞的结构和功能在房水排出和青光眼发病中的确切作用目前还没弄清。深入研究小梁网细胞的特性和功能，在青光眼发病机制研究中显得特别重要。

大量的研究结果表明，小梁网细胞参与细胞外基质合成、分泌和代谢过程，小梁网细胞通过吞噬作用清除小梁网上的细胞碎片、生物大分子物质和色素颗粒等，以保持房水流出道的通畅，而小梁网细胞的吞噬活动有赖于细胞骨架的正常。

细胞骨架是胞浆纤维构成的一个复杂系统，主要指微丝、微管和中间丝，与细胞的很多功能活动密切相关。在细胞内，三种骨架成分密切相关，每一个骨架的改变，都可以诱发其他两个骨架网的改变。

（1）微丝　微丝的直径约7nm，主要的分子成分是肌动蛋白，其他肌动蛋白相关蛋白质在微丝形成中起调整作用。微丝参与细胞黏附、运动、黏附介导的信号传导等一系列复杂的功能活动。在细胞内微丝形成束状结构或三维网状结构，多位于胞浆膜附近，通过锚定蛋白、附加结构和信号分子组成的网络与细胞膜的特殊结构如紧密连接、细胞-细胞外基质接触部位发生特殊联系。这种跨膜的联系对形成和维持细胞连接、黏附的功能非常重要。

在房水流出道的细胞内有许多微丝结构，小梁网细胞之间、细胞与基质之间的连接结构及细胞小囊泡的形成和转运，均有赖于微丝结构的完整性。Schlemm管内皮细胞特别富含微丝和中间丝，使细胞间保持特征性的紧密连接结构和细胞极性。这些细胞骨架的相互作用受到各种环境因素和胞浆因素的调节，如细胞内钙离子浓度、特异性小G蛋白的激活、机械张力、流体静水压及细胞紧密连接的分子成分等。有关活体猴眼和灌注人眼的研究发现，细胞松弛素B、细胞松弛素D可使肌动蛋白断裂、小梁网细胞脱落、内壁细胞彼此分开，出现细胞外基质的冲洗效应，使流出阻力减低。

（2）微管　微管由直径25nm的极件、中空纤维构成，主要分子成分是微管蛋由，有α、β两个亚单位，还有一些相关蛋白参与微管的组成。这些相关蛋白质可能与微管和其他细胞结构的连接有关，也可能影响微管结构的稳定性。微管主要分布在核周，并向细胞的周边部延伸。微管不是细胞内的收缩成分，但对控制细胞的运动方向很重要。微管的活动要靠微管驱动蛋白启动，主要负责细胞小囊泡和细胞器的运输。微管可能通过直接的细胞机械作用影响细胞内囊泡的运动，进而影响细胞外基质和细胞膜置换，也可能通过肌动蛋白细胞结构的激活产生继发信号而影响房水流出道的功能。抗坏血酸抑制微管的正常排列，使相关激酶的磷酸化水平降低，低剂量时细胞的形态没有改变，高剂量则小梁网细胞的形态改变，流出阻力降低。

（3）中间丝　中间丝的直径约10nm，可能是所有细胞骨架纤维中最具骨架功能的成分。这些骨架纤维可以单条或多条成束，编织成精细的网状结构，但没有明确的结构中心。中间丝是常常与微管伴行，提示两者可能紧密相关。在上皮细胞、心肌细胞的周边部，中间丝是连接于细胞与细胞之间的桥粒连接，并与细胞-基底膜之间的半桥粒连接存在相互作用。与微丝和微管不同，它们在任何细胞中都有各自特定的成分如肌动蛋白或微管蛋白，而中间丝的主要成分是波纹蛋白。在许多细胞类型，中间丝只有分子同源性。

虽然小梁网细胞骨架系统是细胞完成吞噬功能，确保细胞外基质正常代谢、维持房水流出途径通畅的重要保证，但在青光眼发生过程中，细胞骨架发生怎样的变化，这些变化发生在哪一级之中尚待进一步研究。

尽管小梁柱的疏密和细胞外基质的多少对小梁网房水流出阻力有很大的影响，但是，目前更多学者认为，小梁网细胞转导水的功能可能才是调节房水通畅性的决定因素。显然，自由扩散和吞饮作用不足以完成这一功能，水通道的存在可能才是最合理的解释。

4. 小梁网细胞AQP1的研究

1988年，Agre领导的研究小组首先从哺乳动物的细胞和肾近曲小管上分离出第一个水通道蛋白，命名为CHIP28（后来定为AQP1），这是水通道研究史上一个重要里程碑。1993年，Agre将其正式命名为aqimporin，建立了水通道蛋白家族。水通道蛋白是一族跨膜蛋白质，主要介导自由水被动跨生物膜转运，对保持细胞内外环境的稳态平衡起着重要作用，也参与完成机体一些重要的生理功能。水通道的基因突变已被证实是临床某些遗传疾病的原因，而其表达异常也与机体的某些病理生理状态变化有着密切关系。

迄今为止，从哺乳动物组织中鉴定出至少十种水通道蛋白，统称AQPs（aquaporins，AQPs），即AQP0（MIP），AQP1 ～ AQP9。不同水通道cDNA有高度同源性，AQP1和AQP0 cDNA有42%的同源性，AQP1和其他成员cDNA有20%～40%的同源性。水通道蛋白的主要功能是转运水。MIP家族成员的AQP对水有选择通透性。眼前房的一些结构如巩膜成纤维细胞、覆盖在小梁网与巩膜静脉窦表面的内皮细胞、睫状体非色素上皮、晶状体上皮、角膜内皮细胞的顶浆膜，可能影响房水的循环。

我们从人眼小梁网细胞体外培养、小梁组织AQP1原位鉴定、小梁网细胞AQP1、α-微管蛋白基因表达和调控的相关因素、红细胞膜上AQP1半定量检测等方面进行的研究发现，可能是全身和局部致病因素（包括高眼压）使小梁网细胞出现AQP1的异常表达和结构改变，并在α-微管蛋白的作用下发生细胞膜内陷形成小囊泡而减少膜上功能性AQP1的量，小梁网细胞膜上AQP1的含量减少和结构异常将导致小梁网房水转运功能下降、眼压升高，形成恶性循环。

三、原发性先天性青光眼发病机制及研究进展

传统的先天性青光眼发病机制认为是由于发育的遏制，阻止了虹膜睫状体的后移，虹膜呈高位插入小梁网内，并且小梁网板层和Schlemm管的形成不完全，导致房水外流阻力增加。诸多学说多为相对于正常胚胎及房角发育、分化、分裂、特化过程而言。这从先天性青光眼的命名沿革中可见一斑：小梁网发育不良（trabeculodysgenesis）、房角发育不良（goniodysgenesis）、前房分裂综合征（anterior chamber cleavage syndrome）。着重研究的是先天性青光眼房角及房水排出通道的异常形态表现。Hoskins（1984）检查了250例发育性青光眼（401只眼）的眼部异常，证实108例（153只眼）具有孤立的小梁网分化不良（isolated trabeculodysgenesis）；35例（66只眼）具有虹膜及小梁分化不全；15例（25只眼）具有角膜虹膜小梁分化不全；17例（31只眼）具有虹膜角膜粘连；而未能归类的解剖异常有55例（81只眼）。对于我们理解和解释先天性青光眼的发病机制具有很好的参考价值。

1. Barkan膜理论

Barkan（1955年）提出正常婴儿眼几乎不存在房角隐窝，不易看见几乎透明的鲨鱼皮样膜覆盖小梁面。儿童比成年人可见更多的葡萄膜网状组织及虹膜突。随着年龄增大，睫状体前面变宽及虹膜末卷向巩膜嵴之后位移，与环形睫状肌进一步发育有关。Barkan发现原发性婴幼儿型青光眼者的前房角覆盖一层薄的、非穿透的、半透明的鲨鱼皮样膜即Barkan膜。此膜妨碍了房水循环，导致眼内压升高。Hansson等学者（1971年）用扫描电镜也证实小梁面有一层连续的内皮层，胎儿发育最后几周，在正常情况下呈现孔洞状。而原发性婴幼儿型青光眼者则呈现无穿孔状态。国内王金爽等（1988）则用扫描电镜发现和证实Barkan膜的存在。然而，Anderson（1981）等不少学者认为从组织病理学证明此膜存在是困难的，因为他们用光镜和电镜均未能证明和发现Barkan膜。Barkan膜可能是部分先天性青光眼发病机制之一，而不能过早结论为Barkan膜是先天性青光眼主要发病机制之一，因为作者们研究的病例非常有限（仅为8例）。进一步的研究应着重探讨Barkan膜起源、组织特性及生物学功能，探讨Barkan膜与房角分化发育之间的关系。

2. 小梁压迫学说

Maumenee（1959）认为巩膜嵴发育不良，睫状肌纵形纤维异常伸入与角巩膜小梁直接相

连，越过巩膜嵴的前顶端。当睫状肌纵形肌纤维收缩时，非但不能牵引巩膜嵴后移使小梁网张开，反而使巩膜嵴向前向外，致使受压的Schlemm管变窄。此外，由于直接牵拉小梁网纤维，使小梁带堆积在一起，致使一层小梁网纤维将阻塞邻近一层小梁带的开放，房水排出阻力即增高。

3.小梁网挤压学说

Brougton（1981）提出，先天性青光眼可能源于小梁网的挤压（compression）和异位的小梁柱骑跨于虹膜根部至正位的葡萄膜小梁而形成一非连续的膜形物质，致使小梁间隙（intertrabecular）和跨小梁间隙（transtrabecular）关闭所致。他们也发现患者的葡萄膜小梁和角巩膜小梁、Schlemm管不仅存在，而且可能是正常的。

4.先天性青光眼房角解剖、组织病理学异常的研究

电子显微镜技术的问世，使得研究先天性青光眼房角及房水排出通道的超微结构及其与正常房角的差异成为探讨先天性青光眼发病机制的热点。自70年代初至今有关文献报道中，证实先天性青光眼确实存在着房角发育、分化、重排、特化几方面的异常。根据文献报道的众多房角的异常，大致可将其归为两大类异常：① 房角的膜阻（amembrane obstructing the chamber angle）；② 所有或部分房角组织发育不良或畸形。目前一般认为先天性青光眼异常的组织病理结构如下：

（1）虹膜附着靠前，但房角开放；

（2）小梁网存在具有网眼，但小梁束（trabecular beams）异常增厚；

（3）内侧小梁网间隙开放；而深层外侧小梁间隙受压，间隙消失；小梁薄板（trabecular sheets）压缩；

（4）Schlemm管发育不良，内皮上存在一种不定形物质；

（5）Schlemm管内仅见少量的Holmberg小囊，表明房水流出减少；

（6）可见一定数量的虹膜突（梳状韧带）；

（7）巩膜突发育不良或未发育分化，使睫状肌行纤维不是附着于巩膜突，而是越过巩膜突直接附着小梁网上；

（8）眼球扩大，而晶状体没有扩大致使睫状突前移和内移。

多数作者虽然未能发现如Barkan和Worst所描述的无通透性薄膜（所谓的Barkan膜），但见到压缩的小梁网形成的致密物质，不能分辨为单个的细胞或小梁薄板，给人以连续膜的错觉。

5.房角分裂论

Allen（1955年）认为发育中胎儿眼的葡萄膜网状组织并不消失或萎缩。房角的形成系借助分裂过程，分裂为前面的角巩膜小梁网及后面的虹膜和睫状体。分裂不全致使虹膜睫状体与小梁网相连，导致先天性青光眼眼压升高。分裂不完全也可能是正常组织分化不良的结果。

6.萎缩论

Mann（1957年）认为正常房角形成则是由于房角内间质组织萎缩的结果。萎缩失败则可能引起先天性青光眼。

7. Smelser（1981年）、Wulle（1983年）、Anderson（1981年）等认为房角组织的分化是由于间质组织的逐步稀疏松散而非分裂。胚胎早期前房角细胞重新排列，形成小梁网内侧早期中胚叶间质。发育胚胎的小梁表面层（相当于内皮层）在胚胎最后几周（形成成人小梁网以前）即开始分裂。若此分化过程缺如，则常残存无通透性的类细胞状膜。前房角的发育过程除了分裂、萎缩外，还包括了与角膜和角巩膜有关的葡萄膜组织的后移以及葡萄膜内各层次沿巩膜内面复位的重排过程。如果小梁网的胶原性网络过早成熟或过度增生均可阻止睫状体和周边虹膜后移而导致先天性青光眼。

8. 先天性青光眼房角病理改变

国内中山眼科中心张洁等（1991年）也证实先天性青光眼房角病理改变具有以下表现：巩膜嵴小且扁平；睫状肌纤维增多变厚并直接与小梁带相连；小梁网区不规则，房角劈开不全，残余组织与虹膜及睫状体前面及小梁网相连；小梁带纤细、弯曲且呈透明样变性；内皮网厚密，间隙变窄，可见均质膜状物质；Schlemm管腔局部狭窄、闭塞。92例中仅见3例标本的Schlemm管不明显；角膜后弹力层的蜡状物覆盖或插入小梁网；在后弹力层与小梁网交界处可见突起的均质团块物质（由透明变样的纤维及少量细胞组成）。作者们的一个新观点是婴幼儿患者病变较广泛，而青少年患者病变则局限在小梁网区域。另外，青少年患者的"格子样"长间期纤维、胶原纤维、内皮网间隙中纤维颗粒样物质电子及致密物质沉积均多于婴幼儿患者。

综上所述，先天性青光眼的房角组织病理学异常改变及解剖异常是确实存在的，而且国内外作者报道的结果均相近。接踵而来要阐明的问题是导致先天性青光眼患者房角组织病理学异常改变的原因。

9. 神经嵴细胞分化学说

LeDouarin（1973年）将日本鹌鹑的神经嵴细胞移至鸡胚中，并观察这些细胞的移行及分化。Johnstone（1974年）报道了角膜基质和角膜间皮及角膜内皮的神经嵴起源。随后又将其扩展到所有眼部组织的神经嵴细胞起源。Kupfer（1986年）报道了神经嵴细胞的分化和移行在先天性青光眼及其他一些眼前段发育异常（Peter异常，Rieger综合征、虹膜角膜内皮综合征）的作用。认为晶状体和角膜内皮之间的所有结缔组织，包括虹膜的结缔组织均是神经嵴细胞起源的。另外，胚胎时期，从角膜间皮至小梁网的间皮之间，神经嵴细胞呈膜状排列，并伸入到虹膜的前表面。人胚7～8月间，这种连续的细胞层渐失连续性。而此时神经嵴细胞层连续分化过程的正常与否与房水排出阻力（流畅度）有很大关联。神经嵴细胞学说在解释和理解众多的眼前段发育异常和（或）颜面部发育异常（Rieger综合征和Peter综合征）、虹膜角膜内皮综合征、先天性青光眼时具有价值。

10. 细胞外间质成分与形态发生及其与先天性青光眼可能的关联

在有关小梁网的超微结构中，都已发现胶原蛋白、弹性蛋白、糖胺多糖、基膜粘连蛋白。这些大分子细胞外间质的异常变化，必然会影响到小梁网及房水排出通道的形态变化和正常生理功能，从而可能导致青光眼的发生。最近，Hemadez（1991）利用分子杂交技术，用标记的cDNA和（或）RNA探针研究特异mRNAs，发现视神经盘之Ⅰ型和Ⅳ型胶原的合成是终生的（through life）。一旦Ⅰ型和Ⅳ型胶原的合成发生障碍，就可能发生青光眼。Zeimer

（1984）曾应用激光多普勒流速仪（laser doppler velocimetry）来检测实验性狗高眼压情况下之视盘的位移（视盘顺应性），结果发现眼压越高，视盘凹陷越大，其视盘的位移也就越大，而胶原组织也是视盘的主要结构之一。

另一方面，不能忽视胚胎发育期间血管的组织与再组织对胚胎发育的影响。在早期的毛细血管基质及早期的毛细血管基底膜中均含有：Ⅳ型胶原、基膜粘连蛋白、内皮粘连蛋白、肝素硫酸糖蛋白、纤维粘连蛋白。他们可以促进内皮细胞的增殖和迁移、分化、吸附等功能。忽视胚胎时期血管组织的分泌、发育，将不能较全面地理解先天性青光眼胚胎发育的异常。

11.胚眼发育的调控

胚胎发育是在循环往复的胚胎诱导、细胞决定、转决定、细胞分化、转分化的过程中逐级逐时完成的。胚眼发育顺序，严格按照特定的时间与空间顺序，环环相扣，形成复杂而有序的基因、细胞因子、调控蛋白、激酶调控信号网络。了解胚胎发育的调控机制及发育分化程序，有助于理解及解释先天性青光眼的发生、发展及转归机制。在胚胎发育到眼前段形成阶段或胚9周（63天）时，如果有外界因素干扰或阻断前房角组织的分化、重排、特化等正常过程，即会导致先天性青光眼的发生。

四、青光眼的神经损害机制

（一）青光眼视网膜神经节细胞的凋亡

细胞的死亡存在着两种不同的方式，即细胞凋亡和细胞坏死。细胞凋亡与细胞的病理死亡，即坏死有着明显的区别。细胞坏死时，细胞肿胀、解体，释放出内容物，引起炎症反应；而细胞凋亡时，细胞核和细胞质收缩，染色质常断裂。

比较青光眼患者及年龄匹配的对照组的视网膜组织切片，发现青光眼患者中死亡的视网膜神经节细胞具有凋亡细胞的特征。由于凋亡细胞中DNA的崩解相当快，均在数小时内发生，而每次检测出的凋亡细胞都不多，提示视网膜神经节细胞发生凋亡的速度不同。当前研究有较多的证据表明，眼压的升高或其他致病途径引起视网膜神经节细胞的轴索损伤及其局部微环境与血供改变，使视神经纤维轴浆流中断，导致靶源性神经营养因子的供给中断，视网膜神经节细胞溃变、凋亡而致死亡。

1.诱发青光眼视网膜神经节细胞凋亡的因素

（1）神经营养因子的剥夺：神经营养因子家族包括神经生长因子（NGF）、脑源性神经营养因子（BDNF）、神经营养因子-3（NT-3）、神经营养因子-4/5（NT-4/5）、神经营养因子-6（NT-6）、睫状节神经营养因子（CNTF）、碱性成纤维细胞生长因子（bFGF）和胶质细胞源性神经营养因子（GDNF）等，还有从顶盖提取液中提取的视网膜神经节细胞营养因子（retinal ganglion neurotrophic factor，RGNTF）。它们可与神经细胞上的表面受体结合，从而激发一系列的反应，影响神经细胞的代谢，促进神经细胞的生长和存活。通过对人眼和实验性青光眼的研究发现，眼压升高造成对视神经的直接压迫，视神经轴索受到损伤，顺向及逆向轴浆流转运均受到干扰，由此引起逆行运输供应神经节细胞胞体营养的神经营养因子不足，视网膜神经节细胞发生凋亡。

（2）谷氨酸对神经节细胞的毒性作用：谷氨酸是一种酸性氨基酸，在哺乳动物中枢神经系统中的含量丰富，生理情况下，它是一种神经递质，对神经信号的传递起重要作用，但是在病理情况下，谷氨酸的浓度增高，成为兴奋性毒素，对神经元产生毒性作用，谷氨酸类受体有四个亚型：NMDA（N-甲基-D-天冬氨酸）受体、使君子酸受体、海人藻酸受体和α-氨基磷酰丁酸受体。产生谷氨酸毒性的基本机制和过程是：神经元受损伤后释放高浓度的谷氨酸，或组织缺血、缺氧导致细胞外的谷氨酸蓄积，高浓度的谷氨酸过度刺激了细胞表面的受体，尤其是NMDA受体，通过胞内信号传导通路，引起细胞膜内的钙离子通道开放，细胞内钙离子超载；或引起失去调节的Cl^-内流，又引起Na^+内流以维持离子平衡。钙离子超载使一些钙敏感酶如核酸内切酶、蛋白酶、一氧化氮合酶等被激活，产生具有自由基性质的一氧化氮；同时能在线粒体内解开三磷酸腺苷合成，中间产物增加，这些因素均造成细胞DNA裂解，细胞死亡。钙离子内流还可介导一系列反应，耗尽细胞内能量，间接导致细胞死亡。

Dreyer等的研究表明，青光眼患者玻璃体中谷氨酸的含量是对照组的两倍，由此推测，青光眼进程中，损伤的神经节细胞释放过量的谷氨酸；视网膜神经节细胞由于受到压力的作用，视网膜神经节细胞的通透性增加，从而使细胞外的谷氨酸增加；胶质细胞具有清除细胞外谷氨酸的功能，眼压增高、缺血、缺氧均可损害胶质细胞这一功能，细胞外的谷氨酸增加，这些均可造成视网膜神经节细胞的凋亡。我们在培养的视网膜神经节细胞中加入NMDA，发现凋亡细胞的数目较对照组明显增多，而加入其拮抗剂MK-801可以减少神经节细胞的凋亡，也证实了谷氨酸类兴奋性毒素对视网膜神经节细胞的毒性作用。

2.视网膜神经节细胞凋亡通路及调控

通过分子生物学的方法，人们已经普遍认识到，细胞凋亡是受基因控制的细胞死亡过程，大量细胞因子和蛋白酶参与了调控的过程。参与细胞凋亡调控的基因较多，包括原癌基因 *c-myc* 基因、*c-fos* 基因、*p53* 基因、*ICE* 基因、*bcl-2* 基因家族等，外界因素的刺激，信息通过酪氨酸激酶系统转导，在钙离子和神经酰胺等的协同作用下，经转录因子c-fos、jun、APO-1等作用于细胞核，引起基因 *p53*、*ICE*、*bcl-2* 等的异常表达，表现出细胞凋亡的特异性形态和生化改变。在众多细胞凋亡的调控基因中，研究较多的参与神经元凋亡的基因主要有 *bcl-2* 基因家族、*p53* 基因等。*p53* 基因的过度表达具有促进细胞凋亡的作用。*bcl-2* 基因家族对细胞凋亡则具有双向调控作用，根据其是抑制细胞凋亡还是诱导促进细胞凋亡可分为两类，抑制细胞凋亡的基因包括 *bcl-2*、*bcl-xl*、*bcl-w*、*bfl*、*brag-1*、*mcl-1*、*al* 等，诱导和促进细胞凋亡的基因包括 *bak*、*bax*、*bcl-xs*、*bad*、*bid*、*bik*、*hik*、*hrk* 等。*p53* 基因的表达可抑制 *bcl-2* 基因的转录，激活 *bax* 基因的转录，对 *bcl-2* 和 *bax* 的平衡起调控作用。通过 *bcl-2* 基因克隆及转染工作，在体外试验中我们发现，*bcl-2* 基因可以减低压力所致的视网膜神经节细胞的凋亡。

（二）自身免疫与青光眼视神经损害

研究发现，正常眼压性青光眼（normal tension glaucoma，NTG）视神经损害的发生与自身免疫有关。Cartwright等研究发现，30%的正常眼压性青光眼患者有自身免疫性疾病。免疫系统在青光眼视神经损害的发病中可能存在两方面的作用，其一是免疫监测作用，对引起视网膜神经节细胞损害的因素进行相应的调节，防止发生进一步的损伤；其二是自身免疫作用，亦可分为直接与间接作用，前者是直接产生损伤视网膜神经节细胞的抗体，后者是产生的抗体本来是针对某些外来的致病原如细菌、病毒等或体内其他抗原，但这些抗原与视网膜神经节细胞有相似之处，因此造成视网膜神经节细胞的损伤。

（三）二次损伤理论（double insult theory）

对大脑组织损伤的研究发现，造成损伤的原发病因解除后，脑组织仍发生进一步的损害。因此提出了继发损害（secondary degeneration）的概念。可以这样认为，眼压升高或低血流灌注压引起轴索损伤，继而造成直接损伤的视网膜神经节细胞的死亡，随后又引起周围未受到直接损伤的视网膜神经节细胞的死亡。

（四）小梁网线粒体发病机制

基因突变、眼压升高、缺血缺氧、氧化损伤等病理因素损伤小梁网细胞，引起细胞线粒体功能损害、细胞膜电位降低，房水排出阻力增加，导致眼压升高。

五、上位神经元损伤

最近研究国内外青光眼学者应用功能性磁共振（fMRI）检测高眼压性开角型青光眼患者和正常眼压性开角型青光眼患者的视束、外侧膝状体、视皮层、视神经蛛网膜下腔，发现它们与正常对照者相比有明显改变，同时发现正常眼压性青光眼患者脑脊液压力较低，造成异常的跨筛板压。提示原发性开角型青光眼同时具有上位神经元损伤。至于其与青光眼视神经损伤之间的因果关系，尚未明确。

综上所述，青光眼视神经损害是在压力或低血流灌注压所致缺血、缺氧等使视神经纤维轴浆流中断，导致靶源性神经营养因子的供给中断，直接受到损伤的视网膜神经节细胞死亡，即原发损伤；同时由于产生较多的兴奋性毒素，作用于细胞表面受体如NMDA受体，出现大量钙离子内流，钙离子超载，通过胞内信号转导，激活了某些诱导凋亡基因，激发一系列级联式反应，最终导致DNA断裂，引起损伤周围原来完整的视网膜神经节细胞发生凋亡，即继发性损害。对青光眼视网膜神经节细胞凋亡机制和上位神经元损伤的研究进展和认识，为青光眼视神经保护的研究打下了坚实的基础。

第二节　青光眼的分子遗传学

青光眼的家族聚集性早已被临床医生所关注，大量的家系调查发现青光眼属于多因素疾病，青光眼是具有遗传倾向的复杂眼病已得到国内外学者的公认。目前青光眼的分子遗传学研究成为眼科学和遗传学领域的热点。近年来，随着分子生物学的迅猛发展以及人类基因组计划的顺利实施，青光眼相关致病基因的研究也取得了较大的进展，通过对家系病例的连锁分析先后定位和克隆了不少相关基因（表4-1）；近年来，通过对散发病例的关联分析又找到了一些与青光眼发病风险相关的基因和遗传标记（表4-2）。

表 4-1 通过家系研究发现的青光眼相关的基因及基因座

基因座	相关突变基因	定位	表现型
GLC1A /JOAG1	*MYOC*（myocilin）/*TIGR* （trabecular meshwork inducible glucocorticoid response）	1q23～24	开角型青光眼（成年发病）
GLC1B		2cen～q13	开角型青光眼（成年发病）
GLC1C		3q21～q24	开角型青光眼（成年发病）
GLC1D		8q23	开角型青光眼（成年发病）
GLC1E	*OPTN*（optineurin）	10pl4～15	开角型青光眼、正常眼压性青光眼（成年发病）
GLC1F		7q35～36	开角型青光眼（成年发病）
GLC1G	*WDR36*（WD40-repeat36）	5q22.1	开角型青光眼（成年发病）
GLC1H		2pl6.3～pl5	开角型青光眼（成年发病）
GLC1I		15q11～13	开角型青光眼（成年发病）
GLC1J/ JOAG2		9q22	开角型青光眼（青少年发病）
GLC1K/ JOAG3		20p12	开角型青光眼（青少年发病）
GLC1L		3p21～22	正常眼压性青光眼（成年发病）
GLC1M		5q22.1～q32	开角型青光眼（青少年发病）
GLC1N		15q24.1	开角型青光眼（成年发病）
GLC1O	*NTF4*（neurotrophin 4）	19q13.3	开角型青光眼,正常眼压性青光眼（成年发病）
GLC1P		12q14	正常眼压性青光眼（成年发病）
GLC2A			闭角型青光眼
GLC3A	*CYP1B1*（cytochrome P450 family 1, subfamily B, polypeptide, CYP1B1）	2p21	原发性婴幼儿型青光眼，Peter 异常
GLC3B		1p36	原发性婴幼儿型青光眼
GLC3C		14q24.3～31.1	原发性婴幼儿型青光眼
GLC3D	*LLTBP2*（latent transforming growth factor beta binding protein 2）	14q24.2～24.3	原发性婴幼儿型青光眼
GPDS1		7q35～q36	青光眼色素播散综合征
	LOXL1（lysyl oxidase-like 1）	15q24	剥脱综合征
		线粒体	剥脱综合征
IRID1	*FOXC1*（forkhead box C1）/ *FKHL7*（forhead homolog-like 7）	6p25	虹膜房角发育不全,Axenfeld-Rieger 异常
IRID2/ RIEG1	*PITX2*（paired-like homeodomain transcription factor 2）	4q25～q26	虹膜房角发育不全,Axenfeld-Rieger 综合征
RIEG2		13q14	Axenfeld-Rieger 综合征
	Pax6（paired box transcription factor 6）	11p13	无虹膜，Peter 异常，Axenfeld-Rieger 综合征
IHG1		X	虹膜发育不良伴青光眼

表 4-2 通过关联分析发现的青光眼相关的基因

基因	定位	表现型
CDKN2B-AS1	9p21	开角型青光眼
SIX1/SIX6	14q23.1	开角型青光眼
TMCO1	1q22～q25	开角型青光眼
CAV1/CAV2	7q31.1	开角型青光眼
ABCA1	9q31.1	开角型青光眼
COL11A1	1p21	闭角型青光眼
PLEKHA7	11p15.1	闭角型青光眼

青光眼最常见的类型是原发性开角型青光眼，根据发病时间的不同，原发性开角型青光眼又分为青少年发病的原发性开角型青光眼（juvenile open-angle glaucoma，JOAG）和成年发病的原发性开角型青光眼。青少年发病的原发性开角型青光眼（发病年龄 3～35 岁）伴有高眼压、视野缺损及视盘损害，需要早期手术治疗。典型表现为常染色体显性遗传，而成年发病的原发性开角型青光眼在遗传学上表现为复杂特性。Fan 等报道，迄今至少已经发现 22 个基因位点与原发性开角型青光眼相关联，其中 14 个基因位点被命名为 GLC1A～GLC1N。目前从这些位点中只鉴定出 3 个致病基因，即 myocilin（MYOC/GLC1A）、optineurin（OPTN/GLC1E）和 WD repeat domain 36（WDR36/GLC1G）。

除了致病基因，至少还有 16 种原发性开角型青光眼相关基因，包括载脂蛋白 E（apolipoprotein E）、视神经萎缩 1（optic atrophy 1，OPA1）、肿瘤蛋白 p53（tumor protein p53，TP53）、肿瘤坏死因子（tumor necrosis factor，TNF）和细胞色素 P4501B1（cytochrome P450 family 1，subfamily B，polypeptide，CYP1B1）等。在青少年发病的原发性开角型青光眼患者中，CYP1B1 最初被认为是 MYOC 表达的修饰基因。但最近的研究表明，CYP1B1 在青少年发病的原发性开角型青光眼中起重要的作用，CYP1B1 的突变可能与原发性开角型青光眼的严重程度有关。

此外，CYP1B1 是迄今唯一发现的原发性先天性青光眼致病基因，位于 2p21（GLC3A）。目前，共发现并报道三个主要的与婴幼儿型青光眼发病相关的基因座：GLC3A（2p21）、GLC3B（1p36.2～p36.1）和 GLC3C（14q24.3～q31.1）。仅在 GLC3A 位点找到了确切的致病基因——CYP1B1，该基因在不同人群患者中的突变率和突变模式相差很大，从阿拉伯和吉普赛人的 90%～100%，到印度尼西亚、摩洛哥、印度和巴西的 30%～50%，再到日本的20%。陈宇虹等对 116 名中国汉族散发病例的研究显示，仅有 17.2% 的患者为 GLC3A 突变致病。由此说明在各个人群特别是中国汉族的婴幼儿型青光眼患者中存在着其他的致病基因。原发性先天性青光眼虽然少见，但却是婴幼儿中最常见的青光眼类型。超过 80% 的病例出现在 1 岁之内，多为小梁网以及前房角发育缺陷。60%～80% 的病例为双眼发病，男性的发病率比女性高（分别为 65% 与 35%）其致病基因遗传方式大多为常染色体隐性遗传，少数家系显示为常染色体假显性遗传，现代的观点倾向于多基因或多因子遗传。

原发性闭角型青光眼患者一级亲属的患病率明显高于一般群体，遗传因素是其危险因素之一，其遗传方式主要为常染色体显性遗传和多基因遗传，但其致病基因尚不清楚，分子遗传学研究多年无明显进展。令人兴奋的是，2012年Vithana等对来自亚洲的1854例原发性闭角型青光眼患者和9608名对照者进行全基因组关联分析（GWAS），进一步对来自世界各地的1917例原发性闭角型青光眼患者和8943名对照者进行了验证试验，确定与原发性闭角型青光眼相关的3个基因位点分别是PLEKHA7基因的rsl1024102、COLllAI基因的rs3753841及PCMTDl和STl8基因间的rsl015213，表明遗传因子在原发性闭角型青光眼形成中起作用，这是原发性闭角型青光眼分子遗传研究中里程碑式的发现。

参考文献

[1] Hoskins HD Jr. , Shaffer RN, Hetherington J. Anatomical classification of the developmental glaucomas[J]. Arch Ophthalmol, 1984, 102：1331-1336.

[2] Barkan O. Pathogenesis of congenital glaucoma：gonioscopic and anatomic observation of the angle of the anterior chamber in the normal eye and in congenital glaucoma[J]. Am J Ophthalmol, 1955, 40：1-11.

[3] Fan BJ, Wang DY, Lam DS, et al. Gene mapping for primary open angle glaucoma[J]. Clin Biochem, 2006, 39：249-258.

[4] Vithana EN, Khor CC, Qiao C, et al. Genome-wide association analyses identify three new susceptibility loci for primary angle closure glaucoma[J]. Nat Genet, 2012, 44：1142-1146.

[5] Gencik A, Gencikova A, Ferak V. Population genetical aspects of primary congenital glaucoma. I. Incidence, prevalence, gene frequency, and age of onset[J]. Hum Genet, 1982, 61：193-197.

[6] Sarfarazi M, Akarsu AN, Hossain A, et al. Assignment of a locus（GLC3A）for primary congenital glaucoma（Buphthalmos）to 2p21 and evidence for genetic heterogeneity[J]. Genomics, 1995, 30：171-177.

[7] Bejjani BA, Stockton DW, Lewis RA, et al. Multiple CYP1B1 mutations and incomplete penetrance in an inbred population segregating primary congenital glaucoma suggest frequent de novo events and a dominant modifier locus[J]. Hum Mol Genet, 2000, 9：367-374.

[8] Akarsu AN, Turacli ME, Aktan SG, et al. A second locus（GLC3B）for primary congenital glaucoma（Buphthalmos）maps to the 1p36 region[J]. Hum Mol Genet, 1996, 5：1199-1203.

第五章
青光眼的临床流行病学

全世界有6700万青光眼患者，其中约10%（660万）将致盲，世界卫生组织已将青光眼列为不可逆盲的首位原因，在所有致盲原因中仅次于白内障。Quigley等根据世界各地以人群为基础的流行病学研究，用联合国2020年世界人口推算，到2020年全球青光眼人数将达到7960万，其中11.2%的患者将失明。我国人群中原发性青光眼患者将达至2182万（占全球27.4%），40岁以上人群的患病率将达至3.05%，青光眼患者的绝对数和老年人中的患病比例均居世界首位。在发达国家和高收入人群中青光眼得到及时诊断治疗的也只有40%～50%，并且即使给予确诊青光眼患者目前标准的治疗，一部分患眼的视功能仍继续恶化，预计在20年内27%的患者至少一眼、9%的患者双眼最终失明。

全球40～80岁人群青光眼的患病率高达3.54%，原发性闭角型青光眼的患病率为3.54%（亚洲患病率最高，1.09%），原发性开角型青光眼的患病率为0.05%（非洲患病率最高，4.2%）。我国各地对青光眼发病情况也曾进行大量调查，由于对象的选择和青光眼的诊断标准不一，各地的患病率相差很大，一般认为，我国青光眼的患病率为0.21%～1.64%。原发性青光眼依照解剖结构可分为两种类型，原发性开角型青光眼和原发性闭角型青光眼。关于青光眼流行病学已有不少以人群为基础的调查报道，长期认为，原发性开角型青光眼是非裔和欧洲人群最常见的青光眼类型，而在亚洲特别是东亚、中国人中，原发性闭角型青光眼是最主要的青光眼类型，发病率远远高于欧美国家。

第一节　原发性闭角型青光眼的流行病学

一、流行病学调查时原发性闭角型青光眼的分类和诊断标准

国际地域性和流行病学眼科学组（International Society of Geographical and Epidemiological Ophthalmology，ISGEO）根据房角关闭的程度及是否出现青光眼性视神经损害提出新的原发性闭角型青光眼分类标准，将房角关闭分为三种类型。（1）可疑原发性房角关闭（primary angle closure suspect，PACS）：在房角关闭最早阶段仅有部分的狭窄而无周边前粘连和其他异常。PACS具有发展成原发性闭角型青光眼的高危险性。（2）原发性房角关闭（primary angle closure，PAC）：发生房角关闭并伴有周边虹膜阻塞小梁网的特点，如周边虹膜前粘连、眼压升高等，但不伴有垂直杯盘比异常、视野损害等青光眼性视神经损伤。（3）原发性闭角型青光眼（PACG）：PAC患眼出现青光眼学视神经损害则被定义为原发性闭角型青光眼。有研究

发现，被诊断为PAC的患者在5年内有28%发展为原发性闭角型青光眼。

在流行病学研究和临床研究中采用标准化的定义，既可以保证患病率数据在不同国家和地区之间的可比性，又可规范流行病学和临床研究中的检查手段，可使青光眼流行病学资料的标准化和可比性得到很大提高。无论是回顾性的分析、对比还是前瞻性研究中，所使用的PACG诊断标准就显得相当重要，对研究结果的产生和价值有着决定性的意义。近来越来越多不同类型青光眼的构成比的研究结果中原发性闭角型青光眼患病率明显降低与很多新的研究采用了ISGEO的原发性闭角型青光眼诊断标准有很大关系。因此，在今后的青光眼流行病学研究中，一方面应严格按照国际化、标准化、科学化标准（建议采用ISGEO）来开展青光眼流行病研究；另一方面可根据我国的实际情况结合两种标准进行研究，分析对比，并大力发展原发性闭角型青光眼自然病程的研究，为能够早日建立新的更为合理的诊断分类标准而努力。

二、原发性闭角型青光眼流行病学特点

（一）患病率

患病率为在某一人群中，某一时间的患者数。国外PACG的患病率因种族与地域的不同而有差异，几项以人群为基础的调查显示格陵兰岛的爱斯基摩人（因纽特人）40岁以上人群PACG的患病率为2.5%，患病率最高，而同龄段日本为0.6%，印度为0.88%，巴西为0.7%。南非40岁以上城市人群PACG的患病率为0.5%，而西班牙和澳大利亚40岁以上人群PACG的患病率只有0.1%。亚洲患病率明显高于其他地区，PACG过去一直被认为是我国主要的原发性青光眼类型，近几年国内外研究结果显示，PACG人群患病率为0.5%～1.6%，如哈尔滨40岁以上人群PACS患病率为4.68%，PAC患病率为1.33%，PACG患病率为1.57%；邯郸40岁以上人群PACS患病率为10.4%，PAC患病率为1.5%，PACG患病率为0.5%，广州市荔湾区50岁以上人群PACS患病率为10.2%，PAC患病率为2.4%，PACG患病率为1.5%；北京40岁以上人群PACG患病率为1.0%。

不同研究结果之间的差异可能与检测技术、青光眼诊断、我国各省份间人群种族不同有关。早期在北京顺义县和吉林长春的PACG流行病学研究采用以眼压和临床症状为诊断标准得出的患病率为1.6%和2.5%，近些年流行病学研究中PACG患病率较以前研究要低很多，究其原因，可能与近些年的PACG流行病学研究采用ISGEO作为闭角型青光眼的诊断标准，与以往国内调查采用的国内诊断标准不同。

（二）发病率

发病率是在一定人群中，一定时间内新的病例数。因为大部分PACG的早期症状不典型，在流行病学调查中很难对PACG的具体发病时间做出估计，故对PACG发病率的调查十分困难。现有的资料都是以医院内的青光眼患者结合当地人口统计结果估算出来的。现有资料显示亚洲PACG发病率明显高于白种人。Lai等估算出香港中国人30岁以上人群急性PACG的发病率为每年10.4/10万，70岁以上为每年58.7/10万。在新加坡进行的一项调查显示30岁以上急性PACG的发病率为每年12.2/10万。Ivanisevic等估算出在南斯拉夫急性PACG的发病率为每年7.1/10万。美国明尼苏达州40岁以上人群中PACG的发病率为每年8.3/10万。

三、PACG的危险因素

（一）人口统计学因素

1.年龄

以人群为基础的调查大多显示，随年龄的增加，PACG的人数显著增多。Georhe等在印度调查时发现：调查人群中，PACG患者的平均年龄为57.45岁，有房角关闭的人的平均年龄为54.43岁，而在同一人群中随机抽取做对比的正常人的年龄为49.95岁，前两者与后者有明显差异。国内的许多调查结果也显示PACG患者的年龄绝大多数在40岁以上，平均发病年龄为（58±10）岁。这可能与随年龄增长晶体变厚，位置前移，并将虹膜向前推移，使前房角变窄有关。也有学者认为随着年龄的增长，在年轻时未表现出来的慢性损害逐渐显现出来，并且老年人的神经纤维数量和对眼压的耐受能力也有所下降，从而表现出高年龄组PACG患病率增高。

2.性别

曾有学者在安徽省桐城县调查4531例全年龄组的青光眼患病情况，调查结果显示男女患病率分别为0.13%和0.47%。又有学者对北京特定人群PACG的患病率进行调查，结果是女性PACG的患病率为1.7%，高于男性的0.8%。女性患病率略高于男性，但差异并无统计学意义。也有学者在现有的PACG流行病学研究的基础上综合分析发现，PACG的女性患病率为0.6%，而男性的患病率为0.9%，几乎为女性患病率的1.5倍。故性别是否是PACG的危险因素还需进一步研究证实。

3.种族

不同种族PACG的发病形式及患病率有明显差异。1990年赵家良等采用分层、随机、整群抽样原则对我国西藏堆龙德庆县20岁以上人群进行调查，其所采用的设备、检验步骤和诊断标准与北京顺义的相同，结果表明20岁以上人群PACG患病率为0.08%，40岁以上为0.15%，明显低于北京顺义的0.62%和1.37%。1998年王云旭等对我国东北部地区蒙古族原发性闭角型青光眼的流行病学情况进行调查研究，发现北方蒙古族比南方汉族PACG的患病率高3.02倍。2010年崔巍对国人蒙古族PACG发病机制的研究发现蒙古族PACG患者具有角膜小、前房浅、晶状体厚且相对位置偏前，且小梁组织超微结构与汉族PACG患者有差异，包括小梁薄板胶原纤维走行相对紊乱，缺乏弹力纤维或弹力纤维少，胶原纤维轴与基底膜结构界线不清并有渗透现象，小梁网眼不均匀变窄，部分小梁网眼发生闭塞。

（二）眼部因素

Lin等的研究显示，眼轴较短、前房较浅而晶状体较厚的人更易发生房角关闭，中国人发生APCG的患者中，眼轴（axial length，AL）、前房深度（anterior chamber depth，ACD）、晶状体厚度（lens thickness，LT）平均值分别是22.25mm、2.28mm（含角膜厚度）、4.94mm，而非青光眼者为23.26mm、3.11mm、4.48mm。叶天才等调查发现PACG患者的ACD均在2.4mm以下，≤1.4mm者全部发生闭角型青光眼，≤1.6mm者发生闭角型青光眼为77.8%，

≤2.0mm者闭角型青光眼发生率为10.0%。周边前房＜1/4CT者闭角型青光眼发生率为12.2%，证实前房变浅可作为闭角型青光眼的特征之一，认为前房轴深≤1.6mm，周边前房呈裂隙状或消失者为高度危险眼，需定期密切随访。晶状体的位置和厚度决定ACD，因此，晶状体的解剖结构及其与睫状体的关系是决定前房深度和房角关闭危险性的根本所在。PACG的眼球有特征性的解剖结构，即前房较浅（特别是周边前房）、角膜相对较小、晶状体相对较大较厚（随着年龄的增长尤其明显），房角入口狭窄，加之眼球轴长较短，形成晶状体位置相对偏前，使得相对狭小的眼前段更为拥挤。晶状体的前表面与虹膜紧贴的面积增大，增加了生理性瞳孔阻滞，使得房水从后房经瞳孔流向前房的阻力增加，造成后房压力增高，将相对组织薄弱的周边虹膜向前推移，因此，使已狭窄的房角易于关闭。

（三）遗传因素

众多研究表明PACG是一种具有一定遗传性的眼病，其发病往往具有家族聚集性，PACG的直系亲属通常具有相似的眼球解剖结构：角膜相对较小、晶体相对较大较厚，前房较浅。有家族史者患PACG的患病率较一般人群高，说明PACG有遗传倾向性。王仁容等进行的PACG遗传学研究结构表明一级亲属患病率为7.10%，二级亲属患病率为2.33%，亲属患病率随亲属等级的下降而降低。郑曰忠等报道PACG患者中有家族史者占25.2%，但其遗传方式尚未明确，到目前为止人们并未发现与其有明显相关性的基因。这可能是由于PACG的遗传倾向性体现在眼部结构的相似性，也可能并非由单一"致病基因"决定，而是复杂的多基因遗传。目前多数学者认为是常染色体显性遗传或多基因遗传。

（四）其他

PACG的发生往往有内在或外在的促发因素，包括眼局部的、全身性的、生理性的和病理性的。临床上最常见的是情绪波动、过度疲劳、近距离用眼过度和暗室环境等。可能机制是这些因素直接或间接通过全身内分泌系统引起眼部植物神经功能紊乱，交感-副交感神经系统失去平衡，使得瞳孔扩大加重瞳孔阻滞；或睫状肌调节痉挛，顶推根部虹膜向前；或周边虹膜触碰摩擦小梁组织，加之眼局部血管舒缩功能失调，共同导致狭窄的房角堵塞关闭，促使青光眼发病。

四、流行病学研究展望

用流行病学的方法研究PACG对早期发现和早期治疗PACG将起决定性作用。流行病学研究使人们对PACG的危险因素及其发生和发展有了进一步认识，为该病的早期防治提供可靠的依据，同时亦补充了临床所见特别是该病的早期临床表现。PACG的流行病学研究可以了解到该病危险人群的分布和数量，为有关部门制定防治政策提供科学依据。目前，PACG的流行病学的资料仍不全面，许多地区和种族的患病率仍不清楚；在研究方法上，主要局限在横断面的研究，很少做纵向研究，故缺乏危险人群自然的研究观察资料及以人群为基础的发病率资料；对于危险人群，危险因素达到何等"强度"才需要做预防性治疗，仍未有统一的意见。上述诸方面的不足，是我们今后研究的方向，需要各方面的共同努力，使PACG的流行病学研究向更高的层次发展。

第二节 原发性开角型青光眼的流行病学

一、流行病学调查时原发性开角型青光眼的分类和诊断标准

原发性开角型青光眼（POAG）发病隐蔽，早期常无自觉症状，故不易被察觉，进而视野逐渐缩小，最后视力不可逆的丧失。临床上常分为3个亚型：（1）老年硬化型青光眼，发生于老年人，眼压相对低。（2）有正常的前房结构的高眼压型青光眼，发病年龄比较低。（3）正常眼压性青光眼，其眼压在正常范围内，由于视神经血管及筛板结构的缺陷，使其对压力的易感性增加。近年来已经认识到青光眼性视乳头及视网膜神经纤维层（retinal nerve fiber layer，RNFL）改变是POAG的特征。其改变早于青光眼性视野缺损的发生，可作为对POAG进行早期诊断的标准之一。青光眼性视乳头和视网膜神经纤维层的结构异常包括如下几个方面。（1）视乳头盘沿弥漫性变薄、局限性变窄或形成切迹，特别是位于视乳头的上极或下极。（2）记录到视神经乳头凹陷扩大。（3）弥漫性或局限性视乳头周围视网膜神经纤维层异常，特别在视乳头的下极或上极。（4）盘沿或视乳头周围视网膜神经纤维层出血。（5）双眼视乳头盘沿不对称，并与神经组织的丢失相一致。正常情况下，视乳头下方的盘沿最宽。视乳头下极的盘沿变窄对于POAG的早期诊断尤为重要。如果视乳头下方的盘沿比上方盘沿窄，就应当进一步检查以便确定有无早期POAG。

二、原发性开角型青光眼流行病学特点

（一）患病率

POAG患病率调查可描述POAG在不同时间、不同地区人群中的分布及发病的变化趋势。由于调查的人、检查方法和诊断标准不同，故各报告的差别较大。过去，不是以视乳头损害和视野损害作为诊断标准，而是以眼压升高及房水动力学异常为诊断依据，故患病率较高。非洲的开角型青光眼患病率居世界最高，其次为日本、拉丁欧洲、欧洲，均高于印度、中国及东南亚和中东等国家。

在中国内陆也有不少POAG的流行病学研究，1985年胡铮等在北京市顺义县472215人中抽取样本10851人（实际检查10414人），调查结果表明，POAG患病率为0.11%；1996年赵家良等在北京市顺义县调查了＞50岁人群4888人，POAG患病率为0.29%，同一地区两次调查结果显示POAG的患病率明显增加。1987年高宗峰在安徽省桐城县的调查结果是POAG的患病率是0.07%。2001年徐亮等对北京市区北部5个社区和北京郊区南端3个自然村的40岁以上共计4451人采取逐户登记的办法进行了流行病学调查，男性人群中农村及城市POAG的患病率分别为1.97%和2.07%，女性人群中农村及城市POAG的患病率分别为1.04%和1.42%。2012年，Sun等调查哈尔滨40岁以上人群POAG的患病率为0.71%。2006年，中山医科大学在广州市荔湾区对1504人进行POAG筛查时发现的患病率为2.1%，他们得出的结论是在中国南方人群中开角型青光眼较闭角型青光眼更为常见。2011年，梁远波等对邯郸农村6716人进

行POAG筛查时发现的患病率为1.0%。POAG的人群患病率在蒙古库苏古尔省0.5%（全世界以人群为基础的POAG流行病学研究中患病率最低）。从以上资料可以看出，我国POAG 患病率要明显低于PACG 患病率，但有逐年增高的趋势。不同地区所报告的POAG患病率不同，可能是由于：① 种族、地域、城乡差异及其他的影响因素的作用导致患病率不同；② 采取了不同的筛查方法，使得这些调查具有不同的敏感性。

（二）发病率

POAG的发病特点是发病隐匿，病程长，诊断困难，且发病率较低，因此确定其发病率较为困难。发病率的研究需要以人口为基础的样本和长期随访，目前已有一些以人群为基础的资料，但有关发病率调查的资料很少。以患病率调查为目的的流行病学调查所选择的人群大多数是青光眼高危人群，一般人群中开角型青光眼的发病率难以从这种调查中确定。另外一些方法是从住院病例登记，国家卫生主管部门登记以及从年龄患病率中推算，这些结果都有严重的选择偏倚，所得的发病率只是粗略的估计。在瑞典Dalby进行的青光眼流行病学调查经过多年随访，最后该人群的POAG年发病率为0.24%，且女性和城市人群发病率较男性和农村人群高。另外有一些研究是以年龄患病率、就诊病例登记、国家卫生部门登记为基础推测出发病率，Suh -Yuh Wu推算巴巴多斯岛POAG在不同年龄段的4年发病率分别为：1.2%（40～49岁）、1.5 %（50～59岁）、3.2 %（60～69岁）、4.2 %（70岁以上）。

三、POAG的危险因素

（一）人口统计学因素

1.年龄

原发性开角型青光眼的患病率随着年龄增高而增高。Leibowitz等报道，55～59岁为0.5%，每增加5岁为一年龄组，其患病率分别为0.7%、0.9%、1.7%、2.0%，80～85岁组为4.4%。Tielsch等报道从40～85岁，每10岁为一年龄组，原发性开角型青光眼的患病率，在白人中其分布情况为40～49岁为0.92%，50～59岁为0.41%，60～69岁为0.88%，70～79岁为2.89%，80～89岁为2.16%。在黑人相应年龄组该病患病率分别为1.23%、4.05%、5.51%、9.15%、11.26%。本病虽多发于老年和中老年人，但也可发生于年轻成人。一般而言，开角型青光眼较闭角型青光眼发病年龄小。

2.性别

在国外有不少POAG的流行病学研究结果表明男性POAG的患病率高于女性，但也有不少研究显示性别与POAG的患病率无关；在国内，林明楷等报道中山眼科中心数据POAG男女患病率比为2.55：1，其他医院报道为1.64：1左右，可能与入院偏倚有关。但在邯郸、北京、哈尔滨、上海等以人群为基础的多项正规的大规模流行病学调查并未显示性别是POAG的危险因素之一，所以性别是否是POAG的危险因素还需更多的研究证实。

3.种族

亚洲人、爱斯基摩人等的POAG患病率较低。Rotchford等对南亚40岁以上黑人居民进行以人群为基础的横断面研究发现，POAG年龄和性别调整患病率为2.9%，比白种人要高。L.Racette等发现在美国黑人中POAG患病率是同龄人群的6倍，并且更易致盲，发病进展更快，约比白种人早10年发病。许多学者从不同的角度就黑人容易发生POAG的内在因素进行了探讨。有关视盘参数的统计分析指出，除盘沿面积外，黑人的杯盘比、杯容积、盘面积均显著地大于白人。杯盘比越大，越容易产生由眼压升高引起的视网膜神经节细胞轴突的损害。

（二）眼压

POAG的发病机制和病因尚不清楚，一些因素与POAG的发病有着密切关系，并称其为POAG的危险因素，其中眼压升高是发展为开角型青光眼的最重要的单一危险因素，眼压愈高，出现视乳头和视野损害的可能性愈大。眼压每升高1mmHg，POAG的患病危险性就增加12.5%～52.9%。Armaly等也认为眼压是青光眼视野缺损最具有预测性的危险因素，高眼压者（眼压＞21mmHg）发生视野损害的危险是低眼压者的5～6倍。值得注意的是，目前眼压的测量方法均受角膜厚度及巩膜硬度的影响。人群中角膜厚度的变异较大，导致眼压的测量值变异较大，国内外学者日益重视中央角膜厚度（central corneal thickness，CCT）与眼压之间的关系，并以角膜厚度推测青光眼进展的危险性。

近年来，关于眼压在原发性开角型青光眼的早期诊断上的地位的认识有很大进展。以人群为基础的研究表明，正常的眼压不是呈正态分布，事实上是偏向于较高的一侧。这种偏向右侧的实际含义是通常的标准以高于平均值2个标准差即代表不正常可能不实用。这一统计学事实以及很大比例的青光眼患者的眼压低于21mmHg，所以不能仅仅根据眼压来确定是否患有青光眼。有些个体眼压高于21mmHg并不意味着不正常和可能发生青光眼性视乳头损害和视野缺损；另一方面眼压低于21mmHg也不意味着正常和不会发生青光眼性损害。对于原发性开角型青光眼可能并没有区分正常眼压和异常眼压的确切界限。由于许多人眼压高但永不发展为青光眼，许多青光眼患者眼压正常，所以高眼压并非导致青光眼性视神经损害的唯一因素。

近年来提出靶眼压的概念，即视网膜神经节细胞所能耐受的眼压阈值，超过这一阈值将导致神经节细胞的损害，不同个体和该个体的疾病不同阶段的靶眼压不相同。目前尚无确定靶眼压的确切方法，如能建立准确的个体靶眼压的测量方法，对于原发性开角型青光眼的诊断、治疗及保护视功能将有重大深远意义。

（三）遗传因素

原发性开角型青光眼具有遗传性和家族性，其遗传方式尚不十分清楚。多数学者认为是多基因多因素遗传。根据报告，5%～50%的患者有家族史，一级亲属中发生原发性开角型青光眼的危险性为4%～16%。眼压、房水流畅系数和杯盘比值与遗传有关。本病患者的一级亲属，较正常人的同级亲属更易有房水动力学异常。所以原发性开角型青光眼的多基因遗传，很可能是间接通过眼压等因素而不是直接通过本病遗传。

（四）高度近视

高度近视患者中开角型青光眼的发生率高，Mitchell等的研究认为近视患者的青光眼发病危险是普通人群的2～3倍，而且随着近视程度的加深，青光眼的发病率增加。同样，在开角型青光眼和高眼压患者及低眼压性青光眼中近视的发生率也高。近视眼易受高眼压的损害，而且所产生的凹陷较浅，不易辨认。近视眼的巩膜硬度低，用压陷眼压计测量眼压常偏低，应进行矫正。

（五）糖尿病

糖尿病患者的青光眼发病率为12.6%，比正常人群的发病率明显增高。伴有糖尿病的青光眼患者在较低眼压的情况下，比不伴有糖尿病的青光眼患者更易产生进行性青光眼性损害。在糖尿病患者中，不并发增生性视网膜病变者发生高眼压者较多。开角型青光眼患者糖耐量试验阳性率也比非青光眼者高。

（六）全身血管病

由于视乳头慢性缺血是发展为青光眼视野缺损的一种原因，故应考虑全身血管因素对青光眼的作用。曾有报告，全身严重的低血压意外，可能伴有突发性青光眼视野缺损。低血压和高血压均使视神经损害的危险性增加。

累积的数据表明，夜间血压的变化是青光眼的潜在危险因素，最近研究认为不仅夜间的低血压，而且超过生理血压变化的进一步下降，可能是更危险的因素。

眼灌注压定义为2/3的平均血压减去眼压。可进一步分为收缩期灌注压（收缩期血压-眼压）和舒张期灌注压（舒张期血压-眼压）。Ramakrishnam等报道，在老年受检者中，较低的舒张期灌注压与较高的POAG患病率有着密切的关系，舒张期灌注压在30mmHg以下者发生POAG的危险性是灌注压在50mmHg以上者的6.22倍。夜间的血压变化及灌注压的另一确定因素——眼压也有其生理调节变化模式。健康人夜间眼压明显高于白天眼压，其峰值在夜间终末刚要醒来之前。夜间眼压升高的部分原因是体位的改变，睡眠时为卧位，但是这种生理调节的眼压升高在没有体位改变的情况下也可测到。在青光眼患者也已观察到类似改变。青光眼患者的眼压和血压生理调节的改变，使夜间眼灌注压降低，并加大灌注压的日夜波动。有证据表明，这种眼灌注压的波动与临床疾病的严重程度和进展有关联。在一些青光眼患者眼灌注压的自动调节有障碍，当眼压和血压的波动大时可导致缺血性损伤。

四、流行病学研究展望

目前老龄化人口的逐渐增多和近年来近视患病率的不断增高，使得国人的眼前段解剖结构出现了新的变化。检测手段的不断发展和人们保健意识的逐步增强，使得原发性开角型青光眼的早期检出率不断提高。以上这些因素使原发性青光眼的构成发生新的变化。因此开展多中心多地域的青光眼流行病学研究，对了解中国原发性青光眼的流行病学特点，完善我国的青光眼流行病学资料有积极作用，亦能为临床上青光眼的防治提供新的循证医学依据。

参考文献

[1] Quigley H A. Number of people with glaucoma worldwide[J]. Br J Ophthalmol，1996，80：389-393.

[2] Quigley H A, Broman A T. The number of people with glaucoma worldwide in 2010 and 2020[J]. Br J Ophthalmol, 2006, 90: 262-267.

[3] Kobelt-Nguyen G, Gerdtham U G, Alm A. Costs of treating primary open-angle glaucoma and ocular hypertension: a retrospective, observational two-year chart review of newly diagnosed patients in Sweden and the United States[J]. J Glaucoma, 1998, 7: 95-104.

[4] Iskedjian M, Walker J, Vicente C, et al. Cost of glaucoma in Canada: analyses based on visual field and physician's assessment[J]. J Glaucoma, 2003, 12: 456-462.

[5] Calissendorff BM. Costs of medical and surgical treatment of glaucoma[J]. Acta Ophthalmol Scand, 2001, 79: 286-288.

[6] Foster PJ, Baasanhu J, Alsbirk PH, et al. Glaucoma in Mongolia. A population-based survey in Hovsgol province, northern Mongolia[J]. Arch Ophthalmol, 1996, 114: 1235-1241.

[7] Foster PJ, Buhrmann R, Quigley HA, Johnson GJ. The definition and classification of glaucoma in prevalence surveys[J]. Br J Ophthalmol, 2002, 86: 238-242.

[8] Bourne RR, Sorensen KE, Klauber A, et al. Glaucoma in East Greenlandic Inuit--a population survey in Ittoqqortoormiit (Scoresbysund)[J]. Acta Ophthalmol Scand, 2001, 79: 462-467.

[9] Yamamoto T, Iwase A, Araie M, et al. The Tajimi Study report 2: prevalence of primary angle closure and secondary glaucoma in a Japanese population[J]. Ophthalmology, 2005, 112: 1661-1669.

[10] Vijaya L, George R, Arvind H, et al. Prevalence of primary angle-closure disease in an urban south Indian population and comparison with a rural population. The Chennai Glaucoma Study[J]. Ophthalmology, 2008, 115: 655-660 e651.

[11] Sakata K, Sakata LM, Sakata VM, et al. Prevalence of glaucoma in a South brazilian population: Projeto Glaucoma[J]. Invest Ophthalmol Vis Sci, 2007, 48: 4974-4979.

[12] Rotchford AP, Kirwan JF, Muller MA, et al. Temba glaucoma study: a population-based cross-sectional survey in urban South Africa[J]. Ophthalmology, 2003, 110: 376-382.

[13] Quigley HA, West SK, Rodriguez J, et al. The prevalence of glaucoma in a population-based study of Hispanic subjects: Proyecto VER[J]. Arch Ophthalmol, 2001, 119: 1819-1826.

[14] Wensor MD, McCarty CA, Stanislavsky YL, et al. The prevalence of glaucoma in the Melbourne Visual Impairment Project[J]. Ophthalmology, 1998, 105: 733-739.

[15] Song W, Shan L, Cheng F, et al. Prevalence of glaucoma in a rural northern china adult population: a population-based survey in kailu county, inner mongolia[J]. Ophthalmology, 2011, 118: 1982-1988.

[16] Qu W, Li Y, Song W, et al. Prevalence and risk factors for angle-closure disease in a rural Northeast China population: a population-based survey in Bin County, Harbin. Acta Ophthalmol, 2011, 89: e515-520.

[17] Liang Y, Friedman DS, Zhou Q, et al. Prevalence and characteristics of primary angle-closure diseases in a rural adult Chinese population: the Handan Eye Study[J]. Invest Ophthalmol Vis Sci, 2011, 52: 8672-8679.

[18] He M, Foster PJ, Ge J, et al. Prevalence and clinical characteristics of glaucoma in adult Chinese: a population-based study in Liwan District, Guangzhou[J]. Invest Ophthalmol Vis Sci, 2006, 47: 2782-2788.

[19] Wang YX, Xu L, Yang H, et al. Prevalence of glaucoma in North China: the Beijing Eye Study[J]. Am J Ophthalmol, 2010, 150: 917-924.

[20] Zhao J, Sui R, Jia L, et al. Prevalence of glaucoma and normal intraocular pressure among adults aged 50 years or above in Shunyi county of Beijing[J]. Zhonghua Yan Ke Za Zhi, 2002, 38: 335-339.

[21] Yuan HP, Yu H, Xiao Z, et al. The prevalence of primary angle-closure glaucoma and its causes in rural area of Shuangyang district in Changchun, Jilin province[J]. Zhonghua Yan Ke Za Zhi, 2007, 43: 775-778.

[22] Lai JS, Liu DT, Tham CC, et al. Epidemiology of acute primary angle-closure glaucoma in the Hong Kong Chinese population: prospective study[J]. Hong Kong Med J, 2001, 7: 118-123.

[23] Seah SK, Foster PJ, Chew PT, et al. Incidence of acute primary angle-closure glaucoma in Singapore. An island-wide survey[J]. Arch Ophthalmol, 1997, 115: 1436-1440.

[24] Ivanisevic M, Erceg M, Smoljanovic A, et al. The incidence and seasonal variations of acute primary angle-closure glaucoma. Coll Antropol, 2002, 26: 41-45.

[25] Erie JC, Hodge DO, Gray DT. The incidence of primary angle-closure glaucoma in Olmsted County, Minnesota[J]. Arch Ophthalmol, 1997, 115: 177-181.

[26] George R, Paul PG, Baskaran M, et al. Ocular biometry in occludable angles and angle closure glaucoma: a population based survey[J]. Br J Ophthalmol, 2003, 87: 399-402.

[27] Leske MC, Heijl A, Hussein M, et al. Factors for glaucoma progression and the effect of treatment: the early manifest glaucoma trial[J]. Arch Ophthalmol, 2003, 121: 48-56.

[28] Gao Z. An epidemiologic study of glaucoma in Tongcheng county, Anhui province[J]. Zhonghua Yan Ke Za Zhi, 1995, 31: 149-151.

[29] Cheng JW, Cheng SW, Ma XY, et al. The prevalence of primary glaucoma in mainland China: a systematic review and meta-analysis[J]. J Glaucoma, 2013, 22: 301-306.

[30] Zhao JL. An epidemiological survey of primary angle-closure glaucoma (PACG) in Tibet[J]. Zhonghua Yan Ke Za Zhi, 1990, 26: 47-50.

[31] Lin YW, Wang TH, Hung PT. Biometric study of acute primary angle-closure glaucoma[J]. J Formos Med Assoc, 1997, 96: 908-912.

[32] Ye T, Mao W, Lu D. Comparison of simple methods to screen predisposing eye of primary angle-closure glaucoma[J]. Zhonghua Yan Ke Za Zhi, 1995, 31: 341-344.

[33] Wang RR. Genetic principles in primary angle-closure glaucoma[J]. Zhonghua Yan Ke Za Zhi, 1985, 21: 95-101.

[34] Zheng YZ, Wang SH, Sun W. The case-control study of risk factors in primary angle-closure glaucoma[J]. Zhonghua Liu Xing Bing Xue Za Zhi, 1995, 16: 8-10.

[35] Hu CN. An epidemiologic study of glaucoma in Shunyi County, Beijing[J]. Zhonghua Yan Ke Za Zhi, 1989, 25: 115-119.

[36] Xu L, Chen JH, Li JJ, et al. The prevalence and its screening methods of primary open angle glaucoma in defined population-based study of rural and urban in Beijing[J]. Zhonghua Yan Ke Za Zhi, 2004, 40: 726-732.

[37] Liang YB, Friedman DS, Zhou Q, et al. Prevalence of primary open angle glaucoma in a rural adult Chinese population: the Handan eye study[J]. Invest Ophthalmol Vis Sci, 2011, 52: 8250-8257.

[38] Bengtsson BO. Incidence of manifest glaucoma[J]. Br J Ophthalmol, 1989, 73: 483-487.

[39] Wu SY, Nemesure B, Leske MC. Observed versus indirect estimates of incidence of open-angle glaucoma[J]. Am J Epidemiol, 2001, 153: 184-187.

[40] Leibowitz HM, Krueger DE, Maunder LR, et al. The Framingham Eye Study monograph: An ophthalmological and epidemiological study of cataract, glaucoma, diabetic retinopathy, macular degeneration, and visual acuity in a general population of 2631 adults, 1973-1975[J]. Surv Ophthalmol, 1980, 24: 335-610.

[41] Tham YC, Li X, Wong TY, et al. Global prevalence of glaucoma and projections of glaucoma burden

through 2040: a systematic review and meta-analysis[J]. Ophthalmology, 2014, 121: 2081-2090.

[42] Leske MC, Connell AM, Wu SY, et al. Risk factors for open-angle glaucoma. The Barbados Eye Study[J]. Arch Ophthalmol, 1995, 113: 918-924.

[43] Doshi V, Ying-Lai M, Azen SP, et al. Sociodemographic, family history, and lifestyle risk factors for open-angle glaucoma and ocular hypertension. The Los Angeles Latino Eye Study[J]. Ophthalmology, 2008, 115: 639-647.

[44] Baskaran M, Foo RC, Cheng CY, et al. The Prevalence and Types of Glaucoma in an Urban Chinese Population: The Singapore Chinese Eye Study[J]. JAMA Ophthalmol, 2015, 133: 874-880.

[45] Leske MC, Connell AM, Schachat AP, Hyman L. The Barbados Eye Study. Prevalence of open angle glaucoma[J]. Arch Ophthalmol, 1994, 112: 821-829.

[46] Rotchford AP, Johnson GJ. Glaucoma in Zulus: a population-based cross-sectional survey in a rural district in South Africa[J]. Arch Ophthalmol, 2002, 120: 471-478.

[47] Salmon JF, Mermoud A, Ivey A, et al. The prevalence of primary angle closure glaucoma and open angle glaucoma in Mamre, western Cape, South Africa[J]. Arch Ophthalmol, 1993, 111: 1263-1269.

[48] Tielsch JM, Sommer A, Katz J, et al. Racial variations in the prevalence of primary open-angle glaucoma. The Baltimore Eye Survey[J]. JAMA, 1991, 266: 369-374.

[49] Ntim-Amponsah CT, Amoaku WM, Ofosu-Amaah S, et al. Prevalence of glaucoma in an African population[J]. Eye (Lond), 2004, 18: 491-497.

[50] Ekwerekwu CM, Umeh RE. The prevalence of glaucoma in an onchoendemic community in South-Eastern Nigeria[J]. West Afr J Med, 2002, 21: 200-203.

[51] He J, Zou H, Lee RK, et al. Prevalence and risk factors of primary open-angle glaucoma in a city of Eastern China: a population-based study in Pudong New District, Shanghai[J]. BMC Ophthalmol, 2015, 15: 134.

[52] Sun J, Zhou X, Kang Y, et al. Prevalence and risk factors for primary open-angle glaucoma in a rural northeast China population: a population-based survey in Bin County, Harbin[J]. Eye (Lond), 2012, 26: 283-291.

[53] Racette L, Wilson MR, Zangwill LM, Weinreb RN, Sample PA. Primary open-angle glaucoma in blacks: a review[J]. Surv Ophthalmol, 2003, 48: 295-313.

[54] Wang N, Peng Z, Fan B, et al. Case control study on the risk factors of primary open angle glaucoma in China[J]. Zhonghua Liu Xing Bing Xue Za Zhi, 2002, 23: 293-296.

[55] Armaly MF, Krueger DE, Maunder L, et al. Biostatistical analysis of the collaborative glaucoma study. I. Summary report of the risk factors for glaucomatous visual-field defects[J]. Arch Ophthalmol, 1980, 98: 2163-2171.

[56] Ramakrishnan R, Nirmalan PK, Krishnadas R, et al. Glaucoma in a rural population of southern India: the Aravind comprehensive eye survey[J]. Ophthalmology, 2003, 110: 1484-1490.

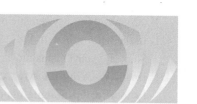

第六章
青光眼的检查与诊断

第一节　眼科问诊

　　问诊在眼科四诊中占有重要的位置，必须按辨证要求，有目的有次序地进行。首先应问有关眼病的病史，如发病时间、起病情况及治疗经过等；其次要问眼部的自觉症状，如目痛、眵泪、羞明及视觉情况等；再问全身的自觉症状，如头痛、饮食、二便、妇女经带胎产情况等。

一、问病史

1.发病的时间与情况

　　问发病时间，单眼或双眼，初发或复发，是否有季节性，起病急骤或缓慢，病情发展快或慢。主要症状的性质以目痛眵泪为主，或以视觉变化为主，有何伴随症状。由此可以初步辨别其为外障或内障，是新感或旧病等。

2.可能引起发病的各种因素

　　有无烈日暴晒或迎风疾走，有无工作紧张、过用目力或熬夜，有无情志波动；有否饮食不节及小儿喂养不当；有无发热及眼部外伤史、手术史；是否被虫咬过或点过什么眼药及戴过什么眼镜等。对目赤眵多者，要问是否接触过红眼病患者。目的是了解发病的原因，是属外感六淫、内伤七情、饮食劳倦及外伤中的何种因素。如怀疑属遗传性眼病，则要问亲属的健康情况，是否有类似眼病。

3.治疗经过

　　问是否经过治疗，曾用过什么药物，效果如何，目前是否还在继续使用等。详细了解以往治疗情况，可以作为今后用药的参考。

二、问眼部自觉症状

1.目痛

　　是胀痛或灼痛，是眼前部痛、眼后部痛或眼珠转动时痛，是白昼痛甚或夜痛难忍，是隐隐胀痛或胀痛如突，目痛持续不减或寸作时止，或阅读后痛，痛时喜按或拒按，目痛是否伴有躁闷不安、恶寒肢冷或恶心呕吐，是否伴有头痛、眉棱骨痛。由此可初步了解是外障眼病，还是绿风内障，或其他内障眼病；其证属虚或属实。

2.目痒

发作是否与季节有关；是否遇暖加重，遇冷减轻；是否迎风痒极，无风则减；是痒如虫行或微痒不舒，或痛痒兼作；是起病即痒或病减时痒；目痒与饮食、睡眠是否有关。问此可以了解是否具有时复的特点，目痒属风、属火，还是属血虚。

3.目眵

问有否目眵，属骤起或常有；量多量少，眵多黏睫或仅限于眦头；是稠而黏结或稀而不结，或呈丝状；色黄或色白，如脓或似浆。由此可以了解肺热之虚实，以及是否兼夹湿邪等。

4.目泪

是热泪如汤或冷泪长流；迎风泪出或无时泪下；胀痛泪下或目昏流泪。若情绪激动亦无眼泪溢出，问其是否伴有眼干、口干。了解这些，可初步考察属外感眼病的症状之一，还是因肝虚不能敛泪或不能生泪所致。

5.视力

是外观端好而突然视力下降，或是逐渐目昏；是看远模糊，或是看近不清，还是视远近皆昏朦，或注视后才感不清；是白昼如常而入幕目暗，还是与此相反。结合是否伴黑睛生翳，是否戴过眼镜等情况，可了解此病属于外障或内障、近视或远视及是否为高风内障等，亦可作为辨虚、实证之参考。

6.目妄见

问眼前有无暗影似蚊蝇飞舞，如烟雾缭绕，或如黑幕降落，阻挡视线；是否眼前正中某一方位有固定暗影；有无视一为二、视物变形、视物变色等情况。可结合内眼检查，四诊合参，测知病在何位，在气或在血。

三、问全身症状

1.头痛

头痛原因甚多，眼病也常伴有头痛，必须仔细询问头痛的时间、部位与性质及诱因。是暴痛或久痛，是持续不减或时作时止；头痛部位是在额部、颞部、头顶或后部，是满头痛或偏头痛；是痛如锥刺、痛如裹或痛如劈，是胀痛或掣痛；是否伴有恶心呕吐等。结合检查，可初步了解是否为黑睛疾患、瞳神紧小症、绿风内障或其他内障眼病引起，是属外感，或属内伤，是否兼有经络病变等。

2.口干口渴与口味

问是否口渴欲饮，喜冷饮或热饮，或渴不喜饮，或夜间口干；是否兼有口苦、口腻等。借以了解其证属热、属湿，还是阴虚血少。

3.食欲与二便

问食欲是否正常，食量有无增减，有无食后饱闷或嘈杂易饥。小便是否黄少或清长，大便干结或溏泄。由此可以了解脾胃的虚实，及是否有心经实热、阳明腑实、肾阳不足等。

4.妇女经带胎产情况

问月经提前或延后、量多或量少，有否经前胸胀或经来腹痛。白带量多或量少，是否黏稠腥臭。分娩时是否出血过多。通过这些可以了解有无气滞血瘀。

第二节　视功能检查

视功能检查包括视觉心理物理学检查（如视力、视野、色觉、暗适应、立体视觉、对比敏感度）及视觉电生理检查两大类。

一、视力检查

1.视力

即视锐度，主要反映黄斑的视功能。视力可分为远、近视力，后者为阅读视力。临床诊断及视残评定的等级一般是以矫正视力为标准，矫正视力即验光试镜后的视力。在眼病流行病学调查中，采用日常视力为指标，即日常生活中经常佩戴或不佩戴眼镜的视力，它反映了受试者对视力的需求程度。视力好坏直接影响人的工作及生活能力。临床上通常将1.0的视力作为正常视力。一些发达国家将视力低于0.5称为视力损伤，作为能否驾车的标准。世界卫生组织的标准规定，患者的双眼矫正视力均低于0.3为低视力，矫正视力低于0.05为盲。

2.视力表

视力表有多种，常用的为国际标准视力表（图6-1）、Snellen视力表（图6-2）、LogMAR，检查结果按左右眼分别记录为1.0、0.5。用仪表（metre）作为测量单位时，以6/6（分数）表示视敏度。而用脚步（foot）测量距离时则用20/20表示视敏度。实际上，20/20视力相当于6/6（表6-1）。在十进制系统中，敏锐度定义为最小的视标间隙大小（以弧分为单位）的倒数。值1.0等于6/6。LogMAR（ETDRS）是另一种常用的视力表，表示为最小分辨率角（MAR）的（十进制）对数。LogMAR比例尺将传统图表的几何顺序转换为线性比例尺，正值表示视力丧失，而负值表示正常或更好的视力。这种量表在临床上很少使用。一般用于科学研究的在统计计算。

3.视力检查法

（1）注意事项　查视力须两眼分别进行，先右后左，可用手掌或小板遮盖另眼，但不要压迫眼球。视力表需有充足的光线照明。远视力检查的距离为5m，近视力检查的距离为30cm。检查者用杆指着视力表的试标，嘱受试者说出或用手势表示该试标的缺口方向，逐行检查，找出受试者的最佳辨认行。

（2）检查步骤　① 正常视力标准为1.0。如果在5m处连最大的试标（0.1行）也不能识

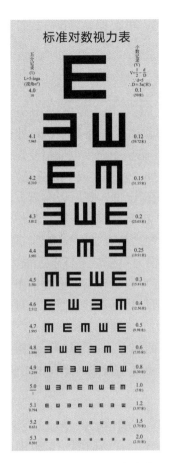

图 6-1 国际标准视力表

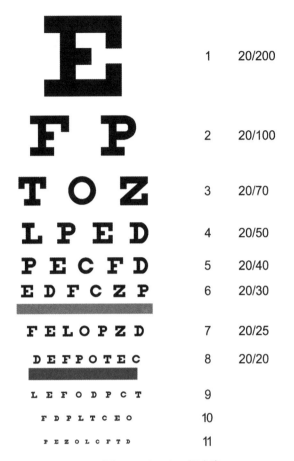

图 6-2 Snellen 视力表

表 6-1 不同视力标准对照

脚步	仪表	十进制	LogMAR
20/200	6/60	0.10	1.00
20/160	6/48	0.125	0.90
20/125	6/38	0.16	0.80
20/100	6/30	0.20	0.70
20/80	6/24	0.25	0.60
20/63	6/19	0.32	0.50
20/50	6/15	0.40	0.40
20/40	6/12	0.50	0.30
20/32	6/9.5	0.63	0.20
20/25	6/7.5	0.80	0.10
20/20	6/6	1.00	0.00
20/16	6/4.8	1.25	−0.10
20/12.5	6/3.8	1.60	−0.20
20/10	6/3	2.00	−0.30

别，则嘱患者逐步向视力表走近，直到识别试标为止。此时，再根据 $V=d/D$ 公式计算，如在3m处才看清50m（0.1行）的试标，其实际视力应为 $V=3m/50m=0.06$。② 如受试者视力低于1.0时，须加针孔板检查，如视力有改进，则可能是屈光不正，戴小孔镜可降低屈光不正的影响，因此，查小孔视力可作眼病筛查的手段。如患者有眼镜，应检查戴镜的娇正视力。③ 如在距视力表1m处仍不能识别最大的试标时，则检查手指数。检查距离从1m开始，逐渐移近，直到能正确辨认为止，并记录该距离，如"指数/30cm"。如指数在5cm处仍不能识别，则检查手动。如果眼前手动不能识别，则检查光感。在暗室中用手电照射受试眼，另眼须用手掌捂紧不让透光，测试患者眼前能否感觉光亮，记录"光感"或"无光感"。并记录看到光亮的距离，一般到5m为止。对有光感者还要检查光源定位，嘱患者向前方注视不动，检查者在受试眼1m处，上、下、左、右、左上、左下、右上、右下变换光源位置，用"＋""－"表示光源定位的"阳性""阴性"。④ 近视力检查：视力检查必须检查远、近视力，这样可以大致了解患者的屈光状态。例如：近视眼患者，近视力检查结果好于远视力结果；老视或调节功能障碍的患者远视力正常，但近视力差；同时还可以比较正确地评估患者的活动及阅读能力，如有些患者虽然远视力很差而且不能矫正，但如将书本移近眼前仍可阅读书写。⑤ 儿童视力检查：对于＜3岁、不能合作的患儿检查视力，需要耐心诱导和观察。新生儿有追随光及瞳孔对光反应；1月龄婴儿有主动浏览周围目标的能力；3个月时可双眼结合注视手指。交替遮盖法可发现患眼，光遮盖患眼时患儿无反应，而遮盖健眼时患儿试图躲避。

二、视野及暗点检查法

当一眼注视一目标时，除了看清这个注视目标处，同时还能看到周围一定范围内的物体，这个空间范围，叫做视野。它反映黄斑部以外整个视网膜的功能。对劳动、学习和生活都有很大的影响。各种颜色视野范围并不一致，白色最大，蓝色次之，红色又次之，绿色最小，两眼同时注视时，大部分视野是互相重叠的。临床上视野检查对于许多眼病及某些视觉传导路疾患的诊断有重要意义。

在视野范围内某一孤立的、不能看见的区域，称为暗点。暗点有两种：一种为生理性，称生理盲点，乃是视盘投射在视野上所表现的一个暗点，位于注视点颞侧15°处，呈竖椭圆形，垂看径7.5°，横径5.5°。另一种为病理性暗点，又可分为阳性和阴性两种。前者自己可以观察到；后者则不能，仅在检查时发现。根据暗点的程度，又可分相对性和绝对性两种，前者能辨别白色视标，但不能准确辨别各种颜色视标；后者根本看不见任何视标。这两种病理性暗点，均系相应部位的眼底或视路疾病所致。

1.视野检查法

视野检查法分动态检查与静态检查。一般视野检查属动态，是利用运动着的视标测定相等灵敏度的各点，所连之线称等视线，记录视野的周边轮廓。静态检查则是测定一子午线上各点的光灵敏度阈值，连成曲线以得出视野缺损的深度概念。

（1）面对面法（对比法） 简单易行，但准确性较差。被检者相对而坐，相距约50cm，两眼分别检查。检查右眼时，让被检查者用眼罩遮盖左眼，检者闭合右眼，两人相互注视，眼球不能转动。然后检者伸出不断摆动的食、中二指，在被检者与检者的中间同等距离处，分别在上、下、内、外、左上、左下、右上、右下八个方向，由周边向中心缓慢移动，如果两人同时见到手指，说明被检者的视野是正常的；如果被检者比检者后发现手指，则说明被检者视野小于正常。由此检者根据自己的视野（必须是正常的）对比出被检者视野的大概情况。

（2）周边视野计检查法 视野计形式多样。主要的差别在于背景的形状与视标出现的方式。近年来，一些视野计上已配有电子计算机，可对视野作自动定量的记录。

① 弧形视野计检查法 有简易型（图6-3）与投射型两种。主要用于检查周边视野，属动态检查。方法是：在自然光线或人工照明下进行，被检者坐于视野计前，下颌固定于托颌架上，受检眼正对视野计中心，注视视野计弧上零度处的白色固定目标，另一眼用眼罩遮盖。视野计为180°的弧形，半径为330mm，选用适宜的视标（常用的直径为3mm或5mm），从圆弧周边向中心缓慢移动。嘱被检者刚一发现视标或辨出颜色时，立即告知。将此时视标在弧上的位置记录在周边视野表上。将圆弧转动30°后再查，如此每隔30°检查一次，直到圆弧转动一圈，最后把各点连接起来，就是该眼的视野范围。一般常检查白色及红色视野。

② Goldmann 视野计 背景为半径330mm的半球（图6-4），用六个可随意选用的不同大小光点做视标，光点的亮度可以调节，可用来作动态与静态检查。动态检查基本上同弧形视野计法。静态检查是指在经动态检查法中的可疑或查得的缺损部位所在子午线上，每隔2°～10°检查一点，将视野计上的光点视标调到正常人看不见的弱亮度，显示一秒钟，若被检眼也看不到，则间隔3秒钟后再用强一级的亮度显示，依次逐步增加，直到被检眼看见，记录此时所用的光强度，然后用坐标记录或将各点连成曲线。由此对视野缺损得出一深度概念，亦即视野的立体检查。不少学者报告，静态视野检查比动态检查有一定的优越性，对一些视网膜变性、黄斑病变、视神经炎等，能查出用一般方法不能查出的视野改变。

③ 自动视野检查 自动化视野检查使用移动的光标刺激，被检者可以通过按下按钮指示他是否看到灯。使用白色背景和增加亮度的光称为"白底白光"视野测量法，这种视野检查法是临床实践和实验中最常用的方法，如被公认为标准的Humphrey（HFA）（图6-5）视野分析

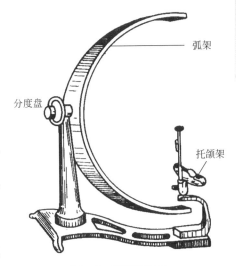

图 6-3 弧形视野计

弧架
分度盘
托颌架

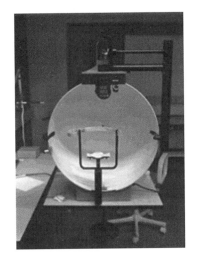

图 6-4 Goldmann 视野计

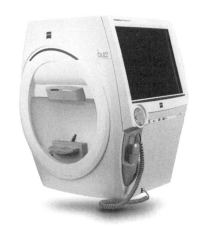

图 6-5 Zeiss HFA3-860

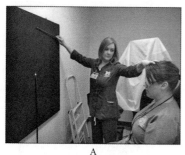

A

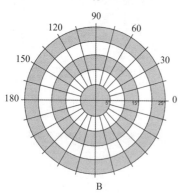

B

图 6-6 Tangent screen 平面视野计法

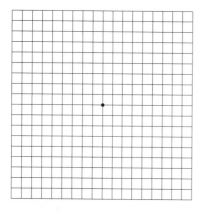

图 6-7 Amsler 表格

仪和 Octopus 视野计。但是，这类视野检查法的灵敏度较低，并且变异性相对较高；通常在检测到视力敏锐度变化之前，可能机体已丢失多达 25% ~ 50% 的感光细胞。此方法通常用于早期视野盲点的检测。被检者坐在机器中的小凹穹顶前面，光标位于中央。下巴放在机器上，遮盖未经测试的眼睛。检测眼聚焦在中心的光标上。然后，计算机会照亮内部圆顶上的灯，被检者在看到灯时按下按钮，计算机会自动映射并计算患者的视野。

2.暗点

（1）平面视野计法（Tangent screen） 用来检查 30° 以内视野有无异常，主要检查有无病理性暗点。在自然光线下或人工照明下进行。受检者坐在用黑色呢绒制成的平面视野屏前1米处，将下颌固定于托颌架上，被检眼注视平面视野计中心的白色固定目标点，另一眼用眼罩遮盖，用适宜的视标（常用直径为2mm），先查出生理盲点的位置和大小，然后在各子午线上由中心到周边，或由周边向中心缓慢移动视标，并在移动中均匀地与进行方向做垂直的轻微摆动，让受检者说出何处看到视标变形、变色或消失，用黑色大头针在视野屏上作出记号（图6-6）。发现暗点后，要围绕此处反复检查，标出其界限，最后把结果描记于平面视野表上。检查时，如查不出生理盲点，则表示检查方法不正确或病员对检查方法还不了解。

（2）小方格表法 用以检查中心视野，特别是检查黄斑部早期病变的一种精确方法。它是由一个 10cm 见方的黑纸板用白色线条（也可在纸上用黑线）划成 5mm 见方的小方格，中央划一小点作注视固定点（也可在整个表上划两条对角线，使之在中心固定点处相交，以便有中心暗点的病员固视之用）（图6-7）。检查距离为30cm，使得每一小格的视角为1°，而整个表在眼底的形象占据整个黄斑部及其周围的小部分。检查前不应扩瞳或作眼底检查。检查时应询问被检者，能否看清整个表，有些小方格是否感到似有纱幕遮盖，线条是否变色、变形（弯曲或粗细不均），小方格是否为正方形，是否变大变小。并让被检者直接在小格上用铅笔描出弯曲变形的形态，借以判断视网膜黄斑部有无病变及其大致的范围。

三、色觉检查

正常人能辨别各种颜色，凡不能准确辨别各种颜色者为色觉障碍。临床上按色觉障碍的程度不同，可分为色盲与色弱。色盲中以红绿色盲较为多见，蓝色盲及全色盲较少见。色弱者主要表现为辨色能力迟钝或易于疲劳，是一种轻度色觉障碍。

色盲有先天性及后天性两种，先天性者由遗传而来，后天性者为视网膜或视神经等疾病所致。偶见于服药之后，如内服山道年可以发生黄视，注射洋地黄可以发生蓝视。我国先天性色盲的发生率，男性约5.14%，女性约为0.73%。

色觉是视器的重要功能之一，色觉功能的好坏，对要求辨色力的工作具有一定的影响。而对国防军事，尤其是特种兵具有重要意义。如在空军航空兵中，必须辨别各种颜色的信号。为此，在选兵时色觉检查被列为重要的检查项目之一。

色觉检查方法较多，现多采用假同色表（色盲本）检查法（图6-8）。常用的国外的有石原忍、司狄林及拉布金等表，国内亦有俞自萍等检查表，通常采用其中一种检查，遇有疑问时，可用其他表来对照。

检查时，将色盲本置于明亮的自然光线下（但阳光不得直接照射在色盲本上），距离被检者70cm，让被检者迅速读出色盲本上的数字或图形，每图不得超过10秒钟。按色盲本所附的说明，判定是否正确，是哪一种色盲或色弱。

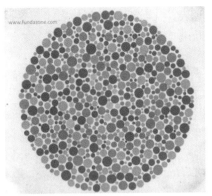
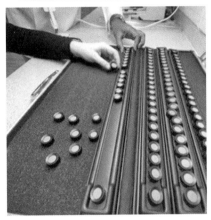

图 6-8　色盲本（上）和 FM-100
色彩试验（下）

色觉检查的其他方法，有FM-100色彩试验、D-15色盘试验以及色觉镜等。

四、暗适应检查

视网膜对弱光的感受性是由杆体细胞决定的，随照明的强度而变化。当一个人由明处进入暗处时，在最初的一瞬间一无所见，以后由于杆体细胞内视紫红质的再合成，视网膜对弱光的敏感度逐渐增强，才能看到一些东西，这个过程叫暗适应；临床上某种维生素缺乏、青光眼、某些视网膜及视神经疾患，均可使视网膜感光的敏感度下降。

暗适应与夜间或黄昏时的弱光下视力直接有关。暗适应能力减退或障碍的人（夜盲患者），弱光下视力极差，行动困难，使得夜间工作受到影响甚至无法进行。对于部队将影响夜间执勤、行军、打仗、飞行等任务完成。因此暗适应检查，不论在临床上或军事上，都有重要的意义。

精确的暗适应检查，应用特制的仪器——暗适应计（图6-9）。简易的检查方法是让被检者与检者一起进入暗室，在微弱的光亮下，同时观察一个视力表或一块夜

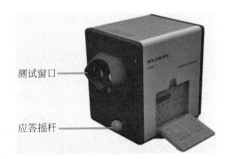

测试窗口

应答摇杆

图 6-9　暗视力测试仪

光表，比较被检者与检者（正常暗适应）能看到视力表上字标或夜光表上钟点的时间，以推断被检者的暗适应是否正常。

五、深度觉检查

深度觉是用眼来辨别物体的空间方位、深度、凸凹等相对位置的能力。对于高空作业等许多工作，尤其对飞行员来讲，深度觉是重要的项目之一。

检查用拉杆法，即用Howard-Dolman深度计检查（图6-10）或立体视图法。

（1）受检者距深度计6m，检查者将可移动的垂直杆移至离中心不同的距离。

（2）受检者自仪器窗口眺望两杆，以手牵拉长绳，使活动杆前后移动，至自觉两杆平行为准，记录两杆在标尺上的差距，即检查所得数值。

（3）依照上法反复3次，然后求出平均值，超过30mm为异常。

青光眼的视功能损害主要表现为视野损害和缺损，往往伴有对比敏感度的变化。也有其他视功能的异常，包括：① 空间/时间对比敏感度下降；② 辨色力下降，尤其是蓝黄色受累较早较重；③ 电生理中图像ERG振幅下降，图像VEP峰潜时延迟等。针对此视功能的检测仪器设备有的已经投入临床应用如蓝黄视野倍频视野检查，有的正开发投入临床运用如"客观视野"的多焦电生理（mfVEP），期望能够更早地发现特征性的青光眼性视功能损害。

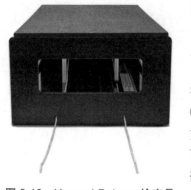

图6-10　Howard-Dolman检查是对真实空间中深度感知的经典测试

第三节　眼压测量、眼压描记及目标眼压

一、眼压测量

眼压在青光眼诊断中处重要地位，同时也是青光眼治疗中唯一可定量控制的参数。

从临床的角度，正常眼压的定义应该是不引起视神经损害的眼压范围。由于视神经对眼压的耐受力有很大的个体差异，正常眼压不能以某一准确数值来定义。

正常人眼压平均值为15.8mmHg（1mmHg≈0.133kPa），标准差2.6mmHg。从统计学概念，也就将正常眼压定义在10～21mmHg（均数±2×标准差），但实际上正常人群眼压并非呈正态分布。因此，不能机械地把眼压＞21mmHg认为是病理值。

临床上，部分患者眼压虽然已超越统计学正常上限，但长期随访并不出现视神经、视野损害，称为高眼压症；部分患者眼压在正常范围内，却发生了典型青光眼视神经萎缩和视野缺损，称为正常眼压性青光眼。由此可见，高眼压并非都是青光眼，而正常眼压也不能排除青光眼。

测量眼压的检查方法很多，也很重要。测量眼压的仪器叫眼压计，常用的种类有压陷式、压平式和气动式三种。压陷式眼压计使用方便，价格低，如Schiotz眼压计（图6-11），眼压的高低决定于角膜被压陷的深度，并通过杠杆和指针，在刻度盘上指示出一定的读数，再从换算表上查得眼压的实际数值。缺点是影响其准确性的因素较多。主要结构包括眼压计支架、与砝码连结在一起的压针以及杠杆和指针。压平眼压计中以Goldmann压平眼压计准确性最好（图6-12）。气动式眼压计为非接触式眼压计，检查时仪器不接触患者的眼睛，但是准确性不如Goldmann压平眼压计。

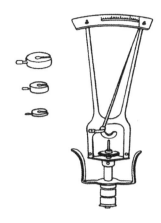

图6-11　Schiotz眼压计

用Goldmann压平眼压计测量眼压时先要用表面麻醉药滴眼，闭眼1分钟左右，再用荧光素进行角膜染色，双眼放松注视正前方一个固定目标，眼球不要转动，呼吸要均匀，不要憋气，衣领要解开，眼压计虽然接触了眼球角膜，但没有任何痛苦，如果患者配合不好，量出的数值就会有较大误差，量眼压也失去了意义。测量完毕后，在数小时内严禁揉眼，因为表面麻醉药使角膜上皮细胞暂时失去感觉功能，容易损伤。

用气动式眼压计测量眼压时，不需要滴用表面麻醉药，也不需要角膜荧光素染色，只要注意双眼不要转动，放松注视目标就行了。如果气动式眼压计的资料不够准确，需要通过Goldmann眼压计的再次测定加以证实。

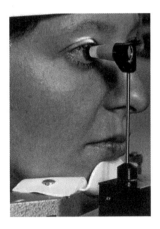

图6-12　Goldmann压平眼压计

急性闭角型青光眼：发作期，一旦发作，眼压立即上升；发作先兆期，眼压一般在30～50mmHg；急性大发作期，眼压急剧升高，测量眼压多在50mmHg以上，可超过80mmHg。

慢性闭角型青光眼：早期眼压均正常，没有类似急性闭角型青光眼急骤上升的眼压变化，眼压水平随着房角粘连范围的缓慢扩展而逐步上升；逐步发展后，眼压升高多为中等程度，可达40～50mmHg。

开角型青光眼：开角型青光眼早期眼压可呈波性升高，眼压会逐渐地稳定上升。应根据具体情况进行细致的阶段性观察，必要时作24小时眼压测量。如果最高眼压水平超过30mmHg，波动又大于10mmHg，则基本可以作出诊断。如果波动大于6mmHg，最高水平略超过正常，则青光眼可疑，要定期随访观察，并结合其他指标来分析判断。这里要区别高眼压症，即眼压超过正常水平，但长期随访观察并不出现视神经和视野的损害，通常眼压在21～30mmHg。如果疑为高眼压症，应作中央角膜厚度测量，以明确是否为厚角膜造成的高眼压假象。当实际角膜厚度高于标准眼压测量的设定值520μm时，最多可高估眼压7～14mmHg。此外，如果角膜的曲率半径小、眼眶压力高等也会导致测量眼压的高估。对于没有原因解释的高眼压症，也有将其视为可疑青光眼的，尤其是在同时伴存有青光眼高危因素时如青光眼家族史、高度近视眼、代谢性疾病等。长期随访（5～8年）提示少部分（5%～10%）高眼压症最终发展为原发性开角型青光眼。

眼压的正常范围是95%的正常人群生理眼压数值11～21mmHg，不能机械地将超出这一统计学正常值的眼压都视作为病理值，要综合分析判断。此外，眼压测量方法上的差异，也会造成对实际眼压的偏差错误，压陷式Schiotz眼压计、非接触眼压计（NCT）都不如

Goldmann压平式眼压计准确、可靠，但后者技术操作要求较高。诊断时，尤其对可疑病例的眼压判断应该作压平式眼压计测量。

二、眼压描记

过去比较强调眼压描记测定房水流畅系数（C值）以及压畅比（眼压和房水流畅系数的比值，P0/C）来分析判断小梁途径房水外流阻力变化，辅助开角型青光眼的诊断。目前不再强调作为临床诊断的指标，多用于基础研究。临床上没有公认的、也不推荐开角型青光眼激发试验辅助诊断。

三、目标眼压

眼压21mmHg（1mmHg≈0.133kPa）不再是青光眼治疗的目标。目标眼压理论上是指能阻止青光眼损害或将视神经损害进展降到最低的最高眼压。在临床中，我们只能依据对患者视野或者神经损害进展风险的估计，制订一个预设的目标眼压水平。我国青光眼患者中，尤其是闭角型青光眼，眼压＞35mmHg的比例较高。如果应用国际指南所推荐的关于目标眼压的估计公式，可能会高估我国患者的目标眼压，进而导致治疗不足。欧洲青光眼指南第3版（2008）曾提议：将眼压降低至18mmHg以下，并依据基线眼压水平、青光眼分期和进展速率、年龄、预期寿命等因素建议了一个原则性计算公式。公式为：目标眼压＝眼压/（L+ROP+Factors），L表示青光眼发生时视野的丢失量，ROP表示视神经损害进展速率，Factors表示视野损害进展的危险因素。简单地说就是，目标眼压＝诊断时的眼压/（疾病严重程度+进展速率+危险因素）。目前对目标眼压的设定缺乏统一标准。许多专家建议简化初始目标眼压设定：早期青光眼＜18mmHg，中期青光眼＜15mmHg，晚期青光眼＜12mmHg。

要将目标眼压贯彻到青光眼的临床诊疗中，关键就在于：① 将目标眼压作为重要的诊疗计划记录在门诊或者住院病历中；② 定期随访，并规范以进展监测为目的的视野检查；③ 依据视野进展情况对目标眼压进行再评估和调整。同时需要开展我国青光眼患者的长期随访研究，以了解其视神经损害进展的自然病程、治疗转归及预后因素，为我国青光眼目标眼压的制定建立基础。

第四节　前房角镜检查

一、前房角及前房角镜

1.前房角

由前壁、后壁及两壁所夹的隐窝三部分组成（图6-13）。① 前壁最前为Schwalbe线，为角膜后弹力膜终止处，呈白色、有光泽、略微突起；继之为小梁网，上有色素附着，是房水排出的主要通路，Schlemm管即位于它的外侧；前壁的终点为巩膜突，呈白色。② 隐窝是睫状体前端，呈黑色，又称睫状体带。③ 后壁为虹膜根部。

2.前房角镜

是直接观察前房角结构的检查工具，在青光眼、眼外伤等诊治中经常使用。它利用光线的折射（直接式前房角镜）或反射（间接式前房角镜）原理进行检查，常需在手术显微镜或裂隙灯显微镜下配合使用。

直接式前房角镜有Koeppe型、Troncoso改良接触镜。目前以间接式前房角镜较常用，如Goldmann前房角镜及Zeiss前房角镜。

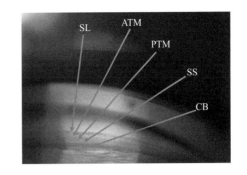

图 6-13　前房角

睫状体（CB），巩膜突（SS），后部小梁网（PTM），
前部小梁网（ATM），最后是Schwalbe线（SL）

二、前房角宽窄与开闭的临床描述

判断前房角的宽窄与开闭对青光眼诊断、分类、治疗具有重要意义。

1.前房角分级法

用于判断房角的宽窄及开放与闭合。临床上常用的是Scheie分级法，也有其他分级法，包括Shaffer分级法及Spaeth分级法。

2. Scheie分级法（图6-14）

强调房角镜下可见到的房角隐窝最后部的结构。在眼球处于原位时（静态）能看见房角全部结构（包括Schwalbe线、小梁网、巩膜突、睫状体带）者为宽角，否则为窄角；窄角分为四级，静态仅能看到部分睫状体带者为窄Ⅰ，只能看到巩膜突者为窄Ⅱ，只能看到前部小梁者为窄Ⅲ，只能看到Schwalbe线者为窄Ⅳ。动态下，即在改变眼球位置或施加少许压力时可判断房角的开闭，若可见后部小梁则为房角开放，否则为房角关闭。

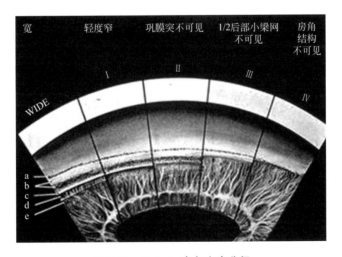

图 6-14　Scheie 房角宽窄分级

a—Schwalbe线；b—前部小梁网和后部小梁网；c—巩膜突；d—睫状体带；e—虹膜根部

三、小梁网色素分级

Scheie分级法将小梁网色素分为5级（图6-15）。

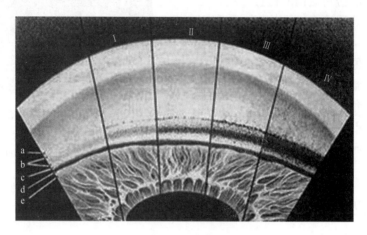

图6-15 Scheie 小梁网色素分级

a—Schwalbe线；b—前部小梁网和后部小梁网；c—巩膜突；d—睫状体带；e—虹膜根部

0级，小梁网缺乏色素颗粒。

Ⅰ级，细小色素颗粒分布在后部小梁网上。

Ⅱ级，前后部小梁网均有细小颗粒色素沉着。

Ⅲ级，密集粗糙颗粒状或均质性黑色或棕褐色色素附着在小梁网后部，小梁网前部及Schwalbe线上亦可见色素颗粒沉着。

Ⅳ级，整个小梁网呈均质性黑色或棕褐色色素覆盖，在Schwalbe线、巩膜嵴及角膜内表面、睫状体带与巩膜表面上均可见色素颗粒。

四、青光眼诊治时前房角镜检查的目的

1.观察患者的前房角是否为窄角，判断是否为闭角型青光眼的高危人群

原发性闭角型青光眼的解剖基础是前房角窄，如果周边前房≤1/4角膜厚度，即使没有症状，也需要进行前房角镜检查，以寻找前房角存在虹膜周边前粘连等闭角型青光眼的证据；如果没有这些证据，那就是单纯窄房角。近年来使用可关闭房角来定义窄房角，具体为：在静态下，3个象限（或2个象限）以上看不见后部色素性小梁。对于单纯的可关闭房角眼（指不伴有眼压升高病史及青光眼症状和体征者），目前倾向于只对具有高危因素的患者（如有闭角型青光眼家族史者、需要反复散瞳者、居住偏远地区就医不便者等）进行预防性激光周边虹膜击孔。

2.明确青光眼的性质

眼压升高怀疑原发性青光眼时，必须行前房角镜检查，区分开角和闭角，排除伴有房角后退的外伤性青光眼、色素性青光眼等。原发性青光眼前房角镜检查若静态下2～3个象限以上看不见色素性小梁（即可关闭房角），应首先考虑闭角型青光眼，并需要进一步施行动

态前房角镜检查；如发现前房角有虹膜周边前粘连或粘连性色素，那么闭角型青光眼诊断可以基本确定；如没有上述发现，建议利用暗室下的UBM或OCT结果来判断上述看不见小梁的2～3个象限确实属于接触性房角关闭，闭角型青光眼的诊断也能成立。

3. 提供治疗决策性依据

原发性闭角型青光眼的治疗必须依据前房角粘连范围，结合眼压和视神经损害程度而定。中华医学会眼科学分会青光眼学组2008年制定的关于原发性青光眼诊疗共识性意见中建议，（激光）周边虹膜切开（击孔）术主要适合于前房角粘连闭合范围累计小于180°者，滤过性手术主要适合于前房角粘连范围≥180°，并且有视神经损害者。

4. 对治疗效果进行评估

原发性闭角型青光眼在进行了激光周边虹膜击孔术后，主要观察前房角是否变宽，是否还存在引起前房角狭窄的其他因素如高坪虹膜等，是否需要进一步使用缩瞳剂或者激光前房角成形术；如果接受了这些后续治疗，同样需要对前房角进行再次评价，并进行随访观察。

对于青光眼滤过术后眼压未成功控制者，在寻找原因时，应首先利用前房角镜观察滤过内口是否有堵塞。

5. 前房角镜检查的不足之处

尽管前房角镜检查在青光眼诊治中必不可少，是目前评价前房角的"金标准"，但它也有显而易见的局限性。例如，它不能直接观察到睫状体位置等虹膜后组织情况，前房角的观察受角膜等屈光介质清晰度的影响。临床上如结合UBM等检查手段，可在很大程度上弥补这些不足。

前房角镜检查最大的问题是容易受到检查者主观因素的影响，如前房角镜的轻微角度变动就可能影响前房角的宽窄；检查结果也极易受到裂隙灯等周围光线的影响；不同检查者之间的结果一致性也不是最高；检查者需要相当的经验与技巧。正因为前房角镜检查有这些不足，就更需要我们在临床上多实践多操作，积累利用前房角镜观察的经验，最大限度地避免它的不足，充分发挥它在青光眼诊治中的作用。

第五节　超声生物显微镜检查

超声生物显微镜（ultrasound biomicroscope，UBM）是通过测量超声信号返回的时间而获取图像，应用高频传感器可以获得分辨率达20～60μm，组织检测深度达4～5mm的检测图像。UBM可实现实时的眼球断层扫描，医生可借此动态分析眼球变化，如明暗刺激下的眼球结构变化。这是利用高频的超声来检测活体前房角结构的一种影像学检查方法。可以清晰、实时地观察眼前段结构（图6-16），还能够进行精确的数据测量，是一种活体非侵入性眼前段显微镜显微检查方法。其检查方式：采用间接检查法。患者平卧，1%丁卡因麻醉角、结膜，结膜囊置于水杯，倒入2.5%甲基纤维素或生理盐水，将探头伸入眼杯的液体内，距角膜2mm左右，探头与被检查者垂直，对准患者瞳孔中央，沿角膜3～9点、6～12点扫描，各取一图像。然后嘱患者将眼球向右转，使探头置于角膜缘3点处，纵轴方向与该处眼球表面的切面垂直，沿角膜3～9点方向扫描，采集3点处的图像。继续用上述方法分别采集6点、9点和12点处的图像。最后取出眼杯，滴入抗生素滴眼液，检查结束。

应用UBM可以获得清晰的眼前段结构图像（图6-16），为测量各部分组织结构的相关参数提供条件，多参照Pavlin所设计的方法（表6-2，图6-17）。

表6-2　正常人眼前段结构的主要参数

测量部位	$\bar{x} \pm s$	测量部位	$\bar{x} \pm s$
眼轴长度 /μm	23.52 ± 1.00	虹膜厚度 1μm	390.88 ± 88.27
前房深度 /μm	2.926 ± 372.240	虹膜厚度 2μm	481.17 ± 57.70
晶状体厚度 /μm	3.89 ± 036	虹膜厚度 3μm	800.42 ± 84.92
小梁睫状体距离 /μm	1210.43 ± 233.00	小梁虹膜夹角（°）	33.43 ± 8.58
虹膜睫状体距离 /μm	62.41 ± 134.25	虹膜晶状体夹角（°）	17.22 ± 5.24
虹膜悬韧带距离 /μm	939.95 ± 406.20	巩膜外侧面虹膜长轴夹角（°）	37.44 ± 5.28
虹膜晶状体接触距离 /μm	978.13 ± 207.16	巩膜外侧面睫状突夹角（°）	71.63 ± 13.87

1.正常人眼前段结构的测量方法

自巩膜突向上500μm确定一点，通过虹膜向睫状体作一垂直线，此两点间距离称小梁睫状体距离（TCPD）。此处的虹膜厚度为虹膜厚度（IT_1），此垂线自虹膜内表面至睫状体距离为虹膜睫状体距离（ICPD）。距离虹膜根部向瞳孔方向2mm处测得虹膜厚度2（IT_2），近瞳孔缘处测得虹膜厚度3（T_3）。自虹膜内表面至睫状突与悬韧带的接点作垂线，此距离为虹膜悬韧带距离（IZD）。虹膜内表面与晶体前表面的夹角为θ_2，此点至瞳孔缘的距离为虹膜晶体接触面（ILCD），巩膜外侧面与虹膜长轴的夹角为θ_3，与睫状突的夹角为θ_4，巩膜厚度（SD）的测量选择在巩膜突处，小梁与虹膜的夹角可用θ_1表示。

2.与青光眼相关参数

（1）反映房角开放程度的参数　UBM能清楚地显示房角各子午线切面图像。在图像中，巩膜突呈三角形突起的高回声峰，是一个明确的标志，其前500μm处于Schwalbe线附近，因此Pavlin根据这两个解剖标志设定房角开放距离500（AOD500）、小梁虹膜夹角（θ_1）（图6-18）。

房角开放距离：在巩膜突前500μm处小梁网上的1个点，垂直于角膜作一直线与虹膜相交，两点间的距离为AOD（AOD500）。

小梁虹膜夹角：以巩膜突为顶点，其前500μm处小梁网上的1个点与巩膜突之间的连线和相应虹膜处的1个点与巩膜突之间的连线的夹角为小梁虹膜夹角（θ_1）。

（2）与瞳孔阻滞力有关的参数　UBM图像中反映瞳孔阻滞力的参数为虹膜晶状体接触距离（ILCD），即虹膜内表面与晶状体前表面夹角的顶点至瞳孔缘的距离。

（3）反映虹膜形态及位置的参数　虹膜膨隆程度：在Pavlin测量方法中，虹膜悬韧带距离和虹膜晶状体夹角可以反映虹膜膨隆程度。虹膜厚度（IT）IT_1、IT_2、IT_3，分别表示周边部、中周部及中央靠近瞳孔缘附近的虹膜厚度。测量时以虹膜色素上皮层为基线，作它的垂直线测量虹膜厚度。虹膜根部附着位置：在UBM图像中可以清楚地看到虹膜根部附着于巩膜突或睫状体前部或睫状体后部。

（4）有关睫状体的参数　北京同仁医院设定了睫状体厚度、睫状突长度及睫状体晶状体距离的测量方法，其他为Pavlin测量方法。睫状体厚度：12点钟眼球子午线方向垂直于角巩膜缘的直线所截得的睫状体厚度的最大值。睫状突厚度：12点钟眼球冠状横切面，连续测量相邻3个睫状突厚度取平均值。睫状突长度（CPL）：在眼球垂直或水平子午线方向，以睫状突尖端与晶状体悬韧带连接点作睫状突长轴线，可得到睫状突长度最大值。睫状体晶状体距离：晶状体前囊下上皮细胞层表现为带状强回声。选择其在赤道部末端的投影，作为测量睫状体晶状体距离的一个端点，另一点为相对的睫状突距晶状体的最近点，两点连线的距离为睫状体晶状体距离。

（5）反映睫状体位置的参数　小梁睫状体距离：从巩膜突沿角巩膜内表面向前500μm处作虹膜的垂直线，延伸与睫状体相交的另一点，两点间距离为小梁睫状体距离。虹膜睫状体距离：自巩膜突沿角巩膜内表面向前500μm的1个点，向虹膜作一垂直线，通过虹膜至睫状突，自虹膜内表面至睫状突的距离为虹膜睫状体距离。巩膜睫状体夹角：巩膜外侧面与睫状突长轴的夹角。

（6）先天性青光眼反映巩膜突与房角顶点相对位置的参数　在眼球垂直和水平子午线方向，作虹膜前表面的反向延长线，以巩膜突尖端作垂直于虹膜前表面的垂直线，巩膜突尖端与两线交点的距离即为$SSAD_1$，位于房角顶点前方为正值，位于房角顶点后方为负值；而两线相交点与房角顶点的距离即为$SSAD_2$，位于虹膜长轴上为正值，位于房角顶点外侧面为负值。应用UBM检查时，检查者可以将前述介绍与自己的检查体会相结合，总结出适合自己的检查方法，以获得良好的检查图像和准确的检查结果。

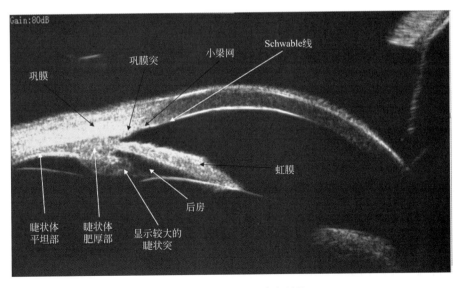

图 6-16　正常 UBM 房角结构

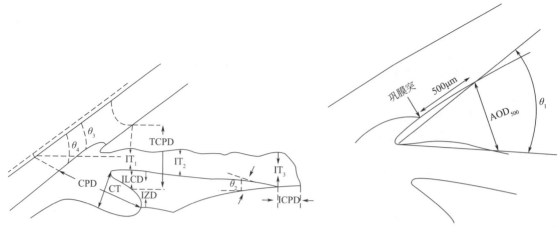

图 6-17　正常人眼前段结构测量方法图　　　图 6-18　反映房角开放程度的参数测量方法图

第六节　青光眼的眼底表现

一、视盘检查

视乳头凹陷和萎缩是诊断青光眼的可靠依据。一般发展期和晚期青光眼的视乳头改变容易识别，而早期青光眼则不易辨别。

1.视杯

多为横椭圆形或圆形（图6-19），少数为竖椭圆形，多位于视盘中央，也可略偏于一侧。CDR是杯与盘水平长度，垂直长度和面积的比率。如果该比率为0.3或更小，则将眼睛视为正常眼睛。但如果比例超过0.3，眼睛就是异常的。式（1）～（3）用于诊断青光眼的各种杯盘比率的计算：（1）HCDR=H_{cup}/H_{disc}；（2）VCDR=V_{cup}/V_{disc}；（3）ACDR=A_{cup}/A_{disc}。式中，HCDR为水平杯盘比；VCDR为垂直杯盘比；ACDR为区域杯盘比；H_{cup}为视杯的水平长度；H_{disc}为视盘的水平长度；V_{cup}为视杯的垂直长度；V_{disc}为视盘的垂直长度；A_{cup}为视杯区域；A_{disc}为视盘区域。

2.颜色

大视杯较深，其底部可见到筛板的筛孔呈灰色点状，凹陷颜色较盘沿淡，其大小与颜色变淡区域并不一致。盘沿是指在视杯与视盘边缘之间由神经组织构成的环形区域。小视杯较浅而多，双眼视杯的大小一般对称，如视杯变大则为病理性。

3.轮廓

盘沿的轮廓可与青光眼的病程进展一致。可能出

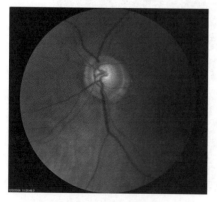

图 6-19　青光眼视杯

现局灶性切迹或变薄，这种情况尤易发生在破裂出血之后。局部切迹会导致视网膜神经纤维的局部丢失，这可以通过裂隙灯上的无红色滤光片来证明，或者直接通过辅助检查（例如GDX）进行测量。局灶性切迹提示疾病早期发生的视神经变化，而持续进展最终会导致盘沿轮廓锐化至其中视网膜神经纤维完全丧失。与这些局部区域相反，同心萎缩导致组织普遍丢失。除青光眼外，视网膜神经纤维也会发生正常的与年龄相关的变化，并且可以模拟类似的萎缩。

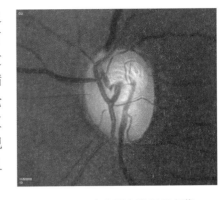

图 6-20　青光眼盘沿组织变薄

4. Inferior Superior Nasal Temporal（ISNT）原则

正常人的神经视网膜边缘的四个象限遵循厚度特征模式。ISNT原则以降序表示这些象限的厚度：下（Ⅰ），上（S），鼻（N）和颞（T）。任何违反ISNT原则的现象都怀疑是青光眼的病理变化。其中下部和上部通常是青光眼最先发生变化的区域，因此这两个方位的盘沿组织变薄具有重要的指导意义（图6-20）。

5.视盘大小

视盘的尺寸应沿其长轴测量，并确保考虑到所用镜头的放大倍数，即78和90屈光度镜头分别为1.1和1.3。确定尺寸可使用直接检眼镜上的5度光圈，该光圈非常接近普通视盘的尺寸。此外，共聚焦扫描激光镜可以提供详细的测量数据。

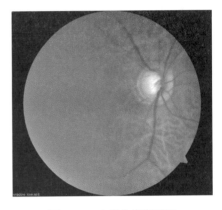

图 6-21　血管向鼻侧移位

6.血管改变

当青光眼视杯凹陷扩大时，血管走行和形态可发生以下变化。

（1）血管向鼻侧移位（图6-21）　视网膜血管沿鼻侧边缘进入眼内，当凹陷扩大时，血管位于视乳头鼻侧。

（2）血管呈屈膝状　青光眼性凹陷的边缘呈穿凿状，视网膜中央血管沿凹陷底部及其壁前行，达穿凿悬垂的边缘下方时消失，行至边缘表面时又可见，此为青光眼性视乳头凹的典型体征（图6-22）。

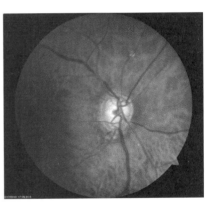

图 6-22　血管呈屈膝状

（3）环形血管暴露　正常视乳头有1～2根视网膜血管分支沿凹陷颞侧边缘走行，称为环形血管。当凹陷扩大时，这种血管暴露在扩大的凹陷内而离开凹陷边缘的现象称为环形血管暴露。

（4）视网膜中央动脉搏动　当眼压升至视网膜中央动脉舒张压时，或后者降至眼压水平时，即可出现动脉搏动。

（5）视乳头出血与周围萎缩　视乳头上的火焰状出血是青光眼的一种改变，它位于视乳头的表面神经纤维层。青光眼的视乳头周围常有脉络膜和视网膜色素上皮萎缩形成的环形或部分晕轮，称青光眼晕（图6-23）。

二、视网膜神经纤维层缺损

青光眼早期可出现视网膜神经纤维层局限性萎缩，用检眼镜尤其是无赤光看得更清楚。视网膜神经纤维层局限性萎缩多发生于视野缺损以前，平均在1.5年以前，最早在5年以前，它是区分高眼压与真性青光眼最早而较可靠的方法。主要表现为在上、下弓形纤维束中有暗淡的裂隙，位于距视乳头2个视乳头直径内。弓形裂隙

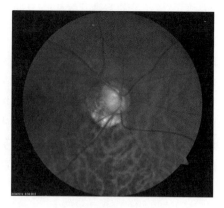

图6-23　青光眼晕

可很窄，但常为多条，使神经纤维层萎缩呈"耙"形或"梳发"样，较宽的缺损可呈楔形。视网膜神经纤维层弥漫性萎缩时，尤其在早期颜色较淡，需仔细观察。

第七节　视网膜神经纤维层检查

视网膜神经纤维层（RNFL）缺损是引起青光眼视功能损害的重要病理过程，在青光眼的诊断上有着重要的意义。近年来，RNFL检查逐渐受到重视，其较之传统的青光眼检查方法更为客观和敏感。

一、CSLO

共聚焦激光检眼镜（Confocal Scanning Laser Ophthalmoscopy，CSLO）及海德堡视网膜断层扫描仪（HRT-Ⅱ）。这项精密显微成像技术于1955年由 marvin minsky 申请专利，自从获得了此专利权，许多科学和工程领域利用这项技术来进行精密显微镜检查。与传统的光学显微镜相比，共聚焦激光检眼镜有几个优点，包括可控的景深，消除图像退化的失焦信息，以及从厚标本中收集连续光学切片的能力。共焦方法的关键是使用空间滤波来消除比焦面厚的标本中的散焦光或耀斑。共聚焦激光检眼镜通过视网膜和乳头周围的视网膜产生多达64个横轴面激光扫描，以重建高分辨率的三维图像。670nm的二极管激光器发出的光束聚焦在光轴的x轴和y轴（水平和垂直方向），垂直于z轴（沿着视神经的轴）。这个平面的反射图像是二维扫描捕捉到的。根据视杯的深度，可以获得连续的等距图像，总共可达64张。然后将这些部分组合起来，形成视神经头区域的三维结构。视杯、视盘和视盘周围视网膜的表面由每一点沿z轴的反射强度变化决定。这就创建了一个地形图，用于计算杯盘（c/d）比、边缘面积和其他光盘参数。HRT Ⅱ和Ⅲ已成为青光眼视神经头CSLO扫描的标准仪器。

1.HRT-Ⅱ

HRT-Ⅱ是一种客观的、可重复的、对视乳头及其周围视网膜三维图像进行实时分析的检查方法。其监测指标完全量化，便于随访比较。HRT-Ⅱ采用二极管激光将一束平行激光束聚

焦在视网膜待测结构上，从结构反射来的光线由共焦光学系统所接受，对待测平面进行x轴和y轴（水平和垂直方向）、z轴（沿视神经的轴）3个方向连续32个层面的扫描，从而获得一系列二维图像，每一幅二维图像由256像素×256像素组成，通过计算机软件对32幅二维图像进行处理，形成一个三维立体结构图。如此可获得视乳头三维立体结构和诸多的视乳头结构参数。由于正常人视乳头结构参数与青光眼患者有较大的重叠，部分正常人的杯盘比可达0.7～0.8而无视野或视网膜神经纤维层的改变。因此，在对可疑患者进行随访时可及时发现其视神经是否有变化。对确诊的青光眼患者进行随访，可以及时准确发现并监测青光眼眼底的改变，对青光眼的临床诊断及治疗具有重要意义。

许多研究结果表明青光眼患者盘沿面积、盘沿体积、最大视杯深度、平均RNFL厚度、RNFL截面面积参数前后两次比较差异有统计学意义，说明青光眼患者眼底改变先从这5项指标发生改变，提示医生对这些患者要积极追踪，定期复查。Garway等发现随着年龄的增长，其厚度每年降低0.002mm。青光眼的这种改变更明显。通过检查我们认为在早期盘沿面积、神经纤维层厚度有变化时，需要密切注意眼压及视野改变，预防并减少青光眼视神经损伤的出现。对于早期可疑青光眼的诊断价值，重要的是动态重复检查3次，再结合视野和眼压，可以做出较准确的判断。HRT-Ⅱ可应用于早期可疑青光眼的筛查及青光眼患者治疗的随访。

2. SLP

扫描激光偏振仪（Scanning laser polarimetry，SLP）（偏振激光视网膜神经纤维分析仪）通过向视网膜后部发射激光束并评估反射光束的偏振（阻滞）变化，测量视盘周围视神经纤维层厚度。这种扫描光束的延迟是由于神经节细胞轴突内的神经小管的双折射特性。激光扫描也是基于CSLO，波长为780nm。视神经和视网膜周围组织形成了256像素×256像素的高分辨率图像。每一点都是激光扫描位置的延迟程度。每次测试都会得到三次序列扫描。虽然SLP测量的是整个图像中的RNGL厚度，但是双峰RNFL厚度是以视盘为中心提取的3.2mm直径的RNFL数据圈。双峰是大多数正常人视神经周围RNFL厚度的图形，与鼻侧和颞侧相比，上下两侧RNFL的厚度更大。所显示的参数基本是针对数据圈内的RNFL厚度测量，但视神经纤维指数（NFI）（用于表示青光眼RNFL损失可能性的汇总值）是基于整个扫描图的RNFL厚度得出。此外，将扫描与标准数据进行比较，对异常数据的判断具有指导意义（图6-24）。

二、OCT

光学相干断层扫描仪（Optical Coherence Tomography，OCT）是20世纪90年代初发展起来的一种影像学方法，已在临床广泛应用。它是使用光束后向散射模式来建立视网膜和视神经的高分辨率横截面图像，这使得活组织以微米级的分辨率快速成像，而没有任何电离辐射。具有无创性，客观、定量测量RNFL厚度及视盘参数，准确度高，可重复性好，能实时地显示视网膜横断面图像，定量地测量各结构参数及其变化，易于发现神经纤维层变薄或缺损等病理改变；在视网膜疾病和视神经病理的评估中具有重要意义。现阶段的OCT有两种主要形式：时域（TD）和光谱域（SD）。TD对时间信息中每个反射的位置进行编码，这些信息与移动参照镜及反射的位置相关联。SD通过评估反射光与固定照镜之间的干涉频谱，同时

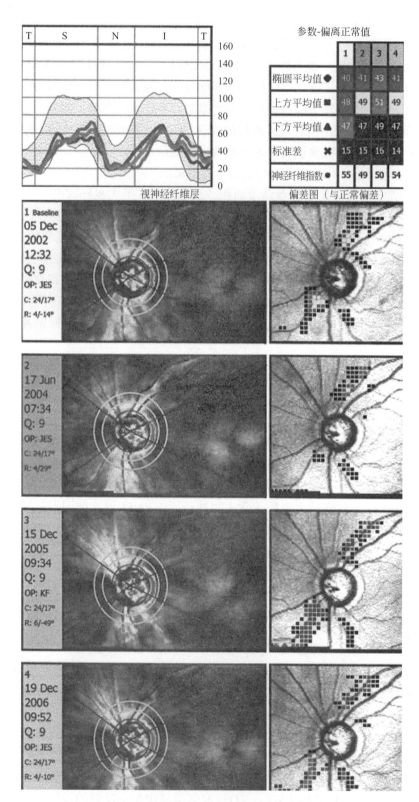

图 6-24 开角型青光眼早期视神经纤维层损害

进行组织单次轴向扫描，即可获取所有信息。TD分析随着时间的推移会产生干扰，而SD合并光谱仪进行多波长的分析，提高了轴向分辨率和扫描速度，从而使采样速度更快、密度更大。OCT的早期应用之一就是通过视神经头成像评估青光眼。这样就可以测量视盘和周围的视网膜，包括视盘周围的视网膜神经纤维层（RNFL）厚度、视盘边缘和视杯大小。相较于检眼镜，OCT对这些参数的评估能够进行更准确和更好的重复性测量，所以其已成为青光眼诊断和黄斑病变进展评估的主要依据。总黄斑厚度，以及眼间不对称性随时间推移的进展程度，可以作为诊断青光眼的一个指标。

1.视网膜神经纤维层的OCT分析（图6-25）

（1）以视神经头为中心，用直径为3.4mm的圆形区域测量RNFL。

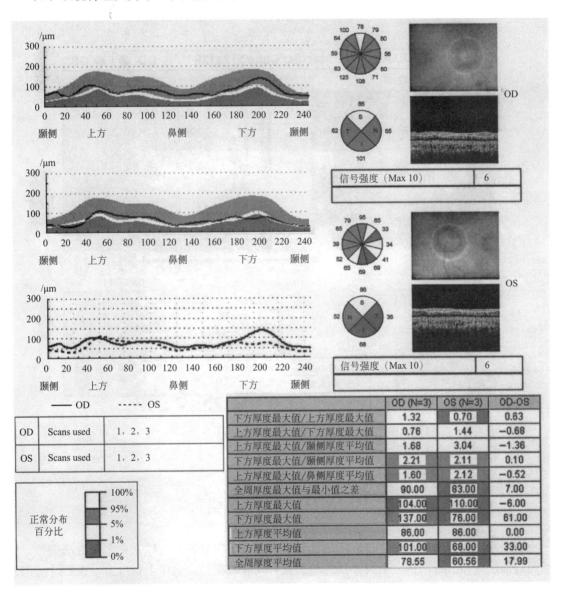

	OD (N=3)	OS (N=3)	OD-OS
下方厚度最大值/上方厚度最大值	1.32	0.70	0.63
上方厚度最大值/下方厚度最大值	0.76	1.44	−0.68
上方厚度最大值/颞侧厚度平均值	1.68	3.04	−1.36
下方厚度最大值/颞侧厚度平均值	2.21	2.11	0.10
上方厚度最大值/鼻侧厚度平均值	1.60	2.12	−0.52
全周厚度最大值与最小值之差	90.00	83.00	7.00
上方厚度最大值	104.00	110.00	−6.00
下方厚度最大值	137.00	76.00	61.00
上方厚度平均值	86.00	86.00	0.00
下方厚度平均值	101.00	68.00	33.00
全周厚度平均值	78.55	60.56	17.99

图 6-25 左眼 RNFL 出现"双峰"变钝，右眼 RNFL 明显变薄

（2）RNFL厚度显示为TSNIT方向，并与年龄匹配的对照个体进行比较。

（3）按年龄划分，绿色区域为第5～95百分位，黄色区域为第1～5百分位，红色区域低于第1百分位。

2.视神经节细胞的OCT分析（图6-26）

研究已发现视神经节细胞层在青光眼进展的早期即受到损害，近年来黄斑的OCT成像集中于对神经节细胞层厚度的评估。由于难以准确地区分黄斑层，因此用于黄斑分析的OCT测量要么以神经节细胞层和内丛状层（GCIPL）的组合形式出现，要么以包括RNFL的"神经节细胞复合物"（GCC）形式出现。鉴于前几代OCT依靠TD且不具有精确的黄斑层分辨率，而较新的SD和SS-OCT则允许这种水平的分析。迄今为止，所有OCT机器都能够提供黄斑总厚度图和横截面图像。现在，大多数设备还可以专门提供神经节细胞分析图。

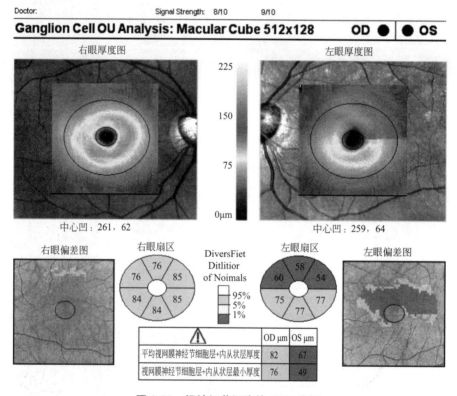

图 6-26　视神经节细胞的 OCT 分析

第八节　视野检查

视功能评估是青光眼评估和治疗的重要组成部分。视野测试可以通过多种方法进行，包括面对面法、Amsler网格、切线屏幕、动态视野或静态视野。临床上标准自动视野计应用较为广泛。计算机技术的进步使视野丧失的检测比人工视野检查更为灵敏和可重复，使临床医生能够在青光眼的早期发现，并随着时间的推移进行定量监测。

一、视野定义

视野（visualfield，VF）系指眼球注视正前方固视不动时，单眼所能视及的范围；本质上代表视网膜不同区域具有的光敏度，即视网膜对来自一定背景照明的刺激光源的分辨能力。

正常人的眼睛可以垂直探测120°范围内的刺激，水平探测近160°范围内的刺激。但视野的真实范围取决于刺激的几个特征（大小、亮度、运动）以及背景条件。临床视野检查采用的背景照明度范围：4～31.5 asb（apostilbs，亮度单位）。黄斑中心凹（macular fovea）是整个视网膜光敏度最高的区域；从黄斑中心凹向周边视网膜延伸，视网膜光敏度呈现递减趋势。黄斑中心凹所在区域即是视岛的最高峰，即光敏度最强。临床检查的结果表明正常视野呈横椭圆形，鼻下方有一浅凹陷；以黄斑中心凹为固视坐标，正常视野的范围：上方及鼻侧各60°；下方70°～75°；颞侧100°～110°。正常视野范围内，黄斑中心凹对应的固视点颞侧15.5°、低于水平线1.5°处分布着生理盲点，其垂径范围7.5°±2.0°，横径范围5.5°±2.0°，系视神经束在视野的投射。由于组织结构的特殊性，生理盲点分为中心区的绝对性暗点及周边的环状相对性暗点，其分别对应的是无感光应激性的神经纤维束及周边的过渡区组织。

正常视野范围可因检测时所用视标颜色的不同有所改变，以白、蓝、红为序，视野范围依次递减。

二、视野的细胞基础

视觉刺激的检测依赖于一个完整的神经通路，从视网膜光感受器开始，然后经过双极细胞、视网膜神经节细胞（RGC）和从外侧膝状体延伸到枕皮质的脑神经元。青光眼的视野丧失是RGCs损伤的结果。双极细胞与几种不同类型的RGC形成突触，以确保完全覆盖视野。一些RGC类型如P细胞、M细胞和BiK细胞在青光眼中的损害可能比其他类型更大，其中以P细胞最为丰富，传递颜色和形态信息。M细胞传递有关闪烁和运动的信息。BiK细胞参与短波长或蓝色波长的传输。标准自动视野计并不能特异性检测出不同类型的RGCs损害，组织学研究表明，在SAP出现视野缺损之前，相当数量的神经节细胞可能已经丢失。因此认为RGC类型优先检测的视觉刺激能够在青光眼的早期诊断中具有重要意义。这一理论基础促使了短波自动视野检查（SWAP）和倍频技术（FDT）等新的视野检查的发展，这些新的视野检查方法可以通过靶向分析神经节细胞特定亚群的稀疏分布来增强早期功能丧失的检测。

三、视网膜神经纤维通路与视野

视网膜神经纤维层依区域的不同，神经纤维的分布有一定的规律。视网膜神经纤维层（RNFL）的轴突从RGCs向视乳头延伸。负责提供上下半视野的RNFL可分为3个部分。

（1）鼻侧纤维指视网膜鼻侧到视乳头的神经纤维。

（2）黄斑乳头束直接从黄斑到颞侧视乳头的神经纤维。

（3）弓状纤维是指从黄斑周围和黄斑外颞侧视网膜到上下视神经头的神经纤维。

青光眼视野缺损的病理基础即是以神经纤维束的损伤为主导。当某一神经纤维束受损时，必将导致其所支配的视网膜相关区域光敏度下降，视野出现暗点或压陷。临床观察证实，视网膜不同区域对青光眼视野缺损的敏感程度有所不同。由于鼻侧纤维和黄斑乳头束通常保留到发病后期，中心区及颞侧周边视野具有较强的抗损伤能力，这也是青光眼晚期仍具有较好的中心视敏度及颞侧视岛的原因；最先受损伤的神经纤维多位于距视盘较近的颞侧水平线上下方的弓形纤维，在视野的弓形区出现旁中心暗点或鼻侧视野压陷，形成鼻侧阶梯，随着病程的进展，缺损进一步加重。由于弓状纤维不穿过水平中线，大多数青光眼视野丧失即不穿过水平中线。另外，虽然青光眼性视野丧失可发生在视野的任何地方，但大多数患者的视野丧失的发生在中心24°～30°范围内。

四、青光眼的视野检查

视野检查对于青光眼的重要意义在于诊断的确立和病程发展的评估两个方面。当前，标准自动视野检查（SAT）或白底视野检查是视野测试的最常见形式，都是将白色刺激物投射在白色背景上以确定阈值。

1.自动视野检查法与手动视野检查法

自动视野检查法比手动视野检查法具有明显的优势，因为刺激表示法和患者反应的记录都可以标准化，从而可以得到更可重复的结果。但手动视野检查对于那些无法很好地适应自动界面的个人仍然有用。

2.静态视野与动态视野

视野计的刺激可以是静态的，也可以是动态的。在动态视野测量中，刺激点从看不见的（阈下）区域移动到看得见的（阈上）区域，并记录物体第一次被看到的位置。刺激的移动速度应该标准化，通常为每秒2°～4°。在静态视野测量中，固定刺激出现在视野中的定义点上。由于信息的时间总和，长时间的刺激可能会被认为是更好的结果，尽管在超过1/10秒的时间之后，获得的额外好处是有限的。

Humphrey和Octopus视野计分别使用0.2秒和0.1秒的刺激，以最大程度地增加时间总和，同时尽量使受试者不将注视方向转向刺激点。

3.光标尺寸和亮度

用罗马数字 I 到 V 定义了5种不同大小的光标。每种光标所覆盖的面积是原来的4倍，从0.25～64mm²不等。Humphrey视野计中最常用的是4mm²的光标（对应于Goldmann尺寸III的刺激），而对于视力较差的个体，可以使用较大的尺寸。

Humphrey视野计测试了5个数量级以上的光强度，从10000个apostilbs（asb）到0.1个asb。每对数阶次的光强度变化都对应于10dB，因此机器可以测量50dB范围内的灵敏度。不能看到10000 asb刺激的测试位置被认为是完全盲的，为0dB（尽管它们仍然可以看到更亮的灯光或其他视觉刺激，例如运动）。每个阈值反映光可以变暗至仍被检测到的程度，例如，阈值为30dB表示刺激可以变暗1000倍至10asb。

视野测试时眼睛的光适应状态会影响亮度灵敏度。Humphrey视野计使用31.5abs的背景照明可使杆状光感受器饱和，用于主要测试视锥细胞的光照条件。

4.测试算法

视野测试采用阈值或超阈值算法。在超阈值测试中，在每个测试位置使用预定亮度的强度。因此，每个测试位置的精确灵敏度是未知的。在阈值测试中，尝试测量可以在50%的时间内检测到的最暗刺激的强度。存在几种用于近似阈值的算法。

（1）全阈值策略（FT） 在此测试策略中，基于来自先前点的阈值在每个位置呈现一个阈上刺激。强度以固定的增量降低，直到不再看到刺激为止，然后以固定的增量增加，直到再次看到刺激为止。阈值等于在该位置看到的最后刺激的强度。与更新的策略相比，全阈值策略在强度上采用较小的步骤，并且在所呈现的刺激方向上（即上升或下降）涉及更多的反转，从而导致更长的测试时间。

（2）快速阈值 该程序以3dB的增量单次反转确定阈值。尽管它比FT快，但是据报道它低估了视野缺损的严重性。

（3）瑞典交互式阈值算法（SITA） 针对Humphrey开发的该算法使用复杂的数学模型，基于对该位置所呈现的刺激以及从附近位置收集的信息，估计每个点的阈值。对于测试的前4个点（在视野的每个象限中一个），仍然可以获得完整的阈值，并且对于每个位置，至少有一个从下降强度到上升强度的反转。正常人的测试时间大约是完全阈值测试时间的一半，可重复性相似或更好。

SITA的特点：

① Humphrey和Octopus都可以计算；

② 在不影响数据准确性和可靠性的情况下，显著缩短了总测试时间；

③ 可用作标准SITA（SS）和快速SITA（SF）：

· SS每只眼睛需要7分钟；

· SF每只眼睛需要4分钟；

· SS用于诊断青光眼和监测进展；

· SF用于筛查，速度太快，容易低估暗点。

④ 24-2程序测试54分；

⑤ 30-2程序测试76分。

5.短波自动视野检查（SWAP）

SWAP利用BiK细胞途径，通过在黄色背景上投射蓝色刺激物，选择性地测量蓝色短波功能。16 SWAP已发现可识别高眼压、可疑青光眼和青光眼患者的早期青光眼损害，比标准自动视野检查（SAP）早5年检测到一些患者的视觉缺陷。尽管其在评估青光眼功能缺陷方面的敏感性有所提高，但仍存在一些局限性。比如较SAP高的重测变异性，并且受介质不透明度的影响。另外，延长的测试时间使其不能被患者接受并且在实践中效率较低。在解释通过SWAP获得的结果时，应将重点放在较少受非典型缺失影响的参数上，例如青光眼半场检查和模式阈值偏差图。SWAP在HFA Ⅱ系列和Octopus系列上可用。最近，SITA和SWAP已引入24-2程序，并已证明测试时间和可变性都大大减少。

6.倍频技术（FDT）

FDT是基于低空间频率和高时间频率的组合优先针对大细胞通路的神经节细胞的概念，选择性地揭示了M神经节细胞的功能缺陷，因此FDT对青光眼的早期诊断具有较高的敏感性和特异性。此外，与SAP相比，FDT具有较低的重测变异性，有利于监测进展性青光眼。阈值和筛选试验都可以用FDT进行，每次大约5分钟和1分钟。两种阈值布局分别表示为C-20和N-30，测量17和19个目标位置。FDT现在可以用一个更小的点矩阵来执行，这样可以更好地量化缺陷，并提高其跟踪进度的能力。

五、青光眼视野缺损

青光眼的视野缺损进展一般遵循一定的规律，即受损区域多在最初的原发部位扩大、加深；并且多在同侧视野内出现新的暗点；弓形暗点一般均向鼻侧扩展（图6-27）；极少数情况下，新的暗点会出现在原发区域对侧的视野。

视野缺损也可表现为后期损伤范围逐渐逼近固视点，并能够劈裂固视点（split fixation），导致中心视敏度的最终丧失（图6-28）。

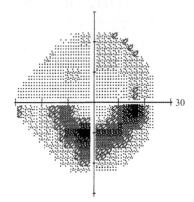

图6-27　青光眼视野异常的早期表现

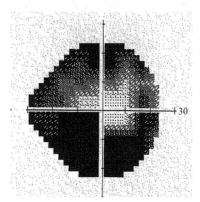

图6-28　青光眼视野异常的晚期表现

因此，晚期青光眼患者最大的危险并非是只剩下5°范围的残存中心视野，而是缺损是否从水平或垂直线方向逼近固视点。目前药物治疗尚不能有效抑制固视点劈裂的发生，因此也具备手术适应证。

根据青光眼视野检查的定性、定量指标，青光眼视野缺损被划分为早、中、晚三期。

（一）早期视野改变

1.旁中心暗点

位于固视点为中心的10°范围内，可为相对性暗点或绝对性暗点；单独或多个存在；有时可与其他类型的异常视野并存，如鼻侧阶梯。由于位置靠近固视点且通常较小，该型暗点易漏诊。

旁中心暗点的判别依据：① 缺损区域宽度≥3°；② 缺损区域深度≥6dB。

2.弓形暗点

Bjerrum暗点，位于固视点10°～20°范围，早期表现为相对性暗点，随病程进展，暗点扩大、加深，形成缺损深度不均匀的区域。暗点的弓形多起自生理盲点，终止于鼻侧水平线，并在鼻侧加宽、加深，病程后期，弓形可突破鼻侧最周边的等视线。

3.鼻侧阶梯

鼻侧水平缝的一条或多条等视线发生汇合错位，一端凹陷。鼻侧阶梯可出现在青光眼早期，并可与旁中心暗点、弓形暗点共同出现。

鼻侧阶梯的判别依据：① 同一条等视线错位幅度≥10°；② 2条或以上的等视线错位幅度≥5°。

由于正常颞侧水平缝发出的弧形神经纤维距离黄斑中心凹的远近不同，弧形神经纤维与水平缝线的夹角随着与黄斑中心凹距离的缩短，呈现由"钝角—直角—锐角"的过渡趋势，可造成生理状态的等视线错位，但此类错位的幅度<4°。

4.颞侧扇形缺损

颞侧周边视野的缺损呈扇形内陷，幅度>10°，尖端朝向生理盲点。此型缺损偶可单独出现在青光眼早期（8.5%），但多与其他类型的缺损并存。

（二）中期视野改变

1.弓形暗点

与生理盲点相连的弓形暗点进一步扩展，向上或向下延伸超过水平子午线45°，有时弓形暗点亦可不与生理盲点相连。

2.环形暗点

上、下双弧形暗点相连，在鼻侧水平缝有错位。

3.大于中心30°的鼻侧视野缺损

偏鼻侧视野缺损，突破中心30°范围。

（三）晚期视野改变

（1）中心管状视野及颞侧视岛。

（2）晚期青光眼视野缺损表现形式基本相同，与青光眼的原发类型无关。

Aulhom（1978年）根据缺损的进展，把青光眼视野缺损划分为5个阶段。

S1：Bjerrum区出现相对暗点；动态视野检查可发现5°～25°范围的等视线收缩；静态阈值分析可发现同区域内尚可能有另外暗点的存在。

S2：尚未与生理盲点相连的较深的点状暗点。

S3：弓形暗点形成，多向鼻侧周边视野扩展，形成典型的鼻侧阶梯。

S4：缺损扩展形成半环状暗点，保留中心视岛及周边视野。

S5：中心视岛通常被劈裂塌陷，仅残留颞侧局部视野。

第九节 青光眼的早期诊断

青光眼多数起病隐匿，进展缓慢，尤其在早期不伴有视野损害时，患者常常无法察觉，这给青光眼的诊断和筛查带来了挑战。青光眼筛查的目的是发现有早期疾病的患者，以便对这些患者进行治疗以降低视野丧失的风险。

对于还未出现视野损害的青光眼患者，筛查仅限于视神经和RNFL的评估。视神经的OCT是最常用的成像系统之一，新的光谱域（SD）OCT已被用于筛选青光眼中视网膜纤维层的丢失。然而，临床评估仍然是最重要的。在常规的眼科诊疗中例如视力下降（无其他明显原因），眼压高或临界，垂直杯盘比的增加，盘沿切迹或视盘出血的出现可视为青光眼筛查的阳性体征，需要对视觉功能及视神经纤维进一步评估。最灵敏的早期检测方法是定期复查视神经的立体图像。但需要注意的是，没有任何一种单一检查是诊断青光眼的金标准，而是通过一系列检查的分析，谨慎得出结论。

青光眼主要损害视神经，常表现为视盘上的视杯凹陷变大、视网膜神经纤维层变薄及视野特征性损害。对视神经的检查有利于了解疾病损害的程度及评判疗效，包括对视神经形态和功能的检查，其中前者包括主观和客观两种。

1.形态的主观检查

医生通过检眼镜（眼底镜）或裂隙灯加前置镜，可检查眼底结构的变化，并通过观察杯盘比的大小、盘沿有无切迹、视盘有无出血、视网膜神经纤维层有无缺损等，判断青光眼的严重程度。眼底检查对于青光眼患者来说非常重要，其中主要是杯盘比，它是用小数来表示的，从0.1～1.0，有助于早期诊断青光眼和判断青光眼是否发展。青光眼主要表现为视乳头凹陷进行性扩大加深，免散瞳眼底照相可将视盘形态、盘缘血管形态快速显示，能够清楚观察杯盘比例，而眼底镜由于受到照射范围影响，颜色对比无客观图片清楚，故容易出现漏诊。此外，免散瞳眼底照相仪检查所用时间比直接眼底镜检查要短，加之上述免散瞳眼底照相仪诊断也具有较高准确度，且操作简便，因此，免散瞳眼底照相仪在早期诊断青光眼中更具优势。

2.形态的客观检查

青光眼导致的视神经损害和神经纤维萎缩，现在已有仪器可以通过检测视神经纤维层的厚度来早期发现青光眼，常用的有光学相干断层扫描（OCT）、偏振激光视网膜神经纤维分析仪（GDX）和海德堡视网膜地形图（HRT）等。这几种检查都只需要患者坐着摆好头位，注视相应的光标即可。

OCT是通过一种利用光学相干原理可量化的生物组织成像技术进行的非接触式非侵入性断层扫描影像学检查方法，具有无创性，可客观、定量测量视网膜神经纤维层（RNFL）厚度及视盘参数，而且测量的准确度高，可重复性好，能实时地显示视网膜横断面图像，定量地测量各结构参数及其变化，易于发现RNFL变薄或缺损等病理改变，故成为临床上最常用的青光眼客观检查方式。

GDX是专门设计用来检测神经纤维层厚度的，它利用了视网膜神经纤维层具有双折射的特性。通过对GDX敏感性、特异性、准确性等结果的评价，认为GDX有能力区分正常人和青光眼，为临床提供较客观的、定量的RNFL数值。也有报道认为GDX能在视野出现异常之前检测出青光眼RNFL缺损。GDX能定量检测视网膜神经纤维层厚度参数，有助于临床上青光眼的早期诊断和随访。

3.功能的检查

视野检查可以直接了解整个视觉神经通路的功能，目前视野检查仍是青光眼诊断的"金标准"。视野检查包括静态视野检查和动态视野检查。一般地说，青光眼早期主要进行中心静态视野检查，比较敏感；晚期主要进行周边动态视野检查，可以反映残余视野的大小。视野检查需要10～20分钟，要求患者一直盯着前方的一个"固视点"。当感觉到周围不同部位出现小亮点时，就按下手中的应答按钮做出反应。被检查眼睛绝对不可离开"固视点"去寻找周围的亮点。在小亮点出现的时候，会伴随"嘀"的声音。视野检查应重点观察并记录视盘的盘沿、视网膜神经纤维层及杯盘比的改变，视盘检查可采用国际公认的ISNT法则或我国最先提出的鼻侧最宽原则。近年来研究证实，在自动视野计检测到最小暗点之前，通常有30%～50%的视网膜神经节细胞已经丢失，即青光眼的视盘和视神经受损早于青光眼视野缺损，表现为视盘形态和视网膜神经纤维层（RNFL）厚度的改变，因此，对视盘形态及神经纤维层厚度的检测对青光眼的早期诊断及随访有着重要的临床意义。

4.其他检查

角膜中央厚度、前房深度等。

正常人的平均角膜厚度为520～550μm，Goldmann压平眼压计也是根据这一厚度设计的。但眼压的测量值受角膜CCT影响，角膜越厚，测量值较实际值越偏高；角膜越薄，测量值较实际值越偏低。因此，对某些青光眼尤其是正常眼压性青光眼及高眼压症的诊断，一定要考虑角膜CCT可能带来的影响。

前房深度在闭角型青光眼的诊断及治疗中是个重要指标。一般人中央前房深度为2.5～3.0mm；而闭角型青光眼患者多小于2mm，甚至1.5mm。房水在浅前房的眼睛里循环会更拥挤，更容易产生诸如瞳孔阻滞、房角关闭等引起的眼压升高。

眼轴长度是指眼球的前后径，正常人一般为23～24mm。近视的人眼轴变长，远视的人眼轴较短。眼轴的测量对于闭角型青光眼非常重要，可以预测手术的风险。有些人眼轴天生就非常短，只有15mm，这被称为真性小眼球。这种眼球发生青光眼，如果要做手术风险极大，容易出现严重并发症，甚至眼球不保。

除了这3个指标，角膜曲率、晶状体厚度等也提供病情判断的依据。目前应用新型的光学低相干反射测量仪Lenstar，可以快速地提供以上全部的检查数据，非常方便。

青光眼是一组以眼压升高，视功能和视神经受损为综合表现的致盲性眼病，严重危害人类健康，对其诊治的关键是早发现、早诊断、早治疗。目前可应用多种检查方法联合患者症状体征对其进行早期诊断，明确青光眼类型及进行相应治疗在临床上尤为重要。

第十节　青光眼的中医辨证

青光眼在中医属于瞳神疾病，根据不同的病理演变过程分为绿风、青风、黄风、黑风、乌风五种类型。

一、绿风内障

一般认为急性闭角型青光眼属于绿风内障的范围。有专家认为本病之致病因素及病理机制是肝胆受劳，脏腑不和，光明倒退，眼带障闭，肾脏虚劳，房事不节所致。在《外台秘要》中认为该病病因是"内肝管缺，眼孔不通"而发本病；《证治准绳》中对该病描述为风痰湿火夹攻引起。在古代医籍中，都认为该病是中医眼科中常见的严重眼病之一，发病急骤，致盲率高。现代文献、眼科教材对绿风内障的病因，大都认为是实证，为"肝火上攻或情志过急或脾湿生痰"所引起。

1.风火攻目证

证候：发病急骤，视力锐减，头痛如劈，目珠胀硬，胞睑红肿，白睛混赤肿胀，黑睛雾状水肿，前房极浅，黄仁晦暗，瞳神中度散大，展缩不灵，房角关闭甚或粘连；多伴有恶心、呕吐等全身症状；舌红苔黄，脉弦数。

辨证分析：肝开窍于目，头颞部属胆经，肝胆风火相煽交炽，上攻头目，导致目中玄府闭塞，神水瘀积，故头痛如劈，目珠胀硬，黑睛水肿，视力锐减，胞睑红肿，白睛混赤肿胀；风性开泄，火性升散，故瞳神中度散大，展缩不灵；气火上逆，胃气失和，故恶心呕吐；舌红苔黄、脉弦数为肝胆火旺之候。

辨证要点：以目珠胀硬，头痛如劈，视力锐减，白睛混赤，黑睛雾状水肿，前房极浅，瞳神散大，伴有恶心、呕吐及舌脉为本证要点。

2.气火上逆证

证候：眼症同上；伴有胸闷嗳气，恶心、呕吐，口苦；舌红苔黄，脉弦数。

辨证分析：肝郁气滞，故胸闷嗳气；肝郁化火，气火上逆攻目，玄府郁闭，神水瘀积，故致眼胀头痛，眼珠变硬，视物不清；肝郁化火，故口苦，舌红苔黄，脉弦而数。

辨证要点：以目珠胀硬，白睛混赤，黑睛雾状水肿，瞳神散大，胸闷嗳气，口苦及舌脉为本证要点。

3.痰火郁结证

证候：眼症同前；常伴身热面赤，动辄眩晕、呕吐痰涎；舌红苔黄，脉弦滑。

辨证分析：脾湿生痰，郁久则化火生风，风痰挟火上攻头目，致清窍受阻，玄府闭塞，神水潴留，故头目胀痛，目珠坚硬，瞳神散大，视力骤降；痰火内盛，气机失常，故见身热面赤，动辄眩晕、呕吐痰涎；舌红苔黄、脉弦滑为痰火之候。

辨证要点：以目珠胀硬，白睛混赤，黑睛雾状水肿，瞳神散大，身热面赤，呕吐痰涎及舌脉为本证要点。

4.饮邪上犯证

证候：头痛眼胀，痛牵巅顶，眼压增高，视物昏朦，瞳孔散大；干呕吐涎沫，食少神疲，四肢不温；舌淡苔白，脉沉弦。

辨证分析：肝胃虚寒，胃失和降，饮邪上犯头目，致清窍受阻，玄府闭塞，神水潴留，故头痛眼胀，眼压增高，视物昏朦，瞳孔散大；寒凝气滞，眼络阻塞，则痛牵巅顶；胃失和降，则干呕吐涎沫，脾失健运，则食少神疲，四肢不温；舌淡苔白，脉沉弦为肝脾虚寒之候。

辨证要点：以头痛眼胀，痛牵巅顶，眼压增高，瞳孔散大，干呕吐涎沫，四肢不温及舌脉为本证要点。

5.阴虚阳亢证

证候：眼胀头痛，视物模糊，虹视，眼压中等度升高，瞳孔散大，时愈时发；腰膝酸软，面红咽干，眩晕耳鸣；舌红少苔，脉弦细。

辨证分析：肾精亏损，水不涵木，肝阳亢盛，致目中玄府闭塞，神水潴留，故眼胀头痛，视物模糊，虹视，瞳孔散大；肝肾不足，虚火上炎，则症情时愈时发，眼压中等度升高；肝肾阴虚，则腰膝酸软，面红咽干，眩晕耳鸣；舌红少苔，脉弦细为虚火之候。

辨证要点：以眼胀头痛，虹视，瞳孔散大，腰膝酸软，眩晕耳鸣及舌脉为本证要点。

6.气虚血瘀证

证候：闭角型青光眼手术后，视物不清，眼微胀或不胀，眼压基本正常；舌质稍暗或有瘀点，脉细涩。

辨证分析：青光眼手术致目中真气外泄，气血亏虚；手术本身致眼部脉络瘀滞，气血运行不畅，故出现视物不清，眼微胀或不胀，舌质稍暗或有瘀点，脉细涩等诸症候。

辨证要点：以青光眼手术后，视物不清，眼微胀或不胀及舌脉为本证要点。

二、青风内障

又名青风、青风障症等。一般认为慢性闭角型青光眼、原发性开角型青光眼均属此病范畴。也有作者认为，青风内障是急性闭角型青光眼的前驱期。古代医家认为青风内障应是虚实夹杂之症。《张氏医通·卷八·七窍门上》中有论："阴虚血少之人，及竭劳心思、忧郁忿恚、用意太过者，每有此患。然无头风痰气夹攻者。则无此患。""虚"指的是青风内障患者的特殊体质（阴虚血少之人），以及由过度思虑、情绪因素导致的气血耗伤。"实"指的是"头风痰气夹攻"，被认为是本病发病的另一个必备条件。

1.痰湿泛目证

证候：早期偶有视物昏朦，或瞳神稍大，眼底视盘杯盘比增大，或两眼视盘杯盘比差值大于0.2；严重时视盘苍白，可见视野缺损，甚或呈管状，眼压偏高；可伴头昏眩晕，恶心欲呕；舌淡苔白腻，脉滑。

辨证分析：先天禀赋不足或久病耗气伤阳，脾阳失于温养，气机凝滞，水湿运化无力，痰湿犯目，有碍神光发越，故眼胀时作，目珠逐渐变硬；头昏眩晕、恶心欲呕及舌脉表现为痰湿之候。

辨证要点：以视物昏朦，眼底视盘杯盘比增大，视野缺损，头昏眩晕，恶心欲呕及舌脉为本证要点。

2.肝郁气滞证

证候：时有视物昏朦，目珠微胀，轻度抱轮红赤，或瞳神稍大，眼底视盘杯盘比大于0.6，或两眼视盘杯盘比差大于0.2；可见视野缺损，眼压偏高；或兼情志不舒，心烦口苦；舌红苔黄，脉弦细。

辨证分析：肝郁气滞，日久化火，气火上逆，目中脉络不畅，故头目胀痛，心烦口苦，肝主情志，肝失疏泄，情志不舒；舌红苔黄、脉弦细为气郁化火之候。

辨证要点：以目珠微胀微红，眼底视盘杯盘比增大，情志不舒，心烦口苦及舌脉表现为本证要点。

3.肝肾亏虚证

证候：患病日久，视物不清，瞳神稍大，视野缺损或呈管状，视盘苍白；可伴头晕失眠，腰膝无力，舌淡苔薄，脉细沉无力；或面白肢冷，精神倦怠，舌淡苔白，脉细沉。

辨证分析：病至后期，肝肾精血亏虚，目窍失养，故神光衰微，视盘苍白；头晕失眠，腰膝无力，舌淡苔薄，脉细沉无力为精血不足之表现；阴损及阳，则面白肢冷，精神倦怠，舌淡苔白，脉细沉。

辨证要点：以久病，视野缺损或呈管状，视盘苍白及全身症状及舌脉表现为本证要点。

4.心脾两虚证

证候：晚期或手术后，视物不清，瞳神稍大，视野缩窄，视盘苍白；眼胀头昏，失眠多梦，肢体疲乏，食少便溏，面色萎黄；舌淡苔薄白，脉细弱。

辨证分析：心脾内伤，气行乏力，精血不足，故视物不清，瞳神稍大，视野缩窄，视盘苍白；心血不足，气滞血瘀，则眼胀头昏，失眠多梦；脾虚失运，气血不足，肌肉失养，则肢体疲乏，食少便溏，面色萎黄；舌淡苔薄白，脉细弱为心脾两虚之表现。

辨证要点：以晚期或手术后，视野缩窄，视盘苍白，全身症状及舌脉表现为本证要点。

5.气虚血瘀证

证候：开角型青光眼手术后，视物不清，眼微胀或不胀，眼压基本正常；舌质稍暗或有瘀点，脉细涩。

辨证分析：青光眼手术致目中真气外泄，气血亏虚；手术本身致眼部脉络瘀滞，气血运行不畅，故出现视物不清、眼微胀或不胀、舌质稍暗或有瘀点、脉细涩等证候。

辨证要点：以青光眼手术后，视物不清，眼微胀或不胀及舌脉为本证要点。

三、黄风内障

黄风内障为青风、绿风内障等的晚期改变。因瞳神散大难收，不睹三光，睛珠变黄，故视瞳内为黄色而得名。黄风内障类似于当今之绝对期青光眼。《张氏医通》指出：绿风内障证，"久则变为黄风"，其症"瞳神已大而色昏浊为黄也，病至此，十无一人可救。"并强调："瞳神不大不小，只是黄而明莹，乃是湿热伤元气……非若黄风之散大不可医。"其病因病机为风火痰诸邪导致青风、绿风等症，致目中气血失和，气机不畅，玄府闭塞，神水滞积，日久致睛珠变生黄色，睛神散大而目盲。

1.肝胆余火证

证候：目珠胀硬，抱轮微红；头眩心烦，口苦咽干；舌红，脉弦。

辨证分析：头颞部属胆经，肝开窍于目，肝胆火邪，上攻头目，玄府闭塞，神水瘀积，故目胀头眩，火邪滞留目窍，则抱轮微红；肝胆火邪上攻，则口苦咽干，肝失疏泄，情志不畅，则心烦；舌红、脉弦为肝胆有火之候。

辨证要点：以目珠胀硬，抱轮微红，头眩心烦，口苦咽干为本证要点。

2.阴虚火旺证

证候：眼涩刺痛，畏光泪出，黑睛起泡；头眩耳鸣，口干咽燥；舌红少津，脉弦而细。

辨证分析：痰火伤阴，则眼涩刺痛；虚火上犯于目，则畏光泪出；水不涵木，则黑睛起泡；头眩耳鸣、口干咽燥、舌红少津、脉弦而细均为阴虚火旺之候。

辨证要点：以眼涩刺痛，畏光泪出，黑睛起泡，头眩耳鸣及舌脉表现为本证要点。

四、黑风内障

黑风内障为病发时因瞳神内呈昏黑之色之五风内障眼病。《世医得效方·眼科》论黑风时说："此眼与绿风候相似，但时时黑花起。"病因病机为忧思郁怒，肝气郁结，化热生风，风火升扰；肝郁气滞，痰湿内生，目络受阻；肝肾阴虚，虚火上炎。以上诸因导致目中气机郁闭，气血失畅，关格阻塞，神水积滞而为本病。

1.肝郁气滞证

证候：头眩目痛，抱轮微红，黑睛微昏如薄雾所罩，瞳神中等散大，气色偏黑，眼底视盘生理凹陷扩大变白，视盘血管呈屈膝爬坡状；可兼见胸胁胀满，烦躁易怒；苔薄，脉弦。

辨证分析：肝郁气滞，故头眩目痛，神水滞留，瞳神散大，气色偏黑，视盘凹陷扩大变白，视盘血管受压，郁而化火，则见抱轮微红。肝主条达、主情志，肝失疏泄，则烦躁易怒、胸胁胀满；脉弦为肝郁气滞之候。

辨证要点：以头眩目痛，抱轮微红，瞳神略大而气色偏黑，胸胁胀满，烦躁易怒及舌脉表现为本证要点。

2.痰湿阻络证

证候：眼症如上；兼见胸闷泛恶，舌苔厚腻，脉濡滑。

辨证分析：脾湿生痰，痰湿阻滞，清阳不升，清窍受阻，玄府闭塞，神水潴留，故头痛目硬，瞳神散大气色改变，视盘受阻，色白失养；痰湿内阻，则动辄眩晕、呕吐痰涎；舌苔厚腻，脉濡滑为痰湿之候。

辨证要点：以头眩目痛，瞳神略大而气色偏黑，胸闷泛恶及舌脉表现为本证要点。

3.肝肾阴虚证

证候：白睛不红或抱轮隐隐带红，黑睛无异常，唯瞳神稍大，瞳内气色微显昏黑，目珠略略增硬，视盘生理凹陷扩大变白；可兼见颧红口苦，五心烦热，失眠盗汗；舌红，脉弦而细。

辨证分析：虚火上犯，则抱轮隐隐带红；肝肾阴虚，目系失养，则视盘色渐发白，肾不主水，则神水滞涩，瞳神散大且气色昏黑，目珠略硬；颧红口苦，五心烦热，失眠盗汗，舌红，脉弦而细均为肝肾阴虚之候。

辨证要点：以目珠略硬，白睛微红或不红，瞳神稍大而气色偏黑，兼见口苦，五心烦热及舌脉表现为本证要点。

五、乌风内障

乌风内障为发病后瞳神色昏浊晕滞气，如暮雨中之浓烟重雾，其色带乌之五风内障眼病。本病由其他眼病所引起，多为单眼。视物昏朦，眼珠变硬，瞳神或大或不大，或为紧小，或为干缺，或闭锁或膜闭，但展缩皆失灵，瞳内气色浊晕而带乌昏，或可窥见败血于睛内。由于原发眼病不同，临床表现也有所不同。乌风内障类似于当今之继发性青光眼。《医宗金鉴·眼科心法要诀》指出："乌风者，初病亦与绿风之证不异，但头痛而不眩晕，眼前常见乌花，日久瞳变乌带浑红之色。"指出其临床具有头痛、眼胀、虹膜红变的特点。病因病机为肝胆实热，升犯目络；风痰为患，上壅于目，阻闭目络；肝肾阴虚，阴亏火炎，致目内出血，败血壅瘀目中；或肝肾精血不足，目失濡养等。以上诸因导致目络阻滞，玄府闭塞，神水积滞，发为本病。

1.肝胆实热证

证候：头眼胀痛，瞳神闭锁或膜闭或见干缺，黄仁膨隆，目珠胀硬；可兼见口苦咽干，心烦面红；舌红，脉弦。

辨证分析：肝胆实热，上攻头目，导致目中玄府闭塞，神水瘀积，故头痛目珠胀硬。肝开窍于目，肝主泪液，肝热上犯，则羞明流泪，视物昏朦。肝火循经上犯黄仁，黄仁受损，则瞳神紧缩变小或见干缺，黄仁膨隆，抱轮红赤。口苦咽干、心烦面红、舌红、脉弦均为肝胆火旺之候。

辨证要点：以头眼胀痛，瞳神闭锁，黄仁膨隆，口苦咽干，心烦面红及舌脉表现为本证要点。

2.风痰壅目证

证候：眼胀珠痛，视力减退，抱轮微红或红赤，瞳神散大，瞳内色昏而浊；可兼见头晕而眩，胸闷气急；舌苔厚腻，脉濡或滑。

辨证分析：脾湿生痰，郁久则化火生风，风痰上攻头目，致清窍受阻，玄府闭塞，神水潴留，故眼胀珠痛，视力减退，瞳神散大，瞳内色昏而浊，视力减退。痰火上扰，则抱轮微红或红赤；湿盛，气机失常，故见头晕而眩，胸闷气急；舌苔厚腻，脉濡或滑为痰湿之候。

辨证要点：以眼胀珠痛，瞳神散大，瞳内色昏而浊，头晕而眩，胸闷气急及舌脉表现为本证要点。

3.气滞血瘀证

证候：头眼胀痛，热泪不止，视力锐减，抱轮红赤，瞳神散大，瞳内隐隐乌红，目珠胀硬；舌暗红，脉弦涩。

辨证分析：气滞血瘀，眼络不通，神水不畅，则头眼胀痛，目珠硬，视力锐减。眼络瘀阻，则见瞳神散大，瞳内隐隐乌红。气滞日久化火上扰目窍，则抱轮红赤，热泪不止。

辨证要点：以头眼胀痛，目珠胀硬，瞳神散大，瞳内隐隐乌红及舌脉表现为本证要点。

4.精血不足证

证候：以上诸症为病既久，头目痛胀轻微，瞳神或大或不大；兼见头晕倦怠，健忘失眠，耳鸣怔忡；舌淡，脉弱。

辨证分析：病既久，精血亏虚，目窍失养，故头目痛胀轻微，瞳神失养，或大或不大；头晕失眠，倦怠健忘，耳鸣怔忡，舌淡脉弱，均为精血不足之表现。

辨证要点：以病久，目痛胀轻微，头晕倦怠，健忘失眠，耳鸣怔忡及舌脉表现为本证要点。

参考文献

[1] Bowling B. Chapter 10-Glaucoma[M]. Kanski's Clin Ophthalmol，2016：305-394.

[2] Harizman N，Oliveira C，Chiang A，et al. The ISNT Rule and Differentiation of Normal From Glaucomatous Eyes[J]. Archives of Ophthalmology，2006，124：1579-1583.

[3] 邓晓辉，王民秀，张丽霞，等. 青风内障中医治疗探讨[J]. 中国中医眼科杂志，2012，22（1）：63-65.

[4] 罗维骁，刘艳，彭清华. 李熊飞治疗绿风内障经验[J]. 湖南中医杂志，2011，27（6）：39-40.

[5] 杨文利. 超声生物显微镜检查法[J]. 眼科研究，2006，24（5）：449-451.

[6] Zhang X，Loewen N，Tan O，et al. Predicting Development of Glaucomatous Visual Field Conversion Using Baseline Fourier-Domain Optical Coherence Tomography[J]. Am J Ophthalmol，2016，163：29-37.

[7] Anderson D R，Patella V M. Automated Static Perimetry[M]. 2nd edition，St Louis，Mosby，1998：121-190.

[8] Leeprechanon N，Giangiacomo A，Fontana H，et al. Frequency-doubling perimetry：comparison with standard automated perimetry to detect glaucoma[J]. Am J Ophthalmol，2007，143：263-271.

[9] Wadood A C，Azuara-Blanco A，Aspinall P，et al. Sensitivity and specificity of frequency-doubling technology，tendency-oriented perimetry，and humphrey swedish interactive threshold algorithm-fast perimetry in a glaucoma practice[J]. American Journal of Ophthalmology，2002，133：327-332.

[10] Mwanza J C，Durbin M K，Budenz D L，et al. Glaucoma diagnostic accuracy of ganglion cell-inner plexiform layer thickness：comparison with nerve fiber layer and optic nerve head[J]. Ophthalmology，2012，119：1151-1158.

[11] Leung C K，Yu M，Weinreb R N，et al. Retinal nerve fiber layer imaging with spectral-domain optical coherence tomography：patterns of retinal nerve fiber layer progression[J]. Ophthalmology，2012，119：1858-1866.

[12] Hood D，Kardon R. A framework for comparing structural and functional measurements of glaucomatous damage[J]. Prog Retin Eye Res，2007，26：688-710.

第七章
青光眼治疗概要

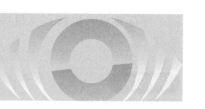

随着人类对于青光眼的认识的不断深入，青光眼的治疗方法也不断革新，从药物创新到手术方式改进，人们可以选择的治疗方法也越来越多。因此，要将多种治疗方法整合起来，形成最优化的配比，用于临床实际病例，就显得非常重要。青光眼的病因病机繁多且复杂，青光眼也因为繁多的病因而可以分为许多类型，例如原发性闭角型青光眼、新生血管性青光眼等。所以，治疗青光眼时，首先要明确青光眼的诊断和分型，得知青光眼的分型后，就能基本掌握该实际病例的大致病因，之后再通过适当的治疗方法，可得到标本兼治的效果。表7-1即为青光眼的大致分类与治疗简述。

表 7-1　青光眼的大致分类与治疗简述

大类	亚类	治疗简述
原发性 青光眼	原发性急性闭角型青光眼	属于眼科急症，需要迅速降低眼压后，再施以手术治疗
	原发性慢性闭角型青光眼	眼压控制后予以手术治疗
	原发性开角型青光眼 高眼压型	一般用药物控制眼压，药物无法满意控制者方选择手术治疗
	原发性开角型青光眼 正常眼压型	尽量选择用药物降至目标眼压
	高眼压症	观察视神经纤维层的变化，有变薄趋势时予以降眼压处理
继发性 青光眼	青光眼睫状体炎综合征	局部选择降眼压药物和激素同时应用
	睫状环阻塞性青光眼	在常规原发性急性闭角型青光眼的处理原则上，还要联合眼球玻璃体腔的药物和手术处理
	药物性青光眼	停用造成眼压升高的药物，观察眼压能否降至正常，否则按照原发性开角型青光眼来处理
	新生血管性青光眼	予以眼内注射抗新生血管药物，待新生血管开始消退时，再根据病情予以相应处理
	晶状体源性青光眼	往往需要予以摘除晶状体
	其他类型的继发性青光眼	根据具体情况来分析治疗方法
先天性 青光眼	婴幼儿型青光眼	一般选择手术治疗，主要予以小梁切开术
	青少年型青光眼	一般用药物控制眼压，药物无法满意控制者方选择手术治疗
	合并其他眼部或全身发育异常的先天性青光眼	根据具体情况来分析治疗方法

第一节　青光眼的治疗目的

　　青光眼是我国乃至全球排名第一的不可逆致盲性疾病，严重影响人民的健康和生活质量；青光眼是指当眼压超过眼内组织特别是视神经所能承受的限度，引起视盘凹陷、视神经萎缩及视野缺损的眼病。由此可见，青光眼的治疗关键在于两点：一是高眼压；二是高眼压引起的视神经损害。所以，青光眼的治疗目的也应该着眼于这两点。

　　在治疗早期，青光眼的治疗目的就是要降低眼压，要将眼压降低至一个临床安全的范围，即目标眼压，并且长期维持，使眼压长期维持在不至于引起视神经变化的一种稳态。

　　经过治疗早期之后，青光眼治疗目的是控制疾病发展或尽可能延缓其进展，使患者最大限度保存有用视力；临床发现眼压不是导致视功能损害的唯一危险因素，不同青光眼患者或同一青光眼患者的不同病程阶段，其视神经对眼压的耐受力也不同，临床上我们可以发现一部分青光眼患者，眼压已控制在所谓理想水平，而视功能仍继续恶化，视野不断缩小，这时除应调整眼压到更低水平外，还要辅助其他综合治疗，并努力消除可能损害视神经的眼部或全身危险因素。所以降眼压只是保护视神经不受损害的首选最重要的手段，治疗青光眼的最终目的是为了保护视功能，推迟或阻止视功能特别是视野的持续损害。

第二节　青光眼的常用中医内治法

　　中医内治法是根据辨证结果而制定的治疗方案，是组方用药的章法，治法是连接病机和方药的桥梁，只有治法和病机一致才能取得最好的治疗效果。对于青光眼患者，临证之时应谨守病机，遵循整体辨证与局部辨证相结合的原则，辨证准确，通过准确的辨证选择相应的治法，常用的青光眼的中医内治法主要如下。

一、清热平肝法

　　本法以息风降火为主要作用，用于治疗与肝阳上亢、热极生风有关的内外障眼病，如目系、视衣及其血管疾病、绿风内障等，尤其是绿风内障急性发作者；还可用于头痛如劈、目珠胀硬、眼目胀痛、视物昏朦。全身症状见恶心、呕吐，或情绪紧张，或性情急躁，或胸胁闷痛等。

　　常用方剂有绿风羚羊饮、羚角钩藤汤等方。肝开窍于目，头颞部属胆经，肝胆风火相煽交炽，上攻头目，导致目中玄府闭塞，神水瘀积，故头痛如劈，目珠胀硬，黑睛水肿，视力锐减，胞睑红肿，白睛混赤肿胀，治疗宜绿风羚羊饮；风性开泄，火性升散，气火上逆，胃气失和，故瞳神中度散大，展缩不灵，恶心呕吐，治疗宜羚角钩藤汤。

二、疏肝泄热法

　　本法以疏肝解郁、清热泻火为主要作用，用于治疗与肝郁化火有关的内外障眼病，如目系、视衣及其血管疾病、瞳神干缺、绿风内障、青风内障等，尤其是眼底病恢复期及久病不愈者。肝郁气滞，肝郁化火，气火上逆攻目，玄府郁闭，神水瘀积，故致眼胀头痛，眼珠变硬，视物不清；肝郁化火，故口苦，舌红苔黄，脉弦而数。全身症状有胸闷嗳气，恶心、呕吐，口苦；舌红苔黄，脉弦数。

常用方剂有柴胡疏肝散、逍遥散、丹栀逍遥散、舒肝解郁益阴汤等方。

三、降火逐痰法

本法以清热降火、利水化痰为主要作用，用于脾湿生痰，郁久化火生风，风痰夹火上攻头目，致清窍受阻之五风内障。稠浊者为痰，清稀者为饮。痰为人体功能失调的病理产物，同时又是致病因素。生痰之原因，可为邪火逼肺，津液化痰；或为脾运失健，水停为痰；或为气滞血瘀，经络壅塞而致痰；或为脾阳不振，不能输布痰饮所致。痰在人体内随气血升降，无处不到，病变多种多样，极为复杂。痰饮在肺则咳嗽喘息；在胃则恶心呕吐；在心则神昏癫狂；在肌肤经络则麻木不仁，或生肿块瘰疬等。

常用方剂有温胆汤、将军定痛丸、黄连温胆汤、清痰饮、清气化痰丸等方。眼之痰饮多见于五风内障疾患。眼科绿风内障、青风内障与内科头痛、眩晕、中风见风火痰邪上攻为患之实证者皆可加减运用。

四、疏肝解郁法

本法以改善或消除肝郁气滞为主要作用，用于治疗肝郁气滞，日久化火，气火上逆，目中脉络不畅有关的绿风内障、青风内障，故可有头目胀痛，心烦口苦；舌红苔黄、脉弦细为气郁化火症状。

肝喜调达，疏肝解郁法是针对肝气郁结而设立的一种治疗方法，是治肝的第一大法。郁证在临床内外妇儿、五官、眼科均有，是涉及多系统的疾病。疏肝解郁法属于八法中的和法。凡以具有疏畅气机、调整脏腑功能、消除气滞、气郁的药物治疗肝气郁结的一种方法，称为疏肝解郁法。疏肝解郁法具有调理气血、调和肝脾、疏导经络、理气宽中和条达气机等作用。常用方剂有柴胡疏肝散、逍遥散、柴胡抑肝汤、加味逍遥散等方。

五、活血利水法

本法以活血化瘀、利水渗湿为主要作用，用于治疗眼部血水互结或血瘀水停证，例如五风内障及其术后，可伴面色淡白，身倦乏力，身痛如刺，常见于胸胁，痛处不移；舌质胖而淡暗，脉沉涩的全身症状。

由于血水同源，因此需要血水同治，活血利水法是针对血瘀水停而设立的一种治疗方法，是治血水同证的常用方法。本法常用于青光眼患者接受手术之后，患者手术之后往往处于气虚状态，气虚则无力推动血行，则气虚致血瘀，而血瘀致水停，凡以具有疏畅气机、益气活血、消除气滞、利水消肿的药物治疗血瘀水停的一种方法，称为活血利水法，具有调理气血、条达气机、活血化瘀、利水消肿等作用。常用方剂有桃红四物汤合猪苓散、补阳还五汤、当归芍药散、大黄甘遂汤、桂枝茯苓丸、鳖甲煎丸等方。

六、燥湿化痰法

本法以燥湿化痰为主要作用，治疗湿邪外侵或内生所致眼病，例如脾阳失于温养，气机凝滞，水湿运化无力，痰湿犯目之五风内障，可有眼胀时作，目珠逐渐变硬；头昏眩晕、恶心欲呕等临床表现。

本法是治疗胆胃不和，胆郁痰扰的常用方法。胆为清净之府，性喜宁谧而恶烦扰。若胆为邪扰，失其宁谧，则胆怯易惊、惊悸不安；痰蒙清窍，则可发为眩晕。治宜理气化痰，和胃利胆。常用方剂有温胆汤、二陈汤、五苓散、黄连温胆汤等方。

七、补肾活血法

本法以补益肾精，活血化瘀为主要作用，用于治疗肾虚血瘀所致眼病，例如病程日久之青风内障等，全身症状多伴头昏疼痛或伴有耳鸣、腰膝酸软、舌淡少苔。

常用方剂有补肾活血汤、右归丸等。肾虚血瘀多病程日久，久病伤肾，肾中精血亏虚，则髓窍亏虚，故神光衰微，精髓亏虚，血行瘀滞；使用中要注意补益药物与攻伐药物之间的组合。

八、补益肝肾法

本法以补养肝肾为主要作用，用于治疗肝肾不足所致眼病，如肝劳、圆翳内障、青盲、视衣脱离术后、视瞻昏渺、视瞻有色、青风内障等，还可用于目乏神光、视物昏花、眼前黑影、神光自现、冷泪常流、黑睛翳障修复期、眼内干涩、瞳色淡白、瞳神散大或干缺等。全身症状多伴头昏耳鸣、腰膝酸软、梦遗滑精、失眠健忘、舌淡少苔等。

患病日久，视物不清，病至后期，肝肾精血亏虚，目窍失养，故神光衰微，视盘苍白；常用方剂有杞菊地黄丸、三仁五子丸、四物五子丸、加减驻景丸、左归丸、左归饮、右归丸、右归饮、二至丸、金匮肾气丸等。

九、益气活血法

本法以补益气血，活血化瘀为主要作用，用于治疗病程迁延日久，精气亏虚，目窍失养之青风内障、绿风内障；气虚血瘀证之成因有二：一为气虚无力运血，而因虚致瘀；二为瘀血阻滞，既耗伤气血，又妨碍气血化生，而因瘀致虚。

此法为治气虚血瘀证之常法。"有因劳瘵而成瘀血者……有因瘀血而成劳瘵者。"益气与活血，二法合一，补气而不壅中，攻伐而不伤正，破中有补，补中有行。在治疗上，在攻与补之间，每视正邪之盛衰参机而变，而不拘于一法一方。对虚中挟实之证，以补气扶正为主，佐以活血；对血瘀兼气虚证，以活血化瘀为主，佐以补气。常用方剂有十全育真汤、加味黄芪五物汤、补阳还五汤等方。

第三节　青光眼的常用中药与方剂

中药治疗青光眼有独到之处，大量的实验与临床研究显示，中药除能降眼压外，在青光眼视神经保护、视功能改善等方面有很大的潜力和优势，中药在临床治疗青光眼中，可以采用单味药、方剂、中成药多种途径进行干预。现叙述如下。

一、单味药

单独运用某一味中药治疗青光眼的临床实践是很少的，目前单味药在青光眼治疗中的应用，主要包括原有典籍中记载的单味中药和现代研究中的具有视神经保护功能的单味中药，现将这两方面的情况在下文中展开论述。

1.目前所记载治疗青光眼的单味中药

（1）羊肝

【性味】性凉，味甘苦。

【归经】肝经。

【功效】养血；补肝；明目。

【主治】血虚萎黄，羸弱乏力；肝虚目暗；雀目；青盲；障翳。

【用法用量】煮食内服，30～60g；或入丸、散。

【文献资料】《食医心镜》："治目赤热痛，如隔纱縠，看物不分明，宜补肝益精：青羊肝一具。细切，水洗，以五味、酱、醋食之。"

《医学衷中参西录》："治目瞳散大昏耗，视物乏力，因有热而益甚者，羊肝一具。切片晒干（冬日可用慢火焙干），轧细，用猪胆汁和为丸，桐子大，朱砂为衣。每服二钱，开水送下，日再服。"

《梅师集验方》："治目暗，黄昏不见物：青羊肝，切，淡醋食之，煮亦佳。"

刘禹锡《传信方》："治青盲内障：白羊子肝一具，黄连一两，熟地黄二两。同捣，丸梧子大。食远茶服七十丸，日三服。"

（2）决明子

【性味】味甘、苦、咸，性寒。

【归经】肝经、大肠经。

【功效】清肝明目，润肠通便。

【主治】用于目赤涩痛，羞明多泪，头痛眩晕，目暗不明，大便秘结。

【用法用量】煎服，9～15g。

【文献资料】《太平圣惠方》记载决明子补肝明目："决明子一升，蔓荆子二升，以酒五升煮，曝干为末。每饮服二钱，温水下，日二服。"《本经逢阳》："主青盲，目淫肤赤白膜，眼赤痛，泪出，久服益精光。"《本草经疏》："肝开窍于目，瞳子神光属肾，故主青盲目淫，肤赤白膜，眼赤痛泪出。"《本草正义》："决明子明目，乃滋益肝肾，以镇潜补阴为义，是培本之正治，非如温辛散风，寒凉降热之止为标病立法者可比，最为有利无弊。"

（3）水牛角

【性味】味苦，性寒。

【归经】肝经、心经。

【功效】清热凉血，解毒，定惊。

【主治】用于目赤涩痛，头痛眩晕，温病高热，发斑发疹，吐血衄血，惊风，癫狂。

【用法用量】15～30g，宜先煎3小时以上。

【文献资料】《名医别录》："疗时气寒热头痛"。《日华子本草》："煎，治热毒风并壮热。"《陆川本草》："治热病昏迷，麻痘斑疹，吐血，衄血，血热，溺赤。"

（4）夏枯草

【性味】味辛、苦，性寒。

【归经】肝经、胆经。

【功效】清热泻火，明目，散结消肿。

【主治】用于目赤肿痛，头痛眩晕，目珠夜痛，瘰疬，瘿瘤。

【用法用量】9～15g。

【文献资料】《审视瑶函》："如筋脉枯涩者，更加夏枯草，能散结气，有补养厥阴血脉之功，其草三月开花，逢夏即枯，盖秉纯阳之气也……故治厥阴目痛如神，以阳治阴也。尝试之有验。"《医学纲目》："夏枯草，治目珠疼，至夜则疼甚者，神效。或用苦寒药点上，反疼甚者，亦神效。盖目珠者，连目本，目本又名目系，属厥阴之经也。夜甚，及用苦寒点之反甚者，夜与寒亦阴故也。"《得配本草》："入足厥阴经气分，解阴中郁结之热，通血脉凝滞之气。"《本草求真》："气虽寒而味则辛，凡结得辛则散，其气虽寒犹温，故云能以补血也。是以一切热郁肝经等症，得此治无不效，以其得藉解散之力耳。"

（5）大腹皮

【性味】味辛，性微温。

【归经】脾经，胃经，大肠经，小肠经。

【功效】行气宽中，行水消肿。

【主治】用于湿阻气滞，脘腹胀闷，大便不爽，水肿胀满，脚气浮肿，小便不利。

【用法用量】煎服，5～10g。

【文献资料】《本草择要纲目》："冷热气攻心腹、大肠，壅毒痰膈醋心。并以姜、盐同煎，入疏气药用之，良。"《本经逢原》："槟榔性沉重，泄有形之积滞；腹皮性轻浮，散无形之滞气。故痞满膨胀，水气浮肿，脚气壅逆者宜之。"

【现代研究】有研究机构用大腹皮槟榔碱滴眼液治疗各类青光眼，观察用药的缩瞳与降眼压作用，并以毛果芸香碱治疗组做对照，结果发现其缩瞳与降眼压作用比毛果芸香碱强，而维持时间则较短。发现槟榔碱属于拟胆碱药，能选择性地兴奋M受体而产生具有胆碱能效应和副交感神经兴奋作用，其作用与毛果芸香碱相似，对闭角与开角型青光眼均有治疗作用。

（6）丁公藤

【性味】味辛，性温。

【归经】肝经，脾经，胃经。

【功效】祛风除湿，消肿止痛。

【主治】用于风湿痹痛，半身不遂，跌扑肿痛。

【用法用量】煎服，3～6g。

【文献资料】《本草纲目》："近俗医治诸风，以南藤和诸药熬膏市之，号南藤膏。白花蛇喜食其叶，故治诸风尤捷。"《名医别录》："金疮痛。延年。"

【现代研究】有学者使用丁公藤碱治疗各类青光眼，发现降眼压有效率为95%，平均下降幅度为28.73%，缩瞳有效率为92.6%，平均缩小率为40%。一般滴眼30分钟即产生明显缩瞳，3小时下降眼压至最低，丁公藤又名包公藤，经药理研究，其缩瞳和降眼压的作用机制与毛果芸香碱相似，为强效M受体激动剂。

（7）蜂蜜

【性味】味甘，性平。

【归经】脾经，肺经，大肠经。

【功效】补中润燥，止痛，解毒。

【主治】用于体虚，肺燥咳嗽，便秘，胃脘疼痛，神经衰弱，口疮，汤火烫伤。

【文献资料】《本经逢原》："主心腹邪气，诸惊痫，安五脏诸不足，益气补中，止痛解毒，和百药。"《名医别录》："养脾气，除心烦，食饮不下，肌中疼痛，口疮，明耳目。"《本草衍义》："汤火伤涂之痛止，仍捣薤白相和。"

（8）车前子

【性味】味甘，性寒。

【归经】肾经，膀胱经。

【功效】利水，清热，明目，祛痰。

【主治】用于小便不通，淋浊，带下，尿血，暑湿泻痢，咳嗽多痰，湿痹，目赤障翳。

【文献资料】《神农本草经》："主气癃、止痛，利水道小便，除湿痹。"《本草经集注》："主虚劳"。《别录》："男子伤中，女子淋沥，不欲食。养肺强阴，益精……明目疗赤痛。"《增广和剂局方药性论》："能去风肝中风热，毒风冲眼，目赤痛，障翳，脑痛泪出，去心胸烦热。"《医学启源》："主小便不通，导小肠中热。"《滇南本草》："消上焦火热……止水泻。"《本草新编》："车前子，味甘、咸，气微寒，无毒。入膀胱、脾、肾三经。功专利水，通尿管最神，止淋沥泄泻，能闭精窍，祛风热，善消赤目，催生有功。但性滑，利水可以多用，以其不走气也。泻宜于少用，以其过于滑利也。近人称其力能种子，则误极矣。夫五子衍宗丸用车前子者，因枸杞、覆盆过于动阳，菟丝、五味子过于涩精，故用车前以小利之。用通于闭之中，用泻于补之内，始能利水而不耗气。水窍开，而精窍闭，自然精神健旺，入房始可生子，非车前之自能种子也。大约用之补药之中，则同群共济，多有奇功。未可信是种子之药，过于多用也。"

2. 具有视神经保护功能的单味中药

青光眼所造成的继发性视神经萎缩是由于RGCs的凋亡引起的，如果受损的RGCs可以再生，视神经有望重新恢复功能。目前这一研究领域主要包括抗凋亡途径、谷氨酸拮抗药、钙离子拮抗药、一氧化氮合成酶抑制药、神经营养因子、防止肿瘤坏死因子的激活、调节热休克蛋白的表达、自身保护性免疫等方面。临床实践中发现，在控制眼压的前提下，应用一些中药及其制剂可有效控制视神经萎缩的发展，改善视力和视野。

（1）刺五加

【性味】味辛、微苦，性温。

【归经】归脾、肾、心经。

【功效】补中益精、坚筋骨、强意志。

【主治】用于脾肾阳虚，体虚乏力，食欲不振，腰膝酸痛，失眠多梦。

【现代研究】近年来研究发现刺五加对视神经有保护作用。动物实验发现实验性急性青光眼模型静脉注射刺五加注射液，视网膜组织中的丙二醛含量明显下降，超氧化物歧化酶活性明显上升，谷胱甘肽含量亦明显增加。表明刺五加能够抑制视网膜自由基的产生，提高视网膜的抗氧化能力。还发现刺五加可降低视网膜组织间隙的谷氨酸浓度，减少谷氨酸向玻璃体内的弥散，起到保护视神经的作用。

（2）蒺藜

【性味】味苦、辛，性微温。

【归经】归肝经。

【功效】平肝，疏肝，祛风明目、止痒。

【主治】疗风热所致目赤肿痛、羞明多泪，或目生翳膜。

【现代研究】蒺藜主要活性成分为甾体皂苷、黄酮类、生物碱以及水溶性多糖等。有学者发现蒺藜的主要有效成分之一白蒺藜醇苷具有类似神经营养因子的作用，能促进视网膜神经节细胞存活，在一定程度上减轻高眼压状态下的RGCs凋亡，机制可能与改善视盘供血情况、清除自由基、提高机体抗氧化能力等多因素有关。

（3）灯盏花

【性味】性温，味辛、微苦。

【归经】归心经、肝经。

【功效】平肝，疏肝，祛风明目、止痒。

【主治】疗风热所致目赤肿痛、羞明多泪，或目生翳膜。

【现代研究】灯盏花，主要成分是以野黄芩苷（灯盏花素）为主的黄酮、香豆素、酚酸类等化合物，具有扩张细微血管、降低血管外周阻力、改善微循环、抗血小板聚集等药理作用。近年来用于治疗青光眼等眼科疾病，发现其具有改善实验动物高眼压后视神经轴浆运输的作用，对大鼠高眼压状态下造成的RGCs细胞色素氧化酶活性的改变有恢复作用，可通过保存或扩大视野而改善视功能。灯盏花还能扩张血管，改善视乳头和视网膜血液循环，对慢性高眼压动物模型RGCs及视神经损伤起到保护作用。

（4）藏红花

【性味】性平，味甘。

【归经】归心经、肝经。

【功效】行气活血，祛瘀化痰。

【主治】跌打损伤，瘀血疼痛，血滞经闭，肝郁气闷，胸胁刺痛，产后腹痛，神志不安，视物昏花，健忘。

【现代研究】藏红花又名番红花、西红花，含胡萝卜素类化合物，其中主要为番红花苷、番红花酸二甲酯、番红花苦苷及挥发油，油中主要为番红花醛等。近年来藏红花提取液在保护视神经方面的作用受到较大的关注。有学者将藏红花提取液用于慢性高眼压兔眼模型，发现藏红花提取液能改善视网膜血液循环，阻止视网膜电图的b波和Ops波振幅降低，认为藏红花可能通过改善视网膜神经内微循环，保护视网膜神经的功能。另将藏红花提取液用于慢性高眼压兔眼模型，通过观察RGCs数目变化及其在电子显微镜下的变化，发现藏红花提取液能明显阻断慢性高眼压条件下缺血缺氧对RGCs的损害，对RGCs起保护作用，对视神经起到一定的保护作用；还发现藏红花提取液可促进并延长视网膜内生长相关蛋白（GAP-43，被认为是神经元发育和再生的一个内在决定因子）的表达，有利于对受损视神经的修复和再生。

（5）银杏叶

【性味】味甘、苦、涩，性平。

【归经】归心、肺经。

【功效】活血化瘀，通络镇痛，敛肺平喘。

【主治】肺虚咳喘；冠心病，心绞痛，高血脂。

【现代研究】银杏叶提取物的主要成分为黄酮类和萜内酯化合物等，许多研究都已证明银杏叶提取物具有清除自由基，能有效对抗高眼压状态下视网膜组织中产生的·OH自由基的损害而抑制细胞凋亡，对高眼压引起的视网膜损害具有重要的保护作用；抑制血小板活化因子；通过减少钙离子内流，提高MMP及抑制一氧化氮合酶，从而减少一氧化氮合成；保护线粒体；抑制谷氨酸毒性等多种生理作用。近年来的研究也表明银杏叶提取物能有效保护高眼压模型的RGCs，且随着药物浓度的提高而呈现不断增强的趋势。这些研究都提示它很有可能成为将来治疗青光眼视神经损害的有力武器。

（6）丹参

【性味】味苦，性微寒。

【归经】归心、肝经。

【功效】活血祛瘀，通经止痛，清心除烦，凉血消痈。

【主治】胸痹心痛，脘腹胁痛，癥瘕积聚，心烦不眠，月经不调，痛经经闭，疮疡肿痛。

【现代研究】丹参主要含有丹参酮、原儿茶醛、丹参素等多种有效成分，具有扩张外周血管、改善微循环、抗氧化、抗血小板聚集等多种药理作用。由于丹参对脑缺血-再灌注损伤具有拮抗作用，而视网膜为中枢神经系统周边部分，是中枢神经系统一个简化模式，从理论推测丹参有一定的防治作用，为此，有学者给视网膜缺血-再灌注动物模型球后注射丹参注射液，通过观察视网膜电图、组织形态等指标的变化，发现丹参注射液不但能在形态学上减轻细胞结构的损伤，在功能上也有助于视网膜电图b波的恢复，减少视网膜自由基的含量，防止其对视网膜进一步损害，对视网膜缺血-再灌注损伤有较强的保护效应。

（7）枸杞子

【性味】味甘，性平。

【归经】归肝、肾经。

【功效】滋补肝肾，益精明目。

【主治】虚劳精亏，腰膝酸痛，眩晕耳鸣，内热消渴，血虚萎黄，目昏不明。

【现代研究】有学者发现宁夏枸杞提取物对受损视网膜神经节细胞的神经有保护作用，可预防和保护受治疗的主体在慢性和创伤性神经损伤或患青光眼后RGCs的变性。还有实验证实枸杞子提取液通过抑制视网膜感光细胞的凋亡及半胱氨酸天冬氨酸蛋白酶-2（Caspase-2）

的表达对神经元起保护作用。

（8）川芎

【性味】性温，味辛。

【归经】归肝、胆、心包经。

【功效】活血行气，祛风止痛。

【主治】月经不调，经闭痛经，腹痛，胸胁刺痛，跌扑肿痛，头痛，风湿痹痛。

【现代研究】川芎中与RGCs相关的有效成分主要包括川芎嗪和阿魏酸。川芎嗪具有抗脂质过氧化、抗自由基、扩张血管、改善微循环、钙拮抗等作用，具有视神经保护作用。学者给持续性高眼压模型兔注射川芎嗪，发现川芎嗪可通过改善眼部微循环状况，使血黏度降低，血流速度加快，轴浆流恢复正常，从而起到保护视神经的作用。并且采用兔视神经夹伤模型，应用免疫组化法观察发现经川芎嗪注射液治疗后，发现不同浓度川芎嗪对视网膜神经节细胞轴突生长有促进作用，免疫组织化学染色显示RGCs的轴突具有明显再生现象，各时段治疗组兔视网膜GAP-43蛋白表达量较损伤对照组多，因此推测川芎嗪可促进轻微受损或濒临死亡的RGCs恢复轴浆运输，保护RGCs。

阿魏酸能够抑制氧化剂对细胞氧化修饰导致的细胞损伤，可抑制氧化诱导的细胞一氧化氮释放，促进细胞增殖。发现阿魏酸对体外培养的新生小牛RGCs、人胚胎RGCs、生后4个月小鼠RGCs，均具有明显的促增殖作用。显示阿魏酸能有效提高RGCs活性，有望成为一种新的防治退行性视网膜病变的有效成分。还发现阿魏酸在线粒体水平对RGCs代谢起双相调节作用，这种双向调节对于维持神经细胞兴奋性至关重要。阿魏酸还能有效降低RGCs内游离钙水平，对于促进RGCs增殖和保护细胞具有重要作用。

（9）葛根

【性味】味甘、辛，性凉。

【归经】归肺、脾、胃经。

【功效】解肌退热，透疹，生津止渴，升阳止泻。

【主治】表证发热，项背强痛，麻疹不透，热病口渴，阴虚消渴，热泻热痢，脾虚泄泻。

【现代研究】葛根素主要从野葛或甘葛藤干燥根中提取，具有β受体阻断作用和改善微循环作用，这一作用在临床各科已有广泛应用，近年来关于葛根素在眼科特别是保护视神经方面研究和应用的报道日趋增多。学者发现葛根素能显著增加视网膜内层厚度和RGCs数目、减少视网膜中的中性粒细胞数目、减弱半胱氨酸天冬氨酸蛋白酶-3（Caspase-3）蛋白表达强度。表明葛根素对视网膜缺血-再灌注损伤有治疗作用，从而保护视神经组织免受损伤。

（10）三七

【性味】味甘、微苦，性温。

【归经】归肝、胃经。

【功效】散瘀止血，消肿定痛。

【主治】用于咯血，吐血，衄血，便血，崩漏，外伤出血，胸腹刺痛，跌扑肿痛。

【现代研究】有学者观察三七总皂苷对谷氨酸所致的视神经节细胞兴奋毒性的保护作用，发现三七总皂苷能有效保护Glu兴奋所致的细胞凋亡；三七总皂苷对谷氨酸兴奋毒性的细胞保护作用可能是通过抑制胞内Ca^{2+}浓度、NO的产生以及降低caspase-3的活性而实现的。表明三七总皂苷能对青光眼所致的视神经损伤有治疗作用。

（11）连翘

【性味】味苦，性微寒。

【归经】归心、肺、小肠经。

【功效】清热，解毒，散结，消肿。

【主治】用于温热，丹毒，斑疹，痈疡肿毒，瘰疬，小便淋闭。

【现代研究】贯叶连翘中可提取出金丝桃素，其为二蒽酮类化合物，其生物活性较强，为特异性蛋白激酶C抑制药物。同时，该种药物还可以减轻急性高眼压的视网膜谷氨酸水平升高状况，对于保护视网膜有一定应用价值。学者在慢性高眼压模型兔的玻璃体内注射金丝桃素，发现金丝桃素可通过对视网膜谷氨酸含量的抑制来实现对视网膜神经节细胞组织学的保护作用。又进一步发现金丝桃素能减缓兔急性高眼压视网膜谷氨酸水平的升高，减少谷氨酸的兴奋性毒性，从而减轻RGCs的凋亡，对视网膜具有一定的保护作用。提示金丝桃素有潜在的临床应用价值，可能成为青光眼的视神经保护的一种新型药物。

二、方剂

《医宗金鉴·眼科心法要诀》载："瞳变黄色者，名曰黄风；变绿白色者，名曰绿风；变黑色者，名曰黑风；变乌红色者，名曰乌风；变青色者，名曰青风。"因其瞳神皆有大小、气色的变化，后期多伴晶珠混浊，故称五风内障。类似于西医学之青光眼，其中绿风内障类似于急性闭角型青光眼急性发作期，青风内障类似于原发性开角型青光眼和急性闭角型青光眼临床前期，黄风内障类似于绝对期青光眼，黑风内障类似于慢性闭角型青光眼，乌风内障类似于继发性青光眼。由于中医药在古代对于黄风内障、黑风内障以及乌风内障的认识有限，所记载的方剂有限，因此本节主要介绍绿风内障和青风内障。

1.绿风内障

（1）绿风羚羊饮

【适应证】风火攻目证。

【功用】清热泻火，平肝息风。

【方剂组成】玄参10g，防风9g，茯苓12g，知母9g，黄芩9g，细辛6g，桔梗9g，羚羊角尖3g（另煎），车前子12g，大黄9g。

【方解】本方是治疗肝经热盛，热极生风的常用方。方中以羚羊角清热凉肝、息风止痉，为君药。大黄协助主药以清热息风，为臣药。防风、细辛平肝息风；风火相煽，最易耗伤阴液，故用黄芩、知母、茯苓、玄参、车前子养阴增液以柔肝舒筋；其中茯苓、车前子亦能清热利水；邪热亢盛，易灼津为痰，故用车前子清热化痰；病位在上，以桔梗载诸药上行，均为佐药。诸药合用，共成清热泻火，平肝息风之剂。

（2）羚角钩藤汤

【适应证】肝热生风证。

【功用】凉肝息风，增液舒筋。

【方剂组成】羚羊角5g（先煎），钩藤10g（后下），桑叶6g，菊花10g，生地黄15g，白芍10g，川贝母12g，竹茹15g（先煎），茯神10g，甘草3g。

【方解】本证为热邪传入厥阴，肝经热盛，热极动风所致。方中羚羊角，清泄肝热，息风止痉之效颇佳，钩藤清热平肝息风止痉。两药相合，凉肝息风，共为君药。桑叶、菊花辛凉疏泄，清热平肝息风，以加强凉肝息风之效，用为臣药。热极动风，风火相煽，最易耗阴劫液，故用生地黄、白芍、生甘草三味相配，酸甘化阴，滋阴增液，柔肝舒筋，上述药物与羚羊角、钩藤等清热凉肝息风药并用，标本兼顾，可以加强息风解痉之功；邪热亢盛，每易灼津成痰，故用川贝母、竹茹以清热化痰；热扰心神，又以茯神平肝、宁心安神，以上俱为佐药。甘草调和诸药，又为使药。本方的配伍特点是以凉肝息风药为主，配伍滋阴化痰、安神之品，故为凉肝息风的代表方剂。

（3）丹栀逍遥散合左金丸

【适应证】主治气火上逆证。

【功用】疏肝解郁，泻火降逆。

【方剂组成】牡丹皮10g，栀子10g，黄连6g，吴茱萸3g，香附10g，柴胡10g，白芍10g，金银花10g，大黄10g，白术10g，茯苓10g，当归8g，薄荷3g，炙甘草6g。

【方解】丹栀逍遥散又叫八味逍遥散，是调和肝脾剂，若七情郁结，肝失条达，或阴血暗耗，或生化之源不足，肝体失养，皆可使肝气横逆、胁痛、头痛、目眩等证随之而起。左金丸具有泻火，疏肝，和胃，止痛之功效。两方合之，方中重用黄连、栀子苦寒泻火为君药；佐以辛热之吴茱萸疏肝解郁，降逆止呕，并制黄连之过于寒凉，辛开苦降，一清一温，共奏清肝降逆，行气止痛之效；柴胡、香附疏肝解郁，使肝气得以调达；当归甘辛苦温，养血和血；白芍酸苦微寒，养血敛阴，柔肝缓急，共为臣药。白术、茯苓健脾去湿，使运化有权，气血有源，炙甘草益气补中，缓肝之急，为佐药。用法中加入薄荷少许，疏散郁遏之气，透达肝经郁热，为使药。丹栀逍遥散合左金丸具有疏肝泄热之效，两原方并无金银花、大黄两味药，当患者为血热有瘀出血的症状时，可加这两味药，其中大黄味苦，苦则降逆，可助黄连降逆止呕，又助牡丹皮凉血活血。金银花性寒，可与栀子、赤芍、大黄共奏清热凉血之功。

（4）将军定痛丸

【适应证】主治痰火郁结证。

【功用】疏肝解郁，泻火降逆。

【方剂组成】黄芩20g，僵蚕15g，陈皮15g，天麻15g，桔梗15g，青礞石（煅）6g，白芷6g，薄荷9g，大黄30g，法半夏10g。

【方解】方中大黄为君，苦寒泄热，清降痰邪，直折火势，荡涤痰火，导痰火下行，痰火去而胀痛止，有斩关夺门之功，故号将军，本方也因此而名"将军定痛丸"。法半夏燥湿化痰，降逆止呕，为化痰要药，太阴痰厥头痛非此不能除，与君药合用清泄痰热，法半夏以牙皂、姜汁煮后，则搜痰之力更为彰显；黄芩清肝泄热解毒，助大黄泻火之功；天麻平肝息风，善治头痛头风、头晕目眩诸症，与大黄、法半夏同用则化痰息风、降泄风痰，以上三味共为臣药。僵蚕息风化痰止痉，襄助天麻；陈皮燥湿化痰，襄助法半夏；青礞石重坠性猛，坠痰息风、平肝下气，与大黄苦泄同用则逐痰力大；白芷散风止痛；薄荷清利头目，以上五味共为佐药。桔梗祛痰，更为诸药舟楫，载药上行，能引苦峻之药上行头目，为使药；黄芩、天麻酒洗，是引药入肝，清降肝火肝风。本方降、泄、攻、逐力猛，用于治疗痰火上攻之病。

（5）温胆汤

【适应证】主治胆郁痰扰证。

【功用】理气化痰，和胃利胆。

【方剂组成】半夏10g，竹茹10g，枳实10g，陈皮15g，甘草5g，茯苓10g，生姜5片，大枣1枚。

【方解】本方证多因素体胆气不足，复由情志不遂，胆失疏泄，气郁生痰，痰浊内扰。方中半夏辛温，燥湿化痰，和胃止呕，为君药。臣以竹茹，取其甘而微寒，清热化痰，除烦止呕。半夏与竹茹相伍，一温一凉，化痰和胃，止呕除烦之功备；陈皮辛苦温，理气行滞，燥湿化痰；枳实辛苦微寒，降气导滞，消痰除痞。陈皮与枳实相合，亦为一温一凉，而理气化痰之力增。佐以茯苓，健脾渗湿，以杜生痰之源；煎加生姜、大枣调和脾胃，且生姜兼制半夏毒性。以甘草为使，调和诸药。

（6）吴茱萸汤

【适应证】主治饮邪上犯证。

【功用】温肝暖胃，降逆止痛。

【方剂组成】吴茱萸9g，生姜18g，人参9g，大枣12枚。

【方解】本方以温中补虚，降逆止呕为主。肝胃虚寒，胃失和降，浊阴上逆，故见食后泛泛欲吐，或呕吐酸水，或干呕，或吐清涎冷沫；厥阴之脉夹胃属肝，上行与督脉会于头顶部，胃中浊阴循肝经上扰于头，故见巅顶头痛；浊阴阻滞，气机不利，故见胸满脘痛；肝胃虚寒，阳虚失温，故畏寒肢冷；脾胃同居中焦，胃病及脾，脾不升清，故见大便泄泻；舌淡苔白滑，脉沉弦而迟，均为虚寒之象。方中吴茱萸味辛苦而性热，既能温胃暖肝祛寒，又能和胃降逆止呕，为君药。生姜温胃散寒，降逆止呕，为臣药；人参益气健脾，为佐药；大枣甘平，合人参益脾气，为使药。

（7）阿胶鸡子黄汤

【适应证】主治阴虚阳亢证。

【功用】滋阴养血，平肝息风。

【方剂组成】阿胶（烊冲）6g，白芍9g，石决明15g，钩藤6g，生地黄12g，炙甘草2g，生牡蛎12g，络石藤9g，茯神12g，鸡子黄（先煎）2个。

【方解】本方是用于滋阴息风之剂，适宜于肝风内动而属于阴虚血亏者。若阴血既亏，则筋脉失其荣养；因筋脉拘挛，伸缩不能自如。阿胶、鸡子黄滋阴血，息风阳，为君药，以养血滋阴。生地黄、白芍、炙甘草酸甘化阴，柔肝息风，为臣药。钩藤、石决明、生牡蛎平肝潜阳息风；茯神平肝安神，共为佐药。络石藤舒筋通络，为使药。

（8）补阳还五汤

【适应证】主治气虚血瘀证。

【功用】益气活血。

【方剂组成】黄芪30g，当归尾10g，赤芍10g，地龙3g，川芎3g，红花3g，桃仁3g。

【方解】本方证由正气亏虚，气虚血滞，脉络瘀阻所致。正气亏虚，不能行血，以致脉络瘀阻，筋脉肌肉失去濡养，气虚失于固摄，故见视物昏朦、青盲等症状。本方证以气虚为本，血瘀为标，即王清任所谓"因虚致瘀"。治当以补气为主，活血通络为辅。本方重用黄芪，补益元气，意在气旺则血行，瘀去络通，为君药。当归尾活血通络而不伤血，用为臣药。赤芍、川芎、桃仁、红花协同当归尾以活血祛瘀；地龙通经活络，力专善走，周行全身，以行药力，亦为佐药。

（9）四物五子丸

【适应证】主治精血亏虚证。

【功用】益气活血。

【方剂组成】菟丝子15g，地肤子15g（包煎），枸杞子15g，覆盆子15g（包煎），车前子（包煎）15g，酸枣仁10g，薏苡仁10g，柏子仁10g，鹿茸5g，肉苁蓉10g，当归10g，熟地黄10g，沉香3g，茯苓15g，川芎10g，白芍10g。

【方解】方中熟地黄、白芍、当归、川芎能滋养肝血，补养肝阴；枸杞子、覆盆子、地肤子、车前子、菟丝子五子质柔多润，能补肾养精，精血足，瞳神得养，则目昏等症可除。

2.青风内障

（1）逍遥散

【适应证】主治肝郁气滞证。

【功用】疏肝解郁。

【方剂组成】柴胡15g，当归15g，白芍15g，白术15g，茯苓15g，烧生姜15g，薄荷6g，炙甘草6g。

【方解】逍遥散为肝郁血虚，脾失健运之证而设。肝为藏血之脏，性喜条达而主疏泄，体阴用阳。若七情郁结，肝失条达，或阴血暗耗，或生化之源不足，肝体失养，皆可使肝气横逆，胁痛、寒热、头痛、目眩等证随之而起。"神者，水谷之精气也"。神疲食少，是脾虚运化无力之故。脾虚气弱则统血无权，肝郁血虚则疏泄不利，所以月经不调，乳房胀痛。此时疏肝解郁，固然是当务之急，而养血柔肝，亦是不可偏废之法。本方既有柴胡疏肝解郁，使肝气得以调达，为君药；当归甘辛苦温，养血和血；白芍酸苦微寒，养血敛阴，柔肝缓急，为臣药。白术、茯苓健脾去湿，使运化有权，气血有源，炙甘草益气补中，缓肝之急，为佐药。用法中加入薄荷少许，疏散郁遏之气，透达肝经郁热；烧生姜温胃和中，为使药。

（2）温胆汤合五苓散

【适应证】主治痰湿泛目证。

【功用】温阳化痰，利水渗湿。

【方剂组成】法半夏10g，竹茹10g，枳实10g，陈皮20g，甘草10g，茯苓10g，泽泻10g，猪苓10g，桂枝10g，白术10g。

【方解】胆为清净之府，性喜宁谧而恶烦扰。若胆为邪扰，失其宁谧，则胆怯易惊、惊悸不安；胆胃不和，胃失和降，则呕吐痰涎或呃逆、心悸；痰蒙清窍，则可发为眩晕。治宜理气化痰，和胃利胆。方中法半夏辛温，燥湿化痰，和胃止呕；陈皮辛苦温，理气行滞，燥湿化痰，共为君药。臣以竹茹，取其甘而微寒，清热化痰，除烦止呕；法半夏与竹茹相伍，一温一凉，化痰和胃，止呕除烦之功备；枳实辛苦微寒，降气导滞，消痰除痞；陈皮与枳实相合，亦为一温一凉，而理气化痰之力增。佐以茯苓、猪苓、泽泻、白术，健脾渗湿，桂枝外解太阳表邪，内助膀胱气化，以杜生痰之源；煎加生姜、大枣调和脾胃，且生姜兼制半夏毒性。以甘草为使，调和诸药。配合成方，既能清热化痰，又能化气利水。

（3）加减驻景丸

【适应证】主治肝肾亏虚证。

【功用】补益肝肾，活血明目。

【方剂组成】枸杞子30g，五味子20g，车前子15g，楮实子15g，菟丝子20g，川椒8g，熟地黄15g，当归15g。

【方解】《审视瑶函》曰："加减驻景丸治肝肾气虚，视物渺渺，血少气多，瞳仁内有淡白色，昏暗渐成内障，久服能安魂定魄，补气血虚耗。"本病多是由于肝肾两亏所致。方中菟丝子、楮实子、枸杞子既补肾阴、又补肾阳；当归、熟地黄养血柔肝；五味子补肾滋水；车前子补肾利水，清热除湿，使补而不滞；川椒温中补肾阳，全方共成补益之剂。

（4）杞菊地黄丸

【适应证】主治肝肾亏虚证。

【功用】补益肝肾，活血明目。

【方剂组成】熟地黄30g，山药15g，山茱萸15g，泽泻10g，茯苓10g，牡丹皮10g，枸杞子30g，菊花15g。

【方解】杞菊地黄丸由六味地黄丸加枸杞子、菊花而成。肝开窍于目，肝血上注于目则能视。方中熟地黄滋肾填精，为主药；辅以山药补脾固精，山茱萸养肝涩精，称为三补。又用泽泻清泻肾火，并防熟地黄之滋腻；茯苓淡渗脾湿，以助山药之健运，牡丹皮清泻肝火，并制山茱萸之温，共为经使药，谓之三泻。六药合用，补中有泻，寓泻于补，相辅相成，补大于泻，共奏滋补肝肾之效。枸杞子补肾益精，养肝明目；菊花善清利头目，宣散肝经之热。八种药物配伍组合共同发挥滋阴、养肝、明目的作用。

（5）补阳还五汤

【适应证】主治气虚血瘀证。

【功用】益气活血。

【方剂组成】黄芪30g，当归尾10g，赤芍10g，地龙3g，川芎3g，红花3g，桃仁3g。

【方解】本方证由正气亏虚，气虚血滞，脉络瘀阻所致。正气亏虚，不能行血，以致脉络瘀阻，筋脉肌肉失去濡养，气虚矢于固摄，故见视物昏朦、青盲等症状。本方证以气虚为本，血瘀为标，即王清任所谓"因虚致瘀"。治当以补气为主，活血通络为辅。本方重用生黄芪，补益元气，意在气旺则血行，瘀去络通，为君药。当归尾活血通络而不伤血，用为臣药。赤芍、川芎、桃仁、红花协同当归尾以活血祛瘀；地龙通经活络，力专善走，周行全身，以行药力，亦为佐药。

（6）归脾汤

【适应证】主治心脾两虚证。

【功用】补益心脾。

【方剂组成】白术15g，当归15g，茯苓15g，黄芪15g，龙眼肉10g，远志10g，酸枣仁10g，人参10g，木香1.5g，炙甘草6g。

【方解】本方多由思虑过度，劳伤心脾，气血亏虚所致，治疗以益气补血，健脾养心为主。心藏神而主血，脾主思而统血，思虑过度，心脾气血暗耗。方中以人参、黄芪、白术、炙甘草甘温之品补脾益气以生血，使气旺而血生；当归、龙眼肉甘温补血养心；茯苓（多用茯神）、酸枣仁、远志宁心安神；木香辛香而散，理气醒脾，与大量益气健脾药配伍，复中焦运化之功，又能防大量益气补血药滋腻碍胃，使补而不滞，滋而不腻；用法中姜、枣调和脾胃，以资化源。

（7）柴胡疏肝散

【适应证】主治肝郁气滞证。

【功用】疏肝理气，活血止痛。

【方剂组成】陈皮10g，柴胡10g，川芎10g，香附10g，枳壳10g，芍药10g，炙甘草6g。

【方解】情志不遂，木失条达，遵《内经》"木郁达之"之旨，治宜疏肝理气之法。方中柴胡功善疏肝解郁，为君药。香附理气疏肝而止痛，川芎活血行气以止痛，二药相合，助柴胡以解肝经之郁滞，并增行气活血止痛之效，共为臣药。陈皮、枳壳理气行滞，芍药、炙甘草养血柔肝，缓急止痛，均为佐药。诸药相合，共奏疏肝行气、活血止痛之功。

（8）柴胡抑肝汤

【适应证】主治肝郁气滞证。

【功用】疏肝开郁，散结气结血，凉心启脾。

【方剂组成】柴胡15g，赤芍10g，牡丹皮10g，青皮10g，连翘10g，生地黄10g，地骨皮10g，香附10g，苍术10g，栀子10g，川芎15g，甘草6g，神曲15g。

【方解】生地黄滋阴凉血，地骨皮退热清肌，柴胡疏热解郁，青皮破气平肝，牡丹皮凉血以化瘀结，赤芍破血以通经隧，川芎行血中之气，栀子清肠胃屈曲之火，神曲消食滞，苍术燥脾湿，香附调气解郁，甘草泻火缓中也。

（9）桂枝茯苓丸

【适应证】主治膀胱气化不利之蓄水证。

【功用】利水渗湿，温阳化气。

【方剂组成】桂枝10g，茯苓15g，牡丹皮15g，赤芍15g，桃仁10g。

【方解】本方桂枝温经散寒，活血通络；茯苓益气养心，能利腰脐间血；牡丹皮、桃仁、赤芍活血化瘀，赤芍并能养血和营。以蜜为丸，取其缓消癥积而不伤正。

（10）五苓散

【适应证】主治痰瘀互结证。

【功用】利水，渗湿，消癥。

【方剂组成】猪苓9g，茯苓9g，白术9g，泽泻15g，桂枝6g。

【方解】本方主治病症虽多，但其病机均为水湿内盛，膀胱气化不利所致。在《伤寒论》中原治蓄水证，又称"水逆证"，乃由太阳表邪不解，循经传腑，导致膀胱气化不利，而成太阳经腑同病。治宜利水渗湿为主，兼以温阳化气之法。方中重用泽泻为君，以其甘淡直达肾与膀胱，利水渗湿。臣以茯苓、猪苓之淡渗，增强其利水渗湿之力。佐以白术、茯苓健脾以运化水湿。《素问·灵兰秘典论》谓："膀胱者，州都之官，津液藏焉，气化则能出矣。"膀胱的气化有赖于阳气的蒸腾，故方中又佐以桂枝温阳化气以助利水，解表散邪以祛表邪，《伤寒论》示人服后当饮温水，以助发汗，使表邪从汗而解。

（11）补肾活血汤

【适应证】主治肾虚血瘀证。

【功用】补肾壮筋，活血止痛。

【方剂组成】熟地黄10g，补骨脂10g，菟丝子10g，杜仲3g，枸杞子3g，当归尾3g，山茱萸3g，肉苁蓉3g，没药3g，独活3g，红花2g。

【方解】本方主治肾虚血瘀证，治当补益肝肾，强壮筋骨，佐以活血止痛之法。方中熟地黄、杜仲、菟丝子、补骨脂、枸杞子、山茱萸、肉苁蓉填补精血，强壮筋骨，先天禀赋不足，年老体弱，伤后致虚者，尤宜大剂补益肝肾，强壮筋骨之品；配以当归尾、红花、独活、没药活血祛瘀，通络止痛，治瘀阻之余患，且可监制上述补益之品，以免滋腻之弊。

（12）加味黄芪五物汤

【适应证】主治气虚血瘀证。

【功用】补气活血，温经通络。

【方剂组成】黄芪30g，白术15g，当归15g，桂枝9g，秦艽9g，陈皮9g，白芍15g，生姜5片。

【方解】本方来源于《金匮要略》中黄芪五物汤，加白术以健脾实气，而即以逐痹，当归以生其血，血活自能散风（方书谓血活风自去），秦艽为散风之润药，性甚平和，祛风而不伤血，陈皮为黄芪之佐使，又能引肌肉经络之风达皮肤由毛孔而出。

三、中成药

1. 六味地黄丸

【处方组成】熟地黄，山茱萸，牡丹皮，山药，茯苓，泽泻。

【功能主治】滋阴补肾。主治肾阴亏损所导致的青光眼以及伴随头晕耳鸣、腰膝酸软、骨蒸潮热、盗汗遗精等症状。

【用法用量】口服，水蜜丸一次6g，小蜜丸一次9次，大蜜丸一次1丸，每日2次。

2. 石斛夜光丸

【处方组成】石斛，人参，山药，茯苓，甘草，肉苁蓉，枸杞子，菟丝子，地黄，熟地黄，五味子，天冬，麦冬，苦杏仁，防风，川芎，枳壳，黄连，牛膝，菊花，蒺藜，青葙子，决明子，水牛角浓缩粉，羚羊角。

【功能主治】滋阴补肾，清肝明目。主治肝肾两亏，阴虚火旺之五风内障、视物昏花。

【用法用量】口服，水蜜丸一次6g，小蜜丸一次9g，大蜜丸一次1丸，每日2次。

3. 归芍地黄丸

【处方组成】党参，白术，炙黄芪，炙甘草，茯苓，远志，酸枣仁，龙眼肉，当归，木香，大枣。

【功能主治】滋肝肾，补阴血，清虚热。主治肝肾两亏，阴虚血少之青光眼以及伴随的头晕目眩、耳鸣咽干、午后潮热、腰腿酸痛等症状。

【用法用量】口服，水蜜丸一次6g，小蜜丸一次9g，大蜜丸一次1丸，每日2～3次。

4. 明目地黄丸

【处方组成】熟地黄，山茱萸，牡丹皮，山药，茯苓，泽泻，枸杞子，菊花，当归，白芍，蒺藜，石决明。

【功能主治】滋肾，养肝，明目。主治肝肾阴虚之青光眼以及伴随的目涩畏光、视物模糊、迎风流泪等症状。

【用法用量】口服，水蜜丸一次6g，小蜜丸一次9g，大蜜丸一次1丸，每日2次。

5.知柏地黄丸

【处方组成】知母，黄柏，熟地黄，山茱萸，牡丹皮，山药，茯苓，泽泻。

【功能主治】滋阴降火。主治阴虚火旺之青光眼以及伴随的潮热盗汗、口干咽痛、耳鸣遗精、小便短赤等症状。

【用法用量】口服，水蜜丸一次6g，小蜜丸一次9g，大蜜丸一次1丸，每日2次。

6.复方丹参片

【处方组成】丹参，三七，冰片。

【功能主治】活血化瘀，理气止痛。可用于青光眼视神经保护治疗。

【用法用量】口服，一次3片，每日3次。

7.羚羊角胶囊

【处方组成】羚羊角粉。

【功能主治】平肝息风，清肝明目，散血解毒。主治肝阳上亢所致的青光眼。

【用法用量】口服，（1）一次0.15g（小粒）；（2）0.3g（大粒）。

8.当归龙荟丸

【处方组成】当归（酒炒），龙胆（酒炒），芦荟，青黛，栀子。

【功能主治】泻火通便。用于肝胆火旺之青光眼以及伴随的心烦不宁、头晕目眩、耳鸣耳聋、胁肋疼痛、脘腹胀痛、大便秘结等症状。

【用法用量】口服，一次6g，每日2次。孕妇禁用。

9.明目上清片

【处方组成】桔梗，熟大黄，天花粉，石膏，麦冬，玄参，栀子，蒺藜，蝉蜕，甘草，陈皮，菊花，车前子，当归，黄芩，赤芍，黄连，枳壳，薄荷脑，连翘，荆芥油。

【功能主治】清热散风，明目止痛。用于暴发火眼。

【用法用量】口服：每次4片，每日2次。

10.石斛明目丸

【处方组成】石斛，枸杞子，人参，黄连，水牛角浓缩粉。

【功能主治】平肝清热，滋肾明目。用于肝肾两亏，虚火上炎引起的瞳孔散大，夜盲昏花，视物不清，五风内障，头目抽痛眩晕，精神疲倦。

【用法用量】口服，一次6g，每日2次。

11.障眼明片

【处方组成】肉苁蓉，枸杞子，熟地黄，山茱萸，蕤仁（去内果皮），密蒙花，菊花，决明子，青葙子，川芎，黄芪，黄精，石菖蒲，车前子，菟丝子，黄柏，党参，白芍，升麻，蔓荆子，葛根，甘草。辅料为滑石粉，硬脂酸镁，淀粉，乙醇，糊精，羧甲基淀粉钠，交联聚维酮。

【功能主治】补益肝肾，退翳明目。用于初期及中期青光眼。

【用法用量】口服，一次4片，每日3次。

12.青光安颗粒剂

【处方组成】地龙，赤芍，红花，茯苓，车前子，白术，黄芪，生地黄。

【功能主治】活血利水，益气养阴，可治疗青光眼并且可用于青光眼视神经保护治疗。

【用法用量】冲服，一次6g，每日3次。

13.益脉康片

【处方组成】灯盏花浸膏。

【功能主治】活血化瘀，用于缺血性脑血管病及脑出血后遗瘫痪，眼底视网膜静脉阻塞，冠心病，血管炎性皮肤病，风湿病；行小梁切除术后眼压已控制的晚期青光眼视野缩小症。

【用法用量】口服，一次2片，每日3次。

第四节　青光眼的常用中医外治

适宜青光眼治疗的中医外治法有针灸疗法、耳针疗法、头皮针疗法、刺络放血疗法、穴位注射疗法、推拿（按摩）疗法等。分别介绍于下。

一、针灸疗法

针灸疗法是独具中医特色、历史悠久、应用广泛的治疗手段；针灸疗法有效、方便，患者接受，医生习用，为我国和世界上大多数国家各科临床使用。早在《黄帝内经》中，已有眼部穴位的记载，如"目下（承泣）""目外（瞳子髎）"等。亦有具体的眼病针刺治疗方法，如："邪气客于足阳跷之脉，令人目痛从内眦始，刺外踝文下半寸所各二痏"（《素问·缪刺论》）。在《针灸甲乙经·足太阳阳明手少阳脉动发目病》篇，已记载了目中赤痛、青盲、目眩不能视、目不明、目中白膜等十余种眼病的针刺主穴。各类眼病，特别是疼痛类眼病、慢性功能减退类眼病等治疗中针刺疗法亦广为应用，针灸可以有效缓解青光眼急性发作时的眼痛、减轻刺激症状；高眼压因素解除后，针灸可有效保护视功能并促进已损害视功能恢复。针刺后患者视力提高、视野扩大、色觉敏感，生活质量得以提高，深受青光眼患者欢迎，为中医治疗青光眼的有效手段。

针灸疗法分为针刺法和灸法，眼科主要应用针刺法。灸法在眼科较少运用，古代即有眼部禁灸之说，因目珠内涵神水神膏，灸疗火热之气恐伤目之阴，且目为娇嫩敏感之窍，故如非必需，眼部慎用灸法。

针灸疗法治疗眼病的生理基础是眼与经络的密切关系。

眼目结构晶莹精细、功能敏锐独特，并与全身密切联系，而经络即是这种联系的基础与保证，对此古人早有认识，《灵枢·口问》曰："目者，宗脉之所聚也。"《灵枢·邪气脏腑病形》亦曰："十二经脉，三百六十五络，其血气皆上于面而走空窍，其精阳气上走于目而为睛。"可见眼与脏腑之间的有机联系，主要依靠经络为之连接贯通，使眼不断得到经络输送的气、血、津、液的濡养，才能维持正常的视觉功能。

在病理上，全身脏腑、气血变化通过经络对眼有所影响，轻则眼部不适，重则形成眼病。如脏腑气血不能上注于目则目失养，出现眼部虚证，脏腑邪盛也可通过经络影响使眼部气滞血阻、痰湿内结等上侵目窍，形成实证。而邪气外袭于目也可内传脏腑，形成五脏六腑的虚实寒热变化。通过针灸治疗，可以调畅经气、活血通络、调节脏腑、导邪外出等，达到补虚泻实、扶正祛邪、治疗眼病的目的。

在辨证基础上，选用与眼相关的全身穴位来治疗眼病，即"全身取穴"或"远端取穴"。在眼局部，不论是经穴还是奇穴，均有局部活血化瘀、通经活络、疏散邪气、和血调气等作用，广泛应用于各类眼病的治疗，即"局部取穴"。另外许多医家经过长期的临床实践还发现某些穴位对某些眼科病症有独特的治疗作用，即"特定穴"。临床治疗中常将各种取穴方法联合应用。

1.眼与十二经脉关系

（1）起于眼和眼周围的经脉

① 足三阳均起于眼及附近。

a.足太阳膀胱经 《灵枢·经脉》曰："膀胱足太阳之脉，起于目内眦，上额交巅。其支者，从巅至耳上角；其直者，从巅入络脑，还出别下项，循肩膊内，挟脊抵腰中，入循膂，络肾属膀胱。其支者，从腰中下挟脊，贯臀，入腘中。其支者，从膊内左右别下贯胛，挟脊内，过髀枢，循髀外后廉下合腘中，以下贯腨内，出外踝，循京骨至小指外侧。是动则病冲头痛，目似脱，项如拔……是主筋所生病者……头囟项痛，目黄，泪出……"。本经诸穴皆为眼病治疗要穴，特别是"从巅入络脑"的百会穴和内通目系的玉枕、天柱穴更为治疗内外眼障病所常用。头痛、目脱、目黄、泪出等症状也是眼病常见症状，可循足太阳膀胱经予以治疗。

b.足阳明胃经 《灵枢·经脉》曰："胃足阳明之脉，起于鼻之交頞中，旁约太阳之脉，下循鼻外，上入齿中，还出挟口，环唇，下交承浆，却循颐后下廉，出大迎，循颊车，上耳前，过客主人，循发际至额颅。其支者，从大迎前下人迎，循喉咙入缺盆，下膈属胃络脾。其直者，从缺盆下乳内廉，下挟脐，入气街中。其支者，起于胃口，下循腹里，下至气街中而合。以下髀关，抵伏兔，下膝髌中，下循胫外廉，下足跗，入中趾内间。其支者，下廉三寸而别，下入中趾外间。其支者，别跗上，入大指间，出其端。"阳明为多气多血之经，对眼部气血充盈流畅十分重要；胃经多实证热证，中焦之热常循胃经上扰于目，故上述诸穴皆为眼科治疗要穴，特别是眼部实证热证常用之。

c.足少阳胆经 《灵枢·经脉》曰："胆足少阳之脉，起于目锐眦，上抵头角，下耳后循颈，行手少阳之前，至肩上，却交出手少阳之后，入缺盆。其支者，从耳后入耳中，出走耳前，至目锐眦后。其支者，别锐眦下大迎，合于手少阳，抵于頄，下加颊车，下颈，合缺盆，以下胸中，贯膈，络肝属胆，循胁里，出气街，绕毛际，横入髀厌中。其直者，从缺盆下腋，循胸过季胁，下合髀厌中。以下循髀阳，出膝外廉，下外辅骨之前，直下抵绝骨之端，下出外踝之前，循足跗上，入小指次指之间。其支者，别跗上，入大指之间，循大指歧骨内，出其端，还贯爪甲，出三毛……是主骨所生病者，头痛、颔痛、目锐眦痛……。"本经病症中有眼及眼周围的疼痛症状，与青光眼表现类似。足少阳胆经不但起于眼，且在眼周围特别是眼外侧及上方往复循行，并内通于目系，其与眼的关系密切且重要，完骨、阳白、瞳子髎等穴为眼病治疗常用穴，风池更是青光眼治疗中不可缺少的重要穴位。

② 手三阳经均止于眼及眼周围

a.手太阳小肠经 《灵枢·经脉》曰："小肠手太阳之脉，起于小指之端，循手外侧上腕，出踝中，直上循臂骨下廉，出肘内侧两骨之间，上循臑外后廉，出肩解绕肩胛，交肩上，入缺盆，络心循咽下膈，抵胃，属小肠。其支者，从缺盆循颈上颊，至目锐眦，却入耳中。其支者，别颊上䪼抵鼻，至目内眦，斜络于颧……是主液所生病者，耳聋目黄……"临床上常用本经穴位治疗眼部热证、实证、疼痛性疾病，多用于青光眼急性发作时减轻疼痛等。

b.手阳明大肠经 《灵枢·经脉》曰："大肠手阳明之脉，起于大指次指之端，循指上廉，出合谷两骨之间，上入两筋之中，循臂上廉，入肘外廉，上臑外前廉，上肩，出髃骨之前廉，上出于柱骨之会上，下入缺盆，络肺，下膈，属大肠。其支者，从缺盆上颈贯颊，入下齿中，还出挟口，交人中，左之右、右之左，上挟鼻孔。"即手阳明大肠经其支脉上行头面，左右相交于人中，上挟鼻孔。"是动则病齿痛，颈肿；是主津液所生病者，目黄口干……"本经病症中有眼周围的肿痛、目黄等。大肠经主要循行眼下部而与足阳明胃经相接，肠胃之邪热常循经上行于面目而致病，故本经是实证热证及伴有恶心呕吐等疾病的治疗常用经络，急性青光眼发作时伴有恶心呕吐常用本经穴位。合谷穴更为眼病治疗之要穴。

c.手少阳三焦经 《灵枢·经脉》曰："三焦手少阳之脉，起于小指次指之端，上出两指之间，循手表腕，出臂外两骨之间，上贯肘，循臑外，上肩，而交出足少阳之后，入缺盆，布膻中，散络心包，下膈，遍属三焦。其支者，从膻中上出缺盆，上项，系耳后，直上出耳上角，以屈下颊至䪼。其支者，从耳后入耳中，出走耳前，过客主人前交颊，至目锐眦……是主气所生病者，汗出，目锐眦痛，颊肿，耳后、肩、臑、肘、臂外皆痛……"可见手少阳三焦经主要循行眼外侧及耳部，通过两条支脉与目外眦发生联系，并与胆经、小肠经联系密切，本经诸穴亦是眼病治疗常用穴。

③ 与目系有联系的经脉 目系为眼球后的线状组织，是眼目各部分气血经络汇总与血络合并而成，由眼球后直接与脑相联系，如《灵枢·大惑论》所说："……裹挟筋骨血气之精，而与脉并为系，上属于脑，后出于项中。"可见在许多与眼相连的经脉中与目系相连者，不论是在维持眼的正常功能上，还是在病理、治疗方面都具有更加重要的作用。与目系相联系的经脉有肝经、心经、膀胱经。

a.足厥阴肝经 《灵枢·经脉》曰："肝足厥阴之脉，起于（足）大指丛毛之际，上循足跗上廉，去内踝一寸，上踝八寸，交出太阴之后，上腘内廉，循股阴，入毛中，环阴器，抵小腹，挟胃，属肝络胆，上贯膈，布胁肋，循喉咙之后，上入颃颡，连目系，上出额，与督脉会于巅。其支者，从目系下颊里，环唇内。其支者，复从肝别，贯膈，上注肺。"肝经之本经直接与目系相连，肝气肝血得以直接上荣于目，是为"肝开窍于目"的生理基础；特别是"目得血而能视"，对眼的视物功能十分重要。青光眼后期之视神经损害，中医归之为青盲，即为目系病变，可见肝经与眼的视觉功能密切相关，肝经在目系疾病的治疗上具有重要意义。

b.手少阴心经 《灵枢·经脉》曰："心手少阴之脉，起于心中，出属心系，下膈络小肠。其支者，从心系上，挟咽，系目系。其直者，复从心系却上肺，下出腋下，下循臑内后廉，行太阴心主之后，下肘内，循臂内后廉，抵掌后锐骨之端，入掌内后廉，循小指之内出其端……是主心所生病者，目黄胁痛……"《灵枢·大惑论》曰："目者，心使也"，临床上视觉惑乱的疾病和诸多眼目热证可从心经辨治。

c.足太阳膀胱经　《灵枢·寒热病》说："足太阳有通项入于脑者，正属目本，名曰眼系，头目苦痛，取之……"目本即目系、眼系，玉枕穴及天柱穴（目系之所出）均为膀胱经穴，为针刺治疗目系疾病及其他视力低下眼病的要穴。

（2）眼与奇经八脉的关系　奇经八脉是指十二经脉之外的八条经脉，与脏腑无直接阴阳配对的络属关系，然而它们交叉贯穿于十二经脉之间，具有加强经脉之间的联系以调节正经气血的作用。奇经八脉中起、止及循行路径与眼直接有关的主要有督脉、任脉、阳跷脉、阴跷脉及阳维脉。

① 眼与督脉的关系　督脉为"阳脉之海"，总督一身之阳气，其主要循行人体之背部，分支和络脉联系很广，亦与眼相连。《素问·骨空论》说："督脉者，起于少腹，以下骨中央……与太阳起于目内眦，上额交巅，入络脑，还出别下项……其少腹直上者，贯脐中央，上贯心入喉，上颐环唇，上系两目之下中央。"督脉除对眼部阳气至关重要外，还参与和影响眼部经络气血的流通，针刺督脉穴可治疗与阳气相关的眼病，通过百会、承泣等穴位治疗兼有疏通督脉和其他相交经络的作用。据《针灸大全》载八脉八穴，后溪通于督脉，主治病症中有：目赤肿痛流泪，类似于青光眼急性发作。

② 眼与任脉的关系　任脉为"阴脉之海"，总督一身之阴经，主要循行身体前部，与冲脉联系密切，亦与眼直接相连。《素问·骨空论》曰："任脉者，起于中极之下，以上毛际，循腹里，上关元，至咽喉，上颐循面入目。"针刺任脉穴位可治疗与阴血相关的眼病，承泣等穴还兼有调理任脉及胃经的双重作用。

除任督二脉，七经八脉中的阳跷脉、阴跷脉、阳维脉亦与眼相连。

另外，阴维脉、冲脉、带脉虽然与眼未发生直接联系，但阴维脉维系诸阴经，冲脉为血海，带脉约束联系纵行躯干部的各条诸经，故均与眼有间接联系。

2.眼科针灸常用穴位

（1）眼周穴位

① 承泣　在眼球与眶下缘之间，目正视，瞳孔直下0.7寸，紧靠眶缘缓慢直刺0.5～1.5寸，不宜提插。主治目赤肿痛、流泪、夜盲、青盲、口眼㖞斜、眼睑瞤动及诸多内障。

② 睛明　在目内眦头上方1分处。嘱患者闭目，轻推眼球向外，在眼球与鼻骨间凹陷处缓缓进针0.5～1寸，不宜提插。主治迎风流泪，目眦痒痛，目赤肿痛，目生翳障，胬肉攀睛，能近怯远、夜盲、色盲、小儿疳眼及诸多内障。

③ 上睛明　在睛明穴上数分，主治基本同睛明。此穴疼痛及出血倾向较睛明为轻，故可代替或与睛明穴交替使用。

④ 攒竹　在眉头内侧凹陷中。向下斜刺0.3～0.5寸。主治眉棱骨跳痛、胞睑下垂、迎风流泪、白睛红赤、目眩目痛、眼珠疼痛、视物模糊、能近怯远等。

⑤ 鱼腰　在眉正中，下对瞳孔处。平刺0.5寸。主治眉棱骨痛、眼睑瞤动下垂、目珠偏斜、口眼㖞斜、目赤肿痛、黑睛星翳等。

⑥ 球后　在眶下缘外1/4与内3/4交界处。沿眶下缘从外下向内上，向视神经孔方向缓刺。主治高风内障、青盲、视瞻昏渺及诸多内障。

⑦ 阳白　在眉中点（鱼腰）上1寸。向下平刺0.5～0.8寸。主治胞睑振跳、上睑下垂、开睑无力、目外眦痛，多眵、雀目等。

⑧ 丝竹空　在眉梢处的凹陷中。平刺0.3～0.5寸。主治眼睑眴动、倒睫、目眩头痛、视物昏花等。

⑨ 四白　在瞳孔直下1寸，当眶下孔凹陷中。直刺0.2～0.3寸。主治目赤痒痛、流泪、黑睛生翳，以及口眼㖞斜、眼睑眴动、头痛目眩、能近怯远、视物无力等。

⑩ 瞳子髎　在目外眦外侧0.5寸，眶骨外缘凹陷中。向后平刺或斜刺0.3～0.5寸。主治目赤、目痛、目痒、迎风流泪、多眵、目生翳膜、青盲、远视不明等。

⑪ 印堂　在两眉头连线的中点。向下平刺0.3～0.5寸。主治上睑下垂、斜视、目赤肿痛、头眼疼痛等。

⑫ 太阳　在眉梢与目外眦连线中点处旁开1寸凹陷中。直刺或斜刺0.3～0.5寸。主治风牵斜视、口眼㖞斜、目赤肿痛、目眩目涩、青盲、夜盲等诸多内外障眼病。

⑬ 颧髎　在目外眦直下，颧骨下缘凹陷处。直刺0.3～0.5寸。主治口眼㖞斜、胞睑振跳、迎风流泪等。

（2）常用全身穴位

① 巨髎　瞳孔直下，与鼻翼下缘平齐处。直刺0.3～0.5寸。主治口眼㖞斜，眼睑抽动、青盲、远视不明等。

② 地仓　在口角外约0.4寸。直刺0.2寸或向颊车方向平刺0.5～0.8寸。主治昏夜不见、胞轮振跳、口眼㖞斜、目不得闭等。

③ 颊车　在耳垂前下方，用力咬牙时隆起的咬肌高点处；或开口取穴，在下颌角前上方一横指凹陷中。直刺0.3～0.4寸，或向地仓方向斜刺0.7～0.9寸。主治口眼㖞斜、胞睑振跳。

④ 迎香　在鼻翼外缘中点旁，旁开0.5寸，当鼻唇沟中。直刺0.1～0.2寸，或斜刺0.3～0.5寸。主治口眼㖞斜、白睛红赤、怕日羞明、鼻塞流泪。

⑤ 听会　在耳屏间切迹前，听宫穴下，下颌骨髁状突后缘，张口凹陷处取穴。直刺0.5寸。主治口眼㖞斜、目眩泪出、目视不明。

⑥ 角孙　在头部，折耳郭向前，当耳尖直上入发际处。平刺0.3～0.5寸，可灸。主治胞睑及白睛红肿、目生翳膜、紧涩难睁、干涩昏花、视一为二等。

⑦ 翳风　在耳垂后方，下颌角与颞骨乳突之间凹陷中。直刺0.8～1.2寸，可灸。主治口眼㖞斜、赤白翳膜、畏光流泪、头痛目眩、目昏视渺、视一为二及诸多内障。

⑧ 完骨　在耳后颞骨乳突后下方凹陷中。直刺0.5～1寸，可灸。主治目视不明及诸多内障眼病，本穴可与风池穴交替应用。

⑨ 天牖　在颈侧部，乳突后下方，胸锁乳突肌后缘，平下颌角处。直刺0.8～1寸。主治目视不明、视一为二、青风内障、暴盲等。

⑩ 头临泣　在阳白穴直上，入发际0.5寸处。平刺0.5～0.8寸，可灸。主治头眼疼痛、目赤多眵、流冷泪等。

⑪ 目窗　在头临泣穴后1寸。平刺0.5～0.8寸，可灸。主治外眦赤痛、目生白翳、青

盲、远视不明等。

⑫ 风池　在胸锁乳突肌与斜方肌之间凹陷中，平风府穴处。向对侧眼睛方向斜刺1～2寸，可灸。主治头痛目眩、流泪、目内眦痛、目珠斜视、上睑下垂、视一为二、视物变形变色、暴盲、青盲、夜盲、视物昏花、绿风内障、青风内障等诸多疾患。

⑬ 曲鬓　在耳上偏前入鬓发1寸，平角孙穴处。向后平刺0.5～0.8寸。主治目外眦痛、目赤肿痛。

⑭ 脑空　在风池穴直上1.5寸。平刺0.5～0.8寸。主治头痛风眩、眼胀目瞑、视物不见、诸风内障。

⑮ 风府　在后发际正中直上1寸。正坐位伏案，头微前倾，项肌放松，向下颌方向缓慢刺入0.5～1寸。主治头眼疼痛、目赤肿痛、黑睛星翳、视一为二。

⑯ 脑户　在风府穴直上1.5寸。平刺0.5～0.8寸。主治目赤肿痛、畏日羞明。

⑰ 后顶　在后发际正中直上4寸。平刺0.5～0.8寸，可灸。主治偏头痛、目眩。

⑱ 百会　在后发际正中直上7寸。平刺0.5～0.8寸。主治头痛、目暴赤肿、涩痛难开及各种内障视力下降。

⑲ 前顶　在百会穴前1.5寸。平刺0.3～0.5寸，可灸。主治头风目眩、雀目。

⑳ 上星　在前发际正中直上1寸。平刺0.5～0.8寸，可灸。主治迎风流泪、目赤肿痛、视物昏蒙。

㉑ 神庭　在前发际正中直上0.5寸。平刺0.3～0.5寸，可灸。主治头痛目眩、目赤肿痛、黑睛生翳、羞明流泪、小儿雀目。

㉒ 神聪　在百会穴前后左右各旁开1寸。平刺0.5～0.8寸。主治脑瘫失明、眼睑抽搐。

㉓ 翳明　在翳风穴后1寸。直刺0.5～1寸。主治圆翳内障初起、高风内障、青盲、暴盲、近视、远视、视一为二。

㉔ 太渊　在腕掌侧横纹桡侧凹陷处。直刺0.2～0.3寸。主治大小眦处赤脉、疼痛羞明、黑睛生翳。

㉕ 商阳　在手食指末节桡侧，离指甲角0.1寸许。向上斜刺0.2～0.3寸，可灸。主治青盲。

㉖ 合谷　在手背第一二掌骨之间，第二掌骨桡侧缘中间凹陷处。直刺0.5～0.8寸，可灸。主治偏正头风、口眼㖞斜、迎风流泪、暴赤肿痛、眼生翳膜、小儿雀目、诸多内外障眼病。

㉗ 曲池　屈肘，在肘横纹，肱二头肌腱桡侧端凹陷处。直刺0.8～1寸，可灸。主治目赤肿痛、视物昏花。

㉘ 臂臑　在曲池与肩髃的连线上，曲池穴上7寸处。直刺0.5～1寸，或斜刺0.8～1.2寸，可灸。主治青盲、目涩不适、外障生翳。

㉙ 神门　在掌骨后根，腕骨与尺骨相接处内侧凹陷中。直刺0.3～0.4寸，可灸。主治头晕目眩、视物昏花、视无为有、电光夜照诸症。

㉚ 养老　在腕后一寸陷中，即尺骨小头桡侧凹陷中。向肘方向斜刺0.3～0.5寸，可灸。主治内障初起、视物昏花、青盲。

㉛ 天柱　在后发际正中直上0.5寸，旁开1.3寸，当斜方肌外缘凹陷中。直刺或斜刺0.5～0.8寸，不可向上方深刺，以免伤及延髓。主治目赤肿痛、视一为二及诸多内障，本穴

可与风池穴交替应用。

㉜ 大骨空　在手拇指背侧指关节横纹中点，屈指骨陷中。以灸为主。主治风弦赤烂、目赤肿痛、目珠涩痛、怕日羞明、黑睛星翳、绿风内障、视昏。

㉝ 小骨空　在手小指背侧，近侧指间关节横纹中点处。以灸为主。主治目赤肿痛、目翳、迎风流泪、烂弦风等。

㉞ 内关　在腕横纹上2寸，掌长肌腱与桡侧腕屈肌腱之间。直刺0.5～1寸，可灸。主治神光自现、目视不明、云雾移睛、偏头痛、目偏视、青风内障、绿风内障等。

㉟ 外关　在腕背横纹上2寸，桡骨与尺骨之间，与内关相对。直刺0.5～1寸，可灸。主治迎风冷泪、风弦赤烂、暴赤肿痛、能近祛远、目生翳膜、隐涩难开、视一为二等。

㊱ 肝俞　在第九胸椎棘突下，旁开1.5寸。斜刺0.5～1寸，可灸。主治目赤生翳、眦赤痛痒、泪出多眵、目睛上视、雀目、视物昏暗及诸多内障眼病。

㊲ 三焦俞　在第一腰椎棘突下，旁开1.5寸。直刺0.8～1寸，可灸。主治肝肾不足、视瞻昏渺、雀目、青盲。

㊳ 肾俞　在第二腰椎棘突下，旁开1.5寸。直刺0.5～1寸，可灸。主治目昏头眩、视物昏蒙、青盲、能近祛远、能远祛近、色盲及诸多内障眼病。

㊴ 足三里　在犊鼻穴下3寸，胫骨前嵴外约1寸。直刺1.5～2寸，可灸。主治胞轮振跳、上睑下垂、视物无力、视一为二、眼睑疖、青盲等诸多内障眼病。

㊵ 三阴交　在内踝尖直上3寸，胫骨后缘凹陷中。直刺0.5～1寸，可灸。主治肝、脾、肾三阴不足、上胞睑启开乏力、视物昏朦及多种内障眼疾。

㊶ 申脉　在足外踝下缘中点凹陷中。直刺0.3～0.5寸，可灸。主治视物昏朦、口眼㖞斜、目内眦痒痛、目赤肿痛、目偏视。

㊷ 太溪　在内踝高点与跟腱水平连线中点处凹陷中。直刺0.5～0.8寸，可灸。主治视物昏朦、目干涩。

㊸ 照海　在内踝尖直下1寸凹陷中。直刺0.3～0.5寸，可灸。主治目赤肿痛。

㊹ 光明　在外踝高点上5寸，腓骨前缘处。直刺0.5～1寸；可灸。主治目痒目痛、目生翳膜、高风雀目、青盲及各类内障。

㊺ 足窍阴　在第四趾外侧趾甲角旁约0.1寸。浅刺0.1寸或点刺出血。主治目赤肿痛、目眩。

㊻ 大敦　在足大趾外侧趾甲角旁约0.1寸。斜刺0.1～0.2寸。主治暴盲、眼内血证、绿风内障等。

㊼ 行间　在足背第一、二趾间缝纹端。直刺0.5～0.8寸，可灸。主治流泪羞明、目瞑不欲视、口眼㖞斜、肝虚雀目、青盲等。

㊽ 太冲　在足背第一、二跖骨间，跖骨结合部前方凹陷中。直刺0.5～0.8寸，可灸。主治口眼㖞斜、目赤肿痛、目翳等。

㊾ 曲泉　屈膝，在膝内侧横纹头上方凹陷中。直刺1～1.5寸，可灸。主治目痛、目痒涩、瞳神紧小、绿风内障、青风内障。

㊿ 气海　在脐下1.5寸。直刺0.5～1寸，可灸。主治气虚视物昏花诸证。

(51) 关元　在脐下3寸。直刺0.5～1寸，可灸。主治各类虚性内障、视物昏花、目干涩、高风内障等。灸之具有眼部保健作用。

㉒ 命门　在第二腰椎棘突下凹陷中。直刺0.5～1寸，可灸。主治视瞻昏渺、高风内障、青盲、雀目、目睛直视等。

㉝ 大椎　在第七颈椎棘突下。斜刺0.3～0.5寸，可点刺放血或刺络拔罐，亦可灸。主治眼睑抽搐、胞轮振跳、目赤流泪、风赤疮痍、青盲、诸风内障、视瞻昏渺、劳伤虚损目昏等。

（3）常用耳穴

① 眼　在耳道五区的正中。主治眼睑、两眦、结膜、角膜、虹膜的急性炎症、青光眼、眼底病及青少年近视、远视、弱视等。

② 眼底动脉　在耳垂三区下方中点。主治眼底血管栓塞及炎性病变等。

③ 眼底　在耳垂二区上方中点。主治眼底急慢性及陈旧性病变等。

④ 目2　在屏间切迹后下。主治外眼的急性炎症、青光眼、屈光不正及弱视等。

⑤ 目1　在屏间切迹前下。主治外眼的急性炎症、青光眼、屈光不正及弱视等。

⑥ 内分泌　在屏间。主治泡性结膜炎、过敏性眼睑皮肤炎、结膜炎、青光眼、眼底病等。

⑦ 脑　在对耳轮的内侧面。主治麻痹性睑外翻、上睑下垂、视路及视神经的病变等。

⑧ 肺　在心穴的上、下及后方，呈马蹄型。主治结膜、巩膜的急慢性炎症、眼底视网膜、黄斑部水肿等。

⑨ 皮质下　在对耳轮的内侧面。主治同脑穴。

⑩ 肾上腺　在下屏尖。主治眼底病、屈光不正及弱视等。

⑪ 心　在耳甲腔中央。主治缺血性视神经病变、视网膜血管病变、近视、弱视等。

⑫ 胃　在耳轮脚消失处。主治上睑下垂、麦粒肿、前房积脓等。

⑬ 脾　在肝穴的下方，紧靠对耳轮缘。主治上睑下垂、麦粒肿、睑腺炎、眼底病、近视等。

⑭ 眼睑　在屏上切迹同水平的对耳轮上，耳轮穴内侧。主治上睑下垂、麦粒肿、睑腺炎、睑缘炎、眼睑痉挛、麻痹性睑外翻等。

⑮ 肝　在胃与十二指肠穴的后方。主治角膜、虹膜、视神经的急慢性炎症、近视、弱视等。

⑯ 肾　在对耳轮下脚下缘，小肠穴直上。主治老年性白内障、眼底病、近视等。

⑰ 交感　在对耳轮下脚端。主治葡萄膜炎、青光眼、眼底病、近视等。

⑱ 角膜　在三角窝，近对耳轮上脚中点。主治角膜病变。

⑲ 视神经　在对耳轮上脚末端。主治视神经的病变等。

⑳ 目内眦　在耳轮结节上方的耳舟部。主治急慢性泪囊炎、泪道狭窄、翼状胬肉、内斜视等。

㉑ 晶状体　在对耳轮上脚与对耳轮下脚之间。主治白内障等。

㉒ 泪囊　在耳轮上，靠近对耳轮上脚末端。主治急慢性泪囊炎、泪道狭窄等。

㉓ 耳尖　即耳轮向耳屏对折时，耳郭上面的顶端处。主治红眼，及外感风热、肝阳上亢引起的目赤肿痛等，常点刺放血。

附：耳穴图

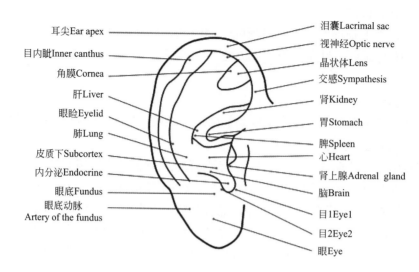

耳尖Ear apex
目内眦Inner canthus
角膜Cornea
肝Liver
眼睑Eyelid
肺Lung
皮质下Subcortex
内分泌Endocrine
眼底Fundus
眼底动脉
Artery of the fundus

泪囊Lacrimal sac
视神经Optic nerve
晶状体Lens
交感Sympathesis
肾Kidney
胃Stomach
脾Spleen
心Heart
肾上腺Adrenal gland
脑Brain
目1Eye1
目2Eye2
眼Eye

3.眼病的针灸治疗

针灸疗法实用、有效且副作用小，故为眼科医生所习用，在眼科领域广泛应用，一些眼病针灸治疗配合药物疗效更快、更佳；也有一些眼病可以单纯应用针灸疗法治疗。特别是对青盲、风牵偏视等眼病的治疗作用是其他疗法无法替代的。针灸可以起到对眼部通经络、活气血、明目、退翳、止痛止痉、祛风散热、牵正振痿等作用。现代研究证实，针刺具有显著改善眼部各组织血液循环状况，调节眼肌功能，促进泪液分泌，调节眼压，增强视神经视网膜功能，保护高眼压状态下的视功能，提高大部分慢性眼病患者的视力等作用。

针灸疗法分针刺及灸疗，眼科应用以针刺疗法为主。眼科针刺疗法分体针、耳针、穴位注射、头皮针、梅花针、刺血等几类。

（1）体针疗法　体针疗法是根据辨证论治的结论在全身穴位上用毫针进行针刺治疗，以疏通经络，调理脏腑，畅旺气血，达到扶正祛邪，解除病痛的目的。治疗眼病的取穴原则一是根据"五脏六腑之精气皆上注于目"，以脏腑经络的生理病理理论为基础，根据临床表现，辨明寒热虚实进行选穴，即"辨证取穴"。二是根据"诸脉者皆属于目"，眼部经络气血丰富，更易受到疾病影响而紊乱，故眼周穴对眼疾的治疗作用更直接、快捷，即"局部取穴"。临床应用时要根据具体情况灵活掌握，多数情况下需要局部取穴和辨证取穴相结合。

常用的眼科取穴区域如下。

眼周取穴：取眼周眶诸穴，适合于大部分眼病，特别是外障眼病，止痛效果良好。如上睑下垂、眼睑痉挛、睑缘炎、结膜炎、角膜炎、干眼、青光眼急性发作、眶上神经痛等。常用穴位有：攒竹、鱼腰、丝竹空、四白、太阳、阳白等。

眶内取穴：取眼眶内诸穴，适合于大部分眼病，特别是内障眼病、视力低下的眼病，如视网膜动脉阻塞、视神经萎缩、视神经炎、葡萄膜炎、青光眼、视路疾病、脑损伤造成的视野缺损等。常用穴位为睛明、上睛明、承泣、球后、上明（下鱼腰）等。

项部取穴：取耳后、项部诸穴，适用于几乎所有眼病，特别对内障眼病，提高视力效果好，如缺血性视神经病变、糖尿病、视网膜动脉阻塞、视神经炎、视神经萎缩、葡萄膜炎、已控制眼压的青光眼、视路疾病、脑损伤造成的视野缺损、上睑下垂、眼睑痉挛、麻痹性斜视等。常用穴位为：风池、翳风、完骨、天柱等。

辨证取穴：即根据眼部表现、全身症状、舌脉情况进行辨证，根据辨证全身取穴。辨证应五轮辨证、脏腑辨证、气血辨证等相结合。与全身疾病相关、病程较久的慢性眼病多采用辨证取穴。因眼的生理病理特点，眼病涉及肝脾肾三脏较多，故全身取穴亦为肝脾肾三经的穴位如三阴交、足三里、太冲、大敦、隐白、血海，及背俞的肝俞、肾俞、脾俞等穴位应用较多。

眼部周围穴位针刺时要求取穴准确、手法熟练、轻巧，不适合快速进针，进针过程如遇阻力则停止进针，一般不施捻转提插手法。临床一般使用0.25mm×40mm一次性针具。出针时以棉球按压针孔1分钟，以防出血。《内经》有"刺面中溜脉，不幸为盲"的记载。眼部组织娇嫩，痛觉敏感，眶内血管丰富，容易出血，眼球壁如被刺破还可引起眼内出血、外伤性白内障等问题。皮下出血及少量球周、球后出血经按压后即可停止；大量球周、球后出血，会出现眼睑、眼球明显隆起，患者感觉眼胀、复视等，应立即冷敷、加压包扎。处理得当除皮肤青紫数日外一般不会造成其他损伤或加重原有眼病，也不会影响针刺的疗效。

全身辨证取穴应结合辨证之虚实寒热行相应手法，如捻转补泻、提插补泻、呼吸补泻、迎随补泻等，烧山火、透天凉等复式手法也经常运用。

（2）耳针疗法　耳针疗法是用毫针或特定针具（皮内针等）或颗粒、丸状物在耳部穴位或压痛点实施刺激以治疾病的技术。此法操作方便，治疗范围较广。其理论依据是中医学中耳与全身脏腑、经络、各部器官部位均存在着一定联系。在耳针理论中，尚以望诊、触压耳部皮肤的异常（形态、色泽改变，异常疼痛等）辅助诊断。在眼科领域因诊断多已明确，故一般只用于治疗疾病。

取穴：患者取坐位，按疾病选相应穴位（见前耳穴图），如按中医辨证选相应脏腑穴，如心、肝、肾等；按疾病诊断选穴，如晶状体疾病选"晶状体"穴，视网膜动脉阻塞选"视网膜动脉"穴、中枢性眼功能障碍选"皮质下"穴等。与全身疾病相关者，多选交感、内分泌等穴。根据临床经验选穴：如目赤肿痛选耳尖穴等。或用毫针柄轻轻触压耳郭找出压痛点为刺激穴位。

针具：常用的针具包括0.25mm×15mm短柄毫针、环形揿针及王不留行、莱菔子、绿豆等丸状物。

操作：选准穴位后局部常规消毒，用针对准耳穴或压痛点快速进行针刺，进针时以左手固定耳郭，右手进针，进针深度以刺入或穿破软骨但不透过对侧皮肤为度。捻转，以患者感到剧烈疼痛又能忍受为度。可留针0.5～1小时，间歇进行捻转。用特制环针埋穴者时间不宜过长，一般3～5日为1疗程，疗程之间可间隔5～7日。用细小质硬之籽实类药物贴压者，将籽实类粘在胶布上贴在相应耳穴，每次不宜过多，以5～8穴为宜；嘱患者每日自行揉按数次，留置3～7日为1疗程。

禁忌：

① 有流产史的孕妇禁用，初孕3个月者慎用；

② 年老体弱、严重贫血、过度疲劳者禁用；

③ 耳局部皮肤破溃、冻伤、感染者禁用。

注意事项

① 操作时严格消毒，预防感染。针刺时勿刺穿耳郭。若见穴位处皮肤发红、耳部胀痛，应及时用2%碘酒涂擦，或口服消炎药。皮肤过敏时暂停治疗。

② 耳针治疗眼科疾病通常作为辅助技术，针对急重病情必须在中西医有效治疗基础上采用，以防延误病情；或用以巩固疗效。

③ 耳针亦可发生晕针，需注意预防处理。对年老体弱、高或低血压、心脏病患者，手法宜轻，留针时间要短，且针刺前后要适当休息，以防意外。

（3）头皮针疗法　是中医针灸疗法与现代医学关于大脑皮质层功能定位理论相结合的治疗方法，在眼科主要用于治疗视神经萎缩、视网膜色素变性、癔病性黑矇等。

针刺取穴部位为视区，在枕外粗隆水平线上，旁开枕外粗隆1cm，向上引平行于前后正中线约4cm的带状区域。

操作：取坐位或侧卧位均可，选好针刺激区，医用酒精常规消毒穴区皮肤，以（30～45）mm×（0.3～0.45）mm的针灸针，平刺于头皮下，捻转进针，勿刺至骨膜。达到该深度后快速捻转，不做提插。使局部有明显麻胀痛针感后，留针15～30分钟，其间再捻转2次。起针后用棉球压迫针眼数分钟，以防出血。

（4）梅花针疗法　为梅花针法在眼科的应用。

针刺取穴部位主要为：头部：沿督脉、膀胱经、胆经由前发际至后发际之各自之区域、两侧头部由上（百会）向下（耳尖）区域。区域宽1.0～1.5cm。

颈部：沿胆经的循行，耳后至颈项两侧之区域。区域宽1.0～1.5cm。

眼部：第一行：从眉头沿眉毛向眉梢部。第二行：由目内眦经上眼睑至瞳子髎。第三行：由目内眦经眶下缘至瞳子髎。

脊背部：第一行：脊柱两侧膀胱经之第一线。第二行：脊柱两侧膀胱经第二线。由上至下。操作：梅花针叩刺上述部位。用于治疗多种眼病，如结膜炎、斜视、上睑下垂、麻痹性睑外翻、近视、白内障、青光眼、视神经萎缩、视网膜色素变性等。叩刺手法分轻、中、重3种。轻刺用力轻，针尖接触皮肤的时间愈短愈好；重刺用力稍大，针尖接触皮肤的时间可稍长；中刺用力介于轻重之间。叩刺方法：运用腕部上下活动和针柄的弹性使针在叩刺部位上点刺。注意针尖起落要与被刺部位皮肤平面呈垂直方向，即针要垂直弹下，又垂直弹起，防止针尖斜刺和向前后左右拖拉起针，以减少疼痛和出血；用力要均匀，即叩刺的速度要均匀，弹叩幅度一致，防止快慢不一，用力不均。

（5）灸法　在《针灸甲乙经》已有眼病"灸手五里"的记载，其他著作中亦有眼科灸法的记载。但比之针刺疗法，灸法在眼科应用甚少。近现代有"核桃皮灸""雷火灸"等应用于眼病治疗的报道。因眼涵神水、神膏，阴柔晶莹，为体阴用阳之窍，又居高位，最易为阳热之邪所伤，而灸法温热，较适宜用于寒证。有研究表明，作用于眼睑的局部温度超过55℃（灸法或热敷等治疗）会对角膜有一定损害，故眼部施灸宜慎用。另外，眼周施以火灸易使患者产生恐惧，操作不慎极易伤眼，故如非必需，眼周不宜施灸。

青光眼后期，视功能低下者，若辨证为虚寒体质，可使用灸法。

施灸部位：肝俞、肾俞、脾俞、腰阳关、关元、气海、足三里、三阴交等。

每日选3～4穴，每日1次，穴位轮流交替应用。可施隔姜灸、隔盐灸、悬灸、瘢痕灸等。

二、放血疗法

又称三棱针疗法，是以三棱针在选定的穴位上点刺放血，或点刺后结合拔罐，达到泄热祛邪、疏通经络气血壅滞之目的，以治疗眼病的方法。多用治实性、热性眼病，如青光眼急性发作期。

取穴：点刺穴多为经络井穴及阳明经、肝经、胆经穴及特定穴，大多只取一两个穴位。如治疗青光眼急性发作等，常用大敦、行间、太冲、窍阴等；各类实热性眼病皆可用神庭、上星、囟会、神聪、百会（顶前五穴）。

操作：选穴后局部常规消毒，医者左手拇、食指捏起或按定穴周皮肤，右手持三棱针快速点刺穴位皮肤，深约0.1寸，令流出或挤出少许血液，以数滴至2ml为宜。刺络拔罐者点刺后按常规拔火罐方法在该处拔罐，令流出较多血液（0.5～2ml）。治疗后擦净皮肤，嘱患者暂勿沾水。

局部皮肤感染、湿疹、瘢痕者不宜行刺血疗法。治疗过程如出血较多应压迫止血。患者经常性出血较多者不宜使用本疗法，并应查找原因，排除血液病。

三、穴位注射疗法

本法为在穴位上注射药物以达到治疗或改善视功能的目的，具有穴位刺激与药物治疗的双重作用。主要用于青光眼慢性期及术后视功能的恢复。

常用药物：复方丹参注射液、复方樟柳碱注射液、黄芪注射液、维生素B_1等。

选穴：常用穴位为足三里、肝俞、肾俞、脾俞、太阳等。

操作：每次根据病情选具有针对性治疗作用的穴位2～4个，宜辨证取穴与局部取穴相结合。穴位局部常规消毒后，以5ml一次性注射针刺入穴位。注射深度：下肢、背俞穴一般1～2cm，太阳穴皮下。每穴每次注射药物0.3～2ml。每日或隔日1次，一般10次为1疗程，如需要连续治疗可休息3～5天后行下一疗程。

四、按摩疗法

又称按摩疗法，是以推拿手法作用于相关经络、穴位或机体特定部位以治疗眼病、缓解眼部不适的方法。本法具有疏通眼部经络、行气化瘀、振奋阳气、通窍明目等作用。常用于青光眼急性发作的止痛、后期视功能恢复等。

常用部位有：（1）眼区穴位，如攒竹、太阳、四白、阳白、瞳子髎等；（2）其他具有治疗眼病作用的穴位，如风池、合谷、内关、外关、手三里、足三里、光明、三阴交、肝俞、肾俞等；（3）特定部位，如眶周、颈项部、额部、背部等。

手法：点、按、拨、揉、捏、提、推等。

推拿疗法亦可与药物治疗、放血疗法结合使用。每日1～2次。

五、熏、洗、敷疗法

熏法是将中药煎制后趁热气蒸腾上熏眼部以治疗眼病的方法。洗法是将中药煎液滤渣，取清液冲洗患眼的一种比较常用的治疗方法。临床上多是先熏后洗，故合称熏洗法。本法具有物理湿热敷及药物治疗的双重作用，能宣散邪气、通络活血、消肿止痛等。

临床上根据不同病情选择适当的药物煎成药液，也可将内服药渣再次煎水做熏洗剂。要注意温度的适宜，温度过低则不起作用，应重新加温。

注意洗液必须过滤，以免药渣进入眼部引起不适。眼部有新鲜出血者忌用本法。

敷法是用药物敷、冷敷、热敷治疗或缓解眼部病症的方法。临床上根据病情需要，分别采用不同的敷法。如：

药物敷：是将药物捣烂或中成药外敷患眼以治疗眼病的方法。采用不同药物以达到不同的治疗作用，常用的有消肿散瘀、清热解毒、消癥散结、活血止痛等药物。可研细末后加入赋形剂等调成糊状，先涂眼药膏于眼部，然后将外敷药置于消毒纱布上敷眼。

热敷：分湿热敷和干热敷。湿热敷是用药液或热水浸湿毛巾、纱布趁热敷眼以治疗眼病的方法，可与洗法结合应用。干热敷：与熨法类似，以毛巾裹热水袋外敷熨亦可。热敷较多用于止痛、消肿、促进功能恢复，如用于促进青光眼的术后反应的恢复等。热敷温度不宜超过55℃。

冷敷：是将冰块等冷物置于患眼局部以治疗眼病的方法。亦可用冷水浸湿纱布或毛巾外敷。具有清热凉血、止血止痛作用。在青光眼治疗中，可用于急性发作的止痛、术后前房出血、眼睑肿胀等。冷敷法不宜久用。

第五节　青光眼的常用西药

一般认为西药降眼压作用强而持久，起效时间短，在临床中使用有较大的优势，但是各类降眼压药物副作用各有不同，临床使用存在一定的危险需要注意。除此之外，由于青光眼的最终目的是保护视功能，因此各种对视神经起到保护、支持，甚至再生的药物，在临床运用中也方兴未艾。另外，很多种类的青光眼需要手术治疗，围手术期的用药也应该受到人们的注意。

一、降眼压药

1. β 受体阻滞剂

包括选择性 $β_1$ 受体阻滞剂和非选择性 β 受体阻滞剂两种，叙述如下。

（1）选择性 $β_1$ 受体阻滞剂　对于有肺部疾患的患者，出现肺部（支气管痉挛性疾病）、中枢神经系统或其他全身疾患时使用较安全，但降眼压作用较非选择性 β 受体阻滞剂差些。常用倍他洛尔（滴眼，1～2滴/次，2次/天）。

（2）非选择性 β 受体阻滞剂　滴眼后降低眼压23%～27%，1小时内可对房水生成起作用，直至停药4周后。滴眼后可全身吸收，对侧眼的眼压也可下降。β 受体阻滞剂的眼部与全身不良反应：支气管痉挛、心动过缓、增加心脏阻滞、降低血压、降低运动耐受性及中枢神经系统受抑制；糖尿病患者可出现葡萄糖耐受性降低，掩盖低血糖症状与体征；嗜睡、精神改变、抑郁、晕厥、视力障碍、角膜麻痹、点状角膜炎、阳痿、性欲减退、过敏及血脂改变。因此，给予β受体阻滞剂处方前需了解患者是否有哮喘；需测量患者脉搏，如脉搏慢或心脏阻滞达1级以上者，均不能使用β受体阻滞剂。可选用噻吗洛尔（滴眼，1滴/次，2次/天，眼压控制后，可改为1次/天，作为维持量）、盐酸卡替洛尔（滴眼，1滴/次，2次/天）。

2. 拟胆碱药物

间接作用的胆碱酯酶抑制剂可出现全身副交感神经受刺激引起的腹泻、腹部痉挛、唾液分泌增加、支气管痉挛，甚至遗尿等较明显的眼部及全身不良反应，故国内外厂商均不再生产。直接作用的胆碱酯酶抑制剂可降低眼压15%～25%。常与其他降眼压药物联合应用于治疗房角有部分开放的患者、闭角型青光眼行虹膜切除术前预防眼压升高者，但对已出现周边虹膜前粘连或实质性房角关闭者其降眼压作用很小。最常用的代表药物为毛果芸香碱（急性闭角型青光眼：滴眼，1滴/次，1次/5～10分钟，3～6次后改为1次/3～6小时，直至眼压下降；慢性闭角型青光眼：滴眼，1滴/次，4次/天）。

3. 碳酸酐酶抑制剂

包括全身用碳酸酐酶抑制剂和局部用碳酸酐酶抑制剂两种，叙述如下。

（1）全身用碳酸酐酶抑制剂　碳酸酐酶抑制剂的口服或静脉注射制剂常用于青光眼急性发作情况（如急性闭角型青光眼），由于其对全身的明显不良反应，仅用于经其他抗青光眼药物治疗后眼压不能控制的慢性患者。最常用的口服碳酸酐酶抑制剂有乙酰唑胺片（口服0.25mg/次，2～3次/天），乙酰唑胺不能由机体代谢，服用后可从尿液中直接排泄。

（2）局部用碳酸酐酶抑制剂　碳酸酐酶抑制剂的滴眼液可用于治疗慢性眼压升高，可降低眼压17%～20%，虽其降眼压的幅度不如口服制剂，但全身不良反应较少。不良反应有口苦、视物模糊及点状角膜病变，因乙酰唑胺眼液酸度较大，故其对眼表刺激症状较布林佐胺稍重，但布林佐胺混悬剂引起的眼部灼热感较重。目前应用于临床的有1%布林佐胺（滴眼，1滴/次，2～3次/天）、2%乙酰唑胺（滴眼，1滴/次，2～3次/天）。

4. 肾上腺素能激动剂

包括非选择性肾上腺素能激动剂和选择性α_2肾上腺素能激动剂两种，叙述如下。

（1）非选择性肾上腺素能激动剂　对深色虹膜降眼压作用较轻，多作为降眼压二线药物使用，因其有扩瞳作用，对某些窄房角患者可导致房角关闭；因可引起黄斑囊样水肿，需慎用于无晶状体或人工晶状体植入患者，此类患者因无完整的晶状体后囊膜，若早期发现及时停药，多为可逆性。可选用盐酸地匹福林（初期治疗：滴眼，1滴/12小时。替代治疗：患者从其他非肾上腺素能激动剂转用本药，第1日继续用原药加本品，1滴/12小时，第2日停用原药，继续使用本品1滴/12小时。辅助治疗：使用其他药物同时使用本品，1滴/12小时）、肾上腺素（滴眼，1滴/次，1～2次/天）。

（2）选择性α_2肾上腺素能激动剂　α_2受体作用：降低眼压及可能对视神经的保护作用。常用于治疗开角型青光眼以及高眼压患者慢性治疗，还可用于氩激光术后眼压升高患者，全身不良反应均明显低于β受体阻滞剂。可选用阿泊可乐定（滴眼，1滴/次，3次/天，仅用于激光虹膜切除术或后囊膜切开术前或术后急性眼压升高者，具有短暂的降眼压作用，因有局部过敏及快速减敏作用，常限于短期使用）、酒石酸溴莫尼定（滴眼，1滴/次，3次/天，对眼后节部及视神经无血管收缩作用），较常用。

5.前列腺素类降眼压药

是一类新的降眼压药物，适用于各种类型的青光眼，降眼压效果明显优于其他几类药物，每日只需滴眼一次，故使用方便，但价格较为昂贵。目前临床广为应用的是0.005%拉坦前列素（滴眼，1滴/次，1次/天，滴药后8～12小时达到高峰值，建议睡前滴眼）、0.004%曲伏前列腺素（滴眼，1滴/次，1次/天，滴药后10～14小时达到高峰值，建议睡前滴眼），而其他的脂类药物如0.03%贝美前列素与0.15%乌诺前列酮尚未在我国上市。

6.复合制剂

将两种治疗青光眼的药物制成复合制剂，置于一药瓶内，既可增加药效与患者的依从性，亦可减少滴眼次数并减轻患者的经济负担。这是当今青光眼药物治疗的新趋势。

7.高渗剂

高渗剂仅用于控制青光眼急性发作时的眼压升高者，常用有50%甘油（口服，50～60ml/次，2次/天，糖尿病患者禁用）、20%甘露醇（静脉滴注，250ml/次，2次/天，糖尿病患者禁用）、甘油果糖（静脉滴注，500ml/次，1次/天）。

8.散瞳剂

常使用抗胆碱药物，可以松弛睫状肌，加强晶状体悬韧带的张力，使晶状体后移，促使晶状体虹膜隔后移，阻断睫状环阻滞性青光眼的恶性过程，还可以用于葡萄膜炎导致瞳孔膜闭引起的青光眼，另外还在青光眼围手术期应用；还可以通过增加房水流畅系数而降低眼压，常用有1%～4%阿托品眼药水（滴眼，在前房未完成形成前，1次/小时，在前房完成形成后可以减少用量，但不能停用）。

9.糖皮质激素

可以全身或者局部应用，减少组织水肿和炎症反应，减轻组织细胞损伤，可以促进睫状环阻滞的解除，还可以用于治疗葡萄膜炎引起的青光眼，另外还在青光眼围手术期应用。使用时应注意过敏者禁用、注意感染的扩散与二重感染、停药时应逐渐减量、孕妇慎用或禁用，常用有氢化可的松（口服，20mg/次，20～40mg/d；静脉滴注100～200mg/次，溶于250～500ml生理盐水或葡萄糖水，同时加维生素C 0.5～1.0g，1次/天；滴眼，1～4次/天，根据病情可调整至1次/小时；球旁注射，12.5～25mg/次，1～2次/天）、地塞米松（静脉滴注2～20mg/次，溶于250～500ml生理盐水或葡萄糖水，1～2次/天；滴眼，1～4次/天，根据病情可调整至1次/小时；球旁注射，2.5～5mg/次；球后注射，2.5～5mg/次，常与妥拉苏林合用）、氟米龙（滴眼，2～4次/天，根据病情可调整至1次/2小时）。

二、视神经支持治疗药物

1.钙通道阻滞剂

该类药物可以改善眼部血液循环，而且在神经细胞水平封闭钙通道，阻断兴奋性氨基酸诱导的神经毒性级联反应，因而可用于各类青光眼的治疗。常用的有以下四类。

（1）苯烷胺类：最常用维拉帕米（口服，40 ～ 80mg/次，3次/天。最大量不超过480mg/天）。

（2）二氢吡啶类：可选用硝苯地平（口服，30mg/次，3次/天，早晨吞服）、尼群地平（口服，10mg/次，1 ～ 3次/天）、尼莫地平（口服，20 ～ 40mg/次，3次/天。或以每分钟15 ～ 45mg/kg静脉滴注，1 ～ 2次/天）。

（3）苯噻嗪类：常用地尔硫䓬（口服，30 ～ 60mg/次，3次/天）。

（4）氟桂利嗪类：氟桂利嗪（口服，10mg/次，2次/天）。

2. 谷氨酸受体拮抗剂

阻断谷氨酸的过量释放或干涉NMDA受体与谷氨酸的结合以保护视网膜神经节细胞。MK-801是非竞争性NMDA受体拮抗剂，能够阻断兴奋性谷氨酸对神经节细胞产生的损伤，目前国内暂无此类药品购买。

3. 一氧化氮合酶抑制剂

一氧化氮合酶抑制剂能防止RGC受到缺氧、兴奋性氨基酸的损害。国外有关于硝基精氨酸、NG-甲基-L-精氨酸（L-NMMA）作为一氧化氮合酶抑制剂的报道，目前国内暂无此类药品购买。

4. 抗氧化剂

主要用于阻止细胞凋亡。目前可应用的有还原型谷胱甘肽（肌内注射或静滴0.6g/次，1 ～ 2次/天）、超氧化物歧化酶（肌内注射，8mg/次，1次/2天）、维生素C（口服，100 ～ 200mg/次，3次/天；肌内注射或静脉推注，50 ～ 100mg/次，1次/天）、维生素E（口服，10 ～ 100mg/次，1 ～ 3次/天；肌内注射，5 ～ 50mg/次，1次/天）。

5. 神经营养剂

近年来的研究表明神经营养剂可促进视网膜神经节细胞（RGC）的存活和损伤后的轴突再生。可选用神经生长因子（500 ～ 1000U/次，1 ～ 2次/天，20天为一疗程）、弥可保（口服，500μg/次，3次/天，或肌内注射，500μg/次，3次/周）、维生素B_2（口服，5 ～ 10mg/次，3次/天；肌内注射，10 ～ 30mg/次，1次/天）、维生素B_{12}（肌内注射，100 ～ 500μg/次，1次/天或1次/2天）。

6. 有潜在保护视神经作用的降压药

（1）部分β受体阻滞剂类：除降眼压外，还可以作为CCB，如贝特舒、美开朗。

（2）部分选择性α_2肾上腺素能激动剂：除降眼压外，还可以作为诱导神经存活因子表达，如酒石酸溴莫尼定。

（3）眼局部使用的碳酸酐酶抑制剂。

三、围手术期用药

1. 散瞳剂

常使用抗胆碱药物，可以松弛睫状肌，加强晶状体悬韧带的张力，使晶状体后移，促使晶状体虹膜隔后移，阻断睫状环阻滞性青光眼的恶性过程，还可以用于葡萄膜炎导致瞳孔膜闭引起的青光眼，另外还在青光眼围手术期应用；还可以通过增加房水流畅系数而降低眼压，常用有1%～4%阿托品眼药水（滴眼，在前房未完成形成前，1次/小时，在前房完成形成后可以减少用量，但不能停用）。

2.糖皮质激素

可以全身或者局部应用，减少组织水肿和炎症反应，减轻组织细胞损伤，可以促进睫状环阻滞的解除，还可以用于治疗葡萄膜炎引起的青光眼，另外还在青光眼围手术期应用。使用时应注意过敏者禁用、注意感染的扩散与二重感染、停药时应逐渐减量、孕妇慎用或禁用，常用有氢化可的松（口服，20mg/次，20～40mg/天；静脉滴注，100～200mg/次，溶于250～500ml生理盐水或葡萄糖水，同时加维生素C 0.5～1.0g, 1次/天；滴眼，1～4次/天，根据病情可调整至1次/小时；球旁注射，12.5～25mg/次，1～2次/天）、地塞米松（静脉滴注2～20mg/次，溶于250～500ml生理盐水或葡萄糖水，1～2次/天；滴眼，1～4次/天，根据病情可调整至1次/小时；球旁注射，2.5～5mg/次；球后注射，2.5～5mg/次，常与妥拉苏林合用）、氟米龙（滴眼，2～4次/天，根据病情可调整至1次/2小时）。

第六节　青光眼的激光治疗

激光用于青光眼的治疗已逾50年。近年来，随着激光技术和配套技术的不断发展，激光治疗机用于青光眼的治疗已经日新月异。从开始的单纯应用激光的切割烧灼功能，到最新的研究更侧重于治疗参数的精确、能量传输的准确和已有技术的重新开发，以减少相伴随的组织损伤。早期的青光眼激光技术主要包括：激光虹膜切除术（laser iridotomy）、激光房角成形术（laser gonioplasty）、激光睫状体光凝术（transscleral cyclophotocoagulation，TCP），目前研究的重点主要围绕选择性激光小梁成形术（selective laser trabeculoplasty，SLT）、内镜下睫状体光凝术（endolaser cyclophotocoagulation，ECP）和激光小梁切开术（laser trabecular ablation，LTA）展开。各种方法利用激光能量，通过不同的作用机制达到降眼压的效果。本文就其作用机制、适应证、降压效果等方面进行综述。

一、激光虹膜切除术

1.概述

激光虹膜切除术是一种简单而安全的方法，应用时间很早，始于20世纪60年代，激光一次的成功率很高，可以用于治疗急性闭角型青光眼早期和临床前期。可以应用的激光器有：氩激光、染料激光、YAG激光及半导体激光，目前YAG激光的应用更普遍。但对于虹膜色素多、基质厚、组织致密的虹膜，一次切透成功率较低，可采用氩/YAG联合激光进行虹膜切除，且具有术后反应轻、并发症少等优点。

2.适应证

原发性急性闭角型青光眼的临床前期，急慢性闭角型青光眼患者眼压控制且房角粘连小于180°者，硅油阻塞瞳孔引起继发性青光眼者可采用激光做6点钟方位虹膜周切孔。

3.操作方法

术前缩瞳，于眼球表面麻醉下先用氩激光在虹膜表面光凝形成一激光斑，然后用YAG激光在氩激光光斑上作穿透性击射，部位一般选在颞上或鼻上中周部质地疏松的虹膜，最好选在隐窝或脱色素区，应避开12:00方位，因为产生的气泡聚集于此会妨碍继续操作。亦可放置接触镜，采用防反射涂层的Abraham激光专用接触镜，该镜前表面附贴一小块+66D的平凸透镜，可提供更高的放大倍数和更强的激光会聚度。激光参数：氩激光（光斑50μm，时间0.1秒，功率800～1200mW，连续脉冲5～15次），YAG激光（功率1.8～3.3mJ/脉冲，光斑30μm，脉宽11纳秒，连续脉冲4～27次）在氩激光光斑上作透切，直至穿透虹膜并形成足够大的激光孔，虹膜切除孔径一般应大于0.2mm。

4.并发症

（1）术后暂时性眼压升高，一般发生在术后6小时以内。（2）虹膜出血。（3）反应性虹膜炎。（4）晶状体囊膜损伤。（5）角膜上皮或角膜内皮灼伤。

二、激光房角成形术

1.概述

又称为激光周边虹膜成形术。主要治疗慢性闭角型青光眼。其利用的激光器是氩激光，使用激光对根部虹膜行光凝，往往是全周光凝，利用激光的灼烧作用，使周边虹膜产生收缩作用，以此解除周边虹膜前粘连而拉开房角。激光房角成形术的效果与房角关闭发生的时间有关，施行房角成形术的时间越早，效果越好，成功率越高。为提高手术成功率，可以采用该术式联合其他术式，例如联合激光周边虹膜切除术。

2.适应证

原发性慢性闭角型青光眼中房角粘连超过1/2范围以上者。

3.操作方法

术前应该尽量降眼压及缩瞳。激光参数（光斑200～400μm，时间0.2～0.4秒，功率200～400mW），使用激光在周边虹膜根部上击射，以见虹膜收缩且无色素脱落为最佳，光斑与光斑之间间隔一个光斑，在虹膜根部进行全周光凝，一共需要作用约40个激光点。

4.并发症

未见严重并发症的报道，常见的有轻度反应性虹膜炎、角膜灼伤及轻度或中度眼压升高。

三、选择性激光小梁成形术

1.概述

Wise和Witter在1979年首次报道了用低能量氩激光激射小梁网可成功地降低眼压，即氩激光小梁成形术（argon laser trabeculoplasty，ALT），其确切的降眼压机制目前尚不清楚，可能是激光使局部的小梁网皱缩位移，并激活小梁网细胞，增强其吞噬组织碎屑的能力，使房水排出增加，眼压下降。但是，氩激光可对周围细胞和组织产生热损伤，使小梁网凝固，进而瘢痕化，远期效果不理想，且难以重复治疗。之后学者们开始了选择性靶向色素性小梁网细胞激光治疗的研究，即SLT，此种激光能选择性作用于小梁网中的色素，而非小梁网细胞，对小梁网中非色素性小梁网细胞无热损伤和结构破坏，并且对作为靶细胞的色素性小梁网细胞没有明显的结构破坏。因此从理论上讲，它是一种安全并可重复进行的治疗手段。有学者的临床研究情况也符合预期，SLT术后1、3、5年的眼压控制率分别为68%、46%、32%。SLT使用的激光器是YAG激光。

2.适应证

原发性开角型青光眼、正常眼压性青光眼、色素性青光眼、假剥脱性青光眼、由于各种原因拒绝青光眼药物治疗者、房角后退性青光眼、ALT术后眼压不控制者。

3.操作方法

术前应该尽量降眼压及缩瞳。使用激光专用房角镜，瞄准光束聚焦于色素小梁，开始进行激光射击，激光参数（光斑400μm，脉宽3纳秒，功率0.6～1.8mJ/脉冲），以见没有气泡为最佳，若有气泡，则一定要降低激光功率，注意避开毛细血管，光斑与光斑之间间隔一个光斑，激光斑不重叠，进行全周光凝，一共需要作用50～80个激光点。

4.并发症

有研究报道在SLT中的靶向的黑色素性小梁网与脉冲持续时间为3纳秒，这比小梁网的组织热弛豫时间短，降低激光的热影响，因此并发症很少。

四、激光睫状体光凝术

1.概述

该技术利用激光穿透巩膜，经巩膜直接对睫状体的睫状突进行凝固、破坏，使其上皮细胞失去或减少房水生成的功能，从而降低眼压。由于其疗效肯定，并发症比睫状体冷凝术少很多，因此在有条件的医院已取代睫状体冷凝术。可使用激光器有半导体激光、YAG激光、氩激光。

2.适应证

各种眼压难以控制的无视力青光眼。

3.操作技术

（1）经巩膜半导体激光睫状体光凝术：使用球后麻醉，激光参数（能量1.2W，时间0.9秒，光斑100μm），光凝位置在角膜缘后1mm，每个象限10～12个点。（2）YAG激光经巩膜睫状体光凝术：将专用激光光导纤维探头置于距角膜缘后1.5～2mm处的球结膜及巩膜上。激光参数（能量4.9～6.3mJ，时间0.7秒），每个象限8个点，注意3点和9点处不作光凝，以免损伤睫状后长动脉。（3）氩激光睫状突光凝术：这种术式需要术前充分散瞳，然后经瞳孔对睫状突顶部击射，这种方法由于在实际操作中很难实现，因此已经基本不用；如需要使用，角膜表面安放表面有防反射涂层的Goldmann三面镜，在裂隙灯下直视睫状突，也可采用专门设计的外带有巩膜压迫器Mizuno镜，可以获得最佳经瞳孔视野；用氩激光蓝绿光照射，曝光时间0.1～0.2秒，功率600～1000mW。

4.并发症

此种术式并发症很少，仅有轻度的结膜灼伤、轻度反应性虹膜睫状体炎及轻度眼痛，值得注意的是，如果光凝过度，将导致明显低眼压，且这种低眼压难以控制，甚至导致眼球萎缩，由于此种术后可以反复使用，因此，首次光凝无需过度，若有不足，可再次操作。

五、内镜下睫状体光凝术

1.概述

经巩膜睫状体光凝术（TCP）术中不能看到靶组织，所以难以进行定量评价并对睫状突周围组织产生不必要的损伤，在治疗中听到睫状突气化的"啪"声是唯一的定性指标，因此并发症较多。如果能在眼内镜引导下，经前房或睫状体扁平部，使用激光头直接对睫状体进行光凝则将更直观，能使手术定位更准确、操作更具目的性，减轻了术后炎症反应和对周围组织的损伤，因此ECP应运而生。本方法需要眼内镜，眼内镜系统是一个集照明、摄像、图像显示和激光系统于一体的装置，由两部分组成：激光内镜和操纵台。激光内镜由3种光导纤维组成，分别进行激光输出、图像传输和光照。用于光凝的激光为810nm、1.2W的半导体二极管激光。操纵台主要由摄像机、显示器、录像器和激光光源组成。

2.适应证

治疗各种难治性青光眼有较好的降眼压效果。因ECP的手术部位在睫状体，所以对于有晶体眼，无论是从角膜缘入路还是扁平部入路，手术过程中都有可能造成晶状体的损伤。因此ECP的主要适应证为人工晶体眼或无晶体眼以及需在手术过程中摘掉白内障的患者。

3.操作方法

术前采用球后麻醉，术前散瞳。ECP按眼内镜探针的入路不同分为两种。（1）角膜缘切口：用穿刺刀做透明角膜缘隧道切口。宽度约2.5mm。再注入黏弹剂维持前后房，同时可分离虹膜的前后粘连。眼内镜探针从切口进入对侧虹膜后方观察并进行睫状体光凝。光凝完毕后抽吸干净黏弹剂。切口一般选择在颞侧角膜缘，如光凝超过180°，可在鼻上方再做第2切口。（2）睫状体扁平部切口：在角膜缘后3mm睫状体平坦部做巩膜切口，激光内镜探针从巩膜切口进入眼内，可以对对侧的睫状体进行光凝。ECP后睫状突的最佳光凝反应是睫状体变白、塌陷皱缩，手术中应根据睫状突的光凝反应不断调整激光能量。激光参数：0.4～0.5W，光凝时间0.5秒。当光凝后睫状体突产生泡样隆起改变或听到爆破声时，要适当调低能量或光凝时间，或者增加探头与睫状突之间的距离。

4.并发症

此种术式并发症很少，但由于手术操作要进入眼内，因此要特别注意不能损伤临近组织，例如经平坦部切口的操作可导致虹膜撕裂和虹膜根部离断。另外，术后的并发症有纤维蛋白渗出、前房出血、黄斑囊样水肿、脉络膜脱离、低眼压，罕见出现前房出血和炎症反应，均可在1～2周内得到控制。

六、激光小梁切开术

1.概述

激光小梁切开术（LTA）是用激光将小梁网中部分小梁组织切除，建立直接通向Schlemm管的捷径通道，增加房水排出，从而降低眼压。或使用的激光可以是Er：YAG、ho：YAG激光。学者们认为LTA是一种有效的治疗青光眼的方法，其优点在于操作简单方便，组织损伤轻微。但也有学者认为，经激光激射的小梁网没有明显瘢痕形成或内皮细胞的增生，但小梁网激光切除区没有通透Schlemm管，因此认为LTA尚需在技术上进一步提高，以保证术中形成确切的通向Schlemm管的捷径通道。尽管LTA的确切机制目前仍不清楚，但其能有效地降低眼压，并发症少，是一种有前景的抗青光眼激光，其有效性和安全性还需进一步研究，预计在不久的将来，该手术会成为一种精确、微创和有效的新型抗青光眼手术。

2.适应证

适应证较广，一般除闭角型青光眼之外，原发性开角型青光眼、正常眼压性青光眼、色素性青光眼、假剥脱性青光眼、由于各种原因拒绝青光眼药物治疗者、房角后退性青光眼都可以作为其适应证。

3.操作方法

以Er：YAG激光为例，术前应该尽量降眼压及缩瞳。使用激光专用房角镜，瞄准光束聚焦于小梁网，开始进行激光射击，激光参数（光斑400μm，能量5～7mJ），注意避开毛细血管，光斑与光斑之间要有间隔，激光斑不重叠，进行全周光凝，一共需要击射小梁组织12个点，即每个钟点予以光凝一次。

4.并发症

并发症较少，偶见前房出血，脉络膜脱离，虹膜粘连。

七、准分子激光小梁切开术

1.概述

准分子激光小梁切开术（excimer laser trabeculotomy，ELT）是一种新型微创手术，局部破坏小梁网的结构，减少房水进入Schlemm管的阻力。借助于内镜或前房角镜，利用准分子激光在小梁网上形成许多小孔，直接通向Schlemm管。此手术能有效降低眼压，减少抗青光眼药物的使用，不需要切除结膜，且是受控制的消融手术，没有热损伤，与晶状体超声乳化手术联合治疗效果更好。

2.适应证

适用于靶眼压在16～20mmHg的患者，术前可有结膜瘢痕，存在术后低眼压和感染风险的患者也适用于此方式。

3.操作方法

这种准分子激光是由连接在氯化氙脉冲准分子激光器上的石英导光纤维发射的。导光纤维外包裹直径500μm的不锈钢外套，其前端成65°角以便于激光作用于小梁网。通常手术在房角90°范围内发射8～10个激光点，激光点作用部位小梁网变白并有小泡形成。

4.并发症

ELT的缺点是对技术要求高，且该引流途径受限于开口的大小，此外开口可因纤维化而闭合，其远期效果和潜在并发症有待进一步观察。

第七节　青光眼的手术治疗

由于上一节已经介绍了青光眼的激光治疗，因此，本节不再赘述。施行抗青光眼手术是治疗青光眼的重要手段之一，手术的目的在于：降低眼压；保存或维持视野；预防眼压升高；缓解和消除眼痛。抗青光眼手术不同于白内障手术，青光眼手术的结束，只能表明大量术后工作的开始，手术后可能出现一些意想不到的并发症，有时候经手术治疗后眼压虽然显示"正常""在正常范围内"，但视神经的损害仍有可能进展，只有通过术后早期的定期复诊，医生及时做出相应处理，才能提高手术成功率，并最大限度地避免手术并发症给患者视功能带来的危害。

青光眼是一种古老的疾病，其手术方式经历上百年的改进与发展，随着眼科学的发展与临床实践不断摸索，青光眼的手术方法多种多样。医生在临床工作中，要根据患者的实际情况选择是否需要手术，以及选择什么样的手术。例如，先天性婴幼儿型青光眼一旦确诊，大部分需尽早手术治疗。而对于成年人的原发性（或继发性）开角型青光眼可先试用药物治疗，药物不能达到目标眼压以及患者不能长时间接受药物时，就应行手术治疗。手术方式的选择，医生应基于患者年龄、疾病程度、药物治疗反应等因素综合考虑，让患者获得最大的益处。众多的青光眼手术可以分为三大类，现介绍如下。

一、解除机械性阻塞，疏通生理性房水循环途径的手术

1.周边虹膜切除术

（1）概述　周边虹膜切除术属于"内引流手术"，对于瞳孔阻滞引起的高眼压有效，周边虹膜切除后，产生了一个直接沟通前后房的通道，房水可以不通过瞳孔途径，从后房流到前房，维持前房的深度，继而通过小梁网途径流出，使眼压恢复正常，因此，此种术式要求患者具有足够的小梁网功能，所以，对开角型青光眼或对房角已全部粘连的闭角型青光眼施行周边虹膜切除术达不到降低眼压的作用，因为虹膜周边切除仅能解除瞳孔阻滞而不能解决小梁网排出受阻问题。

（2）适应证　原发性急性闭角型青光眼的临床前期，急慢性闭角型青光眼患者眼压控制

且房角粘连小于180°者。

（3）操作方法　术前控制好眼压，充分缩瞳，结膜囊表面麻醉即可，一般选择角膜鼻上方或正上方11、12、1点钟方位角膜缘切口入路，首先剪开手术入路方位的少许结膜，止血，在角膜缘后1mm处平行于角膜缘做巩膜切口，斜行切穿巩膜，切口长度约2mm，用镊子轻提切口前缘，并压迫切口后缘，使虹膜根部自然从切口脱出，用镊子再将虹膜根部拉出少许，虹膜拉出长度约1.5mm，用显微镜将拉出的虹膜剪除，无菌生理盐水冲洗切口，使虹膜复位，并形成前房，切口可不缝合，若切口水密性不佳，则用10-0缝线缝合1针，剪开的结膜可用烧灼的方位对回原位。

2.晶状体摘除术

（1）概述　由于晶状体膨胀、睫状体解剖位置异常、睫状体水肿肥大等原因，将导致晶体-虹膜隔的位置向前移动，前房变浅，终将导致房角关闭，开始发生粘连，造成眼压升高和青光眼的发作；另外，晶状体在外伤和过熟期白内障的情况下，可能发生晶状体囊膜破裂，此时，晶状体的皮质将出现溶解和从晶状体囊袋中溢出，一方面可直接堵塞房角，造成房水回流障碍，另一方面，皮质溢出后，造成房角小梁组织炎症性水肿，房水流出障碍，两方面都能造成高眼压以及青光眼的发生。

这些种类的青光眼的发生都与晶状体有关，因此摘除晶状体就能解决晶状体虹膜隔的阻塞，也能清除破裂的晶状体和皮质溢出，对于适应证起到"釜底抽薪"的作用，另外，对于本身就有晶状体混浊和屈光不正的患者，摘除晶状体并植入人工晶体还有可能提高视力，获得更好的满意度。

（2）适应证　原发性急性闭角型青光眼的临床前期，急慢性闭角型青光眼患者眼压控制且房角粘连小于180°者，裸眼视力一般要求低于0.5，以及睫状环阻滞型青光眼、晶体皮质过敏性青光眼。

（3）操作方法　晶状体摘除目前主要有晶状体囊外摘除术（ECCE）、晶状体超声乳化吸除术（Phaco）、晶状体咬切术。

晶状体囊外摘除术（ECCE）需要剪开上方结膜，并制作巩膜瓣，因此术后炎症反应较重，且破坏球结膜，如果单纯使用晶状体摘除的方法不能理想控制眼压，而上方球结膜又被破坏，则ECCE不利于进一步的滤过手术治疗，但是，对于一些条件不足的医疗机构，若一开始便设计为青光眼-白内障联合手术，则可以考虑用ECCE摘除晶状体。一般先做以穹窿部为基底的结膜瓣，做ECCE的常规巩膜瓣，并完成ECCE，植入人工晶体。由于原有ECCE巩膜瓣一般较宽，可在原有ECCE巩膜瓣的基础上，垂直于角膜剪两刀，保留中间的巩膜瓣（宽4mm左右）作为后续青光眼手术的巩膜瓣，之后操作基本同小梁切除术。

晶状体咬切术是指用玻璃体切割机的探头，从睫状体扁平部切口进入，从后方咬开晶状体囊膜并吸出晶状体囊膜内容物，这种方法还可一同切除部分玻璃体，因此，仅用作在睫状环阻滞型青光眼患者行玻璃体抽吸术无效时的补救措施。

晶状体超声乳化吸除术一般采用的是透明角膜缘切口，不但不破坏结膜，而且清除晶状体彻底，术后炎症反应较轻，术后如果眼压不控制，不影响后续的青光眼手术，操作熟练者还能保证植入良好光学效果的人工晶体，术后相对视功能较好，患者易于接受，因此，Phaco手术目前在闭角型青光眼患者中应用很广。需要注意的是，需要Phaco手术的青光眼患者往往前房浅，因此在术前需要应用脱水剂降低后房压力，连续环形撕囊比普通白内障患者要更难操作，需要在前房注入足够的黏弹剂维持前房深度，同时可用黏弹剂对粘连的房角做一定程度的分离，甚至可以先用小针头刺入晶状体皮质内，吸出少量晶状体皮质，加深前房后，再行连续环形撕囊；手术完成后，术中最好要用缩瞳剂将虹膜缩回，以免高眼压造成的瞳孔散大的状态持续。

3. 玻璃体切除/抽吸术

（1）概述　对于睫状环阻滞型青光眼，由于晶状体虹膜隔严重受阻，且患眼炎症反应很重，此时因为必须散瞳，而无法行周边虹膜切除术等方法沟通前后房，房水无法流到前房，房水向后玻璃体腔迷流，玻璃体将高度水肿，前房很浅，因此许多青光眼相关的操作都不能进行，此时，医生唯一能做的可能就是对后房的玻璃体进行操作，将部分玻璃体和玻璃体腔液体予以切除或抽吸出来，降低后房压力，有助于晶状体后退，开放晶状体虹膜隔的阻塞。

（2）适应证　睫状环阻滞型青光眼。

（3）操作方法　① 玻璃体抽吸术较为简单，无需昂贵的医疗设备，因此，适用于基层医疗机构，手术方式如下：术前散瞳，可用结膜囊表面麻醉或切口处结膜下浸润麻醉，选用颞上方或鼻上方睫状体扁平部的切口，剪开切口处少许结膜，用巩膜穿刺刀于角膜缘后3.5mm处穿刺入玻璃体腔，用5ml注射器联合20ml注射器的针头（此针头较粗，其他针头太细，难以抽出液体），针头尖端后1.5cm处用止血钳夹住，以免刺入过深，伤及眼内组织，针头从巩膜穿刺口刺入，进针1.5cm后开始抽吸玻璃体腔液体，一般能缓慢抽出0.5ml液体为宜，以后退出针头，剪除被针头带出的玻璃体，分层缝合伤口，但是，这种手术方法并发症较多，尤其是由于操作时的抽吸负压牵拉玻璃体，有可能引起视网膜脱离以及脉络膜脱离。因此如果有条件，最好还是使用玻璃体切割机进行玻璃体切除术。② 玻璃体切除术利用玻璃体切割机的探头"边吸边切"的特性，能够较为安全地完成这一操作，目前大都使用23G口径或更小口径的玻璃体切割探头，因此可不需要剪开结膜，术前散瞳，可用结膜囊表面麻醉，直接用23G巩膜套管穿刺刀于角膜缘后3.5mm处穿刺入玻璃体腔，保留套管作为手术通道，玻切头从巩膜穿刺口伸入，可通过瞳孔看见伸入的玻切头，直视下切除部分玻璃体，注意操作时应缓慢，以免引起眼内压下降过快，术闭，拔出玻切头以及套管，无需缝合。

4. 房角切开术

（1）概述　房角切开术的手术设计是基于婴幼儿型青光眼的房角组织学发现以及房角镜检查而创立的，又称为"内路小梁切开术"，由Barkan于1938年设计，其原理是假设在房角小梁网内侧切开一层阻塞组织，如Barkan膜、压缩的小梁网膜样组织，使房水流入深部小梁网和Schlemm管。同时房角切开术也使虹膜根部附着部后退，解除了睫状体纵行肌对小梁纤维的牵拉，减少对小梁网的挤压，增加房水排除和降低眼压。

（2）适应证　主要适用于原发性婴幼儿型青光眼，尤其是前房角发育异常表现为单纯性小梁发育不良者；但对于瘢痕房角或虹膜小梁发育不良以及虹膜-小梁-角膜发育不良者无效，对于角膜条件不佳者（角膜直径超过15mm，角膜已经明显混浊），也不宜此手术。

（3）操作方法　一般应该予以全麻，术前充分缩瞳以及降眼压，如果高眼压造成角膜上皮水肿者，可刮去角膜上皮，缝线固定上下直肌，眼球固定，放置手术用的前房角镜（例如手持式Barkan接触镜、球形Worst接触镜）于角膜偏鼻侧处，暴露颞侧部分角膜以便于进刀，显微镜直视下，做颞侧角膜缘透明角膜切口，黏弹剂维持前房，用Barraquer或Swan前房角切开刀，从切口进入，与虹膜平行移动至鼻侧房角处，校正显微镜使之能清晰观察房角结构，用刀尖对准并紧靠虹膜面根部附着处前房的小梁网，缓慢切开120°的小梁组织，一旦准确切开小梁后可观察到一条细白色的小梁组织分离线，虹膜根部后退和房角隐窝加深，此时退刀，生理盐水将手术出血和黏弹剂冲洗出，一般无需缝针。注意小梁切口如果靠后，会引起睫状体和虹膜动脉大环的出血；还要注意不要切得太深，以免局部组织太薄，继发巩膜葡萄肿。

5. 小梁切开术

（1）概述　小梁切开术的手术设计原理是从外路切开Schlemm管内壁和小梁网的方法，又称为"外路小梁切开术"，可以在前房和Schlemm管之间建立大面积的之间通道，使房水迅速流入Schlemm管，增加房水排除和降低眼压。与"内路小梁切开术（房角切开术）"相比，其具有更高的手术成功率，且可以不依赖角膜的条件、青光眼的严重程度，其并发症更少，手术的解剖定位更为准确。因此小梁切开术成为目前大多数临床医生治疗先天性青光眼的首选。

（2）适应证　主要适用于单纯性小梁发育不良的原发性婴幼儿型或青少年型青光眼，而对于角膜条件不佳者（角膜直径超过15mm，角膜已经明显混浊），也可以采用此手术。

（3）操作方法　一般应该予以全麻，年龄较大的青少年，视其配合情况可考虑局部麻醉。术前充分缩瞳以及降眼压，悬吊直肌以固定眼球，在显微镜的直视下，首先在12点方位做以穹窿部为基底的结膜瓣，烧灼止血；然后在高倍显微镜下，在12点方位做以角膜缘为基底的3mm×3mm三角形巩膜瓣，厚度约3/4巩膜，向前分离进入透明角膜1mm，此时在巩膜瓣下，由前向后可见3种组织形态：透明的角膜、窄的灰蓝色小梁网带、白色巩膜带，于小梁网带后缘和白色巩膜带连接处前后各1mm做垂直于角膜缘的2mm放射状切口，逐步缓慢加深切口，边加深切口边把切口两侧的巩膜纤维向切口两侧推移，仔细寻找切口缝中的黑色小点，此即Schlemm管，如果在此黑点处有水或血流出，则表示Schlemm管外壁已经被切开，此时，仔细继续加深切口，直至暴露Schlemm管的内壁（此内壁具有轻微色素并由交叉纤维构成）。除了形态学上定位Schlemm管之外，还有缝线法定位，用1根5-0尼龙线，前段削为斜面，使其尖端顺着疑为Schlemm管切口处轻轻插入，如定位准确，该尼龙线将容易沿着管道徐徐插入。Schlemm管定位准确后，用Vannas剪平行于角膜缘将左右Schlemm管外壁切口剪开，暴露1～2mm Schlemm管管腔。用小梁切开刀的下刃沿着Schlemm管管腔徐徐推进9～10mm，向前房方向平行虹膜面旋转刀柄，在虹膜和角膜之间操刀切开Schlemm管内壁和小梁网，小心撤刀，更换另一把小梁切开刀，用同样的方法切开另一端Schlemm管内壁和小梁网，小心撤刀。巩膜瓣用10-0缝线间断缝合，结膜用8-0可吸收缝线缝合。术闭时即可做房角镜检查，以明确是否准确切开小梁网，可发现Schlemm管内壁裂口，裂口通常表现为白色凹陷，经过该凹陷可观察Schlemm管外壁和巩膜面。

6. 小梁消融术

（1）概述　小梁切除术目前仍然是青光眼患者最主流的手术治疗方式，然而，小梁切除术后的滤过泡护理困难，以及与滤过泡相关的一系列潜在严重并发症都是临床上需要面对的问题。因此，近来无滤过泡的青光眼手术得到不断发展，小梁消融术正是其中之一。小梁消融术于2004年通过FDA批准投入使用，临床研究发现其术后眼压降低接近40%。

目前小梁消融系统使用较多的主要是Trabectome小梁消融仪，小梁消融系统主要由3部分组成：载有利用重力灌注平衡盐溶液的移动基站；具有自动助吸和消融功能的一次性手柄；控制助吸和消融功能的脚踏板。外灌注通道为19G管径，助吸通道为25G管径。

根据目前的资料，小梁消融术降眼压幅度有限，对"手术成功"的标准和判定时间目前无统一的共识，有学者主张以使用或不使用降眼压眼药，眼压小于等于21mmHg，无需二次手术作为成功的定义；还有学者认为成功的标准是眼压相比术前降低大于20%或降眼压眼药数目减少无需额外的药物或青光手术治疗；各个研究对"成功"的标准不同，造成手术成功率的统计比较困难。另外，小梁消融术的远期效果和与其他手术方式的比较也亟待多中心临床验证。

（2）适应证　目标眼压在14～18mmHg者，包括原发性开角型青光眼，剥脱性青光眼，色素性青光眼，原发性婴幼儿型青光眼，激素敏感型青光眼。或者为使用多种降眼压药物而眼压仍控制不好的患者。要求房角结构可清晰观察到，既往未施行过房角手术和睫状体激光光凝手术。

（3）操作方法　手柄末端弯曲90°，形成一个三角形的底板，底板有一个适度的尖端并覆盖了光滑耐热的绝缘材料，以方便其穿过小梁组织进入Schlemm管，并在Schlemm管内滑行以及保护Schlemm管外壁和临近组织免受热和机械伤害。术前充分缩瞳，如需联合白内障手术则予以散瞳。表面麻醉。通过透明角膜做一个17mm切口，使用黏弹剂稳固和加深前房深度，调节功率至0.8W，Trabectome手柄进入前房，在Swann-Jacob房角镜引导下，将手柄末端的尖端穿过小梁网进入Schlemm管，通过脚踏激活微电子烧灼器，切开并同时烧灼小梁网，去除60°～120°的小梁网组织及Schlemm管内壁组织，当手柄退出前房时可看到Schlemm管反流的少量出血，用平衡盐尽量冲净前房黏弹剂和反流的出血。术毕，水密封闭切口或使用10-0缝线缝合切口；如联合白内障超声乳化手术，则先完成小梁消融手术，或者先完成超乳手术，均可。

7. Schlemm管成形术

（1）概述　Schlemm管成形术属于非穿透性小梁手术，最早起源于黏小管切开术，通过增加Schlemm管内径，重建房水的自然流出通道。将一根聚丙烯缝线360°贯穿Schlemm管，缝线两端打结。这样缝线的环形张力就在小梁网上产生一个内在的向心力，从超声生物显微镜可见Schlemm管的内径增大。此手术可以恢复Schlemm管的引流，是一种安全有效的术式，在手术中或一段时间后可再行小梁切除术。其缺点是对操作技术、术前房角功能和Schlemm管的状态要求较高，缝线永久性地放在Schlemm管内可能存在一些后期并发症，如缝线脱出等。如何使其操作简单化，便于插管和缝线通过以及明确每一步操作的作用将成为今后研究的重点。

（2）适应证　适用于靶眼压在13～16mmHg，对青光眼药物敏感的患者，术前不能有结膜瘢痕，可能出现术后低眼压和感染的患者也可选用此种方式。

（3）操作方法　一般应该可以局麻，对于小儿，应该予以全身麻醉。术前充分缩瞳以及降眼压，悬吊直肌以固定眼球，在显微镜的直视下，首先在12点方位做以穹窿部为基底的结膜瓣，烧灼止血；然后在高倍显微镜下，在12点方位做以角膜缘为基底的3mm×3mm三角形巩膜瓣，厚度约3/4巩膜，向前分离进入透明角膜1mm，做垂直于角膜缘的2mm放射状切口，寻找Schlemm管，切开Schlemm管外壁，暴露Schlemm管的内壁（具体方法见小梁切开术）。用Vannas剪平行于角膜缘将左右Schlemm管外壁切口剪开，暴露1～2mm Schlemm管管腔。利用特制的微导管将一根聚丙烯缝线沿着Schlemm管管腔徐徐推进，操作应缓慢，一直推进360°，至导管进入的一端从Schlemm管外壁切口的另一端出来，植入聚丙烯缝线，撤出导管，将缝线两端打结，线结置于巩膜瓣下方，巩膜瓣用10-0缝线间断缝合，结膜用8-0可吸收缝线缝合。

二、重建房水外流途径的滤过性手术

通常又称为"滤过性手术"，是向眼外建立一条房水新引流通道的手术，是青光眼手术治疗中最常用的手术方式，适用于大部分青光眼，如原发性闭角型青光眼进展期、原发性开角型青光眼、发育性青光眼和大部分继发性青光眼。目前常用的手术方式有复合式小梁切除术、房水引流物植入术和引流钉植入术等。目的是通过手术形成的新通道将房水引流入结膜下，形成一个"滤过泡"，再通过滤过泡壁的吸收作用以使房水直接排出到眼外，从而达到降低眼压的目的。主要的房水引流途径是：① 沿巩膜瓣缘进入球结膜下间隙，或直接由结膜下结缔组织中的毛细血管和巩膜表层血管或结膜淋巴系统吸收；② 或由手术床毛细血管断端形成的解剖通道直接与巩膜深部静脉丛交通；③ 或穿透球结膜进入泪液（尤其是薄壁囊变滤过泡）；④ 其他：经巩膜床渗透进入睫状体上腔，或经切开的Schlemm管断端引流，尤其是在非穿透小梁术中。近年来，有许多微切口青光眼手术出现，手术创伤更少，术后恢复更快，对这些手术方式的研究方兴未艾。

1.穿透性小梁切除术

（1）概述 滤过性手术虽有许多类型，也有新的术式不断问世，但自1968年以来，至今仍为国内外青光眼专家公认且疗效最确切的是小梁切除术，它是通过在前房角处黑白眼珠交界处（角巩膜缘）的眼球壁上造一滤过口，将房水引流到眼外的球结膜下，以降低眼压。对高眼压状态下的青光眼施行手术，特别是长期持续性高眼压或急性青光眼眼压控制不好并有充血现象者施行手术，无异于"火上浇油"，术后炎症反应往往会较重，房水滤过引流通道容易瘢痕化而导致手术失败。此外，滤过手术后滤过泡的按摩时机及按摩方法、频数、力度等均是影响术后效果的重要因素。

（2）适应证

① 原发性开角型青光眼 药物治疗耐受有效，但视野仍进行性损害；视野无明显损害，但眼压大于35mmHg；晚期青光眼表现且眼压大于15mmHg；视盘凹陷进行性扩大且C/D大于0.8。

② 药物不能降眼压，房角粘连超过180°的急慢性闭角型青光眼。

③ 先天性青光眼（多与小梁切除术联合使用）。

④ 色素性青光眼与剥脱性青光眼。

⑤ 与抗VEGF药物联合治疗新生血管性青光眼。

（3）操作方法　一般采用结膜下注射浸润麻醉，术前需要尽量控制好眼压在20mmHg左右，并且术前充分缩瞳，一般通过缝线悬吊上直肌固定眼球。

①制作结膜瓣　有两种类型的结膜瓣，一种是以角膜缘为基底的高位结膜瓣；另一种是以穹窿部为基底的低位结膜瓣。两种结膜瓣比较而言，降眼压效果类似，但是以角膜缘为基底的高位结膜瓣更为安全可靠，高位结膜瓣允许与抗代谢药联合应用，而且在术后早期即可进行滤过泡旁的按摩和针刺分离；以穹窿部为基底的低位结膜瓣的优点在于操作简单省时，有时可不悬吊上直肌，而且不容易出现包裹囊样泡，但其容易出现伤口渗漏，因此不宜在术中联合使用抗代谢药物，术后也易出现浅前房、低眼压，故术后前房极度浅或有恶性青光眼倾向的青光眼患者，最好采用高位结膜瓣。

②制作巩膜瓣　轻微烧灼结膜瓣下的出血点后，通常在11～1点钟方位制作以角膜缘为基底的巩膜瓣，要注意：巩膜瓣大小以3mm×4mm至5mm×5mm为宜；厚度为1/2巩膜厚度；巩膜瓣向前剖切需至少进入透明角膜1mm（巩膜小梁交界处前2mm）；巩膜板层需要厚度均匀，边缘不能有破口和撕裂；一般不烧灼巩膜瓣边缘、板层和巩膜床。

③用15°穿刺刀制作一个远离巩膜瓣的透明角膜周切口，以便在术毕时形成前房。

④切除小梁组织　在板层巩膜下（巩膜床上）用刀划出待切除的长方形角膜小梁组织边界，边界宽度以小于巩膜瓣宽度1～2mm为宜，以便于巩膜瓣的覆盖；边界前缘尽量在透明角膜之内，后缘位于灰蓝色小梁网带和白色巩膜带的交界处。定好边界后，先切垂直于角膜缘的边界，再切前边界，最后切后边界。切除时注意让房水缓慢流出，若前房消失，可从预先做的周切口注入生理盐水或空气维持前房；若虹膜脱出，可在脱出的虹膜上做一放射状小切口，缓解前后房压力差，并先还纳虹膜；若后缘切口太靠后，将有可能出血，且滤过道可能被虹膜或睫状体组织阻塞，导致手术失败。

⑤切除周边虹膜　轻轻提起小梁切除区中央的周边虹膜，进行切除，周边虹膜切除宽度不宜太小，至少2mm，以免虹膜边缘组织嵌顿。完成切除后，冲洗巩膜切除口，或者按摩巩膜瓣，恢复虹膜至瞳孔正圆。

⑥缝合巩膜瓣　在巩膜瓣的两个后角用10-0尼龙线与巩膜床对位缝合两针，也有在这两针之中多加1针，即间断缝合3针者。从预先制作的角膜周边口注入生理盐水维持前房，并且用棉签或吸水海绵放在巩膜瓣两侧边缘以测定巩膜瓣边缘的滤过功能，若房水流出太快或前房变浅过快，则予以在两侧补充缝线，所有巩膜瓣缝线均需要将线结埋入巩膜板层内。

⑦缝线筋膜以及结膜　用10-0尼龙线做原解剖位置间断缝合Tenon囊筋膜，用10-0尼龙线或8-0可吸收缝线连续缝合球结膜至水密良好。

⑧重建前房　从预先制作的角膜周边口注入生理盐水重建前房，一方面观察结膜切口是否水密，另一方面观察前房、眼压、滤过泡的形成情况，若滤过泡隆起，浅前房低眼压，考虑巩膜瓣缝合太松弛；若滤过泡不隆起，前房加深眼压升高，考虑巩膜瓣缝合太紧密或滤过道内口阻塞；若滤过泡不隆起，前房不形成且眼压升高，考虑3种可能：房水迷流、脉络膜上腔驱逐性出血、大面积脉络膜渗出性脱离。均需要仔细处理。

2.复合式小梁切除术

（1）概述　术后早期的低眼压、前房扁平和术后晚期滤过泡瘢痕化，将使经典的穿透性小梁切除术不可逆的失败，经过无数青光眼医师的持续改进和实践，复合式小梁切除术应运而生，现代复合式小梁切除术的新概念主要包括：① 巩膜瓣牢固缝合；② 术中使用抗代谢药物；③ 外置可调整/可拆除缝线；④ 前房使用黏弹剂维持；⑤ 予以器械/激光切断可调整/可拆除缝线、滤过泡按摩、追加抗代谢药物等术后处理方法。

（2）适应证　基本同穿透性小梁切除术的适应证，还包括一些小梁切除术后瘢痕化而需再次手术者。

（3）操作方法

① 制作结膜瓣　原则上只能制作以角膜缘为基底的高位结膜瓣，高位结膜瓣允许与抗代谢药联合应用，而且在术后早期即可进行滤过泡旁的按摩和断线操作。

② 制作巩膜瓣　轻微烧灼结膜瓣下的出血点后，通常在11～1点钟方位制作以角膜缘为基底的巩膜瓣，要注意：巩膜瓣大小以3mm×4mm为宜。

③ 丝裂霉素（mitomycin，MMC）的应用　将浸泡于MMC浓度为0.2～0.4mg/ml的海绵或棉块（MMC一般为2mg/支的干粉，可用5～10ml眼里盐水溶解），置于手术区巩膜表面和结膜瓣之间，也有制备两块MMC棉块，一大一小，大块置于手术区巩膜表面和结膜瓣之间，小块置于巩膜瓣和巩膜床之间，一般放置2～5分钟，注意MMC棉块勿与结膜瓣伤口边缘接触，且MMC棉块不能太湿，以免放置时棉块中的液体被挤出。但如不慎剖穿深层巩膜，应放弃使用MMC，改用术毕滤泡内注射干扰素5×10^4～1×10^6IU或术后结膜下注射5-FU。移去MMC棉块后，需以100ml平衡盐溶液充分冲洗。

至于MMC棉块放置的时间和浓度，要根据发病时间长短、病程分期早晚、使用药物时间长短、结膜筋膜增生肥厚程度、患者年龄等来决定；一般而言，病情越重、用药时间越长、年龄越轻、结膜筋膜越肥厚，使用MMC时间越长，浓度越高，整体使用最长不超过5分钟。

④ 用15°穿刺刀制作一个远离巩膜瓣的透明角膜周切口，以便在术毕时形成前房。

⑤ 切除小梁组织　同"穿透性小梁切除术"中所描述。

⑥ 切除周边虹膜　同"穿透性小梁切除术"中所描述。

⑦ 巩膜瓣牢固缝合及外置可拆除缝线　在巩膜瓣的两个后角用10-0尼龙线与巩膜床对位缝合两针，所有巩膜瓣缝线均需要将线结埋入巩膜板层内。从预先制作的角膜周边口注入生理盐水维持前房，予以在两侧补充外置可拆除缝线，制作方法如下，采用10-0尼龙线首先从巩膜瓣左右边缘旁开2mm的角膜缘内2mm处进针，钢针在角巩膜板层中穿越透明角膜和巩膜，从巩膜瓣旁2mm处巩膜瓣左右侧缘的中部出针，出针后穿过巩膜瓣，再从巩膜瓣旁1mm处巩膜瓣左右侧缘的中部进针，钢针在角巩膜板层中穿越巩膜和透明角膜，在角膜缘内2mm透明角膜处出针，两端打一个活结。

⑧ 缝线筋膜以及结膜　同"穿透性小梁切除术"中所描述。

⑨ 重建前房　同"穿透性小梁切除术"中所描述。

术后处理：① 巩膜瓣缝线拆除和激光松解：根据术后眼压、前房恢复情况和滤过泡的形态功能，决定何时扩除或松解巩膜瓣缝线。如果术中没有应用MMC，通常需在术后4～14天分别拆除或松解；如果术中应用过MMC，拆线时间可延长到术后4～6周仍有效。外置缝线拆除可在裂隙灯显微观察下执行；激光缝线松解可采用氩激光、染料激光或二极管激光器，在镜下断线。无论拆除或激光断线松解，应适当地与滤过泡旁指压按摩相配合，以促进功能性滤过泡形成。② 术后抗代谢药物或其他抗纤维增生剂的追加应用：经上术处理后，如滤过泡仍有面临失败的倾向，即表现为滤过泡平坦、泡壁厚、充血和眼压偏高，其时可追加应用抗代谢药物。方法：于术眼球结膜下注射 5-FU 5mg，每日或隔日 1 次，共 5 次。术后对患者眼压、前房深度、滤过泡、视力、其他并发症随访观察 12～24 个月。

3.非穿透小梁切除术

（1）概述　非穿透小梁切除术是传统小梁切除术的发展和改良。手术目的是：切除阻碍房水外流的 Schlemm 管及与 Schlemm 管内壁平齐的深层巩膜组织，来降低眼压，避免了术中穿透前房发生眼压突然下降、术后浅前房及其可能引起的一系列并发症，使小梁切除术更安全。非穿透性小梁手术与传统小梁切除术的区别在于没有全层切除角巩膜，不进入前房，只是切除阻碍房水外流的 Schlemm 管以及附近的小梁，使房水从薄薄的内侧小梁自发性渗出，通过薄层巩膜经脉络膜上腔、结膜下吸收、经 Schlemm 管断端由集合管外流，从而降眼压。因为术中没有眼压急骤下降的过程，所以可避免眼压突然下降所致的小视野患者中心视力的丧失。

（2）适应证　基本同穿透性小梁切除术的适应证，尤其适用于接近绝对期，做穿透新小梁切除术风险很大者。

（3）操作方法

① 制作结膜瓣　两种类型的结膜瓣均可，一种是以角膜缘为基底的高位结膜瓣，另一种是以穹窿部为基底的低位结膜瓣。

② 制作巩膜瓣　轻微烧灼结膜瓣下的出血点后，通常在 11～1 点钟方位制作以角膜缘为基底的巩膜瓣，巩膜瓣大小以 3mm×4mm 为宜，厚度为 1/3 巩膜厚度。

③ 丝裂霉素的应用　在浅层巩膜瓣下和结膜瓣下放 0.2mg/ml 丝裂霉素棉片 2～5 分钟后，用生理盐水冲洗干净。

④ 制作深层巩膜瓣，并逐渐向前剖切　在浅层巩膜瓣内 0.5mm 做深层巩膜瓣，深度约 3/4 厚度，梯形，向前剖切达后弹力层前，即基底进入角膜 0.5～1mm，含 Schlemm 管壁及与 Schlemm 管内壁平齐的深层巩膜组织及部分角膜深层基质。房水从 Schlemm 管、留下的薄层小梁-后弹力层自发性地渗出，但前房不会变浅。需要注意的是术中深层巩膜瓣切除到位后应该要能见到房水从薄层角巩膜渗出，而术中深层巩膜瓣切除到位后房水渗出不明显者，要及时改行传统小梁切除术，因为没有房水渗出，就无法降低眼压。

⑤ 如果不慎切穿进入前房，则立即改为小梁切除术。

⑥ 缝合巩膜瓣　恢复浅层巩膜瓣，用 10-0 尼龙线与巩膜床对位缝合 2～4 针。

⑦ 缝线筋膜以及结膜　同"穿透性小梁切除术"中所描述。

非穿透小梁切除术是一种安全有效的滤过手术，是小梁切除术的发展和改进。但有一些仍然需要长期的临床实践来解决：比如最少应切除多大范围即能达到的有效降眼压目的？最多能切除多大范围不至于引起术后低眼压？术中用丝裂霉素的经验如何？等问题仍然需要进一步的论证。

4.房水引流物植入术

房水引流物的研究目前在欧美等发达国家很多，国内目前也开始逐步实践欧美国家的研究经验，在本国开始了临床研究。房水引流物就是使用人工材料的管道，将前房中的房水引流到眼球外部的一种方法。

人工材料的管道将房水引流出眼球的途径目前有三条：① 从前房到巩膜下的脉络膜上腔，以金质微型引流器为代表；② 从前房到Schlemm管，以小梁网微分流支架iStent为代表；③ 从前房到结膜下（需要借助手术制造的结膜滤过泡），以Ex-Press引流钉、Ahmed青光眼阀为代表。

（1）金质微型引流器植入术

① 概述　金质微型引流器（gold microshunt implant，GMS）是将24K金质引流物植入脉络膜上腔的一种手术方法，GMS是无阀平板长方形引流装置，由两部分组成，在其位于脉络膜上腔的远端有2个用于固定的圆孔，而呈弧形的近端深入至前房。GMS可通过一个很小的结膜切口，在1分钟内完成植入。基于前房与脉络膜上腔间1～5mmHg的压力差，GMS通过沟通前房与脉络膜上腔，促进房水由葡萄膜巩膜通道外流。GMS植入是一种安全有效的抗青光眼手术，该分流器的前端放在前房，连通前房和脉络膜上腔，将房水通过葡萄膜巩膜引流，而不形成滤过泡。2006年已获准在欧洲使用。

② 适应证　适用于靶眼压在16～20mmHg，对青光眼药物敏感的患者，有结膜瘢痕的难治性青光眼患者，以及可能出现术后低眼压和感染的患者也可选用此种方式。

③ 操作方法　首先类似于青光眼穿透性小梁切除术的步骤，做以穹隆为基底的结膜瓣或者以角膜缘为基底的结膜瓣，然后制作以角膜缘为基底的巩膜瓣，结膜瓣和巩膜瓣的大小均等同于小梁切除术所要求的大小，注意巩膜瓣要全层厚，然后将引流钉嵌入巩膜瓣下方，呈弧形的近端插入前房，另一端可以把房水从巩膜瓣下方引流到脉络膜上腔，之后缝合各层。

（2）小梁网微分流支架iStent植入术

① 概述　由于脉络膜上腔长久的植入可能会因为纤维化导致脉络膜上腔的闭合，近年来又有一些拥有更好组织相容性的青光眼引流植入物在研发试用，如第三代植入物Trabecular micro-bypass stent（iStent）支架就是其中的代表。iStent微支架是由肝素包裹的非磁性钛合金制成的一个小的钛支架，也是目前最小的眼内植入装置，通过小梁网将支架植入到Schlemm管，形成一个从前房到Schlemm管的直接通道，使房水从该通道引流至Schlemm管来达到降眼压的目的。第二代iStent inject长360μm，由头部、体部和底部三部分构成。圆锥形的头部最宽，约230μm，在其侧方有4个用于引流房水的大小一致、分布均匀的圆孔，体部相对较窄，可固定于小梁网，底部较大，能够保证其位于葡萄膜小梁网外侧，以免脱落。iStent微支架植入术可以有效降低眼压并减少抗青光眼药物的使用，术后并发症较少，保存了结膜的完整性，也可以和白内障摘除术相结合。其缺点在于，通道受限于支架的大小，而且由于支架体积小，增加了手术操作的难度和微支架脱落的风险，另外，该植入术是一种永久的植入。

② 适应证　适用于靶眼压在16～19mmHg的患者，术前可有结膜瘢痕，术后易出现低眼压和感染风险的患者也适用于此方式。至于iStent是否可用于治疗继发性开角型青光眼（外伤性、激素性、假性剥脱综合征及色素性青光眼等），目前研究证明有效，但是样本量仍然太少。

③ 操作方法　术中做1.4mm颞侧透明角膜切口，或者通过Phaco手术所制作的透明角膜切口，在前房注入黏弹剂，利用手术房角镜（Swan-Jacobs房角镜）确认鼻侧小梁网位置，术中需要调整显微镜及患者头位以便术者观察到小梁网的确切位置。iStent附着于推注器末端，

在推注器的引导下穿过小梁网插入Schlemm管中。一些患者在植入iStent后可看到血液逆流，间接证实iStent位置正确。

（3）引流钉植入术

① 概述 引流钉的材质多为不锈钢或合金钢材，中空无阀门，有引流控制设备。将房水由前房引流至结膜下，属于依赖滤过泡的外引流手术。目前常用的引流钉有Ex-Press引流钉。Ex-Press植入术后3年内患者能够维持较低的眼压水平，相对于常规的小梁切除术切口小，没有做外围的虹膜切除术，降低了术后感染、低眼压和浅前房的风险，然而Ex-Press植入术仍属于有滤过泡形成的滤过性手术，术后需要用抗纤维化的药物防止滤过泡的瘢痕化，此外，该手术方式仅限于开角型青光眼，对患者的选择有一定的限制。其潜在优势有待于进一步临床研究。

② 适应证 适用于靶眼压在10～13mmHg，中到重度开角型青光眼，对青光眼药物敏感性差的患者，术前没有结膜瘢痕。

③ 操作方法 首先类似于青光眼穿透性小梁切除术的步骤，做以穹隆为基底的结膜瓣及角膜缘为基底的巩膜瓣，结膜瓣和巩膜瓣的大小均等同于小梁切除术所要求的大小，然后将引流钉嵌入巩膜瓣下方，尖端插入前房，另一端可以把房水从巩膜瓣下方引流到结膜下腔。之后缝合各层，具体要求亦相同于小梁切除术。

（4）Ahmed青光眼阀植入术

① 概述 滤过性手术治疗难治性青光眼往往由于巩膜瓣间、结膜与Tenon's膜或巩膜组织之间的瘢痕形成而致失败，为增加手术成功率，各种类型的青光眼引流植入物已试用于此类患者。早期植入物借助一个巩膜表面的引流盘以增加功能性滤过泡的形成。眼压的下降依赖于房水引流至引流盘周围的包囊，并通过包囊壁的阻力和包囊总的表面积，即包囊壁越薄眼压越低，包囊表面积越大眼压也越低。但是后来发现过量的房水外流而导致低眼压、浅前房和脉络膜脱离。为预防这些并发症，出现了一种带阀门的青光眼引流植入物，这个阀门能部分限制房水的引流，Ahmed青光眼阀应运而生，它有一个提供限制房水外流阻力的单向压力敏感阀门，不需要引流管的限制缝线。Ahmed青光眼阀（Ahmed glaucoma valve，AGV）由一根细长的硅胶引流管和一个表面积为184mm²卵圆形的聚丙烯引流盘组成，盘的厚度约2.0mm；在硅胶引流管和卵圆盘连接处有一个硅胶弹性阀门，为单向的压力敏感阀门，当压力达到8～12mmHg时，允许房水穿过阀门进入储液池。

② 适应证 适用于药物不能控制眼压，但不适合做滤过性手术的患者，或者多次滤过性手术失败的患者。具体包括：新生血管性青光眼、虹膜角膜内皮综合征、无晶体或人工晶体植入术后青光眼、葡萄膜炎继发青光眼、原手术失败的先天性青光眼、角膜移植术后青光眼、玻璃体切除术后青光眼、外路网脱术后青光眼。

③ 操作方法 常规球后阻滞麻醉，或行球结膜下浸润麻醉。于颞上象限做以穹隆部为基底的结膜瓣90°～110°，上直肌及外直肌缝线牵引固定，充分分离球结膜和结膜下组织并暴露巩膜，直至允许引流盘放置后，AGV的前缘至少距角膜缘13mm。放置抗纤维化药物棉片，具体要求同复合式小梁切除术。取Ahmed青光眼阀，自引流管开口注入生理盐水以证实阀门通畅。在无任何阻力的情况下，将Ahmed青光眼阀的引流盘置于两条直肌间巩膜表面，并骑跨于眼球赤道部，使引流管直接指向角膜。用5-0尼龙线将引流盘前端两个固定孔与巩膜固定2针。在引流管进入前房的相应位置用7号针头做角膜缘的前房穿刺，穿刺方向与虹膜平

行。再将引流管修剪成能进入前房内2mm或3mm的斜面向上的合适长度，插入时用平镊夹住引流管小心地进入前房，确保引流管与虹膜面平行而不与虹膜和角膜内皮接触，并使引流管斜面朝向角膜内表面。用约4mm×5mm的异体巩膜瓣覆盖在角膜缘附近的引流管上，并用10-0尼龙线缝合4针固定；另有一种方法是做以角膜缘为基底的巩膜瓣，具体要求同小梁切除术，在巩膜瓣下的中央，用7号针头做角膜缘的前房穿刺，插入引流管后，将巩膜瓣用10-0尼龙线缝合4针。之后，用8-0可吸收缝线关闭结膜切口，球结膜下注射庆大霉素2万U、地塞米松2.5mg。

三、破坏睫状体，减少房水生成的手术

睫状体激光光凝术和睫状体冷凝术是目前用于破坏睫状体的最常用方法。

1.睫状体激光光凝术

请见前一节内容，在此不再赘述，因此下文主要介绍睫状体冷凝术。

2.睫状体冷凝术

（1）概述　手术原理是通过物理治疗手段破坏部分睫状体上皮细胞，使房水生成减少而达到降眼压目的。因此类手术属于破坏性手术，常有较多的术后并发症，包括眼球萎缩、葡萄膜炎、脉络膜脱离等。动物实验表面冷冻头的温度与被冷冻组织的温度有明显差别，当冷冻头温度为$-60 \sim -80℃$连续作用$20 \sim 30$秒后，活体睫状突组织温度为$-8 \sim -10℃$，该手术只需要睫状体上皮细胞达到轻中度坏死，以免发生眼球萎缩等严重并发症，因此要求被冷冻组织的温度控制在$-10℃$左右。

（2）适应证　不仅可以用在已经无光感的绝对期青光眼和其他抗青光眼手术多次失败后眼压仍很高，并且影响患者正常生活且视力在光感以下者。由于它相对安全，因此还可以用在一些难治性青光眼：例如穿透性角膜移植术后的青光眼、多次抗青光眼手术均失败者、具有先天性角膜混浊的"牛眼"。

（3）操作方法　术前试机，打开开关，冷冻头应该能立即结霜，温度显示低于$-80℃$。术前应尽量用药物降低眼压，采用球后或球周充分麻醉。冷冻头应该恰好在睫状突处，以便能使睫状突发挥最好的能量效应。因此，在下方、鼻侧、颞侧时，冷冻头应距离角膜缘前界1mm，在上方时，冷冻头应距离角膜缘前界1.5mm，对于牛眼、高度近视者，可适当后移0.5mm。如果能确保冷冻温度合乎需要，则无需切开球结膜，否则应该予以剪开。将眼球表面液体吸干，定位后将冷冻头紧压在球结膜和巩膜上，保证冷冻头平面与组织完全接触。压下脚踏，打开开关，待冷冻头明显结霜时，开始计时，较为理想的温度和时间为：保持温度在$-60 \sim -80℃$，大于60秒的冷冻时间，达到理想的温度和时间后，立刻放开脚踏，待冷冻头周围冰球逐渐融化，让冷冻头与组织自然分开为宜。冷冻范围通常第一次不超过2个象限，每个象限作3个冷冻点，可重复2次以上，但总的冷冻范围不能超过周长的300°范围。第二次手术应在相间隔一个月进行。需要注意的是，行睫状体冷冻术之后，会出现一过性的眼压升高，可达60mmHg以上，因此，术后仍要给予降眼压药，以缓解患者疼痛和保护残留的视功能。

参考文献

[1] 庄曾渊，张红主编.庄曾渊实用眼科学[M].北京：中国中医药出版社，2016：361-375.

[2] 彭清华主编.全国中医药行业高等教育"十三五"规划教材·中医眼科学[M].第4版.北京：中国中医药出版社，2016：148-156.

[3] 李美玉主编.青光眼学[M].北京：人民卫生出版社，2004：585-587.

[4] 王振军.单味中药及其有效成分保护青光眼视神经作用机制的研究进展[J].医药导报，2011，30（1）：73-78.

[5] 黄伟革，包辉英，吴国忠.中药治疗青光眼研究进展[J].医药导报，2011，30（2）：223-226.

[6] 庞晓瑜，路明.中医治疗青光眼的临床研究进展[J].江西中医学院学报，2009，21（1）：81-84.

[7] 何剑峰.激光治疗青光眼的进展[J].华夏医学，2000，13（4）：550-552.

[8] 黄萍，王怀洲，吴慧娟，等.小梁消融术疗效和安全性的临床观察[J].中华眼科杂志，2015，51（2）：115-119.

[9] 段宣初，罗昊敏.抗青光眼手术的利与弊[J].眼科，2014，23（4）：288-290.

[10] 辛晨，汪军，刘广峰，等.青光眼微创手术进展[J].眼科新进展，2015，35（1）：92-97.

[11] 左国进，方家华.青光眼手术技术的进展[J].国际眼科杂志，2013，13（8）：1572-1574.

[12] 甘海燕.青光眼手术治疗现状及进展[J].黑龙江医学，2015，39（2）：120-121.

第八章
青光眼的预防和调护

第一节　青光眼的预防

　　青光眼是一种严重的不可逆性致盲眼病，青光眼预防重于治疗，应尽量避免各种因素诱发本病。对于已病患者，尽早采取干预措施、阻止病情进一步恶化及传变，对于病情控制稳定或术后患者应加强日常调护。中医提出了"治未病"的预防学思想，治未病包括未病先防、既病防变、愈后防复三个方面。

一、未病先防

　　《灵枢·天年》中记载："人之始生……以母为基，以父为楯……"中医认为，人类胚胎是由父母两精相互结合形成的，父母身体的健康状况与后代体质密不可分。而遗传是青光眼发病的一个重要因素，青光眼家族聚集性早已被临床所关注，国外有研究认为，青光眼患者的亲属中，其青光眼发生率约为其他人的15倍。先天性青光眼由于小梁、巩膜、角膜等发育不良，导致房水外流阻力增加。急性闭角型青光眼患者眼部具有前房较浅、角膜较小、晶状体相对较大、房角入口狭窄等解剖异常，增加了瞳孔阻滞力，使得狭窄的房角发生关闭、堵塞，进而发展成青光眼。因此对于有青光眼家族史的人群应该进行健康宣教，早期筛查，如定期检查眼底及眼压的变化等，以便早期诊断及早期治疗，将疾病控制在萌芽状态。

1.加强健康宣教

　　由于眼科专科性很强，很多人对青光眼缺乏认识，目前社会上对青光眼致盲关注度不够，医疗机构对青光眼的防治知识普及率不高，致使许多青光眼患者失去了早预防、早发现、早治疗的机会。大力呼吁社会、医疗机构、广大民众高度关注青光眼的预防工作，通过电脑电视、广播报纸、宣传手册、公益讲座、新媒体等形式，大力普及青光眼防治的相关知识，提高人们对青光眼的认识，使群众了解青光眼的主要症状及其危害性，一旦发生青光眼，能够主动与医生配合并按医嘱用药。

2.重视早期筛查

　　应把青光眼的筛查工作作为重点，对40岁以上，特别是有青光眼家属史者，应做眼压、视野及眼底检查，对已确诊或疑有青光眼者，应建立病案卡，定期复查。因为原发性闭角型青光眼具有可识别的潜伏期或早期阶段，在症状出现前患者能够被检出浅前房、窄房角、短眼轴、虹膜膨隆及晶状体位置前移等因素也被认为是大多数房角关闭的危险因素，当可疑原发性房角关闭患者发生贴附性或粘连性房角关闭时，小梁网处的房水流出通道发生机械性阻塞，引起眼压升高，持续地眼压升高会造成青光眼性视神经损伤。因此对处于潜伏期或未发作期的窄房角或房角关闭疑似者做早期筛查和诊断，是预防原发性闭角型青光眼的关键因素。目前，主要的筛查方法包括裂隙灯检查、房角镜检查、AS-OCT、超声生物显微镜、光学生物测量仪以及周边前方深度分析仪等。临床筛查中可将激光周边虹膜切除术当作预防性治疗早期原发性闭角型青光眼疾病的主要方法，应用之后可显著改善周边虹膜堆积，收紧周边虹膜，促使周边虹膜变薄，加宽房角，可消除瞳孔阻滞，对于控制眼压、预防急性发作和避免进一步发展虹膜周边前粘连具有显著意义。

3.改善生活方式

普通人群应做到"三忌"，忌酒、忌烟、忌饮浓茶，因为烟草中的尼古丁可引起视网膜血管痉挛，导致视神经缺血；烟草中的氰化物可引起中毒性弱视，危害视功能。酒的主要成分是乙醇，饮酒后往往会使人体内的血流加快，毛细血管扩张，有诱发青光眼的危险。常喝浓茶则往往引起过度兴奋，影响睡眠，导致眼压升高。此外还要避免辛辣，尽量不吃或少吃辣椒、生葱、胡椒等刺激性食物。孙思邈《备急千金要方·食治》篇中就有"不知食宜者，不足以存生也"的说法，告诉人们合理的饮食调养是防病健身的好方法。青光眼与饮食密切相关，其预防也离不开饮食调养。合理安排一日三餐，力争做到定时定量。选择清淡、易消化、富含维生素的食物，多食蔬菜、水果，忌肥甘油腻、煎炸硬固之品，忌暴饮暴食，这对稳定血管神经和内分泌系统均有利。控制饮水，每次饮水不超过250ml，间隔1～2小时再次饮用。平时穿衣尽可能宽松，睡眠时枕头垫高，不要长时间的低头以防头部充血、上腔静脉压增高而致眼压升高。培养自己每天按时排便的好习惯，保持大便通畅，防止便秘。健康的生活方式可减少青光眼的发病机会，也有利于青光眼患者控制病情。

4.劳逸结合，调畅情志

中医学认为起居有常，劳逸结合能促进机体气血流畅，提神爽志，提高防御外邪的能力。不管是体力劳动还是脑力劳动，身体过度劳累后都易使眼压波动，所以要注意休息，劳逸有度。慎防感冒，坚持适当的锻炼，增强体质，根据气候变化及时增减衣被，以免感冒。一旦感冒，避免用力咳嗽、打喷嚏以防突发眼压升高，诱发青光眼。保持自己的情绪稳定，避免情绪波动，减少负面情绪，如生气、忧郁、失望、激动、紧张、焦虑等，以免引起交感神经兴奋，瞳孔散大，房水循环受阻，导致眼压升高。

5.注重用眼习惯

不要在光线暗的环境下看电影、电视时间太长，阅读或其他近距离娱乐及工作时间过长都诱发青光眼发作。避免视疲劳、长时间近距离用眼，易使眼肌痉挛，眼部血管收缩功能失调，血管扩张增加房水分泌，诱发青光眼。因此，注意阅读时间，一般阅读30～40分钟，休息10～15分钟为佳，休息时宜举目远眺，达到解除视疲劳的目的。同时注意书报、手机、电视、电脑与眼睛的距离，防止用眼姿势不当加重视疲劳。不宜在光线过暗的地方久留，光线过暗会使人的瞳孔散大、阻滞加重，后房压力升高，造成前房角变窄甚至关闭，从而诱发青光眼。所以勿在暗光下阅读、看书、看电视、玩手机、用电脑非常重要，在暗室工作的人，每1～2小时也要走出暗室片刻或适当开灯照明调节；平时看电视、用电脑时宜开灯，电视、电脑、手机显示屏亮度调节适宜，不可过暗。

二、既病防变

既病防变是指眼病已经发生后，应及早治疗，防止眼病的发展与传变而变生他症。青光眼一旦发生，应及时处治；若失治误治，会造成视野缺损和视神经萎缩，从而致盲。可见，早期治疗的意义十分重要，因为在疾病的初级阶段，病位较浅，病情多轻，病邪伤正程度清浅，正气抗邪、抗损害和康复能力均较强，因而早期治疗有利于疾病的早日痊愈。

三、愈后防复

愈后防复是眼病治疗的组成部分，若愈后调摄失当，极易导致病情复发，因此愈后防复具有重要的临床意义。愈后防复要做到起居有常，饮食适宜，劳逸结合。同时，愈后要定期复查，随时了解愈后的情况，以便及时发现问题，早期诊治。

第二节　青光眼的调护

一、心理调护

青光眼患者一般具有雄心壮志、缺乏耐心、好竞争、好激动的特点，自信心强烈，不会自行对他人表现信任，在治疗过程中易自行减药或停药，忽视定期复诊，直接影响治疗效果。而且，大量研究表明：个性、行为方式、情绪等心理社会因素与青光眼的发生、发展及康复有着极为密切的联系，情绪激动、睡眠不佳、疲劳紧张都会影响眼压的控制。因此，在对待青光眼的治疗上，除药物治疗和手术治疗外，应早期对患者作出心理健康状况评估，从而进行针对性的心理干预，疏导患者的负面情绪，提高患者的认知水平及应对能力。

明·傅仁宇《审视瑶函》曰："怒甚伤肝……肝伤则神水散"。由此可见激动、愤怒、恐惧、惊慌、着急、生气等不良情绪和精神创伤，会使肝失疏泄、气机逆乱，导致气郁生火，火气上逆，壅塞目中玄府，神水排出不畅，蓄积目中，易致眼压升高，诱发青光眼。临床上西医发现患者如过度兴奋与悲伤、情绪激动、大发脾气、紧张、顾虑过重等不佳心理因素，可引起血管神经调节中枢失调，导致血管舒缩功能紊乱，使毛细血管扩张，血管渗透性增加，而引起睫状体水肿，向前移位而堵塞房角；还可使房水生成过多，后房压力升高，周边虹膜向前膨隆而促使房角关闭，这两方面的因素导致眼压急剧升高而加重病情。

目前青光眼的主要心理治疗方法包括支持性心理治疗、暗示法、催眠法、松弛和反馈疗法、音乐疗法、宣传教育等方法，同时配合有效的家庭支持可明显改善患者的不良情绪，有利于疾病的预后。心理干预能够有效地帮助青光眼患者调整心理状态，缩短术后恢复时间，促进眼压及视功能恢复，使患者主动融入正常的社会生活中，从而提高患者的生活质量。

二、膳食调护

青光眼是因为眼内房水产生较多，或流通受阻造成眼压增高、视力障碍的一种眼病。当患者饮用过多的液体时，人体内血容量增加，房水生成亦相应地增多，造成青光眼急性发作。因此，青光眼患者不可在短时间内饮大量水等；还有一些饮料，如咖啡、浓茶等，对神经系统容易产生兴奋作用，也不宜大量饮用。如果进食一些有利于降低眼压的饮食，则对青光眼的康复有益。若患者没有糖尿病，选用含糖多的食品，可使血液渗透压升高，加快眼内房水的吸收，减少房水的生成，有利于降低眼压。

（1）蜂蜜 急性青光眼患者服蜂蜜100ml，症状可以缓解。甘油也有同样疗效，一次口服100ml，能使眼压迅速下降，对慢性患者，眼压持续偏高者，也可用50%蜂蜜或甘油，一日3次，每次口服50ml。蜂蜜与甘油属于高渗剂，服后能使血液渗透压增高，以吸收眼内水分，降低眼压。

（2）润肠食物 青光眼患者伴有便秘症状的，平时还要多吃蔬菜，蔬菜中含有大量纤维素，能促进肠蠕动；可多服麻油、菜油等植物油，以改善肠道的润滑度。还可多食香蕉、萝卜、生梨、柑橘、西瓜、香瓜、西红柿等瓜果与富含纤维素的蔬菜与粗粮等，以通便。肉类因不含纤维，且容易使肠蠕动减慢，在大便不通畅的情况下最好少吃；糖类也是如此。

（3）安神食物 青光眼发病多见于情绪波动，过分的忧虑、抑郁、惊恐、暴怒等都有可能造成青光眼急性发作，失眠也是青光眼的诱发因素之一。这些精神因素能引起中枢神经系统过度紧张，使机体内环境的稳定失去平衡而诱发眼内压升高。所以青光眼患者必须避免精神过分紧张，减少思想上不必要的负担，保持充足的睡眠，以促进整个机体功能，特别是中枢神经系统功能的恢复。平时，可以吃些具有养心安神作用的食物，如莲心、小麦、核桃等。

（4）利水食物 中医惯用利水药治疗青光眼，因为大多数青光眼眼压升高的原因为房水外流的阻力增高，或因房水引流系统异常，或是周边虹膜堵塞了房水引流系统，用利水食物可以增加房水排出，减少房水潴留。因此青光眼患者在平时可服食一些有利水作用的赤豆、金针菜、薏苡仁、西瓜、丝瓜、冬瓜等。

三、药物调护

致房水增多的药物主要有硝酸酯类如硝酸甘油、长效硝酸甘油、亚硝酸异戊酯、消心痛等。这类药物在有效扩张冠状动脉，改善心肌缺血的同时，也扩张视网膜血管，促使房水生成增多，增加眼内压。因此，老年青光眼患者要慎用硝酸酯类药物。如果冠心病发作必需应用硝酸酯类药物时，剂量不宜大，用药时间不宜长，并注意观察有无青光眼加重的表现。

致房水回流受阻的药物主要有阿托品及其衍生物如冬莨菪碱、颠茄、洋金花、曼陀罗等。这类药物能使瞳孔开肌单独收缩，使虹膜退向四周外缘，使前房角变窄，于是阻碍房水回流入巩膜静脉窦，造成眼内压升高，使病情加剧。因此，老年青光眼患者必须禁忌此类药物。

此外，也应注意一些抗青光眼药物有副作用。如噻吗心安可使心率减慢，还可引起支气管平滑肌收缩，有房室传导阻滞、窦房结病变、支气管哮喘者忌用，必须用时应提防副作用的出现。醋氮酰胺在输尿管结石患者慎用，磺胺过敏者不用，另外该药有排钾作用，服药应同时补钾。高渗剂在心血管系统、肾功能不良时勿用，糖尿病患者慎用甘油。某些年老体弱者因连续多次滴用缩瞳剂，偶可出现眩晕、多汗等毛果芸香碱中毒反应。为减少毒性症状的发生，嘱其滴药后要压迫泪囊区2～3分钟，以减少毛果芸香碱的吸收。

四、术后调护

1.一般护理

应根据患者的信赖心理，热情主动、耐心细致地给予生活上的帮助和精神安慰，并重点向患者介绍术后的治疗、护理的相关知识，使患者有信任感和安全感。

2.术眼的护理

（1）术后注意术眼有无渗出，及时换药，用抗生素眼药水清洗术眼。遵医嘱正确使用眼药水，并教会患者家属正确点眼方法。患者同时应用2种以上眼药水，必须间隔5～10分钟，减少不必要的全身反应。

（2）包扎的术眼，患者家属不可随意松解加压绷带或用力揉眼，避免碰撞术眼。如厕要有人扶助，保证安全，妥善保护术眼。

3.并发症观察及护理

术眼前房有无出血。如有出血现象即给予半卧位或高枕卧位，使积血沉积于前房下方，采用止血、抗感染药物，尽快止血，防止感染。眼眶淤血是正常现象，异物感多因眼内缝线所致，不需处理。术眼疼痛是常见不适症状，一般术后3～4小时最多见。如过后仍发生疼痛，应警惕眼压升高和前房积血。术眼前房浅及前房消失，常因滤过口引流过畅和手术创伤致房水生成抑制，虹膜晶状体隔前移所致，应卧床休息，然后绷带加压包扎。青光眼术后可有程度不同虹膜炎，患者术眼应给予散瞳药，1%阿托品扩瞳，局部或全身应用皮质类固醇激素，防止虹膜粘连，但应注意排除视网膜脱离，晶体损伤，异物或全身疾病。术后也要定期随访、复查，密切关注眼压波动情况。如果通过用药，眼压还是控制得不理想，可以根据患者情况考虑再次做手术。

参考文献

[1] 王宁利. 加强我国基层医院原发性闭角型青光眼患者的筛查与预防工作[J]. 中华眼科医学杂志（电子版），2012，2（1）：1-3.
[2] 陈莉，杨新光，陈蕊. 原发性闭角型青光眼患者心理及人格特征关系的临床观察[J]. 临床眼科杂志，2009，17（6）：526-530.

[3] 杜明艳，刘福源. 青光眼与心理社会因素的关系及相关研究[J]. 中国心理卫生杂志，2000，14（5）：329-331.

[4] 沈艳涛，赵蓓蕾. 心理干预在原发性青光眼患者护理中的应用与体会[J]. 临床医药文献杂志，2015，2（35）：7293-7294.

[5] 尚琢，彭程，赵芳坤，等. 心理干预对青光眼患者生活质量的影响[J]. 中国医科大学学报，2012，（2）：187-189.

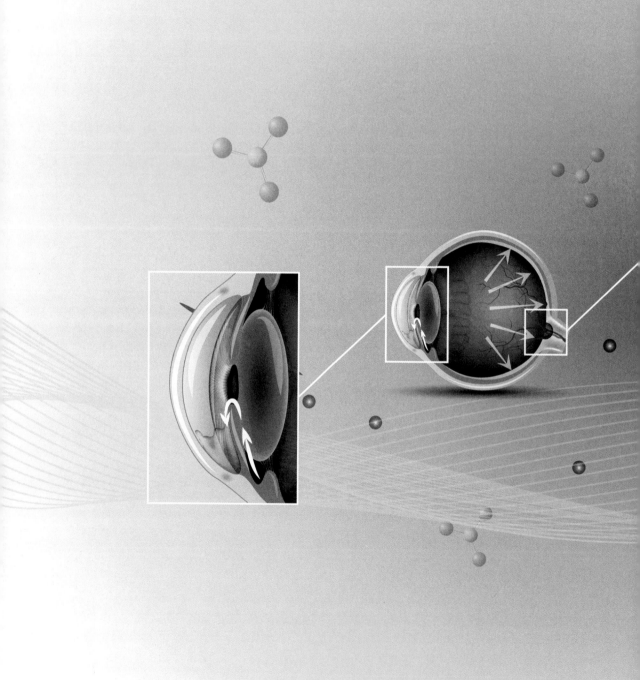

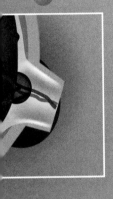

各论

第九章
原发性闭角型青光眼

原发性闭角型青光眼（primary angle-closure glaucoma）是原先就存在的异常虹膜构型而发生的前房角被周边虹膜组织机械性阻塞，导致房水流出受阻，造成眼压升高的一类青光眼。原发性闭角型青光眼的发病有地域、种族、性别、年龄上的差异：主要分布在亚洲地区，尤其是我国；黄种人最多见，黑种人次之，白种人最少；女性多见，男女之比约为1：3，与正常女性前房角的解剖结构较窄有关；多发生在40岁以上，50～70岁者最多，30岁以下很少发病。我国目前原发性闭角型青光眼的患病率为1.79%，40岁以上人群中为2.5%，是我国最常见的青光眼类型。

西方国家对原发性闭角型青光眼的认识与我国现有的概念不同，主要在于青光眼的诊断标准有差异。他们认为诊断青光眼必须有视神经和（或）视野的损害，将原发性闭角型青光眼急性大发作但通过药物及时控制而无视神经和视野损害的患眼称为急性房角关闭，将已有房角粘连而尚未发生视神经损害的称为慢性房角关闭，将临床前期眼称为有可能发生房角关闭眼，但如果没有视神经和（或）视野的损害，则均不属于青光眼。因此，西方国家流行病学资料中得到的我国原发性闭角型青光眼患病率与国内资料有差异。2008年我国原发性青光眼诊断和治疗专家对原发性闭角型青光眼定义的共识是：原发性房角关闭所导致的急性或慢性眼压升高，伴有或不伴有青光眼性视盘改变和视野损害。

目前，我国尚未有青光眼的发病率资料，亟待开展这方面的流行病学研究。自20世纪60年代起我国就已对原发性闭角型青光眼的临床表现进行了系统的观察，总结了其临床病程的演变规律，归纳出原发性闭角型青光眼的临床分期，并提出根据不同分期进行不同方式的干预治疗。国内大量临床文献报道了遵照这些原则对临床前期和间歇缓解期的原发性急性闭角型青光眼进行的预防性虹膜周边切除（开）术，能有效地阻止青光眼的发作和视神经视野损害的发生。目前正进行全国多中心、随机对照的前瞻性临床研究来获取进一步的科学评价。

第一节　中医病因病机

中医根据青光眼患者瞳孔大小以及晶状体混浊变化分为绿风内障、青风内障、黄风内障、黑风内障、乌风内障，合称五风内障。古人以风命名，说明病势急剧，疼痛剧烈，变化迅速，危害严重。《目经大成·五风变八十一》谓："此症乃火、风、痰疾烈交攻，头目痛急，金井先散，然后神水随某脏而变某色，本经谓之五风。"《医宗金鉴·眼科心法要诀》载："瞳变黄色者，名曰黄风；变绿白色者，名曰绿风；变黑色者，名曰黑风；变乌红色者，名曰乌风；变青色者，名曰青风。"因其瞳神皆有大小气色变化，后期多伴晶珠混浊，故称五风内障。多因情志抑郁，气机郁结，肝胆火炽，神水积滞所致。是以头目胀痛、抱轮红赤、视物昏朦为主要表现的内障类眼病。类似于西医学之青光眼，其中绿风内障类似于急性闭角型青光眼急性发作期，青风内障类似于原发性开角型青光眼和急性闭角型青光眼临床前期，黄风内障类似于绝对期青光眼，黑风内障类似于慢性闭角型青光眼，乌风内障类似于继发性青光眼。本节主要介绍绿风内障。

绿风内障是以眼珠变硬，瞳神散大，瞳色淡绿，视力锐减，伴有恶心呕吐、头目剧痛为主要临床特征的眼病。又名绿风、绿盲、绿水灌瞳等。唐代《外台秘要》所载"绿翳青盲"颇类本病。至《太平圣惠方》始记载有绿风内障病名。《龙树菩萨眼论》对本病论述较为详尽，谓："若眼初觉患者，头微旋，额角偏痛，连眼眶骨及鼻额时时痛，眼涩，兼有花，睛时痛"；又曰："初患皆从一眼前恶，恶后必相牵俱损。其状妇人患多于男子……初觉即急疗之……若瞳人开张，兼有青色，绝见三光者，拱手无方可救。"《秘传眼科龙木论·绿风内障》中还记载了本病发作时可出现"呕吐恶心"之症等。该病瞳神变化的描述又以《张氏医通·七窍门上》最为详细，曰："瞳神浊而不清，其色如黄云之笼翠岫。"本病是常见的致盲眼病之一，发病急，病情危重，应及时诊治。多见于40岁以上的中老年人，可双眼先后或同时发病，女性居多，多因情志波动或劳累过度诱发。

绿风内障类似于西医学之急性闭角型青光眼急性发作期，睫状环阻塞性青光眼可参考本病辨证论治。

其病因病机，认为"内肝管缺，眼孔不通"则引发本病，《张氏医通·七窍门上》认为"痰湿所致，火郁、忧思、忿怒之故。"

中医认为本病的病因与发病多因七情内伤，情志不舒，郁久化热，火动生风，肝胆风火上扰；肝气乘脾，聚湿生痰，痰郁化热生风，肝风痰火上扰清窍；肝气郁结，气机阻滞，疏泄失权，气火上逆；劳神过度，嗜欲太过，阴精内损，肝肾阴虚，阴不制阳，风火上扰；脾胃虚寒，浊气不化，饮邪上犯；肝肾阴虚，水不制火，虚火上炎等诸种因素，均可导致气血失和，眼孔不通，目中玄府闭塞，气滞血瘀，神水瘀滞，酿生本病。

第二节　西医病因及发病机制

瞳孔与晶状体的相对位置被称为"生理性瞳孔阻滞"。如果虹膜括约肌与晶状体前囊膜密切接触，有可能形成病理性瞳孔阻滞，使得房水从后房经由瞳孔流向前房的阻力增加，造成虹膜后面压力增高，在易感个体顶推相对组织薄弱的周边虹膜向前膨隆，关闭房角，阻塞小梁网，导致眼压升高。原发性闭角型青光眼的发生必须具备两个因素：眼球解剖结构的异常以及促发机制的存在。

1.眼球解剖结构的异常

原发性闭角型青光眼的眼球有着其特征性的解剖结构，即前房较浅（尤其是周边前房）、角膜（相对）较小、晶状体相对较大较厚（随着年龄的增长尤其明显），房角入口狭窄；加之眼球轴长较短，形成晶状体位置相对偏前，使得相对狭小的眼前段更为拥挤。晶状体的前表面与虹膜紧贴的面积增大，增加了瞳孔阻滞力，因此容易使已经狭窄的房角发生关闭、堵塞。

2.促发机制的存在

原发性闭角型青光眼的发生往往有内在的或外在的促发因素，包括眼局部的、全身性的、生理性的或病理性的。临床上最多见的是情绪波动，亦见于过度疲劳、近距离过度用眼、暗室环境、全身疾病等。可能机制是这些刺激直接或通过内分泌系统引起眼部自主神经功能的紊乱，交感-副交感系统失去平衡，使得瞳孔散大并加重瞳孔阻滞；或睫状肌调节痉挛，顶推根部虹膜向前；或因瞳孔大小变化使周边虹膜触碰、摩擦小梁组织，加之眼局部血管舒缩功能失调，共同导致了狭窄的房角关闭、堵塞，促使青光眼发病。

原发性闭角型青光眼的解剖结构因素已被越来越精确的众多研究手段如光学相干断层成像术（前节OCT）、超声波、超声生物显微镜（UBM）等生物测量所证实；在促发因素方面，也有越来越多的关于神经血管调节功能、内分泌因子乃至精神心理因素的定量分析等研究。随着更广泛、深入的探索，其分子生物学的发病机制将会逐步被揭示。

第三节　临床分期及表现

原发性闭角型青光眼的临床表现比较复杂，分为急性和慢性两种临床表现型。

一、急性闭角型青光眼

临床上多见于虹膜明显膨隆的窄房角，相对性瞳孔阻滞较重，房角呈"全"或"无"的方式关闭，可伴有程度上的不同。由于房角突然关闭且范围较大，因此一般有眼压明显升高的表现。根据其临床发展规律，可分为四个阶段。

1.临床前期

指具有闭角型青光眼的解剖结构特征：浅前房、窄房角等，但尚未发生青光眼的患者。这里有两种情况：一种是具有明确的另一眼急性闭角型青光眼发作病史，而该眼却从来未发作过。临床资料表明两眼发作间隔多在1～2年，最长者可达数十年。另一种是没有闭角型青光眼发作史，但有明确的急性闭角型青光眼家族史，眼部检查显示具备一定的急性闭角型青光眼的解剖特征，暗室激发试验可呈阳性表现。这些眼，均被认为是处于临床前期，存在着急性发作的潜在危险。

2.发作期

一旦周边虹膜堵塞了房角，房水不能向外引流，眼压就立即上升，随之出现一系列临床症状，即为闭角型青光眼的发作。开始时，患者感到有些轻微的眼胀和头痛，或者恶心感，白天视物呈蒙雾状（雾视），夜晚看灯光则有虹视。根据发作的临床表现，可分为两类。

（1）先兆期　亦称小发作、不典型发作。临床特点是患者自觉症状轻微，仅有轻度眼部酸胀、头痛。视力影响不明显，但有雾视、虹视现象。眼前部没有明显充血，角膜透明度稍有减退，只有在裂隙灯检查下，才可能看到轻度角膜上皮水肿。瞳孔形态正常，反应略显迟钝，虹膜则大多呈膨隆现象，前房较浅。眼底可见视盘正常，偶可见到视网膜中央动脉搏动。眼压一般在30～50mmHg。发作时间短暂，经休息后可能自行缓解。

由于眼内组织，特别是虹膜没有因这种发作而发生明显的充血水肿，虹膜与小梁网组织虽然紧贴，但不会很快形成永久性的粘连，只要及时缩小瞳孔，房角仍可重新开放，眼压比较容易控制。但如不解除瞳孔阻滞因素，则再发作仍难避免，而每次发作都可产生部分房角损伤和（或）永久性粘连。在大部分房角形成粘连以后，就进入了慢性进展期。

（2）急性大发作　即所谓典型的大发作。起病急和明显的眼部体征表现是其特征。多为一眼，亦可双眼同时发作。由于房角突然大部分或全部关闭，眼压急剧上升，出现明显的眼痛、头痛，甚至恶心、呕吐等症状；视力可高度减退，可仅存光感。眼部检查可见球结膜水肿、睫状充血或混合充血，角膜水肿，呈雾状混浊，瞳孔散大，多呈竖椭圆形或偏向一侧，对光反射消失，前房很浅，以及眼部刺激征等，眼底则常因角膜水肿而难以窥见。眼球坚硬如石，测量眼压多在50mmHg以上，可超过80mmHg。进一步的裂隙灯检查可见角膜上皮水肿，角膜后可有虹膜色素沉着（色素性KP）、房水闪辉、虹膜水肿、隐窝消失。发病时间略久的青光眼，尚可见到虹膜色素脱落和（或）扇形萎缩。晶状体前囊下可呈现灰白色斑点状、粥斑样的混浊，称为青光眼斑。这些征象一般出现在眼压急剧升高而持续时间较长的情况下，即使眼压下降后也不会消失，作为急性大发作的标志而遗留下来。

在药物控制眼压、角膜恢复透明后，应行房角检查。房角有可能重新开放，或有局部粘连，小梁网上有色素黏着，甚至纤维素性渗出等。如房角大部分已粘连，则眼压必将回升。角膜水肿消退后的眼底检查可见到静脉轻度充盈，视网膜上偶可见到出血斑点。如高眼压持续时间较短，则视盘可正常或略充血；如高眼压持续时间较长，可见视盘充血、视网膜轻度水肿（回流障碍）；如高眼压持续时间过久，则可出现视盘苍白（缺血）或视网膜中央静脉阻塞性出血。

急性发作如持续时间短、眼压控制及时，一般视力可逐渐恢复，视野也保持正常。如未能及时得到控制，眼压水平过高时，可在短期甚至数日内导致失明。但多数患者可或多或少得到缓解，从而转入慢性进展期。

上述两种不同的临床表现与房角关闭的速度和范围、眼压升高的程度和持续时间，以及可能的个体易感性、血管神经反应性等因素有关。

3.间歇缓解期

闭角型青光眼的发作，特别是小发作，如果通过及时治疗（亦有自行缓解的）使关闭的房角又重新开放，眼压下降，则病情可得到暂时的缓解或在一个相当长的时期内保持稳定，这个阶段称为间歇缓解期。此期的时间可长可短，长者可达1～2年或更长，短者1～2个月即可再次发作，个别甚至数日内再发作。反复的小发作，可以形成局部小范围的房角粘连，但并不影响其余大部分重新开放房角的房水引流功能，因而临床上眼压仍正常，房水流畅系数（C值）亦正常。只是当这种粘连的范围逐渐扩展到一定程度时，才表现出眼压的升高，从而进入慢性进展期。但如果是药物控制的眼压下降而房水C值未改善，房角大部分仍粘连、关闭，不能算是间歇缓解期。

4.慢性进展期

房角关闭过久，周边部虹膜与小梁网组织产生了永久性粘连，眼压就会持续升高，病程于是转入慢性期而继续发展，这种状况称为慢性进展期。

如果是发生在急性发展未能控制的基础上，则在早期仍保留着急性期的症状和体征，但程度减轻。到后期则仅留下虹膜、瞳孔以及晶状体方面的体征。如果是通过小发作而来，则除了房角大部分粘连或全部粘连外，亦可无其他症状或体征。另一种情况也可进入慢性进展期，即在一些间歇缓解期，甚至临床前期的患者，因不愿手术治疗而长期滴用缩瞳剂，虽然避免了急性发作，但房角粘连却在逐步缓慢的进行着，当达到一定程度时则表现出眼压的持续升高。

慢性进展期的早期，眼压虽然持续升高，但视盘尚正常。到一定程度时，视盘就逐渐凹陷和萎缩，视野也开始受损并逐渐缩小，最后完全失明（即绝对期）。确定病程已进入慢性进展期的主要依据是眼压升高、相应范围的房角粘连、房水C值低于正常。如果视盘已有凹陷、扩大，慢性进展期的诊断更可确定。

急性闭角型青光眼的慢性进展期与慢性闭角型青光眼是两个不同的概念，虽然在处理原则上基本相同，但有必要对其有所认识和区别。

二、慢性闭角型青光眼

这类青光眼的眼压升高，同样也是由于周边虹膜与小梁网发生粘连所致。但其房角粘连是由点到面逐步发展的，眼压水平也随着房角粘连范围的缓慢扩展而逐步上升。所以临床上没有眼压急剧升高的相应症状，眼前段组织也没有虹膜萎缩，视野也随之发生进行性损害。往往不易引起患者的警觉，只是在做常规眼科检查时或于病程晚期患者感觉到有视野缺损时才被发现，因此更具有潜在的危害性。慢性闭角型青光眼多见于50岁左右的男性，临床表现类似于原发性开角型青光眼，但其周边前房浅，中央前房深度可以正常或接近正常，虹膜膨隆现象不明显，房角为中等狭窄，可呈多中心地发生点状周边虹膜前粘连。由于其病程的慢性特征，临床难以作出像急性闭角型青光眼那样的明确分期，通常分为早期、进展期和晚期。在病程的早期，尽管眼压、眼底和视野均正常，但存在房角狭窄，或可见到局限性的周边虹膜前粘连。随着房角粘连的扩展，眼压升高多为中等程度，可达40～50mmHg。处于进展期、晚期的病例眼底有典型的青光眼性视盘损害征象，相应地伴有程度不等的青光眼性视野损害。

为什么慢性闭角型青光眼的表现与急性闭角型青光眼的表现不同？这是因为慢性闭角型青光眼的眼球虽然亦有前房较浅、房角较窄、晶状体较厚等解剖变异，但其眼轴不短，而且眼前段的解剖变异程度也比急性闭角型青光眼的要轻，所以瞳孔阻滞因素不明显。临床观察到其房角的粘连最早出现在虹膜周边部的表面突起处（称嵴突，crest），慢性闭角型青光眼的虹膜根部常可见到较多的嵴突，可能与该处较靠近小梁网，更容易与小梁网接触有关。粘连以点状开始，逐渐向两侧延伸、扩展，房角逐渐被损害，眼压也逐渐升高。在这样一个漫长的过程中，患者可以逐渐适应高眼压的病理状况，因此可以表现得非常"安静"而无自觉症状。导致周边虹膜逐步与小梁网发生粘连的因素可能是多方面的，但房角狭窄是最基本的条件。

三、辅助检查

（1）前房角镜检查　是最基本的，也是最直观的，可以观察到房角内的各种细节如功能小梁网、小梁网色素沉着、Schlemm管充血、周边虹膜前粘连的程度等。

（2）前节OCT检查　是非接触式光学扫描，患者易于配合，能够观察到扫描层面房角的宽窄和虹膜的形态、轮廓，但分辨不清小梁网等细节。

（3）UBM检查　UBM检查具有与前节OCT检查同样的功能，而且还能够观察到虹膜后的后房、睫状体、晶状体甚至前部玻璃体，以及他们相互之间的关系。可计算其房角开放的程度，并了解眼局部组织结构的变异。

（4）激光扫描偏振仪（scanning laser polarimetry，SLP）即神经纤维分析仪（nerve fiber analyzer，NFA）检查，高眼压者的延迟值比正常人低，其特点是下方延迟比上方明显。且SLP延迟值的改变与视野损害程度相一致，但比视野要敏感。

（5）视野检查　早期视野可正常，反复发作后可致视野缺损。

第四节　诊断要点及鉴别诊断

一、诊断要点

1.闭角型青光眼临床前期

（1）另一眼有急性发作史；

（2）前房角变窄；

（3）暗室激发试验阳性。

推荐临床应用暗室激发试验，该试验比较安全，阳性率约为30%。方法是测量眼压后嘱患者在暗室内保持清醒不入睡且睁眼1小时，然后在暗室内弱光下再测眼压一次。若前后眼压相差9mmHg以上则为阳性。眼压升高的机制与瞳孔散大、加重瞳孔阻滞、引起房角关闭有关。改良的暗室激发试验是令患者俯卧或反坐在椅子上，将头低俯在椅背上1小时，利用体位加重瞳孔阻滞等促发房角关闭，可提高阳性率到90%。激发试验是协助诊断的手段，但试验阴性结果并不一定就能排除闭角型青光眼的诊断。

2.急性闭角型青光眼急性发作期

（1）视力急剧下降；

（2）眼压突然升高；

（3）角膜水肿，瞳孔呈竖椭圆形散大且带绿色外观；

（4）眼前部混合充血；

（5）前房极浅，前房角闭塞；

（6）伴有剧烈的眼胀痛、同侧头痛、恶心、呕吐等。

3.闭角型青光眼间歇缓解期

（1）年龄在40岁以上，特别是女性患者；

（2）浅前房、窄房角；

（3）有发作性的虹视、雾视、头痛或鼻根部酸胀等病史。

具有以上临床特征者均应怀疑其可能，应进行细致的检查和严密的随访，必要时可考虑进行激发试验以明确诊断。

4.慢性闭角型青光眼

症状不明显时，要观察高眼压和正常眼压下的前房角状态。当眼压升高时房角变窄，甚至小梁完全不能看见，而眼压下降至正常范围时，房角变宽一些，且眼前部不充血，视野缺损，眼底有青光眼改变，便可诊断本病。

（1）周边前房浅，中央前房深度略浅或接近正常，虹膜膨隆现象不明显。

（2）房角中等狭窄，有不同程度的虹膜周边前粘连。

（3）眼压中等度升高，常在40mmHg左右。

（4）眼底有典型的青光眼性视盘凹陷。

（5）伴有不同程度的青光眼性视野缺损。

二、鉴别诊断

（1）急性闭角型青光眼应与急性虹膜睫状体炎和急性结膜炎相鉴别，列表如下（表9-1）。

表9-1 三种眼病鉴别表

鉴别点	急性闭角型青光眼	急性虹膜睫状体炎	急性结膜炎
眼痛	剧烈胀痛难忍	眼痛可忍，夜间甚	无
恶心呕吐	可有	无	无
视力	剧降	明显下降	正常
分泌物	无	无	黏液脓性
虹视	有	无	无（如有，冲洗后即无）
充血	混合充血	睫状充血或混合充血	结膜充血
角膜	水肿呈雾状混浊、色素性KP	透明，角膜后有沉着物	透明
前房	浅	正常	正常
房水	闪辉	房水混浊	正常
瞳孔	散大	缩小	正常
眼压	明显升高	正常、低或轻度升高	正常

（2）急性发作患者因剧烈的头痛、恶心、呕吐等全身症状而忽视了眼部的表现和检查，以致将青光眼误诊为脑血管意外、偏头痛、急性胃肠炎等疾病，甚至给予解痉药如山莨菪碱（654-2）、阿托品等治疗反而加剧病情，也偶有发生。

（3）慢性闭角型青光眼除了视物模糊、视野缺损外，常缺乏自觉症状，如果检查不细致，可能漏诊或被误诊为老年性白内障、开角型青光眼等而贻误治疗。强调细致认真的眼部检查，尤其是前房角的检查非常必要。

第五节　中医治疗

一、治疗原则

本病主要与风、火、痰、郁导致目窍不利，瞳神散大，玄府闭塞，眼孔不通，进而神水瘀滞有关，治疗应消除病因，开通玄府，宣壅滞，缩瞳神。本病对视力损害极大，甚至可致失明，故治疗以挽救视力为先，尤以缩瞳为要，如《证治准绳》所说："病既急者，以收瞳神为先，瞳神但得收复，目即有生意。"

临证多采用中西医结合方法进行救治，闭角型青光眼一经确诊就必须手术治疗，但术前必须使用药物将眼压降至正常范围。急性闭角型青光眼由于容易致盲，还必须进行紧急救治。西医手术治疗能够迅速降低眼压，对保护视功能具有很好的疗效，为后期视神经保护的治疗争取了时间。术前中医辨证论治，可减轻患者的自觉症状，改善局部体征；术后采用益气活血利水中药，可减少术后反应，并提高患者的视功能。

二、辨证论治

1.风火攻目证

证候：发病急骤，视力锐减，头痛如劈，目珠胀硬，胞睑红肿，白睛混赤肿胀，黑睛雾状水肿，前房极浅，黄仁晦暗，瞳神中度散大，展缩不灵，房角关闭甚或粘连；多伴有恶心、呕吐等全身症状；舌红苔黄，脉弦数。

辨证分析：肝开窍于目，头颞部属胆经，肝胆风火相煽交炽，上攻头目，导致目中玄府闭塞，神水瘀积，故头痛如劈，目珠胀硬，黑睛雾状水肿，视力锐减，胞睑红肿，白睛混赤肿胀；风性开泄，火性升散，故瞳神中度散大，展缩不灵；气火上逆，胃气失和，故恶心呕吐；舌红苔黄、脉弦数为肝胆火旺之候。

治法：清热泻火，平肝息风。

方药：绿风羚羊饮（《医宗金鉴》）加减。组成：玄参、防风、茯苓、知母、黄芩、细辛、桔梗、羚羊角（山羊角代替）、车前子、大黄，每日1剂，水煎，分2次温服。

加减：头痛甚者宜加钩藤、菊花、白芷，以增息风止痛之功；伴有恶心、呕吐者，可加陈皮、姜半夏，以降逆止呕；目珠胀硬，神水积滞者，常加猪苓、通草、泽泻，以利水泄热。

2.气火上逆证

证候：眼症同上；伴有胸闷嗳气，恶心、呕吐，口苦；舌红苔黄，脉弦数。

辨证分析：肝郁气滞，故胸闷嗳气；肝郁化火，气火上逆攻目，玄府郁闭，神水瘀积，故致眼胀头痛，眼珠变硬，视物不清；肝郁化火，故口苦，舌红苔黄，脉弦数。

治法：疏肝解郁，泻火降逆。

方药：丹栀逍遥散（《内科摘要》）合左金丸（《丹溪心法》）加减。组成：柴胡、当归、白芍、茯苓、白术、薄荷、生姜、牡丹皮、栀子、黄连、吴茱萸、甘草，每日1剂，水煎，分2次温服。

加减：胸闷胁肋胀痛者，加枳壳、香附，以行气止痛；目珠胀甚者，加石决明，以平肝清热。

3.痰火郁结证

证候：眼症同前；常伴身热面赤、动辄眩晕、呕吐痰涎；舌红苔黄，脉弦滑。

辨证分析：脾湿生痰，郁久则化火生风，风痰挟火上攻头目，致清窍受阻，玄府闭塞，神水潴留，故头目胀痛，目珠坚硬，瞳神散大，视力骤降；痰火内盛，气机失常，故见身热面赤、动辄眩晕、呕吐痰涎；舌红苔黄、脉弦滑为痰火之候。

治法：降火逐痰。

方药：将军定痛丸（《审视瑶函》）加减。组成：黄芩、僵蚕、陈皮、天麻、桔梗、青礞石、白芷、薄荷、大黄、法半夏，每日1剂，水煎，分2次温服。

加减：若动辄眩晕、呕吐甚者，加天竺黄、竹茹、藿香等，以清火化痰、降逆止呕。

4.饮邪上泛证

证候：眼症同前；常伴痛牵巅顶，干呕吐涎沫，食少神疲，四肢不温；舌淡苔白，脉沉弦。

辨证分析：胃寒生饮，饮邪随气上攻头目，致清窍受阻，玄府闭塞，神水潴留，故头目胀痛，目珠坚硬，瞳神散大，视力骤降；饮邪随胃气上逆，则干呕吐涎沫；胃寒运化无力，胃气不足，故食少神疲，四肢不温；舌淡苔白，脉沉弦为寒饮之候。

治法：温肝暖胃，降逆止痛。

方药：吴茱萸汤（《伤寒论》）加减。组成：姜半夏、吴茱萸、川芎、炙甘草、人参、茯苓、白芷、陈皮、生姜，每日1剂，水煎，分2次温服。

加减：脘腹胀闷者，加苍术、厚朴，以降逆除满。

5.阴虚阳亢证

证候：眼症同前；常伴疾病时愈时发，腰膝酸软，面红咽干，眩晕耳鸣；舌红少苔，脉弦细。

辨证分析：阴虚阳亢，虚火上炎攻目，玄府郁闭，神水瘀积，故致眼胀头痛，眼珠变硬，视物不清，时愈时发；肝肾阴虚，肝肾之外候失去濡润，故腰膝酸软，面红咽干，眩晕耳鸣；舌红少苔，脉弦细为阴虚阳亢之候。

治法：滋阴养血，平肝息风。

方药：阿胶鸡子黄汤（《通俗伤寒论》）加减。组成：阿胶、生地黄、白芍、牡蛎、石决明、钩藤、络石藤、茯苓、炙甘草、鸡子黄，每日1剂，水煎，分2次温服。

加减：五心烦热者，加知母、黄柏，以降虚火；或改用知柏地黄汤滋阴降火。

三、专方专药

1.回光汤（张怀安经验方）

药物组成：羚羊角（山羊角代替）、玄参、知母、龙胆、荆芥、防风、僵蚕、菊花、细辛、川芎、半夏、茯苓、车前子。

治法：息风清热，利湿化痰。

主治：适用于青光眼急性发作期及各型青光眼术后，证属肝经风热，痰湿上扰者。

2.青光安（彭清华经验方）

药物组成：黄芪、地龙、红花、赤芍、茯苓、白术、车前子、生地黄。

治法：益气养阴，活血利水。

主治：各型青光眼术后，属气阴两虚、脉络瘀滞者。

四、针灸治疗

1.体针

针灸治疗可缓解头眼疼痛及恶心、呕吐等全身症状，对视功能有一定保护作用。

主穴：睛明、上睛明、风池、太阳、四白、合谷、神门、百会。

配穴：风火攻目证选曲池、外关；气火上逆证选行间、太冲；痰火郁结证选丰隆、足三里等；恶心呕吐明显者加内关、胃俞。

以上均用捻转提插之泻法，行手法至有明显针感后出针，或留针10分钟。疼痛严重者可于大敦、合谷、角孙、太阳等穴点刺放血。

2.耳针

可选耳尖、目1、目2、眼降压点、肝阳1、肝阳2、内分泌等。

五、其他治疗

1.中成药治疗

本病经手术治疗眼压已控制的患者，可根据患者证型服用以下中成药。

（1）羚羊角胶囊　每次4粒，每日2次，口服。适应于各型青光眼。

（2）将军定痛丸　每次6g，每日2次，口服。适应于阴虚阳亢证者。

（3）复明片　每次5片，每日3次，口服。滋补肝肾，养阴生津，清肝明目。适用于慢性期患者。

（4）杞菊地黄丸或石斛夜光丸　每次6～9g，每日3次，口服。适用于慢性期患者。

（5）逍遥丸　每次6～9g，每日3次，口服。适用于慢性期肝郁气滞者。

（6）复方归苓片　每次4片，每日2次，口服。适用于各型青光眼。

2.按摩治疗

对于抗青光眼术后高眼压、滤过泡形成不良及早期滤过不良的青光眼患者，按摩眼球、睛明、瞳子髎、太阳、攒竹及四白穴，可以使患者的局部经络得以有效疏通，使眼部的邪气能够宣泄，起到对眼部气血进行调节的作用，可有效降低眼压，保持良好的滤过泡。

第六节　西医治疗

一、基本原则

根据患者的眼压、视野和眼底损害程度，结合医院的条件和医师的经验，可选择药物、激光和滤过性手术给予降低眼压治疗。

二、全身用药

（1）碳酸酐酶抑制剂　能抑制房水分泌，常用乙酰唑胺口服。一般首次药量为250mg，以后每次125mg，降压作用可保持6小时左右。或选用醋甲唑胺口服，每次25mg，每日1～2次。同时服氯化钾或氨苯蝶啶，以减少其排钾的副作用。对磺胺类过敏及肾功能与肾上腺皮质功能严重减退者禁用。

（2）高渗剂　本类药物能提高血浆渗透压，吸取眼内水分，使眼压迅速下降，但作用时间短，一般仅用在术前降压。常用的有甘露醇等，如20%甘露醇5～10mg/kg，快速静滴，每日1次；50%甘油盐水1～2ml/kg，术前顿服。

三、局部用药

（1）缩瞳剂　用1%～2%毛果芸香碱滴眼液，急性大发作时，每3～5分钟滴眼1次，共3次，然后每30分钟滴眼1次，共4次，以后改为1小时滴眼1次，待眼压降低、瞳孔缩小，然后每日滴4次。

（2）β受体阻滞剂　常用0.25%～0.5%噻吗心安滴眼液滴眼，每日1～2次；或用0.25%～0.5%盐酸倍他洛尔滴眼，每日1～2次。

四、手术治疗

1.手术治疗

采用手术治疗是目前治疗本病的主要方式，在眼压控制的情况下应尽早施行手术使眼压维持在"目标眼压"以保护视功能。本病手术可采用周边虹膜切除术、小梁切除术、非穿透性小梁手术等相关手术方式。当眼压难以控制时可施行房水引流装置植入术以及睫状体破坏性手术等，具体手术方式的选择参考相关章节。

2.激光治疗

临床前期适宜作Nd：YAG激光虹膜切开术或作虹膜周边切除术。间歇期一般认为房角粘连小于1/3周者，可作虹膜周边切除术；急性发作期经药物治疗，眼压基本控制，充血明显消退，前房反应消失后，若停药48小时眼压不回升，房角功能性小梁1/2以上开放，眼压描记之C值在0.19以上者，可施行虹膜周边切除术；慢性闭角型青光眼在房角出现周边虹膜前粘连及小梁受损害之前，一般采用虹膜周边切除术，以防止病情进一步恶化。具体手术方式的选择参考相关章节。

第七节　难点与对策

难点一：闭角型青光眼治疗的重点在于早期发现、早期诊断和早期治疗。由于闭角型青光眼临床前期患者症状多不明显，因此诊断比较困难。近年来随着UBM、眼前节OCT等眼科诊断设备的不断发展，配合暗室激发试验，针对闭角型青光眼的诊断也越来越准确，为闭角型青光眼的及早诊断和治疗提供了有力的支持。

难点二：青光眼治疗的重点之一在于及时的降低眼压，保护视神经。目前临床治疗闭角型青光眼的有效手段之一就是抗青光眼手术。但是，术后滤过道的瘢痕化，导致手术失败是目前临床所面临的一个难题。近年来通过改良手术方式以及药物抗青光眼滤过道瘢痕化的研究也已经取得了不错的进展，相信在不久的将来这个难题也将迎刃而解。

难点三：大多数青光眼患者最主要的后遗症之一就是视神经损害。部分青光眼患者眼压控制在正常范围内后，视神经仍然受到损害，导致视神经萎缩的发生。近年来，针对青光眼视神经保护的治疗成为青光眼研究的热点，很多学者在视神经保护的研究上进行了大量的尝试也都取得了良好的临床效果，为青光眼视神经保护的治疗提供了新的方法和思路。

第八节　经验与体会

（1）检查前房深度时注意对侧眼，以排除眼外伤晶状体脱位引起的继发性青光眼；做UBM时注意晶状体的厚度，以排除球形晶体引起的继发性青光眼；术前均应测眼轴长度，以避免恶性青光眼的发生。

（2）眼压下降后注意复查房角，如房角开放1/2以上，眼压单用局部降眼压药能够控制，可以考虑虹膜周边切除术或者白内障超声乳化手术摘除晶体。

（3）若一眼已发生急性闭角型青光眼，另一眼虽无症状，亦应进行预防性治疗，以免耽误病情。

（4）有恶心呕吐头痛的患者，注意查视力，看看眼睛有无充血，瞳孔有无散大，角膜是否清亮，以免将急性闭角型青光眼误诊为胃肠型感冒。

（5）急性闭角型青光眼发作期，中医称之为绿风内障，其病因多责之风火痰郁，其起病急剧，与中医之风相类；目赤剧痛，与火邪上攻相类；剧烈偏头痛，中医认为与痰有关；其发病诱因与情志刺激有关，中医责之气郁。其局部病理系房水循环受阻，中医责之血瘀水停。故本病的中医论治，要抓住祛风、泻火、化痰、活血、利水、理气等法。

第九节　预防和调摄

由于闭角型青光眼对视功能的损害是不可逆的，因此平时的预防和调摄亦十分重要。

（1）闭角型青光眼是重要而常见的致盲性眼病，必须贯彻预防为主的方针，宣传有关青光眼的知识，争取做到早期诊断、早期治疗。

（2）对已确诊的闭角型青光眼患者，应积极治疗，定期检查眼压和视野。

（3）由于急躁恼怒、抑郁悲伤、过度兴奋与劳累紧张均可使本病发作，因此有青光眼素质者，必须保持心情开朗，避免情绪过度激动。平时要摄生有当，起居有常，饮食有节，劳逸得当。

（4）室内光线要充足，不宜做暗室工作，不看或少看电视。

（5）忌辛辣刺激之品，适量饮水，戒烟酒。

（6）切记不可误点散瞳药或使用颠茄类药物，以免引起严重后果。

（7）由于本病发病属双侧性，其发作可有先有后，如一眼已确诊，另眼虽未发作，亦须密切予以观察，定期检查，或考虑采取必要的预防性措施，如做预防性虹膜切除。对疑似病例，应追踪观察，必要时做激发试验，以明确诊断，及早治疗。

第十节　预后和转归

（1）闭角型青光眼是临床上常见的致盲性眼病，急性发作期如果不积极治疗降低眼压，则可导致视神经受到不可逆性损害，最终可引起视神经萎缩而失明。

（2）闭角型青光眼在眼压控制的情况下应尽早手术治疗，以维持安全有效的"目标眼压"，并积极进行视神经保护治疗，能有效保护视功能，预后较好。

（3）闭角型青光眼在手术后控制眼压的情况下，应尽早使用中药治疗，不仅能有效抑制滤过道瘢痕形成维持有效的"目标眼压"，且能够改善眼底血液循环保护视神经，预后较好。

第十一节　疗效评定标准

临床上，降低眼压一直是青光眼治疗的重点。自从1989年Palmberg教授提出了"靶眼压"（即目标眼压）的概念后临床医生已逐渐改变了以往把青光眼患者的眼压控制到正常眼压［21mmHg（1mmHg≈0.133kPa）］以下作为衡量疗效的标准观念。目标眼压是指使青光眼患者不再发生压力性损害的眼压上限值。也就是说，当患者的眼内压若能控制到这个眼压值或低于这个眼压值，即可阻止眼压因素引起的视神经损害。

目标眼压是青光眼患者降眼压治疗的标准。最初的目标眼压，一般由医生根据患者的治疗前眼压、疾病的严重程度以及预期寿命等因素来决定，然后根据治疗后视功能复查的结果再进行不断调整，以把眼压持续控制在不引起视神经受到损害的水平。目标眼压可因人而异，甚至同一个人在不同的阶段，目标眼压都可能不同。目前世界上正在应用的几个青光眼治疗指南，均对目标眼压进行了推荐。

（1）美国指南（2010）建议，眼内压至少应降低25%以上，并考虑视神经损害的程度、进展的速度、家族史以及年龄等因素。

（2）欧洲指南（2008）建议，眼内压降低至≤18mmHg，必要时还要根据患者治疗前的眼压水平、青光眼分期、进展程度、年龄及预期寿命等因素再作进一步下降。

（3）亚太指南（2008）建议，眼内压应降至（15±3）mmHg，且因个体而异。

由于中国青光眼患者的平均眼压一般高于西方国家的患者，因此在目标眼压的设定时不能照搬西方国家的标准。

第十二节　医案精选

一、毕人俊医案

医案1.单纯性青光眼，继发性视神经萎缩

吴某某，女，50岁，湖南省物资局退休职工。患单纯性青光眼、继发性视神经萎缩（双眼），病史近10年。右眼为绝对期，已失明；左眼视力仅存眼前指数/2米，视野呈管状，生活不能自理。于1971年前来津市就诊，症见眼肿，两颞疼痛，恶心欲吐，胸闷不舒，脉弦稍数，舌苔薄白，舌红，尖边有瘀点。业师根据多年治疗青光眼的经验，从肝胆郁热、上焦瘀血论治，初用柴胡、党参、黄芩、桃仁、红花、牡丹皮、大蓟、杏仁、白芍、法半夏各10g，每日1剂，水煎服。服30剂后，继服清上瘀血汤加减：药用生地黄、连翘、滑石、石决明各15g，羌活、独活、桃仁、黄芩、桔梗、苏木、红花、赤芍、川芎、当归、酒大黄各10g。服80剂后，再继服羌活地黄汤：药用熟地黄、山药、石决明、牛膝、杜仲各15g，羌活、川芎、当归、麦冬、桃仁、牡丹皮、枳壳、杏仁、柴胡、菊花各10g，川黄连、甘草各6g。约服100剂，左眼视野扩大，视力提高到0.8，临床症状基本消失。唯恐复发，以益阴肾气丸加减（茯苓、泽泻、当归尾、牡丹皮、五味子、山药、山茱萸、柴胡、生地黄、熟地黄，共研细末，炼蜜为丸，每天3次，每日9g），连服3年未断而疗效巩固。

医案2.青光眼合并白内障

左某某，男，62岁，干部，住津市北大路。左眼患青光眼，曾到长沙某医院手术治疗，术后眼压稳定，但不久并发白内障，而渐失明，现已无光感，不久发现右眼视力减退，亦在外地检查治疗过，诊断为慢性单纯性青光眼。因右眼视力继续下降伴行动障碍而就诊。查视力：右眼0.2，左眼无光感。右眼压：7.5/40=39.39mmHg。视野：呈向心性缩小。眼底：右眼视神经乳头颜色稍淡，生理凹有部分扩大，视网膜动脉较细，A：V=1：2，黄斑部无异常。自感双目涩胀，视物昏雾，头晕耳鸣，胁胀叹气，看太阳如棕色，舌质淡红，无苔。缘由左目光没，竭劳心思，七情内伤，肝气郁结，血行不畅，则头晕耳鸣，视瞻易色，病久则阴虚血少而双目色胀，视物昏雾。治以调和肝气为主，并祛瘀活血，补肾明目。方首选小柴胡汤加味。药用枸杞子、熟地黄、石决明各15g，柴胡、防风、当归、白芍、红花、桃仁、法半夏、五灵脂、酒大黄、黄芩、僵蚕各10g，生姜、甘草各5g。每日1剂，水煎服。经服上方10剂后，又改服清上瘀血汤加味：枸杞子、石决明、熟地黄、生地黄、连翘各15g，羌活、独活、苏木、红花、桃仁、酒大黄、黄芩、当归、川芎、赤芍、枳壳、栀子、桔梗各10g，川黄连、甘草各5g。上方服40剂，复查视野、视力、眼压均有好转。眼压：右眼7.5/5=23.89mmHg；视力：右眼0.4。视野：扩大为上22°、下23°、鼻25°、颞30°。在此基础上改服益阴肾气汤，与清上瘀血汤交替服用45剂，复查又有进步。视力：右眼0.5。视野：上30°、下42°、鼻35°、颞40°。（彭清华，秦裕辉主编.中医眼科名家十讲[M].北京：人民卫生出版社，2011）

二、张怀安医案

医案1.任某某，男，45岁。右眼胀痛、眉骨酸痛2年多。近1年来其痛更甚，晚间视灯光有红绿色彩圈，曾在某医院住院确诊为慢性充血性青光眼。虽经药物治疗，眼压持续在27～35mmHg，因畏惧手术而出院。昨夜突发眼珠胀痛欲脱，头痛如劈，视力锐减，于1974年1月25日而来院治疗。查视力：右眼指数/1尺，左眼远1.0，近0.8。右眼睑肿胀，气轮混赤，抱轮尤甚，风轮混浊如雾状，瞳神散大呈卵圆形，色淡绿，无展缩能力，目珠坚硬如石，此为绿风内障（急性闭角型青光眼）。苔中黄边白，脉弦数。病在厥阴，风邪上受，引动内蕴湿热，痰火上扰清窍。治则：疏肝清热，利湿祛痰。方剂：回光汤（张怀安经验方）：山羊角15g，玄参15g，知母10g，龙胆10g，荆芥10g，防风10g，僵蚕6g，菊花10g，细辛3g，川芎5g，半夏10g，茯苓20g，车前子20g（包煎），5剂。外用1%毛果芸香碱滴眼液滴患眼。2月1日复诊：自觉头痛眼痛减轻。右眼远视力0.1，近视力0.1。眼睑肿胀渐消，气轮红赤渐退，风轮稍转清润，瞳神稍敛，仍无展缩能力；苔白，脉弦。仍宗上法，原方加夏枯草10g，10剂。2月11日三诊：红肿退去，痛楚全消，但精神萎靡，郁闷不乐。胸胁胀痛，食欲不振。查右眼远视力0.8，近视力0.6。舌苔薄白，脉弦细。证属病久生郁，气机不畅，当疏肝解郁。方剂：开郁汤，15剂。2月28日四诊：诸症悉除，胃纳好转，精力充沛，视力大明。查视力：双眼远视力均1.0，近视力0.8。双眼气轮白而光泽，风轮清莹，瞳神展缩自如，眼压正常。嘱服杞菊地黄丸2月。观察3年，未见复发。

医案2.黄某某，女，60岁。患高血压已多年，经常头晕头痛。近两年来，右侧头痛，时作时止。去年2月14日晚右侧头痛甚，右眼突然红痛，恶心呕吐。在当地治疗5天无效，转某医院住院确诊为"急性闭角型青光眼"。经药物及抗青光眼手术治疗，虽偏头痛已除，但右眼至今仍不见物。前晚看电影后，突然左侧头痛如劈，目痛如裂，视力锐减。于1976年11月21日来院治疗。查视力右眼无光感，左眼指数/眼前。右眼气轮混赤，风轮混浊不清，且有两条赤脉横贯乌睛，隐约可见黄仁呈灰褐色，上方缺损（术后），风轮上方有手术瘢痕，瞳神散大呈淡黄色，无展缩能力，此为黄风内障（青光眼绝对期）已无复明希望。左眼胞肿胀，气轮混赤，抱轮尤甚，风轮雾状混浊，瞳神散大，色呈淡绿，无展缩能力，指触眼珠，坚硬如石，此为绿风内障（急性闭角型青光眼）。病虽2日，势重凶危。舌苔黄白，脉弦数。此乃肝郁化火，气火上逆。治则：清肝泻火。方剂：加味龙胆泻肝汤。龙胆10g，黄芩10g，栀子10g，泽泻10g，木通10g，车前子10g（包煎），当归10g，柴胡10g，生地黄10g，羌活10g，防风10g，大黄10g(酒炒)，甘草5g，3剂。外点1%毛果芸香碱滴眼液。11月24日复诊：头痛眼痛减轻，目赤红肿稍退，视物渐明。查左眼远视力0.1，近视力0.1。药已取效，当宗上法。加味龙胆泻肝汤，加石决明20g（先煎），7剂。12月2日三诊：红肿退去，痛楚全消。但头晕耳鸣，腰膝酸软，夜寐多梦，口苦咽干。查右眼无光感，眼球轻度萎缩；左眼远视力1.0，近视力0.5。气轮白泽，风轮清莹，瞳神收敛，展缩自如，气色华然，眼压正常，故而视力大明。因患者素有高血压病，嘱服平肝潜阳汤（石决明20g，磁石20g，珍珠母20g，天麻10g，钩藤10g，熟地黄30g，枸杞子10g，菊花10g，山茱萸10g，泽泻10g）做蜜丸。连服3月，巩固疗效。随访3年无复发。（彭清华，秦裕辉主编.中医眼科名家十讲[M].北京：人民卫生出版社，2011）

三、张健医案

医案1.李某，女，49岁，湖南省长沙冶金公司，工人。于2014年10月30日初诊。

主诉：双眼胀痛，视物昏蒙，虹视1个月。

病史：患者近1个月情志郁闷，双眼胀痛，视力下降，虹视，时而视灯火有红绿彩色光圈。伴情志不舒，胸胁满闷，食少神疲，心烦口苦。

检查：右眼视力0.5，左眼视力0.6。双眼结膜无充血，角膜透明，前房较浅。瞳孔大小正常。戈德曼压平眼压计测眼压：右眼32mmHg，左眼28mmHg。视野呈向心性缩小；眼底视盘生理凹陷。杯盘比：右眼0.6，左眼0.6。房角检查：双眼房角均部分关闭。舌质红，苔薄黄，脉弦。

诊断：原发性慢性闭角型青光眼（双眼）。

辨证：肝郁化火证。

治法：疏肝清热。

方剂：开郁汤（《张怀安眼科临床经验集》）。

处方：香附10g，青皮10g，荆芥10g，防风10g，川芎5g，栀子10g，柴胡10g，车前子10g（包煎），当归10g，白芍10g，牡丹皮10g，夏枯草10g，甘草5g，山羊角15g（先煎），钩藤10g（后下），5剂。

服法：水煎，每日1剂，分2次温服。

外治：1%硝酸毛果芸香碱滴眼液，滴双眼，每日2次；0.5%马来酸噻吗洛尔滴眼液，滴双眼，每日2次。

医嘱：调情志，避风寒，少食辛辣炙煿之品。

二诊（2014年11月4日）：眼痛减轻。视力：右眼0.6，左眼0.6。眼压：右眼22mmHg，左眼25mmHg。原方，5剂。

三诊（2014年11月9日）：眼痛减轻，视物较明。双眼眼压均降至18mmHg。视力：右眼0.8，左眼0.8。双眼局麻下施行激光虹膜切开术。术后观察数月，眼压控制在正常范围内。

按：患者情志不舒，肝气失于条达，气郁生火，气火上逆，壅塞目中玄府，神水排出不畅，蓄积于目中，则目珠胀痛，视物昏蒙；胁为肝脉之所过，气阻脉络则胁胀不适。肝郁乘脾，脾失健运，食少神疲，心烦口苦；舌质红，苔薄黄，脉弦，均为肝郁化火之征。开郁汤加减方中柴胡疏肝解郁，条达肝气为君药；当归、白芍补虚生血，活血化瘀，川芎、香附、青皮疏肝理气，助柴胡条达肝气为臣药；山羊角、钩藤清肝明目；夏枯草清肝泻火，退翳明目，牡丹皮清热凉血，栀子清热泻火，解郁除烦，车前子、荆芥、防风祛风清热，清肝明目为佐药；甘草调和诸药为使药。本例为绿风内障中的慢性闭角型青光眼，除内服中药外，局部滴降眼压滴眼液，以提高疗效，待眼压降至正常后手术开辟神水通道，可减少中药治疗绿风内障屡愈屡发之弊。

医案2.姜某，女，52岁，湖南省娄底市娄星区茶园镇沪昆高铁娄底站，工人。于2014年

11月3日初诊。

主诉：双眼胀痛，视物昏朦，虹视1个月。

病史：患者近1个月来双眼胀痛，视力下降，虹视；伴身热面赤，动则头晕，呕吐痰涎。

检查：右眼视力0.6，左眼视力0.5。双眼结膜无充血，角膜透明，前房较浅。瞳孔大小正常。戈德曼压平眼压计测眼压：右眼34mmHg，左眼30mmHg。视野呈向心性缩小；眼底视乳头生理凹陷。杯盘比：右眼0.6，左眼0.6。房角检查：双眼房角均部分关闭；舌质红，苔黄腻，脉弦滑。

诊断：原发性慢性闭角型青光眼（双眼）。

辨证：痰火上壅证。

治法：降火逐痰。

方剂：将军定痛丸加减。

处方：大黄10g（后下），黄芩10g（酒洗），僵蚕5g，陈皮5g，天麻10g（酒洗），桔梗10g，青礞石（煅）10g，白芷10g，薄荷5g（后下），半夏10g，羌活10g，5剂。

服法：水煎，每日1剂，分2次温服。

外治：1%硝酸毛果芸香碱滴眼液，滴双眼，每日2次；0.5%马来酸噻吗洛尔滴眼液，滴双眼，每日2次。

医嘱：调情志，避风寒，少食辛辣炙煿之品。

二诊（2014年11月8日）：眼痛减轻。视力：右眼0.6，左眼0.6。眼压：右眼22mmHg，左眼25mmHg。原方，5剂。

三诊（2014年11月13日）：眼痛减轻，视物较明。双眼眼压降至均为18mmHg。视力：右眼0.8，左眼0.8。双眼局麻下施行激光虹膜切开术。术后观察数月，眼压控制在正常范围之内。

按：脾湿生痰，郁久则化火生风，风痰夹火上攻头目，致清窍受阻，玄府闭塞，神水潴留，故头目胀痛，目珠坚硬，瞳神散大，视力骤降；痰火内盛，气机失常，故见身热面赤，动则眩晕、呕吐痰涎；舌红苔黄，脉弦滑为痰火之候。将军定痛丸加减方中大黄为君，苦寒泄热，清降痰邪，直折火势，荡涤痰火，导痰火下行，痰火去而胀痛止，有斩关夺门之攻，故号将军，本方也因此而名"将军定痛丸"。半夏燥湿化痰，降逆止呕，为化痰要药，太阴厥阴头痛非此不能除，与君药合用清泻痰热，半夏以牙皂、姜汁煮后，则搜痰之力更为彰显；黄芩清肝泄热解毒，助大黄泻火之功；天麻平肝息风，善治头痛头风、头晕目眩诸症，与大黄、半夏同用则化痰息风、降泻风痰，以上三味共为臣药；僵蚕息风化痰止痉，襄助天麻，陈皮燥湿化痰，襄助半夏；青礞石重坠性猛，坠痰息风、平肝下气，与大黄苦泄同用则逐痰力大；羌活、白芷散风止痛；薄荷清利头目，以上五味共为佐药；桔梗祛痰，更为诸药舟楫，载药上行，能引苦峻之药上行头目，为使药；黄芩、天麻酒洗，以引药入肝，清降肝火肝风。本方降、泄、攻、逐之猛，用于治疗痰火上攻之病。

医案3.赵某，女，58岁，湖南省宁乡县朱良桥镇茅塘村，农民。于2014年11月12日初诊。

主诉：患者双眼胀，头痛，视物模糊，虹视，时愈时发1个月。

病史：患者于10月中旬开始双眼胀痛，视力下降，虹视，伴头痛，耳鸣耳痛，口苦咽干，烦躁易怒，腰膝酸软，面红，眩晕耳鸣，手心发热，大便秘结，小便黄赤。高血压病史

2年。

检查：右眼视力0.5，左眼视力0.6。双眼混合充血，角膜透明，前房浅，瞳孔呈竖椭圆形散大，直径5mm。眼底视乳头生理凹陷，杯盘比：右眼0.5，左眼0.6。戈德曼压平眼压计测眼压：右眼30mmHg，左眼22mmHg。双眼视野向心性缩小。房角检查：双眼房角部分关闭。舌质红，苔薄黄，脉弦。

诊断：原发性闭角型青光眼（双眼）。

辨证：肝阳上亢证。

治法：平肝潜阳。

方剂：平肝潜阳汤（《张怀安眼科临床经验集》）加减。

处方：石决明20g（先煎），磁石20g（先煎），珍珠母20g（先煎），天麻10g，钩藤10g（后下），熟地黄30g，枸杞子10g，菊花10g，山茱萸10g，泽泻10g，知母10g，黄柏10g，大黄10g（后下），5剂。

服法：水煎，每日1剂，分2次温服。

外治：1%硝酸毛果芸香碱滴眼液，滴双眼，每日3次。

医嘱：调情志，避风寒，少食辛辣炙煿之品。

二诊（2014年11月17日）：眼痛减轻。视力右眼0.6，左眼0.6，眼压：右眼25mmHg，左眼20mmHg。原方，5剂。

三诊（2014年11月22日）：眼痛减轻，视物较明，双眼眼压降至18mmHg，视力：右眼0.8，左眼0.6。局麻下双眼先后施行小梁切除术。术后观察数月，眼压控制在正常范围之内。

按：风轮属肝，瞳神属肾，肝肾之阴不足，阳气亢逆升腾或因郁怒焦虑，气郁化火，内耗阴血，阴不制阳，随经上窜，神水受伤，症见头晕目胀、眩晕耳鸣、烦躁易怒、耳聋、眼珠胀痛、瞳神气色不清或散大；口苦咽干、面红、手心发热、大便秘结、小便黄赤，均为肝阳上亢之征。平肝潜阳汤加减方中石决明、磁石、珍珠母平肝潜阳；天麻、钩藤、菊花平肝清热息风；熟地黄、枸杞子补肾明目；山茱萸补益肝肾，收敛固脱；泽泻利水渗湿泄热；大黄泄热通便；知母、黄柏以降虚火。闭角型青光眼，除内服中药外，局部滴缩瞳剂，以提高疗效，待眼压降至正常后手术开辟房水通道，以防停药后复发。

医案4.孙某，女，56岁，湖南省长沙市望城区靖港镇，退休工人。于2014年12月25日初诊。

主诉：左眼胀痛，视力急剧下降2日。

病史：患者于12月23日夜间突起左眼胀痛，痛牵巅顶，视物昏朦；伴干呕吐涎沫，食少神疲，四肢不温。

检查：右眼视力0.8，左眼视力0.3。左眼睑痉挛，眼混合充血，角膜水肿呈雾状，前房极浅，黄仁晦暗，瞳神竖椭圆形散大，对光反应消失。戈德曼压平眼压计测眼压：右眼20mmHg，左眼45mmHg。舌质淡，苔白滑，脉沉弦。

诊断：原发性闭角型青光眼（右眼临床前期；左眼急性发作期）。

辨证：饮邪上泛证。

治法：温肝暖胃。

方剂：加味吴茱萸汤（《张怀安眼科临床经验集》）。

处方：党参10g，吴茱萸6g，半夏10g，陈皮10g，茯苓20g，枳壳10g，生姜10g，大枣

5枚，3剂。

服法：水煎，每日1剂，分2次温服。

外治：20%甘露醇250ml，静脉滴注；醋甲唑胺（尼目克司）片，一次25mg，每日2次。

医嘱：调情志，避风寒，忌食辛辣炙煿之品。

二诊（2014年12月28日）：眼痛减轻。视力：右眼0.8，左眼0.4。眼压：右眼16mmHg，左眼25mmHg。原方，3剂。

三诊（2014年12月31日）：眼痛减轻，视物较明，左眼眼压降至20mmHg，视力恢复到0.5。局麻下左眼施行小梁切除术；2周后，右眼施行激光虹膜切开术。术后观察至今，眼压控制在正常范围之内。

按：胃阳不足，痰饮内停，肝之寒邪犯胃，夹痰饮而上逆，并循厥阴静脉上冲头目，阻遏清窍，故致头痛眼胀，眼压增高，瞳神散大，气色混浊，干呕涎沫；胃阳不足，受纳消化水谷失职，脏腑精气虚衰，故食少神疲，四肢厥冷；舌质淡，苔白滑，脉沉弦亦为肝胃虚寒之候。加味吴茱萸汤系吴茱萸汤合二陈汤加减而成，方中吴茱萸味辛而苦，性燥烈，既有温胃散寒、开郁化滞之功，又具有降浊之用；半夏辛温性燥，善燥湿化痰，且可降逆和胃止呕；党参大补元气，兼能益阴，补胃之虚；陈皮、枳壳理气燥湿，使气顺而痰消；茯苓健脾渗湿，使湿去脾旺，痰无源生；生姜温胃散寒，大枣益气健脾，以助党参温中补虚；姜、枣相合，还能调和营卫，皆有佐药之义。如此配伍，共奏温中补虚、消阴扶阳之功，使逆气平，呕吐止，余症亦除。但呕吐吞酸有寒热之异，临床必须以呕吐涎沫，舌质淡，苔白滑，脉细迟或脉沉弦细全身症状为据。（张健.张健眼科医案[M].北京：中国中医药出版社，2016）

四、彭清华医案

医案1.慢性闭角型青光眼

陈某，女，47岁。因右眼反复胀痛，伴眉骨痛3个月，曾在省人民医院诊断为"右眼慢性闭角型青光眼"，建议其手术，患者畏惧而来院要求服中药治疗。查视力：右0.4，左1.0。右眼前部轻度混合充血，角膜后色素性KP，Tyndall征（-），前房浅，周边前房约1/3CK，房角关闭，虹膜膨隆，瞳孔散大约5mm，对光反射迟钝，眼底检查可见视盘C/D=0.7，血管呈屈膝状爬出。左眼前房浅，周边前房约1/2CK，虹膜膨隆，瞳孔约4mm大小，眼底视盘C/D=0.5。测眼压：右37mmHg，左21mmHg。视野：右眼周边缩小，左眼旁中心暗区。诊断：双眼慢性闭角型青光眼（虹膜膨隆型）。劝其手术后再服中药，但患者仍不愿手术。遂采用活血利水法，药用：茯苓30g，车前子20g，泽泻10g，丹参20g，红花6g，地龙10g，益母草20g，生地黄20g，甘草5g。每日1剂，配合口服A.T.P和VitB$_1$。服12剂后测眼压：右28mmHg，左19mmHg。继服半个月，眼压：右20mmHg，左19mmHg。视力：右0.7，左1.0。嘱继服原方1个月。8个月后复查，患者眼压仍控制在正常范围内，视力维持。

医案2.急性闭角型青光眼术后眼压回升

李某，男，60岁，干部。因右眼急性闭角型青光眼于1991年7月18日在湖南医科大学附二院行右眼青光眼小梁切除术、左眼虹膜周边激光打孔术。术后半个月，右眼眼压开始回升，经局部滴用1%匹罗卡品、0.25%噻吗心安，口服醋唑磺胺治疗1个月，右眼眼压未能控制，该院建议其行再次手术，患者不愿意接受而求诊于我院。查视力：右0.15，左1.0。眼压：右36mmHg，左17mmHg。右眼结膜充血，滤泡平坦，角膜透明，前房浅，11点方位虹膜周切口可见，虹膜节段萎缩，瞳孔与晶状体后粘连，晶状体前囊可见青光眼斑。眼底见视盘C/D=0.5，杯深，血管偏向鼻侧。诊断同前。予以活血利水法，药用：茯苓30g，车前子20g，泽泻10g，丹参20g，地龙15g，红花6g，生地黄20g，防风10g，柴胡10g，甘草5g。每日1剂，分2次温服。服15剂后，右眼视力0.2，眼压控制到21mmHg。继服上方加黄芪30g，服15剂，右眼视力提高到0.4，眼压19mmHg。随访1年2个月，眼压未回升，视力稳定。（彭清华，彭俊.眼科名家临证精华[M].北京：中国中医药出版社，2018）

第十三节　名老中医治疗经验

一、毕人俊治疗经验

毕人俊认为本病的发作与脾胃有着密切关系。因胃主纳水谷，脾主消谷，脾伤不能代胃散精于各脏。胃为五谷之海，为生血之源，人禀脾胃以养生，脾胃既衰，不能养生发之体，为生生之用，一脏不足，五脏俱衰。脾胃为后天之本，既衰，精气不足，则目失所养，目病生焉。三焦属相火，多气少血，本火标阳。上连心肺，多风热；中连脾胃，多湿热；下连肝肾，多大小便不利。三焦居膀胱上口又与肾相通，通行水道。三焦亦能代肾行水，水道不利，水溢于外而为水肿（青光眼眼睑水肿、角膜水肿、瞳孔扩大，是三焦水道不利，肺气下降的原因）。总之，在青光眼的发病因素方面，毕人俊的经验看法就是在理论上是"气血"二字；在治疗上是"寒热"二者。青光眼的病机变化，不是绝对不变的，临床上需要灵活对待，证变法亦变，法随证转。

1.急性闭角型青光眼

冲脉气血和胃气上逆，肝血、肺气并于上，则睛球胀痛，抱轮红赤。恶心呕吐、瞳神散大、视物不明，多为肝经热盛，胆液涩而肝血滞；火郁风轮，肝胆火炽，而致胞肿珠痛。治宜泻肝、降冲逆、调和三焦。首选泻肝汤加味，药用川黄连、黄芩、葶苈子、五灵脂、大黄、升麻、芒硝、白菊花、赤芍、薄荷、防风、栀子、木贼、陈皮、细辛、甘草，每日1剂，水煎服。大便秘结者，倍加大黄、芒硝。若恶心呕吐、头痛者，宜用小柴胡汤加味降冲逆、祛瘀止痛，药用柴胡、防风、当归、白芍、红花、桃仁、法半夏、五灵脂、党参、酒大黄、黄芩、僵蚕、生姜、甘草。如咽干口渴加麦冬；舌淡有灰腻苔为中焦有湿痰阻塞，早晚需配服香砂养胃丸，使中焦湿热尽去为止；若阳明有湿痰头痛者，宜用大柴胡汤加味，药用柴胡、黄芩、牡丹皮、龙胆、五灵脂、当归、茯苓、杏仁、枳实、酒大黄、法半夏、白芍、甘草。均每日1剂，水煎服。

本病用大小柴胡汤加味者，取其和解少阳也。常配合使用吸鼻疗法和放血疗法。前者取鹅不食草60g、川芎30g，共研极细末，另加青黛120g，三药共混均匀，瓷瓶收储备用。每用蚕豆大一份吸入鼻中，左目痛吸左鼻，右目痛吸右鼻。吸后使痰涎涕泪尽出，再用热水洗面。此法大意如开锅盖法，使病邪不复聚于巅顶，促使发散。后者用三棱针点刺百会、太阳、商阳等穴，放出少许血液，导邪热外出。内外兼治，堪称良法。

2.中晚期青光眼

闭角型青光眼的中晚期，多由瘀血滞于太阳、阳明，经络不和畅而目光受损，如鼻侧视野收缩、生理盲点扩大；日久则血水并蓄，蒙蔽清窍，有碍脏腑精气灌输目系，致心阳不能发越则光华耗损，视物昏朦。晚期青光眼尤为多见。治宜活血化瘀，养心和肝，滋阴补肾。首选清上瘀血汤加减，药用羌活、独活、苏木、红花、桃仁、酒大黄、黄芩、当归、川芎、生地黄、赤芍、滑石、甘草、枳壳、连翘、栀子、桔梗、熟地黄、枸杞子、草决明。此方治太阳标热在上，头项强连后枕部、巅顶眉心骨痛、鼻侧视野缩小等，能导瘀血下行，热从小便而解。腰痛加秦艽，有湿加车前子。服药后腰腿痛较甚是正常反应，可续服用无碍。对扩大青光眼视野、消除病理盲点、提高视力颇为有效。当服上方一段时间后，如视野有扩大，视力进步，眼压亦较稳定，即可改服加味益阴肾气丸以滋阴补肾为主，药用生地黄、熟地黄、川芎、当归、桃仁、羌活、牡丹皮、茯苓、泽泻、山茱萸、山药、柴胡、肉苁蓉、枸杞子、五味子、白菊花、杏仁，共研细末，白蜜为丸，每日3次，每次服12g。如在治疗途中，出现头昏目胀、咽干、口苦、耳鸣时，则改服加味小柴胡汤。如病情稳定，宜久服还睛丸以善后。该方清肝明目、滋阴益血，对年老虚弱、视物昏花者最为适合。药用党参、杏仁、肉苁蓉、杜仲、牛膝、石斛、枸杞子、羚羊角、防风、菊花、菟丝子、当归、熟地黄、黄柏、青葙子、枳壳、茯苓、蒺藜、草决明、山药、天冬、生地黄、川芎、黄连、五味子、甘草、知母，共研细末，炼蜜为丸，每日3次，每次服12g。在治疗青光眼的过程中，毕人俊曾深有体会地说：内服中药（下法、和解法），兼用碧云散吸鼻及放血疗法，对于部分患者可收到稳定和降低眼压的效果。同时，内服中药可能起到保护眼底组织、提高视力和扩大视野的效果。已动手术者，通过服用中药治疗，也有提高视功能的作用。（彭清华，秦裕辉主编.中医眼科名家十讲[M].北京：人民卫生出版社，2011）

二、文日新治疗经验

文日新认为本病多由七情过伤，肝气郁结，肝胆火炽，风热上攻；或劳神过度，真阴暗耗，致阴虚阳亢；或肝胃虚寒，水湿上泛所致。本病在发作期采用中西药积极治疗，降眼压，保视力，并积极配合手术治疗，可挽救部分视力。文日新对本病的辨证论治如下。

1.肝经风热证

眼球胀痛，偏头痛剧烈，视力急剧下降，白睛混赤，黑睛呈雾状水肿混浊，瞳仁散大，眼内泛绿；兼恶心呕吐，恶寒发热，大便结，小便黄；舌质红，苔薄白黄，脉弦数。治法：祛风清热化痰浊。方用川芎茶调散加减：川芎6g，白芷10g，薄荷6g，甘草6g，羌活10g，细辛3g，荆芥10g，防风10g，法半夏15g，生石膏40g（先煎），车前子10g（包煎），槟榔15g，夏枯草10g，茯苓30g。

2.肝火上犯证

症见偏头痛如劈，眼球胀，眉骨、太阳、鼻、额胀痛剧烈，呕吐恶心，烦躁易怒，口苦咽干，白睛混赤，抱轮赤甚，黑睛混浊如雾，神水泛绿，瞳仁极度散大，眼球坚硬如石；大便结，小便黄；舌质红，苔黄，脉弦数。治法：清肝泻火利水。方用龙胆泻肝汤加减：生地黄30g，木通10g，柴胡10g，甘草5g，车前子10g（包煎），泽泻10g，当归10g，栀子（炒）10g，龙胆10g，槟榔15g，夏枯草10g，大黄10g（后下），丹参10g，法半夏10g。若恶心呕吐，头痛剧烈，口干大便结，眼球痛剧者，系肝胃火盛者，用加减槟榔煎：槟榔30g，山羊角15g（先煎），栀子（炒）10g，黄芩10g，大黄15g（后下），枳壳10g，泽泻15g，柴胡10g，石决明30g（先煎），防风10g，生石膏100g（先煎），夏枯草10g，龙胆10g。恶心呕吐者，加法半夏、陈皮、竹茹；眼球剧痛兼头痛者，加延胡索、香附；口渴，加玄参、知母；眼红赤甚者，加牡丹皮、蒲公英；头晕眩者，加钩藤、菊花；前额痛者，加细辛、丝瓜络。

3.肝胃虚寒证

头目剧痛，恶心呕吐涎沫；神疲纳差，四肢逆冷；舌质淡，苔白，脉弦。治法：温中降逆化痰。方用吴茱萸二陈汤：吴茱萸10g，党参15g，法半夏15g，茯苓30g，枳壳10g，槟榔15g，生姜30g，红枣5粒，细辛3g，川芎5g，白芷10g。若头痛剧，呕吐眩晕，痰浊偏重者，用半夏羚羊角汤：法半夏15g，细辛4g，车前子15g（包煎），山羊角15g（先煎），羌活10g，防风10g，薄荷5g（后下），菊花10g，川芎5g，川乌6g（先煎），茯苓30g。若头眩晕，呕吐恶心纳差，神疲气乏，面色淡黄，偏头痛，眼胀视昏，舌淡苔白润，脉虚，属脾胃气虚、痰湿上泛，用六君生脉汤：人参6g，麦冬10g，五味子10g，白术15g，茯苓30g，甘草5g，法半夏10g，陈皮5g，槟榔15g，车前子10g（包煎），泽泻10g，细辛4g，生姜10g，红枣3枚。

4.肝阳上逆证

瞳仁散大，白睛混赤污暗，黑睛水肿、雾状混浊，视力锐减，头眩晕，耳鸣，面赤，失眠多梦，烦躁易怒，舌红苔黄，脉弦。治法：平肝潜阳，渗水利湿。方用天麻钩藤饮加减：石决明30g（先煎），磁石15g（先煎），天麻10g，钩藤10g（后下），夏枯草10g，菊花10g，牛膝10g，大黄10g（后下），玄参15g，菊花10g，枸杞子10g，丹参15g，五味子5g，泽泻10g，茯苓30g，车前子10g（包煎），珍珠母30g（先煎）。呕吐加芦根、竹茹；眼胀剧加灯心草、槟榔、香附、夏枯草；头痛加蔓荆子、白芷；眉棱骨痛加白芷、五灵脂。

5.肝肾阴虚证

视物昏花，眼内干涩，多见急性发作后期，常伴有耳鸣耳聋，口苦咽干，失眠多梦，遗精，腰膝酸软，五心烦热；舌红少津，苔薄白黄，脉细数。治法：滋养肝肾。方用明目地黄汤加减：生地黄30g，怀山药20g，牡丹皮10g，茯苓30g，泽泻20g，山茱萸5g，柴胡10g，五味子6g，麦冬10g，当归10g，黄柏5g，知母10g，丹参15g，玄参10g。

6.血瘀清窍证

瞳仁散大，神水混浊，白睛混赤，黄仁晦暗，头痛，睛胀如针刺痛，面色青暗；舌质红，有瘀斑，脉细数。眼病反复发作，多因邪入于血络间，水湿停聚不畅，上泛清窍。治法：通窍活血降浊邪。方用通窍活血汤加减：丹参15g，桃仁10g，红花3g，川芎6g，香附10g，槟榔15g，柴胡10g，黄芩10g，赤芍10g，羌活10g，法半夏10g，夏枯草10g，大黄10g（后下），泽泻10g，车前子10g（包煎），生姜3片，红枣3枚，五味子5g，白芷10g。

本病外治用针刺太阳、睛明、鱼腰、合谷、少商，点刺放血，有放血止痛降压作用。外用1%～2%毛果芸香碱滴眼液滴眼，坚持天天滴滴眼液，病情减轻后逐渐减少滴眼次数，并结合静脉注射高渗葡萄糖，待病情减轻，视力上升后，尽快做抗青光眼手术治疗，保持一定视力，防止其反复发作。（彭清华，秦裕辉主编.中医眼科名家十讲[M].北京：人民卫生出版社，2011）

三、李熊飞治疗经验

李熊飞认为本病之致病因素及病理机制，是肝胆受劳，脏器不和，光明倒退，眼带障闭，肾脏虚劳，房事不节（《秘传眼科龙木论》），内肝管缺，眼孔不通（《外台秘要》）；或阴虚血少之人，劳心忧思太过，头风痰湿浴火加攻（《证治准绳》），导致真阴暗耗，阴虚阳亢，营卫气血不和，脏腑经络失调，神水瘀滞，瞳神散大而成。

李熊飞根据临床经验将辨证及治疗分为2型。

1.肝经风热型

证候：患眼剧烈胀痛，同侧偏头痛，气轮红赤，风轮混浊，瞳孔散大，色呈淡绿，眼球坚硬，视物如雾朦，视灯有彩圈；或伴有恶心呕吐，头晕耳鸣。为肝胆火炽，风火上攻。治宜平肝散风，泻火清热。复方槟榔煎主之，兼服石斛夜光丸。

复方槟榔煎组方：槟榔30～50g，羚羊角10～15g，生石膏120～250g，龙胆、栀子、黄芩、大黄、枳实、泽泻各10～15g，生石决明、夏枯草各30g，水煎2次分服。

加减：头痛不甚者，羚羊角、生石膏酌减；眼球胀硬减轻或胀硬不甚者，槟榔酌减；大便不甚实者，去枳实；恶心呕吐者，加陈皮、竹茹；若吐甚，酌加半夏、佩兰；眼球剧痛者，加延胡索；口渴喜饮者，加天花粉；眼球赤甚者，加蒲公英、牡丹皮；剧烈眩晕者，加钩藤、菊花。

2.阴虚阳亢型

证候：头痛眩晕，眼胀视雾，时有虹膜，气轮红赤不甚，耳鸣耳聋，心烦易怒，口燥咽干，舌红少津，脉弦细数。治宜滋阴潜阳。大补阴丸合知柏地黄汤主之，煎服磁朱丸。

大补阴丸合知柏地黄汤加味组方：知母、黄柏、生地黄、牡丹皮、泽泻、茯苓、山茱萸、山药、龟甲、五味子、生石决明、玄参。加减：气轮红赤甚者加龙胆；眼胀痛较甚者加郁金、蔓荆子、夏枯草。（彭清华，秦裕辉主编.中医眼科名家十讲[M].北京：人民卫生出版社，2011）

四、张怀安治疗经验

张怀安根据"肝开窍于目""肝受血而能视""肝气通于目，肝和则目能辨五色矣"等理论，将原发性青光眼分为肝热、肝火、肝阳、肝寒、肝虚等，采用疏肝清热、清肝泻火、柔肝滋阴、疏肝解郁、理肝祛瘀、温肝降逆、平肝潜阳、补肝滋肾八法论治，收到较好效果。

1.疏肝清热法

《素问·风论》说"风者,善行而数变""风入系头,则为目风,眼寒""故风者,百病之长也"。《素问·太阴阳明论》说"故伤于风者,上先受之"。风为阳邪,善行于上,火热亦为阳邪,其性上炎,肝为风木之脏,体阴而用阳,开窍于目。若肝气郁滞,先病在气。"气有余便是火"。火炼津液为痰,气郁不达,津液停聚亦可酿痰。外感风寒引动内生痰火,上扰清窍。症见眼珠胀痛,牵连眼眶,头额、鼻颊作痛,视灯火有虹彩圈,恶心呕吐,气轮混赤,抱轮尤甚,风轮如雾状,瞳神散大,其色淡绿,眼珠变硬;舌红,苔白腻,脉弦滑有力。治则:疏肝清热,利湿化痰。方剂:回光汤(张怀安经验方)。药物组成:山羊角15g,玄参15g,知母10g,龙胆10g,荆芥10g,防风10g,僵蚕6g,菊花10g,细辛3g,川芎5g,半夏10g,茯苓20g,车前子20g(包煎)。

2.清肝泻火法

肝为风木之脏,其性刚强,与胆相表里,在志为怒,怒气伤肝,气郁化火,气火上逆。发作急,来势猛,循经上窜目窍。症见头痛如劈,眼珠胀痛欲脱,耳鸣耳聋,口苦咽干,心中烦扰,气轮混赤,抱轮尤甚,风轮如雾状,瞳神散大,其色淡绿,眼珠坚硬如石,小便黄赤;舌苔薄黄,脉弦数有力。宜苦寒之剂,直折其势。治则:清肝泻火。方剂:加味龙胆泻肝汤(张怀安经验方)。药物组成:龙胆10g,黄芩10g,栀子10g,泽泻10g,木通10g,车前子10g(包煎),当归10g,柴胡10g,生地黄10g,羌活10g,防风10g,大黄10g(酒炒),甘草5g。

3.柔肝滋阴法

少阴心之脉夹目系,厥阴肝之脉连目系。心主火,肝主木,木火势甚,神水受伤。症见眉骨痛甚,或偏头痛,瞳神散大,视物昏朦。治则:柔肝滋阴。方剂:加减滋阴地黄汤(张怀安经验方)。药物组成:黄连5g,黄芩10g,生地黄30g,熟地黄30g,地骨皮10g,山茱萸10g,五味子6g,当归10g,柴胡10g,枳壳10g,天冬10g,甘草5g。

4.疏肝解郁法

肝为将军之官,喜条达而恶抑郁。如情志不畅,愤郁不伸,意欲不遂,以致肝气郁结,气机失调,升降不利,气滞水留,神水受伤。"伤肝则神水散,何则?神水亦气聚也。"症见目珠胀痛,视物昏朦,或视灯火有红绿色彩圈。"过郁者宜辛、宜凉,乘势达之为妥。"治则:疏肝解郁法。方剂:开郁汤(张怀安经验方)。药物组成:香附10g,青皮10g,荆芥10g,防风10g,川芎5g,栀子10g,柴胡10g,车前子10g(包煎),当归10g,白芍10g,牡丹皮10g,夏枯草10g。甘草5g。

5.理肝祛瘀法

《医碥》说:"血随气行,气寒而行迟,则血涩滞。气热而行驶,则血沸腾。盖血属阴类,非阳不运,故遇寒而凝。气属火,非少则壮,故遇热而灼。"肝藏血,开窍于目。外受风寒,内蕴湿热,则气机不畅,气滞水留,血瘀不通,血水并蓄,神水受伤。症见头痛眼胀,视物昏朦,瞳神气色不清;舌质紫暗,脉弦细或细涩。宗"热者寒之""留者攻之"。血水互结,祛瘀逐水并施。治则:理肝祛瘀。方剂:化肝祛瘀汤(张怀安经验方)。药物组成:生地黄

30g，赤芍10g，当归10g，川芎6g，桃仁10g，红花5g，苏木10g，羌活10g，栀子10g，滑石30g（包煎），桔梗10g，枳壳10g，大黄10g（酒炒），甘草5g。

6.温肝降逆法

抑郁伤肝，思虑伤脾，脾胃虚寒，肝气上逆，神水受伤。症见头痛呕吐，四肢不温，瞳神散大；舌淡无苔，或苔白滑，脉沉细或沉迟。治则：温肝降逆。方剂：加味吴茱萸汤（张怀安经验方）。药物组成：党参10g，吴茱萸6g，半夏10g，陈皮10g，茯苓20g，枳壳10g，生姜10g，大枣5枚。

7.平肝潜阳法

风轮属肝，瞳神属肾。肝肾之阴不足，阳气亢逆升腾或因郁怒焦虑，气郁化火，内耗阴血，阴不制阳，随经上窜，神水受伤，症见头晕目胀，耳鸣耳聋，失眠多梦，肢麻震颤，眼珠胀痛，瞳神气色不清或散大；舌红绛，脉弦细数。宜用介类以潜之，柔静以摄之，味取酸收，或佐咸降。治则：平肝潜阳。方剂：平肝潜阳汤（张怀安经验方）。药物组成：磁石20g（先煎），石决明20g（先煎），珍珠母20g（先煎），天麻10g，山茱萸10g，钩藤10g（后下），熟地黄30g，枸杞子10g，菊花20g，泽泻10g。

8.补肝滋肾法

肝藏血，肾藏精，肝赖肾精以滋养，肾得肝血而精充。《审视瑶函》曰："若肾水固则气聚而不散，不固则相火炽盛而散大。"又说："夫水不足，不能制火，火愈胜，阴精愈亏，致清纯太和之元气而皆乖乱，精液随之走散矣。"症见头晕耳鸣，胁痛，腰膝酸软，口苦咽干，五心烦热，颧红盗汗，男子遗精，女子月经量少，目干涩昏花，瞳神其色不清或散大，"虚者补之""损者益之"。治则：补肝滋肾。方剂：明目地黄汤加减（张怀安经验方）。药物组成：生地黄30g，熟地黄30g，枸杞子10g，菊花10g，麦冬10g，五味子6g，石斛10g，石决明20g（先煎），茯苓10g，山茱萸10g。（彭清华，秦裕辉主编.中医眼科名家十讲[M].北京：人民卫生出版社，2011）

五、彭清华治疗经验

青光眼属中医"绿风内障""青风内障"等病范畴。中医学认为其病因病机为各种原因导致气血失和，经脉不利，目中玄府闭塞，神水瘀积。现代研究发现，青光眼患者多存在眼血流动力学障碍、房水循环受阻、血液流变性异常、血管紧张素增高、视盘（视神经乳头）缺血缺氧等改变，不仅具有中医学所认识的神水瘀积的病理，而且还具备血瘀特征，故其综合病理应为血瘀水停。根据青光眼及其手术后的临床表现，彭清华教授经多年的临床观察，认为其病理机制应为手术后气虚血瘀，脉络阻滞，目系失养，玄府闭塞，神水瘀积。治疗宜采用益气活血利水的方法，用补阳还五汤加减。常用黄芪益气；生地黄、地龙、红花、赤芍既活血祛瘀，又养阴血；茯苓、车前子利水明目。因益气既有利于手术伤口的早日愈合，又能提高视神经的耐缺氧、抗损伤作用；活血药不仅可化瘀，还可利水，且与利水药配合作用，既可以加快眼局部的血液循环，增加眼局部及视神经的血液供应，以减轻视神经的缺血，增强视神经的营养，又可加速房水循环，以维持其正常的滤过功能，有利于预防青光眼术后高眼压的产生。总之，益气活血利水法能促进组织的修复，减少手术后瘢痕的形成，维持其正常的滤过功能，并能增强视神经的营养，加速房水循环，预防和治疗术后高眼压的产生，从而提高患者的视功能。我们曾采用此法治疗青光眼手术后患者114例187只眼，与113例179只眼对照，疗效明显。临床应用活血利水法治疗慢性高眼压患者时，亦应加减用药。如伴有继发性视神经萎缩（视盘苍白）者，可加生地黄、枸杞子、墨旱莲等补养阴血之品；伴有虹膜炎症者，可加柴胡、防风等祛风清热药；青光眼手术后患者可加用黄芪、生地黄以益气养阴等。（彭清华，彭俊主编.中医眼科名家临床诊疗经验[M].北京：化学工业出版社，2018）

第十四节　研究进展

一、原发性闭角型青光眼的基础研究

1.原发性闭角型青光眼易感基因的研究

青光眼是一类异质性视神经病变，具有进行性和不可逆转的视神经破坏及视网膜神经节细胞变性的特点。原发性闭角型青光眼（PACG）在爱斯基摩人群、中国人群、印度人群和蒙古人群中是最常见的一类青光眼。PACG是多基因复杂疾病，具有较强的遗传倾向。近年来PACG易感基因的研究越来越多，主要通过全基因组关联分析研究（GWAS）以及候选基因研究的方法。GWAS研究发现的三个易感位点（PLEKHA7基因中的rs11024102、COL11Al基因中的rs3753841以及位于8号染色体长臂上的ST18和PCMTDI基因之间的rs1015213）在不同人群得到验证，然而大多数候选基因法发现的其他位点未能得到人群验证。这可能说明涉及PACG致病遗传原因比较复杂，进一步的关联分析以及动物模型基因功能研究需要进行。

2.炎症因子在青光眼中的作用研究

近年来研究表明，炎症也可能参与青光眼的发病机制，大量研究已证实，结缔组织生长因子（connective tissue growth factor，CTGF）、肿瘤坏死因子-α（tumor necrosis factor-α，TNF-α）、白细胞介素（interleukins，ILs）、核转录因子-kappa B（nuclear factor-kappa B，NF-κB）等多种细胞因子，在青光眼患者眼内房水中高表达，表明这些细胞因子与青光眼的发病机制有紧密的联系。

3.免疫机制在原发性闭角型青光眼中的研究

外周血IL-2、IL-6水平降低与原发性闭角型青光眼视网膜神经纤维层损伤相关，提示免疫机制可能参与了原发性闭角型青光眼的发病和进展，IL-2、IL-6可能是原发性闭角型青光眼的保护性因素。

4.青光眼发病的心理因素研究

青光眼是典型的心身疾病，其发生、发展及预后与心理社会因素密切相关。青光眼患者具有神经质、焦虑、抑郁等人格特征，这种人格特征决定了青光眼急性发作和抗青光眼手术将引起机体较强的急性应激反应，导致机体的免疫功能紊乱。心理干预可以减少机体的急性应激反应，影响急性闭角型青光眼患者围手术期的免疫功能。

二、原发性闭角型青光眼的诊断研究

（1）青光眼结构性损伤的诊断设备包括眼底立体照相、偏振激光扫描（SLP）、共焦激光扫描检验镜（CSLO）和光学相干断层扫描技术（OCT）等。

（2）青光眼功能性损伤的诊断设备包括标准自动视野检查（SAP）、短波自动视野检查（SWAP）和倍频视野计（FDT）。

三、青光眼降眼压药物

1.临床上常用的降眼压药物

（1）拟胆碱药　毛果芸香碱，有缩瞳、促使房水排出及降低眼压的作用。

（2）α受体激动剂　溴莫尼定（阿法根），降眼压的机制是减少房水的生成和增加葡萄膜巩膜通道的房水外流。

（3）β受体阻滞剂　通过抑制房水生成而起到降眼压的作用，有非选择性受体阻滞剂噻吗洛尔（噻吗心安）、左布诺洛尔（贝他根）、卡替洛尔（美开朗）和选择性受体阻滞剂倍他洛尔（贝特舒）。

（4）碳酸酐酶抑制剂　通过抑制碳酸酐酶的活性以减少房水生成，起到降眼压的作用，有乙酰唑胺片、醋甲唑胺片和布林佐胺滴眼液（派立明）等。

（5）前列腺素衍生物　通过增加葡萄膜巩膜途径的房水流出而降低眼压，有拉坦前列素（适利达）、曲伏前列素（苏为坦）和贝美前列素（卢美根）等。

（6）复方制剂　降眼压的复方制剂在大多数亚洲国家上市的有曲伏前列素/噻吗洛尔、贝美前列素/噻吗洛尔、拉坦前列素/噻吗洛尔、布林佐胺/噻吗洛尔、多佐胺/噻吗洛尔及溴莫尼定/噻吗洛尔；在少数亚洲市场上市的有布林佐胺/溴莫尼定。

（7）脱水剂　通过提高血浆渗透压、渗透性脱水利尿的作用，以降低眼压。有甘露醇、异山梨醇及甘油果糖等。

2.青光眼视神经保护药物研究

现阶段，视神经保护的药物大致有以下几类。

（1）钙离子拮抗剂　钙离子拮抗剂能与细胞膜钙通道结合，减少钙离子内流，扩张血管或减少血管痉挛。这类药物有尼莫地平、硝苯地平、倍他洛尔等。

（2）神经营养因子　神经营养因子是一些对神经细胞的生长、分化、增殖、再生及功能特性的表达均有重要调节作用的多肽或蛋白质，包括脑源性神经营养因子、睫状神经营养因子、胶质源性营养因子、神经生长因子、碱性成纤维细胞生长因子及酸性成纤维细胞生长因子等。

（3）自由基清除剂、抗氧化剂　氧自由基清除剂包括抗氧化酶，如过氧化物酶及超氧化物歧化酶．抗氧化剂有维生素C、维生素E等，有些中草药如人参、三七、五味子、丹参及银杏叶等也有抗氧化、清除自由基的作用。

（4）B族维生素　维生素B_1、维生素B_6和维生素B_{12}是维持正常神经功能不可缺少的营养素，甲钴胺（弥可保）是甲基维生素B_{12}。

（5）神经节苷脂　神经节苷脂能促进"神经重构"（包括神经细胞的生存、轴突生长和突触生成），对损伤后继发退化的神经有保护作用。

（6）N-甲基-D-天门冬氨酸（NMDA）受体拮抗剂和一氧化氮合成酶抑制剂：NMDA受体拮抗剂地佐环平（MK801）、美金刚胺和一氧化氮合成酶抑制剂（如精氨酸）还在临床试验阶段。

（7）中药　临床上有许多中药及中药制剂应用于视神经保护的治疗，如灯盏细辛、刺五加、葛根、长春西汀、天麻素、银杏叶、复方丹参、血栓通、益脉康、川芎嗪等。

（8）其他　溴莫尼定及某些局部降眼压药物如倍他洛尔、卡替洛尔及碳酸酐酶抑制剂也有潜在的视神经保护作用。胞磷胆碱钠和腺苷也具有视神经保护作用。

四、青光眼手术治疗

综合现有的临床资料及降眼压机制，青光眼手术可以分为以下几类。

1.经典的外引流手术

其中以传统的滤过性手术即小梁切除术为代表，还包括了巩膜咬切术、非穿透小梁切除术和房水引流物植入术。

2.内引流手术

即促进房水从眼内流出的效率，包括虹膜手术（周边虹膜切除术、激光虹膜成形术）、房角手术（房角切开术、内路准分子激光小梁切除、Schlemm管成形术、内路小梁切开术、小梁网分流装置植入术）以及脉络膜上腔手术（睫状体分离术、脉络膜上腔引流术）。

3.减少房水分泌手术

睫状体破坏性手术（睫状体冷冻、微波、高频超声及激光睫状体光凝术）。

五、青光眼的中医药治疗

中医药治疗青光眼主要体现在以下几个方面。

1.单味中药的研究

目前临床上研究最多的单味中药有灯盏细辛、丹参、刺五加、葛根、天麻素、银杏叶、三七、川芎嗪等。如基础研究发现活血化瘀之益脉康（灯盏细辛、青光康）能改善实验性高眼压后视神经轴浆运输和视网膜节细胞CO活性，降低视网膜毛细血管的通透性，促进慢性高眼压大鼠视网膜热休克蛋白（HSP）表达，对视网膜神经元及视网膜神经节细胞具有保护作用。临床研究发现灯盏细辛、川芎嗪等活血化瘀中药可降低眼压已控制的青光眼眼动脉阻力指数，能提高眼压已控制的青光眼患者或青光眼手术后患者的视功能（尤其是视野），对其视神经具有保护性作用。

2.复方中药的研究

有疏肝解郁，开窍明目功效的中药如丹栀逍遥散合左金丸加减；平肝泻火、利水化湿中药如贺义恒的"青光眼四号"方（茯苓、猪苓、泽泻、桂枝、羌活、防风、车前子等）；泻肺平肝、利水化痰中药如张广庆的三子平降散以葶苈大枣泻肺汤为主，佐以平肝安神、淡渗利水药；益气活血利水中药如彭清华的青光安（黄芪、地龙、红花、赤芍、茯苓、白术、车前子、生地黄）等。基础研究发现益气活血利水之青光安颗粒、有效组分及其缓释剂能有效控制滤过性手术后的眼压，抑制滤过道瘢痕的形成，维持术后滤过泡的形态，并能保护慢性高眼压状态下的巩膜筛板结构；能抑制青光眼模型的视网膜神经节细胞（RGC）和小梁网细胞的细胞凋亡，从而起到细胞保护的效应，并提高细胞活性，降低小梁网细胞分泌细胞外基质。

3.针灸的研究

大量临床研究证实针刺能改善视网膜血流量、眼血流图波幅、灌注和排放指数，调节眼底的微循环。针灸治疗青光眼的效应主要体现在降低眼压、保护视神经、改善血流，其机制与影响相关功能调节和化学分子、神经递质表达有关。

目前，有关青光眼的研究无论是中医还是西医都取得了大量的研究成果，随着研究的深入，针对青光眼的治疗必定会取得越来越好的临床效果。

第十五节　古籍精选

1.《外台秘要·二十一卷·眼疾品类不同候》："如瞳人翳绿色者，名为绿翳青盲。皆是虚风所作，当觉急需即疗，汤丸散煎，针灸，禁慎以驱疾势。若眼目闇多时，不复可疗。此疾之源，皆从内肝管缺，眼孔不通所致也。"

2.《医方类聚·龙树菩萨眼论·辨诸般眼病疾不同随状所疗三十篇》："若眼初觉患者，头微旋，额角偏痛，连眼眶骨，及鼻额时时痛，眼涩，兼有花睛时痛，是风兼劳热为主。初患皆从一眼前恶，恶后必相牵俱损。其状妇人患多于男子，皆因产节后，将息失度，及细作绣画，用眼力劳损。或有三五年即双暗。有风热盛，不经旬月，即俱损之，此是毒热入脑，及肝肾劳，受其热气所致。古方皆为绿盲。初觉即急疗之，先服汤丸，降息慎护，针刺依法疗之，即住疾热。宜服羚羊角饮子三五剂，还睛丸、通明镇肝丸，及针丘墟、解溪穴，常引令风气下。忌针眦脉出血，头上并不宜针灸之也。若瞳人开张，兼有青色，绝见三光者，拱手无方可救，皆因谬治，及晚故也。"

3.《秘传眼科龙木论·绿风内障》："此眼初患之时，头眩额角偏痛，连眼睑骨及鼻颊骨痛，眼内痛涩见花。或因呕吐恶心，或因呕逆后，便令一眼先患，然后相牵俱损。目前花生，或红或黑，为肝肺受伤，致令然也。"

4.《证治准绳·杂病·七窍门》："绿风内障证：瞳神气色浊而不清，其色如黄云之笼翠岫，似蓝靛之合藤黄，乃青风变重之证，久则变为黄风。虽曰头风所致，亦由痰湿所攻，火郁优思忿怒之过。若伤寒疟疫热蒸，先散瞳神而后绿后黄。前后并无头痛者，乃痰湿攻伤真气，神膏耗涸，是以色变也。盖久郁则热胜，热胜则肝木之风邪起，故瞳散愈散愈黄。大凡病到绿色危极矣，十有九不能治也。"

《证治准绳·杂病·七窍门》："瞳子散大者，少阴心之脉夹目系，厥阴肝之脉连目系，心主火，肝主目，此木火之势盛也。其味则宜苦、宜酸、宜凉，大忌辛辣热物，是泻木火之邪也……瞳神散大，而风轮反为窄窄一周，甚则一周如线者，乃邪热郁蒸，风湿攻击，以致神膏游走散坏。若初起即收可复，缓则气定膏散，不复收敛。未起内障颜色，而止是散大者，直收瞳神，瞳神收而光自生矣。散大而有内障起者，于收瞳神药内，渐加攻内障药治之。多用攻内障发药，攻动真气，瞳神难收。病即急者，以收瞳神为先，瞳神但得收复，目即有生意。有何内障，或药或针，庶无失收瞳神之悔。若只攻内障，不收瞳神，瞳神愈散，而内障不退，缓而疑不决治者，二证皆气定而不复治，终身疾矣。"

5.《张氏医通·七窍门》："瞳神散大者，风热所为也。火性散，夹风益炽，神光怯弱不能支，亦随而散漫……又有瞳神散大而风轮反窄，甚则一周如线者，乃邪热郁蒸，风湿攻激，以致神膏光散。若初起收放不常者易敛，缓则气定膏散，不可复收。未起内障，止是散大者，直收瞳神，而光自生；散大而有内障起者，于收瞳神药内量加攻内障药。"

又说："大抵瞳神散大，因头风攻痛者多，乃水中伏火发之，最难收敛……若风攻内障即来，且难收敛，而光亦损耳。"

6.《原机启微·气为怒伤散而不聚之病》："气阳物，类天之云雾，性本动。聚，其体也，是阳中之阴，乃离中有水之象，阳外阴内故聚也。纯阳，故不聚也。不聚则散，散则经络不收……足厥阴肝主目，在志为怒，怒甚伤肝，伤脾胃则气不聚，伤肝则神水散，何则，神水亦气聚也……一证因为暴怒，神水随散，光遂不收，都无初渐之次，此一得永不复治之证也。又一证为物所击，神水散，如暴怒之证，亦不复治。"

7.《医宗金鉴·眼科心法要诀》"论五风发病之源"谓："然风虽有五，其致病之由则有二：一曰外因，必因头风，其痛引目上攻于脑，脑脂与热合邪，下注于目，而致两目忽然失明也；一曰内因，必因内伤脏腑，精气不能上注于目，或先病左目，后及于右目，或先病右目，后及于左目，左右相传，两目俱损也。"

8.《眼科金镜·卷之二·内障正宗》："绿风症：绿风初患，头旋，两额角相牵，连鼻隔皆痛。或时红白花起。肝受热则先左，肺受热则先右。此肝肺同病，则左右齐发。先服羚羊角散，后服还睛丸。"

第十六节　评述

青光眼目前已经成为全球第二位致盲性眼病，不论是现代医学还是中医学，针对青光眼都进行了大量的研究。但青光眼领域的核心问题主要是青光眼性视神经病变的发生和进展。虽然青光眼中视网膜视神经损害的病理生理以及分子生物学等研究已较为深入，但究竟是哪些因素导致了青光眼的发病？又有哪些因素促使了青光眼病程的进展？临床医学如何恰当地进行干预来阻止青光眼的发生，甚至逆转或修复已经损害了的视功能？如果这些问题能够得到完美的科学阐述，那么就能从根本上避免和解决青光眼的致盲问题。

参考文献

[1] 葛坚，王宁利.眼科学[M].第2版.北京：人民卫生出版社，2014.

[2] 彭清华.中医眼科学[M].第9版.北京：中国中医药出版社，2012.

[3] 彭清华.中西医结合眼科学[M].北京：中国中医药出版社，2010.

[4] 唐罗生.简明眼科手术图解[M].长沙：湖南科学技术出版社，2006.

[5] 彭清华，秦裕辉.中医眼科名家十讲[M].北京：人民卫生出版社，2011.

[6] 张健.张健眼科医案[M].北京：中国中医药出版社，2016.

[7] 彭清华，彭俊.中医眼科名家临床诊疗经验[M].北京：化学工业出版社，2018.

[8] 彭清华，彭俊.眼科名家临证精华[M].北京：中国中医药出版社，2018.

[9] 罗怀超，林婴，杨正林.原发性闭角型青光眼易感基因研究进展[J].实用医院临床杂志，2016，13（2）：158-162.

[10] 胡萍，金艳玲，王英，等.炎症因子在青光眼中的作用研究进展[J].国际眼科杂志，2015，15（12）：2083-2086.

[11] 蔡春华，黄翠玲，李华，等.IL-2、IL-6与原发性闭角型青光眼视网膜神经纤维层损伤的相关性研究[J].免疫学杂志，2016，32（9）：790-794.

[12] 匡昱，李静敏.原发性闭角型青光眼患者围手术期细胞免疫及相关因素的研究进展[J].大连医科大学学报，2010，32（1）：107-109.

[13] 冷雪，张虹.浅谈闭角型青光眼的诊断进展[J].科技资讯，2014，31：237.

[14] 周伟.青光眼药物治疗的新动向[J].现代实用医学，2015，27（9）：1122-1125.

[15] 葛坚，白玉婧.青光眼手术治疗进展[J].实用医院临床杂志，2010，7（6）：8-12.

[16] 霍双，张彬.青光眼的中医药治疗进展[C].中国中西医结合学会眼科专业委员会第十四届学术年会论文汇编：89-93.

[17] 周伟.青光眼药物治疗的新动向[J].现代实用医学，2015，27（9）：1122-1125.

[18] 李晓静，彭清华，曾志成，等.复方中药青光安对兔慢性高眼压筛板结构及Ⅳ型胶原纤维含量的影响[J].国际眼科杂志，2009，9（12）：2310-2314.

[19] 赵海滨，彭清华，吴权龙，等.青光安颗粒剂对兔急性高眼压视神经轴突的保护作用[J].国际眼科杂志，2009，9（12）：2318-2321.

[20] 东长霞，彭俊，彭清华，等.中药青光安对急性高眼压兔视网膜组织结构及细胞凋亡的影响[J].国际眼科杂志，2010，10（1）：51-54.

[21] 喻娟，罗向艳，彭清华.青光安颗粒含药血清对TGF-β₁诱导的人Tenon's囊成纤维细胞自噬的影响[J].中医药导报，2019，25（5）：34-39.

[22] 项宇，刘家琪，李萍，等.青光安颗粒剂对自发型青光眼小鼠眼压的影响[J].湖南中医药大学学报，2018，38（1）：17-20.

[23] 彭清华，曾志成，李波，等.青光安颗粒含药血清对加压后人小梁细胞活性的影响[J].国际眼科杂志，2009，9（5）：839-842.

[24] 曾志成，彭清华，李波，等.中药青光安含药血清对体外加压后小梁细胞凋亡的影响机制[J].国际眼科杂志，2009，9（6）：1046-1050.

[25] 彭俍，彭清华，李建超，等.青光安颗粒含药血清对体外培养大鼠视网膜神经节细胞凋亡的实验研究[J].医药世界，2008，（7）：84-85.

[26] 谭涵宇，彭俊，李文娟，等.青光安颗粒剂有效组分对兔眼滤过术后滤过道瘢痕组织TGF-β₁和Smad3表达的影响[J].中华中医药杂志，2016，31（10）：3977-3980.

[27] 刘艳，彭清华.青光安有效组分对兔眼滤过术后滤过道瘢痕组织成纤维细胞和Ⅰ型胶原蛋白的影响[J].国际眼科杂志，2013，13（5）：845-849.

[28] 刘艳，彭清华，李文娟.青光安有效组分对兔眼滤过性手术后眼压和滤过道瘢痕组织成纤维细胞的影响[J].中华中医药学刊，2013，31（12）：2610-2613.

[29] 黄学思，彭清华，李苑碧，等.青光安对兔眼滤过性手术后眼压和滤过道胶原纤维的影响[J].数字中医药与诊断.2014，2（1）：94-100.

[30] 李苑碧，彭清华，黄学思，等.青光安对抗青光眼术后滤过道瘢痕组织中弹性纤维、MMP-7、TIMP-1的实验研究[J].国际眼科杂志，2015，15（1）：20-25.

[31] 吴权龙，彭清华，赵海滨，等.青光安颗粒剂对兔急性高眼压视网膜的保护作用[J].中国中医眼科杂志，2004，14（4）：208-210.

[32] Wen-juan Li，Qing-hua Peng，han-Yu Tan，et al. Effect of Qingguangan on the expressions of MMP-2 and MMP-9 in filtering bleb after trabeculectomy in rabbits[J]. International Journal of Ophthalmology，2012，5（6）：667-669.

[33] 黄学思，彭俊，蒋鹏飞，等.青光安对抗青光眼术后滤过道瘢痕化中胶原纤维SMA及FN的影响[J].国际眼科杂志，2019，19（6）：906-910.

[34] 欧阳云，彭俊，黄学思，等，彭清华.青光安缓释剂对抗青光眼术后滤过道瘢痕化TGF、Smad信号传导通路相关mRNA的影响[J].中华中医药杂志，2019，34（9）：3986-3989.

[35] 朱益华，蒋幼芹，刘忠浩，等.灯盏细辛注射液对鼠实验性高眼压视神经轴浆运输的影响[J].中华眼科杂志，2000，36（4）：289-291.

[36] 江冰，蒋幼芹.灯盏细辛对大鼠视神经压榨伤后视网膜神经节细胞的保护作用[J].中华眼科杂志，2003，39（8）：481-484.

[37] 石晶明，蒋幼芹，刘旭阳.灯盏细辛对NMDA所致的大鼠视网膜神经元损伤的保护作用[J].眼科学报，2004，20（2）：113-117.

[38] 朱益华，蒋幼芹，刘忠浩，等.灯盏细辛对高眼压鼠视网膜神经节细胞超微结构的影响[J].湖南中医杂志，2000，16（3）：71-72.

[39] 叶长华，蒋幼芹，江冰.灯盏细辛单体成分对混合培养鼠视网膜神经节细胞的影响[J].眼科研究，2002，20（3）：222-224.

第十章
原发性开角型青光眼

原发性开角型青光眼（primary open angle glaucoma，POAG）又称慢性单纯性青光眼（chronic simple glaucoma），是一种慢性、进行性视神经疾病。凡是有特征性的视盘改变及特征性的视野缺损，且房角是开放的，不论眼压是升高还是在正常范围内，均称之为开角型青光眼。

本病发病隐匿，多发病于40岁以上中老年人，发病无明显性别差异，多双眼发病。本病进展过程缓慢，早期常无自觉症状，多在常规眼部检查或者健康普查时被发现。病情发展到一定程度，可发生轻度眼胀、视疲劳和头痛的症状。伴有眼压升高的患者可出现虹视、视物模糊等症状。中心视力多不受影响，视野逐渐缩小，直至发展成为管状视野，患者即出现夜盲和行动不便的症状，最后视力完全丧失。

在我国，原发性开角型青光眼较原发性闭角型青光眼少见，其比例为1：（5～7），但在欧美国家，原发性开角型青光眼是青光眼中最常见的一种，占全部青光眼的60%～70%。该病具有家族遗传性，遗传方式可能为多基因多因子遗传。有报道显示，原发性开角型青光眼患者中50%有家族史。

本病与中医学的"青风内障"（《太平圣惠方》）相似。青风内障又名青风，为五风内障之一。本病起病多无明显不适，眼珠逐渐胀硬，视物日渐昏朦，瞳色微混如青山笼淡烟之状，视野逐渐缩窄，终致失明。古人因其病后瞳色淡青，故名青风内障。

第一节　中医病因病机

开角型青光眼病变脏腑多在脾、肾、肝，与机体水液运行代谢密切相关；先天目络不畅，"内肝管缺"也是重要因素。《审视瑶函》云："良由通光脉道之瘀塞耳，余故譬之井泉，脉道塞而水不流"。李宗智认为青光眼的病因病机虽复杂，然归纳起来不外乎邪正关系，外邪以风、水、痰、湿为主，正气不足以肝肾阴虚和脾胃虚弱为主，同时强调情志因素是导致本病发生的重要因素。彭清华认为开角型青光眼患者多为情志失调，肝气郁结，目中玄府闭塞，神水瘀积所致。王静波对中晚期青光眼颇有研究，认为青光眼中晚期属肝风耗伤阴液，阴虚阳亢，日久气阴双亏，最终导致目之窍道无力以通，无物以养而视物不清。

所以，众医家达成共识的是青风内障的病因多为素体脾虚肾亏，水湿内停；或情志不舒，肝郁气滞，壅阻目络，玄府闭塞，神水阻滞，以上因素可导致气血失和，脉络不利，以致神水瘀滞而酿成本病，素有头风、痰火及阴虚血少之人，尤易罹患。

其中医演变规律多为：初期情志不舒，肝郁气滞，壅阻目络；或素体脾虚肾亏，水湿内停，聚湿为痰，痰湿上犯，阻于目窍等，导致目窍受阻，玄府闭塞，神水阻滞而发病。素体肝肾不足或病程日久可致肝肾俱损，精血亏耗，目系失养。加之久病入络，目络瘀阻而加重目系闭阻，玄府不畅而神光难于发越。本病初起以实证为主，气滞、水湿停于局部而眼压升高是其主要矛盾。后期之虚为肝肾不足，间杂血瘀和目络闭阻为其实，视力视野均明显受损，病机与青盲晚期类似。

（1）肝郁气滞　情志不舒，肝气郁结，气滞脉阻，目络不畅，神水瘀滞，眼压升高。

（2）血瘀水停　气虚血瘀，脉络阻滞，目系失养，玄府闭塞，神水瘀积。

（3）痰湿上泛　素体脾或肾偏虚，水湿内停而上泛于目，目窍神水瘀滞，眼压升高。

（4）肝肾阴虚　久病入络，目络阻塞，肝肾阴液被劫，目窍失养，神光狭窄或失明。

第二节　西医病因及发病机制

此病病因尚不完全明了，可能与遗传等有关，但具体发病机制不明。其房水排出障碍已由房水动力学研究所证实，但阻滞房水流出的确切部位还不够清楚。大多研究认为，小梁组织尤其是Schlemm管区的组织（近小管部）是本病主要病变所在部位。

不同于闭角型青光眼房水流出受阻，原因来源于瞳孔和（或）小梁前的房角处机械性相贴和（或）病理性粘连，开角型青光眼的前房角外观正常并且是开放的，其眼压升高是小梁途径的房水外流排除系统发生病变、房水流出阻力增加所致。主要学说如下。

1.小梁前阻滞

透明膜覆盖开放的虹膜角膜角导致房水外流受阻，研究发现，阻塞成分可能是来源于纤维血管膜，Descemet膜样的内皮层，上皮膜，结缔组织膜或与炎症有相关的膜［图10-1（a）］。

2.小梁组织局部病变

房水外流受阻的原因在于小梁内皮细胞活性改变，细胞密度降低，小梁束的胶原变性，小梁板片增厚、融合，小梁内间隙尤其是近小管组织的细胞外基质异常积蓄，Schlemm管壁的内皮细胞吞饮泡减少。引起小梁堵塞的物质可能是色素颗粒、蛋白质、红细胞、巨噬细胞、玻璃体、黏弹剂等，也有可能是小梁网在后天因素中由于炎症引起组织肿胀，产生瘢痕［图10-1（b）］。

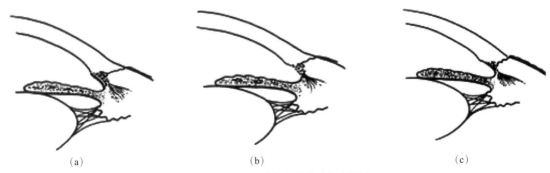

（a）　　　　　　　　　　（b）　　　　　　　　　　（c）

图 10-1　开角型青光眼发病机制示意

（a）小梁前阻滞机制；（b）小梁网阻滞机制；（c）小梁后阻滞机制

3.小梁后阻滞

房水流经小梁组织后的Schlemm管到集液管和房水静脉部位的病变，包括巩膜内集管周围细胞外基质异常和表层巩膜静脉压升高。其中Schlemm管的塌陷或者缺如或者阻塞也是一种阻塞因素［图10-1（c）］。

4.血管－神经－内分泌或大脑中枢对眼压的调节失控所引起。

第三节　临床表现

一、症状

原发性开角型青光眼发病隐匿，进展缓慢，多数患者无自觉症状，尤其是在早期。随着病情的发展，部分患者表现有轻度的眼胀、视疲劳或视物模糊，少数患者可有虹视、头痛。视野严重受损的晚期患者，则出现夜间视力变差、夜盲和行动不便的症状。少数患者直至失明前都可无任何自觉症状。

二、体征

1.视力

原发性开角型青光眼多不损害中心视力，甚至在仅保留管状视野的晚期青光眼患者仍可保持有正常的中心视力。但合并近视的患者则可表现出屈光度不断加深，需频繁更换眼镜。

2.眼压

本病的眼压在不同的阶段改变并不相同，早期表现为眼压的不稳定性，多在昼夜24小时中的某一阶段表现眼压升高，24小时中的眼压波动大，最高和最低相差≥1.07kPa（8mmHg），随着病情的进展才逐渐发展为持续性高眼压。因此，对疑似原发性开角型青光眼的病例，不能仅依据单次或少数几次的眼压测量而诊断或排除青光眼，正确的做法是进行24小时眼压曲线测量。

检查时，在现有的各种眼压计及其测量方法的基础上，建议使用Goldmann压平眼压计或被公认的类似眼压计进行眼压测量。测量时应记录测量前使用降低眼压药物的情况。眼压异常时应除外影响眼压的其他因素。

3.前房深度和前房角

本病的前房深度正常，高眼压下前房角仍然是开放的。但对伴有高度近视的原发性开角型青光眼，其前房深度则比正常人更深。对高龄的原发性开角型青光眼，由于随年龄增大，晶状体逐渐增厚，晶状体虹膜隔前移，也可出现不同程度的浅前房和窄房角，易与原发性慢性闭角型青光眼混淆，但这种患者在高眼压状态下前房角镜检查时，动态前房角镜检查前房角仍然是开放的，而且无前房角的粘连闭合，这是与原发性慢性闭角型青光眼的主要不同点和重要的鉴别点。

检查时，先进行静态观察，在不改变前房角解剖状态的条件下区分房角宽窄，并采用Scheie分类法进行分级。后进行动态观察，确定房角开放、关闭和周边前粘连的程度和范围。记录房角检查结果时应注明动态与静态，建议按时钟方位对房角全周进行文字和画图描述，并记录虹膜周边部的形态（膨隆或后凹）和小梁网的色素分级，同时应记录检查时的眼压及用药情况。

4.视盘改变

早期无异常，随病情进展视盘色淡，盘沿变窄或消失，凹陷扩大、加深，不断加大，晚期可达1.0。正常人的杯盘比≤0.3，若杯盘比≥0.6或双眼杯盘比不对称时应要高度怀疑本病。青光眼对视神经的损害主要表现为视网膜神经节细胞的变性、萎缩和死亡，节细胞节后纤维的萎缩和丢失，使视乳头盘沿的神经组织数量减少，使视乳头在形态上表现为盘沿面积减少和视乳头凹陷扩大，即杯盘比（C/D）扩大。随着青光眼病程的发展，视神经的损害和视乳头凹陷的扩大、视乳头凹陷的形态变化可表现出以下多种形式。

检查时，在使用直接眼底镜检查的基础上，建议采用裂隙灯前置镜检查法和眼底图像记录技术进行眼底检查，以观察并记录眼底变化。应重点观察并记录视盘的盘沿、视网膜神经纤维层及杯盘比的改变，视盘检查可采取国际公认的ISNT法则或我国首先提出的鼻侧最宽原则。

视乳头凹陷的形态变化可表现出以下多种形式。

（1）视杯局限性扩大　视乳头盘沿面积的丢失发生在上、下极，尤其在颞上、下极，其中以颞下极最为常见，因而视杯呈垂直或斜向扩大，并多偏向颞上或颞下极，且盘沿多有切迹出现。

（2）视杯同心性扩大　视乳头各个方位的盘沿面积的丢失较一致，盘沿同心性变窄，视杯的扩大表现为同心性扩大。

（3）视杯加深　部分早期青光眼视杯的改变可表现为凹陷的加深，且多为发病前视杯底部筛板不显露者。视杯凹陷的加深表现为凹陷底部的组织稀疏，露出筛板和筛孔，继之凹陷的底部扩大，凹陷的壁变陡，筛板显露面积增大，扩大的筛孔呈点状或条纹状。

（4）视杯垂直性扩大　由于青光眼早期盘沿的丢失发生在视乳头的上、下极，视乳头凹陷在垂直方向的扩大比水平方向的扩大更为明显，因而表现为视杯呈垂直性扩大。

（5）双眼视杯不对称　正常人双眼视杯凹陷较对称，但由于原发性开角型青光眼双眼青光眼病程和视乳头损害的不一致，可表现出双眼视杯凹陷不对称，杯盘比相差≥0.2。视杯的不对称性改变是诊断原发性开角型青光眼的一个重要依据。

青光眼的视乳头改变除了视杯的扩大、加深以外，还表现有视乳头血管的改变。当视乳头的凹陷扩大和加深时，视乳头表面的视网膜血管的走行和形态也发生了变化，这些变化表现为如下。

（1）视网膜血管向鼻侧移位，凹陷的边缘血管呈屈膝爬行状，这种视网膜血管的屈膝爬行现象是青光眼凹陷的典型体征。

（2）环形血管显露，正常的视乳头表面有1～2根小的视网膜血管分支沿凹陷的颞侧边缘行走，称为环形血管。当凹陷扩大时，这种血管显露在扩大的凹陷内而离开凹陷边缘的现象称为环形血管显露。

（3）视网膜中央动脉搏动，这是在眼压较高时的一个表现，当眼压超过视网膜中央动脉舒张压水平时，或后者降至眼压水平时即可出现视网膜动脉的搏动。但在主动脉瓣闭锁不全、大动脉瘤、血压降低和严重贫血等全身疾病时也可出现视网膜动脉搏动现象。

（4）视乳头出血，表现为火焰状出血，多位于视乳头表面的神经纤维层，有时可扩展到视乳头周围的视网膜上，青光眼患者出现视乳头出血往往是眼压控制不良、视神经损害进展的一个表现或先兆。

除了上述视乳头凹陷和视乳头血管的改变以外，部分青光眼患者的视乳头周围常出现脉络膜和视网膜色素上皮的萎缩而形成环状或部分的晕轮，称之为青光眼晕。但这种体征并非青光眼所特有的。

5.视网膜神经纤维层缺损

青光眼的早期由于视网膜神经节细胞的损害，节细胞节后纤维的萎缩和丢失，可出现视网膜神经纤维层的萎缩缺损，而且这种视网膜神经纤维层的萎缩可出现在视野缺损发生以前。已有研究表明在有明确的视野损害出现前约15年即已可发现青光眼性视网膜神经纤维层缺损。

视网膜神经纤维层缺损可表现为下面两种形式。

（1）局限性萎缩 局限性视网膜神经纤维层萎缩首先发生在颞上或者颞下方弓形纤维，并且以颞下方弓形纤维先受损更为常见。局限性视网膜神经纤维层缺损早期表现为裂隙状缺损，视网膜神经纤维层呈现"梳发状"改变，随着损害的加重，局限性缺损逐渐发展为楔状缺损和扇形缺损。

（2）弥漫性萎缩 视网膜神经纤维层弥漫性变薄，颜色变暗，随着萎缩的加重，视网膜表面呈颗粒状，视网膜血管裸露在视网膜的表面上。

6.视野

青光眼性视野损害具有一定的特征性，其视野损害表现的病理学基础与视网膜神经纤维层的分布与走向及青光眼对视乳头和视网膜神经纤维层的损害一致。青光眼对视网膜神经纤维层的损害多数表现为局限性损害，因此，纤维束性视野缺损是青光眼视野缺损的特征性改变。但是，青光眼视神经损害的程度不同（也即病程不同），其视野损害的程度也有所不同，一般根据青光眼视野缺损的程度将其区分为早期、进展期和晚期。

（1）早期青光眼视野损害表现 75%～88%的早期青光眼视野缺损表现为旁中心暗点，在自动视野计阈值检查中表现为局限性视网膜光敏感度下降。视野损害刚出现时表现为单个或数个相对性旁中心暗点，也可一开始即表现为绝对性暗点。暗点多数分布在视野15°～20°环上，大小2°～10°，形状为近似圆形或椭圆形，并有沿弓形神经纤维走行分布和发展的趋势。由于青光眼早期对视神经的损害首先发生在视神经乳头的颞上或颞下极以及上方或下方弓状区的神经纤维，尤以颞下更为常见，因此相应的青光眼早期视野损害多数位于上、下方Bjerrum区，并以上方Bjerrum区更为常见，尤其是靠近生理盲点处。上、下方视野缺损之比为3∶2～2∶1，10%～15%早期青光眼由于颞侧水平线上或下方的神经纤维束损害不对称造成鼻侧等视线压陷而形成鼻侧阶梯。尚有少数病例可为颞侧楔状缺损。

（2）进展期视野损害表现　随着青光眼病情的进展，视野损害可呈现典型的神经纤维束性视野缺损，旁中心暗点进一步发展互相融合形成弓状暗点，如上、下弓状纤维都受损则形成环状暗点，一端与生理盲点相连，鼻侧止于水平线上。当视网膜神经纤维进一步损害时，视野损害逐步向鼻侧视野进展并向周边鼻侧视野突破，形成鼻侧视野缺损。

（3）晚期青光眼视野损害表现　晚期青光眼视野大部分丧失，仅残存5°～10°中心视岛或颞侧视岛，最后视力完全丧失而失明。

检查时，在现有的各种视野检查方法的基础上，建议使用国际标准的计算机自动视野计进行视野检查，在分析视野检查结果时应注意其一致性和可靠性。

7.其他视功能损害

青光眼对视功能的损害除了表现出特征性的视野损害外，还可出现其他的视功能异常，如色觉、对比敏感度、运动感觉、P-VEP和P-ERG等视功能指标的异常。上述视功能检测方法可作为评价青光眼视功能损害程度的一种指标，但其在原发性开角型青光眼的诊断上特异性较差。

第四节　诊断要点及鉴别诊断

本病早期多无症状，极易漏诊，很大程度上是依据健康体查来发现。其主要诊断指标为眼压升高、视盘损害和视野缺损，此三项指标中，只要其中两项为阳性，房角检查为开角，诊断即可成立。

一、原发性开角型青光眼的诊断要点

（1）眼压升高（Goldmann眼压计），或24小时眼压波动幅度差＞8mmHg。
（2）视盘损害：C/D＞0.6，或双眼C/D差值＞0.2。
（3）典型的视野缺损，有可重复性旁中心暗点和鼻侧阶梯。
（4）典型的视网膜神经纤维层缺损。
（5）房角检查为宽角，永久开放，不随眼压高低变化。
（6）对比敏感度下降、获得性色觉异常等。

具有以上4项或具有1、3、4或2、3、4者才能诊断为原发性开角型青光眼，激发实验阳性不作为诊断依据。

二、原发性开角型青光眼早期诊断的策略

1.原发性开角型青光眼的高危人群

以下是一般所公认的原发性开角型青光眼的危险因素或称之为高危人群。

（1）视乳头杯盘比≥0.6：此体征为原发性青光眼的重要体征。
（2）原发性开角型青光眼阳性家族史：青光眼是具有遗传性的一类疾病，家族史是一个

重要的危险因素。

（3）原发性开角型青光眼的对侧眼。

（4）进行性高度近视：高度近视患者中开角型青光眼的发病率高。

（5）皮质类固醇高敏感反应者。

（6）高眼压症：眼压增高可能导致视乳头和视野损害，与青光眼的发病率成正比，但青光眼诊断还必须结合视野和眼底检查。

（7）视网膜中央静脉阻塞者。

（8）糖尿病或全身心血管系统疾病（血流动力学或血液流变学异常者）：此类患者青光眼患病率高于非糖尿病患者或心血管疾病患者。

对上述具有原发性开角型青光眼危险因素者，应进行开角型青光眼排除检查，并定期追踪。

2. 早期诊断策略

正如上面所述，高眼压已不再是诊断原发性开角型青光眼的必需条件，因此，在原发性开角型青光眼的早期诊断上除了重视眼压的监测外，早期诊断的重点是如何尽早发现青光眼所造成的视神经结构损害（视乳头凹陷和视网膜神经纤维层缺损）和视功能损害（视野缺损和其他视功能指标的异常）。随着各种诊断技术的应用，检查技术敏感性的提高，随着对原发性开角型青光眼早期诊断认识的提高，原发性开角型青光眼的早期诊断已得到很大程度的提高。

（1）眼压　近年来提出靶眼压的概念，即不同的个人对眼压的耐受程度不一，超过某一阈值即会对视网膜神经节细胞产生损害。但目前没有确定个体靶眼压的方法。

（2）视乳头凹陷　临床上观察到个体生理凹陷扩大，将其作为开角型青光眼的一个高危关注指标。越大越深的凹陷容易发生青光眼损害。故可采用眼底照相技术，定期观察凹陷扩大的进程，这个变化过程可以显示视乳头受损的进程，且常常发生在患者视野缺损之前。目前可用于视神经形态学检查的影像学技术有：视乳头照相，共焦激光扫描检眼镜（CSLO）-海德堡视网膜断层扫描仪（HRT），激光扫描偏振仪（SLP），光学相干断层扫描仪（OCT）。

（3）视野缺损　采用自动视野计检查视野缺损情况，早期患者表现为局限性视网膜光敏感度下降，常在中心视野5°～30°范围内有一个或者数个比较性或者绝对性旁中心暗点。同时鼻侧阶梯现象也是视网膜神经纤维束的特征性改变，其表现是，一条或者多条等视线在鼻侧水平子午线处上下错位，形成鼻侧水平子午线处的阶梯状视野缺损。目前常用的视野检查技术有：标准自动视野检查（SAP），短波自动视野检查（SWAP），倍频视野计检查（FDT）。

（4）中央角膜厚度　中央角膜厚度（CCT）最初是在Oclur hypertension Treatment Study的报告中提出和原发性开角型青光眼存在一定关系，机制不清。目前认为，在高眼压症的人群中，CCT越薄视为开角型青光眼的一个强的预测因素。

（5）眼灌注压　这一观点来源于有一些生理调节因素影响着眼病，如24小时眼压会有波动，全身血压、眼血流也遵循这一定规律。曾有报告指出，低血压和高血压都能增加视神经损害的危险性。眼灌注压=2/3平均血压−眼压。有证据表明，青光眼患者的眼压和血压之间的动态关系，使得青光眼患者夜间灌注压降低，且加大了日夜灌注压的波动，而这种波动与疾病严重程度和进展程度相关。

三、鉴别诊断

主要通过详细询问病史和眼部检查进行鉴别。

1.与慢性闭角型青光眼相鉴别

因慢性闭角型青光眼自觉症状不明显，易被漏诊或误诊为开角型青光眼。但前者常有典型小发作史，视乳头凹陷较开角型青光眼前，房角常为窄角并有粘连；而开角型青光眼视乳头凹陷相对较深，房角多为宽角。故检查时关键点在于高眼压状态下检查房角开放程度。

2.与前部缺血性视神经病变和视神经受压性损害鉴别

此类疾病可出现视乳头凹陷的体征，有时候视乳头缺损或者视乳头小凹可被误认为扩大的视乳头凹陷。一般来讲青光眼所致的凹陷较苍白区大，而视神经疾病者的视乳头凹陷小于苍白区。

3.与可导致弓形或神经纤维性视野缺损的疾病相鉴别

如脉络膜视网膜疾病、视乳头损害、视神经损害等，这些疾病同样可以造成视野缺损。

4.与各类继发性青光眼相鉴别

两者都有青光眼的眼部表现，继发性青光眼可以有原发性青光眼的解剖因素，原发性开角型青光眼有时也合并各类可能继发青光眼的原发疾病。原发与继发的关系要加以区分，临床表现也有所不同，仔细检查虹膜及房角，不难加以鉴别。

第五节　中医治疗

一、治疗原则

根据患者基础眼压、视力视野损害状况、年龄及全身状况辨证论治，主要目的是通过整体辨证调整机体阴阳气血状态，辅助局部用药控制好并尽量降低眼压、通畅目络、荣养目系，保护并尽量提高视功能。

二、辨证论治

1.肝郁气滞证

证候：双眼先后或同时发病，眼胀头痛，视物模糊，眼压升高，视野缩小；性情急躁或抑郁，胸胁胀满，心烦易怒；舌质红，苔薄，脉弦。

辨证分析：肝郁气滞，故性情急躁或抑郁，胸胁胀满，心烦易怒；肝郁日久化火，气火上逆攻目，目中脉络不畅，玄府郁闭，神水瘀积，故致眼胀头痛，眼珠变硬，视物不清；肝郁化火，故口苦；舌红苔黄，脉弦而数均为肝郁气滞之候。

治法：行气疏肝。

方药：丹栀逍遥散（《内科摘要》）加减。组成：柴胡、当归、白芍、茯苓、白术、甘草、牡丹皮、栀子、夏枯草、丹参、红花。每日1剂，水煎，分2次温服。

加减：可加香附行气以助解气郁；加川芎、丹参活血祛瘀以理血郁；加车前子利水明目。若头眼时有胀痛，视力渐降，可加菊花、白芷以清肝明目止痛。

中成药：加味（丹栀）逍遥丸（片、丸、胶囊）。

2.血瘀水停证

证候：视物不清，头痛眼胀，眼压升高，白睛脉络紫红扩张；舌质紫暗或舌体有瘀斑，脉弦。

辨证分析：脉络不利，瘀血阻滞，故头痛眼胀，白睛脉络紫红；神水瘀滞不行，则见眼压升高；舌质紫暗或舌体有瘀斑，脉弦均为血瘀水停之候。

治法：活血利水。

方药：桃红四物汤（《医宗金鉴》）合五苓散（《伤寒论》）加减。组成：桃仁、红花、生地黄、当归、丹参、川芎、赤芍、车前子、泽泻、茯苓、猪苓、白术、桂枝、柴胡。每日1剂，水煎，分2次温服。

加减：术后表现为气虚血瘀水停者，可加益母草、泽兰等以益气养阴、活血利水。

中成药：可选用益脉康片（胶囊）、复方丹参滴丸等。

3.痰湿上泛证

证候：眼压升高，头晕目胀；胸闷恶心，纳差；舌质淡或红，苔腻，脉滑或滑数。

辨证分析：先天禀赋不足或久病耗气伤阳，脾阳失于温养，气机凝滞，水湿运化无力，痰湿犯目，有碍神光发越，故眼胀时作，目珠逐渐变硬；头昏眩晕、恶心欲呕，舌质淡红，苔腻，脉滑或滑数均为痰湿之候。

治法：利湿化痰，和胃降逆。

方药：温胆汤（《备急千金要方》）加减。组成：法半夏、陈皮、茯苓、甘草、枳实、竹茹、夏枯草、蔓荆子。每日1剂，水煎，分2次温服。

加减：若痰湿上泛，头眼胀痛者，可加川芎、车前草、通草以活血利水渗湿。

中成药：五苓胶囊、参苓白术丸（胶囊、片）。

4.肝肾阴虚证

证候：病久瞳神涣散，中心视力剧降，视野明显缩窄，眼珠胀硬，视盘苍白；头晕耳鸣，失眠健忘，腰膝酸软；舌质红，少苔或无苔，脉沉细数。

辨证分析：病至后期，肝肾精血亏虚，目窍失养，故神光衰微，视盘苍白；头晕失眠，腰膝无力，舌淡苔薄，脉细沉无力为精血不足之表现；阴损及阳，则面白肢冷，精神倦怠；舌淡苔白，脉细沉均为肝肾阴虚之候。

治法：补益肝肾。

方药：杞菊地黄汤（《医级》）加减。组成：熟地黄、山茱萸、山药、泽泻、茯苓、牡丹皮、枸杞子、菊花、丹参、郁金。每日1剂，水煎，分2次温服。

加减：若体弱气虚者，加党参、黄精以益气养阴；伴能远怯近者，可加何首乌、龙眼肉、肉苁蓉，以增滋补肝肾之功；若肝血不滋，阴精不荣于上，少寐口干者，宜加女贞子、墨旱莲。

中成药：杞菊地黄丸、石斛夜光丸（胶囊、片）。

三、专方专药

① 益脉康片　每日3次，每次2片，口服。活血化瘀。适用于经药物或手术治疗后眼压已控制的青光眼视野缺损，并可用于治疗青光眼性视神经病变，有助于扩大或保持视野。

② 复明片　每日3次，每次5片，口服。滋补肝肾，养阴生津，清肝明目。适用于早、中期肝肾阴虚者。

③ 杞菊地黄丸　每日3次，每次6～9g，口服。滋补肝肾。适用于肝肾阴虚者。

④ 石斛夜光丸　每日3次，每次6～9g，口服。补益肝肾。适用于肝肾不足者。

四、针灸治疗

（1）针刺睛明、合谷、三阴交、行间以滋阴平肝，理气通络。每周3次，留针40分钟，7次为一个疗程。

（2）针刺太阳、风池、印堂、鱼腰中之2穴，每日1次，留针40分钟。10次为一个疗程，从第2个疗程开始，除局部取一个穴位外，心火盛者加内关，肾虚加肾俞。

（3）耳针治疗

① 取目1、目2、眼、降压点、神门、肾、肾上腺、内分泌、肝、肝阳1、肝阳2等穴位针刺或埋刺。7天为1个疗程。

② 取肝、肾、眼、目1、目2、皮质下、交感，每周3次，左右交替，留针20分钟，12次为一个疗程。

（4）穴位注射　维生素B_{12}加654-2行肝俞、肾俞穴注射，对小视野青光眼有提高视力，扩大视野的作用。

五、其他疗法

1.中成药治疗

（1）将军定痛丸　每次6g，每日2次，适用于本病的阴虚阳亢型青光眼。

（2）逍遥丸　每次6g，每日2次，适用于本病的痰火升扰型青光眼。

（3）复方归芩片　每次4片，每日2次，适用于各型青光眼。

（4）茯苓合剂　每次10ml，每日2次，适用于各型青光眼。

（5）羚羊角胶囊　每次4粒，每日2次，适用于各型青光眼。

（6）杞菊地黄丸　每次6～9g，每日3次，适用于肝肾阴亏型青光眼。

（7）复明片　每次5片，每日3次，适用于早中期肝肾阴虚型青光眼。

（8）黄连羊肝丸　每次1丸，每日2次，适用于阴虚阳亢型青光眼。

（9）石斛夜光丸　每次6～9g，每日3次，适用于肝肾阴亏型青光眼。

（10）益脉康片　每次2片，每日3次，适用于手术或药物已控制眼压的青光眼视野缺损及青光眼性视神经病变。

2.外敷疗法

黄连粉适量，研成细末，水调成糊状，敷足心（涌泉穴）。

3.外涂疗法

双明散（石决明、决明子）水调成糊状，涂太阳穴。

4.眼局部用药

（1）槟榔碱滴眼液　1%槟榔碱滴眼液，每日4次。

（2）丁公藤碱滴眼液　0.05%丁公藤碱滴眼液，每日4次。

（3）葛根素滴眼液　1%葛根素滴眼液，每日4次。

5.医院制剂

（1）益眼明口服液（广东省中医院）　每次2支，每日3次，由蕤仁、枸杞子、密蒙花等药制成，用于肝肾阴亏型原发性开角型青光眼。

（2）健脾渗湿冲剂（广东省中医院）　每次10g。每日2次。由党参、山药、白术、茯苓等药制成，用于痰火升扰证。

（3）舒肝明目丸（湖南中医药大学第一附属医院）　每次10g，每日3次。由当归、白芍、柴胡、茯苓、白术等药组成，用于肝郁气滞证。

（4）复方北芪口服液（广州中医药大学第二附属医院）　每次20ml，每日2次，内含黄芪等，用于晚期青光眼。

（5）增视灵口服液（广东省中医院）　每次20ml，每日2次，内含人参等，用于晚期青光眼。

六、视神经保护的中医治疗

结合中医对开角型青光眼的认识，以活血化瘀为主要目的口服或肌注丹参、口服益脉康或青光康片，均对眼压已控制的中晚期青光眼的视野有保持和扩大的作用。现代实验研究，中药川芎嗪、当归素、黄芩苷对眼组织局部产生活血化瘀的作用，尤其是川芎嗪。另外，孙河等证实通窍明目4号对青光眼性视神经、视网膜的损伤有修复作用，改善RGCs的生存微环境，保护未受损的细胞，延缓或阻止部分损伤的细胞继续变性；李庆生等研究显示益精杞菊地黄颗粒剂可以改善眼压控制后早期青光眼患者的视野平均敏感度，视野平均缺损，视野丢失方差；邱波等试验表明通冠胶囊对控制在靶眼压内的气虚血瘀型原发性青光眼患者的视力、视野、中医证候方面均有明显的改善作用。彭清华教授等用青光安颗粒治疗青光眼手术后患者其视力、视野、眼压、血液流变、血栓素和前列环素改变，并进行平均13个月的随访，结果治疗组患者对数视力由治疗前的3.82±1.25增进到4.35±0.80（$P < 0.01$）；视野改善占71.71%，与对照组相比差异有统计学意义（$P < 0.05$）；血液流变学、血栓素和前列环素指标均明显改善；随访期间视力、视野和眼压均稳定，视力疗效巩固率为93.42%，视野维持

治疗后原状者为94.74%，眼压维持在正常范围（1.33～2.80kPa）者为97.37%，视力、视野、眼压3项指标的远期疗效两组相比，差异有统计学意义（$P<0.01$）。说明益气活血利水之青光安颗粒剂有提高抗青光眼术后患者视功能的作用，并可改善血液流变学、血栓素和前列环素等指标。

第六节　西医治疗

一、基本原则

依据我国《原发性青光眼诊断和治疗专家共识（2014年）》，现原发性青光眼的治疗原则是：

（1）根据患者的眼压、视野和眼底损害程度，结合医院的条件和医师的经验，可选择药物、激光和滤过性手术给予降低眼压治疗；

（2）降低眼压治疗时，应尽可能为患者设定个体化目标眼压；

（3）可应用的局部降眼压药物制剂：建议前列腺素类衍生物可作为POAG一线用药。

二、全身用药

1.碳酸酐酶抑制剂

如口服乙酰唑胺（diamox），每次0.25g，每日2次；或每次0.125g，每日3次。

2.高渗剂

常用50%甘油2～3ml/kg口服，或用20%甘露醇1～2g/kg快速静脉滴注。

三、局部用药

本病若局部滴用1～2种药物即可使眼压控制在安全水平，视野和眼底改变不再进展，患者能配合治疗并定期复查，则可先试用药物治疗。药物使用以浓度最低、次数最少、效果最好为原则。先从低浓度开始，若眼压不能控制者改用高浓度；若仍不能控制者，改用其他降压药或联合用药，保持眼压在正常范围。局部常用的药物如下。

1.前列腺素类衍生物

前列腺素类药物是治疗青光眼药物中最新的一类。它是通过一种新的机制，即增加葡萄膜巩膜通道的房水排出，而起到降压作用。目前已投入临床应用的制剂主要有3个：0.005%拉坦前列素（latanoprost）、0.004%曲伏前列素（travoprost）和0.03%贝美前列素（bimatoprost）。前列腺素类药物每天只需滴用1次（通常是在晚间滴用），即可达到很强的降压效果，而且不引起常见的药物全身副作用。但是价格昂贵是这类药物的主要问题。眼部的一些不良反应，如结膜充血、睫毛的变化、虹膜色素沉着、眼睑周围皮肤颜色的加深，可能导致一些患者拒绝长期使用这类药物。

2. β 受体阻滞剂

自1978年FDA批准局部用β受体阻滞剂治疗开角型青光眼，几十年来，其始终是抗青光眼一线药物。β受体阻滞剂通过抑制房水生成降低眼压，不影响瞳孔大小和调节功能，但其降压幅度有限，长期应用后期降压效果减弱。治疗青光眼使用的药物浓度从0.25% ~ 1.0%，通常每天滴用1 ~ 2次。噻吗洛尔和左布诺洛尔为非选择性β_1、β_2受体阻滞剂，对有房室传导阻滞、窦房结病变、支气管哮喘者忌用。倍他洛尔为选择性β_1受体阻滞剂，呼吸道和心脏方面的副作用较小，但是降压效果略差。另有研究显示，倍他洛尔有一定的视神经保护作用，是通过降低视网膜神经节细胞的钙的流量来实现的。

3. α_2受体激动剂

药物有阿拉可乐定（apraclonidine）和0.2%阿法根，用药量为每天2次。阿法根选择性兴奋α_2受体，可同时减少房水生成和促进房水经葡萄膜巩膜外流通道排出。治疗青光眼使用的药物浓度为0.1% ~ 0.2%，通常每天滴用2 ~ 3次。溴莫尼定对α_1受体作用甚微，不引起瞳孔扩大，对心肺功能无明显影响。溴莫尼定虽然没有前列腺素类药物降压效果明显，但它可以作为噻吗洛尔和拉坦前列素附加药物，进行联合用药或替代用药。另外动物试验还证实，它有视神经保护作用，但作用机制不清楚。

4. 局部碳酸酐酶抑制剂

常用的药物为醋氮酰胺，为口服药。作用机制是减少房水生成，常用量为每次125 ~ 250mg，每天2 ~ 3次。20世纪50年代开始使用口服碳酸酐酶抑制剂，但该药副作用较大，不能长期给药。碳酸酐酶抑制剂的局部点眼剂初步的研究已表明具有良好的降压效果和较少的不良反应，并已开始在临床上应用。碳酸酐酶抑制剂滴眼剂，包括2%多佐胺和1%布林佐胺。两种药物均为每天2 ~ 3次，可以和噻吗洛尔联合使用。局部碳酸酐酶抑制剂似乎还有增加眼部血流的作用。

5. 拟胆碱能类药物（缩瞳剂）

从19世纪70年代开始使用后，毛果芸香碱（pilocarpine）是胆碱能激动剂中治疗开角型青光眼使用最广泛的药物。对开角型青光眼，毛果芸香碱的降压机制为刺激睫状肌收缩，牵引巩膜突和小梁网，减小房水外流阻力。现在偶尔使用，浓度从0.5% ~ 4%，一般每日滴眼3 ~ 4次。现在还有凝胶制剂和眼表植入物，两种制剂都可以降低药物的副作用。

四、手术治疗

（1）对药物或激光治疗不能控制病情进展、或不能耐受药物治疗的患者，应考虑滤过性手术治疗。手术方式包括小梁切除术、非穿透性小梁切除术、青光眼引流装置植入术、激光治疗等。手术方式的选择应基于患者年龄、疾病程度、药物治疗反应等因素综合考虑以获得最大的益处。

（2）根据患者年龄、眼部情况，如原发性开角型青光眼的病例由于年轻，筋膜囊较厚，术后的增殖反应重，滤过泡容易瘢痕化而导致手术失败术中、术后选择应用抗代谢药物（如丝裂霉素C、5-氟尿嘧啶）可减少滤过手术术后滤过道成纤维细胞的增殖以提高手术成功率。

（3）青光眼引流装置植入术适用于滤过性手术失败和（或）药物治疗无效的青光眼。

（4）激光治疗是治疗各种难治性青光眼的安全而有效的手术方法之一。选择性激光小梁成形术可作为部分开角型青光眼患者的首选治疗。氩激光小梁成形术（argon laser trabeculoplasty，ALT）应用于原发性开角型青光眼的治疗已有十多年的历史并已被普遍接受和广泛应用。虽然其降压机制尚不十分明确，但对于最大量药物治疗仍然不能控制眼压的原发性开角型青光眼病例，在滤过手术前选择ALT是一种合理的治疗方法。由于对ALT成功率的标准和所选择病例条件的不同，目前对ALT成功率的报道也有所不同。但ALT在降低眼压、减少抗青光眼药物用量和延缓手术治疗时间上的作用是无可置疑的。ALT的缺点是远期效果差，其降压效果随时间逐渐下降，部分病例最终仍需手术治疗。一般认为ALT更适合眼压无法用药物控制的老年患者。ALT最严重的并发症是治疗后眼压急剧升高引起的视力丧失。因此，晚期原发性开角型青光眼病例选择ALT应慎重。与药物治疗类似，ALT治疗成功的病例中，部分病例仍有进行性的视野损害，很多病例最终仍需加用药物治疗（激光治疗后2年内）。

五、视神经保护治疗

事实上，在全球范围内，各大研究机构针对寻找对视神经有保护作用的药物做了大量的尝试和研究，但基本都以未发现明显益处而告终。尽管很多学者认为青光眼的治疗中，视神经保护剂的应用并非必要，但更多的学者认为视神经保护剂的使用是青光眼治疗中的重要组成部分，很有必要。临床上常见到有些青光眼患者经严格治疗后，眼内压已降至正常范围，但却无法阻止视神经的继续损害。这表明除了眼内压外，应该还有其他因素导致青光眼病情进展。

在青光眼领域面临的迫切需要解决的问题是进一步探索青光眼的发病机制，开发新的保护视神经的药物以提高治疗青光眼的疗效，改善青光眼患者的视功能。随着相关学科的发展，抗青光眼药物的研究已步入新的领域，神经损伤拮抗剂和神经再生修复的研究为青光眼的治疗开辟了新的前景。

1.钙离子通道阻滞剂

有研究认为，此类药物可以直接阻断神经节细胞的钙离子通道，并改善视神经的血流灌注。代表药物硝苯地平和尼莫地平，能扩张血管，适用于有血管痉挛表现和正常眼压性青光眼。

2. NMDA受体拮抗剂

此类药物阻断神经节细胞表明NMDA受体和兴奋性氨基酸的结合，减轻低氧、兴奋性毒素对视网膜神经节细胞的损伤。

3. NO合酶抑制剂

高浓度NO对神经节细胞有很强的毒性作用，该类药物可防止视网膜神经节细胞受到缺氧、兴奋性毒素的损害。

4.神经营养因子

神经营养因子可有效地减轻压力对视网膜神经节细胞的损害作用，临床上使用苏肽生（注射用鼠神经生长因子）的神经生长因子注射液治疗青光眼的视神经损害。

第七节　难点与对策

原发性开角型青光眼是一种难治性的不可逆致盲眼病，最大的危害在于病程隐匿，早期患者无症状，难以早期诊断，而到了晚期，视功能损失快，不可逆转，难以控制。尽管半个世纪以来，眼科学者一直致力于青光眼的研究，对青光眼的认识有了较大的改变和提高，但是青光眼的发病机制仍然不十分明确，且部分患者即使眼压控制正常，其视神经功能仍持续损伤。因此，有效地降低眼内压，改善视神经的功能及青光眼的视神经保护，被视为我们工作中的难点。

难点一：有效地降低眼内压

近年来的研究表明，高眼压是原发性开角型青光眼的一个重要危险因素，虽然不能仅仅依据高眼压作为诊断指标，但是，当眼压持续高于4kPa时，终会发生青光眼性视神经损害。所以，有效的控制眼压显得极为重要。目前临床常用的降眼压中药眼药水有：槟榔碱眼药水、包甲素眼药水、丁公藤眼药水、葛根素眼药水；西药眼药水有噻吗心安、贝他根、贝特舒、Brimonidine、Drozolmide、Latanoprort等，中西药眼药水均有一定降眼压作用，却无法解决眼压升高的根本原因，口服中药降眼压的研究尚未见报道，有待进一步探讨。

难点二：改善视神经的功能

大量的临床观察显示，POAG一经确诊，通常已经有视力的减退和视野的缺损，改善视力和扩大视野往往比较困难，目前现代医学尚无确切、特效的治疗方法。中医学认为本病多因脏腑功能失调，脉络不利，神水瘀滞，气血生化不足，精气不能上注于目而引起。因此，要想改善视功能，首先要从整体观念出发，通过辨证施治，使脏腑功能协调而达到局部改善视功能的目的。在临床工作中，我们常常采用活血利水、疏肝理气、健脾渗湿、滋补肝肾、滋阴潜阳等方法进行辨证论治，予中药煎剂口服，并依据证型，分别给予葛根素液、灯盏花素液、当归注射液、复方丹参液、血栓通液等静滴。针刺与眼周穴位注射对本病的治疗亦十分必要，通常取穴的位置有：晴明、承泣、球后、上明、足三里、肝俞等，予丹参注射液或者人参液行穴位注射，每日1次，每次2～3个穴位。10天为一个疗程。另外，对于青光眼的治疗，重在一个"通"字，即开通玄府窍道，以畅达精气，发越神光。本病多发生在老年人，属虚证者较多，单用补益明目法往往效果不佳，加入开通窍道之品，补药方易于建功。临证中在辨证基础上，酌情加入各有关方中。常用的开通窍道药物有：麝香、冰片、石菖蒲、僵蚕、全蝎、蜈蚣、细辛、麻黄、羌活。

第八节　经验与体会

原发性开角型青光眼属于中医"青风内障"范畴，《证治准绳·杂病·七窍门》指出："青风内障证，视瞳神内有气色，昏蒙如晴山笼淡烟也。然自视尚见，但比平时光华则昏蒙日进，急宜治之……不知其危而不急教者，盲在旦夕耳。"由此可见，古人早已认识到本病来势轻缓，因眼无赤痛，瞳神亦无明显变化，惟昏蒙日进，易被患者忽视。对其病因多认为是由于肝郁气滞、气郁化火；脾湿生痰，痰郁化火，痰火升扰；竭思劳神，用意太过，真阴暗耗，阴虚火旺。以上因素皆可导致气血失和，脉络不利，以致神水瘀滞而酿成本病。

临床工作中，我们总结出这样一些经验：当眼压高于4kPa时，通常不考虑其他因素，立即给予局部降眼压治疗，多数眼科专家认为，眼压长期超过4kPa，终究会发生青光眼性视神经损害，故需给以治疗；当眼压在2.9～4kPa，现有的检查手段未能发现有青光眼性视神经损害时，确定治疗计划和估计将来发生青光眼性视神经损害的危险性都是困难的，这种高眼压的患者常称为高眼压症，对伴有已知的其他非眼压性危险因素，如青光眼家族史、近视、年龄、种族、糖尿病、中风、低灌注压、血管调节紊乱、异常低的颅内压等高危险性的高眼压症患者要给以药物和激光小梁成形术治疗；无论是初诊的患者，还是已经确诊的患者或者可疑的青光眼的定期随访过程中，一旦出现肯定的视神经纤维层缺损，就应立即开始治疗，对可疑青光眼及正在治疗中或者手术后的青光眼，进行长期随诊观察是必要的。随诊的核心内容是检查眼压、眼底情况、视野及患者的全身情况。可疑青光眼一旦发现眼压异常升高、确定的青光眼性视神经损害或者全身出现心肌梗死、糖尿病、急性血液动力学危象，特别是伴有视网膜血管性疾患，使其变为高度危险时应开始治疗。

总之，本病中医病因病机，多责之肝气失和，血脉不畅，肝肾亏虚；临床论治多用疏肝解郁，活血明目，补益肝肾，兼顾利水。在选择降眼压眼药水局部治疗外，依据辨证论治，予以活血利水明目中药进行全身调理，同时予活血通络中药静滴及穴位注射等综合治疗原发性开角型青光眼，经过大量的临床观察，已经获得了较好的治疗效果，为青光眼的治疗开辟了一条新的途径。

第九节　预防和调摄

一、患者的惯性思维

青光眼是一种严重的不可逆性致盲眼病。原发性开角型青光眼的特点，发病隐匿，进展过程缓慢，早期常无自觉症状，多在常规眼部检查或者健康普查时被发现，若患者自主发现眼部不适前来就诊，多进入到病程的中晚期，一旦失明，患者的生活质量大大降低，给社会、家庭也带来沉重的负担。因此，积极做好早期防治及自我保健工作具有重要意义。患者一般存在以下几类思维。

（1）缺乏对开角型青光眼的基本认识。认为青光眼肯定有自我感觉症状，比如头痛、眼痛，把有症状和已发病画等号。所以等有了症状再治，个别患者即使已经确诊，对自己的疾病并不在乎，从不愿到医院看病，直到感觉视野变小，才到医院诊治，这时往往已是晚期。

（2）缺乏对青光眼病情发展和控制的常识。部分患者认为没有症状不用药，有的仅在疼痛时用药，缓解后自行停药；从不测量眼压，也不知自己点药后眼压控制得怎样。

（3）盲目悲观。个别患者听说患了青光眼后疼痛难忍，一旦失明了，还要摘除眼球，对青光眼有恐惧心理和悲观情绪，认为一定会"瞎了"而放弃治疗。

（4）病急乱投医。个别轻信别人的误导，服用所谓"灵丹妙药"，结果伤财害眼。这些对治疗都是不利的。

二、医生的指导工作

我们眼科医生应该从日常生活和临床用药方面给予正确、安全的用药指导及心理指导，主要有以下几个方面。

1.正确认识青光眼疾病

青光眼通常双眼发病，但是通常首先在一侧眼睛表现出来。有些类型青光眼常容易产生视疲劳，眼部不适；有的表现为进行性近视、视物模糊等；有的患者无任何不适或疼痛症状；也有的患者症状很严重，如视物模糊、头痛或眼痛，恶心或呕吐，灯光周围的彩虹晕及突然失去视力，恐惧、抑郁和暴怒。

2.提高自我保健意识

首先从心理上要正视这一疾病，如果不幸得了青光眼，尤其是普查发现的，医生诊断是早期青光眼，这其实是一件幸运的事，因为对于青光眼早治和晚治的疗效和预后是大不一样的。青光眼虽然可能致盲，但只要早期发现、合理治疗，绝大多数人可能终生保持有用的视力。要以乐观向上的态度对待青光眼疾病，主动多学一点青光眼的防治知识，并树立治疗信心，积极配合治疗。在整个青光眼疾病治疗中，青光眼患者的依从性是至关重要的。

3.日常状态的保持

（1）心胸豁达，不憋气，不急躁，保持愉悦的心情，对生活中的不如意要保持乐观，以免引起动脉血压升高而引起眼压升高。（2）工作和学习不能太劳累，尤其要避免过多使用眼睛，尤其是避免暗环境下用眼；定时参加适度的娱乐活动；忌长期低头干活和领口过紧、衣物过紧等，不要干重体力活，不要过分用力，因为眼内血管本来就很脆弱，只要有一个小的血管破裂就会导致视力下降甚至失明。（3）要注意自己眼睛的感觉和外观，任何异常变化都应及时向眼科医生报告。过度刺激、流泪、视物模糊或痒、眼角有分泌物、持续头痛、闪光或视野内的暗影、夜晚灯光周围的虹视等这些症状都可能表示药物治疗效果欠佳。

4.学会指测眼压方法

指导让被检者向下看，检查者用两手食指在上睑上部外面交替轻压眼球，检查双眼，以便对比两眼的眼压，眼压高者触之较硬，眼压低者触之柔软。平时应多练习，和正常的眼压相比较。青光眼性视神经损害与高眼压密切相关，患者经常有头、眼胀痛、偏头痛、鼻根发酸等情况，可能眼压没有得到控制。青光眼患者最好能逐步学会指测眼压，当觉得高眼压可疑时，及时看医生以便调整治疗方案。

5.必须正确有规律地应用药物

询问清楚你的眼科医生，正确滴眼药水的方法、用药量及最合适时间。在你就诊小册子的封底内面应留有一定空间，建议在此记录你所用的每一种药的名称、剂量和每天使用次数等其他资料，这可帮助你记住用药。当病情变化或复诊时完善的记录也有利于医生了解病情，及时调整治疗方案。

6.就诊指导

就诊指导让你接触的医生都知道你患了青光眼，以及你正在应用的药物。家庭医生以及任何其他保健专家，如心脏病专家、内科医生、皮肤专家、妇产科医生或牙科医生等在治疗其他疾病时需要将青光眼列在考虑之列，一些眼科药物会影响身体其他部位；一些治疗血压或皮肤问题的药物，也可能影响青光眼；此外应注意一些抗青光眼药物有副作用，如：噻吗洛尔可使心率减慢，还可引起支气管平滑肌收缩，有心动过缓、支气管哮喘和呼吸道阻塞性疾病者最好不用，必须用时，应提防不良反应的出现或在医生的指导下服用。

7.专科检查指导

当眼压得到控制后，或者是工作繁忙或个人活动过多时，青光眼患者最易忘记进行常规复查。在与眼科医生告别时，应确定下次检查时间，并记录在日历上。在复诊之前，整理好有关眼睛视力或以前用药的有关问题；在看医生时，要将医生对以上问题的答案记录下来，这样，你就免去日后再向医生请教，或在下次检查重复同样的问题。

三、预防

中医治未病说不仅是指机体处于尚未发生疾病时段的状态，而且包括疾病在动态变化中可能出现的趋向和未来时段可能表现出的状态，包括疾病微而未显、显而未成、成而未发、发而未传、传而未变、变而未果的全过程，是一个复杂的系统工程。未病包括未病先防、既病防变和病后防复3个方面。中医眼科未病先防应指在未发生目疾之前，采取各种措施，做好预防工作，以防止目疾的发生。这是中医学预防疾病思想最突出的体现。"是故已病而后治，所以为医家之法；未病而先治，所以明摄生之理"（《丹溪心法》）。青风内障（原发性开角型青光眼）的治疗中，早期发现、早期控制眼压对于延缓视神经萎缩的发生发展是至关重要。

1.调和情志，顺畅脏腑气机

中医认为"恬淡虚无，真气从之，精神内守，病安从来"，喜、怒、忧、思、悲、恐、惊等情志的刺激是百病之源。

2.饮食有节，劳倦适度

饥饱失常、饮食偏嗜及饮食不洁，常可导致眼病。过饥则摄食不足，气血生化乏源，气血不能上荣于目，可出现眼部虚证；过饱则胃肠积滞，郁而化热，可出现眼部实证；饮食偏嗜，多食生冷，寒湿内生，可致虚寒眼证；偏食辛辣，脾胃积热，可致实热眼证。

3.讲究用眼卫生，爱惜目力

《备急千金要方》认为"夜读细书""博弈不休""雕镂细作"等原因皆可导致眼之痼疾。

4.既病防变，防微杜渐

如《金匮要略》中所言："见肝之病，知肝传脾，当先实脾。"《医学源流论》亦云："病之始生浅，浅则易治；久而深入，则难治""故凡人少有不适，必当即时调治，断不可忽为小病，以致渐深；更不可勉强支持，使病更增，以贻无穷之害。"既病防变包含两层含义：一是既病以后，应当积极早期治疗，使疾病尽快痊愈；二是把握某些难以治愈之疾病的发展、变化规律，掌握主动权，防止疾病进一步恶化。可见，早期治疗的意义十分重要，因为在疾病的初级阶段，病位较浅，病情多轻，病邪伤正程度轻浅，正气抗邪、抗损害和康复能力均较强，因而早期治疗有利于疾病的早日痊愈。

四、调摄

中医通过对青光眼患者适当的饮食调理，健康保健的指导，能预防许多青光眼的诱发因素，对眼压的调节、视神经的保护也有一定的调理作用。

1. 减少眼内积液

可食用具有吸收水分与排出水分作用的食物，如蜂蜜、金针菜、绿豆、薏苡仁、西瓜、丝瓜、冬瓜、胡萝卜等食物。

2. 保持平稳情绪

情绪波动是青光眼的主要诱发因素。很多急性发作的病例，多数与过度忧虑、抑郁、惊恐、暴怒等有关。这些精神因素能引起神经的过度紧张，诱发青光眼，因此青光眼患者必须避免精神上过度紧张不安。同时，可食用具有养心安神作用的食物，如莲子、核桃仁、小麦等。

3. 保证充分的睡眠时间

失眠也是青光眼诱发因素之一。充分的睡眠能保证神经细胞暂时的安静，能主动地促进整个机体功能，特别是中枢神经系统功能恢复。对伴有失眠的青光眼患者平时可吃莲子、核桃仁、龙眼肉、枣汁、小米粥等养心安神的食物。

4. 保持大便通畅

大便秘结也是诱发青光眼发病的一个因素，所以要保持每天的大便通畅。对同时伴有习惯性便秘的青光眼患者，每日可服蜂蜜通便，同时也要多吃蔬菜水果及粗纤维食物，也可多吃植物油来改善肠内润滑度。肉类、糖类宜少食，因肉类、糖类不含纤维素，会减弱胃肠的蠕动功能。选择药食两用的食品，如柏子仁、枣肉、苦丁茶、决明茶。

5. 保护视神经，维持视功能

青光眼后期，由于血氧供应不足，视神经受到损害，会引起严重的视力障碍，可食用含有维生素E、B族维生素的食物，如麦芽、蛋黄、植物油、黄豆、花生、芦笋、胡萝卜、绿叶菜等含有丰富的维生素E；粗粮、豆类、内脏、瘦肉等富含B族维生素，动物肝及绿叶菜等也含有B族维生素，这些食物均可作为青光眼患者维护视功能的辅助治疗。

综上所述，中医眼科学在预防眼病和保护视力方面所发挥的作用不容忽视，并且中医眼科学的发展必须与中医"治未病"思想密切结合，才能更好地做好我国乃至全世界的眼疾防治工作。

第十节 预后和转归

一般认为，原发性开角型青光眼的预后与以下几个因素相关：发现时视神经受损情况、眼压维持程度、视乳头个体的易损性差异、全身血管类疾病、患者是否能够积极并且严格配合治疗。所以针对视神经受损情况以及个体差异性，对于该类患者的眼压控制就不局限于控制在正常眼压低值，甚至是低于正常眼压，以此作为该患者的理想眼压。一些学者认为，降低眼压并不能扭转原发性开角型青光眼的病程发展。但是大多数专家认为降低眼压可以稳定病情并且延缓病情的发展速度。但不可否认的是，部分患者眼压虽然下降但是视神经损害仍然在继续，所以医生应当告知本病患者应当终生定期就诊观察病情的发展，不能以眼压明显的下降作为治疗的终结。

第十一节 疗效评定标准

有效：视力稳定，视野平均敏感度＞1.5dB，稳定无进展或随访半年以上保持稳定。
稳定：视力稳定，视野平均敏感度变化在±1.5dB范围。
恶化：视力下降2行以上，视野平均敏感度降低＞1.5dB。

第十二节 医案精选

一、杨国松医案——肝肾不足

周××，男，52岁。

该患者于1962年春因工作劳累，疲劳过度而致头晕，一度有晕倒史，接着双目视物逐渐模糊不清，久视眼倦，1967年4月医院诊断为"慢性单纯性青光眼"，住院进行手术（双眼），出院时右眼视力0.9，左眼视力0.9。此后视力逐渐下降，于1970年12月15日住入我院。检查：双眼角膜上方遗留瘢痕，双眼瞳孔缩小，前房变浅，两眼视野缩小。头晕目眩，口苦，食欲欠佳，寐之不安，时有多梦，面色失华，脉弦细，舌较胖，苔粗白。

辨证：此系劳神过度，真阴亏耗，而致水不涵木，水火未济，中气失调之证。

治法：滋养肝肾，培中理气。

方药：白芍12g，生地黄10g，牛膝12g，枸杞子6g，蝉蜕5g，决明子6g，柴胡5g，山药10g，党参10g，鸡内金5g，香附6g，炙甘草6g。随症化裁，连服30余剂，至1991年1月20日，因感冒咳嗽，拟培土止咳治之。

法半夏5g，薏苡仁15g，炙甘草10g，紫苏5g，桔梗10g，杏仁5g，麦冬10g，桑叶5g。连服3剂，其咳消失。接着仍宗前法随症加减服至3月初，加固肾之品而善其后。至同年4月

30日出院。

1972年10月患者来院复诊，其症仍保持出院时的情况。至1973年8月患者主诉视力仍然稳定，视野亦比较好。（杨国松.眼科经验选[M].杭州：浙江省临海市卫生局，1994：102-103）

二、陆南山医案——肝血不足，虚风内动

俞××，男，25岁。1972年4月28日初诊。

就诊前4个月起，右眼开始疼痛，每看书头痛尤甚，过5天就医，诊断为慢性单纯性青光眼。眼内压：右眼35.76mmHg，左眼42.12mmHg。内服醋氨酰胺250mg，一日3次；局部1%匹罗卡品眼液滴眼，一日6次。3天后，眼压降至正常，随即停止口服及局部用药，仅2天眼压又升高。因此又恢复内服西药及局部用药。10天后，眼压仍见偏高，又加用毒扁豆碱眼膏，每晚涂1次，眼压有所控制，以后无法停西药，停则头痛眼胀，脉象弦细。检查：右眼视力1.0，左眼视力0.9，两眼压均为20.55mmHg（正在内服西药和局部用缩瞳药），瞳孔药物性缩小。眼底：两眼视神经乳头血管轻度偏向鼻侧，未见其他明显异常。房角检查：两眼均为宽角开放型。诊断：两眼慢性单纯性青光眼。

左眼最高30mmHg，最低12mmHg。视野：右眼上方5°，鼻侧30°，下方35°，颞侧60°～65°。左眼不能查。

辨证：肝血不足，虚风内动。

治法：平肝息风，养血开窍。

方药：沈氏熄风汤加减。

珍珠母30g，乌梢蛇10g，麻黄10g，天花粉10g，黄芪15g，当归10g，生地黄15g，防风15g，钩藤15g，牛膝12g，姜黄10g。

同时配以1%匹罗卡品眼液点双眼，一日3次，初眼压仍波动在右眼17～38mmHg，左眼眼压15～28mmHg，且随情绪波动或失眠，一度眼压高达右眼43mmHg，左眼31mmHg。两个月中，随证多次调整药方，眼压仍有波动，遂改服下方：柴胡10g，羚羊角粉0.6g，珍珠母25g，麻黄10g，防风15g，黄芪15g，天花粉15g，当归15g，生地黄15g，沙参60g，钩藤15g，乌梢蛇10g。

患者服次方后，眼压逐步下降，右眼在20mmHg上下，左眼在17mmHg上下，乃停用匹罗卡品观察，眼压仍无明显波动，以后改服丸药近2月，遂停药。此后自觉眼胀时，服中药10剂左右，每年有2～3次，8年来抽查眼压均在24mmHg以内，视力右眼-4.50D矫正到1.0，左眼手动/10cm，视野与初查时比较，无明显改变。能坚持正常工作。（陆南山.眼科临证录[M].上海：上海科学技术出版社，1979：130-132）

三、彭清华医案——血瘀水停

根据多年的临床实践，彭清华认为本病不论其诱因如何，均以脉络瘀滞、玄府闭塞、神水瘀积为病机特点。现代研究也表明，开角型青光眼患者多存在眼血液动力学障碍、血液流变性减慢、血管紧张素Ⅰ增高、房水流出障碍而瘀积于眼内等病理改变，这与中医"血瘀水

"停"的观点相一致。因此,我们提出治疗开角型青光眼宜采用活血利水法。临床常选用地龙、红花、赤芍活血祛瘀通络,以开通目中玄府;用茯苓、车前子利水明目;益母草既能活血,又能利水。因为活血药能疏通目中瘀滞之脉络,不仅可化瘀,还可利水。活血利水药配合使用,既可以加快眼局部血液循环,增加眼局部及视神经的血液供应,以减轻视神经的缺血,增加视神经的营养;又可加快房水循环,从而降低眼压。

周某,男,28岁。因双眼视力逐渐下降6年,经常眼胀4年而来诊。自诉3年前在省某院诊断为"开角型青光眼",长期坚持局部滴用0.25%噻吗心安眼药水治疗,眼压一直波动在3.20~4.00kPa,视力仍逐年下降。查视力:右眼0.2,左眼0.15。视野:右眼15°~25°,左眼15°~20°,双眼球结膜轻度充血,角膜透明,前房清,Tyndall征(-),前房轴深中等,房角结构清晰,虹膜纹理清,瞳孔4mm大小,对光反应可。自然瞳孔查眼底:双眼视乳头色苍白,C/D=0.8~0.9,杯深,血管呈屈膝状爬出。眼压:右眼3.73kPa,左眼4.00aPa。考虑到患者病程已久,视功能损害严重,建议其手术,但患者拒绝。遂采用活血利水法,药用:地龙15g,红花8g,赤芍15g,茯苓30g,益母草、车前子各20g。每日1剂,分2次服。服药7剂后,眼胀明显减轻,眼压:右眼2.93kPa,左眼3.07kPa。嘱服原方2个月后复查:右眼视力0.4,左眼视力0.3。视野:双眼扩大100。眼压:右眼2.27kPa,左眼2.40kPa。[彭清华.活血利水治疗慢性单纯性青光眼31例.辽宁中医杂志,1995(4):167-168]

第十三节　名老中医治疗经验

一、姚和清主张整体论治

姚老主张治疗青光眼一定要掌握整体观念,要根据患者的体质、发病因素、发病情况,对症下药。青光眼患者假使其脉弦迟微软,则是肝经缺乏热力,所谓厥阴肝经有阴寒之气上攻,可用吴茱萸汤(吴茱萸、党参、红枣、生姜)。倘若脉大或见微弱,甚至有沉微歇止征象,舌光红而胀,这是心脏极衰,属于血耗不能上荣于目,可用炙甘草汤(党参、麦冬、生地黄、火麻仁、阿胶、甘草、桂枝、姜、枣)。如呕吐反胃,大便燥结,则是胃虚液枯,可选用大半夏汤(党参、法半夏、白蜜)。又有肾亏阳衰,阴霾之气弥漫于上,可用金匮肾气汤(生地黄、山药、茯苓、泽泻、山茱萸、牡丹皮、肉桂、熟附子)温化虚寒而纳浮阳。阴亏虚火上炎,用生脉六味汤(生地黄、山药、茯苓、泽泻、山茱萸、牡丹皮、党参、麦冬、五味子)、滋阴地黄汤(生地黄、熟地黄、黄连、地骨皮、柴胡、黄芩、枳壳、甘草、当归、天冬、五味子)、磁朱丸(磁石、朱砂、神曲)、石斛夜光丸(天冬、麦冬、人参、茯苓、熟地黄、生地黄、牛膝、杏仁、枸杞子、决明子、川芎、水牛角、刺蒺藜、羚羊角、枳壳、石斛、五味子、青葙子、甘草、防风、肉苁蓉、黄连、菊花、山药、菟丝子),均是对症良药。如脉虚舌白、面黄唇淡,又当十全大补汤(熟地黄、白芍、当归、川芎、党参、白术、茯苓、甘草、黄芪、肉桂)、人参养荣汤(党参、白术、茯苓、甘草、熟地黄、白芍、当归、五味子、陈皮、远志、黄芪、肉桂、姜、枣)适用。若脉浮散且弦,舌质淡红,属于肝肾大亏,阴中虚火、风火浮扰上潜,用河间地黄饮子加减(熟地黄、巴戟天、山茱萸、肉苁蓉、熟附子、石斛、茯苓、远志、麦冬、五味子、枸杞子、姜、枣）。若脉象沉微，舌淡少荣，属于肝肾阳虚大亏，用右归丸作汤（熟地黄、山药、山茱萸、枸杞子、鹿角胶、菟丝子）。中医对青光眼的治疗，除了着眼于整体治疗外，还有很多辅助疗法，包括滴眼剂、熏眼剂、针灸疗法等，都有一定效验。（姚芳蔚.眼科名家姚和清学术经验集[M].上海中医药大学出版社，1998：201-202）

二、姚芳蔚主张辨证论治

姚老认为青光眼的发病与七情有关，七情最易伤肝，导致肝气郁结，肝郁不得疏泄，郁而化火，火动，阳失潜藏，阳亢则风自内生。七情所伤，最易伤气，由于气机不利，可以影响脏腑器官组织以及气血、水液等方面的功能活动，或表现在全身，或表现在局部，导致眼内气血瘀滞，脉道阻塞，眼孔不通。并由于肝病犯脾，脾失健运，使眼内水液——神水排泄困难，是为本证病理所在。依据以上病因病机，本证治疗应着眼于肝。结合临床症状，予以泻肝、清肝、平肝、疏肝、补肝等方法。考虑局部气血瘀滞，神水不通的病理变化，而佐以理气行滞、渗湿利窍、导水下行以减少眼内积液。根据临床所见，对本证归纳以下几型论治。

（1）肝经实热型　多伴头痛、眩晕，面红，口苦，大便不畅，小便短赤，舌赤苔黄腻，脉弦细。治以清肝散热，龙胆泻肝汤主之。龙胆10g，栀子10g，黄芩10g，柴胡10g，车前子24～30g，木通3g，生地黄24g，当归15g，甘草6g，茯苓24～30g，白蜜100g。

（2）阴虚阳亢型　多伴头痛昏重、面红、耳鸣、心中烦热、易怒、虚烦少寐、倦怠乏力、脉细弦数、舌质较红等证。治以滋阴潜阳、平肝息风。羚羊菊花饮加减主之。羚羊角粉0.6g，菊花10g，生石决明30g，赤芍12g，白芍12g，麦冬15g，炙鳖甲24g，夏枯草30g，茯苓24g，泽泻24g，生白术24g，苦参15g，白蜜100g。

（3）肝郁气逆型　多伴头痛头胀、口苦、情绪抑郁、胸胁胀痛、脉弦细、舌质淡赤、苔微黄等证。治以疏肝解郁、养肝利气，疏肝合营汤加减主之。赤芍12g，白芍12g，当归10g，川芎6g，白术24g，茯苓24g，炙香附10g，夏枯草30g，甘草6g，白芷10g，车前子24g，柴胡10g。

（4）土虚木郁型　多伴头痛、神疲体倦、形寒肢冷、舌苔薄白、脉沉细、沉迟等证。治以疏肝降逆，温中散寒。吴茱萸汤主之。吴茱萸3g，党参12g，法半夏12g，茯苓24g，生姜3g，红枣15g，白蜜100g。

（5）肝肾阴虚型　多伴头晕耳鸣，咽干，面色憔悴，神疲倦怠，舌质红赤少苔，脉细。治以滋阴和血，补益肝肾。滋水补肝饮加减。生地黄24g，熟地黄24g，山药15g，茯苓24g，泽泻24g，女贞子15g，牡丹皮12g，香附10g，白芍12g，栀子10g，车前子24g，当归24g，夏枯草24g。［姚芳蔚.原发性青光眼的证治.中西医结合眼科杂志，1997，15（2）：73-74］

三、庞赞襄主张调理肝肾

庞老认为其病因多由肝肾阴虚，或肝郁损气，或肝郁少津，或心脾两虚引起。

（1）肾虚肝郁　多伴有头晕耳鸣，逆气上冲，胃纳减少，口干便润，苔薄白或无苔，脉弦细。治宜滋阴益肾，疏肝解郁。药用疏肝解郁益阴汤（熟地黄15g，生地黄9g，山药9g，枸杞子9g，茯苓9g，泽泻9g，牡丹皮9g，当归9g，白芍9g，白术9g，柴胡9g，丹参9g，赤芍9g，栀子9g，磁石9g，神曲9g）。

（2）肝郁损气　证见口不干，舌苔薄白，脉和缓或弦细。治宜益气疏肝，滋阴养血。药用补气疏肝益阴汤（黄芪15g，茯苓15g，当归15g，山药15g，丹参15g，赤芍10g，柴胡10g，升麻5g，陈皮5g，枸杞子15g，女贞子15g，菟丝子15g，五味子7.5g，石斛15g，甘草5g）。

（3）肝阴少津　多伴有情志不舒，口渴欲饮，胸胁满闷，饮食减少，舌红无苔，脉弦数。治宜疏肝解郁，破瘀生津。药用疏肝解郁生津汤（当归15g，赤芍15g，茯苓15g，白术15g，丹参15g，柴胡15g，麦冬15g，天冬15g，生地黄15g，五味子10g，陈皮5g，甘草5g）。（史宇广，单书健.当代名医证治精华·眼底病专集[M].北京：中医古籍出版社，1992：38-39）

四、韦文贵主张养阴平肝

韦老认为病因多由阴虚肝旺，兼挟风邪；或肝阳上亢，风邪外侵，兼有痰湿内蕴引起。

（1）阴虚肝旺，兼挟风邪　临床多伴有头痛眼胀或头晕目眩，心烦口苦，舌红苔黄，脉弦细。治宜清热养阴，平肝息风，祛风止痛。药用养阴平肝止痛方，组成：炙鳖甲（先煎）24g，炙龟甲（先煎）24g，石决明（先煎）24g，桑叶10g，野菊花10g，沙苑子（盐水炒）10g，天麻3g，白芷5g，蝉蜕5g，川芎6g，制女贞子10g。肝阴虚则阳亢，肝阳上亢则头痛眼痛，故用炙鳖甲、炙龟甲滋阴潜阳；以石决明平肝潜阳而止痛；桑叶、野菊花平肝清热，散风止痛，天麻平肝息风而止痛，川芎活血化瘀而止痛，韦老医生认为，古人有"肝虚不足者，宜天麻、川芎以补之，更疗风热头痛"的记载；沙苑子、制女贞子补益肝肾而明目，白芷祛风化湿而止痛。因此本方既有育阴潜阳、平肝息风之力，又有祛风止痛之效，内外兼顾，标本兼施。

（2）肝阳上亢，风邪外侵，兼有痰湿内蕴　临床多伴有头痛眼胀或头眩而重，急躁易怒，胸闷烦躁，食少恶心，口苦咽干痰稠，舌苔黄腻，脉弦滑。治宜祛风平肝，滋阴活血，清热化痰。药用慢性青光眼方，组成：防风5g，羌活5g，细辛3g，蝉蜕3g，石决明24g，菊花5g，密蒙花9g，生地黄15g，川芎5g，石斛9g，僵蚕6g。防风、羌活、细辛祛风邪而止痛，密蒙花、菊花、蝉蜕平肝散风、退翳明目；生地黄、石斛、川芎滋阴生津，活血祛风。石决明平肝降压明目，肝热生风故用僵蚕平肝息风，清热化痰。（中医研究院广安门医院编.韦文贵眼科临床经验选[M].北京：人民卫生出版社，1980：189-190）

第十四节　研究进展

一、西医发病机制的研究

近年来，原发性开角型青光眼的发病机制依然是研究的热点方向，涉及小梁网的结构功能、分子机制、神经损害机制及基因领域。

1.小梁网损害的研究

何媛认为氧自由基对人小梁网细胞的损害是导致小梁网细胞退行性改变的重要原因，而小梁网细胞中的线粒体参与了这个重要过程。通过研究发现POAG患者小梁网细胞线粒体ComLex Ⅰ活性下降引起氧自由基（ROS）增多，从而推动了人小梁网细胞的退行性变。小梁束的胶原成片状，伴有增厚的玻璃膜，卷曲的胶原增多，细胞外长距胶原呈散布的节结状增殖，纤维束卷曲及纤维的定位和渗透性改变。然而，一项研究发现在POAG和年龄配对的正常眼的平均胶原水平无统计学意义。

Rohen等发现青光眼患者的小梁网板层增厚，细胞间隙窄，小梁网细胞明显减少，且功能不活跃，细胞外间隙有纤维样物质堆积。Paul等证实小梁网细胞外基质主要是糖胺多糖（GAGs），在定量分析中发现开角型青光眼患者总的GAGs较正常减少8.2%，其中透明质酸较正常人减少93%，而硫酸软骨素较对照组增加83%。Richard认为，Schlemm管在正常眼压对流出阻力没有影响，当眼内压升高到30mmHg以上Schlemm管塌陷，产生阻力；邻管组织是产生阻力的主要部位。所以学者推测开角型青光眼就是邻管区流出道变窄，房水流出阻力增大所致，而流出道狭窄又与细胞外基质的变化特别是硫酸软骨素的增加有关。

2.分子遗传学研究

Benedic早在1842年就报道了青光眼的家族遗传性。原发性开角型青光眼（POAG）是世界范围内不可逆盲的主要原因之一，但就目前我们对POAG和大多数其他类型的青光眼的病因学还知之甚少。青光眼有遗传倾向的证据来自两方面研究的结果：一方面研究是将青光眼的家族史作为POAG发生的主要危险因素，证实青光眼患者的亲属中发生青光眼的概率要远高于普通人群；另一方面是针对同青光眼相关的特殊眼部参数（IOP，视神经杯盘比，遗传倾向，房水动力学，对激素的敏感性及眼部的生物统计学参数）的遗传性研究，而且最近还定位了很多同青光眼相关的基因。

3.视神经损害机制的研究

（1）诱发视网膜神经节细胞凋亡的因素　神经营养因子的剥夺：神经营养因子家族可与神经细胞上的表面受体结合，从而激发一系列反应影响神经细胞的代谢，而青光眼高眼压则可能导致供应神经节细胞体营养的神经营养因子不足，从而导致视网膜神经节细胞发生凋亡；谷氨酸对神经节细胞的毒性作用：生理情况下谷氨酸是一种神经递质，传递神经信号，病理情况下它的浓度增高成为兴奋性毒素，对神经元产生毒性作用。

（2）视网膜神经节细胞凋亡通路及调控　我们发现参与细胞凋亡调控的bcl-2基因家族，对细胞凋亡有双向调控作用。将bcl-2基因克隆及转染，在体外试验中，发现其可以减低压力所致的培养的视网膜神经节细胞的凋亡。

4.基因领域

应激反应标记Myocilin，是第一个发现的POAG中的突变基因，显示在应激时在眼中大量产生。JCT（邻管结缔组织），位于Schlemm的内侧壁内皮细胞的下方。在一项对14位捐献者的26个眼睛的小梁网和视神经的研究发现，视神经损伤严重程度的增加与JCT区鞘源性斑块物质量的升高具有显著相关性。

CD$_{44}$是目前研究的较多的一类细胞黏附分子，它是分布极为广泛的细胞表面跨膜糖蛋白，能通过细胞与细胞之间，细胞与基质之间特异性粘连，参与组织发育、炎症反应及创伤修复等生理病理过程。近年来研究发现CD$_{44}$参与原发性青光眼的发生发展，Kneppe等对41例正常眼和26例患者房水和眼前段组织中CD$_{44}$黏附分子是否改变的研究中发现，POAG患者眼房水中CD$_{44}$含量明显高于正常眼，同时还检测到患者的虹膜、睫状体、小梁网中可溶性CD$_{44}$含量降低，膜型CD$_{44}$表达量增多。还有报道证实体外培养的小梁网细胞上有CD$_{44}$的表达，通过散点图也可以把POAG患者睫状体膜型CD$_{44}$密度与正常人区分开来。因此认为CD$_{44}$可能为POAG的一种标志。

二、中医临床研究

李熊飞等根据临床经验将开角型青光眼辨为心肝火盛、肾虚肝旺和肝肾阴虚三型，分别予以清心泻肝、滋肾平肝和滋养肝肾。曾庆华等将青风内障分为痰湿泛目、痰湿血郁和肝肾亏虚三型，分别治以温阳化痰利水渗湿、疏肝解郁和补益肝肾。张殷建等参照《上海市中医眼科病证诊疗常规》将原发性开角型青光眼分为气郁化火、痰火上扰和肝肾阴虚三型，分别予以疏肝清热、清热祛痰和滋阴养血法。张梅芳认为原发性开角型青光眼是由于风、火、痰、郁上犯目窍，神水瘀积所致，将其分为五型论治：肝气郁结，治宜疏肝解郁，降胃和逆；肝肾阴虚，治宜滋阴和血，滋补肝肾；阴虚阳亢，治宜滋阴潜阳；心脾两虚，治宜补益心脾；痰湿上扰，治宜化痰利湿，平肝息风。黄江丽对120例青光眼住院患者进行统计，结果显示气滞血瘀型占47.05%居第二位。

彭清华等根据87篇有关原发性青光眼辨证分型中医药文献，归纳青光眼辨证分型分布如下（表10-1）。

表 10-1　青光眼辨证分型分布

证型	例数	出现率 /%	证型	例数	出现率 /%
肝火上炎证	62	71.26	脾虚湿盛证	7	8.05
肝郁气滞证	59	67.82	肝血不足证	6	6.90
肝肾阴虚证	54	62.07	土虚木郁证	5	5.75
阴虚阳亢证	30	34.48	心脾两虚证	4	4.60
阴虚火旺证	16	18.39	脾气虚弱证	4	4.60
肝经风热证	15	17.24	肝血瘀滞证	3	3.45
肝阳上亢证	14	16.92	心肾不交证	2	2.30
肝经虚寒证	14	16.92	气衰血瘀证	2	2.30
痰湿上扰证	10	11.49	心肝火旺证	1	1.15
风热挟痰证	10	11.49	气阴两虚证	1	1.15
阴虚风动证	8	9.20			

原发性青光眼分类与辨证分型的关系中，原发性开角型青光眼以肝肾阴虚、肝经虚寒、

肝经风热证居多。但各医家根据临床经验不同，对原发性开角型青光眼的辨证分型仍未统一。

彭清华教授自20世纪90年代初在国内首次提出眼科水血同治的理论。经多年的临床观察，根据青光眼及其手术后的临床表现，认为开角型青光眼患者多为情志失调，肝气郁结，目中玄府闭塞，神水瘀积，治疗宜采用疏肝理气、活血利水的方法；而不论是开角型青光眼还是闭角型青光眼，彭教授认为其术后的病理机制应为手术后气虚血瘀，脉络阻滞，目系失养，玄府闭塞，神水瘀积。治疗宜采用益气活血利水的方法，常用黄芪益气；生地黄、地龙、红花、赤芍既活血祛瘀，又养阴血；茯苓、车前子利水明目。益气既有利于手术伤口的早日愈合，又能提高视神经的耐缺氧、抗损伤作用；活血药不仅可化瘀，还可利水；与利水药配合作用，既可以加快眼局部的血液循环，增加眼局部及视神经的血液供应，以减轻视神经的缺血，增强视神经的营养；又可加速房水循环，以维持其正常的滤过功能，有利于预防青光眼术后高眼压的产生。总之，益气活血利水法能促进组织的修复，减少手术后瘢痕的形成，维持其正常的滤过功能，并能增强视神经的营养，加速房水循环，预防和治疗术后高眼压的产生，从而提高患者的视功能。结合现代医学实验技术，益气活血利水之青光安颗粒剂对青光眼患者视功能保护和改善作用的相关研究均显示出显著的统计学意义。

前瞻性、随机、对照的临床研究发现，灯盏细辛可降低眼压已控制的青光眼眼动脉阻力指数，能提高眼压已控制的青光眼患者或青光眼手术后患者的视功能（尤其是视野），对其视神经具有保护性作用。临床研究还发现：应用活血化瘀之丹参制剂、川芎嗪可以改善眼压控制后青光眼患者的视功能，后者还可改善视盘筛板区血管容量和视盘筛板区红细胞移动速率，可以降低原发性开角型青光眼患者的血液黏度。

三、中药复方实验研究

彭清华等研究发现：由枸杞子、川芎等滋补肝肾、益气活血中药组成的青光安 II 号方及益脉康分散片均能抑制 SD 大鼠慢性高眼压模型中视网膜 GSK-3βmRNA、OX42 蛋白的表达及 IL-1β 的分泌，增加 PAX6、Ngn1、Ngn2 mRNA、β-catenin mRNA 的相对表达量，能促进实验性 EIOP 大鼠 HSP27、HSP60、HSP70 的表达。对慢性高眼压大鼠视网膜神经节细胞有一定的保护作用。

第十五节 古籍精选

《审视瑶函·青风内障证》："青风内障肝胆病，精液亏兮气不正。哭泣忧郁风气痰，几般难使阳气静。莫叫绿色上瞳神，散失光华休怨命。"

第十六节 评述

原发性开角型青光眼是一种原因不明的眼科常见病、多发病，由于病情隐匿，患者无自觉症状，易漏诊和误诊，而导致患者失明。近年来，青光眼发病机制的研究取得了较大的进展从过去认为单纯高眼压因素导致青光眼性视神经损伤，到现在认为高眼压仅仅是导致青光眼性视神经损伤的一个因素，还存在着其他非眼压性因素，包括种族、年龄、青光眼家族史、近视、糖尿病、脑卒中、低灌注压、血管调节紊乱、异常低的颅内压、自身免疫因素以及其他一些未明的因素等，将青光眼的治疗，由只降低眼内压发展到目前的综合疗法，中医药的开发和利用，起到了重要的作用。

青光眼治疗的重点正在发生重要的转变，除了降低眼压外，还逐渐关注患者的安全和生活质量，以及改善视神经的功能。目前临床应用的新药如：Brimonidine（高选择性的α_2受体激动剂），通过减少房水的生成和增加房水经葡萄膜巩膜途径外流机制降低眼压；Dorolamide（碳酸酐酶抑制剂的眼局部应用）、Latanoprost（前列腺素PGF2-αIE的右旋异构体），它的作用在于增加了葡萄膜巩膜外流，发挥作用的浓度约为β受体阻滞剂1/100。这三种药物有可能取代β受体阻滞剂而成为治疗原发性开角型青光眼的首选药物。目前是降眼压治疗，未来是对视神经的保护。

中药灯盏细辛、葛根素、川芎嗪、复方丹参液、当归素及黄芩苷等对视神经均有保护作用，通过改善微循环，缓解血管痉挛，扩张血管，而改善视神经细胞的供血供氧状态、促进受损视神经细胞的修复，为青光眼的治疗开辟了一条新的途径。

参考文献

[1] 李凤鸣，谢立信. 中华眼科学 [M]. 北京：人民卫生出版社，2014：1651-2009.

[2] 葛坚，王守利. 眼科学 [M]. 北京：人民卫生出版社，2010：250-256.

[3] R. Rand Allingham. Shields 青光眼教科书 [M]. 北京：人民卫生出版社，2009：149-192.

[4] 周文炳. 临床青光眼 [M]. 北京：人民卫生出版社，2000：185-197.

[5] 彭清华. 中西医结合眼科学 [M]. 北京：中国中医药出版社，2010：486-491.

[6] 王宁利. 防盲手册 [M]. 北京：人民卫生出版社，2014：96-114.

[7] 黄丽娜，姚小萍. 青光眼 [M]. 北京：中国医药科技出版社，2010：29-34.

[8] 李巧凤. 中西医临床眼科学 [M]. 北京：中国医药科技出版社，1998：305-319.

[9] 庄曾渊. 今日中医眼科 [M]. 北京：人民卫生出版社，1999：206-222.

[10] 张梅芳. 眼科与耳鼻喉科专科中医临床诊治 [M]. 北京：人民卫生出版社，2000：246-256.

[11] F. Grehn，R. Stamper. 青光眼 [M]. 沈阳：辽宁科学技术出版社，2016：10.

[12] 中华医学会眼科学分会青光眼学组. 我国原发性青光眼诊断和治疗专家共识（2014年）[J]. 中华眼科杂志，2014，50（5）：382-383.

[13] 王民秀，张丽霞，邓小辉. 青风内障（青光眼）中医临床路径制定初探[A]. 全国第九次中医、中西医结合眼科学术年会论文汇编[C]. 2010：98-102.

[14] Ya-Sha Zhou，Jian Xu，Jun Peng，et al. Effect of Qingguang'an Ⅱ on expressions of OX42 protein and IL-1β mRNA of retinal microglia cells of rats with chronic high intraocular pressure[J]. International Journal of Ophthalmology，2018，11（2）：326-328.

[15] 周亚莎，徐剑，彭俊，等. 青光安Ⅱ号方对慢性高眼压大鼠视网膜小胶质细胞OX42蛋白及IL-1β mRNA的影响 [J]. 数字中医药与诊断，2016，4（1）：67-72.

[16] 刘悦，周亚莎，徐剑，等. 青光安Ⅱ号方对慢性高眼压大鼠视网膜热休克蛋白的影响 [J]. 中国中医眼科杂志，2017，27（5）：281-285.

[17] 周亚莎，徐剑，彭俊，等. 青光安Ⅱ号对慢性高眼压模型大鼠中视网膜 GSK-3β 及 β-catenin mRNA 表达影响 [J]. 湖南中医药大学学报，2017，37（10）：1049-1051.

[18] 周亚莎，徐剑，刘悦，等.青光安Ⅱ号对慢性高眼压SD大鼠模型中视网膜PAX6和Ngn1及Ngn2 mRNA表达的影响[J].国际眼科杂志，2017，17（9）：1631-1634.

[19] 姚小磊，李建超，徐剑，等.川芎嗪对原发性开角型青光眼患者的临床疗效及对血液流变学的影响[J].数字中医药与诊断，2014，2（1）：1-5.

[20] 张丽霞，李静贞，高建生，等.川芎嗪对眼压控制下原发性开角型青光眼患者视功能和视网膜血循环的影响[J].中国中医眼科杂志，2006，16（3）：129-132.

[21] 蒋幼芹，吴振中.中药丹参制剂治疗中期及晚期青光眼的探讨[J].中草药，1980，11（12）：553-554.

[22] 叶长华，蒋幼芹.灯盏细辛对青光眼血流的影响[J].眼科研究，2003，21（5）：527-530.

[23] 叶长华，蒋幼芹.灯盏细辛对青光眼神经保护作用的临床研究[J].眼科研究，2003，21（3）：307-311.

[24] 贾莉君，蒋幼芹，吴振中.青光康片对眼压已控制的原发性晚期青光眼临床疗效观察[J].实用眼科杂志，1994，12（5）：269-273.

[25] 蒋幼芹，吴振中，莫杏君，等.眼压已控制的晚期青光眼治疗的探讨[J].眼科研究，1991，9（4）：229-232.

[26] 王宁利，孙兴怀，李静贞，等.美尔瑞（灯盏细辛）治疗青光眼多中心临床研究（英文）[J].国际眼科杂志，2004，4（4）：587-592.

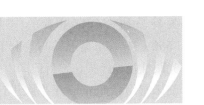

第十一章
高眼压症

高眼压症（ocular hypertension，OHT）是指眼压多次测量超过正常上限，但未发现有青光眼的特征性眼底损害（视网膜神经纤维层缺损或视盘改变）和（或）视野的损害，房角为宽角，并排除了继发性青光眼或较厚角膜、检测技术等其他因素导致的假性高眼压，可诊断之。临床自觉症状常不明显，起病隐匿，或在情绪波动后或劳倦后出现眼球轻度胀痛，或伴有头部不适，主要体征为眼压升高，超过21mmHg。年龄大于40岁的人群OHT的人群患病率估计为4.5%～9.4%，且患病率随年龄增长而增加。纵向研究表明，未经治疗的OHT患者中有10%在5年内发展为原发性开角型青光眼（POAG）。加强定期随访，早期及时药物降眼压治疗，对本病预后有重要意义。

第一节　中医病因病机

中医以症状学作为疾病的主要诊断依据。大部分高眼压症患者没有相应眼部病变，因此在眼科专著中缺乏对高眼压症的相关记载。高眼压症为开角型青光眼（青风内障）的潜在表现形式之一，其病因病机主要为：

（1）七情所伤，肝郁气结，郁而化火，上扰清窍，可致目中神水运行不畅，眼压升高、眼部胀痛；

（2）劳瞻竭视、真阴暗耗、肝肾阴虚、阴不潜阳、肝阳上亢等，以致气血不和，脉络不利，玄府闭塞，神水瘀积。

第二节　西医病因及发病机制

高眼压症是未造成眼青光眼特征性损害的，其病因、病理机制不确定，而眼压高的影响因素包括眼局部和全身因素。影响眼压的眼部因素包括中央角膜厚度（central corneal thickness，CCT）、眼轴长度和眼球壁硬度，全身因素包含血糖、血管压力、运动和体位等，此外眼压也受测量时间、患者状态影响。

中央角膜厚度可作为临床观察OHT患者临床转归的预测因素之一。肖明等认为高眼压者的角膜中央厚度与眼压呈正相关，角膜中央厚度变动23.6μm，眼压相应变化1mmHg；

吴玲玲研究OHT患者的中央角膜厚度为（582±32）μm，比正常眼的中央角膜厚度（552±36）μm显著增高。由于薄角膜患者可能具有眼球结构的异常，他们可能更易发生青光眼性视神经损伤。目前国内外研究结果大都表明CCT可以影响压平眼压计的测量值，例如临床常用Goldmann压平眼压计，在临床实际测量时，角膜的变形会产生抵抗力（F），湿润的角膜同时也产生一个表面张力（S）。设计者认为当CCT 520μm时，抵抗力（F）和表面张力（S）相抵，测量值等于眼内压。因此当CCT偏离520μm时，测量值与实际眼内压值不相符。通常认为如果CCT比正常厚70μm，压平眼压值可能高于实际值5mmHg，反之就可能低5mmHg。这意味着在不了解CCT的情况下，临床工作中所获得的眼压值常不是患者的真实眼压。综合多项研究结果，按照Ehlers公式进行眼压校正后，33%～50%高眼压症患者校正后眼压值低于21mmHg。因此对仅有Goldmann压平眼压计测量值升高，但无其他青光眼性损害的患者，测量CCT具有重要意义，可以排除那些因为CCT值偏高造成的假性高眼压症，以免其接受不必要的治疗。

眼轴越长，眼压越高。近视患者的眼轴病理性增长，以近视患者为例，屈光度数每增加-4.05D，眼压升高1mmHg。压陷型眼压计测量眼压时，硬度越大，测的值就越大，反之越小。年龄和眼球壁硬度呈正相关。但使用Goldmann压平眼压计时，眼球硬度影响小，所测得的眼压值一般不再校正。

糖尿病患者的高血糖不但使患者房水中含糖量增高，还引起小梁网胶原纤维和弹力纤维变性，内皮细胞增生，小梁网增厚硬化，网眼变窄或闭塞，Schlemm管内斑状物沉着，导致房水排出系统阻力增加引起高眼压。眼内毛细血管压（capillary pressure）在50mmHg以上。葡萄膜与视网膜分布丰富的毛细血管网，毛细血管扩张时，引起血流量增加，导致静脉压升高，进而眼压升高。运动量大的活动，比如举重可使眼压上升，长时间的重体力劳动使眼压下降。患者卧位时较坐立位和站立位眼压高。这可能因为静脉的回心血量增加导致眼的静脉压升高，进而导致眼的上巩膜静脉压增高，上巩膜静脉压在仰卧位时比端坐位时可以高1～6mmHg。体位会影响患者眼压的测量值，卧位最高，卧位时心脏与眼球在同一水平，巩膜上静脉血液回流变慢，同时脉络膜血管容量增加，房水回流受阻，眼压升高。患者的年龄、心理状态、动作（眨眼、屏气、眼睑痉挛）也会影响眼压测量值。

第三节　临床表现

高眼压症人群除眼压增高超过统计学上限外，眼部结构及功能并未受到实质性侵损。视神经乳头、视网膜神经纤维层结构完好，房角开放，没有特定临床表现。

1.眼压检查

眼压超过21mmHg。在现有的各种眼压计及其测量方法的基础上，建议使用Goldmann压平眼压计或被公认的类似眼压计进行眼压测量。测量时应记录测量前使用降低眼压药物的情况。眼压异常时应除外影响眼压的其他因素。

2.眼底检查

无青光眼特征性眼底改变。在使用直接眼底镜检查的基础上，建议采用裂隙灯前置镜检查法和眼底图像记录技术进行眼底检查，以观察并记录眼底变化。应重点观察并记录视盘的盘沿、视网膜神经纤维层及杯盘比的改变，视盘检查可采取国际公认的ISNT法则，即盘沿的宽度由大到小依次为下方（inferior）、上方（superior）、鼻侧（nasal）、颞侧（temporal），或我国首先提出的鼻侧最宽原则。

3.中央角膜厚度（CCT）

CCT多偏高。临床上常用超声波角膜测厚仪、超声生物显微镜、裂隙灯角膜厚度测量仪、Orbscan角膜地形图仪、角膜内皮显微镜、光学相干断层扫描仪、低相干光干涉仪、激光多普勒干涉仪、共焦显微镜等检查。

4.视野

无视野损害。但视野检查是高眼压症患者随访过程中观察病情变化，进展为有青光眼损害的最重要的视功能检查方法，自动阈值视野（如Humphrey24-2）检查以除外青光眼性视野缺损。如患者不能进行自动视野检查，则进行Goldmann手动视野检查。分析视野时，注意以下几方面。（1）高眼压症眼发展成为青光眼时，最常见的视野缺损：表现为早期鼻侧阶梯、颞侧楔状缺损、旁中心暗点（上方较常见）以及与眼压水平相关的弥漫性光敏感度降低等。（2）SITA程序不仅减少检测时间并能增加结果可靠性，尤其是针对老年患者。（3）蓝黄视野检查（SWAP）比传统视野计提早3～5年发现视野丢失或进展，是一种较敏感地发现高眼压症患者出现视野损伤的方法。在已诊断高眼压症的患者，发现有12%～42%的患者视野丢失或进展。但由于检查时间长，患者的视野异常部分是由于疲劳所致。（4）治疗与否应根据全面的临床资料而不是单纯依靠视野检查结果来判断，因为阈值视野缺损在40%以上的神经纤维丢失后才表现出来。（5）每次视野检查应记录瞳孔大小，因为瞳孔收缩会减少视网膜光敏感度引起假性进展性视野丢失。（6）对高眼压症患者视野丢失危险因素的研究表明，几种假定的危险因素（高血压、糖尿病、屈光不正、种族、青光眼家族史、性别、吸烟、饮酒、视盘面积）并没有对最终是否发生视野丢失的预测起到重要作用。视野丢失的重要阳性预测因素包括：高眼压、高龄、大的C/D、小的盘沿-视盘面积比和视杯不对称。（7）基线视野需要连续2次以上的重复视野检查证实，特别是初次检查的可靠性指数较低时。如发生青光眼性损伤的危险性较低，每年复查视野一次；如发生青光眼性损伤的危险性较高，每2个月复查视野一次。

5.昼夜眼压测量

24小时眼压波动：单眼可大于或等于8mmHg。此检查用Goldmann压平眼压计时，患者不易配合。可使用非接触眼压计（Non-Contact Tonometer，NCT），自早上8点到第2天早上6点，每2小时测一次坐位眼压，共12次，每次连续测量3次，取其平均值记录，先左后右。并绘制24小时校正后眼压曲线图。

6.前房角检查

为宽房角。用前房角镜检查，先进行静态观察，在不改变前房角解剖状态的条件下区分房角宽窄，并采用Scheie分类法进行分级。后进行动态观察，确定房角开放、关闭和周边前粘连的程度和范围。记录房角检查结果时应注明动态与静态，建议按时钟方位对房角全周进行文字和画图描述，并记录虹膜周边部的形态（膨隆或后凹）和小梁网的色素分级，同时应记录检查时的眼压及用药情况。辅助检查可应用UBM检查，更确切地了解前房角开放情况。

第四节　诊断要点及鉴别诊断

一、诊断要点

（1）眼压多次测量超过正常上限（21mmHg）。
（2）未发现青光眼性眼底损害（视网膜神经纤维层缺损或视盘改变）和（或）视野的损害。
（3）房角为宽角。
（4）排除了继发性青光眼或较厚角膜、检测技术等其他因素导致的假性高眼压。

二、鉴别诊断

1.原发性开角型青光眼（POAG）

鉴别要点：POAG有两型，即高眼压型及正常眼压型。高眼压型即有病理性高眼压，一般24小时眼压峰值超过21mmHg；正常眼压型即有24小时眼压峰值不超过正常上限（≤21mmHg）。均房角开放（多为宽角），有青光眼的特征性眼底损害，如视网膜神经纤维层缺损和（或）视盘改变（C/D＞0.6，双眼C/D差值＞0.2，盘沿缩窄、切迹等）；和（或）有青光眼性视野损害，如可重复性旁中心暗点、鼻侧阶梯等。而高眼压症虽眼压超过21mmHg，房角为宽角，关键是没有青光眼的特征性眼底损害（视网膜神经纤维层缺损或视盘改变）和（或）视野的损害。

2.原发性闭角型青光眼（PACG）

鉴别要点：原发性闭角型青光眼与高眼压症都有高眼压，但前者解剖上房角窄、关闭、粘连，前房浅，眼轴短，急性发作时眼压高、眼红胀、视力下降、虹视、瞳孔散大等症状或体征明显，有青光眼性眼底及视野损害。而后者房角开放、前房深，眼压虽高，但无明显眼部自觉症状，眼底及视野检查正常。

3.继发性青光眼

鉴别要点：继发性青光眼的病因明确，是继发于某些眼部或全身疾病，其干扰或破坏了房水循环，使房水流出通路受阻，最终引起眼压升高的一组青光眼。据此不难与高眼压症相鉴别。

第五节　中医治疗

一、治疗原则

中医认为本病多为七情所伤、肝气郁结或劳伤肝肾、阴不潜阳肝阳上亢以致气血不和，脉络不利。治疗应从疏肝清热或滋阴潜阳入手。

二、辨证论治

1.气郁化火证

证候：常在情绪波动后出现头部胀痛，眼压升高；情志不舒，胸胁满闷，食少神疲，心烦口苦；舌红苔黄，脉弦细数。

辨证分析：肝郁气滞，郁而化火，上扰清窍，致头目胀痛；性情急躁易怒，肝气不舒，故胸胁满闷；肝郁日久化火，故心烦口苦；舌红苔黄，脉弦细数皆为气郁化火之候。病情初发，病势较浅，故不伴有视力、视野等其他眼部症状。

治法：疏肝清热。

方药：丹栀逍遥散（《内科摘要》）加减。组成：柴胡、当归、白芍、茯苓、白术、甘草、牡丹皮、栀子、夏枯草、丹参、红花。每日1剂，水煎，分2次温服。

加减：若因肝郁而阴血亏虚较甚者，加熟地黄、女贞子、桑椹滋阴养血；若肝郁化火生风，加菊花、钩藤、羚羊角等以增清热平肝息风之力。

2.阴虚阳亢证

证候：劳倦后眼症加重，头痛目胀，眼压偏高，视物昏朦；心烦面红；舌红少苔，脉弦细。

辨证分析：久视劳倦，真阴暗耗，阴不潜阳，肝阳上亢，致气血不和，脉络不利，玄府闭塞，神水瘀积，故头痛目胀，眼压偏高；舌红少苔，脉弦细皆为阴虚阳亢之候。

治法：滋阴潜阳。

方药：平肝息风汤（《眼科证治经验》）加减。组成：石决明、白芍、龙骨、牡蛎、夏枯草、赭石、车前子、泽泻、五味子、灯心草、川牛膝。每日1剂，水煎，分2次温服。

加减：若心烦失眠，加酸枣仁、茯神养心安神；阴虚风动而头眩者，可改用阿胶鸡子黄汤（《通俗伤寒论》）滋阴养血，柔肝息风。

三、针灸治疗

针灸、按摩可选取眼部周围穴位，例如睛明、四白、攒竹、瞳子髎、承泣、丝竹空、鱼腰等穴，若伴有头痛可选取率谷、阳维、百会、神庭、四神聪等穴。据辨证结果，配合远端取穴，肝郁气滞可选太冲、合谷、肝俞、阳陵泉；痰湿可选择丰隆、阴陵泉、脾俞、胃俞等穴。根据虚实选择针刺补泻手法，补法需留针30分钟，泻法不予留针，每日1次，7日为1个疗程。眼部周围按摩可以采取点按、揉法，头部可采用按法、击法等。研究发现，针刺颈夹脊穴能调节自主神经功能，对于降眼压有一定疗效。

第六节　西医治疗

一、治疗原则

西医治疗高眼压症的主要目的在于降低眼压，防止其向青光眼发展。需定期随访眼底视盘、视网膜神经纤维层厚度和视野。眼压＞25mmHg且中央角膜厚度≤555μm者具有较高危险性，建议给予降眼压治疗。

对缺乏青光眼诊断依据的高眼压症少年儿童，只要眼压不进行性升高，患儿无明显的不适主诉，就不要急于施行干预性治疗，应密切随访，采取药物治疗和手术干预措施要谨慎，以避免可能带来的药物不良反应和眼部创伤风险。如果眼压呈逐次上升趋势，而且越来越高，一般超过30mmHg时，就应给予降眼压药物治疗。

二、药物治疗

药物降眼压是高眼压症的首选治疗策略，但何时治疗有争议。眼压＞25mmHg且中央角膜厚度≤555μm者具有较高危险性，建议给予降眼压治疗。药物降眼压时，应以局部用药为主，并尽可能为患者设定个体化目标眼压，同时注意药物不良反应。根据患者目标眼压的需要，选择单一或者联合药物治疗。

（1）前列腺素类衍生物　可作为高眼压症一线用药，如0.005%拉坦前列素（适利达）、0.15%乌诺前列素（瑞灵）、0.03%贝美前列素（卢美根）和0.004%曲伏前列素（苏为坦）。

（2）β受体阻滞剂　0.25%的倍他洛尔、左倍他洛尔、1%盐酸卡替洛尔、0.25%或0.5%噻吗洛尔、0.25%或0.5%布诺洛尔、0.3%美替洛尔。

（3）α_2受体激动剂　0.2%酒石酸溴莫尼定。

（4）局部碳酸酐酶抑制剂　2%杜噻酰胺（多佐胺）、1%布林佐胺（派立明）。

（5）复合制剂　Cosopt（噻吗洛尔与多佐胺复合制剂）、适利加（拉坦噻吗滴眼液）、克法特（贝美素噻吗洛尔滴眼液）。

三、手术治疗

由于手术的危险性比从高眼压症发展为青光眼损伤的危险性大，因此一般不作为高眼压症的首选和主要治疗方法。手术方式的选择应基于患者年龄、依从性、疾病程度、药物治疗反应等因素综合考虑以获得最大益处。目前有以下手术方式。

1.选择性激光小梁成形术（SLT）

SLT对于OHT患者具有良好的降压效果，且治疗具有很好的安全性，治疗后并发症少且轻微，重复治疗有效。可避免长期药物治疗引起的不同程度的眼表损害，及抗青光眼手术存在诸多的风险和并发症。因此对于OHT的治疗，可作为首选手术治疗方法。

2.微脉冲激光小梁成形术（MLT）

MLT的特点在于它是通过间断的能量射击来达到治疗目的，小梁网组织的温度会在每次激光能量射击的间隙降至正常，因此不会出现 ALT 造成的小梁网和周围组织的牵拉和收缩，也不会出现 SLT 治疗时出现的小梁网色素细胞的破坏。MLT 是通过阈下激光治疗作用于小梁网组织的色素细胞，不会造成周围组织的损伤和小梁网细胞的烧灼效应，这是 MLT 的最大优势，因此这种激光可以用于重复治疗。MLT 可以安全、有效地降低开角型青光眼和高眼压症患者的眼压，并减少青光眼药物的使用。

3. 真空小梁成形术（PNT）

国内外对于 PNT 治疗的安全性和有效性研究的结果显示，PNT 是一种无创、可重复的降眼压治疗方法。原理可能是通过治疗环和持续负压的真空吸引，间接作用于小梁网，提高小梁网的通透性，改善经典的房水外流通道，和（或）通过扩展葡萄膜巩膜通道改善非经典的房水外流通道，从而有效增加房水外流，降低眼压，预防高眼压症发展成青光眼。

4. 滤过性手术

对药物或激光手术治疗效果不佳，不能理想控制眼压或有青光眼性损害进行性加重，可考虑滤过性手术治疗。手术方式包括小梁切除术、非穿透性小梁切除术等。

第七节 难点与对策

高眼压症在人群中患病率约为 2%，随着年龄增大有增加趋势，其最大的危害是不进行干预，约有 9.5% 最终发生青光眼视神经损害。目前高眼压的判定仅建议依据公认的金标准 Goldmann 压平眼压计测定，但此眼压亦非真实眼内压，其有角膜厚度、巩膜硬度及检测技术等多因素相关，而眼压仅是青光眼发生、发展的主要影响因素，也是当今最易实施干预的途径，但青光眼的发病机制不十分明确。因此临床上高眼压症诊断及干预都有不小困难，首先高眼压症的判定有争议，从眼压角度上是采取矫正影响眼压测定因素后的眼压，还是眼压计直接测量的结果；其次高眼压症是否需要治疗，何时需要治疗也存在争议；第三，患者可能需长期用药，其经济负担是否能承受，不良反应是否能耐受，是否能坚持规范用药等。

难点一：准确判定高眼压症

有文献报道，眼压测定值的偏差与 CCT 明显相关，而高眼压症患者的 CCT 明显大于青光眼患者及正常人。CCT 是高眼压症患者进展为青光眼的独立危险因素，CCT 薄者更易发生青光眼损害。因此临床上在判定高眼压症的眼压标准，建议测定 CCT 以校正眼压。随着科技发展，希望有简单无创更准确的眼压测定技术出现。

难点二：高眼压症治疗时机选择及随访

研究结果表明高眼压症患者中青光眼患病率极少，视神经损害机制不明确，因此，其是否需要治疗，何时需要治疗一直存在争议。我国原发性青光眼诊断和治疗专家共识（2014年）表明：眼压 > 25mmHg 且中央角膜厚度 ≤ 555μm 者具有较高的危险性，建议给予降眼压治疗。此外，如患者既往有阳性青光眼家族史、高度近视、患有心血管疾病或糖尿病等高危因素时，可考虑降眼压治疗并定期随访。随访时间没有统一标准，一般认为每 4～6 月 1 次，而随访内容包括眼压、眼底及视野的情况。

第八节 经验与体会

由于高眼压症人群中患病率不是很小，且发病机制不明确，判定依据影响因素多，在人群中如何筛选出相对准确的高眼压症，从而相对准确地实施干预，减少过度治疗，减少高眼压症向青光眼性损害的风险。临床工作中结合高眼压症的定义，患者的依从性，切实有效从以下工作入手。

1.病史

详细询问病史可排除继发眼压升高及明确高眼压症一些相关危险因素，评估高眼压症用药效果。内容包括是否有视力下降、眼红痛、虹视、视野缺损、头痛等眼部和全身症状；是否有高度近视、葡萄膜炎、青光眼、糖尿病性视网膜病、白内障等眼病史；是否有糖尿病、心脑血管疾病、高黏血症等全身病史；眼部及全身手术史、外伤史；家族患病史，尤其青光眼家族史；用药史，尤其是激素、降眼压药。

2.眼部检查

判断是否有视力损害、眼压高及青光眼性眼底改变，重点检查裸眼及矫正视力，眼压（必要时24小时眼压波动检查），前房深度，房角宽窄、关闭，瞳孔光反射，眼底视乳头（尤其是大C/D比值者发展为青光眼损害的风险高）及视乳头周围视网膜神经纤维层。

3.辅助检查

了解眼底及角膜厚度、房角及视野情况以帮助高眼压症的诊断及随访。包括眼底照相，OCT检查RNFL，角膜厚度（尤其CCT薄，眼压高者发展为青光眼损害的风险大），电脑视野；必要时眼部AB超、UBM。

4.治疗及随访

主要以眼压＞25mmHg且中央角膜厚度≤555μm者和（或）既往合并有阳性青光眼家族史、高度近视、心血管疾病或糖尿病等高危因素者，建议给予降眼压治疗。以局部用药为主，建议首选前列腺素类滴眼液降眼压，一般先用1种，监测眼压，必要时24小时眼压波动检查，评估药物降眼压效果及不良反应。早期1月复查，如眼压控制理想，眼底及视野无损害，后每4～6月复查。否则合用其他降眼压机制眼液。手术治疗需谨慎。

第九节 预防和调摄

（1）高眼压症患者应监测眼压，定期检查视野及眼底，及时预防用药，谨防发展为开角型青光眼。

（2）保持情志平稳、心情舒畅，勿过于嗔怒、忧虑；调节饮食，勿过食辛辣、生冷及肥甘厚味之品，可用薄荷、菊花等代茶饮，以平抑肝阳、降低眼压。

（3）日常可做穴位按摩等家庭保健，眼部周围穴位如睛明、四白、攒竹、太阳、瞳子髎、承泣、丝竹空、鱼腰，远端的太冲、光明、合谷、外关穴，远近结合，每次可选取3～4个穴位，不拘次数，定期轮换。可以采用耳穴压豆方式日常保健，以降低眼压，将王不留行子贴于眼、肝、肾等穴位。

第十节　预后和转归

美国高眼压症治疗研究（Ocular Hypertension Treatment Study，OHTS）表明，针对高眼压症的治疗是有益的，1638例患者随机分成两组，治疗组在治疗后眼压下降20%（约4mmHg）以上，五年后，治疗组青光眼的发生率为4.4%，而对照组的发生率为9.5%，并且提示，每年未经治疗的高眼压症转化为POAG的比例为2%。由此说明高眼压症在不干预的情况下有向青光眼发展的风险。根据OHTS，高眼压症可分为三类，其中角膜薄，眼压高的患者发展为青光眼的概率大；而角膜偏厚、眼压中等升高，其发展为青光眼的概率非常低；可能已存在潜在的青光眼视神经损害，但视野及眼底检查正常的，5年内可能发展为可检测出的青光眼性视功能损害。

如果诊断为高眼压症，并且认为有中度或高度进展为POAG的风险，可以及早干预，为患者提供降眼压药物或激光手术等治疗，及时长期控制好眼压，定期随访，预后尚可。

第十一节　疗效评定标准

显效：眼压降至正常。

有效：眼压长期保持稳定，无进行性升高；或长期随访，未出现青光眼性视野缺损及青光眼性视网膜视盘损害。

第十二节　医案精选

一、(《丛桂草堂医案》)医案——肝肾亏虚，目窍失养案

史姓妇，年约二旬，患目疾，服药不效，延予治。视其两目，并不红肿，又无翳膜，问之但觉昏花作痛，畏见日光、灯光，头晕神疲，此劳神太过，血液衰耗，脑力不充，血不足以养目也。《经》云："目得血而能视。"治宜养血为主，初用集灵膏合二至丸，作煎剂，接服五剂大效。嗣以原方作膏剂，服至半月，目力如常矣。

按：肝肾精血不足，目窍失养，故视物昏花作痛；脑髓肌肉失养，故头晕神疲，治以养血明目，补益肝肾，而目力如常。

二、朱新太医案——肝经风热案

周某，男，21岁，因"双眼作胀伴头晕恶心半月余"就诊。患者半月前因生气后突感头晕不适症状，并伴恶心欲吐，双眼作胀，视物模糊，至苏北人民医院眼科就诊，查双眼眼压为：右眼30.30mmHg，左眼23.78mmHg，视力正常，给予降眼压滴眼药水治疗，但疗效不佳，症状无缓解，复测眼压无明显变化，为求进一步治疗遂至我处诊治。症见：患者头晕症状时作，偶有恶心呕吐，双眼胀感明显，双眼充血，视物模糊，精神稍差，至眼科查眼压：右眼30.00mmHg，左眼24.00mmHg。舌红，苔少微黄，脉弦。

辨证分型：肝经风热型。

治法：平肝散风，清热止痛。

处方：睛明、攒竹、丝竹空、太阳、四白、头维、风池（三针法）、合谷、太冲、阳陵泉、光明。

治疗经过：治疗1次后，患者诉胀感有所减轻，头晕症状较前好转；针刺7次后，患者诉双眼无胀感，无头晕、恶心呕吐症状，精神佳，复测眼压恢复至正常水平：右眼14mmHg，左眼12mmHg，视物清晰。1个月后随访，症状未复发。

按语：高眼压症是指眼内容物眼球壁施加的压力过大，青光眼、近视、心血管病等疾病以及平素生活中过度用眼、劳累等因素都可引起眼压的升高。西医治疗主要以滴用降眼压药水为主，但长期使用有一定的副作用。中医认为高眼压多由劳倦太过，情志不畅，肝郁气滞，日久化火伤阴，累及肝、脾、肾，虚实夹杂所致。

所谓"目受血而能视"，方中睛明、攒竹、丝竹空、太阳、四白为眼周局部取穴，具有疏通眼周经脉之作用，使双目气血得以滋养；头维、风池属邻近取穴，合谷、太冲、阳陵泉、光明为远端取穴，共奏平肝、疏肝、明目之功。局部邻近取穴与远端取穴相结合，辨证施治，调经脉气血，使双目之功能恢复正常。(《朱新太针灸经验集·朱氏针法传承》)

第十三节　名老中医治疗经验

一、唐由之治疗经验

益气升阳法为治疗各种原因所致视神经萎缩的重要法则，视神经萎缩病理关键在于清阳不升，木系失于濡养，而脾胃为后天之本、生化之源，故在治疗上强调补脾胃，升清阳之气，用参、芪补气，当归补血和营，取柴胡、升麻、葛根等药升发之性，引气血上行。其中升麻体轻上升，味辛升散，最能升阳举陷。临床上对于高眼压症、开角型青光眼或抗青光眼术后眼压控制不理想等导致视神经损害，每以补气升阳为基础，辅以辛散风药，如防风、蔓荆子、细辛、白芷等；或加入活血化瘀之品，如桃仁、红花、川芎等以通调气血，使目窍得养，目视精明。

二、邹菊生治疗经验

本病病机与眼内神水生成排泄相关，在治疗上采用清肝利水为治法。治疗基本方：夏枯草12g、明天麻9g、葛根12g、槟榔12g、猪苓12g、茯苓12g、车前子14g、丹参12g、郁金12g、牛膝6g、桔梗4g、北细辛3g、枸杞子12g、黄精12g、女贞子15g、首乌藤（夜交藤）30g、五味子9g、远志4g等。对于气郁化火型，选用柴胡、当归、白芍、炙甘草等；对于痰火升扰型，选用半夏、陈皮、枳实、黄连等；对于阴虚风动型，选用知母、黄柏、地骨皮、桑椹等；对于肝肾两亏型，选用枸杞子、女贞子、菟丝子、五味子等。若伴恶心呕吐，加半夏12g、陈皮12g、竹茹12g；头痛甚，加川芎9g、延胡索12g；目红甚，加牡丹皮12g、白菊花12g。

第十四节　研究进展

目前对高眼压症是否会进展为青光眼难以做出明确的界定，但美国高眼压症治疗研究（Ocular Hypertension Treatment Study，OHTS）和欧洲青光眼预防研究（European Glaucoma Prevention Study）总结出了5种基础性相关因素，即年龄、角膜厚度、眼压、模式标准差、垂直杯盘比值（C/D）。在此基础上研究出的统计学关联值，可用于评估高眼压症者慢性开角型青光眼（Chronic Open Angel Glaucoma，COAG）或POAG的风险值。临床医师可将高眼压症者相关信息输入相关网址或特定医学计算器中，可计算出高眼压症进展为青光眼的风险值。

此外，近年来发现跨筛板压力差（眼压与颅内压的压力差）增大为青光眼的重要发病机制，我国原发性开角型青光眼眼颅压力梯度专家共识和建议（2017年）也表明，与青光眼视神经损伤相关的因素是眼颅压力梯度（即跨筛板压力差），而不是单纯的眼压或颅压，跨筛板压力差越大，所导致的视神经损伤程度可能越大。高眼压症者可能因其颅内压偏高，而跨筛板压力差并不高，因而不发生青光眼视神经损伤。因此评估高眼压症者跨筛板压力差的高低具有重要的临床参考价值。颅内压无创测量技术的创新，使临床评估颅内压可行且实用。通过MRI对视神经蛛网膜下腔脑脊液的显像和宽度测量，可通过回归方程精细推算颅内压。而通过年龄、体重指数、舒张压等可简单估算颅内压[颅内压（mmHg）=0.446×体重指数（kg/m²）+0.166×舒张压（mmHg）-0.186×年龄-1.9]，进而推测跨筛板压力差的大小，对临床确定高眼压症的治疗与判断预后具有重要提示意义。大规模人群验证研究发现，青光眼人群中跨筛板压力差（9.65mmHg±4.25mmHg）比非青光眼人群（3.64mmHg±4.25mmHg）高约6mmHg。

第十五节　古籍精选

1.《秘传眼科龙木论·青风内障》："此眼初患之时，微有痛涩，头旋脑痛，或眼先见有花无花，瞳仁不开不大，渐渐昏暗，或因劳倦，渐加昏重，宜令将息，便须服药，恐久结为内障，不宜针拨，皆因五脏虚劳所作，致令然也，宜服羚羊角汤、还睛散即瘥。"

诗曰：曾无痒痛本源形，一眼先昏后得名。瞳子端然如不患，青风便是此源因。初时微有头旋闷，或见花生又不生。忽因劳倦加昏暗，知者还应自失惊。服药更须将息到，莫遣风劳更发萌。须服羚羊汤与散，还睛坠翳自相应。头摩膏药频频上，免使双眸失却明。患者无知违此法，他时还道是前生。"

2.《普济方·针灸》："风池、脑户以玉枕、风府、上星，主目痛不能视。先取谚喜，后取天牖、风池。"

3.《秘传眼科龙木论·卷之八》："络却……治青风内障，目无所见，可灸三壮。"

4.《张氏医通》："竭劳心思、忧郁忿恚、用意太过者，每有此患。"

第十六节 评述

随着临床研究的深入及相应检测技术的进步，临床医师对高眼压症的重视程度不断提高，其定义、诊断和治疗方案也不断得以完善。在确定高眼压症诊断时，必须考虑眼压测量的误差、中央角膜厚度等多因素的影响。需要综合考虑高眼压症的情况决定其随访间隔及项目，对其中有进展为青光眼的高风险者应进行预防性药物治疗，并注意密切随访和及时调整治疗方案。目前高眼压症进展为青光眼的预测研究已有一定进展，但尚需进一步探讨加以完善。

参考文献

[1] 李美玉. 青光眼学[M]. 北京：人民卫生出版社，2014：359-363.

[2] 彭清华. 中医眼科学[M]. 北京：中国中医药出版社，2016：148-155.

[3] Burr J M，Botello-Pinzon P，Takwoingi Y，et al. Surveillance for ocular hypertension：an evidence synthesis and economic evaluation[J]. Health technology assessment（Winchester，England），2012，16（29）：1-271.

[4] Vass C，Hirn C，Sycha T，et al. Medical interventions for primary open angle glaucoma and ocular hypertension[J]. The Cochrane Database of systematic reviews，2007，17（4）：CD003167.

[5] 赵堪兴，杨倍增. 眼科学[M]. 北京：人民卫生出版社，2013：163-181.

[6] 马超英，张毅主编. 中医外伤科五官科医案[M]. 上海：上海中医药大学出版社，2008：225.

[7] 高惠娟. 高眼压症相关因素分析、检查及处理对策[J]. 医学理论与实践，2019，32（13）：2003-2005.

[8] 智方圆，黄琴峰，赵越，等. 针灸治疗眼病临床应用规律分析[J]. 中国针灸，2018，38（8）：907-912.

[9] 张顺华，赵家良. 测量中央角膜厚度在青光眼诊治中的意义[J]. 中华眼科杂志，2009，45（2）：184-188.

[10] 徐育慧，吴良成，姚大庆，等. 高眼压症校正昼夜眼压分析及随访[J]. 中国实用眼科杂志，2014，32（3）：330-334.

[11] 洪颖，宋思佳，李书珊，等. 微脉冲激光小梁成形术治疗开角型青光眼及高眼压症的疗效及安全性[J]. 中华实验眼科杂志，2018，36（11）：859-863.

[12] 王宁利. 我国原发性开角型青光眼眼颅压力梯度专家共识和建议（2017年）[J]. 中华眼科杂志，2017，53（2）：89-91.

[13] 我国原发性青光眼诊断和治疗专家共识（2014年）[J]. 中华眼科杂志，2014，50（5）：382-383.

[14] 刘洋. 针刺颈夹脊穴治疗高眼压症60例[J]. 中国针灸，2015，35（6）：590.

[15] 张绍阳，李莉，钟珊，等. 选择性激光小梁成形术治疗高眼压症和不同病程原发性开角型青光眼的疗效观察[J]. 眼科新进展，2017，37（9）：856-859.

[16] 曾阳发，刘杏，黄晶晶，等. 中央角膜厚度及屈光度对压平眼压计测量值的影响[J]. 中国实用眼科杂志，2006，24（12）：1281-1284.

[17] 刘晶，王冰松，肖林. 真空小梁成形术治疗原发性开角型青光眼及高眼压症疗效观察[J]. 实用医学杂志，2012，28（21）：3539-3542.

[18] 朱世鹏. 朱新太针灸经验集 朱氏针法传承[M]. 北京：中国中医药出版社，2017：135-137.

[19] 孙芸芸，陈伟伟，王宁利. 高眼压症的诊断与治疗[J]. 中华眼科杂志，2016，52（7）：542-546.

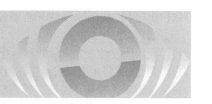

第十二章
正常眼压性青光眼

正常眼压性青光眼（normal tension glaucoma，NTG）又称低眼压性青光眼，指具有与其他青光眼相似的视盘损害，视网膜神经纤维层缺损及相应的视野损害，未用任何降眼压药物的情况下，眼压始终在正常范围内，房角结构正常并完全开放，且无其他可能引起上述病变的眼部及全身疾患的青光眼。

由于正常眼压性青光眼的眼压在正常范围内，临床表现较为隐匿，诊断较为困难，往往被诊为视疲劳，屈光异常加重，确诊较晚，有更高的致盲性。在开角型青光眼中，NTG发病率较高，国人占85%～90%，欧洲占30%～38.9%。

本病类似于中医学的"青风内障"。

第一节　中医病因病机

中医学认为本病属青风内障的范畴。《秘传眼科龙木论》谓："皆因五脏虚劳所作。"而《审视瑶函·内障》则认为虚、实病因皆有，"阴虚血少之人及竭劳心思，忧郁忿患，用意太过者，每有此患。"实者责之脾不运化，生湿生痰，痰湿流窜目络，阻滞玄府，玄府受损，神水运行不畅而滞留于目。综合历代医家对其病因病机的认识，不外乎肝郁气滞、痰湿泛目、痰火郁结、肝肾虚衰、阴虚血少等导致气血失和，脉络不利，神水瘀滞，而成本病。

（1）情志不舒，忧思忿怒，致气郁气滞，气滞水停，神水滞涩。

（2）先天禀赋不足或久病耗气伤阳，不能温运脾阳，脾失健运，水湿停滞，湿聚成痰，痰湿流窜目络，痰郁日久化火，痰火上扰，致脉络不畅。

（3）竭思劳神，用意太过，真阴暗耗，阴虚火炎。

（4）久病肝肾亏虚，气血失和，脉络不利，神水瘀滞。

第二节　西医病因及发病机制

高眼压是导致青光眼性视神经损害的重要危险因素，眼压依赖机制是重要的发病机制之一，而正常眼压性青光眼的眼压却在正常范围内。非眼压依赖机制是正常眼压性青光眼发病的主要机制。

1.非眼压依赖因素

眼压并非是青光眼唯一的致病因素，研究表明，以下因素在正常眼压性青光眼发病机制中起到重要作用。

（1）跨筛板压力梯度增加。

（2）生物力学因素：与高眼压POAG相比，NTG视盘还有独特的结构特征，早期患者视盘盘沿组织颞下项限更薄，视盘比更大，视网膜神经纤维层缺损位置更靠近黄斑中心区域，且范围更大，视野缺损也更靠近中心。

（3）雌激素水平异常。

（4）局部血管调节功能障碍：伴有偏头痛，系统性低血压，甲皱襞微循环异常。

（5）自身免疫因素。

（6）遗传因素。

2.眼压依赖因素

NTG患者眼压值虽然在统计学规定的正常范围内，但还是高于正常人，降眼压治疗有效也支持这一机制。

第三节　临床分期及表现

一、病史

正常眼压性青光眼的发病隐匿，早期绝大多数患者无明显自觉症状，如眼酸、眼胀、眼痛、用眼容易疲劳等，患者常常由于其他原因就诊，晚期当视野严重缺损时，患者可主诉视力下降或视力障碍，由于这些患者眼压正常，而且在不伴有其他眼病时，中心视力常较好，因此若不能对视盘、视杯、视网膜神经纤维层及视野进行详细检查及密切随访观察则极易漏诊，不少患者是因其他眼病就医而进行常规眼底检查时或例行健康体检时被发现的。

部分NTG患者有近视性屈光不正，低血压及其他全身性血管疾患，如：偏头痛、糖尿病等，少数患者有血流动力学危象，如休克、心肌梗死、大出血等造成的急性低血压史，但是也有许多患者无上述病史，NTG患者的家族史研究较困难，但仍有许多研究报告了NTG患者具有较强的家族遗传倾向，常有同一家族多例NTG和HTG患者，提示二者间存在某种尚不明了的关系。

二、主要症状

早期常无症状，或不典型；晚期视野狭窄出现行动不便和夜盲等症状；最终视力丧失。

三、体征

1.眼压

正常眼压性青光眼的眼压虽然处于正常范围，但具体水平不一，临床上不同患者眼压水平既有接近正常范围上界者，也有接近下界者，平均处于16mmHg附近，恰是正常群体眼压范围的均值，国外文献报道大多数患者的眼压接近上界，从生理学上看，眼压是否正常，除绝对值外，还体现在昼夜曲线的波动幅度和双眼对称性等方面，但迄今主要着重其最高值，关于眼压峰值，多数认为出现于夜间，原因在于睡眠状态的体位致使巩膜上静脉压升高，至于后两项指标，从有限的临床资料上看，患者昼夜眼压的分布双眼对称，波动形态呈单峰式曲线，最高值与最低值相差约4mmHg，正常眼压性青光眼中眼压的各种表现与一般人群正常眼压的生理状态完全一致，在疾病过程中保持正常和稳定。

2.眼底改变

眼底改变作为结构性改变，包括视盘改变和RNFL改变两个方面。视盘改变一般认为与POAG相似，但也有研究证明：① NTG视杯较大、较深、较苍白；② 盘沿较薄，以下方和颞下方明显；③ 盘沿出血，其发病率高于POGA和可疑青光眼，主要见于视盘上方，呈条片或火焰状，骑跨于盘缘上，而POAG多见于视盘的下方5:00和7:00。持续2～35wk，这是由于视神经组织血管的梗死或功能不全引起的，与新的视野缺损有关，常在视盘凹陷扩大的过程中出现，是视神经损害恶化的继发现象。RNFL改变：① 早期常为局限性视神经纤维层缺损，或认为常出现在视野缺损之前，有高度特异性，提示视神经损害，常出现在早期，有利于早期诊断；晚期则出现弥漫型视神经纤维层缺损；② 视盘周围半月环或晕，为裸露的脉络膜或巩膜；③ 眼底荧光血管造影充盈缺损，可为相对性或绝对性、或由相对性转为绝对性，提示有视野损害，多发生在视盘下方，为局限的节段性充盈缺损。此外，视盘周围脉络膜低荧光，可能是NTG所特有的荧光改变，且与视神经纤维层缺损的部分相一致。

3.视野损害

视野损害属于功能性损害，正常眼压性青光眼与高眼压性开角型青光眼（HPG）间视野损害在部位和形态上有无不同，迄今也无一致意见，正常眼压性青光眼相对于HPG，早期视野缺损多呈局灶性，程度更致密，边界更陡峭，部位更靠近甚至侵入中心固视区。

4.房角

对于正常眼压性青光眼，房角无疑是开放的，从房水循环的病理生理学上分析，如果房角关闭作为原因预先存在，则不可能还有作为结果的"眼压正常"，应注意房角开放在解剖上存在既可以"宽"，也可以"窄"的两种情况。

5.其他视功能损害

如色觉、对比敏感度、运动视觉、P-ERG等，出现视功能指标异常。

6.眼局部循环状态

可有血液流变学或血流动力学的异常，如眼动脉血和眼灌注压偏低，彩色超声多普勒检测可见眼动脉和视网膜中央动脉的收缩期最大血流速度，舒张期血流速度及平均血流速度增多低于正常人，而阻力指数增大。

四、主要并发症

NTG常伴有全身血液流变学和血流动力学异常或危险，且发生率较高。血液流变学异常有：全身表观黏度、血浆黏度、全血黏弹性和血细胞比容等；血流动力学异常或危象有：偏头痛、胃十二指肠溃疡、子宫出血、颈动脉狭窄和钙化、糖尿病、冠心病或脑卒中等疾病。

具有后天获得性的类似于POAG的视盘改变，视网膜神经纤维层损害及视野损害，治疗前24小时眼压测量均≤21mmHg（2.80kPa），房角开放，排除了造成视神经损害，视野缺损和暂时性眼压降低的其他眼部或全身原因即可确立诊断。

第四节　诊断要点及鉴别诊断

一、诊断要点

（1）未经治疗的患者24小时平均眼压应≤21mmHg，且无一次测量值＞24mmHg；

（2）房角开放；

（3）无造成青光眼性视神经病变的继发性原因，如既往外伤性眼压升高，长期应用皮质激素、葡萄膜炎等病史；

（4）有典型青光眼性视盘损害，包括视杯形成及盘沿丧失；

（5）与青光眼性视杯相一致的视野缺损；

（6）青光眼性损害呈进行性。

二、早期诊断的策略

见第十章（原发性开角型青光眼）。

正常眼压性青光眼更具有难以诊断的特点，其眼压的正常往往使得早期难以诊断，具有更高致盲风险。因此，凡视力、视野进行性损害无其他原因解释，均应首先排除正常眼压性青光眼。

三、鉴别诊断

1.原发性开角型青光眼

一般认为NTG是由于视神经本身存在某种异常，如供血不足，神经对眼压的耐受性降低，即使在正常眼压下，视神经也受到损害。NTG患者更多伴有血管痉挛性疾病，如偏头痛、雷诺现象，缺血性血管疾病。视盘出血、盘沿下方或颞下方切迹、视盘周围萎缩在NTG也更为多见，视野缺损也更为局限性，更接近固视点。NTG患者的视盘更大，盘沿更窄更倾斜，且视神经颜色较苍白。眼压水平是重要的区别点，原发性开角型青光眼存在下列情况时易误诊为NPG，昼夜眼压波动较大，由于未测24小时眼压而未发现眼压高峰；有些患者有偶尔的眼压升高，而单次的日曲线检查未能测得；服用β受体阻滞药或强心苷类药物使眼压降低，因此应强调应在停用一切有可疑降眼压的局部或全身用药的情况下，反复进行眼压测量及日曲线检查，并尽可能用压平眼压计测量眼压，证实眼压确实在正常范围内方可诊断NPG。

2.其他类型的青光眼

如慢性闭角型青光眼的早期，青光眼睫状体炎综合征，激素性青光眼，色素播散综合征，眼外伤及葡萄膜炎引起的青光眼均有可能存在一过性眼压升高，造成青光眼性视神经及视盘损害，而后眼压又恢复正常，易误诊为NTG，需要详细询问病史，进行仔细的眼部检查，包括房角检查加以鉴别，如以色素播散综合征为例，典型的色素播散综合征年轻患者的角膜内皮可见色素性Krukenberg纺锤和小梁网浓密色素，眼压升高，易与NTG区别，但有些老年的色素性青光眼患者由于停止释放色素，小梁网功能及眼压恢复正常，角膜及小梁色素减少，但视盘及视野损害仍然存在，易误诊为NTG，需通过详细询问病史，仔细检查及随访观察加以鉴别。

3.缺血性视神经病变

本病多发生视盘萎缩或部分萎缩，一般不发生凹陷增大，但也有一些患者在视神经急性缺血性损害之后也出现了类似于青光眼性的视杯扩大，尤其是巨细胞动脉炎的患者较多见，需要与NPG患者相鉴别。但缺血性视神经病变的患者有以下特点。

① 起病较急，呈急性或亚急性经过，常有视力突然下降的病史，可伴有头痛或眼痛等不适。

② 视盘萎缩以受累区域颜色苍白为著，苍白范围明显大于凹陷范围。

③ 视野缺损常累及固视点，表现为不以水平中线或垂直中线为界限的与生理盲点相连的弧形缺损，呈水平半盲或象限盲。

④ FFA早期表现为小血管扩张，异常荧光渗漏，使视盘边界呈模糊的强荧光，到晚期可表现为迟缓充盈及弱荧光。

⑤ 常伴有巨细胞动脉炎、梅毒型动脉炎、胶原病及糖尿病、高血压动脉硬化等，因此，仔细询问病史并结合眼底检查及荧光血管造影，必要时动态观察其视盘变化多可除外。

4.空蝶鞍综合征

空蝶鞍综合征（empty sella syndrome，ESS）是由于鞍隔不完全或缺陷，导致蛛网膜伸入蝶鞍，垂体解剖性缺陷所致的一类疾病，它分为原发性ESS和继发性ESS，其表现为内分泌紊乱、头痛，由于视交叉受损导致视野缺损，X线显示蝶鞍扩大等。一部分ESS患者具有青光眼样眼底改变及视野缺损，而眼压在正常范围，特别是ESS常并发于NTG，故常致漏诊或误诊。本病不给予任何治疗，其眼底和视野无进一步改变。经过X线、CT和MRI等检查可以确诊。

5.先天性或后天获得性视盘异常

先天性视盘小凹，先天性视盘发育不良，生理性视盘大凹陷和先天性视盘倾斜综合征。

6.其他可引起视神经萎缩的疾病

遗传性视神经萎缩、蛛网膜炎、垂体或颅内肿瘤、梅毒性视神经病变、多发性脑梗死、烟或酒精中毒性视神经病变等。

第五节　中医治疗

一、治疗原则

本病初期多为肝郁气滞证和肝郁化火证，治疗应以疏导郁结为主；中期多为痰湿泛目证、痰湿血郁证和痰火升扰证，治疗当以补脾利湿，加以理气行血，既要扶正又要祛邪，标本兼治；后期多为肝肾两亏证，或阴不制阳、阴虚阳亢证，治疗应以滋阴补肾、养血明目为法，以扶正为主，使精血充足目得濡养。

二、辨证论治

1.肝郁气滞证

证候：时有视物昏朦，目珠微胀，轻度抱轮红赤，或瞳神稍大，眼底视盘杯盘比大于0.6，或两眼视盘杯盘比差大于0.2；可见视野缺损，眼压偏高；或兼情志不舒，心烦口苦；舌红苔黄，脉弦细。

辨证分析：肝郁气滞，日久化火，气火上逆，目中脉络不畅，故头目胀痛，心烦口苦；舌红苔黄、脉弦细为气郁化火之候。

治法：疏肝解郁。

方药：逍遥散（《太平惠民和剂局方》）加减。组成：柴胡、当归、白芍、白术、茯苓、薄荷、煨姜、炙甘草。每日1剂，水煎，分2次温服。

加减：可加川芎活血化瘀，加香附行气以助解气郁；若心烦口苦，可加牡丹皮、栀子以清肝泻火。

中成药：逍遥散（丸）。

2.痰湿犯目证

证候：头眩目痛，头身困重，食少纳呆，痰多，胸闷，恶心欲呕，口苦，大便溏而不爽；舌淡或淡胖有齿痕，苔白腻，脉滑。

辨证分析：久病耗气伤阳，不能温运脾阳，脾失健运，水湿停滞，湿聚成痰，痰湿流窜目络，有碍神光发越，故眼胀，目珠逐渐变硬；头身困重，食少纳呆，痰多，舌淡有齿痕，脉滑为痰湿之候。

治法：温阳化痰，利水渗湿。

方药：温胆汤（《三因极一病证方论》）合五苓散（《伤寒论》）加减。组成：陈皮、半夏、茯苓、甘草、枳实、竹茹、桂枝、猪苓、泽泻。每日1剂，水煎，分2次温服。

加减：若痰湿上泛，头眼胀痛，可加川芎、车前子、通草以利水渗湿。

中成药：参苓白术散。

3.阴虚风动证

证候：头目胀痛，瞳神散大，视物昏朦，观灯光有虹晕，眼珠变硬；心烦不寐，眩晕耳鸣，口燥咽干，腰膝酸软；舌红少苔，或舌绛少津，脉弦细而数或细数。

辨证分析：久病耗伤，阴液大亏，不能濡润玄府，致头目胀痛，阴虚失养，故眩晕耳鸣，口燥咽干，舌红少津，脉细。

治法：滋阴养血，柔肝息风。

方药：阿胶鸡子黄汤（《通俗伤寒论》）加减。组成：阿胶、白芍、石决明、钩藤、生地黄、炙甘草、生牡蛎、络石藤、茯神木、鸡子黄。每日1剂，水煎，分2次温服。

中成药：镇肝息风丸。

4.肝肾两亏证

证候：患病日久，视物不清，瞳神渐散，视野缺损或成管状，视盘苍白；可伴有头晕耳鸣，失眠健忘，腰膝酸软，舌淡苔薄，脉沉细无力；或面白肢冷，精神倦怠；舌淡苔白，脉细沉。

辨证分析：病至后期，肝肾精血亏虚，目窍失养，故神光衰微，视盘苍白；头晕耳鸣，失眠健忘，腰膝酸软，舌淡苔薄，脉细沉无力为精血不足，肾精亏损之表现；阴损及阳，则面白肢冷，精神倦怠，舌淡苔白，脉细沉。

治法：补益肝肾。

方药：杞菊地黄丸（《医级》）加减。组成：枸杞子、菊花、熟地黄、山茱萸、山药、泽泻、茯苓、牡丹皮。每日1剂，水煎，分2次温服。

加减：视力日减，视野渐窄者，加党参、白芍、川芎等以益气养血；若见面白肢冷，精神倦怠，偏肾阳虚者，可用肾气丸（《金匮要略》）加减，以温补肾阳。

中成药：肝肾阴虚者选用杞菊地黄丸；偏肾气虚者选用金匮肾气丸。

在治疗原发性青光眼较常用药中，经现代实验研究证实具有明显降眼压作用者达9味。如① 车前子：为渗湿泄热、通淋利水、清肝明目药。现代研究发现车前子含有车前苷、维生素B$_1$、腺嘌呤、琥珀酸、胆碱等成分，因有显著的利尿作用而降眼压。② 牛蒡子：为疏散风热、清热解毒药，其含有牛蒡苷、棕榈酸、硬脂酸、花生酸、亚油酸、黏液质等，小池氏曾实验于小白鼠，经观察，其有利尿作用，能降低眼压。③ 女贞子：功能补益肝肾明目，现代研究发现女贞子含齐墩果酸、左旋甘露醇及葡萄糖、脂肪油、亚油酸、黏多糖等，其中齐墩果酸有强心利尿作用，从而降低眼压；并且女贞子具有提高细胞的耐缺氧作用。④ 青葙子：功能清热泻火，现代研究发现其含有脂肪油，其主要成分为青葙子油脂，具有降血糖及扩大瞳孔的作用。⑤ 蜂蜜：功能滑肠通便，润肺补中，缓急解毒，其主要含果糖、葡萄糖、蔗糖、蛋白质等，因含糖量较高而改变血液和房水渗透压，使血液内渗透压增高，以吸收眼内水分而使眼压下降。⑥ 玄明粉：功能泻火消肿、润肠通便，其主要成分为硫酸钠，硫酸钠在水中虽可溶解，但其某些离子不易为肠壁吸收，在肠中形成高渗，同时能改变血内分子浓度，破坏血与房水的等渗性，以降低眼压，作用与尿素、重碳酸钠相同。⑦ 五味子：酸甘敛阴，补肾明目，现代医学研究表明，五味子能增强中枢神经系统的兴奋与抑制过程，还具有改善视力、扩大视野的作用。⑧ 丹参：有改善微循环，加快血液循环及增加毛细血管的作用，以改善视神经轴浆流运输，增加视网膜及视神经的耐缺氧能力。⑨ 葛根：具有升阳、活血、通络的作用，其有效成分葛根素具有广泛的β受体阻滞作用，改善微循环作用和抗谷氨酸神经细胞兴奋毒作用，并可改善视神经轴浆流运输和降低眼压。

三、专方专药

见第十章（原发性开角型青光眼）。

四、针灸治疗

针灸可以改善视野，缓解全身症状，对视功能有一定保护作用。主穴：睛明、上精明、承泣、阳白、风池、太阳、百会、光明。配穴：肝郁气滞证，阴虚阳亢证选行间、太冲；痰湿犯目证选丰隆、神门；肝肾亏虚证选足三里、三阴交等。根据虚实选用补泻手法，每日1次，留针30分钟，15日为1个疗程。

针刺可以增加房水排出，调节中枢、兴奋支配眼球的交感神经以及调节视盘区的血管功能和血液供应以及相对提高灌注压力，进而产生降眼压的效应，提高视力，其机制是通过多途径、多环节、多靶点综合作用的结果。

五、其他治疗

1.中药离子导入

可选用苦碟子注射液，维生素B_1、维生素B_{12}注射液导入，每日1次，导入15分钟，15日为1个疗程。

2.眼部刮痧

眼部均匀涂抹润滑油，滑睛明穴，上重下轻，顶按攒竹穴（5～8次），揉按攒竹穴，滑到鱼腰，揉按丝竹空穴、神庭穴（弧度稍大），瞳子髎点按（动作稍轻，竖立横向），点按球后、承泣、四白。每日1次，每次10分钟，15日为1个疗程。

第六节　西医治疗

NTG与原发性开角型青光眼同属于开角型青光眼的范畴，眼压是造成原发性开角型青光眼性损害的重要原因，然而非眼压性因素在NTG损害中的作用逐渐受到眼科医师的重视。因此，对于NTG的治疗，控制眼压仍是治疗NTG的主要措施，其次还包括其他引起视神经损害的因素，特别是影响视盘血液循环的因素。目前临床上NTG的治疗途径主要有：（1）降低眼压；（2）改善视盘血液灌注及微循环；（3）保护视神经。

一、降低眼压

在NTG研究协作组的一个随机研究中，NTG患者被分为两组：一组患者的眼压经治疗后降低了30%，另一组患者不治疗。结果发现，治疗组80%的患者病情无进展，与未治疗组有显著差异，因此认为降低眼压30%以上可延缓NTG患者病情的发展。众多的临床多中心研究结果表明对青光眼患者积极的降眼压治疗可降低青光眼的进展速度，减少、减缓青光眼的发作，平稳的眼压可减少青光眼的视功能损害。晚期青光眼患者需要较低的眼压，降低眼压还有利于改善其他我们尚不能控制的因素，如视神经的保护等。有研究结果显示每降低眼压，可以减少视野的丧失。晚期青光眼治疗研究的结果显示，眼压的高低与视野损害呈正相关。

1.药物治疗

① β受体阻滞剂：有噻吗心安、卡替洛尔、左布诺洛尔、倍他洛尔等，主要通过抑制房水产生而降低眼压，除了可能降低血压、减慢心率、诱发哮喘等副作用外，还可能减少眼部血流，长期使用的安全性值得考虑，β受体阻滞剂如贝特舒（盐酸倍他洛尔），对心肺功能影响较小，可增加眼部血流及神经保护，相对较为安全。

② 拟肾上腺素药物：地匹福林、酒石酸溴莫尼定等，地匹福林作为一种肾上腺素前体药，入眼后经水解为肾上腺素而发挥其药理作用。酒石酸溴莫尼定作为一种选择性α_2肾上腺素受体激动剂，可抑制房水生成及增加巩膜-葡萄膜房水外流，且有神经保护作用。

③ 前列腺素制剂：适利达（拉坦前列素）、苏为坦（曲伏前列素）等具有较好的降眼压效果，通过增加葡萄膜巩膜通道的房水排出而降低眼压，对房水产生及房水动力学影响很小，每天滴用一次，可提高用药的依从性，局部副作用主要是刺激症状、结膜充血、虹膜色素加深、睫毛变黑变长，少数人可有黄斑囊样水肿及变态反应（过敏反应）等，大多不影响治疗效果，全身副作用较少，如增加上呼吸道感染、胸痛、关节痛等，使用相对较为安全。

④ 碳酸酐酶抑制剂：如布林左胺、乙酰唑胺、多佐胺等，局部碳酸酐酶抑制剂有良好的降眼压作用，能改善视神经血流且减少了全身的副作用，与其他降压药合用有协同作用，其临床应用正逐渐增加。

2.手术治疗

① 氩激光小梁成形术：可有效降低眼压约4mmHg，也有报道称可将眼压降至12mmHg，但要求严格掌握激光能量、光斑大小、数目及位置，缺点是术后短期内可有眼压急剧升高，远期（2～3年）效果不够稳定。

② 滤过性手术：如小梁切除术等，在药物治疗及激光治疗不能阻止病情发展时应予以考虑，可有效降低眼压30%，就目前的技术发展水平，手术成功率已有较大提高，能有效防止视神经损害，需知任何手术均有一定风险，滤过性手术也不例外，如术后瘢痕粘连，滤过泡菲薄，滤泡破裂，眼内感染，由于手术不能准确定量，少数患者术后可能出现低眼压（眼压低于8mmHg），低眼压在短期内（5个月内）尚可代偿，如眼压低于6mmHg，时间较长，可使眼内静脉扩张，组织水肿，黄斑水肿，脉络膜视网膜脱离，眼内正常营养代谢障碍，也可使角巩膜塌陷，视力下降，对术前眼压偏低的患者应慎重考虑。虽然术后并发症发生率较低，也有补救措施，但在一定程度上会影响手术效果。

二、改善视盘血液灌注及微循环

1.钙拮抗剂

如硝苯地平、尼莫地平、尼伐地平、洛美利嗪等，全身应用钙通道拮抗剂能增加NTG患者的视盘血流速度，防止视野缺损的进展和改善视神经乳头血流。青光眼性视神经损害的基本方式是视网膜节细胞的凋亡。许多研究发现血管痉挛导致的局部缺血可诱发一系列的级联反应，最终导致节细胞凋亡，而以Ca^{2+}通道拮抗剂产生的血管舒张效应可预防或缓解血管痉挛，改善NTG患者视野缺损或延缓其视野缺损的发展。

2.其他药物

如银杏叶提取物、溴长春胺等，现正研究其对于NTG的治疗作用。银杏叶提取物的作用主要有降低血液黏滞性，拮抗血小板活化因子受体，增加神经元对缺氧的耐受性，调节神经递质和防止细胞膜的自由基损伤；溴长春胺具有增加血流量，尤其对椎动脉及颈内动脉有明显增加血流量的作用，还可阻断Ca^{2+}通道，松弛血管平滑肌。

3.其他防治措施

积极治疗NTG患者所患的影响血循环的器质性血管疾病，如糖尿病、高血压、低血压、血脂升高、外周血管病等；缓解血管痉挛，避免引起血管痉挛的诱因（寒冷、尼古丁、紧张等），以及引起血管收缩的药物；调整情绪，保持良好的心理状态等，通过这些措施，在一定程度上可能避免病情恶化。

三、神经保护治疗

青光眼视神经保护治疗是指阻断或延缓神经节细胞原发性和（或）继发性损伤的治疗方法）。目前这一领域的研究包括基因治疗、谷氨酸拮抗剂、钙通道阻滞剂、自由基清除剂、NO合成酶抑制剂、β受体阻滞剂、$α_2$受体激动剂、疫苗接种等。它和包括降眼压药在内的其他手段一起来减少各种原发性和（或）继发性致病因素对视网膜神经节细胞的损伤。然而人们在青光眼视神经保护治疗方面进行大量的研究，大多处于动物实验阶段，所发现的药物是否真正具有视神经保护效果而又没有明显的副作用，还需进一步的研究。而现在报道的应用于临床的具有神经保护作用的药物主要有灯盏细辛、弥可保（甲钴胺）、复方樟柳碱等。

第七节　难点与对策

一、早期诊断

正常眼压性青光眼（NTG）由于眼压的特殊性，给早期诊断带来困惑。正常眼压性青光眼眼压特点是在正常范围，或在边界值高限左右浮动，早期患者视力、视野、眼底变化不明显，等到视力、视野、OCT、眼底等有明显变化时，视功能已损害大半，有更强的致盲性。临床经常有患者已接近失明才被确诊。

如何解决？首先，需要医生高度的责任感和警觉性，不轻易放过可疑者。经过角膜厚度、视野、眼底、24小时眼压描记等检查，结合主诉，仍无诊断依据情况下，还要进一步收集年龄、血压、认知水平、BMI、雌激素水平、颅内压等，总能找到蛛丝马迹。诊断依据仍不充分者，一定嘱其3个月内复查。早期发现对预后非常重要。

二、治疗

视神经保护治疗是防止NTG失明的重要环节。很多NTG患者眼压控制已达标，视功能仍越来越差。研究表明，眼压控制达标者，仍有10%～40%的青光眼患者视功能不断损害。任其发展往往导致失明。中医辨证施治、针灸有很好的视神经保护作用。

病因治疗非常重要。原发性青光眼特别是NTG，不单单是眼压和眼球的问题，治疗方案要充分考虑到这些因素，有时需要其他科室联合作战。

控制眼压。NTG患者的眼压值虽然在统计学规定的正常范围内，但仍高于正常人。同样需要有效控制眼压，特别是有视功能进行性损害的NTG患者。降眼压幅度在眼压基线水平上降30%。降眼压药物首选前列腺衍生物类药物。单药降眼压效果不达标者，可考虑联合用药，β受体阻滞剂、α受体激动剂、碳酸酐酶抑制剂。

第八节　经验与体会

我们在临床工作中体会到，NTG的治疗贵在综合方案的实施，特别在中医药、针灸的及时应用。中药的应用，要在辨证的基础上，前面第五节有四个证型，分别是肝郁气滞证、痰湿犯目证、阴虚动风证和肝肾两亏证，这四个证型是基本证型，可单见，也可兼见，如肝郁气滞兼阴虚动风证，还可兼见其他证型，如肝郁气滞兼心肾不交证，痰湿犯目兼脾肾阳虚证，当细辨之。

我们还体会到，NTG的预后和医患之间的沟通与理解密切相关。首先要让患者认识到NTG的性质与特点，需要终身的关注，按时复查，及时治疗，方可避免失明。

第九节　预防和调摄

（1）积极参加青光眼普查，一旦发现眼压偏高，视野有改变及眼底C/D值较正常范围大时，尽快作相关检查，以明确诊断或排除此病。

（2）若已确诊为本病应积极治疗，定期观察和检查视力、眼压、眼底、视野等情况。

（3）避免情志过激及情志抑郁，减少诱发因素。

（4）忌烟酒、辛辣等刺激性食品，饮食宜清淡易消化，多吃蔬菜、水果。保持大便通畅。不可一次性饮水过多，每次饮水不宜超过250ml，间隔1～2小时再次饮用。

（5）避免在暗室久留，注意劳逸结合，生活规律，保证充足睡眠。

第十节　预后和转归

NTG患者经过相应治疗，患者视力大部分有所好转，但我们应看到患者因为原发病较重或延误治疗视力丧失的比例仍较大，所以提前预防和早期的诊疗才能在很大程度上降低患者不必要的视力损害。

第十一节　疗效评定标准

有效：视力稳定，或视力提高；视野平均敏感度提升＞0.5dB，或稳定无进展随访3个月以上保持稳定。

稳定：视力稳定，视野平均敏感度变化在±0.5dB范围。

恶化：视力下降2行以上，视野平均敏感度降低＞1.5dB。

第十二节　医案精选

王明芳医案——肝气郁结

伍××，男，57岁。因双眼视力下降1年余，于2005年8月30日就诊。

临床主症：双眼视物模糊，易疲劳，偶有眼胀，无眼红、羞明、流泪，无头痛，纳眠可，二便调，精神可，情绪紧张，舌质红，苔薄黄，脉弦。专科检查：Vod 0.5→0.9（+2.00DS），Vos 0.3→0.6（+2.00DS），双眼睑无红肿，结膜无充血，角膜透明，KP（−），AR（−），前房中央轴深约3CT，周边前房约1CT，虹膜无膨隆，瞳孔圆，直径约3mm，直/间接对光反射存在，晶状体及玻璃体透明，眼底见双眼视乳头边界清，色泽偏淡，右眼杯盘比0.7，左眼杯盘比0.9，血管向鼻侧移位，动静脉比1/2，黄斑中心光反射存在，视网膜上未见明显出血、水肿和渗出。眼压：右眼18mmHg，左眼17mmHg。裂隙灯房角镜检查：双眼房角入口开放，30°～45°，虹膜无膨隆，静态下房角结构（睫状体带、巩膜突、小梁网）均可见。双眼宽角。视野：双眼见旁中心暗点。视觉电生理：左眼异常电生理。

辨证：肝气郁结，气郁于上，致玄府闭塞，神水瘀滞，神光发越受阻。

治法：疏肝理气，渗湿利水，活血开窍。

方药：四逆散、四苓散合四物汤加减。石决明30g，生地黄10g，当归10g，川芎10g，赤芍15g，柴胡10g，枳壳10g，茯苓20g，猪苓15g，泽泻15g，炒白术10g，枸杞子15g，菊花10g，青皮10g，甘草5g。并配合葛根素、胞二磷胆碱注射液各0.5g，静脉滴注；甲钴胺片0.5mg，口服，每日3次；美开朗眼液滴双眼，每日2次。

一周后复查：自觉视物较前清晰，眼胀消失，余无明显不适。视力：Vod 1.2（矫），Vos 0.8（矫）。眼压：右眼14mmHg，左眼16mmHg。前方去当归，加丹参30g，白茅根20g。嘱患者再进14剂。

2月后复查：Vod 1.2（矫），Vos 1.0（矫）。眼压：双眼14mmHg。视野旁中心暗点无进一步的损害。［王禹燕，王万杰，郑燕林，等.正常眼压性青光眼的中医辨治[J].四川中医，2006（6）：31-32.］

第十三节　名老中医治疗经验

一、唐由之治疗经验

　　"国医大师"唐由之认为，青光眼的主要病因是眼孔不通，房水壅塞，房水不能排出眼外所致；该病的诱因是情志不舒，肝脉郁滞，引动肝风痰火而发。因此，在治疗上要谨守病机，以通为用。他根据发病的缓急、眼压的高低分别采用中西医结合的方法，分阶段进行治疗。对于眼压偏高者，采用清肝火、利水明目的方法配合西医降眼压药物或手术进行治疗；对于眼压基本正常者，则以中医为主采用补益肝肾、养血活血的方法进行治疗，取得了较好的效果。

　　根据五轮学说，青光眼属瞳神水轮疾病，在脏属肾；另一方面，肝开窍于目，因此，对于眼压稳定者，只有采用滋补肝肾明目的方法，能精充目明，促进视神经功能的恢复；在药物的选择上，他常选用具有滋补肾阴的制何首乌、黄精以及具有补肝肾明目的枸杞子等；在此基础上他根据中医气血理论，考虑到久病伤气、伤血，而"肝受血而能视"。为更好地控制眼压，唐老师在治疗青光眼的各个阶段均酌情选用具有利水明目作用的药物，如车前子等以协助降低眼内压。对于全身症状明显的患者，唐老师总的诊疗思路是，谨守病机，以局部辨证为主，参照全身，随症加减的方法进行治疗。如患者情绪较为急躁则加疏肝明目之品蔓荆子、柴胡；若患者大便秘结则加瓜蒌以润肠通便；若纳差便溏则加（炒）白术等。［周尚昆，王慧娟，唐由之.唐由之中西医结合治疗青光眼经验[J].中医杂志，2012，53（14）：1185-1186+1201.］

二、李熊飞治疗经验

　　李熊飞认为青风内障之发生，多与心肝二经有关。少阴心之脉夹目系、厥阴肝之脉连目系，心主火，肝主木，此木火之势盛（《东恒十书》）。与肾亦有密切关系。肾主水，"水不足，不能制火，火逾胜，阴精逾亏……随之走散"（《证治准绳》）；另一方面，水不足，不能涵木，出现肾虚肝旺现象。外因："乃邪热欲蒸，风与火击，以致散坏"（《证治准绳》）。本病每当情绪急躁、失眠、疲劳时，易于诱发。故治疗原则："其味宜苦宜酸宜凉，用黄连、黄柏以泻火，五味子以收瞳仁开大"（《东垣十书》）。《证治准绳》则以"收缩瞳孔为先。若初期即收，可复；缓则不复收敛，是散者直收瞳神，瞳神收而光生"。中医学远在13世纪时对本病缩瞳之治则与方剂，在科学昌明之现代，仍不失其指导意义及实用价值。

　　李熊飞根据临床经验将本病辨证为心肝火盛、肾虚肝旺、肝肾阴虚3个证型。

　　（1）心肝火盛型　证候：头痛眼胀，眩晕，虹视雾视，心烦口渴，睡眠不安，便秘尿赤，脉弦数，苔黄。宜清心泻肝。黄连龙胆汤主之，兼服石斛夜光丸（有成药）。黄连龙胆汤：黄连，龙胆，生地黄，黄芩，菊花，大黄，木通，甘草，莲子心，生石决明，五味子，槟榔。

　　（2）肾虚肝旺型　证候：眼胀头昏，视物模糊，眼球较硬，脉弦细，苔薄黄。治宜滋肾平肝。玄参白芍汤主之。玄参白芍汤：玄参，白芍，生地黄，何首乌，钩藤，蒺藜，生石决明，菊花，五味子，槟榔，夏枯草。

（3）肝肾阴虚型　证候：头痛眩晕，视朦，夜盲，耳鸣耳聋，失眠多梦，傍晚口干，脉弦细或细数，苔少或无，舌红少津。治宜滋养肝肾。加减地黄汤主之，兼服磁朱丸（有成药）。加减地黄汤：生地黄，茯苓，牡丹皮，山茱萸，泽泻，犀角（水牛角代），白芍，生石决明，决明子，五味子，银柴胡，麦冬，甘草，槟榔。

本病病情进行甚慢，症状隐蔽，易被忽略，如不及早诊断，及时治疗，任其继续发展，后果严重，可以致盲，个别患者甚至一眼已经失明，尚不知何时起病。但若能及时适当处理，是可以控制其发展的，预后较好。[罗维骁，刘艳，彭清华.李熊飞老中医治疗青光眼的临床经验[J].中国中医眼科杂志，2011，21（6）：321-323.]

三、张仁针灸治疗经验

张仁主任医师为沪针灸名家，中国针灸学会副会长、上海市针灸学会理事长，从事针灸治疗难治性眼病30余年，总结出的"疏肝活血"针刺法治疗青光眼，颇有独到的效验，现介绍如下。

张老师在长期的临床实践中发现，针刺法主要适用于原发性开角型青光眼，以对正常眼压（低眼压）性青光眼疗效最佳，而这类青光眼现代医学治疗手段较少，预后也较差，针刺可作为首选之法。

以经穴中的经验效穴及经外穴中的新穴为主。目前临床上治疗青光眼的经验降眼压的效穴有太阳、风池、行间3穴，张老师发现目窗穴效果更佳，并用来替代临床上操作不便的行间穴。为了改善视神经损伤情况，则多选用新穴，如新明、上明、球后、上睛明等。另外，为了加强和维持疗效，尚采用皮肤针和耳穴。

青光眼症情复杂，治疗难度较高，要求综合治疗。采用基本方（主方）与辅助方相结合。基本方每次必取，辅助方则因症情变化而异。

（1）基本方　取穴：目窗、太阳、风池、行间、新明（位于耳垂后皮肤皱折之中点，相当于翳风穴前上5分）、上睛明（睛明穴上5分）、球后、承泣、上天柱（天柱穴上5分）。

操作：风池穴，针尖向鼻尖方向快速进针，运用导气法，以针感达眼部为佳。目窗穴，顺经平刺13～25mm。太阳穴，直刺13～25mm，运用导气法获得酸麻沉胀感。新明1左侧穴要求术者以右手进针，右侧穴要求术者以左手进针，针体与皮肤成45°～60°角，向前上方快速进针，针尖达耳屏切迹后，将耳垂略向前外方牵引，针体与身体纵轴成45°角，向前上方徐徐刺入，当针体达下颌骨髁状突前面深度25～40mm时，耐心寻找满意针感，针感以热胀酸为主；如针感不明显时，可再向前上方刺入7～12mm，或改变方向反复探寻，针感可传至颞部及眼区。用捻转加小提插手法，提插幅度1mm左右，一般运针时间为1分钟，捻转速度与刺激量灵活掌握。上睛明一般文献上记载为睛明穴上2分，但张老师多取睛明穴上5分，效果好且不易引起眶内出血。上睛明穴直刺25～30mm，得气为度，略做小幅度捻转后留针。球后，针尖略向上进针25mm左右，要求针感至眼球有胀感。上天柱穴，向正视瞳孔方向刺入，用徐入徐出导气法，使针感向前额或眼区放散。G6805电针仪一般接在风池和目窗或太阳和风池穴上，用连续波，频率2Hz，强度以患者能忍受为度，也可用疏密波，通电

30分钟。如针刺上述穴位病情控制不明显，再加用太冲穴。每周治疗2～3次，维持治疗时每周治疗1次。余穴行常规刺法。

（2）辅助方

穴位注射方：穴取球后、太阳、肾俞、肝俞。药物：甲钴胺注射液0.5mg、丹参注射液2ml。操作：每次取1～2穴。药物取1种，取甲钴胺注射液或维生素B_{12}（二者取1种）与丹参注射液交替使用。取1ml一次性注射器抽取药液，进针后刺至有针感（但不必强求）后，回抽无血，将药物缓慢注入。甲钴胺注射液多用于球后穴，每穴注射0.5ml（双眼发病）或1ml（单眼发病）。丹参注射液可用于太阳、肾俞、肝俞，每穴1ml，每周治疗2～3次。

耳穴方：穴取支点（在耳轮上，直肠与尿道中点）、肝、肾、眼、神门、耳背降压沟。操作：用磁珠或王不留行子贴压，令患者每日按压3次，每穴按压1分钟，可邻近数穴同压，宜一压一放，力度以有胀痛感为佳。注意不可揉捻，以防破损表皮，引发感染。每次1耳，两耳交替，每周换贴2～3次。

皮肤针方：穴取正光1（眶上缘外3/4与内1/4交界处）、正光2（眶上缘外1/4与内3/4交界处）。操作：用皮肤针在穴区0.5～1.2cm范围内做均匀轻度叩打，每穴叩刺50～100下，以局部红润不出血为度。每周2～3次。

（3）说明

① 上述组方重在发挥综合治疗作用。基本方是治疗的基础，风池、目窗、行间均为肝胆经穴，重在疏泻肝胆上逆之气，降压明目；太阳、上睛明、承泣则系眼区或眼周经穴或经外穴，更有助于增强眼区气血运行，活血明目；新明穴为现代发现对眼底病变有特效之新穴，可益气明目。组方又重在近取（眼区穴）和中取（头及颈部穴）相结合，实践表明更能提高疗效。辅助方重在加强和维持疗效：穴位注射方为针药结合，加强疗效，且取肝俞、肾俞以补肝益肾明目，球后、太阳则对眼区疏经益气，重在整体和局部调节；耳穴压丸，用以维持疗效；皮肤针叩刺，偏重于加强局部的活血通经功能。

② 在手法，强调得气和气至病所。眼区穴位，必须有明显的得气感，但不可过分强烈，如患者反映有针碰到眼球的感觉，要作适当的调整。这就是《内经》中所说的谷气。新明穴、风池穴及上天柱穴，要求针感分别到太阳穴附近、前额甚至眼区。如气至不满意，可反复用徐进徐出的导气法。

③ 眼区穴宜选用0.3mm×40mm针，过粗易致眼区皮下出血，过细影响疗效。针刺眼区穴最常见的意外是眼区皮下出血，可分为轻中重3种情况，轻者为去针后当即未见异常，多在数小时后在眼区出现绿豆至黄豆大小的瘀斑；中者，为去针后，患者感眼部略有不适，外观可见针眼部位出现轻度肿胀，数小时后，可出现延及上或下眼睑的青紫瘀斑；重者，为去针后迅速出现眼部明显肿胀，患者难以睁眼，数小时后可出现整个眼部黑紫瘀斑。一般而言，轻者多在5～7天消退，中者需7～10天以上消退，重者则要15～25天才能消退。预防之法，要抓好3个环节：一是进针要谨慎；二是出针时要顺针入的方向缓慢退出；三是出针后必须用消毒棉球按压针孔1～2分钟。出现皮下出血后，及时处理十分重要，以减轻出血和促进瘀斑消退。虽然有人认为眼部皮下出血有利于疗效的提高，但毕竟影响患者容貌且带来一定痛苦，还是应该尽力避免的。[马长春，朴松兰，张仁，等.张仁主任针灸治疗眼病经验[J].世界中西医结合杂志，2019，14（06）：755-757.]

第十四节　研究进展

一、西医发病机制的研究

正常眼压性青光眼的发病机制尚不完全清楚，一直是研究热点。研究发现主要有非眼压依赖机制和眼压依赖机制。

1.非眼压依赖机制

跨筛板压力梯度增加。王宁利团队通过临床研究与动物实验，首次发现低颅压是青光眼视神经损害的相关因素，眼压与颅压构成的跨筛板压力差增加可导致视神经损害。提出了"眼颅压力梯度增大造成视神经损害"的新概念，揭示了正常眼压性青光眼视神经损害与颅内压下降所致的跨筛板压力差增高相关性，为诊断治疗提供了新思路、新方法。

生物力学因素。与高眼压POAG相比，NTG视盘还有独特的结构特征，早期患者视盘盘沿组织颞下项限更薄，视盘比更大，视网膜神经纤维层缺损位置更靠近黄斑中心区域，且范围更大，视野缺损也更靠近中心。

自身免疫因素。自身免疫调节功能的紊乱，引发自身免疫反应，导致患者本身视网膜及神经纤维中的某些成分改变，导致视神经及视网膜的损害。有研究表明NTG患者血浆C反应蛋白水平升高，眼房水中存在抗视网膜复合IgG抗体，说明自身免疫反应参与NTG发病机制。进行性感觉神经性耳聋是一种伴抗磷脂酰丝氨酸抗体水平升高的自身免疫性疾病，而NTG往往与此病同时存在，也间接证明了NTG具有相似的自身免疫过程。

雌激素水平异常。研究认为雌激素可以对视网膜神经节细胞起到保护作用。其机制可能为，激活胶原的生长，从而增强了筛板的顺应性；视网膜神经节细胞表达雌激素受体，通过雌激素受体发出的信号可能为视网膜神经节细胞提供保护作用；通过增加视神经周围的细胞外基质，影响内皮细胞一氧化氮合酶活性，调节平滑肌张力和血管顺应性，进而影响视神经的血供及POAG的发生。认为雌激素不仅可以通过增高BMI降低眼颅压力梯度，也存在直接升高颅压的作用，从而成为青光眼的保护因素。

身体质量指数（BMI）异常，认知功能障碍。研究表明，老年痴呆患者更易患青光眼，视神经损害更为敏感或抵抗力更差。多因素分析显示，年龄、BMI、睡眠障碍是NTG患者发生认知功能损害的独立危险因素。认知功能障碍与正常眼压性青光眼是否相关，值得深入研究。

2.眼压依赖因素

NTG患者眼压值虽然在统计学规定的正常范围内，但还是高于正常人，降眼压治疗有效也说明相关性。

二、中医基础与临床研究

（1）关国华认为青风内障分为：① 肝郁气滞，治宜清热疏肝解郁；② 痰火升扰，治宜清热和胃祛痰；③ 阴虚风动，治宜滋阴养血息风；④ 肝肾亏损，治宜补益肝肾明目。

（2）李传课认为青风内障多由七情内伤，气血失和，阴阳失调，痰火升扰，神水停滞所致。分为：① 气郁化火，治宜清热疏肝；② 肝热生风，治宜清肝息风；③ 痰火升扰，治宜清热化痰，和胃降逆；④ 阴虚风动，治宜滋阴养血，柔肝息风；⑤ 肝肾两亏，治宜补益肝肾；⑥ 气虚血瘀，神水瘀积，治宜益气活血利水。

（3）曾庆华将青风内障分为：① 痰湿泛目，治宜温阳化痰，利水渗湿；② 痰湿血郁，治宜疏肝解郁；③ 肝肾亏虚，治宜补益肝肾。

（4）张梅芳认为原发性开角型青光眼是由于风、火、痰、郁上犯目窍，神水瘀积所致，分为：① 肝气郁结，治宜疏肝解郁，降胃和逆；② 肝肾阴虚，治宜滋阴和血，滋补肝肾；③ 阴虚阳亢，治宜滋阴潜阳；④ 心脾两虚，治宜补益心脾；⑤ 痰湿上扰，治宜化痰利湿，平肝息风。

（5）张殷建等将原发性开角型青光眼分为：① 气郁化火，采用疏肝清热法；② 痰火上扰，采用清热祛痰法；③ 肝肾阴虚，采用滋阴养血法。

（6）聂翔根据青光眼不同的病因与症状，对症治疗。① 肝经风热。治法：搜风清热，利湿化痰。② 肝郁气逆。治法：疏肝解郁，降逆理气。③ 肝肾阴虚。治法：滋阴潜阳，补益肝肾。④ 气虚血瘀。治法：补气活血，化瘀通窍。⑤ 肝郁脾虚。治法：温肝降逆，健脾散寒。中医治疗的青光眼，以慢性者常见，滋补肝肾之阴，以达明目的药物选用颇多。另外，清泄肝火、平肝潜阳、舒肝健脾之药也为临床所常用。

（7）王利民认为眼为玄府之官，玄府是至微至小的结构，其特性是开阖通利，眼又为肝之外窍，肝之主疏泄、调情志、喜调达的特性也与眼的生理功能密切相关，若肝失疏泄气机郁滞，眼之玄府亦气机不畅，其开阖通利特性失司，玄府闭塞，致眼之神水瘀滞，即可发为绿风内障，故眼和肝之疏泄密切相关，临证常表现为郁证，故青光眼宜从郁论治。在治疗中要注意下列几个问题：① 青光眼从郁论治以疏肝理气为要；②"治未病"思想在青光眼防治中的重要性，青光眼的防治要擅于调畅情志；③ 水血同源，治水必要治血。

（8）孙河对青光眼视神经保护研究：以"整体观念和辨证论治"为核心思想，提出青光眼体质学说，首创疏肝通窍法，视中枢唤醒理论，重视足厥阴肝经及足少阳胆经取穴，针药并用。疏肝通窍法作为青光眼视神经保护的治疗法则，通窍明目Ⅳ号及针刺组穴作为青光眼视神经保护的治疗方案，形成了较为规范的青光眼视神经保护辨治方案，有助于提高中医药防治青光眼的疗效。

① 提出青光眼体质学说 孙河教授在长期的临床观察中发现患者平素性格急躁易怒，发病时辨证多为典型的肝郁气滞证。因此进行了原发性青光眼体质特征调查。调查表明，原发性闭角型青光眼符合肝郁证者占81.0%；原发性开角型青光眼符合肝郁证者占79.5%；正常眼压性青光眼符合肝郁证者占60.0%。200例原发性青光眼调查问卷中，符合肝郁证表现166例占83%，其中自幼性格急躁易怒的占90.96%。由此证明原发性青光眼具有一定体质特征，肝郁气滞证是原发性青光眼主流体质。肝郁是青光眼最重要的病因，肝失疏泄是青光眼的重要病机。

② 首创疏肝通窍法，并提出疏肝通窍是青光眼视神经保护的主流治则。首创具有疏肝通窍作用的通窍明目Ⅳ号方剂，该方剂为青光眼视神经保护的有效方剂；首创具有疏肝通窍作用的针刺组穴。既往临床研究表明，通窍明目Ⅳ号及针刺可以有效地改善青光眼患者的视功能及视网膜神经纤维层厚度（RNFLT），调节血液流变学的作用，降低血液黏滞性；增强

视觉中枢生物电活动。实验研究表明，以疏肝通窍为治则的通窍明目Ⅳ号方剂及针刺，对高眼压引起的视神经损害的保护作用，可能是通过以下几方面：减轻视网膜视神经超微结构损伤；阻断或防止视网膜神经节细胞的凋亡；减轻NO、Glu对视网膜神经节细胞毒性作用；上调视网膜抗凋亡基因Bcl-x1和神经营养因子BDNF的表达；增加视神经轴突的存活率；可以通过NGF-TrkA信号通路对RGCs产生保护作用。

③ 将视中枢体表位置命名为"窍明穴"，提出视神经萎缩的视中枢唤醒理论。"窍明穴"位于以枕骨粗隆上0.5cm为下界，向上、左、右各2cm的区域。相对于枕皮质视中枢所对应的头皮区域，不仅局限于皮层功能理论，更准确地确定了视区的治疗范围。提出视中枢唤醒理论，视神经萎缩可能会导致高级视觉中枢的全部或者部分功能减退，处于休眠状态，加重视功能的障碍。针刺"窍明穴"能增强视觉中枢的功能，或起到唤醒作用，促进其功能的恢复和活跃，并改善视神经的传导性，抑制视网膜神经节细胞及其轴突发生退行性病变，使视神经电活动增加，促进视神经损伤的自我恢复。此外，针刺治疗可以改善视网膜血管微循环，为神经纤维的再生提供良好环境，使受抑制的视神经纤维恢复，发挥其传导的正常功能。

④ 重视足厥阴肝经及足少阳胆经穴位的应用。针刺是孙河教授治疗青光眼视神经萎缩的常规治疗方案，在临床中发挥着重要的治疗作用，治疗中尤其重视足厥阴肝经及足少阳胆经穴位的应用。足厥阴肝经的行间、太冲，足少阳胆经的光明、风池、率谷为孙河教授针刺组穴中的重要配穴，取其疏肝通窍之意。

⑤ 提出经外奇穴"球后穴"当归属足厥阴肝经理论。依据足厥阴肝经走行及主治、球后穴的位置及主治，提出该穴位归经理论。

孙河教授青光眼视神经保护以"整体观念和辨证论治"为核心思想，乃疗效之本。所提出的青光眼体质学说，疏肝通窍法，视中枢唤醒理论，重视足厥阴肝经及足少阳胆经取穴，针药并用，丰富了中医眼科学术思想，成为龙江医派眼科特色。疏肝通窍法作为青光眼视神经保护的治疗法则，通窍明目Ⅳ号及针刺组穴作为青光眼视神经保护的治疗方案，形成了较为规范的青光眼视神经保护辨治方案，有助于提高中医药防治青光眼的疗效。

第十五节　古籍精选

1.《太平圣惠方·治眼内障诸方》："青风内障，瞳仁虽在，昏暗渐不见物，状如青盲。"

2.《秘传眼科龙木论》："青风内障，此眼初患之时，微有痛涩，头旋脑痛，或眼先见有花无花，瞳仁不开不大，渐渐昏暗，或因劳倦，渐加昏重。"

3.《证治准绳·杂病·七窍门》："青风内障证，视瞳神内有气色昏朦，如晴山笼淡烟云也。然自视尚见，但比平时光华则昏朦日进。急宜治之，免变绿色，变绿色则病甚光没矣。不知其危而不急救者，盲在旦夕耳。"

第十六节　评述

正常眼压性青光眼发病隐匿，自觉症状不明显，很容易误诊，高致盲。其发病机制尚不完全清楚，研究表明，非眼压依赖机制尤为重要，包括跨筛板压力梯度增加、生物力学因素、自身免疫因素、雌激素水平异常等，还与认知障碍、体质指数异常相关。NTG患者眼压值虽然在统计学规定的正常范围内，但还是高于正常人，降眼压治疗有效也说明该病与眼压机制的相关性。

正常眼压性青光眼的西医治疗，以控制眼压为目的，若表现为低颅压者，也考虑升高颅内压治疗，如口服维生素A等。

中药辨证施治及针灸有较好的视神经保护作用，可挽救部分视力。

参考文献

[1] 彭清华.中医眼科学[M].第3版.北京：中国中医药出版社，2012：6.
[2] 赵堪兴．杨培增.眼科学[M].第8版.北京：人民卫生出版社，2014：3.
[3] 郑丽凤，段俊国，张雪梅，等.正常眼压性青光眼的研究进展[J].中国中医眼科杂志，2008，18（5）：302-303.
[4] 钟一声.正常眼压性青光眼研究新进展[J].中国实用眼科杂志，1998（2）：66-70.
[5] 王莎莎，汪昌运.正常眼压性青光眼的研究进展[J].眼科新进展，2013，33（10）：990-993.
[6] 胡岚君，张金英.正常眼压性青光眼的诊断及治疗[J].眼科新进展，2009，29（9）：717-720.
[7] 任泽钦，李美玉.正常眼压性青光眼的临床及其相关研究[J].中华眼科杂志，2002，38（12）：766-768.
[8] 王禹燕，郑燕林，黄珍珍，等.正常眼压性青光眼[J].国际眼科杂志，2006，6（4）：833-836.
[9] 接传红，高健生，宋剑涛.青风、绿风、黄风内障与闭角型青光眼的辨误[J].中国中医眼科杂志，2010，20（3）：178-180.
[10] 卞春及.正常眼压性青光眼（一）（二）[J].中国眼耳鼻喉科杂志，2003，3（5）：276-277.
[11] 清·傅仁宇著，鲁兆麟等点校.审视瑶函[M].沈阳：辽宁科学技术出版社，1999.
[12] 李熊飞.秘传眼科龙目论校注[M].北京：人民卫生出版社，1998.
[13] 明·王肯堂.证治准绳·眼目集[M].北京：中医古籍出版社，1993：111-114.
[14] 关国华.中医眼科诊疗学[M].上海：上海中医药大学出版社，2002：271.
[15] 李传课.中医眼科学[M].北京：人民卫生出版社，1999：583.
[16] 曾庆华.中医眼科学[M].北京：中国中医药出版社，2003：283.
[17] 张梅芳.眼科专病中医临床诊治[M].北京：人民卫生出版社，2005.
[18] 张殷建，李洁，吴永明，等.辨证论治对原发性开角型青光眼疗效的观察[J].中国中医眼科杂志，2007，17（6）：329-331.
[19] 聂翔.浅谈原发性青光眼的病症及中医肝治疗法[J].中国中医药咨询，2010，2（1）：88.
[20] 王利民，李宗智.从郁论治青光眼[J].时珍国医国药，2012，23（11）：2931-2933.
[21] 周尚昆，王慧娟.唐由之中西医结合治疗青光眼经验[J].中医杂志，2012，53（14）：1185-1186.
[22] 罗维骁，刘艳，彭清华.李熊飞老中医治疗青光眼的临床经验[J].中国中医眼科杂志，2011，21（6）：321-323.
[23] 徐红，王顺，郭梦虎.张仁针灸治疗青光眼经验[J].中国针灸，2012，32（5）：444-447.
[24] 孙河，赵爽.针刺"窍明穴"（枕视皮质对应区）治疗视神经萎缩的疗效观察[J].中国中医眼科杂志，2012，22（4）：257-259.
[25] 孙河，赵晓龙.针药并用对慢性高眼压兔视网膜NO和GLU含量的影响[J].针灸临床杂志，2015，31（4）：63-66.
[26] 苏晓欢.原发性青光眼体质特征研究[D].黑龙江中医药大学，2017.

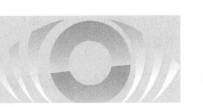

第十三章
先天性青光眼

先天性青光眼，又叫发育性青光眼，是指由于胚胎期和发育期内眼球房角组织发育异常而致房水排出障碍所引起的一类青光眼。一般分为婴幼儿型青光眼（primary congenital glaucoma，PCG）（≤3岁）、青少年型青光眼（3～30岁）、伴有其他先天异常的青光眼三类。部分患者有家族遗传史，多双眼发病，先天性青光眼的患病率在出生活婴中约为万分之一，我国报告患病率0.002%～0.0038%。其中PCG最常见，占先天性青光眼病例的50%～55%，75%为双眼发病，男性多见，占2/3。

本病无相应的中医病名对照，若为婴幼儿，早期多有羞明流泪，眼睑难睁。黑睛及眼珠不断扩大，故有"水眼"之称。若为青少年，其表现与"青风内障"相似，症状隐蔽。

本章主要阐述婴幼儿型青光眼和青少年型青光眼。伴有其他先天异常的青光眼将由下一章节详细阐述。

第一节　中医病因病机

中医认为，本病发病多由于先天禀赋不足，眼部发育异常，肝肾亏虚，肝阳上亢，或素体阳气虚弱，肾虚不能化气行水，眼孔不通，神水瘀积所致。主要有阴虚阳亢、肝肾亏虚、脾肾阳虚。

（1）阴虚阳亢　先天真阴不足，阴不制阳，风阳上扰。

（2）肝肾亏虚　肝肾阴液亏虚，水不涵木，目窍失养，脉络阻塞，神水瘀积。

（3）脾肾阳虚　禀赋不足，肾阳虚衰，脾阳不振，命火不足，神光失养。

第二节　西医病因及发病机制

一、病因

先天性青光眼病因尚未充分阐明，以往认为小梁网上有一层无渗透性的膜覆盖，但缺乏组织学证明，在病理组织学上，发现虹膜根部的附着点前移，有时可见到过多的虹膜突覆盖在小梁表面，葡萄膜小梁网致密而缺乏通透性等，都提示房角结构发育不完全，与胚胎后期分化不完全的房角形态相似。晚期病例还可见到Schlemm管闭塞，这可能是长期眼压升高的结果而不是发病的原因。

二、病理与发病机制

虽然先天性青光眼眼压升高的机制是由于房角发育异常所致，但房角异常的精确概念以及如何产生此种异常，尚存在大量有争论的问题，迄今为止，关于小梁发育异常的部位以及先天性青光眼的发病机制仍存在争论。1982年Shields归纳了关于先天性青光眼眼压升高机制的7种说法如下。

（1）Barkan关于膜的学说　Barkan认为原发性婴幼儿型青光眼前房角覆盖一层无渗透的薄膜，阻碍房水流出。房角切开术就是切开这一表面膜组织使周边虹膜后移，房水得以外流而降低眼压。Worst支持这一理论，并认为该膜为残存的中胚叶组织的无渗透性表面膜，正常情况下应裂开，但在先天性青光眼却持续存在。Hansson等用扫描电镜观察证明小梁网有连续的内皮表面层，正常时在胎儿发育的最后数周形成空腔，而原发性婴幼儿型青光眼则无这一渗透性膜继续残留。

（2）Allen等认为早期充填在前房角的中胚叶组织分裂（cleavage）不完全。

（3）Mann提出正常房角的形成并不是由于分裂而是因中胚叶间质萎缩。原发性婴幼儿型青光眼的病因学基础是这种中胚叶组织未完全萎缩所致。

（4）Wors提出综合学说：它包括萎缩和重吸收理论，但不同意分裂学说。他认为巩膜突发育不全使睫状肌纵行纤维部分终止于小梁网上，此外，在妊娠期间有单层内皮细胞覆盖于前房角，它在婴幼儿型青光眼中异常残留，被认为是Barkan膜的构成物。

（5）Maumenee观察到睫状肌异常附着于小梁网，可将巩膜突压向前和外，因而使Schlemm管变窄。还有些组织病理学标本中无Schlemm管存在，可能是房水外流阻塞的原因。Thonson也认为这是一种继发性改变。

（6）Smelser及Ozanics认为先天性青光眼是由于前房角中胚叶组织在重新排列小梁网时失败。电镜研究支持这一结果，因显示出致密的葡萄膜小梁。

（7）Kupfer及Kaiser-Kupfer提出先天性青光眼中有些类型的缺陷系神经嵴细胞的移行或胚胎感应器的终末诱导缺陷所导致的发育异常。

Kupfer（1986）报道了神经嵴细胞的分化和移行在先天性青光眼及其他一些眼前段发育异常，包括Peter异常、Rieger综合征、虹膜角膜内皮综合征等疾患中的作用。他认为晶状体和角膜内皮细胞之间的所有结缔组织均起源于神经嵴细胞，且在胚胎时期，从角膜间质至小梁网间皮之间，神经嵴细胞成膜状排列，并深入到虹膜前表面。人胚7～8个月间，这种连续的细胞层逐渐失去连续性，恰在神经嵴细胞层失连续过程中正常与否与房水排出阻力有很大关联。神经嵴细胞在解释众多眼前节发育异常和（或）颜面部发育异常及先天性青光眼时有一定价值。因为从理论上讲，上述所有疾病均涉及角膜和小梁网间质、角膜基质、虹膜前基质及虹膜色素细胞层的神经嵴细胞衬里的分化、迁移、失连续过程。在胚胎发育过程中，神经嵴细胞经历了长距离、大范围的迁移，在特殊的部位分化为特定的组织，即角膜内皮、角膜基质、小梁网内皮、虹膜前基质，并与颜面及颅骨、齿质细胞、软骨、脑膜及内分泌腺的发育有关。一旦源于神经嵴细胞的、特异的房角结构组成表现出异常或缺乏一种终末诱导其形态发生的特点，将导致前房角广泛的粘连。另一方面，前房角胚胎构建中异常的神经嵴细胞层的持续存在也将导致功能缺陷的间充质细胞的持续存在。而胎儿发育器官的形态发生是由上皮与间充质、间充质与上皮、上皮与上皮之间主动相互作用而完成。

神经嵴细胞分化学说的提出使青光眼的发病机制从形态的研究进入到导致异常形态原因的研究，这无疑是一个重要的进步。随着当代的基础研究，尤其是分子生物学及生物化学的研究进展，有关细胞外间质生物化学、分子生物学的原癌基因与生长因子、受体及细胞内信号传递系统（cAMP、蛋白激酶、调钙蛋白、钙离子、IP4及IP5、cGMP）等结合，为先天性青光眼的发病机制的传统理论提供了一些新的理论解释。但要彻底弄清楚先天性青光眼的发病机制，恐怕需要医学各学科领域的合作和相当长的时间才能逐步实现。

第三节　临床表现

一、病史

婴幼儿，90%在1岁时即出现症状；青少年一般在6岁以后，30岁以前发病，询问有无家族遗传史，10%～12%有家族遗传史；询问是否顺产，有无产钳助产史。

二、症状

原发性婴幼儿型青光眼常具有典型的临床症状：泪溢、畏光及眼睑痉挛常称"先天性青光眼三联征"。多数患儿有典型的泪溢、畏光及眼睑痉挛三联征。泪溢及畏光是由于角膜水肿所致。严重者在一般光线下即表现畏光，强光下患儿面部隐藏在母亲怀中，以避免因畏光而致的眼痛。在婴幼儿及幼年儿童出现其中的一个症状就应高度怀疑有青光眼的可能。若为青少年，青光眼症状比较隐蔽，其表现与原发性开角型青光眼基本一致。

三、体征

1.婴幼儿型青光眼

（1）眼球扩大　眼球扩大是由于新生儿眼球的角膜及巩膜的硬度还不足以抵抗眼压增高，故可造成眼球扩张。这种变化包括角膜、前房角、巩膜、视神经巩膜管及筛板等组织的延伸。角膜增大，角膜横径超过12mm（正常婴儿角膜横径一般不超过10.5mm）。因眼压增高，常表现为角膜上皮水肿，角膜外观呈毛玻璃样混浊或无光泽。有时可见到后弹力层破裂，典型表现为角膜深层水平或同心圆分布的条纹状混浊（Haab条纹）。迁延损害可形成不同的角膜混浊。

（2）眼压升高　正常婴幼儿眼压较成人稍低，但21mmHg为其上限。原发性婴幼儿型青光眼的眼压一般在4.00～6.67kPa（30～50mmHg），也有高达10.67kPa（80mmHg）以上者。

（3）房角异常　原发性婴幼儿型青光眼常常具有特征性深前房，房角检查可能发现虹膜前位插入，房角隐窝缺失，周边虹膜色素上皮掩蔽房角，或出现葡萄膜小梁网增厚致密。

（4）青光眼性视盘凹陷　正常婴幼儿视盘为粉红色，生理杯小而双眼对称。儿童期青光眼杯呈进行性垂直性或同心圆性扩大，眼压控制后，部分大杯可能逆转。而成年人青光眼视盘改变则不相同，当眼压下降后，视乳头凹陷难逆转恢复。这些体征对确诊先天性青光眼十分重要，但常需要在全麻下进行检查，才能充分确认。除氯烷酮外，其他全麻药物和镇静剂有降低眼压的作用，应考虑其影响。

2.青少年型青光眼

一般在6岁以后，30岁以前发病，其表现与原发性青光眼基本一致，症状隐蔽，病久可有视盘凹陷萎缩及视野缺损。

三联征的出现可先于角膜直径扩大（大角膜）、眼球扩大、后弹力层破裂、角膜水肿及视神经乳头发生改变之前。

四、检查

1.婴幼儿型青光眼

（1）初诊检查　初诊时首先观察患儿畏光、泪溢和眼睑痉挛的程度。最好在不接触患儿脸部的情况下观察角膜的大小及清晰度。检查者可用较暗的手电筒慢慢开关或钥匙串或其他物品的响声诱使其睁眼。有的患儿体征明显，有的则需在全麻下详细检查后方能确定是否为青光眼。国外一些学者介绍对较小的婴儿采用推迟一小时喂奶的方法，使婴儿处于一种饥饿状态，然后给一瓶牛奶，在其喝奶过程中完成检查（包括在局麻下测眼压及检查房角）。较大的婴幼儿可用水合氯醛口服，使之入睡5～10分钟，完成检查。水合氯醛一般较安全，无副作用。但文献报道有时也可伴随某些全麻的危险性，因此也须谨慎使用。

（2）全麻下检查　检查可安排在术前进行。

① 眼压　正常婴幼儿眼压较成人稍低，但21mmHg为其上限。所有的麻醉剂均可影响眼压，但程度不一。对眼压的影响可能和麻醉程度及药物本身对心血管的直接作用有关。在乙醚、环丙烷、氯胺酮的麻醉兴奋期可使眼压增高，而在深麻醉期则降低。确定麻醉下的标准眼压是必要的。乙醚麻醉时1岁儿童的正常眼压为20.9mmHg±2.8mmHg。环丙烷麻醉下正常眼压为9～10mmHg，如眼压在20mmHg或以上，应怀疑为青光眼。近几年国内外在先天性青光眼的常规检查多采用氯胺酮，它一般不需麻醉前用药。氯胺酮肌内注射后在10分钟内生效，作用很短，约持续30分钟。清醒后还可再继续睡眠数小时。氯胺酮只是一个麻醉药而不是止痛药，因此在用接触式眼压计测眼压时还需局部滴表面麻醉剂。青光眼的诊断依靠多种因素，其中主要是眼压水平。眼压增高如果不是极高的眼压，并不足以说明患眼是青光眼。相反有些青光眼患儿临床症状典型，但所测眼压不高，这是因为婴幼儿型青光眼的眼压波动较大，测量眼压时适逢低值所致。因此需要多次测量。

② 角膜检查　包括角膜直径、水肿程度等。

a.角膜直径　用测径器沿角膜横径测量，因上角巩膜缘较宽，使垂直径变短。当角膜横径大于13mm时因角巩膜缘不清晰，使测量困难。测量结果应准确记录，以便将来对照。婴儿角膜直径的继续增大与成人青光眼的视野进行性缩小一样，均是眼压未控制的明显表现。角膜直径的大小与手术方式的选择和预后的判断有一定关系。有人认为角膜直径超过13.5mm

以上则手术预后不良。

b.角膜水肿　开始为上皮下及上皮水肿，引起轻度乳白色角膜混浊。如果基质层也发生水肿，混浊就很明显。个别患儿 1～2 小时即可发生急性角膜水肿，使角膜成为瓷白色，犹如石灰烧伤角膜之外观。手术及药物降压后，角膜可逐渐恢复透明，如果是水肿严重且持久，则会遗留永久性的瘢痕及混浊。

c.前房及前房角检查　因角膜在角膜缘处扩张，前房一般都很深，检查前房角的目的主要是寻找继发性青光眼的可能指征，以确定青光眼的类型。

d.眼底检查　近年来对先天性青光眼视神经乳头的研究已有不少进展，因为视乳头的改变是原发性青光眼的特征之一。观察先天性青光眼的视乳头应注意：是否有明显的视乳头凹陷；凹陷的双眼对称性，正常儿童的视乳头外观相同，故发现两眼视乳头不对称具有很大的诊断价值；杯盘比（C/D），一般考虑 C/D＞0.3，双眼 C/D 差 0.2 作为新生儿青光眼的筛选标准之一。

e.轴长的测量　应用 A 超测定眼轴长度已为研究者作为常规或随访先天性青光眼之手段。婴幼儿眼轴长平均为 21.1mm，青光眼患儿的平均轴长＞24mm，此为眼球扩大的表现。

f.X 线检查　可证实有眼眶扩大，眶骨骨质变薄，眶上裂扩大。

g.屈光检查　由于眼轴的正常轴长平均为 21.1mm，青光眼患儿的平均眼轴长＞24mm，此为眼球扩大的表现。

h.视野检查　发病早期出现旁中心暗点、鼻侧阶梯及青光眼早期视野改变。

i.超声生物显微镜（UBM）检查　应用 UBM 可检测活体状态下眼前节组织结构之特点，是一种无创伤、无痛苦的研究眼前节断面图像的超声诊断新方法。UBM 可将前房角、虹膜、晶状体、睫状体及后房角的影像详细的显示出来。为临床上诊断婴幼儿型青光眼提供了一定的帮助。

大多数病例在全身麻醉下行全面检查后可发现典型的角膜增大，眼球扩大及视乳头改变，不难作出正确的诊断。如眼压正常而其他体征存在，可能是适逢眼压低峰时期或麻醉所致之眼压降低，故亦可诊断为先天性青光眼。如无眼球扩大和视神经乳头凹陷不典型则暂不下诊断，过 4～6 月后再行复查。全麻检查前应向家长讲明如一旦确诊即行手术，以免重复麻醉。

2.青少年型青光眼

（1）眼压　青少年型开角型青光眼患者就诊时未经治疗的眼压为 12～82mmHg，个体间眼压差别大，平均眼压（28.84±10.87）mmHg。早期轻中度升高，且个体间差异大，患者对升高的眼压易产生耐受性，常无明显的自觉症状。所以在疾病早期，常因眼压升高不显著而极易漏诊。

（2）角膜检查　包括角膜直径、水肿程度等。

（3）前房及前房角检查　房角特点为：① 虹膜止端靠前，但房角开放；② 巩膜嵴消失，睫状体纵形肌直接附着于小梁网。

（4）眼底检查　青光眼的主要诊断依据是眼压升高、视乳头病理陷凹、视野缺损。由于早期眼压升高不显著，所以详尽的眼底和视野检查就显得尤为重要。C/D 值是一个较为直观的指标，此项检查简单易行，经济省时，患者易接受。盘沿宽窄的改变是典型的青光眼性视乳头组织损害，它开始于乳头的垂直部分，尤其是偏颞侧和下极部。该处发生营养不良性改变后组织变薄，继而消失形成切迹；如生理陷凹呈斜坡状，则组织缺损处变深，使该处的陷凹壁变陡，C/D值与视野损害有较强的一致性。

（5）视野检查　视野缺损分为早、中、晚三期。早期：旁中心暗点，鼻侧阶梯。中期：弓形暗点，环形暗点，鼻侧象限性缺损。晚期：管状视野和/或颞侧视岛。

（6）超声生物显微镜检查　该项技术可在无干扰自然光线状态下，对活体人眼前段的解剖结构及生理功能进行动态和静态记录。

3.伴有其他先天异常的青光眼

（1）眼压　一些先天性疾病，如Sturge-Weber综合征、Axenfeld-Rieger综合征、Marfan综合征、晶体半脱位、角膜先天发育异常、先天性心脏病等疾病致使胎儿发育过程中前房角发育异常，小梁网Schlemm管系统不能发挥有效的房水引流功能而使眼压升高而致青光眼的发生。这类患者大都表现为较高眼压、低视力，却无明显胀痛不适感，所以其眼压特点一般为早期眼压常轻中度升高，甚至在正常范围内。患者易产生耐受性，无自觉症状，晚期视功能损害严重且不可恢复。这些患者常因早期眼压升高不明显，无自觉症状而延误诊治。因此，对于可疑青光眼如眼压轻度增高者应密切随访监测眼压。

（2）角膜检查

① 角膜直径　眼角膜呈雾状混浊，直径扩大一般超过11mm，有的甚至可达17mm以上，一般平均角膜直径大于青少年型青光眼。重者后弹力层有条状混浊及裂纹。

② 角膜水肿　Axenfeld-Rieger综合征患者角膜可无明显水肿。Marfan综合征患者可有角膜全层水肿，呈雾状混浊。

（3）前房及前房角检查　Sturge-Weber综合征患者前房浅，房角可见虹膜根部靠前，全周见小梁网及Schlemm管充血，少量中胚叶组织残留；Axenfeld-Rieger综合征患者房角可见Schwalbe线增厚突起，虹膜组织呈宽阔帐篷和索状跨越房角并黏附于Schwalbe线附近，小梁和角膜背上亦见粗糙深棕色斑块状中胚叶色素残留，其间有些周边虹膜发育不良处可见睫状体；Marfan综合征患者可见前房内有晶体脱出，晶体赤道部边缘反光呈一金黄色光环，似一大油珠样。

（4）眼底检查　Sturge-Weber综合征患者大都视盘苍白，边界清晰，杯盘比一般大于0.6，可见血管偏向鼻侧呈屈膝状爬行而出，视网膜无出血、渗出，黄斑中心凹无反光，Axenfeld-Rieger综合征患者双眼视乳头色苍白，杯盘比大于0.6；Marfan综合征患者眼底可见豹纹状改变，乳头界清，颞侧脉络膜萎缩呈片状。动脉细，动静脉比例约1：3，黄斑部呈暗红色，中心凹反射隐约可见。

（5）轴长的测量　轴长大都大于24mm，此为眼球扩大的表现。

（6）超声生物显微镜检查　Sturge-Weber综合征患者可见睫状体脉络膜脱离。

第四节　诊断要点及鉴别诊断

一、诊断要点

① 常为婴幼儿，双眼发病，有家族史。

② 婴幼儿角膜、眼球较同年龄者增大，有水牛眼之称。

③ 畏光，流泪，眼睑痉挛。

④ 眼压增高，角膜混浊，前房角发育异常，视盘凹陷萎缩及视野缺损。

二、鉴别诊断

1.其他青光眼

先天性青光眼是指只有小梁发育不良而无其他眼部或全身的发育异常或其他眼疾导致眼压增高者。因此必须做详尽的眼部和全身检查。先天性青光眼也可见于不同的综合征，如Lower综合征、13三体综合征及风疹等。必须区分先天性青光眼是否因各种组织的发育不良或疾病导致眼压增高者。

2.造成角膜扩大和混浊的其他原因

大角膜是一种少见的先天异常。90%发生于男性，属性连锁隐性遗传。角膜直径常为14～16mm，无其他先天性青光眼征象如眼压增高，视乳头异常凹陷或后弹力层撕裂。大角膜伴有深前房，因悬韧带松弛和晶状体放松，可有继发的虹膜震颤。房角检查为正常房角，虹膜突明显或有一宽的色素增厚层。

许多代谢性疾病，如婴儿的同型胱氨酸尿症、黏多糖症包括Hurler综合征及Maroteaux-Lamy综合征均可导致角膜混浊。

角膜后部多形性营养不良偶可发生于婴幼儿，可伴有角膜水肿而无角膜直径增大。这是一种隐性遗传的双眼病。典型的特征是在角膜后弹力层有多型的混浊，有典型的小泡，少数患者并可有周边虹膜前粘连。

先天性遗传性内皮细胞营养不良可在生后或1～2年后出现，双眼弥漫性角膜水肿、流泪、畏光、角膜基质厚度可增至正常角膜的3倍，混浊的轻重不一。

产伤可造成角膜后弹力层破裂，发生于产钳助产儿。角膜有水肿及混浊，后弹力层破裂之方向常为垂直性。偶亦有向其他方向破裂者，伴有角膜水肿，可持续一个月或以上。角膜不扩大，一般眼压正常，偶有暂时性升高。此种情况的发生多为单眼，且以左眼为多见，因分娩时，左枕前位发生率较高。眼睑皮肤及眼眶周围常同时有外伤征象。

3.造成泪溢和羞明的其他原因

最常见的泪溢原因是鼻泪管的阻塞，但不伴羞明，内眦部可有黏脓性分泌物，压迫泪囊则有大量分泌物流出，任何病因引起的婴儿结膜炎均可有眼红、泪溢症状。儿童急性眼刺激症状为角膜擦伤所致，可从病史和检查所见作出诊断。

Meesnan角膜营养不良在生后几个月变得很明显，且有眼部刺激症状，一般为双眼患病。检查可见角膜上皮有多个透明-灰白色的点状混浊，此为上皮内之囊肿。Reis-Buckler角膜营养不良发生于生后的最初几年，由于角膜上皮的反复糜烂，可发生眼痛，前弹力层有不规则之混浊斑可进展呈弥漫的网状并伴有角膜前基质层的雾状混浊。

4.造成视乳头异常的其他原因

先天性视乳头畸形应和由青光眼所致的病理凹陷相区别。这些异常包括先天性小凹、缺损及发育不良。轴性近视可伴有一个倾斜的视盘并伴有一个半月状巩膜环，常居于下方或颞侧大的视乳头生理凹陷也必须与青光眼所致的病理凹陷相区别。当婴儿伴有先天性青光眼所致的其他症状和征象，鉴别并不困难，但对3岁以上的儿童因为年龄大小不能准确地测出视野，而且由于眼球弹性所致的眼球继发性改变已不明显，所以在确定诊断前必须很仔细地检查所有可参考的项目并进行随访。检查其家庭成员，尤其是父母，有时可有帮助，因为生理凹陷的大小与遗传有一定关系，有些家庭成员会有相似的视杯形态。

第五节　中医治疗

一、治疗原则

先天性青光眼原则上一旦诊断应尽早手术。近年来，对中医药治疗青光眼的临床和实验研究也取得了一定的进展，证实在改善临床症状、视神经保护等方面显示出潜力和优势。中医药治疗先天性青光眼目前主要以滋阴潜阳、补益肝肾、温补脾肾为主。

二、辨证论治

1.阴虚阳亢证

证候：黑睛及眼珠增大，眼目胀痛，羞明流泪，烦躁面红，或瞳神稍大，可见视野缺损，眼压偏高；舌质红，少苔，脉弦细。

辨证分析：患儿先天阴虚血亏，目窍失养，且虚阳上扰，清窍不利，故黑睛及眼珠增大，眼目胀痛，羞明流泪，烦躁面红，或瞳神稍大；全身症状及舌脉表现均为阴虚阳亢证候。

治法：滋阴潜阳。

方药：阿胶鸡子黄汤（《通俗伤寒论》）加减。组成：阿胶（烊化兑服）、鸡子黄（兑服）、生地黄、白芍、牡蛎（先煎）、石决明（先煎）、钩藤（后下）、络石藤、茯神、炙甘草。每日1剂，水煎，分2次温服。

加减：若见五心烦热者，加知母、黄柏滋阴清热；口苦者，加夏枯草清肝明目；头眩夜啼者，加何首乌、牛膝潜阳安神。

2.肝肾亏虚证

证候：患儿双眼黑睛及眼珠胀大，目昏少神，瞳神稍大，眼底视乳头凹陷扩大加深；腰腿酸软，舌淡苔白，脉沉细。

辨证分析：患儿先天肝肾精血亏虚，目窍失养，故神光衰微，视盘苍白；头晕失眠，腰膝酸软，舌淡苔白，脉细沉无力为精血不足之表现；阴损及阳，则见面白肢冷，精神倦怠，舌淡苔白，脉细沉之候。

治法：补益肝肾。

方药：补肾丸（《严氏济生方》）加减。组成：磁石（先煎）、肉苁蓉、熟地黄、五味子、枸杞子、菟丝子、楮实子、覆盆子、车前子（包煎）、石斛、沉香、知母。每日1剂，水煎，分2次温服。

加减：若见五心烦热者，加黄柏清虚热；面白肢冷，舌淡苔白，精神疲倦，偏阳虚者，加附子（先煎）、肉桂（后下）补肾壮阳。

3.脾肾阳虚证

证候：黑睛及眼珠胀大，病久不愈，或盲而不见，视乳头苍白；形寒肢冷，食少便溏，面色㿠白，夜尿频多，舌质淡胖，苔白滑，脉沉。

辨证分析：肾元不足，致脾阳虚弱，运化不能，后天不能充养先天精血，目失濡养，故神光发越乏源，日渐衰微，视野缩窄；形寒肢冷，面色㿠白，夜尿频多，舌质淡，脉沉均为脾肾阳虚证候。

治法：温补脾肾。

方药：右归丸（《景岳全书》）合补中益气汤（《脾胃论》）加减。组成：熟地黄、熟附子、桂枝、枸杞子、山药、黄芪、当归、党参、菟丝子、白术、石菖蒲、五味子、鸡血藤、葛根。每日1剂，水煎，分2次温服。

加减：若见纳差者，加神曲、麦芽健脾消食；失眠多梦者，加首乌藤（夜交藤）、合欢皮安神定志。

三、针灸治疗

针刺治疗可缓解头眼疼痛及恶心、呕吐等全身症状，对视功能有一定的保护作用。主穴：睛明、上睛明、风池、太阳、四白、合谷、神门、百会。配穴：肝俞、肾俞、太溪、三阴交。根据虚实选用补泻手法，每天一次，留针30分钟，10日为1个疗程。

四、其他治疗

1.中成药治疗

根据证型可选用石斛夜光丸、明目地黄丸、复方丹参片等。

（1）石斛夜光丸　口服，水蜜丸3g/次，小蜜丸3g/次，大蜜丸1/3丸/次，每日2次。组成：石斛、人参、山药、茯苓、甘草、肉苁蓉、枸杞子、菟丝子、生地黄、熟地黄、五味子、天冬、麦冬、苦杏仁、防风、川芎、枳壳、黄连、牛膝、菊花、刺蒺藜、青葙子、决明子、水牛角浓缩粉、羊角（代）。功效：滋阴补肾，清肝明目。主治：肝肾两亏，阴虚火旺之五风内障，视物昏花。

（2）明目地黄丸　口服，水蜜丸3g/次，小蜜丸3g/次，大蜜丸1/3丸/次，每日2次。组成：熟地黄、山茱萸、牡丹皮、山药、茯苓、泽泻、枸杞子、菊花、当归、白芍、刺蒺藜、石决明。功效：滋阴养肝明目。主治：肝肾亏虚之青光眼以及伴随的目涩畏光、视物模糊、迎风流泪等症状。

（3）复方丹参片　口服，每次1片，每日3次。组成：丹参、三七、冰片。功效：活血化瘀，理气止痛。主治：青光眼视神经损害。

2.视神经保护治疗

中药对青光眼视神经保护治疗是目前研究的热点。国内目前有刺五加、枸杞子、川芎嗪、刺蒺藜、银杏叶、丹参、灯盏细辛、藏红花、葛根素、金丝桃素、原花青素、三七总苷等中药及其有效成分对青光眼视神经保护的研究报道。

第六节　西医治疗

一、药物治疗

药物治疗分短期（即术前降眼压）和长期药物治疗两种。

1.短期治疗

用药物降低术前眼压，使角膜水肿减轻后可在手术中更清楚地看清眼部组织结构，并减少术中、术后并发症。Beker建议手术前点缩瞳及保持瞳孔缩小，便于房角切开。

2.长期药物治疗

用于手术未能完全控制眼压者，或有其他病残，预期寿命短或麻醉有危险而不适合于手术的患儿。因为儿童对药物的依从性差以及有一些可能发生的副作用。缩瞳常选0.5%～1%毛果芸香碱，如能用膜释放系统或毛果芸香碱凝胶更好，肾上腺素能阻滞剂如噻吗心安应慎用。碳酸酐酶抑制剂可以减少房水产生，虽然长期用药未证实对眼的损害，但可能对全身系统产生副作用，也应避免长期应用。因婴儿用药后主诉之副作用很少，有时因电解质平衡紊乱使体重下降及昏睡，遇此情况应与小儿科医生共同处理。

二、激光治疗

近几年激光治疗已应用于先天性青光眼。YAG激光治疗先天性青光眼，其目的是解除周边虹膜与房角潜在粘连，对做过小梁切开术和（或）小梁切除术的眼进行治疗，使被粘连而封闭的通道再畅通。

三、手术治疗

先天性青光眼是儿童致盲的主要原因之一，其病因与房角发育异常导致房水排出障碍有关。Barkan（1955）提出房角表面覆盖有异常的内皮膜（Barkan膜），或一层无渗透性的中胚叶组织残留；Allen、Maumenee、岩田（1975）提出房角发育异常是由于Schlemm管小梁组织睫状肌、虹膜等的位置关系异常，使Schlemm管狭窄或闭塞，导致房水排出受阻；虹膜高位向前附于小梁网，进而挤压Schlemm管，巩膜突发育不良是睫状体纵行肌越过发育不良的巩膜突直接附于小梁网；小梁柱异常增厚；Schlemm管未发育或发育不全等。据此从内路或外路行手术划开Schlemm管内壁和小梁及小梁表面膜样物，疏通房水外流的通路，是治疗本病的合理措施。先天性青光眼可以在出生时即存在，90%在1岁以内出现症状。先天性青光眼的手术成功率与手术时机有着密切的关系，一旦确诊，应及早进行治疗，手术成功的标志为眼压控制正常、角膜水肿消退、视力有所提高、眼底检查视神经杯盘比有回弹现象、眼轴较术前减小。

先天性青光眼的手术治疗方法，应根据检查房角的形态而决定，可分为房角切开术、小梁切开术、小梁切除术、小梁切除术联合小梁切开术等。1938年由Barkan所设计的房角切开术对房角有中胚叶残留膜者效果较好，而对于其他青光眼则效果较差。1960年由Smith及Burian所报道的小梁切开术，手术效果基本与房角切开术相同，但其更适合角膜混浊的患儿。此手术在有些患儿可因某种原因寻找Schlemm管时比较困难，而导致手术失败。小梁切开术一次手术的成功率在50%～70%，2～3次手术成功率75%～95%，任何手术成功率都受一些因素影响，所以不能一概而论。对于效果欠佳的，往往在行第二次手术时，多做小梁切开联合小梁切除术。现介绍几种手术方式。

1. 房角切开术

适应证：（1）角膜透明的婴幼儿先天性青光眼；（2）伴有神经纤维瘤病、Lowe综合征、先天性无虹膜、Axenfeld-Rieger综合征、虹膜小梁发育不全的先天性青光眼；（3）继发于母亲妊娠时患过风疹、先天性白内障手术后和慢性前部葡萄膜炎的儿童青光眼。

禁忌证：（1）房角瘢痕化，小梁与虹膜粘连形成瘢痕组织，瘢痕区虹膜平面前移，致周边虹膜高低不平；（2）明显的角膜混浊，看不清房角结构。

术中注意事项：（1）麻醉一定要充分；（2）切开前房角之前，仔细调整手术显微镜和前房角镜；（3）前房角切开刀进入和撤出前房时要注意刀的方向，避免损伤角膜、虹膜和晶体；（4）注意切开前房角的深度。过浅则不能切开小梁前的组织。过深会过多地损伤组织，引起术中出血，术后形成瘢痕。

2. 小梁切开术

适应证：先天性青光眼，特别是角膜混浊无法看清前房角结构者，或2～3次前房角切开术后眼压仍不能控制者。

注意事项：（1）不论何种切开刀或针，其弯曲度与巩膜静脉窦弯曲度十分相近，在相同平面旋转，一般不会损伤窦壁。若切开刀与静脉窦不在同一平面，旋转时可能刺穿窦壁。理论上讲任何方向都有可能，但更常见的是手持部分遮挡手术野，切开刀尖倾向于上翘而刺入角膜。预防的方法是：① 保持眼球正位，但显微镜可适当倾斜以避开手指及器械遮挡；② 手持切开刀先在角膜缘外重复做几次实验，熟悉刀的行进方向，然后再实际操作。（2）过度旋转可能使切开刀未达到理想部位即已穿破小梁网进入前房；旋转不足可使切开刀刺穿静脉窦后壁。切开小梁时，刀尖部分位于静脉窦后方，组织撕裂较重，均会对预后有一定影响。预防办法是当插入切开刀时，手持刀柄做细小的捻动，使刀尖左右摆动进入窦腔，可以减少窦壁损伤。（3）在切开时，术者的注意力要放在刀尖部位，发现插入有问题可及时停止，纠正后再继续操作。（4）前房较浅，小梁切开刀可能会划伤角膜的后弹力层，造成后弹力层脱离。较小的脱离无需治疗，脱离范围较大可出现局部角膜水肿。此时可另做角膜切口，向前房内注入空气，取半卧位，利用上浮的气泡压迫后弹力层复位。（5）由于巩膜下巩膜静脉窦外壁切口未缝，又经切开的内壁与房水相通，少数患者术后会有房水外漏，形成暂时性滤过泡，这有利于房水外流，眼压控制，无需处理。一般3个月后可以消退。

3. 小梁切除术

小梁切除术于1986年由Cairns首先提出，是当代应用最为广泛的一种青光眼滤过手术。手术设计的初衷是在板层巩膜下切除部分小梁组织，使房水流入Schlemm管断端或结膜下，随之被吸收。此后很多学者不断加以完善，发展至目前的复合式小梁切除术。

适应证：（1）药物治疗无效的原发性青光眼；（2）激光术后眼压仍不易控制的原发性青光眼；（3）小梁切开术或房角切开术后失败的先天性青光眼；（4）与小梁切开术联合治疗先天性和发育性青光眼；（5）部分继发性青光眼；（6）初次小梁切开术后失败如结膜条件较好仍可再行小梁切除术。

术中注意事项：（1）做以角膜缘为基底的球结膜瓣时，球结膜切口应位于角巩膜缘后8～12mm；（2）术中注意保护球结膜瓣，不要使其穿孔；（3）巩膜表层出血点应彻底止住，但不能烧灼过重，以免术后瘢痕增生；（4）不要用有齿镊夹持巩膜瓣，以免撕裂；（5）周边部虹膜切除的宽度应大于小梁切除的宽度，可防止周边部虹膜嵌顿于深层角巩膜切口；（6）虹膜周边切除后，严禁任何器械自伤口深入前房，防止损伤晶状体。

4. 小梁切开术联合小梁切除术

近十年来此种联合手术已逐渐采用。手术方式基本同小梁切除术，但为切开Schlemm管，小梁切除之部位较小梁切除术稍偏后，故应注意避免虹膜睫状体的嵌顿。两种手术的联合应用为降低眼压提供了理论上的优点，因为房水有内、外引流两个通道，即使一个通道失败还有另一个通道可以引流，近期疗效较好。远期疗效尚待进一步观察。关于抗瘢痕药物在先天性青光眼做滤过手术时不作为常规应用，尤其是在首次手术时。

5. 引流装置植入术

对儿童的效果不佳，Molteno植入物可用于滤过手术失败者。目前此类装置品种已很多，且仍在继续研究、改进。

6. 睫状体破坏性手术

当反复的滤过手术失败后可考虑采用破坏睫状体功能的手术，以期减少房水生成降低眼压。睫状体冷凝术需分次或反复进行，术后疼痛较重。亦有用超声波或二极管睫状体光凝术破坏睫状体者，但效果均不确定。但激光光凝睫状体手术比冷凝手术的术后疼痛和炎症反应轻。

四、其他治疗

即使成功的手术治疗获得合适的眼压和视神经损害不再发展，但由于角膜混浊或屈光参差所致的弱视仍然是影响婴幼儿视力的重要原因。对眼压控制正常后的持续性角膜混浊，可能需要行穿透性角膜移植术。先天性青光眼患儿角膜混浊本身可导致弱视，眼球扩大可引起轴性近视，而后弹力层膜破裂可产生明显散光，眼压控制后还应尽早采取适当的措施防治弱视。对进行性近视和不规则角膜散光，需尽快散瞳验光配镜矫正视力并进行弱视训练治疗。

第七节 难点与对策

先天性青光眼是一种难治性眼病，最大的危害在于病程隐匿。早期婴幼儿型青光眼由于不能诉说，医生难以早期诊断。晚期视功能损失常不可逆转，病情难以控制。导致先天性青光眼致盲的原因是视神经损害。尽管半个世纪以来，眼科学者一直致力于先天性青光眼的研究，对先天性青光眼的认识有了很大的改变和提升，但先天性青光眼的发病机制仍然不十分明确。所以，如何有效地降眼压，改善视神经的功能及保护青光眼的视神经，是我们工作的难点。

难点一：如何早期诊断

目前的医疗技术很难使致盲的青光眼患者复明。因此，普查预防、早期诊断、及时治疗是减少青光眼致盲的重要和有效途径。青光眼视神经和视网膜神经纤维层损害及视野缺损是诊断青光眼的主要依据。根据先天性青光眼的发病特点，部分患者有家族遗传史，多双眼发病，男女之比大约为2∶1，多为婴幼儿、青少年及30岁以下成年人。通常要对30岁以下的人群进行一年一次的健康检查，通过常规的病史询问、典型的三联征、房角、角膜、眼底等细致的检查。针对可疑的先青人群进行进一步深入的检查，对不能解释不明原因的视力下降，特别是戴眼镜或频繁换眼镜仍感不适者；家族有青光眼史，而本人兼有不明原因视力下降或其他症状者；一天中眼压波动幅度大于8mmHg或眼压高于24mmHg者等。如果有前述的任何青光眼危险因素存在，应密切关注视野的变化、眼压的高低、视乳头和前房的改变，如发现青光眼应尽早诊治。

难点二：如何检测眼压及有效地降低眼压

患者大多为婴幼儿，眼压检查时不能配合，临床上可用指压法初步评估，可通过观察患儿角膜水肿的情况来判定。近年来研究表明，高眼压是先天性青光眼的一个重要的危险因素，虽然不能仅仅依据高眼压作为诊断的指标，但眼压持续高于30mmHg时，终会发生青光眼性视神经损害。所以有效降低眼压，显得极为重要。临床可选用药物局部点眼或手术治疗。

难点三：改善视神经的功能

大量的临床观察显示，先天性青光眼一旦确诊，通常已有视力下降和视野的缺损，改善视力和扩大视野往往比较困难，目前现代医学尚无确切的治疗方法。中医学认为本病多因眼部发育异常，先天不足，肝肾亏虚，神水瘀滞，气血生化不足，精气不能上注于目而引起。因此，要想改善视功能，首先要从整体出发，通过辨证施治，使脏腑功能协调而达到改善视功能的目的。常采用活血利水、疏肝理气、健脾祛湿、滋补肝肾、滋阴潜阳、温补脾肾等方法进行辨证施治，并根据证型，选用石斛夜光丸、明目地黄丸、复方丹参片等中成药治疗。配合西药视神经保护剂：钙离子通道阻滞剂、谷氨酸拮抗剂、神经营养因子、抗氧化剂等可从不同的环节起到一定的视神经保护作用。

第八节　经验与体会

大部分降眼压药物在儿童均没有明确的临床试验有效性和安全性资料，而且儿童处于发育阶段，全身耐受性较差，抗青光眼药物仅用于短期过渡治疗，或用于不能手术患儿。先天性青光眼一旦确诊，应尽早手术，术后要定期随访。3岁以下的婴幼儿首选房角切开术或小梁切开术，对于3岁以上及伴有角膜混浊的病例也适用小梁切开术，优点是术后不需滤过泡引流。从手术效果来看，首次手术成功率高，患儿在1～24个月，尤其1～12个月时行手术治疗效果更佳，术后畏光、流泪、睑痉挛表现多数能解除。回顾性病例分析显示多次手术是先天性青光眼术后视力差的主要危险因素，在小梁切开术和房角切开术多次施行仍然失败，可选择小梁切除等其他滤过性手术。近年来随着技术的不断发展，小梁切开术的临床应用、360度小梁缝线切开术等创新的手术方式逐渐被应用于先天性青光眼的治疗，并取得了较好的疗效。同时，随着内镜技术在眼内的应用逐渐成熟，内镜辅助下进行的前房角切开术及睫状体光凝术，突破了传统手术方式的限制，扩大了经典手术方式的适用范围。

在选择降眼压药物的局部治疗和手术治疗外，可依据辨证施治，予以中医中药进行全身调理等综合治疗。中医古籍文献对先天性青光眼描述较少，彭清华等对原发性青光眼古今中医文献整理研究发现，原发性青光眼主要由风、火、痰、郁、虚及肝之阴阳失调，引起气血失常，经脉不利，目中玄府闭塞，珠内气血津液不行而致。治疗青光眼常用药物有茯苓、生地黄、当归、车前子、决明子、甘草、川芎、菊花等。先天性青光眼患者往往先天禀赋不足，治疗上或滋阴潜阳、或补益肝肾、或温补脾肾为法。

先天性青光眼患者生活质量比正常人低，尤其是双眼发病者。诊断及治疗太晚、手术效果不尽人意、术后失访、长期高眼压是造成原发性先天性青光眼盲及生活质量低下的根本原因。对于先天性青光眼的婴幼儿和青少年，应该在控制病情、提高视力、加强健康教育及心理指导等方面来改善先天性青光眼患者的术后生活质量。

第九节　预防和调摄

（1）患者应少用眼，勿过劳。

（2）积极参加青光眼普查，一旦发现眼压偏高、视野有改变及眼底C/D值较正常大时，尽量做相关检查，以便尽早诊断、尽早治疗。

（3）若已确诊为本病应积极治疗，定期观察和检查视力、眼压、眼底、视野等情况。

（4）注意休息，避免情绪激动，不宜熬夜。

（5）饮食宜清淡易消化，多吃蔬菜、水果，忌烟酒、浓茶、咖啡、辛辣等刺激性食品。保持大便通畅。不可一次性饮水过多，每次饮水不宜超过250ml，间隔1～2小时再次饮用。

第十节　预后和转归

（1）偶尔可见轻度先天性青光眼在10岁前眼压正常而自愈者。但大多数不治疗者，发生进行性眼球扩大、角膜和前房角永久性改变、角巩膜缘扩大、巩膜变薄等不可逆性组织改变。

（2）先天性青光眼治疗原则是早期手术，因为控制眼压是保护视力的先决条件。手术后眼压控制的患者视功能也不一定理想。

（3）由于先天性青光眼的个体情况各异，视功能的预后极不一致，但控制眼压是首要手段。在患者的一生中有时候眼压可突然失控，因此要定期随访。

（4）先天性青光眼药物治疗效果多不满意。婴幼儿型青光眼由于不能诉说，不能及时发现，因而治疗较晚。虽经治疗，视力也往往受到影响。

第十一节　疗效评定标准

显效：视力提高，视野扩大，眼压＜16mmHg，视盘视神经损害未发生进展，角膜横径、杯盘比值减小或未进展者。

有效：视力、视野维持，不用或仅局部用抗青光眼药，眼压≤21mmHg，视盘及视野损害未发生进展，角膜横径、杯盘比值减小或未进展者。

无效：视力下降，视野进行性缩小，药物无法将眼压控制在正常范围内。角膜横径、杯盘比值增大或病情恶化者。

第十二节　医案精选

一、张洪星医案——肝肾不足证

王某，男，6个月大。患儿于2005年5月10日"因畏光、流泪，整日埋头哭闹2月"，被诊断为"先天性青光眼"。遂入院行小梁切除手术，术后复查测眼压：右22mmHg，左30mmHg。医嘱点0.5%噻吗心安滴眼液，bid，于7月15日哭闹、流泪。复查：不愿睁眼，双眼前突，角膜直径＞12mm，双眼滤过泡不明显，左角膜水肿重，双角膜不均匀，灰白色混浊，前房深，瞳孔小，虹膜周切口可见。症见：头晕目眩，口苦，食欲欠佳，寐之不安，有时多梦，面色少华，脉弦细，舌淡胖，苔粗白。

辨证：患儿先天肝肾精血亏虚，虽行手术，仍无法改变先天禀性，头晕目眩，寐之不安，有时多梦，面色少华，脉弦细，舌淡胖，苔粗白均为精血不足之表现；肾水不足而致水不涵木，水火未济，出现中气失调之证。

治法：补肾丸加减，肉苁蓉3g，熟地黄4g，五味子2g，枸杞子3g，菟丝子3g，楮实子3g，覆盆子3g，石斛3g，柴胡2g，山药3g，党参3g，鸡内金2g，香附2g，炙甘草2g，随证化裁。

连服药3个月后，复查：患儿目睛自然，无流泪，眼球前突减轻，角膜变清亮。眼压：右18mmHg，左20mmHg。治疗5个月后，眼压正常角膜直径＜10mm，前房深浅适中，视力无法测试，但患儿已能正常与其他小儿玩耍。以后每半年复查：眼压正常，眼球结构基本正常。

二、张健医案——阴虚阳亢证

尹某，男，2岁，湖南省长沙市望城区铜官镇陶瓷公司。于2015年1月5日初诊。父母代诉：右眼畏光、流泪半月。病史：发现患儿右眼黑睛较大半年，近15日来右眼畏光、流泪。伴烦躁面红，消瘦。检查：右眼睑痉挛，角膜横径12mm，角膜微混，瞳孔中度散大，眼底视盘血管移向鼻侧，生理凹陷扩大，C/D等于0.8，色淡白。戈德曼压平式眼压计测眼压：右眼32mmHg，左眼16mmHg。舌质红，苔少，指纹在气关，色紫红。

辨证：患儿先天禀赋不足，右眼部发育异常，肝肾阴虚，肝阳上亢，目中玄府闭塞，神水排出受阻，积于眼内则眼胀烦躁；面红，消瘦，舌质红，苔少，指纹在气关，色紫红，均为阴虚阳亢之候。

治法：滋阴潜阳。

方药：阿胶鸡子黄汤加减（《通俗伤寒论》）。阿胶2g（烊化），鸡子黄1枚（冲入），生地黄5g，生白芍3g，茯神木3g，炙甘草2g，生石决明5g（先煎），生牡蛎5g（先煎），钩藤3g（后下），络石藤3g。3剂，复查：患儿目睛自然，流泪减轻。随证化裁，连服药1个月后，复查：患儿目睛自然，无流泪，眼球前突减轻，角膜变清亮，眼压：右20mmHg，左15mmHg。

第十三节　名老中医治疗经验

一、姚和清主张整体论治

姚和清老中医主张治疗青光眼一定要掌握整体观念，要根据患者的体质、发病因素、发病情况，对症下药。中医对青光眼的治疗，除了着眼于整体治疗外，还有很多辅助疗法，包括滴眼剂、熏眼剂、针灸疗法等，都有一定效验。

二、韦文贵主张首辨缓急虚实

韦文贵老中医认为青光眼凡发病急速，疼痛明显者多属实证；病程缓慢，疼痛不明显者多属虚证。在正确辨证的前提下，灵活用药。除实证用疏风清热，平肝活血；虚证用标本兼治的方法以外，还根据具体情况，佐以祛痰除湿，活血行气，和胃止呕之品，以提高疗效。创制青光眼十三方，多从古人医理结合其本人临床实践锤炼而得，确有其独到之处。

三、陆南山用平肝健脾利湿法治疗

陆南山老中医根据中医学脾虚不能制水的理论，作为治疗青光眼的主导思想。认为水湿上泛，可影响眼内压升高治疗，采用平肝健脾利湿法治疗。婴幼儿药用石决明5～7g，杭菊花3～5g，茯苓4～6g，苍术2～3g，白术2～3g，猪苓2～3g，桂枝1～2g，楮实子3～5g；成人用量石决明15g，杭菊花9g，茯苓12g，苍术6g，白术6g，猪苓6g，桂枝3g，楮实子9g。用于治疗早期患者，疗效显著。

第十四节　研究进展

一、中医病因病机研究

中医学认为，先天性青光眼多由于先天不足，肝肾阴虚，肝阳上亢，玄府不通，神水滞留；或肾气虚弱，脾阳不振，不能化气行水，神水瘀滞，眼内压力升高，精血亏虚，目失濡养所致。

二、临床研究

1.专病专方研究

复明片：熟地黄10g，山药8g，枸杞子8g，山茱萸8g，谷精草8g，茯苓6g，木通6g，女贞子6g，牡丹皮6g，生地黄6g，菊花6g，石决明6g，木贼6g，常用于先天性青光眼术后视神经的恢复。

青光安颗粒：地龙10g，赤芍10g，红花5g，茯苓15g，车前子10g，白术15g，黄芪20g，生地黄20g，常用于青光眼术后视神经保护治疗。

2.针灸治疗研究

吴泽森等运用中医血瘀辨证理论，采取活血、行血祛血通络、导气降逆的治疗原则，对青光眼患者采取穴位针刺的方法，取双侧肝俞、肾俞、风池、三阴交等穴位，进行针刺，每周3次，每次留针40分钟，治疗120例，结果一次留针40分钟后，有39人眼压下降至正常范围，有明显降眼压作用。

3.外用药物的研究

抗青光眼药物治疗多用于先天性青光眼围手术期暂时性眼压控制，儿童的循环血容量少于成年人，因此抗青光眼药物全身分布的副作用较成年人显著增大。局部前列腺素类药物可以用于儿童青光眼的治疗。Raber等报道了儿童青光眼患儿拉坦前列腺素的系统性暴露明显高于成年人，但其清除速度在各个年龄段均较快，儿童更高的系统暴露并未引起严重副作用。有证据显示，对于Sturge-Weber综合征的患儿，使用拉坦前列腺素无效，而且在围手术期使用此类药物会降低手术成功率。碳酸酐酶抑制剂和β受体阻滞剂已经广泛应用于治疗儿童青光眼，患儿耐受良好。国外有研究观察了1%布林佐胺与左倍他洛尔治疗儿童青光眼12周的疗效，布林佐胺平均降低眼压4.1mmHg（2周）～5.0mmHg（6周），左倍他洛尔平均降低眼压2.9mmHg(12周)～4.0mmHg(2周)。另有关于β受体阻滞剂的研究中比较0.25%倍他洛尔、0.25%噻吗洛尔和0.5%噻吗洛尔治疗小于6岁的儿童青光眼患儿的疗效，结果显示三种药物平均降低眼压分别为2.3mmHg、2.9mmHg和3.7mmHg，较基线眼压下降幅度≥15%的比例分别为38.2%、45.7%和47.2%。

Chang L.等对200例儿童青光眼患儿应用药物治疗的结果显示，拉坦前列腺素联合β受体阻滞剂，日1次，眼压平均降低17%左右。副作用最大的是0.2%的酒石酸溴莫尼定，最小的是前列腺素拟剂，联合应用2%的多佐胺和0.5%的噻吗洛尔1年的疗效持久性最好。

三、实验研究

有关先天性青光眼的发病机制和治疗，经历了从传统的眼压升高治疗以降低眼压为主，到近代研究先天性青光眼是一种多因素的视神经疾患的过程。同时中医药辅助治疗先青有了极大的进展，开辟了中医治疗先天性青光眼的新途径。

（一）中药药效学研究

1.葛根素注射液改善视功能的实验研究

徐新荣等研究葛根素注射液改善视功能的机制。用2%甲基纤维素多次向家兔前房注射造成慢性高眼压兔眼模型，对高眼压兔眼分别用5%噻吗心安，静脉注射葛根素以及两者并用进行治疗，用5%葡萄糖注射液静脉注射作为对照。结果表明高眼压兔眼视网膜标志节细胞密度与高眼压持续时间呈负相关，筛板区视神经轴突内有多量HPR反应物积聚，轴浆内线粒体肿胀、空泡等损伤，表明高眼压是导致轴浆传输阻滞的一个重要原因：高眼压和视乳头微循环障碍均与视神经轴浆传输阻滞有关，高眼压导致轴突的机械性损伤，而筛板区是高眼压时视乳头缺血的敏感区，该区微循环障碍时加重视神经轴浆传输阻滞。单用葛根素不能降低模型兔眼压，用药后能提高视网膜标志节细胞密度，但幅度不及噻吗心安和联合用药组，筛板区多量HPR反应物堆积，说明它改善视神经轴浆传输阻滞的作用较好，而当与噻吗心安联用时，治疗效果优于单用噻吗心安组。表明葛根素能有效改善筛板区微循环状况，从而促进了视神经轴浆传输阻滞的恢复，使濒临变性、死亡的轴突得到了很大的恢复。

2.川芎嗪治疗视神经损伤

刘杏等研究中药川芎嗪治疗青光眼视功能损伤的疗效，结果表明：用川芎嗪治疗后，患者的全血黏度明显降低；眼底荧光造影各充盈时间明显缩短。Humphrey静态视野的总缺失、平均缺失明显减少，动态视野之14e等视线面积明显扩大；100′、25′、6′三种方格视诱发电位的P1潜伏期明显缩短，它能有效地改善青光眼的视功能。

（二）复方药效学研究

1.青光安颗粒剂治疗青光眼

彭清华等观察青光安颗粒剂对青光眼术后患者的作用。动物实验结果显示：青光安颗粒剂对慢性高眼压兔眼眼内组织具有保护作用。对青光眼术后患者服用青光安颗粒剂的51例（78只眼）和术后未用青光安的对照组37例（54只眼）进行观察，结果表明：治疗组患者对数视力由治疗前的3.82±0.27增进到4.35±0.75（$P<0.01$），73.9%患眼的视野与对照组相比有了改善（$P>0.05$），血液流变学、血栓素和前列腺素的测定都明显改善。

2.青光眼四号治疗青光眼

贺义恒等采用青光眼四号水煎剂（处方：茯苓、猪苓、泽泻、桂枝、羌活、防风、车前子等）对44例（77只眼）患者治疗两疗程。结果显示：平均降眼压幅度为0.7kPa，对其中11例患者房水动力学情况研究表明，治疗一疗程后，房水流畅系数平均提高0.06μl/（min·mmHg），房水生成量平均下降0.57μl/（min·mmHg），4例患者服用一次剂量青光眼四号后，与24小时前同一时间相比，服药后3小时眼压开始下降，5小时眼压降至最低，最大降眼压幅度为1.03kPa，降眼压维持时间8小时以上。

3.青光眼1号治疗青光眼

苟立成等应用青光眼1号方（处方：川芎、香附、丹参、陈皮、夏枯草、柴胡、石菖蒲等）对实验性青光眼模型进行观察。结果表明自由基损害及能量代谢障碍参与了高眼压视网膜损伤，青光眼1号既可以保护视网膜免受自由基损伤，又能使视网膜能量代谢恢复正常，从而起到治疗作用。

（三）中药新剂型研究

1.眼用薄膜

林万和将槟榔碱薄膜用于青光眼治疗，具有快速而有力的缩瞳作用。

2.注射剂

秦大军等用复方丹参注射液对晚期青光眼术后增视作用的研究。结果表明：观察组46例视力提高27例，有效率为58.7%，视野改善18例，占39.13%，明显优于对照组。

第十五节　古籍精选

见第十章原发性开角型青光眼（青风内障）。

第十六节　评述

近年来，在青光眼的药物治疗、手术治疗（虹膜打孔、小梁成形、睫状体光凝、睫状体冷冻、巩膜激光打孔等）及为提高滤过性手术的成功率，防止滤过性瘢痕化而局部应用丝裂霉素C、5-氟尿嘧啶、组织纤维酶激活剂及高三尖杉酯碱等，以抑制成纤维细胞增殖的研究方面均取得了满意的效果。而中医药防治青光眼的优势在于减轻控制眼压而不需手术的青光眼或正常眼压性青光眼的视神经损害，保护视神经；对于经药物治疗，眼压不能长期控制而需手术治疗的青光眼，术前应用中医药可减轻眼局部症状和减轻高眼压对视神经的损害，术后应用中医药可提高其视功能。

随着对青光眼视神经损害机制认识的逐步深入，临床上如应用OCT、HRTⅡ、SLO等针对视网膜视神经乳头形态学改变和计算机视野、色觉、运动觉、对比敏感度等视功能评价的检测技术也不断完善，为青光眼的早期诊断和疗效评价提供了更精确的客观依据。视神经的保护治疗和视神经的创伤修复、应用胚胎干细胞或视网膜干细胞与治疗性克隆研究神经的再生是当前研究的热点，已有研究资料显示，中医药在视神经的保护治疗方面具有较好的前景。

参考文献

[1] 彭清华主编.中医眼科学[M].北京：中国中医药出版社，2012.

[2] 李美玉.青光眼学[M].北京：人民卫生出版社，2004.

[3] 周文炳.临床青光眼[M].第2版.北京：人民卫生出版社，2000.

[4] 李凤鸣主编.眼科全书[M].北京：人民卫生出版社，1996.

[5] 孙兴怀，郑应昭，嵇训传，等.外路小梁切开术治疗发育性青光眼[J].中华眼科杂志，1994，（4）：253-257.

[6] 孙蔚，王思慧，田春玲，等.晚期先天性青光眼应用联合手术的效果-小梁切开术联合小梁切除术[J].中国实用眼科杂志，1994（10）：605-607.

[7] 张洪星.中西医结合治愈原发性婴幼儿型青光眼一例追踪6年[C].中华中医药学会第五次眼科学术交流会论文汇编[A].中华中医药学会，2006：174-175.

[8] 张健主编.张健眼科医案[M].北京：中国中医药出版社，2016.

[9] 彭清华主编.眼科中西医诊疗套餐[M].北京：人民军医出版社，2013.

[10] 吴泽森，徐懋纪，钱晴兰，等.针刺对慢性单纯性青光眼眼压与血压的影响[J].上海针灸杂志，1988（1）：6-7.

[11] 徐新荣，蔡丰英.葛根素对慢性高眼压兔眼视神经轴浆流影响的实验研究[J].中国中医眼科杂志，1997，7（1）：3-6.

[12] 刘杏，周文炳，葛坚，等.中药川芎嗪治疗原发性开角型青光眼视功能损害的疗效[J].中国实用眼科杂志，1999（1）：15-18.

[13] 彭清华，罗萍，李传课，等.青光安颗粒剂对抗青光眼术后患者作用的临床研究[J].中国中医眼科杂志，1997，7（3）：24-27.

[14] 贺义恒，唐由之，高健生.青光眼四号对原发性开角型青光眼降眼压的临床研究[J].中国中医眼科杂志，1994，4（1）：15-17.

[15] 苟立成，魏淳.青光眼Ⅰ号对兔高眼压视网膜损伤治疗作用的实验研究[J].中国中医眼科杂志，1997，7（2）：71-73.

[16] 林万和，李令媛，刘万宜.槟榔碱眼用药膜的试制与临床应用初步观察[J].成都医药，1981（2）：86-89.

[17] 秦大军，张义平.复方丹参液对晚期青光眼术后增视作用的临床研究[J].中西医结合眼科杂志，1998（2）：12-13.

[18] 葛坚，王宁利.眼科学[M].第3版.北京：人民卫生出版社，2015.

[19] 彭清华，谭乐娟，谭涵宇.原发性青光眼古今中医文献整理研究[J].辽宁中医药大学学报，2011（1）：5-10.

[20] 裴雪婷，唐炘.儿童青光眼及其治疗的研究进展[J].国际眼科纵览，2014，38（4）：221-227.

[21] 姚和清，姚芳蔚整理.姚和清眼科证治经验与医案[M].上海：上海科学技术出版社，2001.

[22] 韦企平，孙艳红.韦氏眼科学术传承与临床实践[M].北京：人民卫生出版社，2018.

[23] 陆南山著.眼科临证录[M].上海：上海科学技术出版社，1979.

[24] Raber S，Courtney R，Maeda-Chubachi T，et al. Latanoprost systemic exposure in pediatric and adult patients with glaucoma：a phase 1. Open label study[J]. Ophthalmology，2011，118：2022-2027.

[25] Chang L，Ong E L，Bunce C，et al. A review of the medical treatmeat of pediatric glaucomas at Moorfields Eye Hospital[J]. J Glaucoma，2013，22：601-607.

[26] 晁炜静，董方田.内镜在眼科手术中的应用研究进展[J].医学综述，2008（2）：311-313.

[27] 苗森，乔春燕.先天性青光眼的手术治疗进展[J].中华眼科杂志，2014，50（8）：626-629.

[28] 邓续旺，袁灵梅，贾洪亮.复明片对青光眼术后视神经功能恢复的疗效观察[J].实用中西医结合临床，2009，9（1）：41-42.

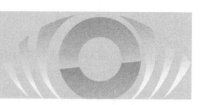

第十四章
发育性青光眼

发育性青光眼是胚胎期和发育期内眼球房角组织发育异常所引起的一类青光眼，多数在出生时异常已存在，但可以到少年儿童时期，甚至青年期才发病而表现出症状和体征。分为原发性婴幼儿型青光眼、少年儿童型青光眼和伴有其他先天异常的青光眼三类。发育性青光眼的患病率在出生婴中约为万分之一，原发性婴幼儿型青光眼的患病率约为万分之三，双眼累及者约为75%，男性较多，约为65%。

第一节　中医病因病机

本病多由于先天禀赋不足，眼部发育异常，肝肾阴虚，肝阳上亢，或肾虚不能化气行水，眼孔不通，神水瘀积所致。

第二节　西医病因及发病机制

组织病理上发育性青光眼有三类发育异常。① 单纯的小梁发育不良，有两种形式。一种是小梁网表面呈点条状或橘皮样；另一种是虹膜前基质呈凹面状向前卷，遮蔽巩膜突，越过小梁网止于Schwalbe线。② 虹膜小梁网发育不良，除了小梁发育不良外，表现为虹膜轮辐（卷）缺损、隐窝明显减少；虹膜基质增生，前基质增厚呈天鹅绒状粗糙外表；虹膜结构缺损；以及无虹膜、虹膜血管异常等。③ 角膜小梁发育不良，有周边部角膜（透明角膜2mm内）改变，通常环绕整个角膜；中周部角膜病变，通常呈节段性；中央部角膜病变，中央基质变薄、混浊；小角膜和大角膜等。

青光眼的发生机制是由于发育的遏制，阻止了虹膜睫状体的后移，虹膜呈高位插入小梁网内，并且小梁网板层和Schlemm管的形成不完全，导致房水外流阻力增加。发育性青光眼的遗传性不清楚，有明显家族遗传史的约为10%，遗传方式分别为多基因、隐形、显性等，甚至还可能包括一些性连锁遗传在内。

第三节　临床分型及表现

一、婴幼儿型青光眼

儿童眼球胶原纤维富有弹性，如在2～3岁以前发病，眼压升高，常导致眼球增大，尤其是角膜和角巩膜缘部。单眼患者则表现为两眼明显的大小不等。由于高眼压引起角膜上皮水肿，婴幼儿患眼常常出现畏光、流泪和眼睑痉挛等症状。初始角膜云雾状混浊，随着角膜和角巩膜缘的不断增大，Descemet膜和内皮细胞层被伸展，最终导致破裂（形成Haab纹）。此时，角膜水肿、畏光、流泪等症状均突然加重，患儿烦闹哭吵，喜欢埋头以避免光的疼痛刺激。长期持续的眼压升高将导致角膜云翳样瘢痕，上皮缺损甚至溃疡；角膜或角巩膜缘葡萄肿；晶状体悬韧带被伸展而断裂发生晶状体半脱位。

二、青少年型青光眼

一般无症状，多数直到有明显视功能损害如视野缺损时才注意到，有的甚至以失明性斜视为首次就诊症状，其表现与原发性开角型青光眼类似。由于眼压升高开始在3岁以后，通常无眼球增大征，但巩膜仍富有弹性，可以表现为进行性近视。当发展至一定程度时可出现虹视、眼胀、头痛，甚至恶心等症状。

三、伴有其他先天异常的青光眼

许多累及眼部的先天异常疾病（包括综合征）可并发青光眼，尤其是累及眼前节的发育异常更容易发生青光眼。合并的青光眼可以发生在出生前、出生时、婴幼儿期、儿童期，甚至更大的年龄阶段。常见的有Axenfeld异常、Rieger异常和Peter异常。

第四节　诊断要点及鉴别诊断

一、诊断要点

（1）应对疑有青光眼的儿童进行常规眼科检查及必要的特殊检查。不合作的患儿，可给予镇静剂麻醉后检查。

（2）对于近视加深加快的在校学生，应做眼科的系统检查以排除青光眼的可能。并依据房角检查见到有发育异常如中胚叶组织残留与原发性开角型青光眼相鉴别。

（3）原发性婴幼儿型青光眼应依据以下几点。① 眼压明显升高。② 角膜增大＞0.5mm。③ 眼底C/D比值：如果C/D比值增大，有助于诊断。④ 房角检查常见厚实的深棕色带覆盖在从整个小梁网到周边虹膜的区域，虹膜根部累及的宽窄不一。

二、鉴别诊断

需与下列常见儿童眼部病变鉴别：（1）单纯大角膜，无其他青光眼体征；（2）产伤性Descemet膜破裂，常为垂直纹，但无角膜增大和视神经改变；（3）视神经异常，如先天性小凹（pits）、缺损、发育不全、生理性大杯凹和高度近视等。

第五节　中医治疗

一、治疗原则

发育性青光眼一旦确诊，应尽早手术治疗。抗青光眼药物在儿童的全身不良反应严重，耐受性差，仅用作短期的过渡治疗，或适用于不能手术的儿童。药物治疗原则也是选择低浓度和全身影响较小的制剂，辅助中医辨证调整机体阴阳气血状态。

二、辨证论治

1.阴虚风动证

证候：婴幼儿患眼出现畏光、流泪和眼睑痉挛，角膜混浊或水肿；患儿烦闹哭吵，喜欢埋头以避免光的疼痛刺激；舌红少苔，脉弦细。

辨证分析：患儿先天禀赋不足，肾中元阴亏虚，不能涵养肝木，虚风内动，故见畏光、流泪和眼睑痉挛，喜欢埋头以避免光的疼痛刺激等化风之候；虚风内动，扰乱神水，瘀滞阻塞，故见角膜混浊或水肿；肾水不能上济于心，再加上肾水瘀滞，眼珠胀痛，患儿则表现为烦闹哭吵。

治法：滋阴潜阳。

方药：阿胶鸡子黄汤（《通俗伤寒论》）加减。组成：阿胶、白芍、石决明、钩藤、生地黄、炙甘草、茯苓、鸡子黄、络石藤、牡蛎。每日1剂，水煎，分2次温服。

加减：阴虚阳亢明显，加甲龟、磁石以滋阴潜阳；兼有虚热，加知母、牡丹皮以清虚热；角膜水肿明显者，加猪苓、泽兰、牛膝以消肿行滞。

2.肝肾阴虚证

证候：一般无症状，当发展至一定程度时可出现虹视、眼胀、头痛，恶心；舌淡苔白，脉沉细。

辨证分析：患儿先天禀赋不足，肾中元阴亏虚，燥热内生，气化无权，固摄失司，神水瘀滞，眼压升高，角膜及眼球增大；元阴亏虚，不能上营头目，则目昏少神；真气内耗，无以摄敛，故瞳神散大；元阴亏虚，不能上营目系，则眼底视盘扩大加深。

治法：补益肝肾。

方药：补肾丸（《严氏济生方》）加减。组成：人参、茯苓、五味子、细辛、黄芩、山药、泽泻、车前子、干地黄。每日1剂，水煎，分2次温服。

加减：气倦无力者，加黄芪、党参以健脾益气；纳差者，加神曲、山楂以健脾化食；视盘凹陷加大加深、苍白者，加桑椹、女贞子以滋阴明目。

第六节　西医治疗

一、药物治疗

药物治疗的原则是选择低浓度和全身影响小的制剂，如0.25%噻吗洛尔、0.25%的倍他洛尔、1%毛果芸香碱滴眼液等，口服乙酰唑胺为5～10mg/kg，3～4次/天。

二、手术治疗

对年龄在3岁以下的患儿首选小梁切开术或房角切开术，3岁以上及所有伴角膜混浊影响前房角观察的病例也适合行小梁切开术。从手术效果看，首次手术成功率高，患儿在1～24个月龄，尤其1～12个月龄时手术成功率更高，术后畏光、流泪、眼睑痉挛症状多数很快解除。

第七节　难点与对策

发育性青光眼的治疗方法以手术为主，传统的窦小梁切除术后可出现滤过通道瘢痕化，使手术失败率增高。近年来，国内学者对发育性青光眼的不同手术方法（如窦小梁切开联合窦小梁切除术、黏小管切开术、黏小管成形术、羊膜植入联合Schlemm管切开术、窦小梁切开术、青光眼阀植入术及深层巩膜切除联合窦小梁切开术等）进行探索，发现黏小管成形术需要专业的手术设备，如纤维导管系统和超高频超声生物显微镜，因此难于在基层医院推广。小梁切开术对单纯小梁网发育不良的发育性青光眼效果良好，成功率可达90%；但对于小梁和周边虹膜发育不良或小梁、角膜、虹膜发育不良患儿的手术成功率只有30%。1岁以内的患儿常需行多次小梁切开术。

研究发现，Schlemm管切开、窦小梁切开联合儿童型Ahmed青光眼引流阀植入术与Schlemm管切开、窦小梁切开联合窦小梁切除术是两种治疗发育性青光眼的有效方式，在基层医院有推广和应用的价值，但其长期疗效有待进一步观察。对于多次窦小梁切除术后眼压高且视功能损坏的患儿，采用Schlemm管切开、窦小梁切开联合儿童型Ahmed青光眼引流阀植入术进行治疗效果更佳。

第八节　经验与体会

发育性青光眼患者多为婴幼儿，术后治疗多配合不佳，因此观察眼压时采用回弹式眼压计进行测量。有研究报道，回弹式眼压计与Goldman眼压计、压陷式眼压计的测量结果比较，差异无统计学意义，因其方便使用且患儿易于配合，特别适用于配合不佳的低年龄患儿。术后除了应观察患儿的眼压、角膜横径及杯盘比等青光眼相关指标，还需对患儿的视功能进行恢复训练，并及时进行弱视训练，这些对于提高患儿的视力及提高脱盲率有着重要的意义。

第九节　预防和调摄

（1）看电影、电视时间不宜过长，亦不要在暗室久留，衣领勿过紧、过高，睡眠枕头宜垫高，避免长时间低头，以免头部充血后，导致眼压升高。

（2）饮食要易于消化，多吃蔬菜，勿吃辣椒、油炸食品等刺激性食品。保持大便通畅，但一次饮水量不应超过500ml，因为饮水太多，会令眼压升高。

（3）最好能逐步学会指测眼压，当觉得高眼压可疑时，及时看医生，以便调整治疗方案，使高眼压得到控制。

（4）如有头痛、眼痛、恶心、呕吐，则要请眼科医生诊治，勿认为急性胃肠炎或其他疾病而延误治疗。

（5）当发现有虹视现象，视物模糊，休息后虽有好转，但不宜拖延，应及早到医院检查，免致病情进一步发展。

（6）必须按医生嘱咐坚持用药和定期随访，不能自己变更用药。

第十节　预后和转归

大多数未治疗的病例会进行性发展，导致进行性大眼球，角膜房角的永久性改变，巩膜变薄、视神经萎缩甚至失明等。

房角切开术和小梁切开术能控制80%以上的病例，复发率为10%～34%，某些病例须行多次手术。手术疗效取决于房角异常部位、眼压高低、角膜状态、发病年龄、眼轴长短和有无合并其他眼部或全身异常。

虽然85%的病例手术能有效控制眼压，但只有39%病例视力超过2.0/5.0。研究发现，先天性青光眼术后眼压控制后，造成视力低下的原因包括：（1）主要因素是视神经纤维损害；（2）屈光介质混浊；（3）角膜不规则；（4）屈光参差性弱视；（5）男孩比女孩更易丧失视力；（6）双眼患儿较单眼患儿视力更差；（7）眼压大于40mmHg或角膜直径大于14mm者，视力较差；（8）青光眼的表现发生愈早，视力预后愈差。

第十一节　疗效评定标准

对发育性青光眼疗效的评价有症状、体征两方面。观察婴幼儿型青光眼的症状改善尤其重要。眼压是一个重要的因素，但有时干扰因素较多，对比眼底C/D值的变化更有价值，C/D比值不变或减小说明控制良好，如C/D比值增大说明病情仍在进展。对发育性青光眼的完整处理，还应注意到视功能的恢复治疗，如屈光不正、弱视、斜视等。手术前后眼压、角膜透明度、角膜直径也是判断原发性婴幼儿型青光眼手术疗效和术后随访的关键指标。

第十二节　研究进展

Shaffer等对287眼行房角切开术的发育性青光眼进行回顾性分析，随访6个月以上发现所有患儿手术成功率为76.7%，然而刚出生即发病的患儿手术成功率则降至30%。但近年来有文献报道新生儿青光眼早期手术可获得较为满意的手术疗效。Mandal等报道25例（47只眼）先天性青光眼患儿在出生1个月内行小梁切开联合小梁切除术手术成功率于术后1、2、3年分别为89.4%、83.6%及71.7%。Yalvac等报道24例（36只眼）先天性青光眼患儿在出生3个月内行小梁切开术，手术成功率于术后1、2、3年分别为92%、82%及74%。

早期手术治疗是原发性先天性青光眼获得较好预后的关键因素之一。Walton等观察了39眼PCG患儿行巩膜咬切术的疗效，发现患儿手术成功率1～2岁＞2～4岁＞4岁。黄洁蕾等发现出生后1个月内行手术治疗的成功率明显高于出生1个月后手术者。其中，1个月内行手术治疗的NPCG患者术后视力＞0.3者共11眼，占64.7%，而1个月后行手术治疗的患者术后视力＞0.3的仅5眼，占26.3%。

手术前后眼压、角膜透明度、角膜直径、C/D值的变化是判断原发性婴幼儿型青光眼手术疗效和术后随访的关键指标。才瑜等报道了行小梁切开术后角膜直径减小的现象，而杜少林等报道了小梁切开术后角膜直径无明显改变。本研究也发现术后角膜直径跟术前比较没有显著差异，这表明即使在手术成功的婴幼儿型青光眼患者中，已扩张的角巩膜术后也很难恢复到原来的大小。Zhang、Wu等报道了小梁切开术后眼底杯盘比值减小的现象。

第十三节　评述

虽然原发性婴幼儿型青光眼是少见病，但它是儿童致盲的主要原因之一，发病机制还有待于进一步探讨，随着分子生物学研究的进一步深入，对揭示疾病的致病基因具有重要意义，手术是首选治疗方法，成功率达80%以上，当前，还须探讨新的术式并结合药物治疗，术后应该重视矫正弱视，以真正达到治疗目的。

参考文献

[1] 彭清华. 中医眼科学 [M]. 北京：中国中医药出版社，2012：168.

[2] 段俊国. 中西医结合眼科学 [M]. 北京：中国中医药出版社，2016：181.

[3] 葛坚，王宁利. 眼科学 [M]. 北京：人民卫生出版社，2010：267-268.

[4] Shaffer R N. Prognosis of goniotomy in primary infantile glaucoma（trabeculodysgenesis）[J]. Trans Am Ophthalmol Soc，1982，80：321-325.

[5] Yalvac IS，Satana B，Suveren A，et al. Success of trabeculotomy in patients with congenital glaucoma operated on within 3 months of birth[J]. Eye（Lond），2007，21（4）：459-464.

[6] Walton D S，Nagao K，Yeung H H，et al. Late-recognized primary congenital glaucoma[J]. J Pediatr Ophthalmol Strabismus，2013，50（4）：234-238.

[7] 才瑜，李美玉，沈亚云，等. 小梁切开术治疗原发性先天性青光眼的远期疗效 [J]. 中华眼科杂志，2004，40（11）：733-736.

[8] Cai Y，Li M Y，Shen Y Y，et al. Long-term effect of trabeculotomy on primary congenital glaucoma[J]. Chin J Ophthalmol，2004，40（11）：733-736.

[9] 杜绍林. 原发性先天性青光眼术后临床疗效及生存质量分析的系列研究 [D]. 中山大学，2009.

[10] Du S L. Long-term effects and quality of life（QOL）in patients with primary congenital glaucoma following antiglaucomatous surgical managements[D]. Sun Yat-sen University，2009.

[11] Zhang X，Du S，Fan Q，et al. Long-term surgical outcomes of primary congenital glaucoma in China [J]. Clinics（Sao Paulo），2009，64（6）：543-551.

[12] Wu S C，Huang S C，Kuo C L，et al. Reversal of optic disc cupping after trabeculotomy in primary congenital glaucoma[J]. Can J Ophthalmol，2002，37（6）：337-341.

第十五章
恶性青光眼

恶性青光眼（malignant glaucoma）又称睫状环阻塞性青光眼（ciliary-block glaucoma）或房水引流错向性青光眼，是一种睫状环小而晶状体过大，睫状环与晶状体之间间隙狭窄，房水流通受阻引起的继发性闭角型青光眼。多见于内眼手术，特别是抗青光眼滤过性手术之后，发病率占闭角型青光眼施行任何手术后的2%～4%，长期使用缩瞳剂亦可引发。除眼压升高外，前房极度变浅或消失，缩瞳无效、扩瞳缓解是其特征。本病为双眼发病，男女均可发生，但以女性居多。如治疗不当，常可导致失明。根据本病的临床表现，与中医学"绿风内障"相似。

第一节　中医病因病机

本病多因眼孔不通，玄府闭塞，神水瘀积而成。素有头风痰火，又因七情内伤，肝之阴阳失调，肝阳亢盛，阳亢动风，风阳上扰清窍；或已患绿风内障，复因手术创伤，脉络受损，组织肿胀，气血瘀滞，导致眼孔不通。

第二节　西医病因及发病机制

本病主要是局部解剖因素的异常，如眼球小、角膜小、睫状环小、短眼轴及晶状体过大。因睫状环与晶状体之间的间隙变窄，在抗青光眼手术、外伤、葡萄膜炎或点缩瞳剂等诱发因素下，导致睫状体水肿或睫状肌收缩，致使睫状体与晶状体或玻璃体相贴，发生睫状环阻滞，后房的房水不能进入前房而向后逆流并积聚在玻璃体内，又将晶状体和虹膜向前推挤，使前房变浅，房角闭塞，眼压升高。

第三节　临床表现

本病常有诱发因素，最常见的是抗青光眼滤过性手术后或点缩瞳剂后。发作时与急性闭角型青光眼发作期相似，即眼胀头痛，眼压升高，混合充血，角膜雾状水肿，前房中部及周边普遍极浅，甚至虹膜与角膜紧紧相贴。用裂隙灯检查通过虹膜缺损区可见睫状突与晶状体赤道部相连；眼后节B超检查可发现后方玻璃体内透亮的液区"水囊"；UBM检查发现虹膜-晶状体隔极度前移，虹膜从根部到瞳孔缘均与角膜内皮相贴，睫状突非常接近晶状体赤道部或仅有裂隙状距离，后房消失，睫状体水肿增厚，睫状突前旋并顶靠着周边虹膜。

第四节　诊断要点及鉴别诊断

一、诊断要点

1.病史

内眼手术史，特别是抗青光眼滤过性手术史，或长期使用缩瞳剂史。

2.症状

最常见的是青光眼滤过性手术后数小时、数日或数月，或长期点用缩瞳剂后。发作时与急性闭角型青光眼发作期相同，即眼球胀痛并头痛，视力下降，严重者恶心呕吐。

3.体征

眼压升高，眼前部混合充血，角膜雾浊水肿，前房中部及周边普遍极浅，甚至虹膜与角膜紧紧相贴，用裂隙灯检查通过虹膜缺损区可见睫状突与晶状体赤道部相连。

4.辅助检查

眼后节B超检查可发现后方玻璃体内透亮的液区"水囊"；UBM检查发现虹膜-晶状体隔极度前移，虹膜从根部到瞳孔缘均与角膜内皮相贴，睫状突非常接近晶状体赤道部或仅有裂隙状距离，后房消失，睫状体水肿增厚，睫状突前旋并顶靠着周边虹膜。

如有下列情况者，要警惕本病的发生。如闭角型青光眼，眼压难以控制，术前眼压＞30mmHg；角膜横径＜10.5mm；前房深度＜1.8mm，晶状体厚度＞4.5mm，虹膜明显膨隆，前房极浅，房角完全关闭；眼轴较短，眼轴长度＜22mm；一眼已发生，另眼必须高度警惕。

二、鉴别诊断

1.与急性闭角型青光眼相鉴别

急性闭角型青光眼多发生于老年女性，前房周边部变浅而轴部一般仅中度变浅，双眼前房深度基本相同，应用缩瞳剂可使眼压下降。睫状环阻塞性青光眼可发生于任何年龄，前房轴部及周边部普遍变浅，另一眼前房可以正常，用缩瞳剂治疗无效，甚至恶化，而使用散瞳睫状肌麻痹剂可使眼压下降。

2.与类似病理状况鉴别

① 瞳孔阻滞性青光眼，可以通过周边虹膜切除（开）术后前房加深来加以区别。② 脉络膜上腔出血，可发生在手术中或手术后数天内，如量多可造成浅前房和高眼压，B超检查

可明确。③ 脉络膜脱离，一般为伴有低眼压的浅前房，易于识别，但如果恢复较慢，时间较长，眼外引流的滤过泡消失，瘢痕化后眼压可升高，应注意分析辨别。

第五节　中医治疗

一、治疗原则

本病的治疗西医主要以散瞳、降眼压、糖皮质激素减轻炎性反应等为主，药物治疗无效，应行玻璃体积液抽出术，重建前房，必要时，需行晶状体及前部玻璃体切除术。西医治疗在降眼压方面作用迅速而持久，在临床治疗中有较大的优势。但由于本病预后不佳，视神经损害迅速，联合使用中医药治疗在改善症状，平稳降眼压，保护神经功能方面有独到之处，另外可用于术后治疗、维持治疗，两者结合用药，则能互取所长。中医药治疗本病发作期目前主要以活血化瘀、益气祛风、利水明目等诸法为主。

二、辨证论治

风火上扰证

证候：青光眼术后或滴缩瞳剂后，骤然发病，头目疼痛加剧，眼胀欲脱，头痛如劈，恶心呕吐，混合充血，角膜雾状混浊，前房极浅，眼珠胀硬，眼压增高，持续不降；口苦口干，便秘尿赤；舌红苔黄，脉弦数。

辨证分析：肝郁气滞，化火生风，风火上攻，经脉瘀滞，神水滞留，则眼珠胀硬，眼压增高；风火上扰清窍，则头目疼痛加剧，眼胀欲脱，头痛如劈；热盛伤津，则口苦口干，便秘尿赤；舌红苔黄，脉弦数为肝郁气滞，化火生风之象。

治法：清肝息风，活血利水。

方药：绿风羚羊饮（《医宗金鉴》）。组成：羚羊角、黄芩、玄参、知母、防风、车前子、茯苓、大黄、桔梗、甘草。每日1剂，水煎，分2次温服。

加减：恶心呕吐，加陈皮、法半夏和胃降逆；若体质肥胖并常有头晕，为有痰湿，合温胆汤清热祛痰。服药后症状减轻，应以调理肝之阴阳为主。

三、专方专药

（1）羚羊角胶囊　口服，每次1粒，每日3次。组成：羚羊角粉。功能：平肝息风，清肝明目，散血解毒。主治：肝阳上亢所导致的青光眼。

（2）青光安颗粒剂　冲服，每次6g，每日3次。组成：地龙、赤芍、红花、茯苓、车前子、白术、黄芪、生地黄。功能：活血利水，益气养阴。主治：青光眼术后视神经保护治疗。

（3）益脉康片　口服，每次2片，每日3次。组成：灯盏细辛。功能：活血化瘀。主治：抗青光眼术后眼压已控制的晚期青光眼视野缩小症。

第六节 西医治疗

积极解除睫状环阻滞,恢复房水正常循环通路,形成前房,开放前房角。首先使用药物治疗,约有半数患者可以奏效,如对药物治疗无效,采用激光治疗或经睫状体扁平部玻璃体腔穿刺抽液联合前房重建术,必要时作晶状体摘除及前段玻璃体切割术等联合手术。

一、药物治疗

1.降眼压治疗

（1）局部用药降眼压

① β受体阻滞剂 常用0.5%马来酸噻吗洛尔（timolol）、0.5%盐酸左旋布诺洛尔、1%～2%卡替洛尔、0.25%倍他洛尔滴眼剂,滴患眼,每日2次。但马来酸噻吗洛尔、盐酸左旋布诺洛尔和卡替洛尔对有房室传导阻滞、窦房结病变、支气管哮喘者忌用。

② 肾上腺能受体激动剂 常用1%肾上腺素、0.1%地匹福林和0.2%酒石酸溴莫尼定滴眼剂,滴患眼,每日2～3次,其中1%肾上腺素滴眼液对心血管疾病患者不宜使用。

③ 局部用碳酸酐酶抑制剂 目前应用于临床的有2%杜塞酰胺和1%布林佐胺滴眼剂,杜塞酰胺每日3次点眼,布林佐胺每日2次点眼。

（2）全身用药降眼压

① 高渗剂 常用50%甘油和20%甘露醇,前者供口服2～3ml/kg体重;后者静脉快速滴注,1～2g/kg体重。甘油参与体内代谢,糖尿病患者慎用。

② 全身用碳酸酐酶抑制剂 目前应用于临床的有乙酰唑胺及醋甲唑胺,乙酰唑胺成人用量为250mg/次,口服,每日2～4次。儿童用量为5～10mg/kg,口服,每日2～4次。

2.抗炎治疗

（1）局部减轻炎症反应 糖皮质激素类滴眼液可选择1%地塞米松、典必殊、复方妥布霉素滴眼液,每日4次;非甾体抗炎类滴眼液可选择0.5%消炎痛、0.03%欧可芬滴眼液,每日4次。

（2）全身抗炎治疗 全身使用糖皮质激素抗炎治疗,以减少组织水肿和炎症反应,促进睫状环阻滞的解除。如地塞米松10mg加入250ml生理盐水中静脉滴注,每日1次。

3.睫状肌麻痹剂

用于散瞳。常选用1%～4%阿托品滴眼液和5%～10%新福林滴眼液,每日4～5次,夜间加用阿托品眼膏,以松弛睫状肌,加强晶状体悬韧带的张力,使晶状体后移。

如果药物治疗后病情好转,眼压控制,前房逐渐形成,则开始将药物循序减量。首先停用高渗剂,然后依次停用碳酸酐酶抑制剂、糖皮质激素,最后停用睫状肌麻痹剂阿托品。但有些患者停用阿托品后前房复又变浅,这种情况可将阿托品维持数月甚至数年。

二、激光治疗

如果药物治疗不满意（至少5天），可先试用激光治疗。

1.氩激光睫状突光凝

通过光凝后睫状突收缩变小或玻璃体前界面破裂而起到缓解睫状环阻滞作用。应用氩激光经角膜和周边虹膜缺损区光凝睫状突，通常需要收缩2～4个睫状突。激光能量100～300mW，时间0.1～0.2秒，光斑50～100μm。激光治疗前后仍需要维持药物治疗。此治疗需要角膜透明（局部滴甘油）和通过周切口可见到睫状突，故可施行的治疗机会不多。

2.Nd:YAG激光切开玻璃体前界膜术

仅适用于无晶状体眼或人工晶状体眼的恶性青光眼，可通过虹膜周切口或瞳孔中央击穿玻璃体前界膜。有晶状体眼的，因有损伤透明晶状体的危险，一般不适用这一方法。治疗使用的激光能量为1～1.5mJ，时间11纳秒，光斑30μm，必要时逐渐增加能量。治疗时将晶状体后囊、玻璃体前界面切开和将前部致密的玻璃体破裂，以引流陷入玻璃体内的房水并重新恢复房水从后房向前房流动的途径。但在后房型囊袋固定的人工晶状体恶性青光眼患眼中，由于晶状体后囊和人工晶状体的广泛牢固粘连或由于人工晶状体光学面（尤其较大光学面7mm）堵塞切开口的液体引流而难以建立玻璃体与前房之间的沟通，其实可通过人工晶状体的固定孔执行后囊膜、玻璃体前界面和前玻璃体的Nd ： YAG激光切开术。由于较大光学面的人工晶状体既会增加术后恶性青光眼的危险，也会妨碍其后执行玻璃体前界膜切开术，故有学者提倡对易有发生恶性青光眼倾向的青光眼白内障联合手术的患者宜采用植入较小光学面的人工晶状体。

三、手术治疗

如果经药物治疗5天以上或经激光治疗无效，或中央前房消失，角膜内皮与晶状体接触，为避免角膜内皮和晶状体进行性损害，手术治疗是指征。需要酌情选择以下手术挽救视力。

1.睫状体扁平部玻璃体腔穿刺抽液联合前房重建术

此术式是治疗恶性青光眼最简单的手术方法。其作用机制为减少玻璃体容积，促进晶状体虹膜隔后移，恢复房水的生理流向。

手术部位避开滤过手术部位，一般选择在角膜缘后11点方位做一小结膜切口，预置前房穿刺口。在角膜缘后3mm充分止血后，平行或垂直切穿巩膜长1～1.5mm。用粗线在9号针头前端12mm处结扎做一标志，再向眼球中心方向缓慢刺入眼内直至12mm标志处。自瞳孔区见到针头时，一手固定针头，一手抽吸水囊。若无液体抽出，则向附近移动针头探查水囊，边移动边匀速匀力缓慢抽吸，抽出1～1.5ml液体。抽吸过程中注意勿伤及晶状体、视网膜。从前房穿刺口注入生理盐水、平衡盐溶液或消毒空气泡形成前房，恢复眼压至正常水平。用10-0尼龙线间断缝合巩膜切口一针，然后铺平结膜，缝合一针或烧灼对合。结膜囊涂1%阿托品眼膏后包扎。术后坚持应用睫状肌麻痹剂，停用高渗剂和碳酸酐酶抑制剂。

2.前部玻璃体切除联合前房重建术

此术式治疗恶性青光眼的原理同玻璃体腔穿刺抽液联合前房重建术。这一术式较玻璃体腔穿刺抽液更为安全，因其可以避免用力过猛对玻璃体的不当牵拉，尤其适用于晶状体尚透明或仅有轻微白内障的患者。

在角膜缘内先预置一前房穿刺口，然后在角膜缘11点方位做一结膜小切口，自角膜缘后3～3.3mm处用锥针刺入玻璃体形成切割头的入路，向眼球中心方向伸入玻璃体切割头，边切边指测眼压，使眼压下降到正常略偏低。拔出切割头后再从前房穿刺口注入生理盐水、平衡盐溶液或消毒空气泡。如巩膜切口密闭佳可不予缝合，烧灼对合结膜。术后处理同睫状体扁平部玻璃体腔穿刺抽液联合前房重建术。如病情反复，可酌情重复行此术式。

3.晶状体摘除、人工晶状体植入术

玻璃体腔穿刺抽液联合前房重建术对于部分患者效果欠佳，尤其是眼轴过短，晶状体相对较大的患者。如果此时发生睫状环阻滞的患者已有明显的白内障，可以先不试用玻璃体腔穿刺抽液联合前房重建术，而直接采用白内障超声乳化、房角分离联合人工晶状体植入手术，术后多可彻底缓解睫状环阻滞，并发症亦少。术后如前房加深不明显，还可用Nd：YAG激光切开玻璃体前膜。如无超声乳化设备，可采用现代囊外摘除，然后再行激光玻璃体前膜切开术。如患者为清亮晶状体或仅有轻微白内障，摘除晶状体需慎重，尤其是要得到患者的充分理解，以免发生医疗纠纷。

某些单位具备带有前部玻璃体切割功能的超声乳化仪，也可在超声乳化、人工晶状体植入完成后，在囊袋内再次注入黏弹剂，将后囊连续撕开一个直径4mm的空洞，再使前部玻切头由此进入，将玻璃体前界膜切开，并切除后囊孔周的玻璃体，最后清除黏弹剂。

4.前部玻璃体切除、超声乳化晶状体摘除、房角分离、前后房沟通联合人工晶状体植入术

此术式是治疗睫状环阻滞性青光眼最彻底的方式，能同时解除多种阻滞（瞳孔阻滞、房角阻滞及睫状环阻滞）。

手术设计与操作：此联合术式的顺序很重要，首先先行玻璃体切除，这样既可降低眼压，又使晶状体虹膜隔后移，下面的晶状体摘除术才有操作空间。

与前述手术相同，手术切口避开滤过手术的部位，但不能破坏过多结膜。玻璃体切除切口选择11点方位，因此处便于右手操作；超声乳化透明角膜切口、辅助切口与常规超声乳化白内障手术相同。注意在无前房或前房极浅时行前房穿刺一定要选用锐利的穿刺刀，将刀紧贴虹膜面缓缓刺入前房，并稍稍扩大切口，若扩口困难，可在此处注入少许黏弹剂，再伸入穿刺刀，继续扩大切口。前部玻璃体切除的切口在角膜缘后3～3.5mm处，锥针穿刺后向眼球中心方向插入切割头，边切除玻璃体边指测眼压，直到眼压降至比正常偏低的水平，从辅助切口注入黏弹剂。玻璃体切除过程常因白内障和粘连的瞳孔而只能盲切，此时必须掌握好切割头进入眼内的深度及方向，避免伤及晶状体后囊、视网膜及睫状体。如果黏弹剂注入少许即外溢，眼压随之明显升高，说明玻璃体切除不足，应继续切除部分玻璃体，保证黏弹剂能够顺利注入前房，利用其钝性力彻底分离虹膜与角膜相贴处，同时加深前房。完成虹膜与角膜粘连分离后，在前房已有一定深度的基础上，再着重将黏弹剂注入在房角处，分离虹膜

与小梁网的粘连。充足的玻璃体切除是加深前房的前提，而足够深的前房则是避免术中后囊破裂、核块坠入玻璃体腔的前提。

如为长期无前房患者，其瞳孔往往与晶状体前囊形成了紧密的粘连，给下一步的撕囊造成困难。如果瞳孔足够大（直径≥5mm），可不强行分离瞳孔后粘连，直接进行连续环形撕囊。如果晶状体前有既往炎症形成的机化膜，应先将机化膜撕除再撕囊，瞳孔稍小者（直径4mm左右），可适当剪开部分瞳孔缘，使瞳孔扩大以便于操作。如瞳孔过小，则必须分离虹膜后粘连，待前房全部形成后，用截囊针伸入瞳孔区虹膜下，将虹膜后粘连逐点分离。在保证手术顺利的前提下尽量减少对虹膜的扰动，有利于防止术后发生严重的炎症反应，引起新的粘连。这类患者的虹膜缺乏弹性，如果将瞳孔过度扩大，术中虹膜容易脱出且难以还纳，造成术后、畏光、伤口粘连等并发症。

超声乳化的透明角膜切口、白内障摘除与人工晶状体植入操作基本与常规白内障手术相同。如晶状体核很硬而瞳孔难以扩大，可做白内障囊外摘除术。

前房与玻璃体沟通的方法：从辅助切口伸入灌注针头，以维持前房深度及眼压，用玻璃体切割头从白内障切口伸入，做6点方位的虹膜周边切除，同时一并将晶状体后囊及玻璃体前界膜切开，使前房与玻璃体彻底贯通；也可以玻璃体切除的切口经瞳孔至下方虹膜后伸到近6点周边部，先切除此处的玻璃体，再作虹膜周边切除，确认前后房确实已沟通。

白内障切口缝合一针，以稳定新形成的前房；结膜切口缝合一针。结膜下常规注射地塞米松及妥布霉素，涂1%阿托品眼膏。

此联合手术用于滤过手术后并发症未及时治疗或处理不当而长期无前房患者时，多需追加小梁切除术。长期无前房患者常因治疗贻误，已发生角膜和虹膜的粘连、白内障、眼压失控等。如患者角膜尚清亮，有残留的视功能，而且患者有强烈的治疗愿望并能充分理解手术风险的情况下，可再次手术治疗，但并发症发生概率也相应增加，尤其是角膜内皮失代偿。

第七节　难点与对策

恶性青光眼，由 Von Graefe（1869年）首次描述本病。是青光眼术后极严重的一种并发症。表现为术后前房消失或极浅，眼压升高，常规的青光眼治疗无效。恶性青光眼最常见于原发性闭角型青光眼（有晶状体眼）手术后，但近年来发现，恶性青光眼也可发生在未曾做过手术的病例（自发性）、单纯白内障摘除术后的病例、点缩瞳剂后的病例、外伤及炎症病例，也可发生在开角型青光眼术后或无晶状体眼的病例。所以，尽管对恶性青光眼的认识已有100多年的历史，但对本病的诊断，病理生理过程、分类和治疗方法等仍存在许多问题，特别是对非典型病例、早期病例的诊断仍有一定的困难；另外恶性青光眼是双眼病，在同样诱因条件下，对侧眼也将发生恶性青光眼，及时正确地处理对侧眼，以防止对侧眼也发生恶性青光眼更为重要；恶性青光眼即使给予了及时正确的诊断与治疗后，眼压恢复正常，但由于本病发病急、病情严重，许多患者视神经遭受严重损害，视力下降、视野受损。所以，如何对非典型病例、早期病例及时诊断，如何正确预防与处理对侧眼发生恶性青光眼，如何改善视神经功能，也是我们工作中的难点。

难点一：如何早期诊断

恶性青光眼常发生于浅前房、窄房角、眼轴短、角膜直径小或晶状体过大的闭角型青光眼，尤其是长期高眼压对药物治疗无反应者。所以对具有下列临床特征的青光眼患者，我们要警惕恶性青光眼可能。① 浅前房或扁平前房，周边部及中央部均变浅（前房普遍性变浅）；② 眼压升高；③ 对缩瞳剂治疗无反应或反而加重病情；④ 对睫状肌麻痹剂有效，滴药后眼压下降、前房加深。

难点二：如何预防与处理对侧眼发病

要格外小心保护与预防对侧眼发病。如果对侧眼房角开放，应尽早做预防性周边虹膜切除术，其中以激光虹膜切开术更为安全。若滴用缩瞳剂代替激光虹膜切开术来作为预防性治疗原则是错误和危险的。因为缩瞳剂会诱发房角关闭和发生恶性青光眼。如果对侧房角明显关闭，则处理会困难且疗效难以肯定。施行青光眼手术后发生恶性青光眼机会较多，所以术后应注意控制炎症，滴用睫状肌麻痹剂。要记住，如对侧眼不做及时和正确的处理，患者往往有双眼失明的危险。

难点三：术后视神经功能的改善

恶性青光眼往往得不到及时的诊断，同时治疗棘手，即使得到及时有效的诊断与治疗，患者的视功能已严重受损，视力下降，视野缺损，改善视力和扩大视野往往比较困难，目前现代医学尚无确切、有效的治疗方法。中医认为，恶性青光眼术后基本由脉络瘀滞，玄府闭塞，气血生化不足，精气不能上注于目而引起，因此，要想改善视功能，首先要从整体出发，通过辨证论治，使脏腑功能协调而达到改善视功能的目的。在临床工作中，我们常常采用：活血利水、疏肝理气、滋补肝肾、益气养阴等方法进行辨证论治。并根据证型，分别予以葛根素液、灯盏花素液、当归注射液、复方丹参液、血栓通液、益脉康片等静滴或口服。

第八节　经验与体会

恶性青光眼作为一种难治性青光眼，对患者视力影响严重，因此对有恶性青光眼易患因素的患者施行滤过手术时，要预防恶性青光眼的发生。滤过手术前充分降低眼压，术中缓慢释放房水，尽可能保存前房，防止晶状体虹膜隔前移；手术结束时给予阿托品滴眼，保证手术结束时，前房形成，瞳孔中等度散大，术后局部和全身应用糖皮质激素药物，以减轻睫状体的水肿和炎症反应。对于术前同时有白内障手术适应证，需行滤过手术的青光眼患者，选择施行青光眼白内障联合手术能够降低术后恶性青光眼的发生率，因为青光眼白内障联合手术能够明显加深中央前房深度，使瞳孔缘与晶状体平面后移，从而解决了瞳孔阻滞。

一旦术后出现前房浅、眼压高要及时采取药物综合治疗，如果不缓解，应及时行激光治疗或经睫状体扁平部玻璃体腔穿刺抽液联合前房重建术，必要时作晶状体摘除及前段玻璃体切割术等联合手术。

第九节 预防和调摄

（1）对具有小眼球、小角膜、短眼轴、前房浅、房角窄、用药物不能控制眼压的闭角型青光眼，或另一眼曾发生过恶性青光眼的患者，应提高警惕。

（2）对急性闭角型青光眼，手术前应尽量用药物降低眼压，手术中勿使房水流出过猛，术后应滴睫状肌麻痹剂，直至前房恢复为止。

（3）本病若误滴缩瞳剂会加重病情，与一般青光眼局部用药相反，需特别注意。

第十节 预后和转归

恶性青光眼多见于青光眼术后，病情进展迅速，对视力危害严重，如不能及时积极治疗处理，可导致患者失明。其治疗方法包括药物治疗、激光治疗和手术治疗。各种不同的治疗方法对恶性青光眼都有一定的缓解率，尤其是简单的药物治疗加上玻璃体腔抽液加前房成形术可以使大多数的恶性青光眼病例缓解。对于药物治疗及玻璃体抽液加前房成形术失败的患者，采取白内障超声乳化加前部玻璃体切除加后囊及玻璃体前界膜切开联合术，有效建立前房、玻璃体之间的通道是治疗成功的关键。对发生恶性青光眼患者，首先要诊断及时，其次治疗应该采取由简单到复杂的阶梯治疗策略，这样患者预后也将良好，最终患眼视力能达到或接近恶性青光眼发作前的视力。另外恶性青光眼患者由于持续高眼压，并且可能接受多次手术治疗，伤及眼部脉络及气血津液，故在前房形成、眼压平稳下降后，予以益气养阴活血利水之青光安颗粒剂，有助于抑制或延缓视神经损害发展，保护视神经。

第十一节 疗效评定标准

治愈：眼压正常，症状及体征消失。

好转：眼压正常或接近正常，症状及体征明显减轻。

未愈：眼压仍较高，症状及体征减轻。

第十二节 医案精选

牟洪林治恶性青光眼验案

张某，女，48岁，天津市人。2001年3月25日就诊。主诉：左眼青光眼术后，眼压仍高且痛，现尚在眼科医院住院。病史：患青光眼于2001年3月18日在眼科医院手术。手术后眼仍痛，测眼压仍高，眼科专家每天上午会诊，会诊后输甘露醇250ml，50%葡萄糖60ml静脉推注，手术1周后眼压仍高，眼痛如手术前。眼科医院欲摘除眼球。患者因惧怕手术，故来求诊。检查：右眼0.8，左眼0.1。左眼手触坚硬如石，混合型充血，视野缩小，眼痛，苔薄白，脉弦数。诊断：青光眼术后恶性青光眼。中医诊断：绿风内障。治法：补血养血，祛风。处方：除风益损汤加减。生地黄20g，熟地黄20g，赤芍10g，当归10g，川芎10g，藁本10g，前胡10g，防风10g，白芷10g，细辛3g，甘草10g。每日1剂，水煎服。立即针刺攒竹、太阳、四白、外关（均患侧），风池（双），合谷（右侧），足三里（双），阳陵泉（双），太冲（双）。针后疼痛顿时减轻。治疗经过：第二天复诊，眼痛轻，手触眼压较前变软。第4天复诊，针3次，中药3剂，眼痛基本消失，手触眼压趋于正常。患者随即在眼科医院办理出院手续，继续中药针灸治疗。1周后诸症消失，痊愈停止治疗。

解析：牟教授所用处方为《审视瑶函》除风益损汤加减。牟教授认为此患者术后眼压不降，是因为手术为"眼外伤"，手术必伤及气血，风邪趁虚而入，内外合邪，经络不畅，致神水停滞而成。除风益损汤内有四物汤养血活血，藁本、前胡、防风、细辛、白芷疏风通络。达扶正祛邪之功，孰能不效乎。

第十三节　研究进展

一、基础研究

罗晓阳等通过对原发性闭角型青光眼（PACG）患者行手术治疗后发生恶性青光眼的临床特征以及相关危险因素进行分析发现，女性、年龄45～60岁、施行小梁切除术、术前眼压＞30mmHg、前房深度＜1.8mm、晶状体厚度＞4.5mm、眼轴长度＜22mm、房角完全闭合是PACG患者术后发生恶性青光眼的危险因素，其中，短眼轴、术前持续高眼压、房角完全闭合3个因素是PACG患者术后发生恶性青光眼的独立危险因素。

王宁利等采用眼科超声生物显微镜、眼科A/B型超声以及眼科临床检查方法及诊断性手术对12例恶性青光眼病例进行了活体眼部解剖结构的定性及定量观察，并采用对照研究的方法和对侧眼进行了比较研究，按照观察结果结合临床表现对恶性青光眼的分类提出了新的建议。将恶性青光眼分为两大类：一类是睫状环阻滞型，它由于睫状环阻滞引起的，与患者本身具有的狭小的眼前段解剖结构有关；另一类是虹膜-晶体阻滞型，它由于晶体-虹膜隔极度前移引起的。这两类恶性青光眼都具有共同的病理生理特征，前房变浅，后房消失，房水逆流入玻璃体腔，但发病机制并不完全相同。

二、临床研究

卓业鸿等对恶性青光眼患者17例（17眼）采用不同的手术方式，其中12眼单纯行超声乳化白内障吸除联合后房型人工晶体植入，其中6眼于术后0.5～10个月病情复发，经分别或联合行激光后囊切开、玻璃体前界膜切开、前部玻璃体切除，甚至房水引流管植入、睫状体光凝术后才得以缓解。5眼行超声乳化白内障吸除联合前部玻璃体切除、后房型人工晶体植入，未见病情复发。认为单纯超声乳化吸除白内障联合后房型人工晶体植入对早期或药物治疗能部分缓解的恶性青光眼有效；对弥漫性房角关闭、周边虹膜前粘连的顽固病例，超声乳化白内障吸除联合前部玻璃体切除、后房型人工晶体植入为较佳选择。

陈向东等将25例恶性青光眼患者（25只眼）随机分为两组，治疗组13例采用丹栀逍遥散加减配合前部玻璃体切割联合超声乳化治疗，对照组12例采用单纯前部玻璃体切割联合超声乳化治疗。观察比较两组治疗前后眼压、前房深度、视力情况。结果发现丹栀逍遥散加减配合前部玻璃体切割联合超声乳化治疗恶性青光眼在控制眼压和改善视力方面的疗效优于单纯前部玻璃体切割联合超声乳化治疗。

第十四节　评述

恶性青光眼多见于内眼手术，特别是抗青光眼滤过性手术之后，长期使用缩瞳剂亦可引发。本病的发生主要与患者局部解剖因素的异常有关，如眼球小、角膜小、睫状环小、短眼轴及晶状体过大。同时本病一旦发生，病情进展迅速，对视力危害严重。所以对本病的预防尤为重要。临床上对具有小眼球、小角膜、短眼轴、前房浅、房角窄、用药物不能控制眼压的闭角型青光眼，或另一眼曾发生过恶性青光眼的患者，应提高警惕，防止恶性青光眼的发生。对于术前同时有白内障手术适应证，需行滤过手术的青光眼患者，选择施行青光眼白内障联合手术能够降低术后恶性青光眼的发生率，因为青光眼白内障联合手术能够明显加深中央前房深度，使瞳孔缘与晶状体平面后移，从而解决了瞳孔阻滞。

一旦术后出现前房浅、眼压高等恶性青光眼症状时，要早诊断，早治疗。首先要及时采取药物综合治疗，有报道50%的病例通过药物治疗后在5天内得以缓解，如果药物治疗无效应施行激光治疗或手术治疗。

参考文献

[1] 彭清华. 全国中医眼科名家学术经验集[M]. 北京：中国中医药出版社，2014：367-368.
[2] 罗晓阳，张良，孟倩丽，等. 恶性青光眼的临床特征和危险因素分析［J］. 眼科新进展，2016，36（9）：835-838.
[3] 王宁利，周文炳，欧阳洁，等. 恶性青光眼发病机制及临床分型的研究［J］. 眼科研究，1999，15（4）：238-241，252.
[4] 卓业鸿，葛坚，刘奕志，等. 恶性青光眼手术治疗远期疗效探讨［J］. 中国实用眼科杂志，2004，22（1）：20-22.
[5] 陈向东，蔡娅仙，孙淑铭，等. 丹栀逍遥散加减联合手术治疗恶性青光眼13例疗效观察［J］. 湖南中医杂志，2016，32（6）：78-79.

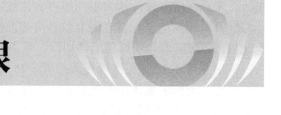

第十六章
新生血管性青光眼

新生血管性青光眼（neovascular glaucoma，NVG）1963年Weiss等首先命名，是一组以虹膜和房角新生血管为特征的破坏性强、严重致盲的难治性青光眼。是因虹膜表面及房角有新生血管，同时合并有纤维血管膜形成，导致房角关闭而产生的一种严重闭角型继发性青光眼，由于新生血管容易破裂，反复发生前房出血，故又称出血性青光眼（hemorrhagic glaucoma），1987年Pagenstecher最先使用，还有称血栓性青光眼（thrombotic glaucoma）、充血性青光眼、红变性青光眼（rubeotic glaucoma）和血管功能不全性青光眼等。其病因主要是广泛性视网膜缺血、炎症或手术外伤等，可继发于多达40余种不同疾病，其中视网膜中央静脉阻塞和糖尿病性视网膜病变占到了病因的近70%，由于缺血缺氧产生血管形成因子，刺激虹膜新生血管的形成，纤维血管膜阻塞房角进而导致房水流出障碍，常导致很难控制的高眼压，失明后仍眼部充血，角膜水肿，剧烈眼痛、头痛，痛苦不堪，不但给患者的生理和心理带来了极大的痛苦，也给家庭和社会带来了沉重的经济负担。本病极顽固，破坏性强、失明率高，用一般的抗青光眼药物及滤过性手术往往无效，临床治疗效果差，因此保持眼球结构的完整和尽可能挽救有用的视力为眼科医生最大的目标。

第一节　中医病因病机

新生血管性青光眼等继发性青光眼，类似于中医"乌风内障"。以头目胀痛，视物模糊，瞳仁气色昏暗，展缩失灵，日久变乌带浑红色为主要临床表现。中医对乌风内障早有认识，唐·王焘《外台秘要》即载曰："如瞳子大者，名曰乌风。"宋元医家辑录前人眼科著作而成的《秘传眼科龙木论·卷之二》首次提到乌风内障之名，并对其早期表现、后期发展、病机、治疗及预后均作了阐述："乌风内障，此病初患之时，不疼不痒，渐渐昏沉，如不患眼人相似，先从一眼起，复乃相牵俱损，瞳子端然不开……不睹三光，此是脏气不和，光明倒退，眼带障闭，经三五年内昏气结，成翳如青白色，不辨人物，以后相牵俱损，瞳仁微小，针之无效，惟宜服药补五脏，令夺病势，宜服决明丸、补肝汤。"指出其早期眼胀痛，仅为视物模糊，而病程经过较长，终为目盲。本病的病因病机，古代医家主要认为有虚实二证。一为实证，如元·危亦林《世医得效方·眼科》归纳为"肝有实热"。二为虚证，如《张氏医通·内障》"风痰之人，嗜欲太多，败血伤精，肾络损而胆汁亏，真气耗而神光坠矣。"傅仁宇《审视瑶函·内障》论其病机同张氏基本一致，但进一步阐述了本病的预后："乌风内障浊如烟，气散膏伤胆肾间，真一既飘精已耗，青囊妙药也徒然。"对其临床表现，无论是

《证治准绳》还是《张氏医通》的描述都简约模糊，无明显的证候特点："色昏浊晕滞气，如暮雨中之浓烟重雾。"唯清·吴谦在《医宗金鉴》对本病的描述与现代医学之"新生血管性青光眼"较为接近："乌风者，初病亦与绿风内障之证不异，但头痛而不旋晕，眼前常见乌花，日久瞳变乌带浑红之色。"指出其临床具有头痛、眼胀、虹膜红变的特点，并将此病分为有余、不足二证，有余证用乌风决明丸，不足证用乌风补肝散治疗。现代临床治疗常根据不同阶段的不同症状辨证施治，认为"肝胆实热，循经上扰，侵袭目窍；风痰为患，上壅于目，阻闭目络；肝肾阴虚，虚火上炎，灼伤目络，致目内出血，瘀积目中"这几个常见原因皆可导致目络阻滞，玄府闭塞，神水滞积，发为本病。应重视活血化瘀、利水疏络、散结通利的治疗法则，同时应强调中西医结合，以达最佳疗效。

第二节　西医病因及发病机制

导致新生血管性青光眼的病因多达40余种，可广泛累及眼后节缺氧或局限性眼前节缺氧的不同疾病。主要有视网膜中央静脉阻塞、糖尿病视网膜病变及其他疾病，各占1/3。视网膜中央静脉阻塞缺血型有18%～60%的病例在发病后2～3个月时、80%的病例在6个月内发生发展为新生血管性青光眼，而糖尿病、原发性开角型青光眼也是视网膜中央静脉阻塞发生的危险因素。增殖性糖尿病视网膜病变约22%发生新生血管性青光眼。其他较多见的伴发新生血管性青光眼的眼部病变有：视网膜中央动脉阻塞（1%～17%），眼内肿瘤如恶性黑色素瘤（0.5%～15%），视网膜母细胞瘤（30%～72%），玻璃体视网膜手术后的虹膜新生血管化达23%～32%，眼内血管性疾病的Coats病、静脉周围炎、镰状血细胞病，其他眼病有慢性葡萄膜炎、早产儿视网膜病变、虹膜异色症、剥脱综合征、巩膜炎、眼内炎、交感性眼炎、视神经纤维瘤病、原发性虹膜萎缩、网状组织细胞肉瘤、转移性癌、眼外伤、Sturge-Weber综合征合并脉络膜血管瘤、白内障摘除等手术后，眼外血管性疾病如颈动脉阻塞病、颈动脉海绵窦瘘、无脉症、巨细胞动脉炎等也是新生血管性青光眼的病因。

新生血管性青光眼的特征是在原发性眼病基础上虹膜出现新生血管，疾病前期由于纤维血管膜封闭了房水外流通道，后期纤维血管膜收缩牵拉，使房角关闭，引起眼压升高和剧烈疼痛。血管形成的刺激因子和抑制因子的平衡和控制是正常和病理性血管形成的主要区别，新生血管性青光眼中这种平衡是怎样被破坏的尚在广泛深入的研究中，目前对新生血管性青光眼虹膜红变的病机仍不十分清楚，但大多数人认为是视网膜缺氧导致了新生血管形成。视网膜缺血、毛细血管和静脉阻塞等导致视网膜缺氧，缺氧细胞产生的血管形成因子（vasoformative factor）或血管刺激因子（vasostimulating factor）弥散到眼前部刺激虹膜形成新生血管。目前已经认识到的与血管形成相关的刺激因子主要有：多肽因子如肝素结合性生长因子（heparin-binding growth factor）——以酸性和碱性成纤维细胞生长因子（aFGF和bFGF）为主，血管内皮生长因子（VEGF）、血管形成蛋白（angiogenin）、血小板衍生性内皮细胞生长因子（PDECGF）、转化生长因子α和β（transforming growth factor，TGF-α和TGF-β）、肿瘤坏死因子α（TNF-α）等，具有血管形成活性的非多肽物质如各种生物胺包括组胺（blogenic amines）、乙酰胆碱和5-羟色胺（血清素，serotonin）、某些脂类如前列腺素E系列中激活的巨噬细胞产生的白介素-1（interleukin-1）、肥大细胞产生的多种细胞外间质降解酶、视网膜色素上皮细胞产生的分裂素（mitogen）等。而血管形成相关的抑制因子有：蛋白酶抑制因子包括胶原酶抑制因子、金属蛋白酶抑制因子（metalloproteinases inhibitor）、血纤维蛋白溶解酶原激酶抑制因子（plasminogen activator inhibitor）、尿激酶抑制因子（由RPE产生）、amiloride、galardin（竞争性抑制）、肝素和肝素片段与皮质类固醇结合共同产生抗血管形成因子作用等。抑制内皮细胞的有干扰素α（INF-α，interferon-α）抑制内皮细胞迁移和延伸，血小板因子4（PF4）抑制内皮细胞增生和迁移等。中和生长因子的有6FGF的单克隆抗体，另外有抗内皮细胞的血管形成抑制剂如烟曲霉素（fumagillin，抗生素）及其合成类似物AGM-1470，可阻止管腔形成。

另外，在糖尿病视网膜病变患者玻璃体切割或晶状体摘除后，虹膜红变的发生率增高，由此推测玻璃体和晶状体在结构上起到屏障作用，阻止血管生成因子向前扩散，在防止虹膜红变方面起到一定的作用。其机制可能是在视网膜缺血状态下，Muller细胞是最主要的VEGF来源。VEGF释放后，必须作用于虹膜和房角才能导致新生血管产生。晶状体摘除，尤其是晶状体后囊不完整或YAG激光后囊切开后，VEGF更易到达虹膜和房角，因而NVG发生率增高。

各种病因所致的新生血管性青光眼的组织病理相同。起源于虹膜和睫状体的新生血管，在虹膜周边部连成"周边部新生血管网"，在房角的新生血管环绕小梁周围，其分支进入纤维化的Schlemm管内，偶有进入集合管者。新生血管排列不规则，管壁很薄，由内皮细胞组成，无肌层或更多的外膜及支撑组织。电镜下显示内皮细胞间之交界处开放，细胞内胞质减少，细胞间隙、透通性和基底膜都有改变，此为易于漏出荧光素和其他物质的病理基础。新生血管性青光眼的纤维血管膜由增生的肌成纤维细胞（myofibroblast，成纤维细胞平滑肌分化）组成，平滑肌成分的收缩可解释虹膜色素外翻和周边前粘连形成，纤维血管膜的纤维部分透明，这层透明膜伸长到小梁网上导致眼压升高，使得其与房角内的新生血管程度成比例，临床上虹膜表面新生血管实际上是在这层肌成纤维细胞层下。

第三节　临床分期及表现

一、病史

有可广泛累及眼后节缺氧或局限性眼前节缺氧的不同疾病如视网膜中央静脉阻塞、糖尿病视网膜病变等病史。

二、临床分期及表现

新生血管性青光眼的共同表现有：早期眼压正常，眼底多有原发性眼病的表现，随着病情进展，可见虹膜及房角与小梁均有新生血管，眼压明显增高，房角检查小梁新生血管膜形成，虹膜周边前粘连，甚至房角完全闭塞，此时眼痛、畏光，视力常为指数-手动，眼压可达60mmHg以上，中到重度充血，常伴角膜水肿、虹膜新生血管、瞳孔缘色素外翻，房角检查见小梁新生血管膜形成、有不同程度的虹膜周边前粘连。

虹膜新生血管化（iris neovascularizatio，NVI）的进展变化很大，可在数天内完全粘闭房角，也可数年之内保持稳定而不累及房角，这种相对静止状况可以突然跃进而进展，也可在任何时期完全消退。一般临床上见到视网膜中央静脉阻塞引起的虹膜新生血管较糖尿病的要粗大且不规则。

某些眼压缓慢升高的患眼，如角膜内皮健康，即使眼压高达60mmHg以上也可无角膜水肿。视力状况大多数很差，有的可以尚好，依原发病对视功能损害程度而不同。

Shield（1986）将自虹膜新生血管形成至发生新生血管性青光眼的临床病理过程分为三期：青光眼前期、开角型青光眼期、闭角型青光眼期。

（一）青光眼前期（虹膜红变期）

最初可见多位于瞳孔缘或前房角、呈典型微小毛细血管扩张的细小新生血管芽，如用房角镜检查时稍施压力可使其消失（注意要在扩瞳前做细致的裂隙灯检查，因为瞳孔扩大也可遮蔽瞳孔周围的细小新生血管）。随病情发展，新生血管可从瞳孔周围延伸开，不规则、蜿蜒而显现在虹膜表面，表现为细小不规则的红线走向虹膜根部。当新生血管延及房角时，睫状带和巩膜突呈树枝状分布于小梁网上（正常状况下房角内的血管是在巩膜突后面，如小梁网上见到血管则一定为异常），有时可见新生血管由虹膜大动脉环处生发、长到小梁网上。房角内的新生血管常常呈树枝状，细小的毛细血管分布在数个钟点范围的小梁网上，需高倍放大和在明亮光照下仔细检查这些房角内的早期征象。虹膜荧光血管造影有荧光素渗漏（早在新生血管发生之前即可见到瞳孔缘血管及放射状血管扩张和荧光素异常漏出）。糖尿病性视网膜病变和视网膜中央静脉阻塞发生的虹膜红变在临床上表现相同，但经聚硅酮（silicone）注射后可见前者的新生血管分布紧密而整齐。视网膜中央静脉阻塞后引起的青光眼前期（虹膜红变期）改变是短暂的，而糖尿病引起者多持续数年亦可无变化。

（二）开角型青光眼期

随病程进展，这些新生血管可完全遮挡原来虹膜表面结构而呈相对光滑外观。由于新生血管管壁菲薄、能见到血柱，故表现为典型的虹膜红变、颜色鲜红，房水常有炎性反应。此期前房角仍然开放，房角新生血管伴有的纤维组织及纤维血管膜虽难以在房角镜下看见，但可阻塞小梁网引起眼压增高。临床表现可类似青光眼的急性发作，患者突感到病眼不适、眼痛、充血，眼压常达40～50mmHg，角膜水肿，有时伴前房积血。

（三）闭角型青光眼期

最终纤维血管膜收缩，拉紧血管呈桥状架于房角内，随后虹膜也被扯向小梁网，形成周边前粘连，房角粘闭。虹膜前表面的纤维血管膜收缩，将虹膜后面的色素层拉向瞳孔缘，造成瞳孔领色素外翻（见到此征通常在同一子午线上伴有房角粘闭）。瞳孔括约肌也被拉到前面来，形成瞳孔固定散大。晚期病例的新生血管可通过粘连处长到晶状体的表面，在囊外摘除和人工晶体眼，可以整个累及晶状体囊膜。新生血管性青光眼的后期，完全粘闭的房角像拉链样呈现非常光滑的虹膜角膜粘连线，此时新生血管数量可以减少，应注意勿误作正常房角。

三、主要并发症

角膜水肿以及反复性前房积血等。

第四节　诊断要点及鉴别诊断

一、诊断要点

（1）多有原发病的病史或（和）体征。由于新生血管性青光眼病因复杂且预后险恶，在临床上强调早期病因诊断，即视网膜缺血的诊断及新生血管化的诊断。

（2）头时痛，眼胀，鼻根部酸痛，眼前黑花，或有虹视，视力下降，甚至失明。

（3）混合充血，瞳孔散大，对光反射迟钝或消失，瞳孔缘色素外翻。瞳孔颜色昏暗，日久变乌并带浑红色。

（4）早期眼压正常，随着病情进展，可见虹膜及房角与小梁均有新生血管，眼压明显增高。

（5）特殊检查

① 早期作眼底血管造影可发现视网膜缺血及其范围。

② 近年来能在患者玻璃体切割术中进行的眼内镜荧光血造影术，可以对毛细血管无灌注区、视网膜血管闭塞或不全闭塞、视盘、视网膜、视网膜下及虹膜后方的新生血管区作出精确的成像。

③ Goldmann房角镜：可以早期发现房角新生血管，能提供高倍率放大和高亮度照明的效果，小梁新生血管膜形成，虹膜周边前粘连，甚至房角完全闭塞。

④ 虹膜新生血管荧光造影：可见荧光素的渗漏，在新生血管发生之前即可看到瞳孔缘血管及放射状血管扩张和荧光素异常漏出。

⑤ 其他：与原发性疾病相关的一些辅助检查。

二、鉴别诊断

（1）Fuchs异色性虹膜睫状体炎　Fuchs异色性虹膜睫状体炎可以出现NVI，但患眼一般安静而不充血，新生血管见于房角，外观纤细，壁薄而脆弱，可有自发性前房积血，且出血更常发生于患眼手术后或房角检查时的某些操作中，这些血管可以跨过巩膜突到达小梁网；Fuchs异色性虹膜睫状体炎继发青光眼相当常见，大多数为开角型机制。

（2）剥脱综合征　剥脱综合征也可出现NVI，但这些血管外观纤细，尤其在深色虹膜的患眼上，临床检查时容易疏漏。但尚无真性NVG的文献报道。

（3）急性虹膜睫状体炎　前节炎症能够引起明显的虹膜新生血管，已有视网膜灌注损害的患眼中更加明显，有时在临床上与NVI难于区分，在糖尿病时尤其如此，白内障摘除以后严重的虹膜炎和继发性虹膜血管扩张与突发性NVG相像，但无论如何，采用局部皮质激素治疗以后假性NVI会消失，而真性NVI将依然存在。

（4）急性闭角型青光眼　NVG的体征和症状通常表现得突然而显著，因此患者首次发病，患眼既有炎症且眼压60mmHg甚至更高不足为奇，且当NVG进入晚期，眼压升高而且角膜混浊，这与急性闭角型青光眼相似。此时虹膜角膜角镜检查已不可能，然而，一般可以通过混浊的角膜看见NVI，更加重要的是，对侧眼的虹膜角膜角镜检查将会提供有关线索，因为窄角和闭角型青光眼往往为双侧性，或有通过手术或激光进行虹膜切除的病史，而NVG具有长期持续存在的糖尿病或CRVO潜在病因。

（5）任何原因的眼内出血，特别是前房积血，可与新生血管性青光眼相混淆，外伤或手术以后应当考虑发生血影细胞性青光眼的可能，如有土黄色的前房积脓或有细小的（4～8μm）土黄色血影细胞覆盖小梁网，一般容易诊断，但如反复前房积血妨碍观察，可以根据病史，将经角膜穿刺吸出的前房液借助相差显微镜检查，有助于确定血影细胞性青光眼的诊断。

第五节　中医治疗

一、治疗原则

本病的治疗，重在治疗原发病，内治与外治结合，控制病情，缓解症状。

乌风内障常继发于眼内出血，在临床治疗中，应重视以下几点。① 眼内出血，血无出道，易于留瘀，瘀血阻络，失其常度，则黄仁上变生赤脉，同时瘀血作为第二致病因素可进一步加重视衣损害，变生新生脉络，因此止血勿忘留瘀之弊，当辅以活血，宜选用具有止血而不留瘀特点之方药如生蒲黄汤。② 血瘀常有气滞，因此宜选择既能活血化瘀又能行气解郁、活血不耗血之品，如川芎、郁金、赤芍、延胡索等。③ 若血积日久，神膏内可见黄白色颗粒并见膜状物形成，视衣出血暗黑，或见机化灶，此为死血干血，治宜破血逐瘀，常选三棱、莪术、水蛭、虻虫、五灵脂等，另外瘀血日久化水、水凝为痰，应化痰散结，常用浙贝母、海藻、昆布等。④ 久用活血化瘀之品可戕伐正气、耗气伤阴，这可能也是新生血管致眼内反复出血之原因之一，故应同时顾护气阴，配用益气养阴、补益肝肾之品，可选枸杞子、桑椹、黄芪等。⑤ 眼中玄府乃精、气、血、津液等升运出入门户，乌风内障玄府瘀滞或闭阻，通道不畅，目无滋养而神光泯灭，故启闭玄府，利水疏络，散结通利的治法应在辨证论治的基础上加以运用，药物可选用细辛、地龙、茯苓、泽泻、猪苓、车前子等。

二、辨证论治

1.肝肾阴虚证

证候：症状较轻，眼胀痛不显，仅见黄仁上赤脉，瞳内气色乌昏或带浑红之色，伴有口干舌燥，舌红少苔，脉沉细。

辨证分析：肝肾阴虚、虚火灼络、血不循经，溢于脉外，瘀血积滞而目络阻滞，玄府闭塞，神水滞积，发为乌风内障则见眼胀痛、瞳内气色乌昏或带浑红之色；而口干舌燥，舌红少苔，脉沉细为肝肾阴虚之征。以眼胀痛不显，仅见黄仁上赤脉，瞳内气色乌昏或带浑红之色，口干舌燥，舌脉为辨证要点。

治法：滋阴补肾。

方药：杞菊地黄丸（《医级》）加减。组成：枸杞子、菊花、茯苓、泽泻、牡丹皮、生地黄、山药、山茱萸。每日1剂，水煎，分2次温服。

加减：如阴虚火旺，抱轮红赤，眼胀加重，脉细数，可改为知柏地黄丸（《症因脉治》：知母、黄柏、熟地黄、山茱萸、山药、牡丹皮、茯苓、泽泻）滋阴降火；如伴瞳神前部或眼内积血，加生蒲黄、墨旱莲、白茅根等凉血止血。

2.肝胆实热证

证候：头目胀痛，眼珠坚硬，泪热羞明，视物昏朦，抱轮红赤，瞳神散大，瞳神或大或不大或紧小或干缺，但展缩皆失灵，瞳内气色浊晕而带乌昏，黄仁上赤脉密布，或可窥见瞳神及眼内积血；可兼见口苦咽干，心烦面红；溺赤便结，舌红苔黄，脉弦数。

辨证分析：肝胆实热，上攻目窍，玄府闭塞，神水积滞，发为乌风内障则见头目胀痛，眼珠坚硬，泪热羞明，视物昏朦，抱轮红赤，瞳神或大或不大或紧小或干缺，展缩皆失灵，瞳内气色浊晕而带乌昏，黄仁上赤脉密布，或可窥见瞳神及眼内积血；口苦咽干，心烦面红；溺赤便结，舌红苔黄，脉弦数为肝胆实热之征。以抱轮红赤，瞳神散大，目珠胀硬，口苦咽干，心烦面红及舌脉为辨证要点。

治法：清泻肝胆实热。

方药：凉胆丸（《太平惠民和剂局方》）加减。组成：黄连、黄芩、荆芥、龙胆、芦荟、防风、黄柏、地肤子；亦可选用绿风羚羊饮（《医宗金鉴》）：羚羊角（水牛角代）、黄芩、玄参、知母、大黄、车前子、茯苓、防风、桔梗、细辛。每日1剂，水煎，分2次温服。

加减：头目胀痛者，加夏枯草、香附以清肝理气止痛；羞明畏光者，加木贼、防风、赤芍以祛风清热凉血；口苦咽干心烦者，加牡丹皮、栀子以清肝泻火；尿黄或少者，加泽泻、车前草以泄热利尿。

3.风痰壅目证

证候：目珠胀痛，视力减退，抱轮微红或红赤，瞳神或大或不大或紧小或干缺，展缩皆失灵，瞳内色昏而浊，或可窥见瞳神及眼内积血。可兼见头晕而眩，胸闷气紧；舌苔厚腻，脉濡或滑。

辨证分析：风痰为患，上壅于目，阻闭目络，发为乌风内障则见目珠胀痛、视力减退、抱轮红赤、瞳神或大或不大或紧小或干缺、但展缩皆失灵、瞳内色昏而浊、或可窥见瞳神及眼内积血；头晕而眩，胸闷气紧；舌苔厚腻，脉濡或滑为风痰壅目之征。以目珠胀痛，抱轮微红或红赤，瞳神散大，瞳内色昏而浊，头晕而眩，胸闷气紧及舌脉为辨证要点。

治法：涤痰开窍，清肝除风。

方药：白附子散（《证治准绳》）加减。组成：荆芥、白菊花、防风、木贼、白附子、甘草、苍术、人参、羌活、蒺藜。每日1剂，水煎，分2次温服。

加减：目珠胀痛甚者，加夏枯草、香附、蔓荆子以疏肝理气，清利头目；头晕而眩者，加石决明、天麻、钩藤以平肝息风；胸闷脘胀者，加薤白、瓜蒌壳、草豆蔻以化痰宽胸理气。

4.瘀血积滞证

证候：头目胀痛，目珠胀硬，视力锐减，抱轮红赤，瞳神或大或不大或紧小或干缺，但展缩皆失灵，黄仁上赤脉丛生，眼内出血久不消散，瞳内隐隐乌红，或可窥见眼内积血。可兼见胸胁胀痛，舌质紫暗，舌边有瘀点，脉弦或涩，舌下脉络瘀滞，脉弦。

辨证分析：眼内出血，日久不散，败血壅瘀目中，阻闭玄府，发为乌风内障则见头目胀痛、目珠胀硬、视力锐减、抱轮红赤、瞳神或大或不大或紧小或干缺、但展缩皆失灵、黄仁上赤脉丛生、眼内出血久不消散、瞳内隐隐乌红、或可窥见眼内积血；胸胁胀痛，舌质紫暗，舌边有瘀点，脉弦或涩，舌下脉络瘀滞，脉弦为瘀血积滞之征。以头目胀痛，抱轮红赤，瞳神散大，瞳内隐隐乌红，目珠胀硬为辨证要点。

治法：行滞消瘀。

方药：通窍活血汤（《医林改错》）加减。组成：麝香、赤芍、川芎、桃仁、红花、红枣、老葱、鲜姜、黄酒。或血府逐瘀汤（《医林改错》）加减：柴胡、桃仁、红花、生地黄、当归、赤芍、川芎、牛膝。每日1剂，水煎，分2次温服。

加减：头目胀痛明显者，加白芷、蔓荆子以清利头目；新鲜出血者，加泽兰、泽泻以利水活血；积血日久，加昆布、海藻以化痰散结。

三、专方专药

无特殊专方专药，如出现前房积血时，可口服云南白药胶囊。

四、针灸治疗

如疼痛，可针刺太阳、攒竹、鱼腰、丝竹空、上星，耳尖刺血等对症止痛。

第六节　西医治疗

本病晚期，无论是药物、激光、手术或其他治疗等眼压均不易控制，因此预后不良。对本病做到可能性预防及早期治疗是非常重要的。故包含了病因治疗、视网膜缺血缺氧治疗及控制眼压治疗的综合治疗方案才是最符合其病理生理过程的治疗措施，并逐渐被眼科医师所接受。而对于眼压不能控制且已无有用视力的终末期或绝对期新生血管性青光眼，减缓眼痛等症状为主要治疗目的。

一、病因治疗

积极治疗可能广泛累及眼后节缺氧或局限性眼前节缺氧的不同疾病，尽量避免疾病向虹膜红变及新生血管性青光眼发展。

二、视网膜缺血缺氧治疗

1.全视网膜光凝（PRP）

凡可能引起视网膜缺血缺氧损害的血管性病变，特别是经荧光血管造影证实有广泛性毛细血管无灌注区者及荧光造影时瞳孔缘周围有异常荧光渗漏者，及早做全视网膜激光光凝是防止虹膜红变及新生血管性青光眼的一个有效措施，已有虹膜红变而尚未发生新生血管性青光眼的病例，更应进行视网膜激光光凝治疗。发生虹膜新生血管化时，可全视网膜激光光凝，经瞳孔（最早在1955年，Meyer-Schuickerath）或经内镜（最早在1981年，Charles）途径施行。综合来说视网膜中央静脉阻塞患眼中引起的虹膜新生血管较糖尿病视网膜病变对预防性视网膜激光光凝治疗的效果要差。

2.房角激光光凝术

房角光凝最早由Farnarier等于1966年提出，某些情况下，在PRP治疗前，先行房角光凝可以提供"一段暂缓期"以延迟迫在眉睫的粘连性房角关闭。然而，此后如果不能进行PRP，房角光凝本身不能有效地防止房角粘连关闭的发生，反而时常加重炎症和加快房角新生血管形成的进展。所以，本法仅为临时性暂缓方法。

3.全视网膜冷凝

在指征适于PRP治疗时，但因为角膜、晶状体或玻璃体混浊明显影响眼底可见度，可以考虑施行全视网膜冷凝。对于已经失去有用视力的患眼，同时应用全视网膜冷凝和睫状体冷凝，可以既控制NVG又降低眼压，但术后炎症和疼痛比较严重，因此，只有在其他治疗失败或不可能进行时，作为最后一项措施。

视网膜冷凝比PRP造成更明显的炎症和血-视网膜屏障破坏，其潜在性并发症包括牵引性和渗出性视网膜脱离以及玻璃体积血。

三、控制眼压治疗

1.药物治疗

当发生新生血管性青光眼时，除了全视网膜光凝等上述治疗外，加用降压药（β受体阻滞剂、α受体激动剂、碳酸酐酶抑制剂等）。但不宜用胆碱能激动剂（缩瞳剂）和前列腺素衍生物等抗青光眼药物，因为不但无效且易引起炎症反应，加重症状。

（1）β受体阻滞剂　可减少房水生成而降低眼压。可选用马来酸噻吗洛尔滴眼液、盐酸卡替洛尔（美开朗）滴眼液、盐酸左布诺洛尔（贝他根）滴眼液或盐酸倍他洛尔（贝特舒）滴眼液滴眼，每日2次。该药不影响瞳孔大小和调节功能，但有心脏传导阻滞、窦房结病变、支气管哮喘者禁用。该药可掩盖低血糖症状，自发性低血糖患者及接受胰岛素或降糖药的患者应监测血糖。

（2）碳酸酐酶抑制剂　可减少房水生成而降低眼压，常用的有布林佐胺（派立明）滴眼液或盐酸多佐胺滴眼液滴眼，每日2次。乙酰唑胺或醋甲唑胺片口服，首次量为500mg，以后每次250mg，每日2～3次，一般在饭后半小时服用，以减少胃肠道反应，不宜长期使用。如出现口唇、四肢发麻、头晕肢软、肾绞痛、血尿及小便困难等，此为碳酸酐酶抑制剂引起的感觉异常、低钾、尿路结石所致，所以在口服碳酸酐酶抑制剂时应同时服用碳酸氢钠和氯化钾缓释片，用于碱化尿液及补钾，避免副作用。

（3）高渗脱水剂　可减少眼内容积而降低眼压。常用20%甘露醇或甘油果糖注射液快速静脉滴注。对年老体弱或有心血管疾患者，应注意呼吸、脉搏、电解质的变化，以防发生意外。全身应用高渗脱水剂在短期内（10天）可以控制眼压，但长期应用将逐渐失去降眼压的作用，因为高渗胶质可以通过新生血管渗漏到眼内，使眼内与血管内的胶体渗透压压差消失。

2.手术治疗

是治疗新生血管性青光眼的主要手段，手术方法有玻璃体腔注射抗VEGF药物、滤过性手术、人工引流装置手术以及睫状体破坏手术等。

（1）玻璃体腔注射抗VEGF药物　在虹膜新生血管存在条件下进行手术，极易造成术中和术后眼内出血，玻璃体腔注射抗VEGF药物，能显著减少术中和术后出血机会，从而提高手术成功率；抗VEGF药物疗法对开角型青光眼期的新生血管性青光眼不但能有效减退虹膜新生血管，而且可以降低眼压，甚至免除手术；对晚期新生血管性青光眼，虽不能降低眼压，但也能够作为辅助疗法改善手术预后，并能有效缓解疼痛。故近年来抗VEGF药物联合房水引流阀植入术、联合小梁切除术、联合睫状体光凝术等为新生血管性青光眼的有效治疗提供了条件和契机。

（2）小梁切除术　常规滤过性手术常常失败，术前全视网膜光凝术或冷凝术使新生血管退化，或术中术后应用抗代谢药（丝裂霉素C比5-Fu更有效）可提高手术成功率。为了防止术中出血，在做虹膜切除时可先烧灼要剪除的虹膜。滤过性手术的远期成功率较低，一般在30%～50%，失败的原因是滤过道很快被纤维血管膜长入而瘢痕化。

（3）人工引流装置手术　人工引流装置手术，尤其是青光眼减压阀植入手术用于新生血管性青光眼取得较为满意的效果。引流物装置种类很多，例如Schaket植入物、Moheno植入物、Krepin-Denver活瓣、Jodeph植入物和Ahmed阀门等，较为常用的是Moheno植入物和Ahmed阀门。关于不同种类植入物降眼压的效果，Stunner回顾了有关文献得出结论，控制眼压近期成功率70%～90%，而远期疗效低于50%，各种引流装置控制眼压效果无明显差异。

（4）睫状体破坏性手术　睫状体破坏性手术主要用于晚期NVG，患者用药物和其他手术治疗失败，或视力丧失，而且疼痛严重，此时治疗目的是减少房水形成，降低眼压以缓解症状，保留眼球。此类手术有：睫状体光凝、冷冻、热凝等。

① 睫状体激光光凝术　睫状体激光光凝术是比较推崇之方法，其利用激光对睫状体进行凝固、破坏，使其丧失或减少分泌房水的功能，以降低眼压。主要方法有以下几种：a.经巩膜睫状体光凝术；b.经眼内激光睫状体光凝术；c.经瞳孔激光睫状体光凝术。在上述3种方法中，经巩膜睫状体光凝术，方法简单，可多次重复，并发症较少，为主要手术方法。本法有接触型照射和非接触型照射2种：Nd：YAG激光非接触型照射能量为5.0J，照射时间20秒，在角膜缘后0.5～1.5mm的位置，通常照射10～30个点，最大范围3/4周；接触型照射有使用半导体激光和连续振动型Nd：YAG激光。半导体激光治疗方法是以1.5～2.0W，照射时间2秒，角膜缘后1.5mm，照射15～20个点。

② 睫状体冷冻术　利用冷效应来破坏组织细胞，使睫状上皮、睫状体血供受到破坏来降低房水分泌，设备简单易于施行。可采用直径为2～2.5mm冷冻头，温度-80℃，距角膜缘1～2mm在180°～360°范围作6～12个冷冻点，冷冻时间60秒。为预防手术后一过性高眼压及葡萄膜炎症反应，术前3天局部使用皮质类固醇激素、双氯芬酸钠眼药水，术前30分钟

口服吲哚美辛50mg，如眼压较高可口服醋氮酰胺500mg，静脉滴注甘露醇250ml。疼痛严重者，术前30分钟肌注哌替啶50mg、非那根25mg。使用直径2～2.5mm或3mm冷冻头，前缘距角膜缘1mm，上方象限1.5mm。将冷冻头压于球壁使其稍内陷，温度-60～-80℃，待冷冻头开始结霜，冷冻头周围结膜、巩膜变白，开始计算时间30～40秒。冷冻范围，第一次采取上方象限或下方象限180°范围，共6～8个点。也可360°范围作6～12个冷冻点，冷冻时间60秒。如眼压控制不好，以后可再行冷冻。术中注意冷冻头不要冻结眼睑，冷冻头必须紧压眼球，以减少睫状体血流，增强手术效果。冷冻头必须完全解冻后才离开眼球，避免拉破结膜。冷冻温度达不到-80℃应适当延长冷冻时间。年轻患者，眼压较高者，适当增加冷冻点和时间。术后24小时由于葡萄膜炎反应，患者感到剧烈的眼痛、头痛。术后常规应用糖皮质激素、吲哚美辛类眼药水及睫状肌麻痹剂，同时给予镇痛镇静药物，由于术后反应性眼压升高，抗青光眼药物维持至眼压正常再减量。

③ 睫状体热凝术　又名睫状体透热凝固术，由于该类手术在一定程度上对眼球有损伤，另外手术效果的预测性差，过少达不到目的，过多则造成眼球萎缩，所以本类手术只能作为抗青光眼手术的最后手段或配合其他手术作为辅助治疗。睫状体透热凝固术目前多被睫状体冷冻术替代。a.穿刺性睫状体透热凝固术，穿刺电极头长1～1.5mm，距角膜缘2.5～5mm，做两排穿刺巩膜电凝，透热电流40～50mA，持续3～5秒，每个穿刺点间开3mm，一般先做180°范围，手术可剪开球结膜或不剪开球结膜。b.非穿透性睫状体透热凝固术，做以穹隆为基底的上半周或下半周结膜瓣，用2mm球形电极，距角膜缘后2mm，电流50～60mA做两排巩膜电凝，每排6～8个点，电凝时间为巩膜表面收缩、微黄为好。为防止电凝后巩膜坏死葡萄膜肿形成，以及使电凝结果更可靠，也可在电凝区内先做板层巩膜瓣，然后在瓣下进行电凝，术毕缝合巩膜瓣于原位，缝合球结膜。穿刺电凝有显著低眼压和眼球萎缩发生以及交感性眼炎的可能，临床应用受到限制。术后24小时由于葡萄膜炎反应，患者感到剧烈的眼痛、头痛。术后常规应用糖皮质激素、吲哚美辛类眼药水及睫状肌麻痹剂，同时给予镇痛镇静药物，由于术后反应性眼压升高，抗青光眼药物维持至眼压正常再减量。

（5）手术方法的综合运用　在临床上，很多患者到医院就诊时，病情已为晚期，单纯药物治疗、睫状体冷冻、滤过性手术和房水引流植入等效果甚微，此时患者疼痛程度大多较为剧烈。越来越多的学者尝试各种疗法的有机结合。

① 睫状体平坦部玻璃体切割视网膜光凝　Bartz-Sehmidz等对睫状体光凝联合硅油填充术进行临床研究，用此法治疗继发于中央静脉阻塞或增生性糖尿病视网膜病变的32例NVG，随访1～3年，术后1周眼压正常（低于22mmHg）为52%。3个月后眼压正常为50%，6个月后为59%，1年以后眼压正常为72%，他们认为这种手术中断了视网膜缺血、VEGF释放，降低了眼压，硅油填充阻止了术后并发症，同时通过隔断眼前后节而使虹膜红变迅速消退。阻断了NVG的病理生理过程，充分体现治疗原则，是较为经典的综合治疗方法。

② 经睫状体平坦部玻璃体切割联合引流物植入　Scott等报道了用此法治疗40例患者的难治性青光眼的结果，其中14例继发于增生型糖尿病视网膜病变或中央静脉阻塞的NVG，术前眼压平均34mmHg，术后1年在不用药的情况下眼压平均13mmHg。55%的患者眼压在5～21mmHg，17.5%加用1种降眼压药物眼压低于21mmHg，仅有2.5%的患者眼压不能控制而接受再一次手术。

③ 激光或冷凝联合小梁切除术/前部视网膜冷凝联合小梁切除术　国内马立用此法对33

例NVG进行治疗，并用32例NVG单独行前部视网膜冷凝或睫状体冷冻术对照，随访6～26个月。联合式式可使90%的患者眼痛消失，67%的患者视力保持，眼压86%控制，与单独睫状体冷凝比较差异有显著性。这种方法通过冷凝破坏耗氧量高的视细胞，代之以耗氧量低的神经胶质细胞，使缺氧的视网膜释放VEGF终止，为引流手术成功创造条件。随着NVG发病机制的深入研究，必将对临床治疗理论产生重大影响。早期治疗视网膜缺血是阻止其向NVG发生发展的最为关键的措施。一旦眼压升高，治疗成功率低，预后差。

3.对症止痛等治疗

对于眼压不能控制且已无有用视力的终末期或绝对期新生血管性青光眼，减缓眼痛等症状为主要治疗目的。

（1）抗炎、散瞳　滴用睫状肌麻痹剂1%阿托品滴眼液、皮质类固醇滴眼液可减少眼部充血、炎症反应及疼痛。

（2）有角膜大泡病变时可选戴软性角膜接触镜治疗。

（3）球后酒精注射　当眼痛、头痛难以忍受时，可球后注射4%普鲁卡因及40%酒精各1ml，可缓解疼痛。

（4）眼球摘除术　除非有严重前葡萄肿等，一般不轻易施行眼球摘除术。

第七节　难点与对策

新生血管性青光眼本身诊断不难，但病因复杂多样，病机多由视网膜缺血所致，且高眼压又可导致视网膜缺血加剧，形成恶性循环，因此新生血管性青光眼对视功能的损伤极其严重，患者就诊时多数已失明，是眼科疾患中最难挽救视力的疾病之一。

传统的治疗方法难以控制病情发展，药物降眼压效果不佳，常规抗青光眼滤过性手术成功率不高，而经巩膜睫状体冷凝术后不良反应重、易造成眼压过低、眼球萎缩，虽然近年来经巩膜睫状体光凝术（TSCP）操作简单、可重复治疗，对结膜、巩膜组织损伤小，术后并发症相对较少，但仍然有降眼压作用无法确切估计，眼压可能会反复增高，光凝后局部炎症反应明显、前房出血及剧烈疼痛等缺点；且由于虹膜表面（以及眼后段）有大量新生血管形成，以上任何手术治疗都有可能产生前房积血等严重并发症等。而球后注射无水酒精或异丙嗪等，甚至行眼球摘除术等是万不得已时才能采取的治疗方法。

眼科诊疗技术的不断发展让新生血管性青光眼的有效治疗呈现希望：如青光眼房水引流装置和植入技术的不断改进和成熟，使房水引流阀植入术成为包括新生血管在内的难治性青光眼的首选术式，且随着阀材质的改进，其植入方法更加简单，疗效更加确切，并发症更少，手术成功率逐年上升；玻璃体腔注射抗VEGF药物或激光直接光凝虹膜新生血管（NV）、光动力疗法，能显著减少术中和术后出血机会，从而提高手术成功率；抗VEGF为核心的新生血管性青光眼治疗（如抗VEGF药物联合房水引流阀植入术、联合小梁切除术、联合睫状体光凝术等）已经成为现阶段青光眼研究领域的重要进展，但抗VEGF药物促使虹膜NV消退的作用短暂，房水引流阀植成功率欠高、维持时间不长，选择理想的引流装置、调控引流盘周围的创口愈合反应，仍然是目前急于解决的重要问题。目前推荐一种流程（Olmos和

Lee），这一流程有3个关键点。① 屈光介质清晰与否：如果清晰，首选全视网膜光凝；如果不清晰，首选抗VEGF治疗，必要时再行全视网膜光凝。② 前房角关闭与否：如果关闭（主要指在宽角基础上发生关闭），应当采取抗青光眼手术，首选房水引流阀植入术；如果前房角尚未关闭，可采用药物及其他辅助疗法。③ 视力有否：如果患者有残存视力，应积极手术治疗；如果患者无视力，可采用睫状体破坏性手术治疗。另外，辅助中医中药治疗方法，可进一步提高疗效，挽救部分患者残存的视力，缓解眼部疼痛，改善临床症状。

第八节　经验与体会

新生血管性青光眼类似于中医的"乌风内障"，是指眼珠胀痛，视物模糊甚至视物不见，瞳神色气色昏暗，日久变乌带浑红之色的内障眼病，因其病发后瞳神其色带乌，故名乌风内障。本病诊断不难，但治疗棘手，危害严重，常致失明，为眼科难治性眼病之一。

总结乌风内障经验体会如下。

一、未病先防，既病防变

乌风内障常继发于眼科血证之眼内出血，积极预防及治疗眼内出血，防止新生血管的产生，是治疗之要。但眼底出血的程期不同，治法有别。① 出血期（眼内出血早期）：出血7～10天为出血期，出血新鲜，血色鲜红，应以凉血止血为主。但眼内出血的特点是血无出道，易于留瘀，一旦留瘀则易变生新生血管，因此止血勿忘留瘀之弊，宜选具止血而不留瘀特点之生蒲黄汤（生蒲黄、墨旱莲、丹参、郁金、牡丹皮、荆芥炭、生地黄、川芎）。② 出血静止期：出血停止2～3周后，无新鲜出血者，为出血静止期，治宜化瘀止血。③ 瘀血期（眼内出血中晚期）：出血停止3周到1个月，无新鲜出血，则进入瘀血期，治宜化瘀散结。但离经之血为瘀血，眼内出血若久不消散，瘀血阻络，失其常度，则黄仁上易于变生赤脉而成乌风内障，同时瘀血作为第二致病因素变生死血、干血（玻璃体机化条带、视网膜增殖膜），可进一步加重视衣损害，而血瘀常有气滞、气滞多伴痰凝，此时行气活血化瘀、化痰软坚散结当为重点，常选川芎、赤芍、郁金、赤芍、延胡索、三棱、莪术、水蛭、虻虫、五灵脂、浙贝母、海藻、昆布等，不过，在临床上，这三期很难用时间截然划分，三者之间常常相互移行渐变，且与病种、自身体质密切相关。如糖尿病视网膜病变，新鲜出血量大而进入玻璃体者，在出血停止7～10天（还未完全进入静止期）就要逐渐加化瘀止血药，而进入瘀血期（3周至1月）以后，更难划分，因为糖尿病的眼底出血很多时候都是新旧杂存，同一眼底，不同时期的病灶同时存在，它和视网膜静脉周围炎一样，常伴有血管结构及性状异常的新生血管，容易反复出血，一旦化瘀、破血药物应用太过，即可能再次出血，此时不妨把化瘀止血的概念加以强化，当其刚由出血期进入静止期时，应以止血为主，化瘀为辅，或者止血化瘀均兼顾，待出血静止时间较长后，再逐渐减少止血药份量，增强化瘀药份量，转变为以化瘀为主，止血为辅，而且，注意避免单纯止血，以选化瘀止血之品为佳，如常选用既化瘀又止血的生蒲黄、三七。又如高血压眼底病变，若一味仅分期论治，而不结合疾病特点，配合凉血滋阴、平肝潜阳等标本兼治，则可能引起再度出血。另外，治疗眼底出血时，还应兼顾患者体质情况，如气虚、血虚、阴虚之人出血者，应同时益气、养血、滋阴降火，以免气不摄血、虚火灼络而再次出血。兼夹湿热者，清湿热。有风痰者，除风痰等。

综上所述，现代中医眼科诊治眼底出血，一般规律应是先辨病，然后结合中医理论分期、分型辨证论治，方能奏效。

二、病因病机、辨证分型体会

乌风内障主要由郁、风、火、痰、瘀、虚等引起脏腑经络气血功能失调，从而气血失和，经脉不利，目中玄府闭塞，珠内气血津液不行所致。其病程较长，不同阶段症状不尽相同，证型纷纭复杂，临证时应根据四诊情况，审因溯源，辨证论治，在解郁、息风、泻火、除痰、祛瘀、补虚基础上，结合玄府闭塞、神水瘀滞的轴心病机，开玄府、利水湿、通瘀滞。不拘泥于前面中医治疗中所述肝肾阴虚、肝胆实热、风痰壅目、瘀血积滞证几个证型。

三、中西医结合论治体会

新生血管性青光眼常导致很难控制的高眼压，患者剧烈眼痛、头痛，痛苦不堪，用一般的抗青光眼药物及滤过性手术往往无效，而中医药在降眼压方面无特殊优势，因此强调中西医结合治疗。原则如下：眼压很高时，应西医药物（局部点眼液、口服或静脉滴注）及手术降眼压为主，配合中医辨证论治；若症状较轻，眼胀痛不显，眼压轻度升高时，可考虑中医辨证论治为主，辅以局部点滴眼液即可；若眼压不高时，则可仅以中医辨证论治治疗。

四、新生血管的认识体会

所谓新生血管，就是从一般血管新伸出的螺旋状毛细血管，人体在妊娠等一定条件下，可以出现新的血管，除此之外如果出现新生血管时，即会引发特定的疾病，这些疾病总称为"血管新生疾病"，如癌症、类风湿关节炎、退行性关节炎、糖尿病性视网膜病变、视网膜静脉周围炎、新生血管性青光眼等。乍看这些疾病似乎没有什么因果关系，事实上这些疾病都是同一类型，属于新生血管疾病。新生血管是毛细血管床发芽形成，而毛细血管属中医的孙络，故眼新生血管性疾病为孙络疾病，而新生血管与正常血管不同，其血管本身结构及性状异常、通透性大，具有易渗漏、出血的特点，治疗时在各个阶段均应注意活血适度而不要太过，时时留意有无新鲜出血，否则易于反复出血。新生血管性青光眼也具有以上特征，因此，在治疗新生血管性青光眼时，如果新生血管尚未萎闭，需避免活血过度导致新鲜出血。临证时当有新鲜出血或出血倾向时，应以止血为主，化瘀为辅，或者止血化瘀均兼顾，待出血静止时间较长后，再逐渐减少止血药分量，增强化瘀药分量，祛痰软坚散结则无禁忌，放心使用。而新生血管萎闭后，则可大胆活血化瘀通络。

另外，眼新生血管的形成一般在疾病的中后期出现，久病络中气血虚涩不畅，瘀血内生，阻滞脉络而致眼新生血管形成，故要虚瘀并治，补虚化瘀，辅以滋养肝肾，健脾益气，加用软坚散结药促使新生血管萎缩，以治其本。且活血化瘀药物具有扩张血管的作用，易于耗气伤阴，故需同时顾护气阴，配用益气养阴补益肝肾之品，可选枸杞子、菟丝子、黄芪、鳖甲、莪术、浙贝母、昆布等。

五、新生血管性青光眼中医降眼压法则

乌风内障眼压高时，症来势猛，应首先降低眼压，然后再辨证论治。但其最终的发展结果均为玄府闭塞，神水瘀滞而导致眼珠坚硬，头目胀痛，故治宜围绕玄府闭塞、神水瘀滞的轴心病机，开玄府、利水湿、通瘀滞，主用活血利水、通络明目治法，基础方可选桃红四物汤合五苓散或四苓散加减，单味药可选生蒲黄、泽兰、益母草、牛膝、地龙、茯苓、泽泻、猪苓、车前子等。

六、外治法在新生血管性青光眼中的应用

中医外治法中的针刺、揿针、放血、耳穴压丸等可以应用于新生血管性青光眼。针刺、揿针、放血目的是通经络、行气血、泻目火、开窍定痛，经络通、气血行、目火泻，有助于玄府目窍开通、气血津液流畅而头目胀痛缓解。针刺常用穴有睛明、攒竹、瞳子髎、阳白、四白、太阳、风池、翳明、行间、太冲、合谷、外关等，恶心呕吐时可配内关、足三里，每次局部取2穴，远端取2穴；揿针可选太阳、攒竹、翳明、上星等；放血疗法可选攒竹、阳白及耳尖、风池、风府、行间、太冲等，每次选1～2穴；另外，新生血管性青光眼患者常因焦虑或（和）疼痛而睡眠不佳，可选心、肾、神门、内分泌、交感等耳穴压丸安神助眠。

第九节 预防和调摄

一、预防

充分控制全身病（高血压、高血糖等），积极治疗容易引起NVI，房角新生血管形成的疾病，预防NVG的形成。

（一）视网膜中央静脉阻塞

只要视网膜的可见度允许，所有视网膜中央静脉阻塞（central retinal vein occlusion，CRVO）患者均应进行眼底荧光血管造影，如果视网膜出血妨碍荧光造影，应对患者密切随访，一旦出血消退，眼底清楚即做荧光造影，对缺血型CRVO，应尽早予以全视网膜光凝（PRP）处理，视网膜电图和传入性瞳孔反射缺陷也可用于显示毛细血管无灌注的情况，对非缺血型CRVO的患者，也应密切随访。

（二）糖尿病性视网膜病变

目前，对于糖尿病性NVG最重要的预防措施就是定期眼科检查，所有新近诊断的2型糖尿病患者和已有5年以上病史的1型糖尿病患者应当每半年或1年进行1次眼科检查。

但在血糖接近正常的情况下，糖尿病性视网膜病变（diabetic retinopathy，DR）发生的时间较晚，而且程度较轻。对于糖尿病性NVG来说，肯定存在着视网膜缺氧以及增殖性视网膜

病变，PRP治疗能够防止NVI，房角新生血管形成和NVG。

（三）颈动脉阻塞性疾病

对于颈动脉阻塞性疾病，预防NVI一般说来不可能实现，预防性治疗的目的在于认识该病作为NVG主要病因或促进因素的重要性，患者没有NVI，不主张做预防性PRP。颈动脉阻塞性疾病的患者如果有神经症状，目前推荐颈动脉内膜切除术，已有报道手术以后NVI和NVG消退，没有神经症状的患者，即使已有NVI和NVG，也不主张颈动脉内膜切除术。

若糖尿病视网膜病变患者双眼严重程度不对称，NVG眼压无论正常或偏低，PRP未能促使NVI消退；或没有其他任何明显原因的NVG，均应考虑颈动脉阻塞性疾病的可能。

（四）视网膜中央动脉阻塞

视网膜中央动脉阻塞（central retinal artery occlusion，CRAO）发生以后，出现NVG的时间从1周到5个月不等，所以CRAO的患者应当密切随访至少6个月，一旦出现NVI，即予PRP治疗。

二、调摄与护理

（一）心理调摄护理

情绪因素可作为青光眼的诱因存在，不良的情绪可诱发青光眼的急性发作；反之，疾病发生后的临床表现有可能加重患者的不良情绪，形成"恶性循环"。应告知患者及家属不良情绪对疾病的影响，使其注意控制和调节，保持良好的心理状态。

（1）关心体贴患者，给予生活护理。医护人员应主动接近患者，做好解释工作，了解其心理活动，解除其思想顾虑。

（2）给患者讲解眼胀痛的原因，帮助其放松，避免紧张。并鼓励其进行一些活动来分散注意力，如听音乐、与其他患者交谈等。

（二）休息与饮食调摄护理

（1）为患者提供安全、安静、舒适的环境，保证充足睡眠。病室物品的设置要定点定位，方便使用。注意地面干燥清洁，防止患者滑倒。

（2）饮食宜清淡、易消化，多食蔬菜、水果，忌辛辣刺激之品。

（三）避免加重病情因素调摄护理

（1）情绪平和。

（2）避免短时间内大量饮水，一次饮水量不超过300ml，可少量多次饮水。

（3）避免饮用兴奋性饮料，如咖啡、浓茶等。

（4）嘱咐患者不在暗室内长时间停留。

（5）避免长时间低头、阅读、过度劳累、暴饮暴食。

（6）取仰卧位或侧卧位休息，禁止俯卧位休息。

（7）避免过分用力排便。新生血管性青光眼患者常有便秘症状，这对机体很有害，可引起自体中毒，能溶解血管内皮及细胞间质，影响正常的血液循环，可促使眼内房水分泌增加而致眼内压升高。可多服蜂蜜、麻油、菜油等植物油，以改善肠道的润滑。

（四）手术前后调摄护理

1.术前准备调摄护理

术前充分控制全身病（高血压、高血糖等），最大限度降低眼压。重视患者合并全身病的情况，术前完善各项常规检查。

2.术后调摄护理

注意卫生，术后至少半月内仰面洗头，避免眼部感染；加强术后1周内眼压的密切观察，注意观察眼压的波动、伤口愈合、角膜、前房等的变化，若出现一过性眼压升高，应用降眼压药对症处理，否则易引起角膜大疱、浅前房、前房出血等并发症。由于视网膜冷凝范围广泛，术后有眼球萎缩的可能，应加强随访，做好心理准备。

3.出院指导

强调出院后仍要保护好术眼，不可用力揉术眼，避免剧烈运动。告知患者长期随访的重要性和复查时间，小梁切除术患者术后1月内必须密切随访（每周1次），定期观察眼压的变化，如果发现眼压不正常或前房浅时，可及时予以对症处理；而联合术及睫状体光凝术者，可于术后2周首次复查。

（五）治疗调摄护理

1.疼痛护理

（1）术前疼痛护理　术前眼压升高引起的疼痛，给予降眼压对症处理，静脉滴用甘露醇，口服乙酰唑胺，肌注胃复安止吐，口服补钾，同时注意患者的排气、排便等情况，以警惕低钾的发生。

（2）术后疼痛护理　手术麻醉消失后局部可能产生疼痛，疼痛程度较轻，维持时间也较短，一般给予心理支持或适当的选用止痛药即可缓解，但是睫状体光凝或冷凝及视网膜冷凝术患者术后疼痛较为剧烈，应提前给予镇痛药，如曲马多，镇静药如地西泮（安定）等；长期疼痛者，因神经系统的缘故，需长期口服氟桂利嗪胶囊，但应注意有抑郁症者慎用。另外，青光眼阀门植入术患者，因前房有黏弹剂的存在，术后初期眼压可能偏高，患者主诉疼痛时，嘱患者尽量少做眼球运动，多给予闭目休息，可以减轻疼痛。术后减少噪声、异味等不良刺激，调节光线和温湿度，创造安静、舒适的休养环境，避免诱发和加剧眼痛的因素。当眼痛、头痛难以忍受时，可球后注射4%普鲁卡因及40%酒精各1ml，以缓解疼痛。

2.滴眼液应用注意事项

（1）应避免污染，滴眼液时勿将药瓶的瓶口直接接触眼睛、眼周组织、手指及其他物体的表面，以免药液被可致眼睛感染的细菌污染。

（2）滴药后一旦出现眼部不适等不良反应，应及时考虑是否停药。

（3）滴多种眼液时，每两种药物的使用至少应间隔5分钟。

（4）滴完后需压迫泪囊区3～5分钟，以减少或防止全身反应。

（六）健康教育

（1）向患者介绍有关青光眼的发病诱因、治疗及自我保健知识。

（2）向患者介绍紧张、情绪不稳定与眼压升高的关系。

（3）指导患者避免一些引起眼压升高的诱因。

（4）保证患者的睡眠时间，并指导患者采取一些促进睡眠的方法：① 减少睡前活动量，不看刺激情绪的电视、书籍，避免情绪激动；② 睡前避免喝浓茶、咖啡及饮食过饱，可喝1杯牛奶，以促进睡眠；③ 用热水泡脚、听轻音乐等方式帮助入睡。

（5）教会患者用手指指腹轻轻按摩眼球，以降低眼压，缓解疼痛。

（6）指导患者正确用药，关注用药后的不良反应。青光眼术后按医嘱滴用抗生素和散瞳眼液，防止术眼感染和恶性青光眼的发生，特别注意阿托品眼药的用法及用量。

（7）青光眼应终身复查。术后第1周、半个月、1个月、3个月定期门诊随访，以后视病情而定。主要检查视力、眼压、眼底、视野等。

第十节　预后和转归

由于本病疼痛难忍，治疗困难，医护人员要多安慰患者，患者亦要积极配合治疗，任何急躁、悲观情绪都无助于病情的好转。

本病极顽固，破坏性强、失明率高，用一般的抗青光眼药物及滤过性手术往往无效，临床治疗效果差，往往即使失明后仍眼部充血，角膜水肿，剧烈眼痛、头痛，痛苦不堪，不但给患者的生理和心理带来了极大的痛苦，也给家庭和社会带来了沉重的经济负担。因此保持眼球结构的完整、解决痛苦、尽可能挽救有用的视力为最大的目标。

第十一节　疗效评定标准

目前新生血管性青光眼尚无统一的疗效评定标准，参照近年较为公认的临床标准综合拟定如下。

痊愈：不用抗青光眼药物，眼压控制在6～21mmHg。视力无进一步损害，疼痛消失。

显效：加用部分抗青光眼药物，眼压控制在6～21mmHg。视力无明显减退，疼痛明显减轻。

有效：加用部分抗青光眼药物，眼压仍大于21mmHg。视力无明显减退，疼痛有所减轻。

无效：用最大量抗青光眼药物，眼压仍大于21mmHg，须行二次抗青光眼手术，或出现严重并发症；视力明显减退或失明，疼痛未减。

第十二节 医案精选

一、郝小波医案

患者雷某，女，72岁，诊断为左眼新生血管性青光眼。左眼玻璃体腔注射康柏西普后视网膜及虹膜面新生血管明显萎缩，但患者左眼眼压介于38～52mmHg，常觉左侧眉棱骨痛及前额胀痛，夜不能寐，心烦胸闷。舌尖红，舌体暗，苔少，脉沉细弦。

治疗方案：球后、睛明、风池、攒竹、合谷、行间、太冲行针刺疗法；眼周攒竹、阳白及风池、风府、行间、太冲行放血疗法，共治疗1小时。治疗后左侧眉棱骨痛及前额胀痛明显减轻，夜间能正常入睡，每天治疗1次，治疗1周后病情明显缓解。后行左眼小梁切除手术治疗，术后眼压控制平稳。

补充按语：以上中医外治法（针刺、放血）的目的是通经络、行气血、泻目火、开窍定痛，经络通、气血行、目火泻，有助于玄府目窍开通、气血津液流畅而头目胀痛缓解。

二、张健医案

（一）清肝泻火法治新生血管性青光眼——风火攻目证案

匡某，女，52岁，湖南省湘潭市电线电缆有限公司，退休工人。于2014年8月9日初诊。

主诉：右眼胀痛，视力锐减5日。

病史：患者右眼于3个月前患视网膜中央静脉阻塞，经光凝、抗血小板聚集剂等治疗，病情一度控制，8月4日晚突发右眼胀痛，畏光，流泪，视力锐减。伴同侧剧烈头痛，心烦，口干。

检查：右眼混合充血，角膜雾状混浊，前房浅，虹膜有新生血管，瞳孔散大，对光反应消失。视力：右眼光感，左眼0.8。戈德曼压平式眼压计测眼压：右眼48mmHg，左眼20mmHg。房角检查：右眼房角关闭。舌质红，苔黄腻，脉弦。

诊断：新生血管性青光眼（右眼）。

辨证：风火攻目证。

治法：清肝泻火。

方剂：回光汤（《张怀安眼科临床经验集》）加减。

处方：山羊角15g（先煎），玄参15g，知母10g，龙胆10g，荆芥10g，防风10g，法半夏10g，僵蚕5g，菊花10g，细辛3g，川芎5g，茯苓20g，车前子15g（包煎），羌活10g，桃仁10g，红花3g，甘草5g。3剂。

服法：水煎，每日1剂，分2次温服。

外治：① 0.5%马来酸噻吗洛尔滴眼剂，滴右眼，每日2次。② 醋甲唑胺（尼目克司）片，一次25mg，每日2次。

针刺：选用攒竹、睛明、承泣、球后、太阳、风池、合谷、内关、三阴交、阳陵泉等穴，每次选局部穴2个、远道穴3个，交替使用，每日1次，强刺激。

医嘱：调情志，避风寒，忌食辛辣炙煿之品。

二诊（2014年8月12日）：眼痛减轻。视力：右眼光感，左眼0.8。眼压：右眼25mmHg，左眼18mmHg。原方3剂。右眼继续滴0.5%马来酸噻吗洛尔滴眼剂。停止口服醋甲唑胺片。

三诊（2014年8月15日）：眼胀头痛消失，右眼眼压降至18mmHg。视力：右眼手动/眼前，左眼0.8。原方去细辛、龙胆。7剂。

四诊（2014年8月22日）：眼胀头痛消失，右眼眼压降至16mmHg，视力：右眼手动/眼前，左眼0.8。房角检查：右眼房角关闭。为防复发，局麻下行右眼人工引流装置植入术。术后追访6个月，右眼眼压控制正常。

按：肝开窍于目，头颞部属胆经，肝胆风火，相煽交炽，上攻头目，目中玄府闭塞，神水瘀积，故头痛，目珠胀硬，视力锐减，眼压升高，白睛混赤肿胀；风性开泄，火性升散，故瞳神散大，展缩不灵；舌红苔黄，脉弦数为肝胆火旺之候。回光汤方中山羊角疏肝经风热为君药；龙胆清肝胆湿热，僵蚕清热祛风止痛，玄参、知母、菊花养肝明目为臣药；法半夏、茯苓、车前子利湿化痰，红花、桃仁活血化瘀为佐药；羌活、荆芥、防风祛风散寒，细辛辛温开窍反佐；甘草调和诸药，川芎活血行滞止痛，引药上行为使药。诸药配伍，共奏疏肝清热、利湿化痰之功。肝平、热清、湿去、痰化则目安。配合针刺、降压、手术，提高疗效。

（二）祛风除痰法治新生血管性青光眼——风痰上扰证案

张某，女，55岁，湖南省湘江氮肥厂工贸公司，退休干部。于2014年11月12日初诊。

主诉：右眼胀痛，视力骤降2日。

病史：患者右眼于3个月前患视网膜中央静脉阻塞，经治疗，病情一度控制，11月10日晚突发右眼胀痛，畏光，流泪，视力骤降。伴同侧头目抽痛，胸闷不适。

检查：右眼混合充血，角膜雾状混浊，前房浅，瞳孔缘虹膜有细小新生血管，瞳孔散大，对光反应消失。视力：右眼手动/眼前，左眼0.8。戈德曼压平式眼压计测眼压：右眼38mmHg，左眼20mmHg。舌质淡红，苔白滑而腻，脉滑。

诊断：新生血管性青光眼（右眼）。

辨证：风痰上扰证。

治法：祛风除痰。

方剂：白附子汤（《审视瑶函》）加减。

处方：白附子5g，荆芥10g，菊花10g，防风10g，木贼5g，甘草5g，苍术10g，羌活10g，刺蒺藜10g，丹参15g，三七粉2g（冲服）。3剂。

服法：水煎，每日1剂，分2次温服。

外治：① 0.5%马来酸噻吗洛尔滴眼剂，滴右眼，每日2次。② 醋甲唑胺（尼目克司）片，一次25mg，每日2次。

针刺：选用攒竹、睛明、承泣、球后、太阳、风池、合谷、内关、三阴交、阳陵泉等穴，每次选局部穴2个、远道穴3个，交替使用，每日1次，强刺激。

医嘱：调情志，避风寒，忌食辛辣炙煿之品。

二诊（2014年11月15日）：眼痛减轻。视力：右眼手动/眼前，左眼0.8。眼压：右眼24mmHg，左眼18mmHg。原方，3剂。右眼继续滴0.5%马来酸噻吗洛尔滴眼剂。停止口服醋甲唑胺片。

三诊（2014年11月18日）：眼胀头痛消失，右眼眼压降至22mmHg。视力：右眼手动/眼前，左眼0.8。原方，7剂。

四诊（2014年11月25日）：眼胀头痛消失，右眼眼压降至21mmHg。视力：右眼手动/眼前，左眼0.8。

按：患者风痰上壅，阻闭目络，眼孔不通，故眼胀头痛，视力骤降；胸闷不适，舌质淡红，苔白滑而腻，脉滑，均为风痰上扰之候。白附子汤加减方中以白附子祛风痰，止痛，解毒散结为君药；荆芥、菊花、防风、木贼、羌活、刺蒺藜祛风止痛为臣药；苍术健脾燥湿，丹参、三七粉祛瘀散血为佐药；甘草调和诸药为使。诸药合用，风痰去，疼痛止，配合针刺显奇效。

（三）活血化瘀法治新生血管性青光眼——气滞血瘀证案

魏某，男，58岁，湖南少年儿童出版社，编辑。于2014年8月24日初诊。

主诉：左眼胀痛，视力骤降3日。

病史：患者左眼于4个月前患视网膜中央静脉阻塞，经治疗疗效欠佳，8月21日晚突发左眼胀痛，畏光，流泪，视力骤降；伴大便秘结。

检查：左眼混合充血，角膜雾状混浊，前房浅，瞳孔缘虹膜红变，瞳孔散大，对光反应消失。视力：右眼0.8，左眼0.02。戈德曼压平式眼压计测眼压：右眼18mmHg，左眼36mmHg。舌质紫暗，舌下有瘀斑，脉弦数。

诊断：新生血管性青光眼（左眼）。

辨证：气滞血瘀证。

治法：活血化瘀法。

方剂：清上瘀血汤（《证治准绳》）。

处方：羌活10g，独活5g，连翘10g，桔梗10g，枳壳10g，赤芍10g，当归10g，栀子10g，黄芩10g，甘草5g，川芎5g，桃仁10g，红花5g，苏木10g，大黄10g（后下），生地黄15g，老酒、童便煎服。3剂。

服法：水煎，每日1剂，分2次温服。

外治：① 0.5%马来酸噻吗洛尔滴眼剂，滴左眼，每日2次。② 醋甲唑胺（尼目克司）片，一次25mg，每日2次。

针刺：选用攒竹、睛明、承泣、球后、太阳、风池、合谷、内关、三阴交、阳陵泉等穴，每次选局部穴2个，远道穴3个，交替使用，每日1次，强刺激。

医嘱：调情志，避风寒，忌食辛辣炙煿之品。

二诊（2014年8月27日）：便通痛减。视力：右眼0.8，左眼0.04。戈德曼压平式眼压计测眼压：右眼18mmHg，左眼26mmHg。原方去大黄。3剂。左眼继续滴0.5%马来酸噻吗洛尔滴眼剂。停止口服醋甲唑胺片。

三诊（2014年8月30日）：眼胀头痛消失。戈德曼压平式眼压计测眼压：右眼16mmHg，左眼22mmHg。视力：右眼0.8，左眼0.06。原方。7剂。

四诊（2014年9月6日）：右眼视力0.8，左眼视力0.1。戈德曼压平式眼压计测眼压：右眼16mmHg，左眼18mmHg。

按：患者气滞血瘀，脉络瘀阻，玄府闭塞，神水瘀滞，故眼胀头痛，视力骤降；舌质紫暗，舌下有瘀斑，脉弦数，均为气滞血瘀之候。清上瘀血汤方中生地黄、赤芍、当归、川芎活血养血，更入桃仁、红花、苏木入血分而行血逐瘀；枳壳调畅气机；羌活、独活祛风散邪；栀子、黄芩、大黄、连翘清热解毒，活血化瘀；桔梗载药上行；甘草调和诸药；老酒、童便为引，以增强活血祛瘀之效。诸药合用，瘀血去，疼痛止。

（四）滋阴息风法治新生血管性青光眼——阴虚风动证案

吴某，男，68岁，湖南省长沙公共交通总公司，干部。于2015年1月22日初诊。

主诉：左眼胀痛，视力骤降5日。

病史：患者左眼于3个月前患糖尿病性视网膜病变，玻璃体积血，经玻璃体切割+晶状体摘除+人工晶体+眼底多次激光光凝后，视力曾经恢复到0.1，1月17日晚突发左眼胀痛，视力骤降；伴神疲，手足蠕动。

检查：右眼视力0.3，左眼光感。右眼外观正常，眼底周边部可见大量激光斑。左眼混合充血，角膜雾状混浊，前房浅，虹膜红变，瞳孔散大，对光反应消失，眼底不能窥及。戈德曼压平式眼压计测眼压：右眼18mmHg，左眼38mmHg。舌绛少苔，脉虚弱。

诊断：新生血管性青光眼（左眼）。

辨证：阴虚风动证。

治法：滋阴息风法。

方剂：三甲复脉汤（《温病条辨》）加减。

处方：炙甘草10g，生地黄30g，白芍18g，阿胶10g（烊化），火麻仁15g，麦冬10g，生牡蛎15g（先煎），生鳖甲15g（先煎），生龟甲15g（先煎）。3剂。

服法：水煎，每日1剂，分2次温服。

外治：①布林佐胺（派立明）滴眼剂，滴左眼，每日2次。②醋甲唑胺（尼目克司）片，一次25mg，每日2次。

针刺：选用攒竹、睛明、承泣、球后、太阳、风池、合谷、内关、三阴交、阳陵泉等穴，每次选局部穴2个、远道穴3个，交替使用，每日1次。

医嘱：调情志，避风寒，忌食辛辣炙煿之品。

二诊（2015年1月25日）：眼胀痛减轻。视力：右眼0.3，左眼光感。眼压：右眼16mmHg，左眼32mmHg。3剂。

三诊（2015年1月28日）：眼胀头痛消失，左眼眼压降至22mmHg。视力：右眼0.3，左眼指数/眼前。原方，7剂。左眼继续滴布林佐胺（派立明）滴眼剂。停止口服醋甲唑胺片。

四诊（2015年2月3日）：眼胀头痛消失，左眼眼压降至18mmHg。视力：右眼0.3，左眼指数/眼前。

按：患者因糖尿病久，邪热灼伤真阴；肝为风木之脏，阴液大亏，水不涵木，虚风内动，则手足蠕动；真阴欲绝，故见神疲乏力，舌绛少苔，脉虚弱。三甲复脉汤方中阿胶滋阴养液以息风为君药；重用白芍、生地黄、麦冬滋水涵木，柔肝濡筋为臣药；阴虚则阳浮，故以生龟甲、生鳖甲、生牡蛎等介类潜镇之品，滋阴潜阳，重镇息风；火麻仁养阴润燥为佐药；炙甘草调和诸药为使。诸药相伍，使真阴得复，浮阳得潜，则虚风自息。

第十三节　名老中医治疗经验

一、罗国芬治疗经验

中药活血化瘀、平肝息风治疗新生血管性青光眼——罗国芬用中药治疗出血性青光眼12例，均系不愿摘除眼球而要求中药治疗。原发病8例为视网膜中央静脉阻塞，1例为柯氏病，3例为眼外伤。本组病例除具有青光眼的一般症状外，尚有虹膜新生血管、房角周边粘连及玻璃体积血、眼底不能窥入等。其中10例用血府逐瘀汤，1例用息风丸，1例用石决明散加减治疗，结果12例中11例眼压恢复正常，但视力多不能恢复。

二、唐由之治疗经验

为探讨难治性青光眼（新生血管性青光眼、无晶状体眼青光眼，多次经滤过手术后眼压仍不能控制的青光眼等）的治疗，唐由之教授在白内障针拨术有关临床研究、病理研究的基础上，提出了中医抗青光眼手术的思路与方法。他在《目经大成》所载金针拨障术"针峰就金位，去风轮于锐眦相伴正中插入，毫发无偏"基础上，采用睫状体平坦部为切口，曾做白内障手术数千例。至1966年针拨术鉴定之前，在遇到白内障针拨术继发青光眼时采用其自行设计的巩膜环钻在睫状体平坦部做巩膜、睫状体环形切除，有效地解决这类青光眼，而临床三面镜检查及病理研究证实，睫状体部切口不再愈合，为选择此处做青光眼滤过术提供了依据，1974年国外学者将睫状体平坦部作为后节手术常规切口，唐由之教授在实践中早已发现其切口部位仍在后方的范围，因此想到在该处做青光眼滤过术的可能性。唐由之教授重温过去的研究资料，特别是回顾白内障针拨术研究过程中曾发生继发性青光眼和当时解决此类青光眼的思路及手术方法，重新反复思考加以研究，多次改进了当时的抗继发性青光眼的手术方法，设计了在睫状体平坦部做滤过手术的方案，定名为"睫状体平坦部滤过术"。该部位目前已成为国内外公认的眼前后节手术常规切口部位，是眼科手术切口的安全区之一。本手术改变了过去传统的抗青光眼手术部位和方法，用中医传统的手术切口部位另建"眼孔"，疏导房水，以达到"肝管无滞"，恢复正常眼压的目的。与以往的角膜缘切口相比，具有安全性好、手术操作相对简便、手术切口部位易定位、操作范围较大等优点。实践证明"睫状体平坦部滤过术"对难治性青光眼治疗有效。睫状体平坦部滤过术，是具有中医特色的创新的抗青光眼手术方法。该方法将青光眼手术切口部位从传统的角膜缘后部向后移位到睫状体扁平部，可用于所有采用其他方法治疗失败的青光眼患者。这是眼科手术史上的一次思想变革和理论创新，使许多经其他方法治疗无效的青光眼患者多了一种手术选择的机会。

三、全国名老中医王明芳治疗经验

王明芳教授根据多年临床对眼科血证规律的观察和研究系列血证处方的体会，揣摩唐宗海《血证论》"止血、消瘀、宁血、补虚"四法立论之旨，提出眼科血证四期（出血期、瘀血期、死血期、干血期）论治的研究思路。认为在死血期，若死血不去新血不生，目内脉络丛生，又可发生新生血管性青光眼，即乌风内障。乌风内障属血病及水，为出血之后瘀血作为第二病因对视网膜的损害所致。正如《血证论》所言："病血者未尝不病水，病水者亦未尝不病血也""血积既久，其水乃成"。结合久病的多瘀多痰之说，此期辨证着眼瘀、痰、水三者，以痰瘀同治、水血同治立法。治瘀仍用血府逐瘀汤为基本方。此期脉络丛生，玄府阻塞致乌风内障，为水血同病，宜合五苓散加减。若伴眼底硬性渗出较多，有死血停留，为痰瘀同病，当合用二陈汤化裁。死血期因有恶血停留，顽固不化，故宜加三棱、莪术、水蛭、虻虫等破血化瘀。

第十四节　研究进展

一、病因病机研究

（一）西医病因病机研究

1.血管内皮生长因子

在众多血管生长因子中，血管内皮生长因子（vascular endothelial growth factor，VEGF）在新生血管性青光眼形成中发挥着重要作用，正常眼中含有微量的VEGF，其对于正常眼部的血液供应和维持视网膜正常发育发挥重要作用，但过量VEGF的表达可诱发病理性新生血管。缺血缺氧可诱发VEGF过量表达并促使视网膜和虹膜产生新生血管，许多针对VEGF的靶向治疗药物已在临床中得以应用，主要有pegaptanib（macugen）、ranibizumab（lucentis）和bevacizumab（avastin），前两者已通过美国FAD批准用于临床治疗湿性年龄相关性黄斑变性。一系列研究证明，抗VEGF制剂也能应用于NVG治疗，其通过抑制眼前节新生血管的生长，起到预防虹膜新生血管和控制房角关闭的作用，其Bevacizumab（avastin，又名贝伐单抗）应用最广泛，是世界上首个批准上市的VEGF抑制剂，用于结直肠癌的治疗，近年来也用于眼内各种视网膜缺血性疾病和NVG的治疗，国内目前常用的有Lucentis（雷珠单抗）。目前，一种可以抑制病理性血管生成的抗血管内皮生长因子的融合蛋白——康柏西普（conbercept），作为中国首个获得世界卫生组织国际通用名的拥有全自主知识产权的生物Ⅰ类新药，已经于2013年年底批准用于治疗湿性AMD，后逐渐应用于病理性近视黄斑病变、糖尿病视网膜病变、视网膜静脉阻塞、中心性浆液性脉络膜视网膜病变等，可控制因以上疾病引起的毛细血管扩张、渗漏性改变，从而改变患者视力。

2.血小板源性生长因子

有报道发现血小板源性生长因子（platelet-derived growth factor，PDGF）与VEGF有显著

的同源性，也能增加血管的渗透性，促进内皮细胞的生长、血管的生成。PDGF（PDGF-A、PDGF-B、PDGF-C和PDGF-D）有可能参与新生血管性青光眼的病理过程，抑制PDGF将可能为NVG提供新的治疗选择。

3.低氧诱导因子

视网膜缺血缺氧引起低氧诱导因子（hypoxia-inducible factor，HIF）水平升高，HIF作为缺血缺氧刺激的"总开关"引起一系列的血管活性因子包括VEGF、PDGF-B、PLGF（胎盘生长因子）、SDF-1（基质细胞衍生因子）以及上述因子的受体和ANGPT2（血管生成素2）水平上调，进而共同作用引起眼部新生血管生成。在所有氧依赖性的视网膜疾病中，HIF-α转录因子是增加或减少血管生成的调节中心，可以作为缺血性视网膜疾病治疗的新靶点。目前，HIF系统的几种小分子抑制剂已被开发用于癌症疾病的治疗，并进入了临床试验的第1阶段，虽然还没有关于HIF用于缺血性视网膜疾病和新生血管性青光眼的临床研究，但癌症方面临床治疗的研究报道也许能指导我们下一步的临床研究。

4.成纤维细胞生长因子（fibrolast growth factor，FGF）

王丹等发现碱性成纤维细胞生长因子（bFGF）在糖尿病引发的新生血管性青光眼虹膜组织中强烈表达。Castellon等也报道VEGF、FGF亚家族、PDGF-B等血管生长因子在增殖性糖尿病视网膜病变的血管生成方面有一定的协同作用。

5.其他细胞生长因子

除VEGF、PDGF、HIF和FGF外，其他与新生血管性青光眼相关的因子以及多因子的共同作用也受到关注。其中包括胰岛素样生长因子（insulinlike growth factor，IGF-Ⅰ和IGF-Ⅱ）、白细胞介素-6（interleukin-6，IL-6）、肝细胞生长因子（hepatocyte growth factor，HGF）、转化生长因子（transforming growth factor，TGF）、色素上皮细胞衍生因子（pigment epithelium-derived factor，PEDF）、结缔组织生长因子（connective tissue growth factor，CTGF）和基质细胞衍生因子-1（stromal-derived factor-1，SDF-1）等。

（二）中医病因病机研究

现代中医对乌风内障的病因病机尚无深入系统研究，一般认为多为"肝胆实热、风痰壅目、肝肾阴虚、瘀血积滞"所致，或与"风火攻目、风痰上扰、气滞血瘀"有关，"肝胆实热、循经上扰，或风火攻目，侵袭目窍；风痰为患，上壅于目，阻闭目络；肝肾阴虚、虚火灼络或气滞血瘀、血不循经、血溢脉外而目内出血，瘀血积滞，瘀积目中"而目络阻滞，玄府闭塞，神水滞积，发为乌风内障。而王明芳等认为眼内出血日久，死血不去新血不生，目内脉络丛生，发生新生血管性青光眼，即乌风内障，属血病及水，为出血之后瘀血作为第二病因对视网膜的损害所致，这与新生血管性青光眼常继发于眼底出血的临床实际相符合。

二、治疗研究

针药联合治疗青光眼是在单独针灸或中药治疗基础上的进步。针灸治疗青光眼主要表现为良好的即时降眼压效果，虽可当时见效，但病因不能速去，故不能巩固疗效；而单用中药治疗，由于病情发展快，而药效作用缓，因而会贻误病情。针药协同应用既可发挥针灸的速效作用，又可发挥中药的持续作用，从而提高近期与远期疗效。针对新生血管性青光眼"肝胆实热、循经上扰，或风火攻目，侵袭目窍；风痰为患，上壅于目，阻闭目络；肝肾阴虚、虚火灼络或气滞血瘀、血不循经、血溢脉外而目内出血，瘀血积滞，瘀积目中"致目络阻滞，玄府闭塞，神水滞积，发为乌风内障的病机理论，目前治疗多以"清肝泻火、息风祛痰、理气通络、活血利水"为主。传统中药治疗青光眼除降眼压外，尚有全身调节及调节视神经营养等作用。主要集中于丹参、川芎嗪、银杏叶等活血化瘀药物。并经研究证实，中医药治疗青光眼是安全的。另外，新生血管性青光眼患者多出现眼痛、头胀，主要是由于眼部气血壅滞之故，因而针刺治疗以疏通气血、宣泄壅滞、清利头目为目的。再根据具体证型不同，加减取穴。选穴最多的为足太阳膀胱经、足少阳胆经、足厥阴肝经，其次分别为足阳明胃经、经外奇穴、手阳明大肠经、足太阴脾经、督脉、足少阴肾经。且睛明、行间、三阴交3穴临床使用较多，疗效较为确切。另外，针灸在治疗青光眼方面拥有辨证施治、眼针、耳针、梅花针、电针、穴位注射、按摩等多种方法。

近年来中医眼科同道在新生血管性青光眼的临床治疗方面做了一些有益的探索，举例如下。

李春艳将60例（60眼）新生血管性青光眼患者随机分成两组，治疗组给予当归芍花散加减口服，对照组予以视神经营养药物，观察两组治疗后眼压、视力提升、新生血管回退情况等。结果：两组经不同方法治疗后7天眼内压无明显差异，但治疗30天和180天后两组眼压比较有统计学差异；治疗组经当归芍花散加减口服治疗180天后与对照组比较，视力提升情况无统计学差异，但治疗组新生血管回退情况明显优于对照组，且有统计学差异。结果显示中医治疗新生血管性青光眼可以有效控制眼内压，改善患者视力，促使新生血管消退，值得推广应用。

闫希冬等将新生血管性青光眼251例284眼分为两组，对照组单纯西医治疗101例122眼，观察组150例162眼同时联合中医治疗。中医采用辨证施治，服用中药，以"补阳还五汤"加减为主。西医主要以手术治疗，对于新生血管性青光眼1期行全视网膜激光光凝术+玻璃体腔注射曲安奈德，2期行复合式小梁切除联合羊膜移植术；3A期行Ahmed引流阀植入联合玻璃体前部切割+玻璃体腔注射曲安奈德术；3B期、3C期者施行Ahmed引流阀植入+玻璃体切割+玻璃体腔注射曲安奈德术。治疗后6月时，观察眼压、视力、虹膜新生血管等指标。发现与单纯西医治疗相比，联合中医治疗可以提高1期和2期新生血管性青光眼的视力（ZC=2.872，$P<0.05$；ZC=8.017，$P<0.05$），有效控制2期和3期新生血管性青光眼的眼压（ZC=4.557，$P<0.05$；ZC=2.171，$P<0.05$），促进2期新生血管性青光眼的虹膜新生血管消退（ZC=5.330，$P<0.05$）。结果表明采用中西医结合的综合疗法，较单纯西医治疗对新生血管性青光眼的治疗效果更好。

陈陆泉针罐联合治疗新生血管性青光眼1例，先耳尖穴放血，后针刺风池（右侧）、百会、四神聪、睛明、阳白（透鱼腰）、太阳、四白、合谷、三阴交、太冲，留针30分钟后目痛头痛减轻。继而背部心俞、肝俞、胆俞拔罐，并于耳穴神门、肝胆、心、肾上腺、枕及皮质下穴埋豆。2个月后眼压基本控制在10mmHg左右。随访1年未复发。

雷世奇等采用中西医结合方法治疗视网膜中央静脉阻塞继发新生血管性青光眼23例（23眼），5例伴有玻璃体积血，18例可见眼底视网膜水肿、小片状或火焰状出血，17例经眼底光造影确诊有视网膜新生血管，均常规降眼压治疗（0.25%噻吗心安滴眼，日2次，眼压过高者用20%甘露醇静滴），能看见眼底者，行全视网膜光凝，约两周待新生血管消退后，行小梁切除术，无法窥见眼底者，行前部视网膜冷凝术，两周后行小梁切除术，小梁切除术中均用丝裂霉素，术后继续降眼压2～3周，逐渐停药。18例手术治疗，术前、术后均服中药，5例仅服中药治疗，以活血止痛、利水减压为主，自拟方为桃仁、红花、地龙、钩藤、川芎、猪苓、车前子、茯苓、生地黄、生蒲黄、白茅根加减。23例患者中随访最长时间14个月，最短1个月，平均7.5个月。18例手术患者眼压控制在正常范围的12例，失败的6例均在术后2～3个月滤过泡瘢痕化，其中3例为无法窥见眼底，曾行前部视网膜冷凝术，眼压再次升高，发现虹膜再发新生血管，有效率为78.6%。所有手术患者疼痛均明显减轻或消失。5例未手术服中药者均眼压降低，疼痛减轻，眼底出血部分吸收，眼压控制在23～36mmHg。中药能明显减轻疼痛，对于体质差、拒绝手术者，不失为一种有效的保守治疗方法。

陈宗贤等将30例新生血管性青光眼患者随机分为试验组和对照组各15例，观察睫状体冷凝及小梁切除术联合乌风决明合生蒲黄汤治疗新生血管性青光眼的临床疗效。试验组采用睫状体冷凝及小梁切除术联合术后应用乌风决明合生蒲黄汤，对照组采用睫状体冷凝及小梁切除术联合术后应用甲钴胺片，两组疗程均为2周，观察两组术后眼压、视力、新生血管回退等情况。结果发现，术后1个月及术后6个月试验组与对照组眼压比较差异均有统计学意义（$P < 0.01$），试验组术后6个月视力提高8例（53.33%）、稳定5例（33.33%）、下降2例（13.34%），对照组术后6个月视力提高6例（40.00%）、稳定6例（40.00%）、下降3例（20.00%），两组比较差异无统计学意义（$P > 0.05$），试验组术后6个月新生血管全部回退9例（60.00%）、部分回退4例（26.67%）、无回退2例（13.33%），对照组术后6个月新生血管全部回退3例（20.00%）、部分回退7例（46.67%）、无回退5例（33.33%），两组比较差异有统计学意义（$P < 0.05$）。结果表明，睫状体冷凝及小梁切除术联合乌风决明合生蒲黄汤治疗新生血管性青光眼可以有效控制眼压，提高视力，促进新生血管消退，具有较好的临床疗效。

段颖等观察丹栀逍遥散加减对肝郁气滞型新生血管性青光眼的临床疗效及探讨其与HIF-1/VEGF/Notch1信号通路相关性。通过将42例肝郁气滞型新生血管性青光眼患者随机分成2组，治疗组给予丹栀逍遥散加减+降眼压药物口服，对照组予降眼压药物，观察2组治疗4周后眼压、视力、视野、新生血管回退情况等；应用Western Blot检测2组患者血清中HIF-1a、VEGF、Notch1蛋白表达情况。结果：2组经不同方法治疗4周后眼压、视力、视野、新生血管情况比较有统计学意义（$P < 0.05$），治疗组经丹栀逍遥散加减口服治疗与对照组比较，HIF-1a、VEGF、Notch1的蛋白表达情况明显低于对照组，且有统计学意义（$P < 0.05$）。认为丹栀逍遥散加减治疗新生血管性青光眼可以有效控制眼压，提高视力、视野，促使新生血管消退，是一种安全有效的治疗方式，值得临床推广应用，其作用机制可能是通过调控HIF-1/VEGF/Notch信号通路来实现的。

三、其他研究

目前，NVG研究的难题之一是缺乏理想的动物模型，而NVG模型的关键在于新生血管性青光眼的动物模型NVI（iris neovascularization，NVI）模型的建立。传统NVG模型的建立基于NVG的发病机制，目前最基本的、研究最多的有视网膜静脉阻塞模型、糖尿病相关动物模型和眼前节缺血致NVG模型等。

（一）视网膜静脉阻塞模型

Virdi等用氩激光光凝阻塞猴双颞侧视网膜分支静脉，经眼底荧光素血管造影（FFA）证实静脉阻塞成功，5天后50%（3/6）眼虹膜荧光素血管造影（IFA）显示较正常对照组荧光素渗漏明显，NVI形成。其余3眼行第2次激光光凝，阻塞后1～3天IFA证实NVI形成。Genaidy M.等在前人基础上用氩激光光凝术阻塞猴眼4条视网膜分支静脉，7天后IFA证实8眼均成功诱导出了NVI。

（二）糖尿病相关动物模型

Shabo AL等给予结晶牛胰岛素致敏猴3周后，玻璃体内注射不同剂量的结晶牛胰岛素成功诱导了NVI。有报道糖尿病大鼠与正常雄性大鼠交配得到F1代，进一步保存糖尿病大鼠的基因优化选育，得到100%糖尿病雄性大鼠F9代（由日本CLEA公司发布），在61～82周时100%出现糖尿病视网膜病变，经病理学证实进一步发展为NVG。

（三）眼前节缺血致NVG模型

Tawara等用直接烧灼电凝法阻塞兔子的双侧睫状动脉，术后第9天经光学显微镜检查虹膜和小梁网出现新生血管，术后14天增生的纤维血管组织阻塞房角，但视网膜和脉络膜未发现组织学变化且没有VEGF mRNA高表达，证实该方法致NVI模型无后节因素参与。国内有报道切断家兔眼的上、下、内、外四条直肌，术后第3天开始出现新生血管，第7天所有动物虹膜荧光素血管造影（IFA）显示渗漏明显，房水中VEGF的质量浓度也随新生血管的形成先升高后降低，NVI模型成功。该方法的临床基础在于眼外肌手术和视网膜脱离巩膜环扎术后常合并眼前节供血障碍，部分患者可出现NVI。

（四）其他模型

有报道实验性豚鼠行晶状体摘除术后将部分皮质回注入前房，术后第4天裂隙灯检查发现所有动物的虹膜均出现散在新生血管，第7天NVI达到高峰。Hjelmeland等在前人的基础上利用猫眼实施晶状体玻璃体切除联合视网膜分支静脉的灼烧术，术后1～7周经裂隙灯检查发现12/14眼出现NVI，8/14眼发生葡萄膜外翻，4～12wk虹膜新生血管出现。

（五）近年来NVG模型的探索

1.纳米微粒缓释

近年来Sampaio等在兔玻璃体腔内注射含不同剂量乳胶LAF（橡胶树中提取出来的能促进血管的生成）的纳米微粒（PLGA），加入空白组作为对照，2周后注射含乳胶的纳米微粒的兔子，经视网膜荧光素血管造影均出现了新生血管。在此研究的基础上Paula等也用同样的方法在兔玻璃体腔内注射含LAF的PLGA，4周后所有兔均出现了明显的血管扩张和虹膜新生血管形成。该方法应用纳米粒承载生长因子，使生长因子持续释放维持在有效浓度内，解决了生长因子半衰期短的问题。

2.纤维蛋白胶缓释

纤维蛋白胶是具有稳定三维结构的纤维蛋白多聚体，是可生物降解材料，组织相容性好，也可以作为细胞因子等药物的缓释载体。李占武等报道用生物蛋白胶局部缓释VEGF，促进兔血管的新生，纤维蛋白胶作为载体与VEGF均匀混合，不仅避免了VEGF在水溶液中的降解，且能使其不易流失，VEGF将随着纤维蛋白胶的逐渐吸收持续缓慢释放，在较长时间内发挥生物学作用。相对于传统的NVI和NVG模型，采用缓释体承载生长因子的方法具有操作简单易行，形成机制单一，持续时间可控制，发生时间早且成功率高等一系列优点，具有一定的新颖性和挑战性。

第十五节　古籍精选

1.明·无名氏撰《明目神验方·乌风障》："肺受风热，诗曰：痛痒昏朦似物瞒，皆因肺受热风蒸。志心服此汤丸散，免使从兹黑暗成。合用宣肺汤、四物汤、清神散、川芎散。"

2.唐·王焘《外台秘要·卷二十一·眼疾品类不同候一首》："谢道人曰。若有人苦患眼渐膜膜，状与前青盲相似，而眼中一无所有，此名黑盲，宜针刺服药。如瞳子大者，名曰乌风。如瞳子翳绿色者，名为绿翳青盲。皆是虚风所作，当觉急须即疗。"

3.宋元医家辑录前人眼科著作而成的托名葆光道人等编《秘传眼科龙木论卷之二·十八·乌风内障》："此眼初患之时，不疼不痒，渐渐昏沉，如不患眼人相似。先从一眼起，复乃相牵俱损，瞳子端然不开，不大微小，不睹三光。此是脏气不和，光明倒退，眼带障闭。经三五年内昏气结，成翳如青白色，不辨人物。已后相牵俱损，瞳人微小。针之无效，惟宜服药补治五脏，令夺病势，宜服决明丸、补肝汤，立效。诗曰：都无痛痒不头疼，渐渐昏蒙似物瞒，没翳恰如浑不患，乌风根本更何言，有花脏腑虚劳事，无即肝家奎气慎，两种既知虚与实，分明用药补和宣，觉时先服凉药饮，空腹宜吞磁石丸，食后补肝宜早治，瞳人未卜即能痊，阳衰年老还相似，医者搜寻细意看，若绝三光应不救，瞳人干定是为难。决明丸：石决明、防风、人参、车前子、细辛、茯苓、茺蔚子、干山药、桔梗_{各二两}，右为末，炼蜜为丸如桐子大，食前茶下十丸。补肝汤：芍药、细辛、桔梗、车前子、人参、茯苓_{各一两}，羌活、防风_{各二两}，右为末，以水一盏，散一钱，煎至五分，食前去粗温服。"

4.宋·王怀隐《太平圣惠方·上·卷第三十三·治眼内障诸方》："治乌风内障，昏暗不见物，宜服羚羊角散方。羚羊角屑_{一两}，防风_{一两去芦头}，芎䓖_{一两}，赤芍药_{一两}，黄芩_{一两}，甘菊花_{一两}，细辛_{一两}，枳壳_{一两麸炒微黄去瓤}，黄连_{一两去核}，石膏_{二两}，甘草_{半两炙微赤剉}，右件药，捣粗罗为散，每服三钱，以水一中盏，煎至六分，去滓，每于食后温服。""治眼乌风内障。宜服石决明圆方：石决明_{一两捣细研水飞过}，茺蔚子_{二两}，防风_{一两去芦头}，车前子_{一两}，细辛_{一两}，桔梗_{二两去芦头}，人参_{一两去芦头}，白茯苓_{一两}，薯蓣_{一两}，右件药，捣罗为末，炼蜜和捣三二百杵，圆如梧桐大，每于空心，及晚食前，以盐汤下二十圆。"

5.元·危亦林《世医得效方·卷十六·眼科七十二症方》："乌风十八：此眼虽痒痛，而头不旋，但渐渐昏暗，如物遮定，全无翳障，或时生花，此肝有实热。宜服泻肝散：郁李仁、荆芥各一分，甘草炙、大黄各半两，右锉散，每服三钱，水一盏半煎，食后温服。"

6.明·王肯堂《证治准绳·七窍门上·内障》："乌风内障证：色昏浊晕滞气，如暮雨中之浓烟重雾。风痰人嗜欲太多，败血伤精，肾络损而胆汁亏，真气耗而神光坠矣。"

7.明·傅仁宇《审视瑶函·卷之五·乌风障症》："乌风内障浊如烟。气散膏伤胆肾间。真一既飘精已耗。青囊妙药也徒然。此症色昏。浊晕气滞。如暮雨之中浓烟重雾。风痰之人。嗜欲太多。及败血伤精。肾络损而胆汁亏。精气耗而神光坠矣。宜服白附子汤，治发散初起，黑花昏昏，内障。荆芥穗、防风、白菊花、甘草少许、白附子炮、苍术、木贼草、羌活、白蒺藜去刺、人参各等分，右锉剂。白水二钟，煎至八分，去滓，食后服。凉胆丸：龙胆草酒炒、黄连酒炒、防风、柴胡、地茄子、黄芩酒炒、芦荟、黄柏盐水制、荆芥穗各等分，右为细末，炼蜜为丸，如梧桐子大。每服三钱，清茶送下。"

8.明·袁学渊《秘传眼科七十二症全书》："乌风者，五风变也。此症不痛不痒，其瞳仁不开大渐、昏沉又无翳障，是由气涩使然，瞳仁如黑墨形状，当此之时，急宜服药，若经二三年间，结成翳，成青白色，隐看不大，隐看不小，至此之极，不可针拨，亦不可服药，痼疾成矣，难有良医，不能为也，宜服益肝散、还阴救苦汤、滋肾丸。""益肝散：当归、川芎、白芍、半夏、柴胡、黄芩、草决明、甘草、蒺藜、胆草、楮实子，水煎食后服；还阴救苦汤：归须、黄连、黄芩、黄柏各七钱、细辛二钱、藁本四钱酒洗、升麻、苍术、甘草、知母、川芎、防风、羌活、桔梗、胆草、连翘、生地各五卒，右备研末每服六钱食后服；滋肾丸：当归、熟地、枸杞、白术、白芍、白茯苓、牛膝、胆汁、覆盆子、肉苁蓉、川芎、玄参各一两、菟丝子半两酒煮、苍术米酒水浸、防己、厚朴、远志、黄柏、知母、青葙子、石决明、蒺藜各七卒、香附、蒙花、磁石炼醋淬、砂仁各五钱、甘草四钱、人参三钱，右研末，炼蜜丸如桐子大，每服三五十丸，盐汤下或酒下。"

9.清·张璐《张氏医通》："乌风内障证：色昏浊晕滞气，如暮雨中之浓烟重雾，风痰人嗜欲太多，败血伤精，肾络损而胆汁亏，真气耗而神光坠矣。"

10.清·吴谦《医宗金鉴·眼科心法要诀》："内障初患久变五风歌……乌风者，初病亦与绿风内障之证不异，但头痛而不旋晕，眼前常见乌花，日久瞳变乌带浑红之色。""乌风有余歌：已成乌风有余证，决明丸内决明辛，桔梗防风茺蔚子，车茯山药共元参。乌风决明丸方：石决明二两、细辛五钱，桔梗、防风、茺蔚子、车前子、茯苓、山药、元参各二两，上为细末，炼蜜为丸，如桐子大，食前茶清送下三钱。""乌风不足歌：已成乌风不足证，补肝散内用川芎，熟地当归蒺藜芍，木贼夏桔草防风。乌风补肝散方：川芎、熟地黄、当归、蒺藜、白芍药、木贼、夏枯草、防风各一钱，上为粗末，以水二盏，煎至一盏，食前去渣温服。"

第十六节　评述

新生血管性青光眼是由众多因素所引起结果的对眼球结构和功能产生毁灭性的损害，随着新生血管性青光眼发病机制的深入研究，必将对临床治疗产生重大影响。强调探寻病因，确认缺血状态，及早预防、治疗视网膜缺血是阻止其向新生血管性青光眼发展的最为关键的措施。一旦眼压升高，治疗成功率低，预后差。虽然目前多种治疗手段的出现与改进为新生血管性青光眼的有效治疗提供了条件和契机，但到目前为止，尚无针对新生血管性青光眼的多中心、前瞻性、随机对照临床研究报道，也无一种理想的治疗方式能防止新生血管性青光眼患者的视力下降或丧失，因此，既要根据患者的具体情况进行全面和综合分析后，制订出合理而科学的个体化治疗方案，更需逐步实现学科交叉、多中心合作的探索模式，以求尽快攻破NVG这一顽疾的治疗难关。

参考文献

[1] Yazdani S，Hendi K，Pakravan M，et al. Intravitreal bevacizuroal for neovaxular aucoma：a randomized controlled trial[J]. J Glaucoma，2009，18：632-637.

[2] Paradi M B，lacono P，Ravalico G. Verteporfin photodvnamic therapy for anterior xgment neovaxularization secondary to ixhaemic central retinal vein occlusion[J]. Clio Experiment Ophthalmol，2008，36：232-237.

[3] Wakabayashi T，Oshima Y，Sakaguchi H，et al. Intravitreal bevxizumab to treat iris neovaxularization and neovaxuLtr glaucoma secondary to ixhemic retinal diseases in 41 consecutive cases[J]. Ophthalmology，2008，115：1571-1581.

[4] Kotecha A，Sprats A，Ogvnbowale L，et al. Intravitreal bevacizumab in refractory neovascular glaucoma：a prospective，observational case series[J]. Ach Ophthalmol，2011，129（2）：145-150.

[5] Stunner J P. Morphology of glaucoma drainage implantation[J]. Curt OP in Ophthalmol，1997，8：59.

[6] Hamard P，Baudouin C. Consensus on neovaseular glaucoma[J]. Fr Opththalmol，2000，23：289.

[7] Bartz-Schmidz K U，Thumann G，Psichias A，et al. Pars plana vitreetmy，endolaser coagulation of the retina and the ciliary bodyconbined with silicone oil endotam panade in the treatment of us control ednevavascular glaucoma[J]. Graefes Arch Clin Exp Ophthalmol，1999，237：969.

[8] Scott I U，Alexandrakis G，Flynn HW Jr，et al. Combined parsph. a vitrectomy and Slaueoma drainage implant placement for refractory glaucoma[J]. Am J Ophthamol，2000，129：334.

[9] 马立，赵本严，狄雅芬. 前部视网膜冷凝联合小梁切除治疗新生血管性青光眼[J]. 中华眼科杂志，1996，32（2）：118.

[10] Gedde S J，Singh K，Schiffman J C，et al. The tube versus trabeculectomy study：interpretation of results and application to clinical practice[J]. Curr Opin Ophthalmol，2012，23：118-126.

[11] 张秀兰. 房水引流物植入术能否作为青光眼治疗的首选术式[J]. 中华眼科杂志，2010，46（6）：487-490.

[12] Gedde S J，Heuer D K，Parrish R N. Review of results from the tube versus trabeculectomy study[J]. Curr Opin Ophthalmolgy，2010，21：123-128.

[13] Minckler D S，Francis B A，Hodapp E A，et al. Aqueous shunts in glaucoma：a report by the american academy of ophthalmology[J]. ophthalmology，2008，115：1089-1098.

[14] Ramulu P Y，Corcoran K J，Corcoran S L，et al. Utilization of various glaucoma surgeries and procedures in medicare beneficiaries from 1995 to 2004[J]. Ophthalmology，2007，114：2265-2270.

[15] Olmos L C，Lee R K. Medical and surgical treatment of neovascular glaucoma[J]. Int Ophthalmol Clin，2011，51：27-36.

[16] 王明芳，谢学军. 中国传统临床医学丛书-中医眼科学[M]. 北京：中国中医药出版社，2004：556.

[17] 李翔. 廖品正眼科经验集[M]. 北京：中国中医药出版社，2013：320-323.

[18] 郑燕林，王万杰，王明芳. 浅谈中医对眼底新生血管的认识[J]. 中国中医眼科杂志，2011，21（1）：38-39.

[19] 秦大军. 活血化瘀中药的眼科使用指针[J]. 实用眼科杂志，1998（2）：637.

[20] 雷英，罗杰，罗英，等. 新生血管性青光眼的个性化治疗及护理[J]. 护士进修杂志，2010，25（6）：546-547.

[21] 喻京生. 五官科护理学[M]. 北京：中国中医药出版社，2016：89-99.

[22] 姜秀. 不同方法治疗新生血管性青光眼的临床疗效观察[J]. 国际眼科杂志，2014，14（1）：34-36.

[23] 章政，张鹏，陈金鹏，等. 两种方法治疗新生血管青光眼的疗效[J]. 国际眼科杂志，2012，12（12）：2352-2354.

[24] 钟一声，朱益华. 新生血管性眼病[M]. 北京：人民军医出版社，2006：349.

[25] 郝小波. 眼病中医外治[M]. 南宁：广西民族出版社，2014：129.

[26] 张健. 张健眼科医案[M]. 北京：中国中医药出版社，2016：221-227.

[27] 罗国芬. 中药治疗出血性青光眼12例. 成都中医学院资料选编眼科专辑，1981，14：63.

[28] 邱礼新，巢国俊，王影. 国医大师唐由之[M]. 北京：中国医药科技出版社，2011：3-4.

[29] 王明芳，张宗端，苟立成. 眼科血证四期论治的研究思路[J]. 中国中医眼科杂志，1999，9（3）：165.

[30] Kodjikian L. Neovascular glaucoma treatment in 2012：role of anti-VEGF agents[J]. J Fr Ophtalmol，2013，36（5）：461-465.

[31] 任毅. 浅谈康柏西普在眼底病中的应用[J]. 医药卫生，2015，1（3）：215.

[32] Fredriksson L，Li H，Eriksson U. The PDGF family：four gene products form five dimeric isoforms[J]. Cytokine Growth Factor Rev，2004，15（4）：197-204.

[33] 郭斌，杨新光，范钦华，等. 新生血管性青光眼血管内皮生长因子和血小板衍生生长因子含量及其相关影响因素[J]. 中华眼视光学与视觉科学杂志，2011，13（2）：111-115.

[34] Kazlauskas A. A new member of an old family[J]. Nat Cell Biol，2000，2（5）：E78-79.

[35] LaRochelle W J，Jeffers M，McDonald WF. PDGF-D，a new proteaseactivated growth factor[J]. Nat Cell Biol，2001，3（5）：517-521.

[36] Hou X，Kumar A，Lee C，et al. PDGF-CC blockade inhibits pathological angiogenes is by acting on multiple cellular and molecular targets[J]. Proc Natl Acad Sci USA，2010，107（27）：12216-12221.

[37] Kumar A，Hou X，Lee C，et al. Platelet-derived Growth Factor-DD Targeting Arrests Pathological Angiogenesis by Modulating Glycogen Synthase Kinase-3 Phosphorylation[J]. J Biol Chem，2010，285（20）：15500-15510.

[38] Campochiaro P A. Ocular neovascularization[J]. J Mol Med（Berl），2013，91（3）：311-321.

[39] Nikinmaa M，Rees B B. Oxygen-dependent gene expression in fishes[J]. Am J Physiol Regul Integr Comp Physiol，2005，288（5）：R1079-1090.

[40] Hewitson K S，Schofield C J. The HIF pathway as a therapeutic target[J]. Drug Discov Today，2004，9（16）：704-711.

[41] 王丹，张岩，王淑霞. 碱性成纤维细胞生长因子在糖尿病新生血管性青光眼虹膜组织中的表达[J]. 中国实验诊断学，2008，12（12）：1517-1519.

[42] Castellon R，Hamdi H K，Sacerio I. Effects of angiogenic growth factor combinations on retinal endothelial cells[J]. Exp Eye Res，2002，74（4）：523-535.

[43] 彭清华主编. 中医眼科学[M]. 北京：中国中医药出版社，2012：148.

[44] 段俊国主编. 中西医结合眼科学[M]. 北京：中国中医药出版社，2013：225.

[45] 罗向霞，刘文舟，段俊国. 中药治疗青光眼疗效及安全性的文献系统评价[J]. 国际眼科杂志，2007，7（5）：1325-1329.

[46] 李春艳. 中医治疗新生血管性青光眼的疗效观察[J]. 内蒙古中医药，2012，31（7）：30-30.

[47] 闫希冬，李鹏，齐霞. 中西医结合治疗新生血管性青光眼[J]. 国际眼科杂志，2012，9（12）：1707-1709.

[48] 陈陆泉.针刺治疗新生血管性青光眼 1 例[J].北京中医药，2006，25（8）：470.

[49] 雷世奇，邝国平，郭世宏.中西医结合治疗新生血管性青光眼[J].湘南学院学报（医学版），2003，5（4）：26-27.

[50] 陈宗贤，张敏，向红，等.睫状体冷凝及小梁切除术联合乌风决明合生蒲黄汤治疗新生血管性青光眼 15 例临床观察[J].中医杂志，2013，54（3）：228-231.

[51] 段颖，张淑清，于俊义.丹栀逍遥散加减对肝郁气滞型新生血管性青光眼的临床应用及机制探讨[J].世界中医药，2016，11（7）：1282-1285.

[52] Virdi P S，Hayreh S S. Ocular neovascularization with retinal vascular occlusion. Association with experimental retinalvein occlusion[J]. Arch Ophthalmol，1982，100（2）：331-341.

[53] Genaidy M，Kazi A A，Peyman G A. Effect of aqualamine on iris neovascularization in monkeys[J]. Retina，2002，22（6）：772-778.

[54] Shabo A L，Maxwell D S，Shintaku P. Experimental immunogenic rubeosis iridis[J]. Invest Ophthalmol Vis Sci，1977，16（4）：343-352.

[55] Sasase T，Ohta T，Masuyama T. NVG The Spontaneously Diabetic Torii Rat：An Animal Model of Nonobese Type 2 Diabetes with Severe Diabetic[J]. J Diabetes Res，2013：976209.

[56] Tawara A，Kubota T，Hata Y. Neovascularization in the anterior segment of the rabbit eye by experimental anterior ischemia[J]. Graefes Arch Clin Exp Ophthalmol，2002，240（2）：14453.

[57] 成洪波，应方微，周凤，等.兔眼前段缺血诱发虹膜新生血管的研究[J].眼科研究，2008，26（12）：901-903.

[58] 刘琳，李永平，李燕，等.晶状体皮质诱导虹膜新生血管形成的实验研究[J].眼科新进展，2010，30（11）：1009.

[59] Hjelmeland L M，Stewart M W，Li J. An experimental model of ectropion uveae and iris neovascularization in the cat[J]，Invest Ophthalmol Vis Sci，1992，33（5）：1796-1803.

[60] Sampaio R B，Mendonca R J，Simioni A R. Rabbit Retina Neovascularization Induced by Latex Angiogenic-Derived Fraction：An Experimental Model[J]. Curr Eye Res，2010，35（1）：56-62.

[61] Paula J S，Ribeiro V R，Sampaio R B. Rabbit Rubeosis Iridis Induced by Intravitreal Latex-derived Angiogenic Fraction[J]. Curr Eye Res，2011，36（9）：857-859.

[62] Shireman P K，Greisler H P. Mitogenicity and release of vascular endothelial growth factor with and without heparin from fibrin glue[J]. J Vasc Surg，2000，31（5）：936-943.

[63] Cruysberg L P，Nuijts R M，Gilbert J A. In vitro sustained human transscleral drug delivery of fluorescein-labeled dexamethasoneand methotrexate with fibrin sealant[J]. Curr Eye Res，2005，30（8）：653-660.

[64] 李占武，王利，李方毅，等.局部缓释血管内皮生长因子促进肠吻合口愈合的研究[J].中国普外基础与临床杂志，2010，17（11）：1141-1146.

[65] （明）无名氏撰（杨华森校注）.中国古医籍整理丛书·眼科明目神验方[M].北京：中国中医药出版社，2015：18-19.

[66] （唐）王焘.外台秘要[M].北京：人民卫生出版社，1955：563.

[67] （宋元）葆光道人等编.秘传眼科龙木论[M].北京：人民卫生出版社，1958：15.

[68] （宋）王怀隐等编.太平圣惠方[M].北京：人民卫生出版社，1958：948.

[69] （元）危亦林（王育宁点校）.世医得效方[M].北京：人民卫生出版社，1990：556.

[70] （明）王肯堂.证治准绳[M].北京：中国中医药出版社，1997：243.

[71] （明）傅仁宇.审视瑶函[M].上海：上海卫生出版社，1958：218.

[72] （明）袁学渊.秘传眼科七十二症全书[M].北京：中医古籍出版社，1984：105-106.

[73] （清）张璐（李静芳，建一校注）.张氏医通[M].北京：中国中医药出版社，1995：192.

[74] 吴谦等编.医宗金鉴[M].北京：人民卫生出版社，1982：2025，2028-2029.

[75] 张秀兰.新生血管性青光眼是否难治[J].中华眼科杂志，2012，48（6）：488-491.

第十七章
晶状体源性青光眼

晶状体源性青光眼是一种较常见的继发性青光眼。晶状体在很多方面对青光眼的发病起作用，如前房稍浅的眼，白内障膨胀期可使晶状体虹膜隔前移，引起瞳孔阻滞而发生闭角型青光眼；外伤或自发性晶状体脱位也可引起眼压升高；由于晶状体囊膜渗透功能发生改变而致过熟期白内障高分子量可溶性蛋白漏出，被巨噬细胞吞噬，随后阻塞小梁网，引起晶状体溶解性青光眼；眼球穿通伤或白内障术后残留晶状体皮质，可使晶状体颗粒阻塞小梁网而产生晶状体颗粒性青光眼，或对晶状体蛋白发生过敏反应而产生晶状体过敏性青光眼。因此晶状体异常所致的继发性青光眼种类较多，且其眼压升高的机制各不相同，有的表现为闭角型青光眼，有的表现为开角型青光眼。根据本病的临床表现，与中医学"绿风内障""青风内障"相似。

第一节　中医病因病机

中医学认为，本病的病因与发病多因肝胆风火相煽交炽，上攻头目；或肝气乘脾，脾虚湿聚，郁久化热生风，湿热痰湿熏蒸目窍；或外伤或手术伤及气血，风邪乘虚而入，内外合邪，经络不畅，血瘀水停而成。上述因素，均可导致气血失和，眼孔不通，玄府闭塞，血瘀水停，酿成本病。

第二节　西医病因及发病机制

（1）膨胀期白内障继发的青光眼是由于晶状体水肿体积变大，前后径增加，导致晶状体虹膜隔前移，结果使前房变浅，房角变窄。此外由于晶状体向前移位，其前囊面与虹膜背面紧密相贴，加重了生理性瞳孔阻滞，从而引发眼压升高。

（2）外伤或自发性晶状体脱位继发青光眼，发病机制概括起来主要有：① 晶状体脱入前房或嵌顿于瞳孔时，虹膜前面与晶状体后面紧密相贴，产生瞳孔阻滞，眼压升高。② 晶状体不全脱位时，可形成玻璃体疝，晶状体与玻璃体同时引起瞳孔阻滞，另一方面脱位的晶状体前倾压迫虹膜导致周边虹膜前粘连，前房变浅，继而发生房角粘连，眼压升高。③ 当晶状体向后全脱位于玻璃体，引起玻璃体疝嵌顿于瞳孔致瞳孔阻滞，最终造成房角关闭，眼压升高。对于外伤性晶状体脱位，眼压升高除了晶状体脱位外，还可由于前房角损伤及小梁网炎症、水肿而影响房水排出，致眼压升高。

（3）晶状体溶解性青光眼通常是因为过熟期白内障晶状体囊渗透性增加，可溶性晶状体蛋白从晶状体囊膜渗透入房水中，被巨噬细胞吞噬，这些吞噬了晶状体皮质的巨噬细胞变得肿胀，和一些大分子量可溶性晶状体蛋白阻塞房水流出通道导致眼压升高，引起青光眼。

（4）眼球穿通伤或白内障术后残留晶状体皮质，可使晶状体颗粒阻塞小梁网或对晶状体蛋白发生过敏反应而分别产生晶状体颗粒性青光眼和晶状体过敏性青光眼。

第三节　临床表现

一、膨胀期白内障继发青光眼

膨胀期白内障继发青光眼的临床表现与原发性急性闭角型青光眼极相似，所不同之处在于本症有长期视力减退病史，晶状体混浊兼有水裂。在高眼压状态下，眼局部呈混合性充血，角膜雾状水肿，前房明显变浅，瞳孔散大。前房角镜检查可见不同程度房角关闭，如果高眼压状态持续较久，将引起广泛持久性房角粘连。

二、外伤或自发性晶状体脱位继发青光眼

外伤或自发性晶状体脱位继发青光眼的临床表现因为脱位形式的不同而多种多样。

1.晶状体全脱位入前房

78%～93%发生青光眼。表现为急性闭角型青光眼症状，前房变浅，虹膜后凹，晶状体呈大油滴状，光照时晶状体赤道部边缘显金色反光。由于晶状体前面与角膜后面及虹膜相贴，造成角膜内皮失代偿、角膜水肿混浊及晶状体代谢障碍、晶状体混浊。

2.晶状体半脱位

主要症状为视力障碍。较重的晶状体半脱位患者，由于晶状体悬韧带的松弛可致晶状体前后径增加，尤其是年轻人，从而出现晶状体性近视。人工晶状体发生倾斜，则可出现散光。另外，由于晶状体悬韧带断裂可使调节功能发生障碍而不能阅读，人工晶状体赤道部位于瞳孔中央，则产生单眼复视。眼部体征如下。（1）前房深度改变：患眼的前房深度深浅不一，晶状体前倾斜前房较浅，后倾则前房加深。晶状体悬韧带松弛者可表现为患眼前房普遍比对侧浅。（2）房角改变：晶状体半脱位无玻璃体嵌顿者，往往可见晶状体前倾斜房角变窄或粘连闭合，而后倾则房角增宽，半脱位合并玻璃体嵌顿及瞳孔阻滞发生时，房角与对侧眼相比较窄甚至发生粘连闭合。（3）虹膜震颤：晶状体脱位往往伴有虹膜震颤，轻微的半脱位时，虹膜震颤不易发现，但当作眼球运动时，仍可见有虹膜震颤。（4）晶状体位置改变：较重的晶状体半脱位者，在裂隙灯下可见脱位区晶状体的赤道部，并可见断裂的悬韧带附着于晶状体前囊上。而轻微的半脱位患者检查时可看不见晶状体赤道部，如为了确定晶状体脱位的部位，可用弱快速散瞳药散瞳检查，此时在脱位区也可见晶状体赤道部。检查完毕应用缩

瞳药缩小瞳孔，以免晶状体脱位进入前房。

3.晶状体脱位于玻璃体腔

患者往往仅有视力障碍而可耐受数年以至十多年未发生任何不良反应。如伴玻璃体阻滞瞳孔，则可出现前房变浅、房角变窄或粘连；如无玻璃体疝，患者就诊时前房深度正常，但房角已有粘连，表明这些粘连可能是曾有玻璃体瞳孔阻滞，已自行缓解；如无瞳孔阻滞则前房加深，房角变宽。此外可见虹膜震颤，晶状体悬浮在玻璃体内或视网膜表面，亦有与视网膜相粘连。这些部位的晶状体可表现为皱缩或钙化现象，晶状体蛋白渗漏，葡萄膜炎症反应，角膜背面有沉着物，大分子晶状体蛋白和吞噬了晶状体蛋白的巨噬细胞阻塞了房水流出通道，从而产生晶状体溶解性青光眼。不全脱位及后脱位的晶状体患者45%～93%可发生继发性青光眼。

三、晶状体溶解性青光眼

本病患者多为老年患者，有白内障渐进性视力减退病史，多见于过熟期白内障，少数见于成熟期，偶可见于外伤或其他原因所致晶状体长期脱位入玻璃体腔的患眼。临床表现主要如下。

（1）急性青光眼表现：突然发病，眼球及眼周围疼痛、头痛伴恶心呕吐，视力骤降，甚至暂时无光感，眼压升高，球结膜混合性充血，弥漫性角膜上皮水肿但罕有角膜后灰色沉着物，房水闪辉（晶状体蛋白）和细胞反应（巨噬细胞）。这些巨噬细胞看上去像是大小不等或聚集的白色颗粒并在房水内循环流动。前房深或正常。通常瞳孔对光反应存在但比较迟钝，这是本病区别于晶状体蛋白过敏性葡萄膜炎青光眼的一个重要体征。一些病例可见液化的白色晶状体蛋白堆积在虹膜面隐窝，周边前房，偶有类似前房积脓的沉淀物，也有些病例前房可见数量不等的彩色折光的结晶体颗粒。

（2）过熟期白内障表现：晶状体皮质呈白色乳糜状液化，晶状体核呈棕色和常沉于液化的皮质下方，晶状体前后径缩短，晶状体前囊散在白色小钙化点并呈皱缩状，晶状体内及房水中也发现彩色、高折光的胆固醇结晶样颗粒。当囊膜表面发现棉絮状白色斑点，意味着晶状体囊膜面微孔和蛋白漏出的存在。因为这些白色斑点可能代表吞噬了晶状体蛋白的巨噬细胞沉积于微细破孔处。如长期脱位于玻璃体腔的晶状体溶解性青光眼，通常发病隐匿但也可突然发生，眼压缓慢或突然升高，房水改变轻微或仅有少量白色颗粒状细胞反应。主要表现为玻璃体腔内浮动的白色、皱缩的过熟晶状体（多下方脱位），囊膜表面白色钙化灶或棉絮状白色斑（巨噬细胞沉积），玻璃体液化，可见浮游的白色颗粒状细胞或彩色折光的结晶颗粒。

（3）前房角镜检查：宽开角，没有周边前粘连，虹膜根部、睫状体带（房角隐窝）、巩膜嵴和小梁网上可见白色颗粒状或棉絮样沉着物或彩色折光结晶体颗粒。

（4）诊断性前房穿刺：抽吸房水实验室检查可发现典型吞噬晶状体蛋白的巨噬细胞及无定形物质。

四、晶状体颗粒性青光眼

通常发生在白内障囊外摘除术或晶状体外伤破裂后数日，出现眼压升高，少数患者见于数月后。裂隙灯检查：角膜上皮水肿，前房深，房水可见典型白色晶状体皮质颗粒，房水闪辉和细胞炎性反应明显，松散的晶状体皮质沉积于下方周边，前房形成类似前房积脓；由于虹膜炎症反应可形成虹膜后粘连，有时炎症渗出物夹着晶状体皮质形成炎症性瞳孔膜。前房角镜检查：房角开放，房角隐窝和小梁网可见晶状体皮质沉积，偶有周边前粘连形成。

五、晶状体过敏性青光眼

几乎多是单眼发病，通常在晶状体损伤或者手术后数天或数月。临床表现为患眼前房可见晶状体皮质，轻度或暴发性葡萄膜炎，角膜后和晶状体表面炎性沉着物，虹膜后粘连和周边前粘连，瞳孔对光反应消失，眼压可能升高，但通常更多表现为低眼压。早期房角开放，晚期可由于周边前粘连而致房角关闭。房水细胞学或抽吸皮质取出物病理检查有助于本病的诊断。

第四节　诊断要点及鉴别诊断

一、膨胀期白内障继发青光眼

诊断要点：

1.病史

因患白内障，而有长期视力减退病史。

2.症状

眼痛，眼红，视力下降，流泪，畏光。

3.体征

眼压升高，晶状体混浊兼有水裂，在高眼压状态下，眼局部呈混合性充血，角膜雾状水肿，前房明显变浅，瞳孔散大。

4.检查

前房角镜检查可见不同程度房角关闭，如果高眼压状态持续较久，将引起广泛持久性房角粘连。

鉴别诊断：膨胀期白内障继发青光眼需要与原发性急性闭角型青光眼相鉴别，前者多为单眼发病，发病前已有较长时间的视力下降，两眼前房深度、房角宽度不对称，对侧眼的闭角型青光眼激发试验为阴性。

二、外伤或自发性晶状体脱位继发青光眼

诊断要点：

1.病史

有眼钝挫伤、手术伤史，或者有晶状体先天性遗传疾病，如Marfan综合征、球形晶状体

短指（趾）综合征等，或者有相关原发性眼病存在，如牛眼、假性剥脱综合征、高度近视、成熟期或过熟期白内障、葡萄膜炎、从虹膜或睫状体扩散的眼内肿瘤推压。

2.症状

眼痛，眼红，视力下降，流泪，畏光。晶状体半脱位或位置倾斜时，可出现晶状体性近视及散光。如晶状体赤道部位于瞳孔中央，可产生单眼复视。晶状体完全脱入玻璃体内远离瞳孔区时，可发生无晶状体眼的屈光状态。

3.体征

眼压升高，在高眼压状态下，眼局部呈混合性充血，角膜雾状水肿。仔细检查均可发现晶状体脱位时都有虹膜震颤现象。

4.检查

晶状体全脱位入前房，前房变浅，虹膜后凹，晶状体呈大油滴状，光照时晶状体赤道部边缘呈金色反光。由于晶状体前面与角膜后面及虹膜相贴，造成角膜内皮失代偿、角膜水肿混浊及晶状体代谢障碍、晶状体混浊。

晶状体半脱位时，检查发现如下。（1）前房深度改变：患眼的前房深度深浅不一，晶状体前倾斜前房较浅，后倾则前房加深。晶状体悬韧带松弛者可表现为患眼前房普遍比对侧浅。（2）房角改变：晶状体半脱位无玻璃体嵌顿者，往往可见晶状体前倾斜房角变窄或粘连闭合，而后倾则房角增宽，半脱位合并玻璃体嵌顿及瞳孔阻滞发生时，房角与对侧眼相比较窄甚至发生粘连闭合。（3）虹膜震颤：晶状体脱位往往伴有虹膜震颤，轻微的半脱位时，虹膜震颤不易发现，但当作眼球运动时，仍可见有虹膜震颤。（4）晶状体位置改变：较重的晶状体半脱位者，在裂隙灯下可见脱位区晶状体的赤道部，并可见断裂的悬韧带附着于晶状体前囊上。而轻微的半脱位患者检查时可看不见晶状体赤道部，如为了确定晶状体脱位的部位，可用弱快速散瞳药散瞳检查，此时在脱位区也可见晶状体赤道部。

脱入玻璃体的晶状体常出现钙化现象，漂浮在玻璃体内或与视网膜粘连。少数病例的晶状体蛋白发生分解，引起葡萄膜炎性反应，虹膜角膜角及小梁网被巨噬细胞堵塞。晶状体脱位于玻璃体腔的患者往往仅有视力障碍而可耐受数年以至十多年未发生任何不良反应。如伴玻璃体阻滞瞳孔，则可出现前房变浅、房角变窄或粘连；如无玻璃体疝，患者就诊时前房深度正常，但房角已有粘连，表明这些粘连可能是曾有玻璃体瞳孔阻滞，已自行缓解；如无瞳孔阻滞则前房加深，房角变宽。此外可见虹膜震颤，晶状体悬浮在玻璃体内或视网膜表面，亦有与视网膜相粘连。这些部位的晶状体可表现为皱缩或钙化现象，晶状体蛋白渗漏，葡萄膜炎症反应，角膜背面有沉着物，大分子晶状体蛋白和吞噬了晶状体蛋白的巨噬细胞阻塞了房水流出通道，从而产生晶状体溶解性青光眼。

三、晶状体溶解性青光眼

典型过熟期白内障表现，急性开角型眼压升高或青光眼，显著房水闪辉和巨噬细胞反应，晶状体囊膜上棉絮状白色斑点，诊断性前房穿刺，诊断本病并不困难。本病需与膨胀期白内障继发青光眼、晶状体过敏性青光眼、原发性急性闭角型青光眼、葡萄膜炎继发性青光眼等相鉴别。

诊断要点：

1.病史

无近期外伤或手术史，可有反复发作史及既往的葡萄膜炎病史。

2.症状

如急性闭角型青光眼发作的症状。单眼疼痛，视力下降，流泪，畏光，恶心，呕吐。

3.体征

眼压显著升高，前房中和晶状体前囊可见灰白色晶状体皮质和彩色之反光颗粒。可见典型的过熟期白内障：前房深，晶状体囊膜皱缩，或有核下沉。其他体征有结膜混合充血，角膜水肿，可见浮游细胞，房水闪光阳性，偶见假性前房积脓，房角为开角，下方房角可见巨噬细胞团块。

4.检查

（1）裂隙灯检查：前房中见白色晶状体皮质或彩色碎片。评价白内障混浊程度和眼压引起的角膜水肿。（2）测量眼压：大多数病例眼压呈显著进行性升高。（3）房水细胞学检查：显微镜下见透明膨胀的巨噬细胞。（4）房水生物化学检查：测定房水中高分子量可溶性晶状体蛋白的含量。（5）房角检查：房角为开角，注意有无晶状体皮质在房角处。

本病应与瞳孔阻滞性青光眼、晶状体膨胀性青光眼、伴葡萄膜炎的青光眼、血影细胞性青光眼等鉴别。

四、晶状体颗粒性青光眼

诊断要点：

1.病史

近期有外伤或白内障手术史。

2.症状

疼痛，视物模糊，眼红，流泪，畏光。

3.体征

眼压升高，前房见白色晶状体皮质碎片，外伤病例可见晶状体囊破裂。其他体征有结膜混合充血，角膜水肿，前房有细胞，房闪阳性，房角为开角。

4.检查

（1）裂隙灯检查：前房有晶状体皮质碎片。（2）测量眼压：眼压升高。（3）房角检查：房角为开角，注意房角是否有晶状体皮质滞留。（4）前房穿刺：在显微镜下可查出晶状体颗粒和巨噬细胞。

本病应与晶状体溶解性青光眼、感染性眼内炎、晶状体过敏性青光眼及晶状体膨胀性青光眼等鉴别。

五、晶状体过敏性青光眼

诊断要点：

1.病史

晶状体外伤或手术后经过一定时间出现眼部症状和高眼压。

2.症状

眼痛，眼红，视力下降，流泪，畏光。

3.体征

眼压可能升高，但通常更多表现为低眼压，角膜水肿，前房渗出及浮游细胞，角膜后成团的沉着物或羊脂状KP。其他体征有虹膜充血水肿，瞳孔缩小，后部葡萄膜炎症可有玻璃体黄白色反光。急性反应期眼压多降低，小梁和房角受损后眼压升高。

4.检查

（1）裂隙灯检查：前房渗出及羊脂状KP的肉芽肿性炎症反应。（2）测量眼压：急性反应期眼压多降低，小梁和房角受损后眼压升高。

本病应与晶状体溶解性青光眼、晶状体残留皮质性青光眼、青光眼睫状体炎综合征、炎症性青光眼、手术中带入眼内的或与人工晶体相关的异物毒性反应、由低毒的细菌或真菌所致的感染性眼内炎等鉴别。

第五节　中医治疗

一、治疗原则

除药物治疗外，多结合手术。中医辨证论治，能够改善症状，降低眼压，促进术后视功能的恢复。

二、辨证论治

1.风火攻目证

证候：多见于膨胀期白内障继发青光眼和外伤或自发性晶状体脱位继发青光眼。眼胀欲脱，头痛如劈，眼压增高，眼球胀硬，混合充血，角膜雾状水肿，晶状体膨胀，前房明显变浅，瞳孔散大，或者晶状体脱位；伴有恶心呕吐，便秘尿赤；舌红苔黄，脉弦。

辨证分析：肝胆火旺，火盛生风，风火相煽，交攻于目，故眼胀欲脱，头痛如劈，眼部混合充血，角膜雾状水肿；风火上逆，气机不利，气滞血瘀，故眼压增高，眼球胀硬；风性开泄，火性升散，风火攻窜于目，故瞳孔散大，或者晶状体脱位；气火上逆，胃失和降，故恶心呕吐；便秘尿赤，舌红苔黄，脉弦，皆肝胆火旺之征。

治法：清热泻火，平肝息风。

方药：绿风羚羊饮（《医宗金鉴》）。组成：羚羊角、黄芩、玄参、知母、防风、车前子、茯苓、大黄、桔梗、甘草。每日1剂，水煎，分2次温服。

加减：若头目胀痛难忍，加钩藤、白芍以增息风止痛之功；如恶心呕吐者，加陈皮、法半夏和胃止呕。对于肝火炽盛、热极生风，阴血已伤之证，应以凉肝息风为主，方用羚羊钩藤汤加减。

2.痰湿上扰证

证候：多见于晶状体溶解性青光眼和晶状体过敏性青光眼。目胀头重，视物不清，眼压升高，混合充血，前房渗出及浮游细胞，角膜后成团的沉着物或羊脂状KP，胸闷纳少，舌苔白滑而腻，脉滑或濡。

辨证分析：痰湿上泛，流窜经络，蒙蔽清窍，则目胀头重，视物不清；经脉不利，神水瘀滞则前房渗出及浮游细胞，角膜后成团的沉着物或羊脂状KP，眼压升高；痰湿内扰，胃失和降，则胸闷纳少；舌苔白滑而腻，脉滑为痰湿之征。

治法：祛痰化湿，利水明目。

方药：黄连温胆汤（《六因条辨》）。组成：半夏、陈皮、茯苓、甘草、竹茹、枳实、黄连、生姜、大枣。每日1剂，水煎，分2次温服。

加减：若头晕眼胀明显，加僵蚕、羚羊角、石决明平肝息风；若混合充血明显，加赤芍、牛膝凉血散瘀；若恶心呕吐，加竹茹、法半夏和胃降逆；溲赤短少，加猪苓、木通清利小便；口苦胁痛，加龙胆、栀子清泻肝胆。

3.血瘀水停证

证候：多见于晶状体颗粒性青光眼。眼胀头痛，眼压增高，前房见白色晶状体皮质碎片，外伤病例可见晶状体囊破裂，舌紫暗，脉弦数。

辨证分析：外伤或者眼部手术后，气滞血瘀，晶状体皮质阻塞脉络，气血不得流通，神水瘀积，不通则痛，瘀滞生风，故眼胀头痛，眼压增高。舌紫暗，脉弦数均为气血瘀滞之象。

治法：活血化瘀，利水明目。

方药：血府逐瘀汤（《医林改错》）合四苓散（《丹溪心法》）。组成：桃仁、红花、赤芍、牛膝、川芎、枳壳、柴胡、当归、生地黄、桔梗、猪苓、茯苓、泽泻、白术、甘草。每日1剂，水煎，分2次温服。

加减：若头晕眼胀明显，加石决明平肝息风；若恶心呕吐，加陈皮、法半夏和胃降逆。

三、专方专药

（1）羚羊角胶囊　口服，每次1粒，每天3次。组成：羚羊角粉。功能：平肝息风，清肝明目，散血解毒。主治：肝阳上亢所导致的青光眼。

（2）青光安颗粒剂　冲服，每次6g，每天3次。组成：地龙、赤芍、红花、茯苓、车前子、白术、黄芪、生地黄。功能：活血利水，益气养阴。用于青光眼术后视神经保护治疗。

（3）益脉康片　口服，每次2片，每天3次。组成：灯盏细辛浸膏。功能：活血化瘀。主治：抗青光眼术后眼压已控制的晚期青光眼视野缩小症。

第六节　西医治疗

一、膨胀期白内障继发青光眼

（一）药物治疗

局部及全身应用降眼压药物，使眼压下降至正常或接近正常，局部应用皮质类固醇药物控制眼部炎症，为施行手术创造良好的条件。如药物治疗后，眼压仍居高不下，发作时间24小时内者，尽快行前房穿刺，降低眼压。

1.降眼压治疗

（1）局部用药降眼压　①β受体阻滞剂：常用0.5%马来酸噻吗洛尔、0.5%盐酸左旋布诺洛尔、1%～2%卡替洛尔、0.25%倍他洛尔滴眼剂，滴患眼，每日2次。但马来酸噻吗洛尔、盐酸左旋布诺洛尔和卡替洛尔对有房室传导阻滞、窦房结病变、支气管哮喘者忌用。② α_2 受体激动剂：常用0.2%酒石酸溴莫尼定滴眼剂，滴患眼，每日2～3次。③局部用碳酸酐酶抑制剂：目前应用于临床的有2%杜塞酰胺和1%布林佐胺滴眼剂，杜塞酰胺每日3次点眼，布林佐胺每日2次点眼。

（2）全身用药降眼压　①高渗剂：常用50%甘油和20%甘露醇，前者供口服，2～3ml/kg体重；后者静脉快速滴注，1～2g/kg体重。甘油参与体内代谢，糖尿病患者慎用。②全身用碳酸酐酶抑制剂：目前应用于临床的有乙酰唑胺及醋甲唑胺，乙酰唑胺成人用量为250mg/次，口服，每日2～4次。儿童用量为5～10mg/kg，口服，每日2～4次。

2.抗炎治疗

糖皮质激素类滴眼液可选择1%地塞米松、1%醋酸泼尼松龙、典必殊、复方妥布霉素滴眼液，每日4次；非甾体抗炎类滴眼液可选择0.5%消炎痛、0.03%欧可芬滴眼液，每日4次。

（二）手术治疗

根据术前眼压下降情况及房角粘连范围采用不同的手术方式。

（1）如果眼压升高后6～7小时内迅速控制，瞳孔缩小和前房角重新开放大于1/2周者，可仅行白内障摘除和人工晶状体植入术。房角粘连大于1/2周，病程较短（2周内），也可施行房角分离联合白内障超声乳化术，术后部分房角重新开放，眼压控制良好。

（2）如果病程较长，前房角已发生周边虹膜前粘连，或经全身及局部降眼压药治疗，眼压仍不能下降，角膜仍水肿，估计房角已发生粘连闭合者，应行青光眼白内障联合手术，如小梁切除联合白内障超声乳化摘除和囊袋内人工晶状体植入术，术前和术后注意抗感染治疗，常可获得满意的治疗效果。

二、外伤或自发性晶状体脱位继发青光眼

应根据不同情况进行不同处理。

1.晶状体脱位进入前房

晶状体脱位进入前房发生青光眼，往往眼压较高，用药物治疗无效。有效的方法是尽快摘除脱位入前房的晶状体。术前应用全身和局部降眼压药，全身降眼压药物常选用20%甘露醇静脉快速滴注，1～2g/kg体重，醋甲唑胺口服，25～50mg/次，每日2次；局部选用β受体阻滞剂、α_2受体激动剂或联合应用，将眼压降至手术的安全水平；也应用缩瞳剂缩瞳，以保持晶状体存留在前房。由于此类青光眼眼压较高，即使术前充分降压，有时尚不能降至安全水平，且后房压力较大，因此术中在切开前房前可在扁平部行玻璃体穿刺，放出部分玻璃体，降低后房压力，防止暴发性脉络膜大出血。然后切开前房，捞出晶状体，继而做前段玻璃体切割，最后做周边虹膜切除。若房角已广泛粘连，则应施行青光眼白内障联合手术。

2.晶状体不全脱位

晶状体不全脱位继发青光眼，常是由于瞳孔阻滞所致。因此若晶状体透明，无明显视力障碍，则应先用药物降低眼压。缩瞳剂因可加重瞳孔阻滞应慎用，可长期用睫状肌麻痹剂，或氩激光行周边虹膜切开术，解除瞳孔阻滞。由于晶状体位置发生改变而缺乏对玻璃体的保护，行常规周边虹膜切除容易发生玻璃体脱出。行激光周边虹膜切开的部位应选择在晶状体不能阻塞其开口的位置，即尽量靠周边，残余的青光眼可用局部降眼压药控制。如半脱位的晶状体已混浊或严重影响视力及有较明显的单眼复视现象则应摘除晶状体，手术方式视晶状体脱位程度及手术医生的技术水平，可考虑行白内障囊内摘除、囊外摘除联合人工晶状体植入，囊袋张力环应用下的白内障超声乳化摘除术。也可经扁平部施晶状体咬切术，同时切除前段玻璃体。对晶状体半脱位而玻璃体嵌入瞳孔区或进入前房形成瞳孔阻滞者，经散瞳或周边虹膜切除仍不能解除瞳孔阻滞，或玻璃体与角膜内皮相贴时，应经前房或扁平部行玻璃体切割术。如果瞳孔阻滞未能及时处理，或由于长期慢性炎症致房角广泛粘连引起闭角型青光眼者，需行滤过手术，手术切口应选择在远离玻璃体脱出的部位，以免玻璃体脱出阻塞滤过口。

3.晶状体后脱位于玻璃体腔

以往认为患者如无葡萄膜反应、晶状体溶解或视网膜脱离，可采取保守治疗，一旦发生晶状体溶解或视网膜脱离才施手术治疗。随着玻璃体手术技术的日臻完善和普遍开展，越来越多的眼科医生认同通过玻璃体手术（如有硬核则联合晶状体超声粉碎摘除术），尽早取出脱位的晶状体。并根据术眼情况，考虑是否植入前房型人工晶状体或缝襻固定后房型人工晶状体，是否经睫状体平坦部植入房水引流装置或内镜下激光睫状体光凝术。

三、晶状体溶解性青光眼

1.药物治疗

晶状体溶解性青光眼患者一般对局部抗青光眼或抗炎治疗无明显反应，局部用β受体阻滞剂、α_2受体激动剂、局部碳酸酐酶抑制剂或联合制剂等及全身用碳酸酐酶抑制剂、高渗剂（甘油、甘露醇等）、皮质类固醇和睫状肌麻痹剂等，眼压可以明显下降，但只是暂时的。因此一旦眼压下降，应迅速摘除晶状体并冲洗前房。

2.手术治疗

如果药物治疗无效，可考虑作前房穿刺缓解症状，继而做内障摘除术及冲洗前房。一般主张作白内障囊外摘除联合前房冲洗术，或白内障超声乳化摘除术，必须将晶状体皮质碎片彻底冲洗干净，也可考虑同时植入人工晶状体。由于本症患者眼球后段未受累，因此即使术前光定位不准，甚至无光感者也不是手术禁忌证，术后不仅眼压及房水流畅系数可恢复至正常水平，而且往往获得良好视力。相反，如不及时摘除晶状体，最终将导致失明。

四、晶状体颗粒性青光眼

1.药物治疗

控制眼压，如果有炎症存在时还要控制炎症。一般用β受体阻滞剂、α₂受体激动剂、局部碳酸酐酶抑制剂或联合制剂等，全身应用碳酸酐酶抑制剂及高渗剂，因本病容易发生瞳孔后粘连，应慎用缩瞳剂，可适当应用睫状肌麻痹剂散瞳；炎症反应明显者应该使用皮质类固醇局部滴眼，比如妥布霉素地塞米松、1%醋酸泼尼松龙等。

2.手术治疗

如用药物治疗眼压仍不能下降，应手术去除前房残留的晶状体皮质。一般来说，残留于前房的晶状体皮质较疏松，很容易抽吸或冲洗。但如在术后数周或数月，则皮质可能夹在晶状体囊与炎症渗出膜之间，很难抽吸或冲洗，此时应用玻璃体切割器将残留的晶状体皮质切除干净。只要将前房残留的晶状体皮质清除干净，眼压即可得到控制，炎症消退。但如果手术拖延太久，则可由于炎症发生周边虹膜前粘连，瞳孔膜闭又会继发闭角型青光眼，眼压通常难于控制，视力难于恢复。

五、晶状体过敏性青光眼

1.药物治疗

全身或局部应用皮质类固醇控制葡萄膜炎症，并局部及全身应用降眼压药物，使眼压下降至正常或接近正常。

（1）抗炎治疗　皮质类固醇滴眼液可选择1%地塞米松、1%醋酸泼尼松龙、典必殊、复方妥布霉素滴眼液，每日4次；全身抗炎可以选择地塞米松静滴或者醋酸泼尼松片口服短期治疗。

（2）降眼压治疗　局部用降眼压药物可以选择β受体阻滞剂、α₂受体激动剂、局部用碳酸酐酶抑制剂或者联合制剂。全身用降眼压药物治疗可以选择高渗剂（50%甘油、20%甘露醇）或碳酸酐酶抑制剂口服。

2.手术治疗

如药物治疗效果欠佳时，应尽早施行手术，清除晶状体皮质或摘除晶状体。

第七节　难点与对策

晶状体过敏性青光眼临床上较为少见，临床上只能根据病史、眼内有晶状体皮质残留，同时伴有严重的葡萄膜炎症状和眼压升高做出诊断。事实上，一般在临床上对本病做出及时正确诊断比较困难，往往是在患眼眼球摘除术后，经病理检查才能确诊。

第八节　经验与体会

1.膨胀期白内障继发青光眼

药物治疗只能暂时降低眼压，缓解症状，达不到根治目的，且使用缩瞳剂会加重瞳孔阻滞，唯一有效的方法是手术摘出晶状体。在房角没有粘连前，药物控制眼压后，行白内障摘除，一般均能有效地控制眼压；对房角已发生器质性粘连者则需行青光眼白内障联合手术。

2.外伤或自发性晶状体脱位继发青光眼

对晶状体完全脱入前房者应尽早摘出晶状体，对晶状体脱入玻璃体腔尚未与视网膜粘连者应行玻璃体切割的同时摘出晶状体，若晶状体已与视网膜粘连则不应盲目摘出晶状体。对于晶状体不全脱位而且透明者，可药物保守治疗，如晶状体已混浊可予以摘出，若条件允许的情况下，亦可考虑作氩激光行周边虹膜切开术。对晶状体完全脱位且有玻璃体疝者，应行晶状体摘出联合玻璃体切割术，必要时还要联合抗青光眼术。

3.晶状体溶解性青光眼

治疗首先用药物降低眼压和控制炎症，然后摘出晶状体并冲洗前房，必须将晶状体皮质碎片彻底冲洗干净，同时植入人工晶体往往能获得良好效果。

4.晶状体颗粒性青光眼

晶状体颗粒性青光眼治疗首先要积极控制眼压，如果有炎症存在时还要控制炎症。本病容易发生瞳孔后粘连，所以应慎用缩瞳降眼压药，可适当应用睫状肌麻痹剂散瞳，炎症反应明显者应该使用皮质类固醇。如用药物治疗眼压仍不能下降，应手术去除前房残留的晶状体皮质。

5.晶状体过敏性青光眼

治疗应该首先全身或局部应用皮质类固醇控制葡萄膜炎症，并降眼压处理，如药物治疗效果欠佳时，应尽早施行手术，清除晶状体皮质或摘除晶状体。

第九节　预防和调摄

1.膨胀期白内障继发青光眼

是由于白内障发展到一定程度晶状体囊膜通透性增加，皮质吸收水分膨胀，晶状体虹膜隔前移，导致前房变浅、房角变窄和晶状体前移加重了瞳孔阻滞所致，该病容易发生于小角膜、短眼轴、浅前房。所以对于有上述解剖异常的白内障患者，建议尽早接受白内障超声乳化摘除手术。

2.外伤或自发性晶状体脱位继发青光眼

约有一半以上的晶状体脱位是由于外伤引起的，在生产与生活中，要加强保护意识，避免外伤发生。眼球外伤后视力下降或眼部不适需要及时就医。

3.晶状体溶解性青光眼

多发生于成熟期白内障患者，故对于诊断为白内障的患者，当视力影响工作或生活时，建议尽早接受白内障超声乳化摘除手术。

4.晶状体颗粒性青光眼

多有晶状体外伤或白内障手术史，晶体皮质进入前房并分解，大量晶状体颗粒阻塞小梁网导致眼压升高，故一方面患者尽量避免眼部外伤，另外一方面，医生在行白内障摘除手术过程当中，尽可能将晶状体皮质吸除干净。

5.晶状体过敏性青光眼

本病在发生前，大多数病例有晶体外伤或白内障手术后晶体皮质残留病史。当外伤或手术后，晶体皮质溢入前房接触到免疫活性细胞，引起免疫反应，导致肉芽肿性色素膜炎，当波及前房角及小梁时，就会引起房水排出通道的障碍，导致眼压升高。故预防措施与晶状体颗粒性青光眼类似，避免眼部外伤，白内障术中尽量吸干净皮质。

第十节　预后和转归

患者视力恢复决定于就诊时间及角膜、眼底情况，若就诊及时、角膜透明、眼底视神经没损害，视力恢复一般良好，若就诊迟、角膜内皮受损、角膜水肿，眼底视神经萎缩，视力恢复则较差。

第十一节　疗效评定标准

治愈：眼压正常，症状及体征消失。
好转：眼压正常或接近正常，症状及体征明显减轻。
未愈：眼压仍较高，症状及体征减轻。

第十二节　研究进展

陈润连等以96例（96眼）膨胀期白内障继发青光眼患者为研究对象，将其随机分为对照组和观察组，各48例（48眼），观察组采用青白联合术结合益气健脾、活血化瘀、祛风利水、滋补肝肾中药（党参20g，黄芪15g，白术10g，炙甘草15g，陈皮12g，当归10g，白芍15g，川芎15g，熟地黄25g，山药20g，泽泻15g，牡丹皮15g，山茱萸20g，茯苓20g，枸杞子20g，菊花15g）进行治疗，对照组采用青白联合术进行治疗，将两组患者治疗后的临床疗效进行比较。结果发现治疗后观察组患者的内皮细胞数改善情况优于对照组，眼压改善程度优于对照组，视力改善情况优于对照组，组间比较，差异均有统计学意义（$P < 0.05$）。从而认为青白联合术结合中药治疗膨胀期白内障继发青光眼的临床应用效果较好。

朱建刚对36例（38只眼）晶状体脱位继发青光眼患者施行联合手术，采用不同术式去除脱位晶状体并植入人工晶状体，5例（6只眼）轻度的晶状体脱位选择晶状体囊外手术或超声乳化手术，术中联合前段玻璃体切割，张力环以及后房型人工晶状体植入；26例（27只眼）范围大于180°的不全脱位以及晶状体全脱位于前房的病例采用晶状体囊内摘除联合前段玻璃体切割、前房型人工晶状体植入以及小梁切除术；5例（5只眼）晶状体全脱位于视网膜前的病例采用睫状体平坦部三通道闭合式切口全玻璃体切除及后段晶状体超声粉碎术。术后矫正视力提高34只眼，不变2只眼，下降2只眼，有效率89.47%；术后1周眼压缓解率为92.1%。从而认为针对晶状体脱位继发青光眼患者具体情况选择合适的手术时机以及手术方式可以有效控制眼压并提高术后视力。

温跃春对11例晶状体溶解性青光眼患者。术前全身使用高渗剂，局部使用降眼压药、皮质类固醇、非甾体药物；手术采取前房及房角冲洗、白内障超声乳化及人工晶状体植入手术，并用黏弹剂分离房角。术后局部和全身使用皮质类固醇。结果术后一天，角膜均表现为轻、中度水肿，2例高眼压，1例有少许前房渗出，经对症处理后恢复。术后一月随访，矫正视力0.3以上10例，无光感1例；眼压均控制在21mmHg以下。故认为采取前房及房角冲洗、白内障超声乳化及人工晶状体植入手术是治疗晶状体溶解性青光眼的有效方法，同时合理的围手术期处理是获得良好效果的保证。

杜秀娟等回顾分析了收治的21例（25眼）隐匿性晶状体半脱位继发青光眼患者的临床特点，发现所有患者临床表现与原发性急性闭角型青光眼极其相似，但同时有虹膜震颤、发作眼前房深度较对侧眼明显变浅的重要体征。患眼前房深度为（1.17 ± 0.48）mm，对侧眼为（2.57 ± 0.52）mm，差异有统计学意义（$P < 0.05$）。患眼散瞳后前房深度为（1.53 ± 0.27）mm，与散瞳前比较差异有统计学意义（$P < 0.05$）。UBM检查显示16眼（64.0%）有晶状体悬韧带断裂，散瞳检查发现有24眼（96.0%）晶状体半脱位，散瞳检查对晶状体半脱位的检出率较UBM高。认为隐匿性晶状体半脱位继发青光眼时容易误诊，术前散瞳检查能提高晶状体半脱位的检出率，并能明确悬韧带断裂的部位及范围，从而选择合适的手术方式。

第十三节　评述

晶状体源性青光眼病因各异，有些是由于晶状体自身膨胀体积增大，有些由于位置异常，有些由于晶状体蛋白溢入前房，但共同体征是均能引起病理性眼压增高，从而导致视神经萎缩、视功能损害。所以根除异常晶状体等致病因素，降低眼压，改善视神经的功能为其治疗的根本原则。

中医认为本病的发生，主要与肝胆风火上扰、痰湿熏蒸目窍或气血受损，风邪乘虚而入，内外合邪，经络不畅，血瘀水停有关，治疗方法常采用平肝息风、祛痰化湿、活血化瘀、利水明目。中医治疗本病的重点在于术后视神经功能的改善方面，可以运用青光安颗粒剂、益脉康片等益气活血通络，以改善视神经细胞的供血供氧，促进受损视神经细胞的恢复。

参考文献

[1] 陈润连，邓钜良，李秀英，等. 青白联合术结合中医治疗膨胀期白内障继发青光眼效果分析[J]. 深圳中西医结合杂志，2016，26（8）：40-41.

[2] 朱建刚. 晶状体脱位继发青光眼的手术治疗[J]. 临床眼科杂志，2009，17（3）：223-225.

[3] 温跃春. 晶状体溶解性青光眼的手术治疗[J]. 实用防盲技术，2013，8（1）：9-10.

[4] 杜秀娟，马晓华，滕兆娥，等. 散瞳检查在诊治隐匿性晶状体半脱位继发青光眼中的重要性[J]. 眼科新进展，2014，34（11）：1055-1058.

第十八章
青光眼睫状体炎综合征

青光眼睫状体炎综合征是前部葡萄膜炎伴青光眼的一种特殊形式，以既有明显眼压升高，又同时伴有角膜后沉着物的睫状体炎为特征。为常见的继发性开角型青光眼。好发于中年男性。以单眼发病居多，偶可双眼发病，起病甚急，常反复发作。如不伴有原发性青光眼，则预后良好。

第一节　中医病因病机

本病常因机体气血津液运行与输布失常，玄府不通，神水滞留而成，多与肝郁气滞与痰湿上泛有关。

（1）肝郁气滞　七情所伤，肝失疏泄，气机郁滞，气血失调，气滞血瘀，神水瘀积。

（2）痰湿上泛　肝木犯脾，脾失健运，津液停滞，化为痰湿，上犯目窍。

第二节　西医病因及发病机制

本病的发病机制或应答机制尚不清，有人认为是一种变态反应，但从未得到证实；另有病灶感染，下丘脑障碍，自主神经功能紊乱，睫状血管神经系统反应异常和房角发育异常。近年来发现与前列腺素（PG）有关，对PG浓度的研究，特别是PGE，在发作时曾发现房水中浓度增高，当病情缓解后，又恢复到正常。在兔眼中PGE可增加血-房水屏障的通透性和超滤性使眼压升高。青睫综合征患者的眼房水流量和荧光素转移系数都增加，与在动物眼中观察到的PGE的应答是一致的。此外在本综合征的血管造影发现虹膜充血和视乳头边缘有荧光渗漏，也说明是一种前列腺素介导的应答，但此假说与最近对人眼的研究仍有矛盾，如前列腺素是减低眼压而不是增加眼压。

前列腺素是本综合征的原因，还是病理活动的结果目前还不了解。但已证实，在发病时给予前列腺素抑制剂，口服消炎痛和球结膜下注射聚根皮素能降低眼压，提示与前列腺素有关的血管活动，可在此综合征发生作用。

第三节　临床表现

骤然起病，单眼发生，轻度头痛，眼胀不适，视物模糊，虹视。检查眼部，有青光眼的表现，眼压中等度偏高，通常为40～60mmHg，前房不浅，瞳孔轻度散大或散大不明显，对光反射好；又有睫状体炎的表现，如睫状充血，角膜后壁有灰白色、大小不一、数目不多的沉着物（KP），房水丁道征阳性。但患者房角开放，眼底和视力一般正常，虹膜不发生粘连，也无瞳孔缩小。本病反复发作，发作持续数小时至数天后，可自行缓解，缓解后眼压、房水流畅系数、视野、激发试验等均属正常。

第四节　诊断要点及鉴别诊断

一、诊断要点

1.病史

发作前有无劳累、精神紧张和脑力疲劳等因素，复发患者则有明确而典型的既往病史。

2.症状

多骤然起病，单眼发生，轻度头痛，眼胀不适，视物模糊，虹视。

3.体征

眼压中等度升高，通常为40～60mmHg，前房不浅，瞳孔轻度散大或散大不明显，对光反射好；又有睫状体炎的表现，如睫状充血，角膜后壁有灰白色、大小不一数目不多的沉着物（KP），房水丁道征阳性。但患者房角开放，无粘连，从不发生瞳孔后粘连，也无瞳孔缩小。

4.检查

（1）视力：正常或接近正常，即该病发作时其视力与眼压升高状态不成比例。（2）裂隙灯检查：前房不浅，瞳孔轻度散大或散大不明显，对光反射好；角膜后壁有灰白色、大小不一、数目不多的沉着物（KP），房水丁道征阳性。（3）测量眼压：中度升高，每次发作延续3～5日，偶有持续数月者，常可自行缓解。（4）房角检查：房角开放，无粘连。（5）视野：一般正常。

二、鉴别诊断

本病需与继发于其他葡萄炎的青光眼和异色性虹膜睫状体炎进行鉴别。

（1）继发于其他葡萄炎的青光眼　结膜充血、角膜后多数灰白色KP、前房反应显著，由于虹膜前、后粘连和瞳孔闭锁，瞳孔可呈膨隆状，前房角可有粘连。

（2）异色性虹膜睫状体炎　双侧虹膜色泽不对称，虹膜浅色一侧眼眼压轻度升高，通常有白内障或青光眼的眼底和视野改变。

第五节　中医治疗

一、治疗原则

尽快终止发作，促进缓解，同时兼顾睫状体炎和青光眼的控制。如发生视功能损害，可施行滤过性手术治疗。中医药治疗有利于控制炎症和降低眼压。

二、辨证论治

1.肝郁气滞证

证候：眼胀不适，视物模糊，虹视，眼压偏高；情志不舒，胸胁胀满，烦躁易怒，妇女月经不调，行经则发，经后缓解，口苦咽干；舌质红，苔薄黄，脉弦。

辨证分析：情志不舒，肝失疏泄，气机郁滞，经脉不利，神水瘀滞则眼胀不适，视物模糊，虹视，眼压偏高；气机不利，则情志不舒，胸胁胀满，烦躁易怒，妇女月经不调，行经则发，经后缓解；舌质红，苔薄黄，脉弦为肝郁气滞之证。

治法：疏肝理气，活血利水。

方药：逍遥散（《太平惠民和剂局方》）加减。组成：柴胡、当归、白芍、茯苓、白术、薄荷、生姜、黄连、吴茱萸、甘草。每日1剂，水煎，分2次温服。

加减：若呕吐严重者，加旋覆花、青木香、竹茹以降逆止呕；月经不调者，加泽兰、益母草以活血调经；白睛抱轮红赤明显者，加牡丹皮、栀子、夏枯草以清肝泻火。

2.痰湿上泛证

证候：目胀头重，视物不清，角膜后灰白色羊脂状沉着物（KP），间有虹视，眼压偏高；胸闷纳少；舌红苔白腻，脉弦滑。

辨证分析：痰湿上泛，流窜经络，蒙蔽清窍，则目胀头重，视物不清；经脉不利，神水瘀滞则角膜后有灰白色羊脂状沉着物（KP），间有虹视，眼压偏高；痰湿内扰，胃失和降，则胸闷纳少；舌红苔白腻，脉弦滑为痰湿之征。

治法：祛痰化湿，利水明目。

方药：黄连温胆汤（《六因条辨》）加减。组成：半夏、陈皮、茯苓、甘草、竹茹、枳实、黄连、生姜、大枣。每日1剂，水煎，分2次温服。

加减：若混合充血明显，加赤芍、牛膝凉血散瘀；若恶心呕吐，加竹茹、法半夏和胃降逆；溲赤短少，加猪苓、木通清利小便；口苦胁痛，加龙胆、栀子清泻肝胆。

三、专方专药

（1）羚羊角胶囊　口服，每次1粒，每天3次。组成：羚羊角粉。功能：平肝息风，清肝明目，散血解毒。主治：肝阳上亢所导致的青光眼。

（2）逍遥丸　口服，一次8丸，每天3次。组成：柴胡、当归、白芍、白术（炒）、茯苓、炙甘草、薄荷、生姜。功能：疏肝理气。主治：本病之肝郁气滞证。

（3）明目地黄丸　口服，水蜜丸每次6g，小蜜丸每次9g，大蜜丸1丸/次，每天2次。组成：熟地黄、山茱萸、牡丹皮、山药、茯苓、泽泻、枸杞子、菊花、当归、白芍、蒺藜、石决明。功能：滋肾，养肝，明目。主治：本病之肝肾阴虚证。

（4）青光安颗粒剂　冲服，每次6g，每天3次。组成：地龙、赤芍、红花、茯苓、车前子、白术、黄芪、生地黄。功能：活血利水，益气养阴。主治：青光眼术后视神经保护治疗。

第六节　西医治疗

一、药物治疗

1.抗炎治疗

（1）局部减轻炎症反应　激素类滴眼液可选择1%地塞米松、典必殊、复方妥布霉素滴眼液，每日4次；非甾体抗炎类滴眼液可选择0.5%消炎痛、0.03%欧可芬滴眼液，每日4次。

（2）全身抗炎治疗　吲哚美辛，25～50mg，3次/日，主要通过抑制环氧酶，阻滞花生四烯酸转化为前列腺素，从而减少炎症反应。

2.降眼压治疗

（1）局部降眼压

① β受体阻滞剂　常用0.5%噻吗洛尔、0.5%盐酸左旋布诺洛尔（betagan，商品名：贝他根）、1%～2%卡替洛尔（carteolol，商品名：美开朗）、0.25%倍他洛尔（betaxolol，商品名：贝特舒）滴眼液，每日2次点患眼。但噻吗洛尔、盐酸左旋布诺洛尔和卡替洛尔对有房室传导阻滞、窦房结病变、支气管哮喘者忌用。

② 肾上腺能受体激动剂　常用1%肾上腺素、0.1%地匹福林（dipivefrin）和0.2%酒石酸溴莫尼定（brimonidine，商品名：阿法根）滴眼液，每日2～3次，其中1%肾上腺素滴眼液对心血管疾病患者不宜使用。

③ 前列腺素衍生物　目前临床广为应用的有0.005%拉坦前列素（latanoprost，商品名：适利达）、0.004%曲伏前列素（travaprost，商品名：苏为坦）和0.03%比马前列素（bimatoprost，商品名：卢美根），每日傍晚1次点眼，可使眼压降低20%～40%。

④ 局部碳酸酐酶抑制剂　目前应用于临床的有2%杜塞酰胺（trusopt，商品名：添素得）和1%布林佐胺（azopt，商品名：派立明），杜塞酰胺每日3次点眼，布林佐胺每日2次点眼。

上述局部降眼压药物可选1种，若眼压控制不理想可联合用药。

（2）全身降眼压

① 高渗剂 常用50%甘油和20%甘露醇，前者供口服，2～3ml/kg体重；后者静脉快速滴注，1～2g/kg体重。甘油参与体内代谢，糖尿病患者慎用。

② 全身用碳酸酐酶抑制剂 目前应用于临床的有乙酰唑胺（diamox）及醋甲唑胺（neptazane），乙酰唑胺成人用量为250mg，每6～12小时口服1次（每日口服2次或4次）。缓释剂500mg，每天口服2次。儿童用量为5～10mg/kg，6～12小时口服1次。

二、手术治疗

本综合征一般不宜手术治疗，因手术不能防止复发，当严密追踪观察，在有严重复发或与原发性或继发性开角型青光眼合并存在引起进行性视神经损害时，应考虑眼外引流手术治疗。

第七节 难点与对策

临床上，部分患者本综合征与原发性开角型青光眼同时存在，此应归属于混合性青光眼范畴。部分合并原发性开角型青光眼的青光眼睫状体炎综合征患者，在青光眼睫状体炎综合征缓解之后，原发性开角型青光眼所致的视功能损害仍在持续进行，有报道部分青光眼睫状体炎综合征发作眼在缓解之后往往呈低眼压状态，更易掩盖原发性开角型青光眼。因此建议对所有的青光眼睫状体炎综合征患者均应作原发性开角型青光眼排除检查，尤其对于反复复发的病例和疑似原发性开角型青光眼的患者更应密切随访，避免因漏诊造成视功能的不可逆性丢失。

第八节 经验与体会

本病起病甚急，常反复发作，治疗上局部使用糖皮质激素滴眼有利于控制炎症，但是长期反复应用，又有引发糖皮质激素青光眼的可能，所以应该尽量缩短糖皮质激素滴眼液的使用时间。本人根据中医的整体观念和辨证论治，认为本病主要是情志内伤，肝郁气滞，气滞血瘀或者肝木犯脾，脾失健运，津液停滞，导致经脉不利，神水瘀滞。治疗上予以疏肝理气、活血利水及祛痰化湿、利水明目等法，往往能够明显缩短发作时的病程和减少复发，避免了局部糖皮质激素滴眼液的长期和反复运用。

第九节 预防和调摄

本病的发生常与劳累，尤其是脑力劳动和精神紧张有关，所以要保持心情开朗，避免过度劳累及情绪过于激动和压抑；同时，应该少用眼，饮食清淡，少食辛辣肥甘厚味，以免化火生痰。

第十节 预后和转归

（1）本病虽然反复发作，但经过治疗后多可缓解，有的可自行缓解，预后大多良好。

（2）部分合并有原发性开角型青光眼的患者，容易被误诊漏诊，所以对于反复复发的病例和疑似原发性开角型青光眼的患者应密切随访，避免因漏诊造成视功能的不可逆性丢失。

第十一节 疗效评定标准

治愈：眼压正常，症状及体征消失。

好转：眼压正常或接近正常，症状及体征明显减轻。

未愈：眼压仍较高，症状及体征减轻。

第十二节 医案精选

陈达夫治青光眼睫状体炎综合征验案

周某某，男，42岁，主症：左眼反复胀痛，虹视3年，经某医院检查，诊断为青光眼睫状体炎综合征，初用可的松滴眼，服醋氮酰胺有效。后每至劳累之时或睡眠不好均复发，且次数越来越频。近来几乎每月都发，加服强的松后，感心累心慌，睡眠不好，故来我院服中药。检查：右眼视力1.5，左眼视力0.8。左眼微充血，角膜后羊脂状后沉着7～8个，瞳孔略大。眼压：右眼17.30mmHg，左眼42.12mmHg。眼底正常。脉弦细，舌质正常，苔薄黄。诊断：少阴厥阴风热目病。治则：平肝清热，养阴息风。处方：石决明散加减方（石决明25g、青葙子18g、赤芍15g、荆芥10g、栀子10g、麦冬15g、木贼15g、麻黄6g、蛇蜕6g、防风15g、钩藤15g、玄参10g）。服上方6剂后，眼胀、虹视现象消失，羊脂状后沉着3～4个。眼压降至24.38mmHg。服药期间，大便次数增多，一日2～3次，故原方中去栀子，加菊花10g、蒲公英25g。服10剂，羊脂状后沉着全部消失。眼压：15.88mmHg。乃停药观察。3个多月后，由于赶任务，熬夜工作，左眼又感微胀及轻度虹视，眼压28.97mmHg，角膜后出现羊脂状沉着4～5个，重服上方5剂后，以上种种迅速消失，此后未再复发。

解析：陈达夫教授认为，青光眼睫状体炎综合征既具备青光眼的特征，又具备睫状体炎的特征，按照内眼组织与六经相属学说，睫状体属肝，房水属胆，其病位应在肝胆。肝胆二经功能失调，兼有风热潜伏，致使疏泄失职，气机阻滞，风火上攻，神水瘀阻，肝阳上亢为患。患者多有头痛、眼胀、视物雾蒙等症状，均属有余。其病位又在肝胆二经，故应判断为足少阳胆经及足厥阴肝经风热实证，治宜平肝清热息风，方用石决明散加减方。

第十三节　名老中医治疗经验

一、柏超然主张从"痰"论治

中医学谓"百病皆生于痰"。柏超然认为这个"痰"乃炎性渗出物的代名词，凡一切不正常的分泌液，结聚成有害的物质，都称为"痰"。青光眼睫状体炎综合征发病角膜后壁常有灰白色、大小不一数目不多的沉着物（KP），是痰湿侵睛的一种症状。水本制火，今反为火制，沸腾熏蒸成浊，浸渍在青睛的后壁，浊害睛明。痰甚生风，则睛硬如石，头痛若劈。火生痰、痰生火；湿生痰、痰生湿。火湿两者都能生痰，故根据患者体质不同，辨证分为痰火型和痰湿型两型。痰火型一般选用黄芩、栀子、滑石、芦根等清热化痰；痰湿型一般选用半夏、陈皮、茯苓、猪苓、车前子等化痰理湿。

二、张健主张调理肝脾治疗

张健等认为，本病的发生与机体气血津液的运行输布失常有关。肝主疏泄，脾主运化。若七情所伤，肝失疏泄，气机郁滞，气血失调，气滞血瘀，神水瘀积；或肝郁化火，肝胆火热，熏蒸神水成浊，浊害睛明；或肝木犯脾，脾失健运，津液停聚，化为痰湿，上犯目窍，玄府不通，神水滞留而成病。根据临床所见，对本综合征归纳为三型。

（1）肝郁气滞型　症见眼胀不适，视物模糊，虹视，眼压偏高，情志不舒，胁胀痛，烦躁易怒，妇女月经不调，行经则发，经后缓解，口苦咽干；舌质红，苔薄黄，脉弦。治以疏肝清热，活血利水。舒肝明目汤加减主之。药用柴胡10g，当归10g，白芍10g，白术10g，桑寄生10g，桑椹20g，女贞子20g，茯苓10g，决明子10g（包煎），首乌藤（夜交藤）10g，夏枯草10g，槟榔10g，车前子10g（包煎），菊花10g，甘草5g。

（2）肝胆实热型　症见目胀头重，视物不清，角膜后灰白色羊脂状沉着物（KP），间有虹视，眼压高，口苦咽干，尿黄便结；舌红，苔黄厚，脉弦数。治以清肝泻火，加味龙胆泻肝汤主之。药用龙胆10g，黄芩10g，栀子10g，泽泻10g，木通10g，车前子10g（包煎），当归10g，柴胡10g，生地黄30g，羌活10g，防风10g，大黄（酒炒）10g，甘草5g。

（3）痰湿上泛型　症见目胀头重，视物不清，角膜后灰白色羊脂状沉着物（KP），间有虹视，眼压偏高，胸闷纳少；舌红，苔白腻，脉弦滑。治以祛痰化湿，利水明目，温胆汤加减主之。药用：半夏10g，陈皮10g，茯苓30g，甘草5g，竹茹10g，枳实10g。

第十四节　研究进展

一、基础研究

1.中医病因病机研究

中医学认为，青光眼睫状体炎综合征是由于机体气血津液运行与输布失常，玄府不通，神水滞留而成，多与肝郁气滞与痰湿上泛有关。陈达夫教授认为，本病既具备青光眼的特征，同时又具备睫状体炎的特征，按照内眼组织与六经相属学说，睫状体属肝，房水属胆，其病位应在肝胆，系肝胆两经功能失调，兼有风热潜伏，致使疏泄失职，气机阻滞，风火上攻，神水瘀阻，肝阳上亢为患。柏超然教授认为本病乃"痰"作祟，"痰"既是病理产物，又是致病因素，青光眼睫状体炎综合征是由湿热壮火、交煽互蒸、结为痰浊、侵害空窍、产生风变。"阳盛则水气凝而为痰""痰甚生风"。由于禀赋不同、体质各异，"痰"或与"火"结，或与"湿"结。故本症有"痰火型""痰湿型"之分，还有夹风、夹郁、夹气之变。

2.西医发病机制研究

青睫综合征的病因目前尚不明确。造成前部葡萄膜炎的原因主要有3种：自身免疫性疾病、自发炎症性疾病和感染。目前认为感染所导致的前部葡萄膜炎易同时合并眼压升高。Choi等研究表明，80%的韩国青睫综合征患者同时有幽门螺杆菌感染，因此有学者认为幽门螺旋杆菌感染和青睫综合征相关。Chee等研究表明，诊断为青睫综合征和Fuchs综合征的104例患者中，有23例患者的房水中存在巨细胞病毒感染，因此认定巨细胞病毒感染是其中的原因之一。

本病的发病机制或应答机制尚不清，近年来临床和实验研究证明，本病眼压升高是由于房水生成增多和房水流畅系数降低所致。并发现疾病发作时房水中前列腺素的含量显著增加，病情缓解后降至正常。胡庆华等采用放射免疫法测量房水前列腺素E_2（PGE_2）浓度，其中青光眼睫状体炎综合征患者21例（21只眼），分别在给予非甾体类消炎药治疗前后采用放射免疫法测量房水PGE_2浓度，拟行超声乳化联合人工晶状体植入术的年龄相关性白内障患者21例（21只眼）设为对照，结果发现应用非甾体类消炎药治疗前试验组房水PGE_2平均浓度为（45.39 ± 5.82）ng/L，对照组房水中PGE_2平均浓度为（12.46 ± 2.87）ng/L，差异有显著性意义（$P < 0.05$）；试验组经非甾体类消炎药治疗后，房水PGE_2浓度下降至（23.78 ± 3.67）ng/L（$P < 0.05$）。由此说明青睫综合征的发病与房水PGE_2水平异常密切相关，且前列腺素抑制剂治疗有效。

李树宁认为，PG可使葡萄膜血管扩张，血-房水屏障的通透性增加，导致房水生成增加和前节炎症表现。房水流畅系数低可能与儿茶酚胺的制约有关。已肯定内生的儿茶酚胺特别是去甲肾上腺素作用于α受体，是调节和促进房水排出的重要介质。动物实验表明在PG增加的情况下，很多器官中交感神经末梢释放去甲肾上腺素受到明显抑制；同时PG又可作用于受体，直接拮抗去甲肾上腺素的生物效应，从而使该器官失去借去甲肾上腺素所维持的正常生理功能。当青光眼睫状体炎发作时，由于房水中PG增加，可能通过它的去甲肾上腺素双重抑制效应而使滤帘失去正常调节，导致流畅系数降低。而且当眼压显著升高时，机械性压迫滤帘，又加重房水排出阻力，结果导致眼压显著升高。研究发现环磷酸鸟苷和钙离子都可影响眼压，而PG、环磷酸鸟苷、钙离子以及儿茶酚胺之间存在着错综复杂的关系，因而本病的发病机制可能也是复杂的。本病可合并双眼原发性开角型青光眼，说明还有其他因素。特别是发作常在情绪紧张时，可能是自主神经系统失调，交感神经兴奋也可能是激发的重要因素。

钟毅敏等对22例青光眼睫状体炎综合征患者，在炎症活动期作双眼UBM检查，检查内容包括前房、房角、后房、睫状体、玻璃体基底部，并将检查结果分别与临床表现相联系。

结果发现22例患者发病时眼压平均为（40.6±13.3）mmHg，裂隙灯显微镜检查均可见角膜后羊脂状沉着物，4眼（18.2%）有房水混浊，除1例对侧眼UBM表现正常外，21例双眼UBM图像均显示为轻重不等的前房及中间葡萄膜炎表现，而眼压升高眼炎症渗出往往较对侧眼多，房水混浊和睫状体水肿多见于眼压升高眼。认为青光眼睫状体炎综合征可能是双眼前部和中间葡萄膜炎性疾病，炎症较重眼可以引起小梁网炎症或房水分泌增多从而导致眼压升高。

二、临床研究

（1）袁士超等认为，青光眼睫状体炎综合征患者角膜后出现沉着物，在中医应该看作瘀证，眼压升高应看作水臌，治疗应该予以活血利水法，方用桃红四物汤与五苓散加减：当归、赤芍、川芎、生地黄、桃仁、红花、茯苓、车前子、牡丹皮、泽泻、地肤子、薏苡仁。结合0.5%可的松滴眼。治疗本病14例17只眼，全部治愈，观察6个月至1年，仅1例复发。

（2）贾洪亮等认为，青睫综合征的发病病因首先责之于痰。痰湿阻滞气机，郁而不畅，上犯目窍，而致玄府不通，神水滞留；痰湿积聚，郁久化热，热灼神水，则见神水混浊不清，此则为青光眼睫状体炎综合征的主要病因病机。临证以加味温胆汤（陈皮、半夏、竹茹、枳实、茯苓、甘草、泽泻、车前子、柴胡、党参、生姜）为主，配合局部用妥布霉素地塞米松滴眼液、普南扑灵滴眼液点眼抗炎，0.5%噻吗洛尔滴眼液点眼降眼压，取得明显的临床效果。

（3）罗伟认为，本病的发生与机体气血津液的运行输布失常有关，而肝的疏泄功能关系着整个人体气机的通畅，脾的运化对水湿津液的代谢至关重要，故本病的发生主要与肝、脾功能失调密切相关，治疗宜养血健脾，疏肝清热为主。将76例（77眼）患者随机分为对照组37例（37眼）和治疗组39例（40眼），对照组仅采用常规抗炎、降眼压药物治疗，治疗组在对照组治疗的基础上联合运用中药丹栀逍遥散加减方（牡丹皮、栀子、柴胡、当归、白芍、川芎、泽泻、车前子、丹参、茯苓、白术、薏苡仁、黄连、甘草）。结果发现总有效率治疗组为100%，对照组为97.30%，差异无统计学意义（$P > 0.05$），治疗组治愈时间明显短于对照组，2组比较，差异有统计学意义（$P < 0.05$）。所以认为中药丹栀逍遥散加减方联合常规抗炎、降眼压治疗青光眼睫状体炎综合征疗效肯定，且能缩短治疗时间。

第十五节　评述

青光眼睫状体炎综合征的发病机制或应答机制尚不清，有人认为是一种变态反应，有人认为与病灶感染，下丘脑障碍，自主神经功能紊乱，睫状血管神经系统反应异常和房角发育异常有关。近年来发现本病发作时房水中前列腺素（PG）的含量显著增加，病情缓解后降至正常，故认为本病的发生与前列腺素（PG）有关。但是前列腺素是本综合征的原因，还是病理活动的结果目前还不了解。

临床上部分患者本综合征与原发性开角型青光眼同时存在，在青光眼睫状体炎综合征缓解之后，原发性开角型青光眼所致的视功能损害仍在持续进行，所以对于反复复发的病例和疑似原发性开角型青光眼的患者应密切随访，避免因漏诊造成视功能的不可逆性丢失。

治疗方面西医予以局部全身抗炎、降眼压治疗。中医认为乃为机体气血津液运行与输布失常，玄府不通，神水滞留而成本病，多与肝郁气滞、痰湿上泛、肝胆风热、水瘀互结有关，治疗常用疏肝理气、祛痰化湿、平肝清热息风、活血利水等治法。

参考文献

[1] 罗国芬.陈达夫中医眼科临床经验[M].成都：四川科技出版社，1985：151-152.

[2] 柏超然.青光眼睫状体炎综合征77例的辨证论治[J].上海中医药杂志，1980（1）：26-27.

[3] 张健，张清.中西医眼科临证备要[M].太原：山西科学技术出版社，2008：185-186.

[4] Choi C Y，Kim M S，Kim J M，et al. Association between Helicobacter pylori infection and Posner-Schlossman syndrome[J]. Eye（Lond），2010，24：64-69.

[5] Chee S P，Bacsal K，Jap A，et al. Clinical features of cytomegalovirus anterior uveitis in immunocompetent patients[J]. Am J Ophthalmol，2008，145：834-840.

[6] 胡庆华，胡敏，罗晓亮，等.青光眼睫状体炎综合征房水前列腺素E_2含量的变化[J].临床眼科杂志，2014，22（2）：120-121.

[7] 李树宁.青光眼睫状体炎综合征的临床思考[J].中华眼科医学杂志（电子版），2013，3（4）：201-203.

[8] 钟毅敏，刘杏，蔡小于，等.青光眼睫状体炎综合征超声生物显微镜图像特征[J].中山大学学报（医学科学版），2005，26（1）：107-108.

[9] 袁士超，沈陶，黄洪飞.青光眼睫状体炎综合征44例临床分析[J].中国中医眼科杂志，1993，3（3）：165-166.

[10] 贾洪亮，邓绥旺，袁灵梅.加味温胆汤治青光眼睫状体炎综合征临床体会[J].江西中医药，2008，39（12）：17.

[11] 罗伟.中西医结合治疗青光眼睫状体炎综合征疗效观察[J].新中医，2014，46（9）：134-135.

第十九章
其他类型的继发性青光眼

其他类型继发性青光眼（secondary glaucoma），主要是由于某些眼病或全身疾病，干扰或破坏了正常的房水循环，使房水出路受阻而引起眼压增高的一组青光眼。其引起的原因复杂，但病因比较明确。继发性青光眼多累及单眼，也有双眼发病，一般无家族遗传性，占青光眼的20%～40%。由于白内障手术的广泛开展，原发性急性闭角型青光眼发病率的下降，糖尿病视网膜病变的逐年增加，内眼手术的广泛开展，与之相关的继发性青光眼也随之增加，其发病率也有逐年增高的趋势。

青光眼属中医学的"五风内障"范畴（即青、绿、乌、黄、黑五风），系由情感不舒，劳倦竭视，或痰湿阻滞，肝胆火炽，火盛生风，风火上扰目窍，而致目珠胀痛欲脱。中医学缺乏对其相关的认识，但依据其病理机制及临床症状，将其归入"五风内障"之"乌风内障"的范畴。

第一节　中医病因病机

1.中医学对青光眼的认识

《眼科龙木论》最早根据本病发病时瞳色会有不同变化记载了五风内障，如"绿风、青风、乌风、黑风、黄风"；而《证治准绳》中亦有关于其症状及相关转化的详细论述。后世许多学者认为所谓"五风"是古人根据五色配五行五脏的理论推演而来，五风内障实际是同一疾病在不同阶段表现的不同证型。青风、乌风的病情比较缓和；绿风、黑风均属于急重眼病；黄风为五风内障的后期阶段。但亦有人进行了详细归类，认为急性闭角型青光眼急性发作相当于"绿风内障"，慢性期相当于"黑风内障"，慢性闭角型青光眼相似于"乌风内障"，开角型青光眼相似于"青风内障"，而"黄风内障"相当于闭角型青光眼的绝对期。

现代中医学者继承古代医家的观点，根据青光眼的瞳孔颜色和大小、证候类型、临床特征、预后转归等，将青光眼称为五风内障即青风、绿风、黄风、乌风、黑风内障。现一般认为青风内障类似于开角型青光眼、绿风内障类似于急性闭角型青光眼、黄风内障类似于绝对期青光眼、黑风内障类似于慢性闭角型青光眼、乌风内障类似于某些继发性青光眼。

2.对青光眼的病因病机的认识

青光眼的发病首先有结构异常，内肝管缺，眼孔不通，加之情志不舒，急躁易怒或忧思竭虑，或因饮食不当，久居暗室，久视劳伤致肝、脾、肾功能失调，脏腑气血失和，神水瘀积而发本病，当属内障眼病，责之肝、脾、肾，其中与肝的关系最为密切。病因多归属于风轮（肝）、水轮（肾）。

继发性青光眼多由"消渴目疾""暴盲"等眼病失治误治衍生而来，多由素体阴虚或肝火炽盛，日久则阴虚风动或风火相煽，致阴虚火旺或肝火上炎，燔灼目珠，灼伤脉络，而致痰瘀互结，内外合邪，耗气伤阴，气血失和而瘀滞，眼孔不通，玄府闭塞，神水瘀积而成本病。故本病病机责之于风、火、痰、瘀、虚。本病病位在肝、脾、肾，病理机制是素体阴虚或肝胆火炽，而致痰瘀互结，气血失和，神水瘀积而致内障眼病。

第二节　西医病因及发病机制

现代医学认为：引起继发性青光眼的原因众多，大体可以分为全身因素和局部因素两大类。

1.局部原因

多继发于各种眼病，或各种眼病的药物、激光或手术等治疗之后，或因眼部外伤引起，亦可与眼部结构异常相关，总之，引起继发性青光眼的局部原因纷繁复杂，故应详细加以区分，明确引起继发性青光眼的各种病理机制。而继发性青光眼又是各种眼病最终严重的并发症，如不仔细区分其病因及病理机制，处理不当，有造成失明或丧失眼外观的危险。

（1）炎症疾患所致继发性青光眼　多继发于葡萄膜炎：① 急性虹膜睫状体炎时房水一过性增多，系炎症细胞、渗出物阻塞房水通路或小梁网肿胀，回流受阻，合并周边广泛前粘连、瞳孔闭锁或膜闭所致。② 亦可由长期的葡萄膜炎症存在，导致虹膜新生血管的产生及房角纤维血管膜的形成，色素脱失堵塞房角，导致小梁滤过受阻而致眼压升高。③ 虹膜异色性睫状体炎，是一种非肉芽肿性的葡萄膜炎，多见于30～40岁青年人，男女均可发病，与小梁硬化或小梁间隙阻塞相关，具体发病机制不明。④ 青光眼睫状体炎综合征，多见于20～50岁，男性多见，一般认为与房水生成增加合并房水流畅系数降低有关，青睫综合征发生，房水中前列腺素增加，影响小梁网的调节作用，导致房水流畅系数降低，眼压升高。总之葡萄膜炎所致继发性青光眼的发病机制是通过影响房水的质和量的变化、小梁网的改变、虹膜后粘连瞳孔闭锁，虹膜膨隆或前粘连所致的房角闭塞、急性的房角关闭所引起的。

（2）继发于晶状体改变　指由于晶状体形态改变、位置改变及晶状体本身的病理改变所致的一类青光眼。常见有膨胀期白内障继发青光眼、晶体脱位继发青光眼及晶状体溶解性青光眼等。① 膨胀期白内障继发青光眼：主要由于在白内障形成过程中，晶状体膨胀，体积增大，而引起瞳孔阻滞，使前房变浅、房角变窄、眼压升高所致。其表现与原发性急性闭角型青光眼发作期极相似，有时相互存在，难以区分。所不同的是本病有长期视力减退的白内障病史，晶状体混浊膨胀，并有眼压急性升高、前房明显变浅等。目前由于白内障复明行动及超声乳化手术的开展，此类继发青光眼有逐年下降的趋势。② 晶体脱位继发青光眼：多见于外伤或自发性晶体脱位（如Marfan综合征等）。晶体脱位可嵌于瞳孔区、脱入前房、半脱位或全脱位于玻璃体腔内。其发病机制比较复杂，因晶体脱位的情况不同而有所区别。主要可由晶状体或玻璃体引起瞳孔阻滞、炎症反应、晶体溶解、虹膜周边前粘连及外伤性房角挫伤等引起眼压升高所致。晶体脱位入前房者78%～93%发生青光眼，表现为急性闭角型青光眼的症状，视力急剧下降，前房极深，虹膜后倾，晶体如大油滴状，光照时晶体赤道部边缘显金色反光。由于晶体前面与角膜后面紧密相贴，影响了晶体的代谢及角膜内皮损害发生，因而晶状体与角膜均发生混浊。晶体全脱入玻璃体时，有些患者可耐受数年以至十多年未发生任何不良反应，这些晶体可表现有皱缩及钙化现象，脱位之晶体可悬浮在玻璃体内，亦可被机化膜包裹并附着在视网膜表明。此种患者发生青光眼主要为晶体发生分解，晶体蛋白引起葡萄膜炎症反应，房角被吞噬了蛋白的巨噬细胞阻塞所致。表现为前房深，房角开放，前房有渗出物或色素沉积，房水混浊，角膜后有沉着物，虹膜震颤，玻璃体混浊。B超检查可见有脱位之晶体。另外一类晶体全脱入玻璃体的患者，可因玻璃体崁顿致瞳孔阻滞而引起眼压增高，其房角可变窄、粘连或关闭，前房不变深或略浅。不全脱位或嵌于瞳孔区的晶体可引起瞳孔阻滞性青光眼，多前房浅，房角窄、粘连或关闭。③ 晶状体溶解性青光眼，见于过熟期白内障。因为过熟期白内障晶状体囊膜渗透性增加，可溶性晶状体蛋白从晶状体囊膜渗透到前房房水，吞噬了晶状体皮质的肿胀的巨噬细胞阻塞小梁，大分子量的可溶性晶状体蛋白阻塞房水流出通道所致。但近年来随着人们生活水平的提高，就医意识的增强，过熟期白内障已较为少见。除此尚有晶状体颗粒性青光眼，为晶体皮质残留引起；晶状体过敏性青光眼，较为少见。

（3）外伤所致继发性青光眼　多种眼外伤均可引起继发性青光眼，最常见的有以下三种情况。

① 穿孔性眼外伤继发青光眼：穿孔性眼外伤所致青光眼，与损伤部位的范围、修复的技巧，以及伤后的反应有密切关系。绝大多数穿孔性眼外伤后所引起的继发性青光眼，都是因为房角粘连关闭的结果，即继发性闭角型青光眼。检查时除见有原外伤遗留下的瘢痕外，均可见有引起房水循环受阻的形态改变，如瞳孔变形、虹膜前粘连、房角窄或粘连关闭、角膜变形、前房浅以及晶体混浊膨胀、瞳孔阻滞等。眼压可逐渐升高，亦可突然升高，逐渐升高者表现可与慢性闭角型青光眼相似，突然升高者表现可同急性闭角型青光眼。

② 外伤性眼内出血继发青光眼：无论是穿孔性眼外伤或者眼球挫伤所致的玻璃体或前房积血，均可引起继发性青光眼。主要由于小梁间隙被血液残渣、溶解之红细胞、血红蛋白、吞噬了血红蛋白的巨噬细胞及变性的红细胞等阻塞，引起眼压增高所致。检查除可见眼内积血外，还可见角膜后沉着物、房水混浊、房角有上述物质沉积及玻璃体混浊等。

③ 房角挫伤继发青光眼：眼球受钝挫伤后，由于房水对房角的挤压力，可致房角的损伤。多为睫状体的环形肌与纵形肌分离，虹膜根部、睫状体冠部后移，房角加宽加深，称为房角后退。其后，分离的环形肌纤维萎缩，小梁网进行性退变、纤维化、硬化和透明样变性，小梁间隙与Schlemm管闭合，房水排出障碍，而导致眼压增高。其发病多在眼球受挫伤后数月以至数十年以后。临床表现与慢性单纯性青光眼相似，患者有眼球钝挫伤病史，房角后退，即房角镜检查见巩膜突与虹膜根部距离加宽，出现很宽的睫状体带，此是本病的诊断要点。必要时，双眼对比进行房角检查。

（4）眼内出血性或缺血性疾病引起继发性青光眼

① 新生血管性青光眼（neovascular glaucoma），多见于糖尿病性视网膜病变、视网膜中央静脉阻塞、眼外伤及眼部手术后，视网膜及葡萄膜炎或肿瘤等。这些疾病会导致视网膜缺血缺氧，而产生一种新生血管因子，这种物质进入前房刺激虹膜形成新生血管，以及前房角

小梁网新生纤维血管膜形成。其遮盖房角或膜收缩，导致周边虹膜前粘连，使房角关闭，而引起眼压增高。临床检查可见：瞳孔缘首先出现小的簇状扩张的新生毛细血管，呈放射状，新生血管从瞳孔缘向房角延伸，位于虹膜面，大小不一致、不规则，到达房角横跨睫状体带和巩膜突，房角早期开放，一旦纤维血管膜收缩则房角关闭、瞳孔边缘色素外翻。此类青光眼是充血性的，有眼痛、头痛、角膜水肿。荧光素血管造影对早期诊断有帮助，瞳孔缘处出现荧光渗漏。

② 溶血性青光眼，为玻璃体出血后红细胞破坏产物及含血红素的巨噬细胞阻塞小梁，引起急性眼压升高。

③ 血影细胞性青光眼：玻璃体积血以及因眼球钝挫伤引起前房积血时，变性的红细胞称血影细胞，阻塞小梁网导致眼压升高。

（5）眼部手术相关继发性青光眼　主要继发于晶状体手术、穿透性角膜移植手术、玻璃体视网膜手术。可有短暂性眼压升高和持续性眼压升高。亦可由于术后长期用激素导致激素性青光眼。

① 晶状体手术引起继发性青光眼，主要是由于晶状体残留皮质、残留黏弹剂、空气、血凝块、渗出物等堵塞或阻滞瞳孔及房角，房水引流障碍；玻璃体及人工晶体嵌顿，房水错流；由长期的炎症及新生血管引起；经角膜缘或巩膜切口白内障手术对小梁网及房角损伤导致。

② 穿透性角膜移植术后激发性青光眼，引起的原因包括广泛的虹膜周边前粘连，因为房角关闭；无晶状体眼玻璃体阻滞瞳孔及炎症导致瞳孔膜闭等引起瞳孔阻滞；植床对合不良，无法水密导致前房形成不良或因术后角膜曲度变平，周边前房变浅；小梁损伤或萎缩导致房水流出障碍，眼压升高。

③ 玻璃体视网膜手术后继发性青光眼，多由于巩膜缩短、外垫压或环扎使眼球容积减少，晶体虹膜隔前移，前房变浅或房角关闭，扣带压迫涡静脉，使血液回流障碍，睫状体充血水肿，房角拥挤，眼内充填物过多或术后体位不当，硅油乳化，堵塞房角，长期的炎症反应导致的渗出、出血、色素脱失引起房角堵塞或关闭，外伤及联合手术损伤房角及小梁网导致房水流出障碍，反复多次手术后或继发于缺血性疾病引起新生血管性青光眼。

④ 各种内眼手术后继发恶性青光眼，又称睫状环阻滞性青光眼，术后出现前房变浅、眼压升高、对睫状肌麻痹剂有效。主要与房水倒流入玻璃体内，形成"水袋"，睫状环阻滞，玻璃体前界膜阻滞，晶状体悬韧带松弛等因素相关，导致恶性青光眼病理机制的恶性循环。

（6）继发于长期或过量使用药物失宜，如皮质类固醇、α-糜蛋白酶、散瞳剂、强缩瞳剂（碘磷灵）。长期局部滴用或全身应用皮质类固醇，可引起眼压升高。尤其各种眼病或眼部手术后长期使用激素，容易导致糖皮质激素性青光眼（corticosteroid-induced glaucoma）。临床表现与原发性开角型青光眼相似，需详细询问用药史以明确诊断。停用皮质类固醇后，多数病例眼压可逐渐恢复正常，少数病例眼压不能降至正常者，可按原发性开角型青光眼治疗原则处理。对于长期应用皮质类固醇者应监测眼压，因此种继发性青光眼多无自觉症状，如眼压升高未被及时发现常可导致严重视功能损害，甚至失明。其发病机制目前有三种学说。糖胺多糖学说认为：糖皮质激素能稳定溶酶体膜，从而抑制透明质酸酶释放，导致过多的糖胺多糖蓄积于房角组织中，引起生理性水肿，阻碍房水流出，使眼内压升高。吞噬细胞学说认为：小梁内皮细胞有吞噬功能，糖皮质激素能抑制其吞噬作用，使房水中碎屑沉积于小梁网，阻碍房水流出。遗传学说认为：人体对糖皮质激素的反应是由遗传基因决定的，有高反应基因和低反应基因，三种学说均存在缺陷。其发病机制多与糖皮质激素受体以及细胞敏感性相关，糖皮质激素与受体结合后，可诱导合成多种蛋白质及酶，从而调节眼内压。糖皮质激素性青光眼要注意与其他类型继发性青光眼及原发性青光眼相鉴别。

（7）继发于眼内肿瘤的青光眼　眼内容积增加、挤压导致前房变浅、房角关闭，房水流出受阻，色素沉积增殖堵塞房角，吞噬了肿瘤细胞或者色素的吞噬细胞阻塞房角，肿瘤直接侵犯小梁网，导致房水流出受阻，眼压升高，或由于竞争性生长导致眼部缺血或炎症导致新生血管生成，阻塞房角引起。

2.全身疾病引起继发性青光眼

多见于糖尿病、高血压、血液病等全身性疾病引起眼底出血、缺血，新生血管形成，继发性青光眼的发生。

第三节　临床表现

各种不同原因引起的继发性青光眼，除了眼胀痛、同侧头痛，眼部混合充血发红，视力下降，视野没有明显原发性青光眼损害。临床表现各不相同又各有特点，发病较缓慢者，临床表现多与慢性开角型青光眼类似，发病较急者，多与急性闭角型青光眼症状类似，对于其临床分类，虽亦有开角和闭角之分，但有的在早期为开角，而至晚期为闭角，所以不易截然分开。除新生血管性青光眼外，继发性青光眼无明显分期，临床上亦有简单分为早期和晚期者。

炎症疾患所致继发性青光眼：除可见虹膜后粘连、瞳孔闭锁、瞳孔膜闭等虹膜睫状体炎的表现外，可有头痛，严重者如急性闭角型青光眼发作期表现。检查可见眼压升高，前房内炎性渗出物多浓厚或呈絮状，虹膜周边前粘连，房角关闭或有渗出物或色素阻塞，瞳孔膜闭或闭锁者虹膜膨隆、前房浅等。

晶体源性的继发性青光眼：常见有膨胀期白内障继发青光眼、晶体脱位继发青光眼及晶状体溶解性青光眼等。多见有急性闭角型青光眼类似临床症状。膨胀期白内障引起继发性青光眼表现为：混合充血，角膜雾状水肿，晶状体混浊膨隆，前房浅，引起瞳孔阻滞，急性眼压升高。晶体脱位可嵌于瞳孔区、脱入前房或玻璃体腔内，瞳孔阻滞、炎症反应、晶体溶解、虹膜周边前粘连及外伤性房角挫伤等引起眼压升高，表现为：视力急剧下降，前房极深，虹膜后倾，晶体如大油滴状，光照时晶体赤道部边缘显金色反光。由于晶体前面与角膜后面紧密相贴，影响了晶体的代谢及角膜内皮发生损害，因而晶状体与角膜均发生混浊。晶体全脱入玻璃体时，有些患者可耐受数年以至十多年未发生任何不良反应，这些晶体可表现有皱缩及钙化现象，脱位之晶体可悬浮在玻璃体内，亦有与视网膜相粘连。此种患者发生青光眼主要为晶体发生分解，晶体蛋白引起葡萄膜炎症反应，房角被吞噬了蛋白的巨噬细胞阻塞所致。表现为前房深，房角开放，前房有渗出物或色素沉积，房水混浊，角膜后有沉着物，虹膜震颤，玻璃体混浊。B超检查可见有脱位之晶体。另外一类晶体全脱入玻璃体的患者，可因玻璃体瞳孔阻滞而引起眼压增高，其房角可变窄、粘连或关闭，前房不变深或略浅。不全脱位或嵌于瞳孔区的晶体可引起瞳孔阻滞性青光眼，多前房浅，房角窄或粘连、关闭。晶体溶解性青光眼是由于白内障过熟期皮质液化析出，前房房水闪辉明显，可见阻塞房角、眼压升高等一系列改变。

外伤所致继发性青光眼：多种眼外伤均可引起继发性青光眼，最常见有以下三种情况。

1.穿孔性眼外伤继发青光眼

穿孔性眼外伤所致青光眼，与损伤部位的范围、修复的技巧，以及伤后的反应有密切关系。绝大多数穿孔性眼外伤后所引起的继发性青光眼，都是因为房角粘连关闭的结果，即继发性闭角型青光眼。检查时除见有原外伤遗留下的瘢痕外，均可见有引起房水循环受阻的形态改变，如瞳孔变形、虹膜前粘连、房角窄或粘连关闭、角膜变形、前房浅以及晶体混浊膨胀、瞳孔阻滞等。眼压可逐渐升高，亦可突然升高，逐渐升高者表现可与慢性闭角型青光眼相似，突然升高者表现可同急性闭角型青光眼。

2.外伤性眼内出血继发青光眼

无论是穿孔性眼外伤或者眼球挫伤所致的玻璃体或前房积血，均可引起继发性青光眼。主要由于小梁间隙被血液残渣、溶解之红细胞、血红蛋白、充满血红蛋白的巨噬细胞及变性的红细胞等阻塞，引起眼压增高所致。检查除可见眼内积血外，还可见角膜后沉着物、房水混浊、房角有上述物质沉积及玻璃体混浊等。

3.房角挫伤继发青光眼

眼球受钝挫伤后，由于房水对房角的挤压力，可致房角的损伤。多为睫状体的环形肌与纵形肌分离，虹膜根部、睫状体冠部后移，房角加宽加深，称为房角后退。其后，分离的环形肌纤维萎缩，小梁网进行性退变、纤维化、硬化和透明样变性，小梁间隙与施氏管闭合，房水排出障碍，而导致眼压增高。其发病多在眼球受挫伤后数月以至数十年以后。临床表现与慢性单纯性青光眼相似，患者有眼球钝挫伤病史，房角后退，即房角镜检查见巩膜突与虹膜根部距离加宽，出现很宽的睫状体带，是本病的诊断要点。必要时，双眼对比检查房角。

第四节 诊断要点及鉴别诊断

一、诊断要点

继发性青光眼的诊断首先依据具有青光眼的临床表现，其次具有引起青光眼临床表现的原发性疾病的临床表现。因此诊断并不困难。

1.症状

主要有雾视、虹视、视力下降或丧失，眼部胀痛，伴有眉骨及额部、后脑勺或者同侧巅顶疼痛，亦可见恶心呕吐、食欲不振等类似原发性急性闭角型青光眼症状。

2.体征

结膜充血或浅层巩膜充血，眼压升高，裂隙灯检查见角膜上皮水肿，前房血性或渗出性混浊，深浅正常或变浅，虹膜可见新生血管，瞳孔区后粘连或周边虹膜前粘连，瞳孔大小正常或者略散大。晶体脱位继发性青光眼者，可见脱位的晶体或玻璃体嵌顿；外伤引起继发性青光眼患者可见前房积血、血凝块或玻璃体积血，房角正常或加宽，可见房角后退；新生血管性青光眼可见前房角新生血管纤维膜形成，甚至牵引周边虹膜向前膨隆粘连，房角变窄；眼底检查可见玻璃体积血，视网膜前出血，新生血管膜形成，甚至牵引性视网膜脱离；色素脱失引起继发性青光眼，前房角可见色素沉着。

3.UBM检查及前节OCT检查

有助于本病的诊断，了解前房及前房角的情况，尤其有助于诊断晶体膨隆、脱位继发性青光眼、外伤继发性青光眼、虹膜睫状体肿瘤继发性青光眼以及恶性青光眼。OCT检查简便易行，UBM检查对其角膜、前房、晶状体等屈光间质混浊的患者，有其独特的优势，不受屈光间质混浊的影响。

4.FFA及后节OCT检查

有助于明确由眼底视网膜、脉络膜病变引起的新生血管性青光眼的诊断，明确治疗方案，判断转归预后。两者可互为补充，但不可以完全替代。

5.眼部B超

有助于明确玻璃体积血、炎症、眼内肿瘤、玻璃体视网膜增殖膜或晶体位置异常等引起的继发性青光的诊断，为有益的补充。

6.全身检查

如血压、血脂、血糖的检测尤其重要。

二、鉴别诊断

1.与原发性青光眼相鉴别

两者都有青光眼的眼部表现，继发性青光眼可以由原发性青光眼引起，原发性开角型青光眼有时也合并视网膜中央静脉阻塞或糖尿病视网膜病变等眼底出血性疾病，因为高眼压使中央静脉在筛板区受压而血流障碍，易促使血栓形成。原发与继发的关系要加以区分，临床表现也有所不同，仔细检查虹膜及房角，不难加以鉴别。

2.各种不同类型的继发性青光眼之间需要加以鉴别，借助于裂隙灯显微镜、UBM、OCT、FFA等现代检查仪器及对原发病的诊断不难鉴别

（1）炎症导致的继发性青光眼　① 炎症产物阻塞小梁网，或者房水黏度增加，导致房水外流减少，眼压增高。② 虹膜后粘连导致瞳孔膜闭，瞳孔闭锁，虹膜膨隆，前房角关闭。③ 各种炎症细胞、渗出物、色素颗料等潴留在前房角时，可以产生房角周边前粘连，阻碍房水外流。④ 炎症可以导致虹膜红变，周边全粘连及新生血管性青光眼。

（2）青光眼睫状体炎综合征，多发生于青壮年，单侧居多，病因不明，可能与前列腺素分泌增多有关，在急性发作时，房水中前列腺素E增多，前列腺素可破坏血房水屏障，使血管的渗透性改变，房水增多。临床表现：起病甚急，有典型的雾视、虹视、头痛、甚至恶心

呕吐等青光眼症状，症状消失后，视力、视野大多无损害。检查时，可见轻度混合充血，角膜水肿，有少许较粗大的灰白色角膜后沉着物，前房不浅，房角开放，房水有轻度混浊，瞳孔稍大，对光反应存在，眼压可高达5.32～7.98kPa（40～60mmHg），眼底无明显改变，视盘正常，在眼压高时可见有动脉搏动。本病特点是反复发作，发作持续时间多为3～7天，多能自行缓解，发作间隙由数月至1～2年。用药后多能在一周内缓解，无后遗症，预后良好。

（3）晶体异常引起的继发性青光眼　① 晶体变形引起的青光眼：当晶体膨胀时，阻塞瞳孔，导致眼压升高，多继发急性闭角型青光眼。② 晶体溶解性青光眼：变性的晶体蛋白从晶体囊膜漏出后，在前房角激惹巨噬细胞反应，这些巨噬细胞可以阻塞小梁网，导致眼内压升高，发病时呈现急性青光眼症状，治疗方法是摘除白内障。③ 晶状体脱位：多见于外伤或自发性晶体脱位嵌于瞳孔区、脱入前房、半脱位或脱入玻璃体腔内。主要可由晶状体或玻璃体引起瞳孔阻滞、炎症反应、晶体溶解、虹膜周边前粘连及外伤性房角挫伤等引起眼压升高所致。

（4）外伤性继发性青光眼　可在损伤后立即发生，也可迟至数月、数年才表现出，眼压的升高可以是暂时性的，也可是持续性的，可轻度升高，也可显著升高，多由眼内出血引起溶血性青光眼、血影细胞性青光眼、血细胞性青光眼等，或由于房角后退、晶体位置异常或玻璃体嵌顿等引起房水流出障碍，眼压升高所致。

（5）新生血管性青光眼　虹膜新生血管形成，可见于任何导致虹膜及视网膜缺血的疾病，但最常见的是糖尿病性视网膜病变及视网膜中央静脉阻塞，由于视网膜或眼前节缺血缺氧，引起虹膜及前房角新生血管膜形成，膜收缩时可以关闭房角，导致周边虹膜粘连，阻碍房水流通，导致眼压升高。

（6）恶性青光眼　睫状环阻滞性青光眼常发生在青光眼术后，穿孔性眼外伤，前房进行性变浅，眼压急剧升高，缩瞳剂会加重病情变化，散瞳睫状肌麻痹剂治疗有效。

第五节　中医治疗

一、治疗原则

继发性青光眼多由糖尿病视网膜病变、视网膜静脉阻塞、外伤、手术等引起，积极治疗原发病的同时血水同治，并应依据眼部的渗出、水肿、出血、色素沉着或脱失、萎缩和瘢痕、机化增殖膜等加以辨证。

二、辨证论治

1.风火攻目证

证候：眼胀欲脱，头痛如劈，眼压增高，眼球胀硬，睫状充血，角膜雾浊，瞳孔中等散大，或虹膜红变；舌红苔黄，脉弦数。

辨证分析：肝开窍于目，头颞部属胆经，肝胆风火相煽交炽，上攻头目，导致目中玄府闭塞，神水瘀积，故头痛如劈，目珠胀硬，黑睛水肿，视力锐减，白睛混赤肿胀；风性开泄，火性升散，故瞳神中等散大，展缩不灵；气火上逆，胃气失和，故恶心呕吐；舌红苔黄、脉弦数为肝胆火旺之候。

治法：清热泻火，凉肝息风。

方药：绿风羚羊饮（《医宗金鉴》）加减。组成：黑参（玄参）、防风、茯苓、知母、黄芩、细辛、桔梗、羚羊角尖（另炖）、车前子、大黄。每日1剂，水煎，分2次温服。

加减：若混合充血明显，加赤芍、牛膝凉血散瘀；若恶心呕吐，加竹茹、法半夏和胃降逆；大便秘结，加芒硝泄腑通便；溲赤短少，加猪苓、木通清利小便；口苦胁痛，加龙胆、栀子清泻肝胆；若热极生风，阴血已伤，用羚羊钩藤汤（《通俗伤寒论》）凉肝息风。

2.风痰上扰证

证候：头目抽痛，眼压增高，眼胀明显，虹膜红变，瞳孔散大；胸闷不适；舌苔白滑而腻，脉滑或濡。

辨证分析：风性开泄，上攻头目，故头目抽痛，夹痰可致清窍受阻，玄府闭塞，故眼压增高，瞳神散大，虹膜红变；舌苔白滑而腻、脉滑为风痰之候。

治法：祛风除痰。

方药：白附子散（《证治准绳》）加减。组成：荆芥穗、菊花、防风、木贼（去节）、白附子、蒺藜（炒，去刺）、粉甘草（炙）、制苍术、人参、羌活。每日1剂，水煎，分2次温服。

加减：若头晕眼胀，加僵蚕、羚羊角、石决明平肝息风；若前房出血，舌质紫暗，加牡丹皮、三七祛瘀止血。

3.痰湿上泛证

证候：目胀头重，视物不清，角膜后灰白色羊脂状沉着物（KP），间有虹视，眼压偏高；胸闷纳少；舌红苔白腻，脉弦滑。

辨证分析：先天禀赋不足或久病耗气伤阳，脾阳失于温养，气机凝滞，水湿运化无力，痰湿犯目，有碍神光发越，故视物不清，角膜后沉着物；目胀头重及舌脉表现为痰湿之候。

治法：祛痰化湿，利水明目。

方药：温胆汤（《三因极一病证方论》）加减。组成：法半夏、陈皮、枳实、茯苓、竹茹、甘草（炙）、生姜、红枣。每日1剂，水煎，分2次温服。

加减：若舌苔黄腻，加黄连清热除湿；角膜后羊脂状沉着物迟迟不退者，加党参、薏苡仁、肉豆蔻健脾化湿；月经不调者，合四物汤；脾虚者，合四君子汤。

4.气滞血瘀证

证候：眼底出血，久不吸收，静脉怒张迂曲，时断时续，动脉狭细，或眼部外伤瘀青，或因内眼术后，诱发眼胀头痛，眼压增高，虹膜红变，舌紫暗，脉弦数。

辨证分析：情志不舒，肝郁气滞，致脉络瘀阻，血溢络外，滞于神膏，故眼底出血，久不吸收；情志不舒、眼胀头痛，舌紫暗，脉弦数为气滞血瘀之候。

治法：活血化瘀，利水平肝。

方药：血府逐瘀汤（《医林改错》）加减。组成：当归、生地黄、桃仁、红花、枳壳、赤芍、川芎、柴胡、桔梗、牛膝、甘草。每日1剂，水煎，分2次温服。

加减：可加泽兰、车前子利水明目；石决明平肝潜阳；三七粉活血止血。诸药合用，共奏活血化瘀，利水平肝明目的作用。前房有新鲜出血者，去桃仁、红花、川芎，加大黄、黄芩、白茅根、大蓟、小蓟等凉血止血。

5.阴虚阳亢证

证候：眼胀头痛，视物模糊，虹视，劳倦后眼症加重，眼压中等度升高，瞳孔散大，时愈时发；腰膝酸软，面红咽干，眩晕耳鸣；舌红少苔，脉弦细。

辨证分析：肝肾阴亏，阴不制阳，肝阳上亢，故见眼胀头痛、眼压升高；腰膝酸软、面红咽干、眩晕耳鸣等全身症状及舌脉均为阴虚阳亢之候。

治法：滋阴潜阳。

方药：平肝息风汤（《眼科证治经验》）加减。组成：生石决明、白芍、桑椹、菊花、炒栀子、地骨皮、酸枣仁、川芎、天麻、当归、蔓荆子、竹茹。每日1剂，水煎，分2次温服。

加减：若心烦失眠，加茯神养心安神；口苦者，加夏枯草清肝泻火；阴虚风动而头眩者，可改用阿胶鸡子黄汤滋阴养血、柔肝息风。

6.肝肾两亏夹瘀证

证候：病久眼胀头痛，双目视物模糊，头晕耳鸣，失眠健忘，腰膝酸软，舌红少苔或无苔，脉沉细数；或精神倦怠，口干消瘦，夜间多尿，舌淡苔白，或有舌底脉络迂曲，脉沉细涩。

辨证分析：禀赋不足或久病过劳，肝肾两亏，精虚血少，目失滋养，故见视物模糊、眼胀头痛等；营卫气血涩滞不行，痰浊内生致精神倦怠、失眠健忘、腰膝酸软等全身症状及舌脉均为肝肾两亏夹痰之候。

治法：补益肝肾。

方药：偏阴虚者，用杞菊地黄丸（《医级》）加减；偏阳虚者，用金匮肾气丸（《金匮要略》）加减。组成：枸杞子、菊花、熟地黄、山茱萸（制）、牡丹皮、山药、茯苓、泽泻。金匮肾气丸在上方基础上去枸杞子、菊花，加桂枝、附子（制）、牛膝（去头）、车前子（盐炙）。每日1剂，水煎，分2次温服。

加减：若嫌力薄，可加菟丝子、五味子等补肝肾明目；若兼气血不足，可酌加黄芪、党参、当归、川芎、白芍等补益气血。

三、专方专药

对于继发性青光眼，临床上还经常使用一些单验方作为专方专药使用，如：

（1）新生血管性青光眼：丹栀逍遥散合左金丸加减，已手术者加防风、三七、地龙、制大黄（制军）等。

（2）青睫综合征（高眼压型）：可选用石决明散合内疏黄连汤加减，或用加味温胆汤治疗。

（3）自拟方：茺蔚子20g，丹参20g，续断15g，乳香10g，没药10g，桃仁10g，红花

15g，石决明15g，夏枯草15g，荆芥10g，大黄10g。水煎服。适用于外伤房角后退性青光眼。

（4）桃红四物汤合五苓散加减：生地黄15g，当归尾12g，赤芍15g，川芎、地龙各10g，红花6g，茯苓30g，猪苓、车前子各20g，白术10g等。每日1剂，水煎，分2次服。治疗外伤性前房积血继发性青光眼。

四、外治疗法

1.针刺治疗

常选用攒竹、睛明、承泣、球后、翳明、太阳、风池、合谷、内关、三阴交、阳陵泉等，每次选局部穴2个、远端穴3个，交替使用，10次为1个疗程，强刺激。若脘痞加足三里；呕吐加内关；便秘加天枢；神疲乏力加气海；大便溏泄加关元。

2.三棱针

选耳尖穴放血，点刺出血3～5滴。日1次。

3.耳针

取目1、目2、眼降压点、肝阳1、肝阳2、内分泌等。

4.拔罐法

背部心俞、肝俞、胆俞拔罐。

5.贴敷法

于耳穴神门、肝胆、肝阳、心、肾上腺、枕及皮质下穴埋豆。

五、常用中成药

（1）益脉康片　每日3次，每次2片，口服。活血化瘀。适用于经药物或手术后眼压已控制的青光眼视野缺损，并可用于治疗青光眼性视神经病变，有助于扩大或保持视野。

（2）复明片　每日3次，每次5片，口服。滋补肝肾，养阴生津，清肝明目。适用于早、中期肝肾阴虚者。

（3）杞菊地黄丸　每日3次，每次6～9g，口服。滋补肝肾。适用于肝肾阴虚者。

（4）石斛夜光丸　每日3次，每次6～9g，口服。补益肝肾。适用于肝肾不足者。

第六节　西医治疗

继发性青光眼属难治性青光眼，发病种类繁多，临床治疗各异，主要围绕治疗原发病和降低眼压进行，治疗手段主要有手术、激光、药物治疗。分全身治疗和局部治疗。根据其各自的适应证，选择适宜的治疗手段，对继发性青光眼的预后有着重要的影响。手术及激光治疗主要是以降低眼压为目标，亦有以治疗原发病为目的的，如晶状体手术、玻璃体切割手术、眼内激光光凝、视网膜冷冻术。药物治疗除了常规降眼压的治疗药物外，尚有激素、散瞳剂、抗VEGF等药物的治疗，缩瞳剂一般不用于继发性青光眼的治疗。

一、全身治疗

1.碳酸酐酶抑制剂

如口服乙酰唑胺，每次125～250mg，每日2次。醋甲磺胺（商品名：尼目克司）成人口服，初始用药时，每次用25mg，一日2次。早、晚饭后各服一片。如用药后降眼压效果不理想，每次剂量可加大为50mg，一日2次。该类药属于磺胺类药物，过敏者禁用，长期服用有四肢末端麻木感、胃肠道刺激症状、尿液混浊等不良反应，临床常同时给予碳酸氢钠500mg，每日2次，以减少不良反应。

2.高渗剂

常用50%甘油2～3ml/kg口服，或用20%甘露醇1～2g/kg快速静脉滴注。

3.对于炎症渗出引起的继发性青光眼

必要时可全身激素治疗，地塞米松10mg静脉滴注，或泼尼松（强的松）1mg/kg晨起顿服，激素长期服用要注意逐渐减量，服药期间注意补钾补钙。

二、局部治疗

继发性青光眼局部的药物治疗，主要以降低眼压或控制眼部炎症、消除组织水肿为主。

1.β受体阻滞剂

常用0.25%～0.5%噻吗心安滴眼液，每日2次，或用0.25%～0.5%盐酸倍他洛尔、0.3%美替洛尔（倍他舒）、0.5%左旋布洛诺尔（贝他根）滴眼液，每日1～2次。支气管哮喘者或有支气管哮喘史者、严重慢性阻塞性肺部疾病、窦性心动过缓、Ⅱ度或Ⅲ度房室传导阻滞、明显心衰、心源性休克、对本品过敏者，均不能使用β受体阻滞剂。7岁以下的儿童慎用，有引起呼吸暂停的危险。

2.前列腺素制剂

如0.004%曲伏前列素（苏为坦）或0.005%拉坦前列素滴眼液（适利达），每日1次；或0.12%Rescula滴眼液（unoprostone，瑞灵），或0.03%贝美前列胺（bimatoprost），每日2次滴眼，以通过增加葡萄膜巩膜旁道房水引流来降低眼压。

3.肾上腺能受体激动剂

目前常用0.2%溴莫尼定滴眼液，每日2～3次，对严重高血压、冠心病患者不宜使用。

4.碳酸酐酶抑制剂

如用2%杜塞酰胺或1%布林佐胺滴眼，每日3次。

5.激素类眼药

对于炎症继发性青光眼患者，或者内眼术后由组织水肿引起的继发性青光眼，恶性青光眼，可酌情选用激素类眼药水点眼，以控制炎症。常见激素类眼药水有：可的松眼水、地塞米松眼水、碘必殊、碘舒、氟米龙、氟美童眼水等。

6.非甾体类眼药水

用于治疗青睫综合征，减轻眼部炎症和疼痛，目前主要有：普拉洛芬滴眼液、0.1%双氯芬酸钠滴眼液、0.5%及0.4%酮咯酸氨丁三醇滴眼液、0.03%氟比洛芬钠及0.1%吲哚美辛和0.09%溴芬酸等。

三、手术治疗

1.激光手术治疗

主要有经瞳孔和内镜下的睫状突光凝术或810激光经巩膜透热术，通过激光光凝，破坏睫状突无色素上皮细胞，减少房水分泌，降低眼内压。对于由视网膜缺血缺氧引起的新生血管性青光眼，如果屈光间质透明，可采用视网膜激光光凝术。

2.滤过性手术

小梁切除术是通过手术切口造成的滤过通道，使房水流出眼外，进入结膜下，从而降低眼压的一种手术。

3.植入物引流手术

有内引流手术和外引流手术，目前常用的青光眼引流装置包括Molteno、Sckocket、Baerveldt、Krupin等房水引流装置，HAD、Joseph植入物，White青光眼房水分流泵，Ahmed青光眼减压阀，Optimed眼压调节器等。通过此类手术外引流把房水引流出眼外结膜下。内引流手术主要是把房水引流到脉络膜上腔，通过静脉回流，把房水带出眼外，降低眼压。

4.冷冻手术

对于眼底缺血引起的新生血管性青光眼，可采用视网膜冷凝术，对于无光感患者，可采取睫状体冷冻术，-80℃，冷冻6～8个点，每个点持续约1分钟。

5.眼内注射

对于新生血管性青光眼，可采用抗VEGF的药物玻璃体腔注射或前房注射约0.1ml，常用雷珠单抗、贝伐单抗均为进口药，目前国产药康柏西普也被用于临床观察。

6.青光眼白内障联合手术

主要用于由于晶体源性继发性青光眼，解除晶体膨胀对瞳孔的阻滞，去除残存晶体皮质或者过熟期晶状体，消除诱发因素。

7.玻璃体视网膜手术

主要用于玻璃体积血继发青光眼、外伤继发性青光眼、视网膜脱离引起继发性青光眼或多次手术后引起继发性青光眼以及睫状环阻滞性青光眼药物治疗无效的情况下，可采用玻璃体视网膜手术进行治疗，有时需要联合眼内激光光凝或者眼内注药。

第七节 难点与对策

继发性青光眼作为一类重要类型的青光眼，由于其病因繁杂、预后差，给临床诊治工作带来很大困难。对于继发的难治性青光眼的治疗，国内外学者积极深入研究，已经探索出很多方法。一般而言，还是以滤过性手术联合抗代谢药物治疗为首选，各种滤过性手术由于滤过通道瘢痕化的问题影响其成功率；而抗瘢痕药物虽然能够有效抑制成纤维细胞生长，但远没有达到临床要求，且其不良反应更值得关注。对于手术失败或无法施行单纯滤过术的患者则选择引流物植入，而睫状体破坏性手术应作为最后考虑，尤其内镜下的睫状体光凝术的开展，解决了很多难治性青光眼患者的痛苦，并能够使患者保留其眼球。

近年来，眼内注射雷珠单抗、贝伐单抗联合手术治疗新生血管性青光眼取得了良好的疗效，国产抗VEGF药康博西普也被运用于临床。所以，如何改进手术方法，选择更好的植入材料，研究出更有效的药物，安全的剂量和最佳给药方法，以及能否从基因水平找到抗成纤维细胞增殖的方法，有待眼科学者进一步研究。

中医学认为本病的发生，由于各种诱因致脉络瘀阻，玄府闭塞，神水瘀积，发为本病。本病为多种因素共同作用的结果，防治就需要从多角度着手。随着对青光眼认识的深入，在积极探索其发病机制的同时，运用中医药治疗青光眼也不断出现新的进展。采用现代医学检查诊断技术，根据中医眼科辨证方法，明确诊断，合理用药组方，治疗在辨证论治的基础上，多用活血祛瘀利水之法。可以提高视力，扩大视野，恢复视功能，达到迅速改善患者眼部症状之目的，疗效肯定而且满意。中医药治疗继发性青光眼虽取得了一定的成绩，但必须结合现代医学研究成果，采用中西医结合的方法，进一步探讨对本病的认识及治疗。

第八节 经验与体会

继发性青光眼多由糖尿病视网膜病变、视网膜静脉阻塞、外伤、手术等引起，其鉴别多有原发病，而原发性青光眼可排除其他眼部疾患，可与之加以鉴别，在主症上除了有青光眼的表现外，多有与原发病相关的主症，如：暴盲引起的继发性青光眼多有眼底出血，久不吸收，静脉怒张迂曲，时断时续，动脉狭细；消渴目疾引起的继发性青光眼多双目有视物模糊、干涩、乏力、气短自汗、口干消瘦、夜尿频多等。

继发性青光眼的临床辨证，当以望、闻、问、切四诊合参结合眼部各种现代检查，具体辨证方法可遵循。（1）辨病为先，结合辨证，中西互参，首先明确诊断，准确辨病，其次辨证。（2）审证求因，探求病机，明确引起继发性青光眼的原发病，进而探求病理机制，如外伤性继发性青光眼多有气滞血瘀病理机制，糖尿病引起的继发性青光眼患者素体有气阴两虚的体质，后期多阴阳俱虚，视网膜静脉阻塞引起的继发性青光眼患者多有高血脂、高血压，故多有肝阳偏亢或肝火上炎之征兆。（3）无脉症可辨时，可辨局部，有时全身及舌脉等均无症可辨，当结合眼部局部表现加以辨证，据其眼部的临床表现加以辨证，因眼部的临床表现均反映脏腑气血失调的病理机制。可依据眼部的渗出、水肿、出血、色素沉着或脱失、萎缩和瘢痕、机化增殖膜等加以辨证，渗出水肿多辨痰湿，出血多属瘀，萎缩瘢痕多为亏损与不足，机化增殖膜多辨癥瘕积聚。（4）辨病性，继发性青光眼患者多有眼部的疼痛，不通则痛，故该病多有痰湿瘀互结、气血瘀滞、神水瘀积的病理机制。（5）辨病期，该病早期多为风火上攻所致，渐至痰湿瘀等病理产物形成，加之继发性青光眼多为多种眼部疾病的并发症，病程日久，故易形成虚中夹瘀之症。（6）结合体质辨证，如："胖人多痰""瘦人多火""小儿脾常不足""老人阳常有余，阴常不足"等。继发性青光眼的中医辨证类似于原发性青光眼的辨证论治。

继发性青光眼，玄府不通、神水瘀积是其关键病理机制。中医学认为，血与水在生理上相互倚伏、互相维系，在病理上可相互影响。《金匮要略》说："经为血，血不利则为水"，指出了血与水的病理因果关系。唐容川《血证论》则根据"血积既久，其水乃成""水虚则精血竭"的病理基础，强调了"血病而不离乎水""水病而不离乎血"的病理关系。明确指出："故病血者，未尝不病水；病水者，亦未尝不病血也""失血家往往水肿，瘀血化水，亦发水肿，是血病而兼水也"。因此，中医治疗要在辨证论治的基础上，注意其瘀滞的病理机制，活用活血利水之法，用药上当血与水同治。

第九节　预防和调摄

对于不同类型的继发性青光眼，应仔细加以区分，引起的原因不同，则治疗方法各异，如晶体源性的继发性青光眼，应去除晶体对眼部的影响，眼底疾病引起的新生血管性青光眼，要分不同的阶段，根据眼部的具体表现，在降低眼压治疗的同时，要注重眼底原发病的治疗，激素性青光眼则应及时识别，明确诊断，及时停药。对于青睫综合征的患者则应预防其复发。

一、预防

1.预防继发性青光眼

（1）觉察潜伏症状，早期诊断　继发性青光眼患者不仅要尽早医治，还应重视自我保健。在第一时间自我觉察到继发性青光眼的典型症状，才能把好预防的第一道关。

（2）轻微病症，应慎重对待　继发性青光眼的医治要依据患者的病症来定，不可盲目进行。慢性继发性青光眼的起病隐匿，往往有一段潜伏期。其对视觉功能的危害是在不知不觉中进行的。无论病症早期症状有多轻微，一旦发生以上症状应及早前往医院做仔细的眼科确诊。若检查为继发性青光眼，则需依据具体病情拟定合适的医治方式，进行积极的药物或手术医治。

（3）禁止乱用激素类眼药水　激素类眼药水具有抗炎、抗过敏和免疫抑制、改善新陈代谢等作用，在临床上常常用来治疗一些眼科炎症及过敏性疾病。长期使用（连续使用3个月以上）就很可能导致眼压增高，甚至引起视神经损害和视力下降，诱发激素性青光眼。如果需要长期应用激素，建议用眼药水两周后应密切观察眼压变化。一旦出现激素性青光眼症状，要立即停用。

（4）警惕白内障膨胀期或过熟期导致青光眼　在中老年人群中，白内障膨胀期，球形晶体，晶体厚度超过5.5mm患者，及过熟期白内障患者，可继发和加重青光眼。

（5）保持良好心态　乐观的心态有助病情的医治，但是有些继发性青光眼患者有忧郁和焦虑情绪，而情绪起伏会导致眼压波动。

（6）留心季节特点　继发性青光眼的生病也会受到季节改变的干扰。一般闭角型继发性青光眼常见病于黄昏或傍晚，以及阴沉或寒冷季节。此外，患者在冬季的眼压要略高于夏季。所以，易感人群应在这些时节多加重视。

（7）克服不良习惯　抽烟、酗酒和暴饮暴食会破坏血管神经和内分泌系统，所以，养成有节制的生活作息方式，便于继发性青光眼的调护。

（8）重视劳逸结合　继发性青光眼患者要重视休息，不可过度劳累，因为极度疲劳极易干扰自主神经系统，也可诱发继发性青光眼和眼压增加。

2.继发性青光眼易患人群

（1）高眼压的人　这是第一危险因素，尽管早期没有青光眼性损害，但随着高眼压持续时间延长，眼压基值不断升高，发生青光眼性损害的可能逐渐增大。

（2）糖尿病患者　糖尿病患者青光眼的发生率为12.6%，明显高于正常人群。应积极控制血糖，治疗原发病，预防糖尿病视网膜病变的发生，诱发继发性青光眼。

（3）高度近视者　高度近视患者中开角型青光眼发病率增高，同样开角型青光眼中近视发病率也高。近视眼对眼压升高易感，因产生陷凹较浅，不易辨认，又因巩膜硬度低，用压陷式眼压计测量眼压值常偏低。

（4）全身血管病者　特别是低血压患者，容易发生视盘供血不足，增加视神经损害的危险。高血压动脉硬化、高血脂，也容易引起视网膜静脉阻塞，进一步诱发继发性青光眼发生。

（5）视乳头陷凹者　这是第二危险因素，大而深的陷凹对压力的耐受力差。双侧陷凹不对称一般是后天造成的，且与高眼压有关，陷凹进行性扩大是最重要的危险因素，可发生在视野缺损前。这类人需定期检查视盘陷凹和视野，一旦出现视神经损伤即予治疗。

（6）小眼球患者　患者眼球过小，眼轴小于20mm者，由于眼内容房角拥挤，巩膜纤维致密，涡静脉回流受阻，容易继发恶性青光眼。

二、调护

1.注意用眼卫生

平常要注意用眼卫生，不要用手用力揉搓眼睛，要注意个人用眼卫生，保护好自己的眼睛，尽可能不要在强光下阅读，不要在暗室停留时间过长，光线必需充足柔和，不要过度用眼。

2.保持良好心态

这是预防继发性青光眼的关键所在。青光眼最主要的诱发因素就是长期不良精神刺激，脾气暴躁、抑郁、忧虑、惊慌，因而也要加以预防。

3.定期复查

首先，40岁以上的人应定期测量眼压；其次，若有青光眼家族史者应到正规医院进行青光眼的排查；再者，若已经诊断为白内障的老年患者，糖尿病、高血压、高血脂患者，长期需要激素治疗的患者，均应定期复查，监测眼压和视野。

4.注意饮食习惯

继发性青光眼患者还要注意自己的饮食习惯，合理、健康的饮食对疾病的治疗才会有帮助。此外，患者还可以进行一些体育锻炼，但也不要剧烈运动，避免加重病情。保证睡眠质量，饮食清淡、营养丰富，禁烟酒、浓茶、咖啡，适当控制进水量，每天不能超过1000～1200ml，一次性饮水不得超过400ml。

第十节　预后和转归

继发性青光眼是由于某些眼部或全身疾病，干扰或破坏了正常的房水循环，使房水出路受阻而引起眼压升高的一组青光眼。其病因相对不明确而复杂，不同类型继发性青光眼治疗各异，预后差异较大。常见的继发性青光眼有睫状环阻塞性青光眼、新生血管性青光眼、青光眼睫状体炎综合征、糖皮质激素性青光眼、虹膜角膜内皮综合征（iridocorneal endothelial syndrome，ICE）、晶状体性青光眼、虹膜睫状体炎引起的继发性青光眼、眼钝挫伤引起的继发性青光眼、视网膜玻璃体手术后继发性青光眼等均属难治性青光眼。除糖皮质激素性青光眼早期发现，早期停药，青睫综合征及时治疗，晶体源性继发性青光眼早期去除晶体的影响，预后尚可外，其他继发性青光眼除了由于眼压升高这一危害素外，还有较为严重的原发病存在，而且多为其他眼部疾患的不良转归且后者常已使眼内组织遭受破坏，因此，本病在诊断和治疗上比原发性青光眼更为复杂，预后较差。

第十一节　疗效评定标准

此类青光眼患者多病因复杂，多属于难治性青光眼，难以取得良好疗效。
稳定：原发疾病稳定，视力稳定，视野稳定无进展或随访半年以上保持稳定。
恶化：原发疾病持续进展，视力持续下降，视野持续恶化。

第十二节　医案精选

一、彭清华医案——眼外伤、继发性青光眼

周某，男，48岁。因左眼被人用拳头击伤后眼珠疼痛、视物不见8天，于1995年1月17日就诊。诉8天前因口角被人用拳头击伤左眼，当即左眼部青紫、疼痛、视物不见，在当地

医院诊断为左眼睑挫伤、左眼球挫伤、左眼外伤性前房积血。经静脉注射高渗葡萄糖、肌内注射止血敏等治疗1周，病情无明显好转，且眼珠胀痛明显，伴同侧头痛，遂转我院求治。视力右眼1.2，左眼光感八米。左眼睑皮肤青紫，结膜充血（++），角膜灰黄色混浊，前房积满血液，眼内余结构不清。眼压：右眼5.5/5～17.30mmHg，左眼15/3.0～81.78mmHg。诊断为左眼睑挫伤，眼球挫伤，外伤性前房积血并角膜血染，继发性青光眼。拟做前房穿刺术，患者拒绝。遂予以活血利水法，方用桃红四物汤合五苓散加减：桃仁10g，红花6g，生地黄20g，茯苓30g，车前子20g，当归尾12g，川芎10g，赤芍10g，猪苓20g，三七粉3g，配合静脉滴注5%葡萄糖250ml加血栓通4ml，静脉滴注20%甘露醇500ml，一天1次。服5剂后，自诉眼部胀痛及同侧头痛明显减轻，眼压：左眼7.5/4.5～28.01mmHg，眼睑青紫消退，角膜较前透明，前房积血吸收约1/5停用西药，上方继服15剂，左眼角膜恢复透明，前房积血全部吸收，眼压控制在正常范围内，视力0.3，病情痊愈。

按：眼睑、眼球挫伤、角膜血染、外伤性前房积血等，属于中医学"撞击伤目"范畴。乃因外伤后损伤目中脉络，络破血溢于胞睑、眼内所致。目中脉络瘀滞，又可致玄府闭塞，神水瘀积，产生继发性绿风内障。外伤是产生瘀血的重要原因，《灵枢·贼风》曰："若有所堕坠，恶血留内而不去……则血气凝结。"眼部的任何机械性外伤，均可出现不同程度的瘀血表现，故治疗时采用活血利水法，用桃红四物汤活血祛瘀以治其本，五苓散利水消肿以治其标。利水之药不仅可消除水肿，降低眼压，而且与活血药相辅，可加速血液循环及房水的流出畅通，加快瘀血的吸收。眼部外伤出血初期，不可过用活血药，而应以凉血止血活血为主，故常用蒲田四物汤（四物汤加蒲黄、三七、牡丹皮）合五苓散加减治疗，疗效亦好。

二、姚晓云医案——眼外伤、继发性青光眼

病例：患者，男，61岁，因头部外伤后出现剧烈的头痛、恶心、呕吐、视力下降，于2002年4月17日就诊。右眼视力0.02，左眼1.0，右眼眶周瘀血肿胀，球结膜混合充血，巩膜正常，角膜中度水肿，前房深度正常，无出血，颞侧大部分前房内充满玻璃体，瞳孔强直性散大，直径约7mm，对光反应消失，晶体移位偏向鼻侧，玻璃体内未见积血，眼底模糊可见，乳头色淡，边缘清，后极部视网膜水肿，黄斑中心反射消失，余未见异常，眼压75.11mmHg（1mmHg=0.133kPa），左眼一切正常。经西医治疗一周。虽症状得到缓解，但眼压难以控制，建议立即手术。患者因经济特困，请求中西医结合保守治疗。经中医会诊，同时煎服七厘散加减10剂，眼压降至正常，疼痛消失，视力提高至0.6（4.5），患者要求带药出院。一月后随访，视力同前，眼压正常，病情稳定。

中医组方：血竭30g，麝香、冰片各0.4g（另包冲服），乳香、没药、红花各9g，大黄30g，川楝子、延胡索（元胡）各9g，甘草6g；本方功用为活血化瘀、利窍通络、止痛；主治跌打损伤、瘀血肿痛。方中主以血竭祛瘀止痛，并能收敛止血，辅以红花活血祛瘀；乳香、没药祛瘀行气，消肿止痛，并配伍麝香、冰片走窜通络；重用大黄荡涤留瘀败血；川楝子、延胡索（元胡）行气止痛；甘草调和诸药。上药合用既可祛瘀行气，消肿止痛，又可走窜通络，荡涤留瘀败血，对于外伤性青光眼的保守治疗确有功效。

第十三节　名老中医治疗经验

一、彭清华治疗经验

彭清华采用活血化瘀、利水明目法治疗外伤继发性青光眼，方用桃红四物汤合五苓散加减。药用：生地黄15g，当归尾12g，赤芍15g，川芎、地龙各10g，红花6g，茯苓30g，猪苓、车前子各20g，白术10g等。每日1剂，水煎，分2次服。疗程15天。用药加减：以上两组病例，外伤初期均可加防风、藁本、柴胡祛风明目；血色暗红者，加生蒲黄、丹参活血化瘀；眼球胀痛、刺痛明显者，加香附、郁金理气止痛。

二、张健治疗经验

张健采用口服黄连温胆汤治疗青睫综合征，药用：黄连5g，半夏10g，陈皮5g，竹茹10g，枳实10g，茯苓30g，炙甘草5g，生姜10g，大枣10g。水煎服，1剂/天，分2次温服，连续治疗7天。其一，心主神志，肝主疏泄，调畅情志。其二，异常情志活动所致的肝郁气滞，影响脾胃运化，脾失健运，痰浊内生，痰蒙清窍，致瘀阻脉络，痰瘀互结，则发神水瘀滞。黄连温胆汤是由唐·孙思邈《备急千金要方》中温胆汤演绎而来，具有清热、化痰、开窍、醒神之功效。是治疗痰热内扰的代表方剂，其辛开苦降、寒热互用、补泻同施的配伍法则，恰中该病病机。注重：在治疗与情志相关的疾病时，药物治疗与心理治疗不可有所偏废。

三、唐由之治疗经验

唐由之采用睫状体平坦部滤过术治疗新生血管性青光眼、无晶体性青光眼、人工晶体性青光眼、多次经过前房角各种术式的滤过术或前房硅胶管引流术后眼压仍失控的难治性青光眼等。

四、王万杰治疗经验

王万杰认为治疗乌风内障在临床应用中应注意：血瘀常有气滞，因此宜选择既能活血化瘀又能行气解郁、活血不耗血之品，如川芎、郁金、赤芍、延胡索等；若血积日久，神膏内可见黄白色颗粒并见膜状物形成，视衣上的出血血色暗黑，部分出血吸收，或见机化灶，此为死血干血，一方面用一般的活血化瘀药物已难当此任，宜破血逐瘀，常选三棱、莪术、水蛭、虻虫、五灵脂等，另一方面血积既久已化为痰，应化痰散结，常用浙贝母、海藻、昆布等；因活血化瘀药物具有扩张血管的作用，耗气伤阴，而新生血管的特点是可致眼内反复出血，故需同时顾护气阴，配用益气养阴补益肝肾之品，可选枸杞子、桑椹、黄芪等。

王万杰认为乌风内障常继发于眼科血证，多为脏腑经络气血功能失调所致，其病程较长。他认为：① 若症状较轻，眼胀痛不显，仅见黄仁上赤脉，瞳内气色乌昏或带浑红之色，伴有口干舌燥，舌红少苔，脉细数，多属久病及肾，肝肾阴虚，治应滋阴补肾，可选用知柏地黄丸（知母、黄柏、茯苓、泽泻、牡丹皮、生地黄、山药、山茱萸）；② 若眼胀头痛，黄仁上赤脉丛生，眼内出血久不消散，舌质紫暗或舌边有瘀点，脉弦或涩，多为血瘀气滞水停，治宜活血行气利水，常用血府逐瘀汤（柴胡、桃仁、红花、生地黄、当归、赤芍、川芎、牛膝）；③ 病至后期，病急重同绿风内障，头眼胀痛，眼珠坚硬，抱轮红赤，泪热羞明，黄仁上赤脉密布，伴口苦咽干，溺赤便结，舌红苔黄，脉弦数，多为肝胆实热，治以清泻肝胆实热，常用绿风羚羊饮［羚羊角（水牛角代替）、黄芩、玄参、知母、大黄、车前子、茯苓、防风、桔梗、细辛］。

第十四节　研究进展

一、新生血管性青光眼

新生血管性青光眼发生的关键机制，现代医学认为主要是由于各种疾病造成视网膜大片无灌注区，造成视网膜缺血缺氧，产生了血管生成因子所致，近年来，随着抗VEGF药物的出现和临床应用，临床上多采用前房或玻璃体腔注射雷珠单抗、贝伐单抗联合抗青光眼手术或者玻璃体视网膜手术治疗新生血管性青光眼，取得良好的临床疗效，但仍需进一步观察。

1.西医研究进展

近年来，在采用内外引流的手术方法治疗新生血管性青光眼方面取得了一定的进展。如有人用睫状体冷冻疗法，部分患者合并经巩膜的广泛视网膜冷冻，治疗本病47例，术后能使眼压和疼痛控制，部分视力提高，角膜水肿减轻，虹膜新生血管数量和直径减少、变细或消失，显效17只眼，有效20只眼，无效10只眼，有效率为78.72%。金威尔用睫状体扁平部造瘘术治疗本病5例5只眼，达到了解除痛苦、保留眼球的疗效。也有应用带有阀门的移植管植入前房，通过可控性的房水引流治疗本病，取得了满意的效果。另外，有人用活血化瘀、平肝息风中药，如血府逐瘀汤、息风丸、石决明散等加减治疗12例，结果11例眼压恢复正常，但视力多不能恢复。

2.中医研究进展

按照中医理论辨证，则本病主要是由于各种致病因素导致气滞血瘀，脉道瘀阻，目中玄府闭塞，神水瘀积，不通则痛，瘀滞生风，发为本病。玄府闭塞，气滞血瘀是其病机关键。李春艳采用中医治疗新生血管性青光眼的疗效观察。使用硝酸毛果芸香碱滴眼常规降眼压，每日2次，对眼压高者，可使用20%甘露醇静脉滴注。两周后窥探眼底，对于可窥见眼底者，行全视网膜光凝，待新生血管消退后行小梁切除术，术中一次性使用丝裂霉素。对于无法窥见眼底的患者于前部视网膜冷凝术两周后行小梁切除术。术后对照组常规给予口服弥可保、维生素B$_{12}$等营养视神经药物治疗，治疗组予以当归芍药散加减口服，自拟方为当归、红花、芍药、钩藤、三七、猪苓、茯苓、生地黄、生蒲黄、大蓟、白茅根加减。

3.中西医结合研究进展

闫希冬等将新生血管性青光眼分期。1期：瞳孔缘、小梁网或二者均出现异常走向的新生血管，无青光眼体征。2期：1期表现，并出现眼压升高（开角型新生血管性青光眼）。3期：小梁网表面覆盖的新生血管膜收缩造成部分或全部房角关闭，引起青光眼，周边虹膜前粘连及虹膜红变常见。根据临床表现的轻重3期又分为3A期、3B期、3C期，3A期前房穿刺后前房无明显出血；3B期前房穿刺后前房有明显出血；3C期伴有前房积血或玻璃体积血。西医治疗同时服用中药，以"补阳还五汤"为主加减，生黄芪30g，当归尾12g，川芎9g，桃仁9g，红花9g，赤芍12g，郁金12g，茺蔚子15g，石菖蒲9g，茯苓30g，车前子10g，海藻10g，昆布10g。术前、术后均服中药，以活血止痛、利水减压为主。西医主要以手术治疗，对于新生血管性青光眼1期行全视网膜激光光凝术＋玻璃体腔注射曲安奈德，2期行复合式小梁切除联合羊膜移植术；3A期行Ahmed引流阀植入联合玻璃体前部切割＋玻璃体腔注射曲安奈德术；3B期、3C期者施行Ahmed引流阀植入＋玻璃体切割＋玻璃体腔注射曲安奈德术。

二、青睫综合征

1. 西医研究进展

青睫综合征的发病机制尚不明确，可能与房水动力学改变及房角发育异常、交感神经系统异常、过敏与感染、免疫遗传学、前房内前列腺素含量升高等因素相关。其治疗目的是降低眼压和控制炎症，鉴于有可能出现视盘和视野改变，故控制眼压至关重要。① 抗炎治疗：局部滴注或口服糖皮质激素，可有效控制炎症。由于与前列腺素有关，急性期可试用前列腺素拮抗剂，如局部滴注或口服非甾体抗炎剂。因该病不会出现睫状肌痉挛及虹膜后粘连，故不推荐使用睫状肌麻痹剂。② 降眼压药物治疗：首选β受体阻断剂或拟肾上腺素药物局部治疗，如噻吗心安、对氨基可乐定、肾上腺素、地匹福林等。Hong C等发现应用1%对氨基可乐定可使眼压降低50%。Ohno S等发现2%卡替洛尔的疗效也较好。当局部用药不能很好控制眼压时，可口服碳酸酐酶抑制剂；严重者可考虑使用高渗剂。一般不使用缩瞳剂。③ 手术治疗：如果眼压持续升高长达一个月，药物治疗无效，并出现青光眼改变时，需要手术治疗。Jap等报告有17%的患者需行滤过性手术加抗代谢药物治疗。过去认为滤过性手术的效果不佳，近年来认为可很好地控制眼压，但不能预防其复发。因此主张一旦发生青光眼改变时，应立即行抗青光眼手术，以保护视功能。Darchuk等认为手术应限于眼压明显升高者（相对适应证）和伴有进行性青光眼性视野损害者（绝对适应证）。

对其并发症与预后的研究发现，经适当治疗后，多数患者不留并发症，视力不受损；少数患者出现不可逆的视神经损害。常见并发症主要是持续高眼压引起的视神经和视野损害，这种损害可能与潜在伴有的开角型青光眼、眼部长期应用糖皮质激素或炎症反复发作有关。应告知患者此病易反复发作，眼压升高时应密切随访，缓解期应定期进行视野检查，有助于早期发现潜在的开角型青光眼。

2. 中医及中西医结合研究进展

中医对青光眼睫状体炎综合征主要采用辨证论治或专方治疗。如柏氏辨证分型治疗77例，痰火型者药用海螵蛸、茜草、酒炒栀子、青葙子、车前子、飞滑石、酒炒当归、茺蔚子、菊花、甘草梢；痰湿型者用二陈汤加车前子、酸枣仁等，平均治疗4个月，即中止复发。

袁士超用桃红四物汤合五苓散加减，结合0.5%可的松滴眼，治疗本病14例17只眼，全部治愈。刘凤华以平肝滋阴，佐以活血利水，药用石决明、白芍、赤芍、茺蔚子、生地黄、泽泻、茯苓、车前子、玄参等，治疗23例，取得显著疗效，对降低眼压或减少角膜后KP均有一定效果。

三、辨证论治

刘玉铁将继发性青光眼分为四个证型：肝郁气滞型8例，证见黑睛雾状混浊，兼有情志不畅、眼胀、食少口苦、泛恶呕吐、舌红、苔黄、脉弦数。治疗以疏肝解郁、行气活血之逍遥散加减。脾虚湿盛型3例，证见黑睛雾状混浊，眼珠坚硬如石兼头痛眼胀、干呕吐涎、食少神疲、四肢不温、舌淡苔薄、脉弦细。治疗以健脾利湿之三仁汤加减。肝胆火盛型7例，证见黑睛呵气样混浊，视力骤降，兼恶心呕吐，便秘溲赤，烦躁口干，舌红苔黄，脉弦数。治疗以清泻肝胆实火之龙胆泻肝汤加减。肝肾不足型3例，证见黑睛微混，抱轮微红，心烦失眠，眩晕耳鸣，舌红少苔，脉弦细数。治疗以补益肝肾，滋阴降火之知柏地黄汤加减。煎剂内服，每日一剂，同时给乙酰唑胺片0.25g，每日3次口服。3个月为一个疗程。每周复查眼压，每月对比视力变化。结果：症状改善82.6%，眼压下降38.2%，视力保持或提高65.2%。

四、中药研究

1.单味药的研究

葛根、三七、银杏叶三种中药注射剂能改善视网膜微循环，减轻视网膜超微结构损伤，对青光眼视神经萎缩有较好的治疗作用，可以稳定患者视力，改善视野，增强视神经电活动。庞有慧采用临床流行病学的临床试验方法，对葛根、三七、银杏叶3种药物的疗效进行评价。将60例110只眼青光眼视神经萎缩患者，单盲随机分为4组，4组分别给与葛根注射液、银杏叶注射液、三七注射液和脑组织蛋白水解物。在视力、视野、视觉诱发电位方面进行治疗前后的比较及各种药物的比较。结果显示治疗后，4组视力恢复有效率分别为64.00%、55.56%、65.52%、27.59%，四组视野平均光敏度均有所增加，各组视野平均缺损率亦有所减少，但$P > 0.05$，无统计学意义。中药制剂治疗后在视野平均光敏度及P-VEP的P100波组间对比有统计学意义（$P < 0.05$）。

2.中药复方

张宗端等采用上巩膜静脉结扎法建立兔急性高眼压动物模型，观察了优视胶囊对急性高眼压兔视网膜神经节细胞及兔眼闪光视网膜电图的影响，发现优视胶囊能增加急性高眼压兔视网膜神经节细胞的数量，并能缩短延迟了的OPs各子波峰潜时，促进下降了的b波和OPs总振幅恢复，表明优视胶囊对急性高眼压兔眼视功能具有保护作用。

五、外治疗法

针刺治疗：对于青光眼，针刺后即刻眼压显著下降，而且患者的收缩压和舒张压也有所下降；针刺能明显改善眼内房水的排出，直接影响房水生成率，从而降低眼压；还有研究提示针刺对睫状血管（睫状体处）具有较大的调节作用；针刺能促进视锥细胞、视杆细胞、双极细胞、节细胞及神经胶质细胞、Miiller细胞等的功能恢复，从而加速受损视网膜的修复；对低眼压性青光眼患者，针刺治疗能够改善患者球后的血流状况，对于视神经萎缩，针刺不但能提高视神经的传导速度和幅度、改善视网膜功能、增强视觉中枢生物电，针刺还能改善视神经萎缩患者血液流变学的各项指标。

电针治疗：孙河等观察电针治疗对青光眼视神经萎缩患者视功能的作用。主穴：百会、风池、球后、太阳、睛明。配穴：肝郁化火，可选胆俞、肝俞、行间、阳陵泉；痰浊内生可选加脾俞、胃俞、足三里、三阴交；若眩晕甚者可加四神聪、阳陵泉；阴虚风动，可选加肾俞、肝俞、太溪、曲泉、翳风；肝肾两亏可选加肾俞、肝俞、太冲、听宫、然谷。根据患者不同证型及全身症状及体质主穴、配穴各选3～5个，将G-6805型电麻仪正极连主穴，负极连配穴，虚证行疏波1.5Hz，实证行密波20Hz，每次通电后起针，每月1次，10天为1个疗程，休息1天，一般治疗3～5个疗程。李彬等依据中医治疗眼病常用穴位，考虑到针刺及艾灸的便利性，选取相关穴位进行针灸治疗。选取穴位以眼周近端穴位为主，配合相关肢体穴位，以肝、胆、脾、肾、三焦等循经相关穴位为主，包括足阳明胃经的承泣、四白；足太阴脾经的三阴交；足太阳膀胱经的睛明、攒竹、肝俞、脾俞、肾俞；手少阳三焦经的丝竹空；足少阳胆经的瞳子髎、阳白、光明；足厥阴肝经的行间等。针刺后使用电刺激，用G-6805型电针仪，正极连主穴，负极连配穴，虚证行疏波1.5Hz，实证行密波20Hz，每次予以电针刺激30分钟，以增强针刺效果。温和灸是艾灸悬起灸的一种，施灸的时候，将艾条的一段点燃，对准应灸的腧穴，距离皮肤2～3cm，进行熏烤，使局部皮肤温热而不灼痛，每处灸5分钟，至皮肤出现红润为度。以眼部诸穴为主，由于患者平卧不易针刺故背俞穴，脾俞、肝俞、肾俞等仅以艾条温和灸，每穴灸5分钟，每日1次，治疗30天。

按摩治疗：宜养肝明目，活血降压。方法：患者坐位，医者立于其前，用一指禅推法于面部操作。先在眼周做"8"字形按摩治疗，然后从内眦向下推至颊车部，反复3～5遍。接着按揉眼周围诸穴及太阳、阳白、角孙，每穴1分钟。然后按压百会、翳明，拿风池，并按压颈椎突及两侧部，以寻找压痛敏感点，并在此按揉2～3分钟。按拿项部肌群，自上而下反复操作6～8遍。用擦法推擦两肩及大椎一线，以透热、皮肤微红为度。接着嘱患者仰卧，按揉血海、阴陵泉，点按三阴交，拿合谷各1分钟后，以两手大鱼际，分别按压双眼球数下，用力轻柔，不可过猛或暴力，以免损伤眼球。嘱患者闭目休息几分钟即可结束治疗。每日治疗1次。

第十五节　评述

继发性青光眼常见的原发病变主要有炎症、外伤、出血、血管疾病、相关综合征、相关药物、眼部手术以及占位性病变等，往往使病情更为复杂和严重，预后往往也较差，其诊断和治疗要同时考虑眼压和原发病变。

随着目前对继发性青光眼的认识的加深和检查手段的提高，研究发现，继发性青光眼的构成比中，剥脱性青光眼、新生血管性青光眼、眼前节炎症性青光眼及晶状体源性青光眼占所有继发性青光眼的75%以上，较高的发病率要求我们早发现、早诊断、早治疗。提高剥脱综合征、糖尿病性视网膜病变、视网膜中央静脉阻塞及白内障的早期诊出率，准确把握手术时机，提高手术技术，减少手术并发症的发生。同时加强健康教育、提高患者依从性，最大限度挽救患者视功能。

同时，随着中医药研究的不断深入，中医外治法如穴位注射、针灸、中药离子导入等均取得了良好的临床疗效，为视功能损害的患者带来新的希望，值得进一步深入研究。

参考文献

[1] 彭清华. 中医眼科名家临床诊疗经验[M]. 北京：化学工业出版社，2018：371.

[2] 王万杰，王明芳，朱劲. 中医对乌风内障的认识及治疗[J]. 四川中医，2008（2）：31-32.

[3] 姚晓云，陈德荣，黄燕. 中西医结合治愈外伤性青光眼1例[J]. 山西职工医学院学报，2005（1）：52.

[4] 彭清华，彭俊，吴权龙. 活血利水法治疗外伤性前房积血继发性青光眼33例[J]. 中国中西医结合急救杂志，2010，17（4）：198.

[5] 张健，曹淑霞，欧阳云等. 黄连温胆汤治疗青光眼睫状体炎综合征的临床疗效观察[J]. 辽宁中医杂志，2010，37（5）：85-87.

[6] 唐由之. 中医抗青光眼手术的思路与方法——睫状体平坦部滤过术[J]. 中国中医眼科杂志，2006，16（1）：2-4.

[7] 王万杰，王明芳，朱劲. 中医对乌风内障的认识及治疗[J]. 四川中医，2008，26（2）：31-32.

[8] 邓亚平，张玲等. 新生血管性青光眼的冷冻治疗[J]. 中国中医眼科杂志，1997，7（3）：160.

[9] 金威尔，林颖，刘安. 睫状体扁平部造瘘术治疗新生血管性青光眼的初步观察[J]. 中国中医眼科杂志，1994，4（3）：145.

[10] 张士元. 我国白内障的流行病学调查资料分析[J]. 中华眼科杂志，1999（5）：16-20.

[11] 罗国芬. 中药治疗出血性青光眼12例[J]. 成都医药，1981（2）：100-103.

[12] Harrington J R. Posner-Schlossman syndrome：a case report[J]. J Am Optom Assoc，1999，70（11）：715-723.

[13] Raitta C. Glaucomatocyclitic crisis[J]. Arch Ophthalmol，1977，95：608 -612.

[14] Hong C，Song K Y，Park W H. Effect of apraclonidine hydrochloride on acute introacular pressure rise after argon laser iridotomy[J]. Korean J Ophthalmol，1991，5：37-41.

[15] Ohno S，Migita S. C-myc-S mu rearrangement in a murine plasmacytoma without visible chromosomal translocations[J]. Oncogene，1989，4：1513- 1517.

[16] Dinakaran S. Trabeculectomy in the management of Posner-Schlossman syndrome[J]. Ophthalmic Surg Lasers，2002，33：321-322.

[17] Darchuk V，Sampaolesi J，Mato L，et al. Optic nerve head behavior in Posner-Schlossman syndrome[J]. Int Ophthalmol，2001，23：373-379.

[18] Brooks A M，Grant G，Young T，et al. Cyclitic glaucoma[J]. Aust N Z J Ophthalmol，1989，17：157-164.

[19] 柏超然. 青光眼睫状体炎综合征77例的辨证论治[J]. 上海中医药杂志，1980（1）：26-28.

[20] 袁士超，沈陶，黄洪飞. 青光眼睫状体炎综合征44例临床分析[J]. 中国中医眼科杂志，1993（3）：39-40.

[21] 刘凤华. 中西医结合治疗青光眼睫状体炎综合征23例临床观察[J]. 中西医结合眼科杂志，1981（1）：66.

[22] 刘玉铁. 中医辨证分型配合西药治疗继发性青光眼[J]. 中西医结合眼科杂志，1997，15（2）：92-93.

[23] 严良.针刺治疗青光眼研究进展[J].中国中医眼科杂志，2009，19（4）：246-248.

[24] 孙河，黄春娟，张慧.青光眼视神经萎缩电针治疗的统计学分析[J].针灸临床杂志，2005，21（4）：26-28.

[25] 李彬.电针加温和灸治疗青光眼视神经萎缩疗效的临床观察[D].湖北中医学院，2008.

[26] 王艾萍.青光眼滤过性手术后眼球按摩的临床观察[J].中国临床医学，1999（3）：289.

第二十章
混合型青光眼

在同一眼睛上同时存在着两种或两种以上不同类型的青光眼，则称之为混合型青光眼。在20世纪50年代初，chandler观察到这种类型的青光眼，是一种原发性慢性闭角型青光眼与原发性开角型青光眼的混合型。后来，由于对青光眼本质的认识的不断深化，人们发现混合型青光眼种类繁多，合并形式很多。混合型青光眼包括两种不同类型的原发性青光眼的联合存在，原发性青光眼同继发性青光眼的合并发生，两种不同原因的继发性青光眼的合并存在。医学实践实验证明，任何疾病的治疗都有赖于对此疾病基本病理生理机制的认识与处理。所以，对混合型青光眼的深入分析与分类是有其重要的临床指导意义的。

第一节　中医病因病机

混合型青光眼最早见于《秘传眼科龙木论》，称五风内障。《目经大成·五风变》对其病因病机作了说明，曰："此症乃风、火、痰疾烈交攻，头目痛急，金井先散，然后神水随某脏而现某色。本经谓之五风。"结合临床归纳如下。

（1）七情所伤，情志抑郁，容易伤肝，导致肝气郁结，肝失疏泄，郁而化火，气火上逆，循经攻目。

（2）肝郁化火又可煎熬津液为痰，或脾失健运，痰湿内生，痰聚生热，火盛生风，肝风夹痰火上攻头目。

（3）阴虚血少，或过用目力，精血耗伤，肝阳上亢扰目，或肝肾亏虚，目失所养。

第二节　西医病因及发病机制

一、原发性开角型青光眼合并原发性闭角型青光眼

原发性开角型青光眼合并原发性闭角型青光眼是混合型青光眼的常见类型，以原发性开角型青光眼损害为主，此类型是在小梁功能不健全的基础上又发生了房角的部分关闭，从而使得眼压进行性升高，且不容易被控制。

二、原发性开角型青光眼或原发性闭角型青光眼合并继发性闭角型青光眼

（1）原发性青光眼因老年性白内障膨胀期或其他原因所致的晶状体肿胀，使晶体-虹膜隔向前移位，可以引起房角闭塞及急性眼压升高。

（2）原发性青光眼出现较大体积的睫状体囊肿，可推顶虹膜根部向前隆起，使局部周边前房变浅、房角狭窄甚至关闭引发青光眼。睫状沟内有多个小囊肿或囊肿位于睫状突，可使周边虹膜具有高褶虹膜的形态，导致房角狭窄或关闭。

（3）原发性青光眼合并眼内新生血管，可造成眼内血流受阻和继发血管变性，易发生中央视网膜静脉阻塞，造成广泛眼前、后节缺血、缺氧及毛细血管无灌注，代偿性新生血管因子分泌合成增加，虹膜和房角出现病理性新生血管并导致继发性小梁网损害，形成早期开角型青光眼阶段。随后新生血管纤维膜收缩并发生周边虹膜前粘连，引发后期闭角型青光眼阶段，从而形成原发性青光眼合并新生血管性青光眼，此种混合机制性青光眼预后不良。

（4）原发性青光眼由于眼内手术后，如白内障摘除与人工晶状体植入术、抗青光眼手术、玻璃体视网膜手术或眼外伤后炎症过程以及原发性前葡萄膜炎，均可继发闭角型青光眼。

三、原发性开角型青光眼或原发性闭角型青光眼并继发性开角型青光眼

（1）青睫综合征因睫状体炎损及小梁网或长期滥用糖皮质激素诱发的另一类型继发性开角型青光眼。

（2）Fuchs综合征又称异色性虹膜睫状体炎，是一少见、原因和性质不明的虹膜睫状体病，20%～50%的Fuchs综合征因小梁硬化、小梁内腔闭锁以及房角血管膜形成发生继发性开角型青光眼。

四、不同类型的继发性青光眼合并存在

（1）上巩膜静脉压升高引起的继发性开角型青光眼与继发性小梁网损害的开角型青光眼相联合。如甲状腺相关性眼病、眼眶静脉曲张、Sturge-Weber综合征及眼球后肿瘤等基础疾病引起眶静脉回流障碍，可伴有上巩膜静脉压及眼压升高，随着时间流畅系数逐渐减少即发生继发性小梁损害。

（2）继发性开角型青光眼与继发性闭角型青光眼联合，原发性前葡萄膜炎或合并有炎症的外伤性房角劈裂后退（可伴有前房积血、晶状体不全脱位与玻璃体疝），由于炎症细胞、碎屑和葡萄膜小梁网撕裂而损伤小梁网引起继发性开角型青光眼，也可由于持续的炎症反应引起有或没有瞳孔阻滞的房角周边前粘连形成和继发性闭角型青光眼。

（3）剥脱综合征也称假性剥脱综合征，通常伴有继发性开角型青光眼，其发病机制为剥脱物质和色素沉积在小梁邻管组织，导致Schlemm管和邻管组织变性，引起眼压升高。由于晶状体悬韧带剥脱物质沉积，悬韧带变得脆弱、松弛与断裂并引起晶状体前移及不全脱位，也可导致继发性闭角型青光眼，甚至由于中央视网膜静脉阻塞而导致新生血管性青光眼。

第三节　临床表现

一、症状

主要表现为眼胀，眼部不适，或者有头痛、恶心，甚至呕吐等眼压增高所引起的症状。

二、体征

根据混合类型的不同，眼部体征也不相同。眼压可轻度升高，也可因合并房角关闭而出现高达10.00kPa以上的眼压。

第四节　诊断要点及鉴别诊断

混合型青光眼的诊断，往往是困难的，人们对于在同一眼中同时存在着开角型青光眼与闭角型青光眼这种联合型的情况是不那么容易认识的，尤其在一眼中其中一个因素为主，另一因素为辅时则更增加了识别的困难性。混合型青光眼的发病率低，文献报道不多，其诊断也较为困难。需要根据病史、既往检查、房角镜的检查等综合判断。

一、诊断要点

（1）有一些原发性开角型青光眼拥有非常窄的房角以及虹膜膨隆，未施行周边虹膜切除术，而是仅使用缩瞳剂，虽然缩瞳剂通畅能够增宽房角，但有时可能不但不能增宽房角，反而可能会增加相对性的瞳孔阻滞，使得房角更加狭窄而导致房角关闭，从而导致在原发性开角型青光眼的基础上合并慢性闭角型青光眼的发生。

（2）有一些青光眼的病例具有高眼压，并且已经出现视野损害。其房角检查为狭窄并且因为虹膜膨隆而难以确定房角是否粘连闭合或仅仅是位置性房角关闭。当施行周边虹膜切除术增宽了房角，却不能降低眼压，再行房角检查未发现任何房角粘连的线索，则提示这些病例可能为存在混合机制的青光眼，而非具有小梁损害的闭角型青光眼。

（3）有一些开角型青光眼病例，其房角虽无关闭，但有解剖上的窄房角和短窄的小梁网，诊断为窄角型原发性开角型青光眼。这些患者，随着年龄的增长，晶状体会增厚、变大，前曲率增加，晶状体虹膜隔前移。尽管患者坚持使用药物控制眼压，但房角仍会进行性变窄，最后演变为急性闭角型青光眼，尤其在应用强缩瞳剂或肾上腺素制剂的情况下，瞳孔阻滞力更大，前房更浅，房角更拥挤，结果诱发青光眼的急性发作，这就是两种原发性青光眼并存的混合型青光眼。

（4）若眼压升高时，房角非常窄但房角仍开放，功能小梁仍敞开，而房水流畅系数下降，当眼压再度升高时，房角闭塞，呈急性闭角型青光眼样发作，这种发作可以是自行发生的，也可以是暗室试验或扩瞳试验激发的，此种病例则可拟诊为混合型青光眼。

（5）对于一些诊断不明、难于分类的病例，对于是开角还是闭角仍不太明确的病例，可通过施行周边虹膜切除术后的情况来分析定型。如术前已有房角关闭，高低眼压下房角表现明显差异，闭角型青光眼的诊断已经成立，但在虹膜周边切除术后眼压仍然不正常，青光眼依然存在，此时再查房角为开角或房角外观正常，但房水流畅系数下降则混合型青光眼的诊断可确定。

二、鉴别诊断

对于一些病情继续在发展，房角未有周边前粘连的闭角型青光眼病例，应与"窄角型慢单"青光眼相鉴别，如高低眼压下房角有明显差异，当然可诊为闭角型青光眼，但饮水试验与暗室试验或扩瞳实验均为强阳性，则应考虑可能为混合型青光眼。有文献报道，局部点用0.5%莫西赛利（α受体阻断剂）可作为鉴别诊断之用。莫西赛利能缩瞳和开放房角，但不影响房水的生成和外流，不会引起睫状肌痉挛而使前房变浅，也不会改变血-房水屏障的通透性，所以点用该药后升高的眼压下降到正常就可以诊断为慢性闭角型青光眼；而只部分降低的眼压则可诊断为混合型青光眼；如果眼压仍高，没有下降，就可诊断为窄角型原发性开角型青光眼。

第五节　中医治疗

一、治疗原则

可总结为消病因，通玄府，宣壅滞，缩瞳神。挽救视力为先，缩瞳为要。本病主要与风、痰、火、郁等病理因素及心、脾、肝、肾亏虚而致目窍不利，瞳神散大，玄府闭塞，眼孔不通，进而神水瘀滞有关。本病对视力损伤极大，甚至可致失明，故临证多采用中西医结合治疗。

二、辨证论治

1.风火攻目证

证候：发病急骤，视力锐减，头痛如劈，目珠胀硬，胞睑红肿，白睛混赤肿胀，黑睛雾状水肿，前房极浅，黄仁晦暗，瞳神中度散大，展缩不灵，房角关闭甚或粘连；多伴有恶心、呕吐等全身症状；舌红苔黄，脉弦数。

辨证分析：肝开窍于目，头颞部属胆经，肝胆风火相煽交织，上攻头目，导致目中玄府闭塞，神水瘀积，故头痛如劈，目珠胀硬，黑睛雾状水肿，视力锐减，胞睑红肿，白睛混赤肿胀；风性开泄，火性升散，故瞳神中度散大，展缩不灵；气火上逆，胃气失和，故恶心呕吐；舌红苔黄、脉弦数为肝胆火旺之证。

治法：清热泻火，平肝息风。

方药：绿风羚羊饮（《医宗金鉴》）加减。组成：玄参、防风、茯苓、知母、黄芩、细辛、桔梗、羚羊角尖（另炖）、车前子、大黄。每日1剂，水煎，分2次温服。

加减：头痛甚者宜加钩藤、菊花、白芍，以增息风止痛之功；伴有恶心、呕吐者，可加陈皮、半夏以降逆止呕；目珠胀硬，神水积滞者，常加猪苓、通草、泽泻以利水泄热。

2.气火上逆证

证候：发病急骤，视力锐减，头痛如劈，目珠胀硬，胞睑红肿，白睛混赤肿胀，黑睛雾状水肿，前房极浅，黄仁晦暗，瞳神中度散大，展缩不灵，房角关闭甚或粘连；伴有胸闷嗳气、恶心、呕吐、口苦；舌红苔黄，脉弦数。

辨证分析：肝郁气滞，故胸闷嗳气；肝郁化火，气火上逆攻目，玄府郁闭，神水瘀积，故致眼胀头痛，眼珠变硬，视物不清；肝郁化火，故口苦，舌红苔黄，脉弦而数。

治法：泻火降逆，疏肝解郁。

方药：丹栀逍遥散（《内科摘要》）合左金丸（《丹溪心法》）加减。组成：牡丹皮、栀子、青皮、黄连、吴茱萸、香附、柴胡、赤芍、甘草、金银花、大黄。每日1剂，水煎，分2次温服。

加减：胸闷胁肋胀者加枳壳以行气止痛；目珠胀甚者，加石决明平肝清热。

3.痰火郁结证

证候：发病急骤，视力锐减，头痛如劈，目珠胀硬，胞睑红肿，白睛混赤肿胀，黑睛雾状水肿，前房极浅，黄仁晦暗，瞳神中度散大，展缩不灵，房角关闭甚或粘连；常伴身热面赤，动辄眩晕、呕吐痰涎；舌红苔黄，脉弦滑。

辨证分析：脾湿生痰，郁久则化火生风，风痰挟火上攻头目，致清窍受阻，玄府闭塞，神水潴留，故头目胀痛，目珠胀硬，瞳神散大，视力骤降；痰火内盛，气机失常，故见身热面赤，动辄眩晕、呕吐痰涎；舌红苔黄、脉弦滑为痰火之证。

治法：降火逐痰。

方药：将军定痛丸（《审视瑶函》）加减。组成：黄芩、僵蚕、陈皮、天麻、桔梗、青礞石、白芷、薄荷、大黄、法半夏。每日1剂，水煎，分2次温服。

加减：若动辄眩晕、呕吐甚者，加天竺黄、竹茹、藿香等以清火化痰、降逆止呕。

4.肝气郁结证

证候：常在情绪波动、过劳或睡眠不足等情况下出现眼胀、头痛、不耐久视，中心视力较好，视野逐渐缩窄，行动不便；善急易怒，胸闷嗳气，食少纳呆；舌红苔白，脉弦数。

辨证分析：情志抑郁，气机阻滞，目系郁闭，气滞血瘀，脉道不利，不能输精于目，故见视野缩窄，视物不清；全身症状及舌脉均为肝气郁结之证。

治法：疏肝解郁，开窍明目。

方药：柴胡疏肝散（《景岳全书》）加减。组成：陈皮、柴胡、川芎、香附、枳壳、芍药、甘草。每日1剂，水煎，分2次温服。

加减：若舌质红、苔黄，为气郁化火，加牡丹皮、栀子以清热降火。

5.肝肾阴虚证

证候：眼胀，视朦，双眼干涩，眼压偏高；伴有失眠健忘，头晕耳鸣，腰膝酸软；舌红少苔，脉细。

辨证分析：久病失养或术后视力不升，眼胀、视朦、双眼干涩，眼压偏高；全身症状及舌脉均为肝肾阴虚证候。

治法：滋阴和血，滋补肝肾。

方药：明目地黄汤（《眼科证治经验》）加减。组成：熟地黄、山茱萸、牡丹皮、山药、茯苓、泽泻、枸杞子、菊花、当归、白芍、蒺藜、石决明。每日1剂，水煎，分2次温服。

加减：若面红耳赤，为阴虚火旺，加知母、黄柏以滋阴降火；若眼球胀痛，为肝阳偏亢，加牛膝、珍珠母以镇肝潜阳；四肢不温，神疲倦怠，夜尿多，舌质淡，苔白，脉沉细，为肾阳不足，可用肾气丸以温补肾阳，酌加五味子、川芎、桑椹、菟丝子以增强滋阴养血之功；失眠健忘者加龙骨、牡蛎、远志以安神开窍。

6.阴虚阳亢证

证候：头痛目胀，视物昏花，眼压偏高；伴有心烦面红；舌红苔少，脉弦细。

辨证分析：肝肾阴亏，阴不制阳，肝阳上亢，神光被遏，故见头痛目胀，视物昏花，眼压偏高；心烦面红，舌红苔少，脉弦细均为阴虚阳亢之候。

治法：滋阴潜阳。

方药：羚角钩藤汤（《通俗伤寒论》）加减。组成：羚角片（先煎）、霜桑叶、川贝母、生地黄、双钩藤、菊花、茯神、白芍、甘草、淡竹茹。每日1剂，水煎，分2次温服。

加减：若阴虚明显者，加女贞子、五味子、山茱萸；火旺者，加知母、黄柏、夏枯草；心烦不寐者，加栀子、生牡蛎、酸枣仁以清热除烦。

7.心脾两虚证

证候：眼胀头痛，视物逐渐模糊；伴有失眠多梦，肢体疲倦，食少便溏，面色萎黄；舌淡苔白，脉细弱。

辨证分析：心脾虚弱，气血生化乏源，目失濡养，故见眼胀头痛，视物逐渐模糊；全身症状及舌脉均为心脾两虚之候。

治法：补益心脾。

方药：归脾汤（《严氏济生方》）加减。组成：白术、人参、黄芪、当归、甘草、茯苓、远志、酸枣仁、木香、龙眼肉、生姜、大枣。每日1剂，水煎，分2次温服。

加减：若舌苔白滑者，为脾虚有湿，加苍术燥湿健脾；视野缩窄，为气滞血瘀的表现，加香附、丹参以行气活血化瘀。

8.痰湿上扰证

证候：头晕目痛，时而眼胀，视物昏朦，眼部未见特殊异常，有时眼压升高，视野检查生理盲点扩大或呈弓形暗点或鼻侧视野缺损；全身兼见心烦而悸，食少痰多，胃脘痞满或咳嗽痰多；舌质红，苔白腻，脉弦滑。

辨证分析：先天禀赋不足或久病耗气伤阳，脾阳失于温养，气机凝滞，水湿运化无力，痰湿犯目，故见头晕目痛，时而眼胀，视物昏朦，有时眼压升高，视野检查生理盲点扩大；全身症状及舌脉均为痰湿上扰之候。

治法：化痰利湿，平肝息风。

方药：驱风定痛汤（《傅青主女科》）加减。组成：川芎、当归、独活、防风、肉桂、荆芥、茯苓、地黄、大枣。每日1剂，水煎，分2次温服。

加减：若舌边有瘀点，为血瘀，加丹参、郁金、鸡血藤等活血化瘀；失眠多梦加酸枣仁、生龙骨以安神定志；咳嗽痰多加厚朴、白前、紫菀降肺气以祛痰。

三、专方专药

可参考青光眼其他相关章节。

四、针灸治疗

针刺治疗可以缓解头眼疼痛及恶心、呕吐等全身症状，对视功能有一定的保护作用，亦具有补益肝肾、活血通络的功效。主穴有：睛明、上睛明、风池、太阳、四白、合谷、神门、百会。配穴：风火攻目证选曲池、外关；气火上逆证选行间、太冲；痰火郁结证选丰隆、足三里等。恶心呕吐明显者加内关、胃俞。疼痛严重者可选大敦、合谷、角孙、太阳等穴点刺放血。

五、其他治疗

可参考闭角型与开角型青光眼相关章节。

第六节　西医治疗

一、全身用药

1.碳酸酐酶抑制剂

（1）醋甲唑胺片　口服，每次50～100mg，每日2～3次，日总剂量不能超过600mg。

（2）双氯苯磺胺片　初次剂量100～200mg，以后每12小时给予100mg，直至满意效果，维持剂量为25～50mg，每日3～4次，日总剂量不超过300mg。

（3）乙酰唑胺片　口服，每次125～250mg，每日2～4次，日总剂量不超过1g。

2.高渗剂

（1）甘油　浓度50%口服剂量1～1.5g/kg，用药后10分钟起作用，30分钟达高峰，持续5小时。

（2）异山梨醇酯　浓度45%口服剂量1.5g/kg，作用开始和持续时间与甘油类似，但不提供热量，不升高血糖。

（3）甘露醇　浓度为20%，单次剂量1.5～2g/kg，静脉注射给药，30分钟内注完，给药后1小时达最大降眼压作用，持续5～6小时，老年人应注意心血管和肺部副作用，如需重复使用，首次给药后6～8小时给予首次一般剂量。

（4）乙醇　浓度为40%～50%，剂量1～2ml/kg，用药后20～30分钟开始降眼压，45～90分钟作用最大，持续2小时。

（5）尿素　浓度30%，单次剂量1～1.5g/kg，静脉注射给药，30～60分钟注完。给药后1小时达最大降眼压作用，持续5～6小时。

二、局部用药

（1）抗胆碱能药物毛果芸香碱，急性发作时每3～5分钟滴一次，共3次；然后每30分钟滴一次，共4次；以后改为每小时滴一次，待眼压下降至正常后改为每日3～4次。

（2）β肾上腺素能受体阻滞剂　可抑制房水的生成，但患有心传导阻滞、窦房结病变、支气管哮喘者禁用。如0.25%～0.5%马来酸噻马洛尔或盐酸贝他洛尔，每日2～3次。

（3）α_2肾上腺素能受体激动剂　如0.2%酒石酸溴莫尼定，通常每天滴用2～3次。

（4）糖皮质激素类滴眼液　可用1%地塞米松滴眼液滴眼，每日2～3次。

（5）前列腺素类衍生物　如曲伏前列素，睡前滴用1次。

（6）局部碳酸酐酶抑制剂　可用2%多佐胺或1%布林佐胺，每日2～3次。

三、手术治疗

1.滤过性手术联合抗代谢药物

难治性青光眼失败的主要原因是成纤维细胞大量增殖导致结膜下滤过泡瘢痕形成，因此，抑制滤过泡瘢痕化成为难治性青光眼手术治疗的研究热点。治疗难治性青光眼常采取滤过性手术与抗瘢痕药物的联合使用的方法，最常用的药物有氟尿嘧啶和丝裂霉素C。

2.脉络膜上腔引流术

它属于"内滤过手术"。房水经小梁网切口引流入巩膜瓣下，再进入脉络膜上腔，部分流到球结膜下被吸收，脉络膜上腔与前房容易沟通，维持了房水与脉络膜通道。

3.联合玻璃体视网膜手术

这项手术最初在视网膜脱离复位中应用，目前已被广泛用来治疗难治性青光眼，尤其在治疗恶性青光眼时，有独特的疗效。可通过睫状体扁平部抽吸玻璃体积液联合前房注气和注液术、前部玻璃体切除术、晶状体摘除术等，促使房水再循环。

4.其他方法

选用新鲜羊膜或生物羊膜应用于小梁切除术中，联合小梁切除用来治疗难治性青光眼，效果明显。除此之外，小梁切除、硅胶片植入联合羊膜植入也是一种理想方法。

四、激光治疗

Nd：YAG激光切开后囊膜和玻璃体前界膜对治疗恶性青光眼有很好疗效的报道。经巩膜半导体激光睫状体光凝术（CTC）是对睫状突产生一个特征性的损害使睫状突发生凝固性坏死和收缩解除了睫状体-玻璃体阻滞使睫状体机械地向后旋转可以在短时间内降低眼压并保持稳定，视力恢复满意。在白内障超声乳化吸出术前3周可以使用低能量来预防在手术过程中可能发生的房水错流。

五、其他治疗

近年的研究发现，干细胞的替代治疗在治疗中枢神经系统疾病中具有特别的优势，是细胞移植治疗视神经疾病包括青光眼的极具前景的来源。此外，Müller细胞、骨髓干细胞的研究也为青光眼的干细胞移植治疗提供了更多的干细胞来源。

第七节　难点与对策

由于混合型青光眼的诊断比较复杂，所以正确治疗方法的选择也就变得困难。混合型青光眼的治疗方法是根据个别种类混合型青光眼的病因或病理改变而作具体的分别对待处理。

从开角与闭角联合型的病例来讲，混合型青光眼的总治疗原则如下。

（1）在两次急性发作的间歇期内，眼压能被药物控制，可考虑选用周边虹膜切除术，或者选用外引流术。

（2）只要混合型青光眼的诊断成立或已高度怀疑，则须采取手术治疗，术式的选择是房角闭塞是眼压升高的主因，而房角粘连又小于1/2圆周，则可选用周边虹膜切除术，手术可解除房角关闭与瞳孔阻滞，并阻止急性发作，而遗留的残余性青光眼则用药物治疗，如仍不能满意降低眼压，则采用滤过性手术。

当视野出现损害，则选用滤过性手术，其中复合式小梁切除术为最佳。滤过性手术既可解除瞳孔阻滞，又可改善外流管道的排水功能，或形成外引流。

第八节　经验与体会

随着科学的不断发展，多种学科的交叉和相互渗透，尤其是利用神经刺激器的植入来进行人工视觉的开发有大的进展后一定会使青光眼的研究更加深入，且青光眼的治疗前景也会非常广阔。随着医学科学的不断发展，技术设备的不断更新，青光眼这道难题必将被攻克。

第九节　预防与调摄

一、生活调护

（1）注意保持心情平和，保持良好的情绪，避免不良刺激和情绪上的大起大落，生活起居有规律，保证充足的睡眠。

（2）保持日常的生活规律，进食不宜过量无度，少吃辛辣和刺激性强的食物。

（3）平时不穿紧身衣服，腰带不要扎太紧。进行力所能及的身体锻炼，以保持身心健康。

（4）不宜大量饮水、喝茶，应多次少量，不宜过多饮用咖啡和浓茶。

（5）不要较长时间停留在光线暗弱的环境中。

（6）不宜长时间持续读写，每小时应休息片刻，进行远眺。夜间读写时，应有充足、明亮的光源照明。

（7）按医师的嘱咐，定时用药，不要自作主张，擅自停药、改药和加药，并要定期复查。

二、饮食调养

饮食清淡富有营养，多食新鲜水果、蔬菜、豆制品等，忌辛辣、烟、酒、浓茶、咖啡等物以及强刺激性的调味品，如葱、蒜、辣椒等，注意限制饮水，避免一次性大量饮水，一般每次饮水量不超过500ml，中药汤剂少量多次温服。

（1）鳖鱼滋肾汤　鳖一只（约300g），枸杞子30g，熟地黄15g，加水适量，武火煮沸后、改用文火炖至鳖肉熟透即成，如常食用，可佐餐，可单食。

（2）山药萸肉粥　山药50g，山茱萸2g，粳米100g。先将山药、山茱萸加水共煮，去渣取汁，后将药汁与粳米同入砂锅，再加水适量，以文火慢熬成稀粥。每早、晚温热服食。5～7天为一个疗程。

（3）加味蜜饯黑枣　青葙子100g，黑枣500g，蜂蜜500g。将青葙子加水适量煎煮，每20分钟取液一次，加水再煮，共取煮液3次。再将3次煎液合并煎煮黑枣，至枣烂熟，余汁将干时，加入蜂蜜500g调匀，待冷装罐备用。每日服1～2勺，每日3次，温水送服。

（4）党参枸杞猪肝粥　党参20g，枸杞子15g，猪肝30g，大米60g。将党参、枸杞子煮汤取汁，去渣，用药汁煮大米，煮成稀粥后加入猪肝，煮沸后即可食用，可常食。

（5）参枣米饭　党参15g，糯米250g，大枣30g，白糖50g。将党参、大枣煎取药汁备用，然后将糯米淘净，置瓷碗中加水适量，煮熟。再将煮好的党参、大枣摆在饭上面。最后加白糖于药汁中，煎成浓汁，倾倒在枣饭上面即成。空腹食用。

（6）黄芪枸杞粥　黄芪20g，枸杞子15g，大米60g。将黄芪、枸杞子煮汤去渣取汁，用汁煮大米成粥，即可食用。

第十节　预后与转归

混合型青光眼是由于眼压升高或低血流灌注压等多种因素引起视神经损害的一种不可逆性致盲眼病，其致盲的最主要原因是视神经损害及由此引起的视野损害。其发病隐匿，早期多无自觉症状，不易发觉，患者往往一旦就医就已经是疾病的晚期，尽管给予积极治疗，也只能是避免损害进一步加重。如果延误诊断，患者的视功能损害逐渐加重，最后将会导致失明，严重影响患者的工作和生活质量。

混合型青光眼治疗的关键在于早期诊断和治疗，明确诊断后，除了应该根据患者的情况制订相应的治疗计划外，还应该让患者了解自身疾病的特点，坚持长期治疗及随诊，以避免混合型青光眼视神经损害的进展与恶化。

第十一节　疗效评定标准

显效：对患者进行为期1年的随访，患者未使用其他治疗青光眼药物，眼压水平在21mmHg以下。

有效：眼压在30mmHg以下或者使用药物后眼压控制在21mmHg以下。

无效：眼压在30mmHg以上或使用其他治疗青光眼药物后患者眼压仍在21mmHg以上。

第十二节　医案精选

王方医案——肝郁气滞，血瘀水停

朱某某，男，66岁。

患者于2012年5月因"双眼视物模糊、伴时有眼胀1+年"，就诊于当地医院，诊断为"双眼原发性开角型青光眼"，予"曲伏前列腺素滴眼液"每晚睡前一次降眼压治疗，自诉眼压控制可。2019年9月患者无明显诱因出现右眼胀痛、虹视、视物不清，伴右侧胀痛、恶心欲呕、不能进食。查视力：右眼光感，光定位准确，左眼0.30。右眼混合充血，角膜雾状水肿，KP（+），Tyndall征（+），房水混浊，前房轴深1CT，周边前房消失，虹膜稍膨隆，纹理不清，瞳孔散大约6mm×7mm，对光反射消失，晶体乳白色混浊，右眼底窥不进。眼压：右眼54mmHg，左眼19mmHg。立即予"甘露醇注射液、硝酸毛果芸香碱滴眼液、布林佐胺滴眼液、盐酸倍他洛尔滴眼液"降眼压治疗后，右眼眼压控制仍不明显。结合患者病情，考虑：（1）右眼原发性开角型青光眼合并继发闭角型青光眼；（2）左眼原发性开角型青光眼。患者情志抑郁，心烦，口苦口干，大便干，小便黄，右关脉沉细弦，左关脉弦涩，舌体偏瘦，边有瘀点，苔薄黄。

西医治疗：排除手术禁忌行右眼白内障超声乳化抽吸术联合小梁切除术并人工晶体植入术，术程顺利。

术后：予"硝酸毛果芸香碱滴眼液、布林佐胺滴眼液、盐酸倍他洛尔滴眼液"滴右眼控制眼压，术后右眼视力0.15，右眼眼压14～19mmHg。

辨证：此系患者情志忧愁，肝郁气滞，气滞血瘀，目中玄府闭塞，神水瘀积，血瘀水停之证。

治法：活血利水，调肝理气。

方药：牡丹皮12g，栀子6g，淡豆豉12g，郁金12g，当归12g，白芍10g，柴胡10g，炙甘草6g，茯苓12g，白术10g，泽兰12g，车前子15g，桃仁12g，连服6剂。

2019年12月患者来院复诊，患者视力稳定，视野与初查时比较无明显改变。

第十三节　名老中医治疗经验

一、姚和清主张整体论治

姚老主张治疗青光眼一定要掌握整体观念，要根据患者的体质、发病因素、发病情况，对症下药。青光眼患者假使其脉弦迟微软，则是肝经缺乏热力，所谓厥阴肝经有阴寒之气上攻，可用吴茱萸汤（吴茱萸、党参、红枣、生姜）。倘若脉大或见微弱，甚至有沉微歇止征象，舌光红而胀，这是心脏极衰，属于血耗不能上荣于目，可用炙甘草汤（党参、麦冬、生地黄、火麻仁、阿胶、甘草、桂枝、姜、枣）。如呕吐反胃，大便燥结，则是胃虚液枯，可选用大半夏汤（党参、法半夏、白蜜）。又有肾亏阳衰、虚寒阴霾之气弥漫于上者，可直用金匮肾气汤（生地黄、山药、茯苓、泽泻、山茱萸、牡丹皮、肉桂、熟附子）温化虚寒而纳浮阳。阴亏虚火上炎，生脉六味汤（生地黄、山药、茯苓、泽泻、山茱萸、牡丹皮、党参、麦冬、五味子）、滋阴地黄汤（生地黄、熟地黄、黄连、地骨皮、柴胡、黄芩、枳壳、甘草、当归、天冬、五味子）、磁朱丸（磁石、朱砂、神曲）、石斛夜光丸（天冬、麦冬、人参、茯苓、熟地黄、生地黄、牛膝、杏仁、枸杞子、决明子、川芎、水牛角、刺蒺藜、羚羊角、枳壳、石斛、五味子、青葙子、甘草、防风、肉苁蓉、黄连、菊花、山药、菟丝子）均是对症良药。如脉虚舌白、面黄唇淡，又当十全大补汤（熟地黄、白芍、当归、川芎、党参、白术、茯苓、甘草、黄芪、肉桂）、人参养荣汤（党参、白术、茯苓、甘草、熟地黄、白芍、当归、五味子、陈皮、远志、黄芪、肉桂、姜、枣）通用。若浮脉散而弦，舌质淡红，属于肝肾大亏，阴中虚火、风火浮扰上潜，用河间地黄饮子加减（熟地黄、巴戟天、山茱萸、肉苁蓉、熟附子、石斛、茯苓、远志、麦冬、五味子、枸杞子、姜、枣）。若脉象沉微，舌淡少苔，属于肝肾阳虚大亏，用景岳右归丸作汤（熟地黄、山药、山茱萸、枸杞子、鹿角胶、菟丝子）。中医对青光眼的治疗，除了着眼于整体治疗外，还有很多辅助疗法，包括滴眼剂、熏眼剂、针灸疗法等，都有一定效验。

二、姚芳蔚主张辨证论治

姚老认为青光眼的发病与七情有关，七情所伤，最易伤肝，导致肝气郁结，肝郁不得疏泄，郁而化火，火动，阳失潜藏，阳亢则风自内生。七情所伤，最易伤气，由于气机不利，可以影响脏腑器官组织以及气血、水液等方面的功能活动，或表现在全身，或表现在局部，导致眼内气血瘀滞，脉道阻塞，眼孔不通。并由于肝病犯脾，脾失健运，使眼内水液排泄困难，为本证病理所在。依据以上病因病机，本证治疗应着眼于肝。结合临床症状，予以泻肝、清肝、平肝、疏肝、补肝等方法。考虑局部气血瘀滞，神水不通的病理变化，而佐以理气行滞、渗湿利窍、导水下行以减少眼内积液。根据临床所见，将本证归纳为以下几型论治。

① 肝经实热型　多伴头痛、眩晕、面红、口苦、大便不畅、小便短赤、舌赤苔黄腻、脉

弦细。治以清肝散热，龙胆泻肝汤主之。药用龙胆10g，栀子10g，黄芩10g，柴胡10g，车前子24～30g，木通3g，生地黄24g，当归15g，甘草6g，茯苓24～30g，白蜜100g。

② 阴虚阳亢型　多伴头痛昏重、面红、耳鸣、心中烦热、易怒、虚烦少寐、倦怠乏力、脉弦细数、舌质较红。治以滋阴潜阳、平肝息风，羚羊菊花饮加减主之。药用羚羊粉0.6g，钩藤10g，菊花10g，生石决明30g，赤芍12g，白芍12g，麦冬15g，炙鳖甲24g，夏枯草30g，茯苓24g，泽泻24g，生白术24g，苦参15g，白蜜100g。

③ 肝气郁结型　多作头痛头胀、口苦、胸胁胀痛、脉弦细、舌质淡、苔微黄。治宜疏肝解郁、养肝利气，疏肝合营汤加减主之。药用赤芍12g，白芍12g，当归10g，川芎6g，生白术24g，茯苓24g，炙香附10g，夏枯草30g，甘草6g，白芷10g，车前子24g，柴胡10g。

④ 土虚木郁型　多伴头痛，神疲体倦、形寒肢冷、舌苔薄白、脉沉细、沉迟。治以疏肝降逆、温中散寒，吴茱萸汤主之。药用吴茱萸3g，党参12g，法半夏12g，茯苓24g，生姜3g，红枣15g，白蜜100g。

⑤ 肝肾阴虚型　多伴头晕耳鸣、咽干、面色憔悴、神疲倦怠、舌质红少苔、脉细。治以滋阴和血、补益肝肾，滋水补肝饮加减。药用生地黄24g，熟地黄24g，山药15g，茯苓24g，泽泻24g，女贞子15g，牡丹皮12g，香附10g，白芍12g，栀子10g，车前子24g，当归24g，夏枯草24g。

三、庞赞襄主张调理肝肾

庞老认为其病因多为肝肾阴虚，或肝郁损气，或肝郁少津，或心脾两虚。

① 肝肾阴虚　多伴有头晕耳鸣，逆气上冲，胃纳减少，口干便秘，苔薄白或无苔，脉弦细。治宜滋阴益肾，疏肝解郁。药用疏肝解郁益阴汤（熟地黄15g，生地黄9g，山药9g，枸杞子9g，茯苓9g，泽泻9g，牡丹皮9g，当归9g，白芍9g，白术9g，柴胡9g，丹参9g，赤芍9g，栀子9g，磁石9g，神曲9g）。

② 肝郁损气　证见口不干，舌苔薄白，脉和缓或弦细。治宜益气疏肝，滋阴养血。药用补气疏肝益阴汤（黄芪15g，茯苓15g，当归15g，山药15g，丹参15g，赤芍10g，柴胡10g，升麻5g，陈皮5g，枸杞子15g，女贞子15g，菟丝子15g，五味子7.5g，石斛15g，甘草5g）。

③ 肝阴少津　多伴有情志不舒，口渴欲饮，胸胁满闷，饮食减少。舌红无苔，脉弦数。治宜疏肝解郁，破瘀生津。药用疏肝解郁生津汤。

第十四节　研究进展

一、病证名称与定义研究进展

中医学对青光眼这一疾病早有认识，通过文献考证，发现对于青光眼的完整论述要比西欧早700余年。古人对这类眼病的命名是以其病因和临床表现的特点为依据的。早在《外台秘要》中已有"黑盲""乌风""绿翳青盲"的记载，并指出"此疾之源，皆从内肝管缺少，眼孔不通所致"。至宋代《秘传眼科龙木论》首次提出了"五风内障"的病名，明代王肯堂所著的《证治准绳》对原发性青光眼的论述已趋完善，对五风的病名、病因、病机、症状、鉴别、转归、治疗及预后等多方面形成了较为系统的理论体系。五风是指青风内障、绿风内障、黄风内障、黑风内障和乌风内障五种病证，因共同有疼痛和善变似风的特点，日渐演变成内障，故统称为"五风变内障"。张殷建等在复习文献的基础上提出，《证治准绳》绿风……乃青风变重之症，久则变为黄风。清楚地说明了青风、绿风、黄风是一个疾病的三个不同发展阶段，与现代急性闭角型青光眼前趋期、急性期、绝对期相吻合。闭角型青光眼的缓解期、慢性期、开角型青光眼根据症状、体征，亦可归属于青风内障范畴。

二、发病率与致盲率研究进展

青光眼是一组以特征性视神经萎缩和视野缺损为共同特征的疾病，病理性眼压增高是其主要危险因素之一。

随着医学科学的不断发展，人类寿命的不断延长，人们对生活质量的要求越来越高，良好的视觉是非常必要的。随着感染性致盲眼病的不断减少及白内障和角膜手术的广泛开展，青光眼已居不可逆性致盲眼病的第二位。

据1987年全国盲目和低视力流行病学调查，青光眼盲人占盲人总数的8.8%，据调查显示：青光眼的患病率为0.60%，40岁以上人群中原发性青光眼的发病率为1.40%，而原发性青光眼中盲和低视力的发生率分别为9.26%和16.67%。据不完全统计，仅中国就有940万青光眼患者，其中56%为单眼盲，19%为双眼盲。2001年的调查显示：男性人群中农村及城市原发性开角型青光眼的比例分别为1.97%和2.07%，女性人群中农村及城市原发性开角型青光眼的比例分别为1.04%和1.42%，单眼致盲率在农村和城市分别为15.04%和10.90%。

三、病因病机研究进展

（1）韦氏认为青光眼其发病原因是外感风邪，闭塞玄府，体内郁火不能外发，上攻于头目而成；二是内伤脏腑，肝肾精气亏损，不能上注于目，渐成本病。凡发病急速，疼痛明显者多属实证；病程缓慢，疼痛不明显者多属虚证。在正确辨证的前提下，灵活用药。除实证用疏风清热，平肝凉血；虚证用标本兼治的大法以外，可根据具体情况，佐以祛痰除湿、活血行气、和胃止呕之品，以提高疗效。

（2）廖品正主编《中医眼科学》认为其病因病机一是忧愁忿怒，肝郁气滞，气郁化火；二是脾湿生痰，痰郁化火，痰火升扰；三是竭思劳神，真阴暗耗，阴虚火炎。

第十五节　古籍精选

（1）《证治准绳》："病既急者，以收瞳神为先，瞳神但得收复，目即有生意。""有何内障，或药或针庶无失收瞳神之悔。若只攻内障，不收瞳神，瞳神愈散，而内障不退，缓而疑不决治者，二证皆气定而不复治，终身疾矣。"

（2）《医方类聚》所载《龙树眼论》：针刺疗法宜"针丘墟、解溪穴"，以"牵引令风气下"并阐明针刺禁忌证为"忌针眦脉出血，头上并不宜针灸之也。"

第十六节　评述

学者已经研究出很多方法用来治疗难治性青光眼，通常情况下，首选以滤过性手术联合抗代谢药物来治疗，这种手术方法中应该注意，滤过通道瘢痕化会影响滤过性手术的成功率，而在使用抗瘢痕药物的过程中，要注意其不良反应。相信在中西医结合的方法治疗下，混合型青光眼这一难治性青光眼在学科领域里会有很大的研究前景。

参考文献

[1] 周文炳.临床青光眼[M].北京：人民卫生出版社，1983.

[2] 葛坚，王宁利.临床青光眼[M].北京：人民卫生出版社，2016.

[3] 彭清华.中医眼科学[M].北京：中国中医药出版社，2012.

[4] 葛坚.眼科学[M].北京：人民卫生出版社，2014.

[5] 北京协和医院.眼科诊疗常规[M].北京：人民卫生出版社，2013.

[6] 姚芳蔚.眼科名家姚和清学术经验集[M].上海：上海中医药大学出版社，1998：201-202.

[7] 姚芳蔚.原发性青光眼的证治[J].中西医结合眼科杂志，1997，15（2）：73-74.

[8] 史宇广，单书健.当代名医临证精华·眼底病专集[M].北京：中医古籍出版社，1992：38-39.

[9] 唐由之，肖国士.中国眼科全书[M].北京：人民卫生出版社，1996：1112.

[10] 张殷建，高健生.《证治准绳》对原发性青光眼认识方面的贡献[J].中国中医眼科杂志.2004，14（1）：40-41.

[11] 葛坚.青光眼的研究进展与发展趋势[J].中华眼科杂志，2000，36（3）：192-196.

[12] 胡铮.北京市顺义县青光眼流行病学调查[J].中华眼科杂志，1989，25（2）：115.

[13] Foster P J,Johoson G J. Gloucoma in china：how big is the problem?[J]. Br J Ophthaloml,2001,85(11)：1271-1272.

[14] 徐亮，陈建华，李建军，等.北京农村及城市特定人群原发性开角型青光眼的患病率调查及其筛查方法评价[J].中华眼科杂志，2004，40（11）：726-732.

[15] 韦企平，沙凤桐.中国百年百名中医临床家丛书·韦文贵韦玉英[M].北京：中国中医药出版社，2002：223-224.

[16] 廖品正.中医眼科学[M].北京：人民卫生出版社，1985：245-246.

[17] 李传课.中医眼科学[M].北京：人民卫生出版社，1999：581-582.

[18] 肖国士，罗伟，肖国武编写.眼科病验方集锦[M].北京：人民军医出版社，2014.

[19] 罗静，张慧明，魏为中，等.干细胞移植治疗青光眼的研究进展[J].中华细胞与干细胞杂志，2014，4（2）：130-137.

[20] Tsai H Y，Liu C J，Cheng C Y. Combined trabeculectomy and cataractextraction versus trabeculectomy alone in primary angle-closureglaucoma[J]. Br J Ophthalmol，2009，93（7）：943-948.

[21] Fish R，Davidson R S. Management of ocular thermal and chemical injuries，including amniotic membrane therapy[J]. Curr Opin Oph-thalmol，2010，21（4）：317-321.

[22] 宋跃，张悦，李东侃，等.羊膜植片在穿透性滤过手术中抑制巩膜瓣下纤维增殖的研究[J].眼科研究，2004，22（1）：13-16.

[23] Sheha H，Kheirkhah A，Taha H. Amniotic membrane transplanta-tion in trabeculectomy with mitomycin C for refractory glaucoma[J]. J Glaucoma，2008，17（4）：303-307.

[24] 刘伟，李茜，任晓冬，等.巩膜瓣下蓄水池样小梁切除术联合羊膜植入、丝裂霉素C治疗难治性青光眼［J］.中华眼外伤职业眼病杂志，2011，33（1）：123-125.

[25] Reinthal E K，Rohrbach J M，Grisanti S. Glaucoma drainage implants[J]. Klin Monbl Augenheilkd，2010，227（1）：49-55.

[26] 李高坚.青光眼的临床研究进展与发展趋势[J].当代医学，2012，18（10）：21.

[27] 曾瑾综述，罗立勤审校.恶性青光眼的研究进展[J].内蒙古医学杂志，2011，43（10）：1203-1206.

[28] 尹宝存.持续性高眼压青光眼小梁切除术32例患者的临床疗效评价[J].中国医药指南，2015，13（13）：169-170.

[29] 朱晓林.从古代文献探讨五风内障治法方药沿革[J].长春中医药大学学报，2012，28（3）：568-569.

[30] 柴盼盼，杨光.正常眼压性青光眼19年1例[J].光明中医，2010，25（12）：2308.

第二十一章
青光眼相关临床指南和诊疗标准

青光眼是首位不可逆性致盲性眼病，是世界卫生组织（WHO）"视觉2020"二期行动中优先防治的眼病，为了更好地规范青光眼的防治方案，提高临床医生对青光眼的认知，降低青光眼的致盲率、致残率，美国眼科学会、欧洲青光眼学组、英国国家卫生和临床优化研究所、东南亚青光眼学组、中华医学会眼科分会青光眼学组、中华中医药学会眼科分会、国家中医药管理局相继制定并不断优化青光眼的临床指南和诊疗标准，为临床提供诊疗依据。

第一节　临床指南与临床路径

在世界各青光眼学组不断深入研究和探讨下，历经多年形成了一系列的关于临床指南和诊疗标准规范化文件。临床常见的规范化文件主要有临床指南、专家共识、临床路径、单病种管理、教科书和说明书等。在临床实践工作中临床指南和临床路径是医务工作者诊疗疾病的指导性文件和实施的标准化流程。利用临床指南和临床路径可以减少诊疗过程中的变异，指导临床决策，改善医疗质量和维护患者的安全。

1.临床指南

临床指南（clinical practice guideline，CPG），是指人们针对特定的临床情况，制定出一套系统的、能帮助临床医生和患者做出恰当处理的指导性文件。临床指南能减少不恰当的临床行为，改善患者预后，从而提高和保障医疗质量。临床指南被认为是连接研究证据与临床实践的桥梁。临床指南主要分为基于专家共识指南（consensus based guideline）和基于循证指南（evidence based guideline）。基于专家共识指南受专家个人经验和主观判断的影响较大，还可能受到具有强势话语权专家的左右，因此或多或少会影响到指南的科学性。基于循证指南是在广泛收集临床证据的基础上，按照循证医学（evidence-based medicine，EBM）的方法开发出的一组临床指导意见，科学性很强，已成为指南发展的主流。临床指南的目的是确定有效的诊断、筛查和治疗策略并加以应用，从而提高临床医疗质量、改善疾病预后，为政府卫生决策提供依据，促进医疗资源的合理配置。

2.临床路径

临床路径（clinical pathway），又曾被称作关键性途径（critical pathways），是一个事先写好的标准化的工作流程，是由各学科的医疗、护理和相关专业人员根据循证医学的原则将某疾病或手术的关键性治疗、检查和护理活动标准化，按照预计住院天数设计成表格，将治疗、检查和护理活动的顺序以及时间的安排尽可能地达到最优化，使大多数罹患此病或实施此手术的患者由入院到出院都能依此流程接受照顾。其结果是建立一套标准化治疗模式，最终起到规范医疗行为，减少随意性，减少康复的延迟和资源的浪费，提高医疗质量的作用。

3.临床指南与临床路径的联系和区别

临床指南和临床路径都属于临床规范管理的范畴。制定临床指南和临床路径的目的也都是为了减少临床治疗偏差，规范诊疗行为，均重视循证医学的证据和原则。临床指南和临床路径相辅相成，临床指南是临床路径的基础，临床诊疗指南不断更新，而临床路径的各项内容则根据临床诊疗指南的最新诊疗标准进行调整；临床路径则可以为临床指南的制定和更新提供循证依据。

临床指南的核心是指导医生对具体的临床问题做出恰当的处理，从而选择适宜的诊疗。临床路径的核心是将某种疾病关键性的检测、治疗、护理等方案标准化，确保患者在正确的时间、正确的地点，得到正确的诊疗，以期达到最佳治疗效果。临床路径的制定需要参考临床指南，但同样的临床问题，在不同国家或同一国家的不同地区，其处理方式也大相径庭，因此临床路径的最终确定方案，还需医疗、护理、医技、管理、后勤等相关科室的负责人和专家根据医院内外部环境、愿景、目标、战略、资源，参照循证医学、诊疗流程标准化管理、相关学科的研究成果，结合参与者个体的知识与经验来共同制定。

第二节　青光眼的临床指南与专家共识

一、国外青光眼临床指南与专家共识

1.美国眼科学会临床眼科指南

美国眼科学会（American Academy of Ophthalmology，AAO）《临床眼科指南》（Prefered Practical Patern，PPP）严格遵循循证医学的评价标准，对每个诊治项目的合理性均有循证医学或专家共识的评级，以其科学严谨见长，是循证医学思维方式的最好体现。为推动国内青光眼诊治指南的制定，在赵家良教授主持下，美国眼科学会无偿提供PPP版权，中华医学会眼科学分会翻译了PPP的简要版，并进行推广。PPP的编写主要遵循三个原则，即：（1）每册《眼科临床指南》必须与临床密切相关和具有高度特异性，以便向临床医师提供有用的信息；（2）所提出的每一项建议必须具有表明其在临床诊治过程中重要性的明确等级；（3）所提出的每一项建议也必须具有表明其证据强度的明确的等级，这些证据强度支持了所提出的建议，反映了可利用的最好的证据。因此，PPP对于规范临床诊疗活动具有指导意义。

2015年底，美国眼科学会发布了2017年版的PPP指南，随着循证医学证的不断积累，人们对青光眼的认识愈发深入。PPP中详细制定了原发性开角型青光眼疑似患者（primary open-angle glaucoma suspect，POAGS）、原发性开角型青光眼（POAG）、原发性前房角关闭（primary angle closure，PAC）的临床指南，主要从青光眼定义、患者群体、采取的行动、流行病学及危险因素、诊断、治疗、随诊检查等作了基于循证依据的详细阐述，对临床诊疗极具参考价值。目前青光眼领域最新版的PPP是AAO于2015年出版的POAG、POAGS和PAC三册，以及于2018年在AAO官方网站上推出的POAG和POAGS更新版。在我国的青光眼诊断体系中没有PAC的概念，而是统称为原发性闭角型青光眼（PACG）。PPP中将整个PAC的自然病程分为3个阶段：可疑原发性房角关闭（primary angle closure suspect，PACS）、PAC和PACG。各阶段的诊断要点简要阐述如下：静态房角镜检查中发现具有180°或更多范围虹膜-小梁网接触（ITC；静态房角镜下半圈以上后部小梁网不可见），但没有周边虹膜前粘连（PAS；动态房角镜下未见房角关闭），且IOP正常的眼可以诊断为PACS；具有180°或更多范围ITC，并伴有IOP升高或PAS的眼被诊断为PAC。当PAC患者出现了青光眼性视神经病变，此时应诊断为PACG（表21-1）。

表 21-1　PAC 不同阶段的临床特征

检查情况	PACS	PAC	PACG
≥ 180° ITC	√	√	√
IOP 升高或存在 PAS	×	√	√
视神经损伤	×	×	√

2017年版指南基于2010年以来的新证据对POAG的诊治策略进行了更新。强调：（1）高眼压列为POAG的首位危险因素，再次强调了眼压在POAG视神经病变发生发展过程中的重要作用，眼压每降低1mmHg对青光眼患者都具有重要的临床意义。（2）2017年版指南更新了目标眼压的概念，即在某个眼压范围病情保持稳定，视野的丢失不会显著降低患者一生的健康相关生活质量，此范围的上限即为目标眼压。与旧版指南相比，2017年版指南更强调健康相关生活质量的维持。（3）前列腺素类衍生物（prostaglandins analogue，PGA）在2017年版指南中成为最常用和推荐的首选治疗药物。（4）任何可能影响青光眼滤过性手术部位纤维化或瘢痕化的因素都是导致滤过性手术失败的危险因素，另外，年轻的患者新生血管性青光眼、色素膜性青光眼及其他不常见青光眼也通常被认为是失败的高危因素。（5）LASIK手术患者的青光眼诊疗具有挑战性。（6）对压迫性视神经病变与青光眼性视神经病变进行鉴别。

2.欧洲青光眼指南

欧洲青光眼学会（European Glaucoma Society，EGS）出版的《青光眼术语及指南》（Terminology and guidelines for glaucoma，最新版本为2014年第4版）是国际三大青光眼指南之一，篇幅量最大，对几乎每一项检查、操作都作了详细解读。在其2008年发布的第3版指南中，详细描述了青光眼特别是POAG的诊疗规范。由于关于青光眼的发病机制与治疗策略的研究不时出现新的成果，为此欧洲青光眼学会经汇总分析最新临床试验，于2014年6月发布了第4版2017年版指南，第4版又强调了眼压、眼部结构及功能的改变在青光眼诊断及随访中的作用，详细阐述了POAG和PACG的治疗策略，为临床医师提供了最新最全面的诊疗指导。

第4版指南中，青光眼的治疗目的为尽可能保存患者的视功能，而不仅仅为了患者的日常需要而维持视功能，因此对青光眼患者的早期诊断、恰当治疗尤为重要。正确的眼压测定、视野测量、视乳头检查、眼底照相，能够帮助临床医师准确判断患者的视功能及眼部结构功能的改变，评估疾病进展及治疗效果。另外，眼底照相可应用于疾病早期阶段评估和随访中，但仅仅OCT、HTR、GDX检查异常不能诊断青光眼。特别应注意测量的可靠性以及患者某些个体因素对青光眼诊断的影响。青光眼的治疗应通过评估患者视功能丧失程度和时间来制定个体化治疗方案，综合患者的视功能损害程度、疾病进展速度、危险因素、预期寿命等因素制定目标眼压，并根据治疗效果及眼压水平进行调整。第4版指南予以明确强调，引用了早发型青光眼治疗研究的结果，指出眼压每下降1mmHg，能减少10%的进展风险。

3. 英国青光眼指南

英国国家卫生和临床优化研究所（National Institute for Health and Care Excellence，NICE）在2017年发布并更新了青光眼诊断和治疗指南，此次改动的范围比较大。2019年NICE更新的青光眼的诊断和治疗指南，仅在2017年的基础上参照WHO的健康技术评估（Health Technology Assessment，HTA）上发布的，关于选择性激光小梁成形术（selective laser trabeculoplasty，SLT）与局部使用眼药制剂对新诊断为高眼压（ocular hypertension，OHT）和青光眼的治疗对比，并认为SLT比局部眼药制剂更有效、安全和经济，因此推荐SLT作为开角型青光眼（OAG）和OHT降眼压的一线治疗方案。

NICE 2017年版青光眼指南较2009版有较大的改动。（1）2017年版NICE中用作基线记录的视神经盘图像的采集采用立体视裂隙灯生物显微镜检查（必要时可散瞳），以及OCT或立体视神经盘图像（如果可行）。（2）2017年版中将确诊为慢性开角型青光眼（chronic open-angle glaucoma，COAG）的患者和怀疑有视觉缺陷但还未确诊为COAG的患者、确诊为OHT的患者和标准自动视野检查结果正常的疑似COAG的患者重复视野检查的重新评估间隔划分为两项独立内容，从而提高清晰度。（3）对于眼压不能降低的OHT患者或者疑似COAG患者，2009版共识中提出向患者提供替代药物治疗（PGA、β受体阻滞剂、碳酸酐酶抑制剂或拟交感类药物），有时需使用1种以上药物来控制眼压，但在2017版中更改为若眼压在24mmHg以上的患者目前采用的替代药物治疗（PGA、β受体阻滞剂、碳酸酐酶抑制剂或拟交感类药物）不能充分控制眼压，则应转换（或）添加另一类别的局部用药。2017年版中指出同类别的多种药物之间的转换是不恰当的（例如多个PGA之间的转换）。（4）2017年版中指出患者治疗的依从性可能会受到过敏反应和非过敏反应（防腐剂毒性）的显著影响。因此，在2017年版中提出向对防腐剂过敏或有临床意义和症状的眼表疾病，并且具有发展为COAG的高风险人群提供无防腐剂眼药水。（5）在2017年版中，5-氟尿嘧啶不再作为青光眼外科治疗和术后护理的常规用药。（6）2017年版中提出向被列入手术名单的晚期COAG患者提供通用的PGA作为临时治疗，在2017年版共识中PGA是治疗的一线药物。

4. 亚太青光眼指南

亚太青光眼协会（Asia Pacific Glaucoma Society，APGS）出版的《亚太青光眼指南》（Asia Pacific Glaucoma Guidelines，最新版本为2016年第3版）是亚太青光眼协会自2003年开始，针对亚太地区的需求而组织制订的亚太青光眼指南。最新版本为2016年第3版。该指南制订的目的旨在提高青光眼意识，并更新青光眼临床知识，以提供青光眼诊断的合理依据以及高成本效益的治疗方法。在指南编制的过程中，制订者们充分考虑了亚太地区各个国家或者地区面临的独特挑战，比如不同的卫生服务体系、不同的种族以及不同的资源，并力争提供一个所有人和所有社区都应享有的最佳治疗标准。

5.对世界各地区青光眼防治指南的评述

综观各地区青光眼指南各有特点和所长，每个指南都是优秀的，以循证医学为指导的临床工作指南，但不可否认，这些指南仍然存在一些不足之处，其中的一些概念和观点与我国的观念有较大的冲突。因此，对这些临床指南，我们应采取辩证的思维，积极吸收其中的精华并注意分辨一些不合理的地方。徐亮教授等对世界各地区青光眼防治指南进行评述，主要提出以下几个方面意见。

（1）青光眼的检查方法及其局限性

眼压：检测简易、方便。为青光眼的重要危险因素，非诊断的必备指标。

视神经形态：早期诊断的主要依据，但需要临床经验支持。

视野：判断青光眼损害的金标准，但为主观检测，可能不是青光眼最早期的表现。

前房：为闭角型青光眼诊断依据。但浅前房不等于闭角型青光眼。

（2）青光眼诊断的主要因素

① 病史

开角型：晚期视力才下降，约90%的潜在青光眼尚未发现，人群筛查十分必要。

闭角型：老年、女性多发；晚上、激动时好发；有虹视、急性发作史。

继发性：有眼挫伤、眼底出血、虹膜炎、过熟白内障、内眼手术等病史。

危险因素：青光眼家族史、高龄；远视与闭角型青光眼、近视与开角型青光眼相关。

② 眼压　需与高眼压症鉴别，单纯眼压＞30mmHg时才考虑诊断青光眼。

闭角型：浅前房者需查房角，做暗室俯卧试验。

开角型：新诊断青光眼者需做日眼压曲线或基线眼压（三次门诊眼压均值）。

③ 前房　周边前房深度≤1/4CT，需查前房角镜、暗室俯卧试验。

房角镜：原位观察3/4象限不见巩膜突为可关闭房角，动态观察是否房角粘连，可关闭房角＋房角粘连或高眼压为房角关闭。

闭角型：伴高眼压的3/4房角关闭，房角虹膜前粘连。

继发性：有房角后退、虹膜新生血管、前房炎症、白内障过熟/晶状体脱位等。

④ 视神经　为早期诊断指标。把握三要点：盘沿丢失、视网膜神经纤维层丢失、视盘线状出血。青光眼早期损害特点：首先颞下、颞上盘沿丢失，不对称性。生理性视杯：遵循ISNT法则，即各象限盘沿的宽度依次为下方、上方、颞侧、鼻侧。不符合此法则需考虑青光眼的可能。但是小视盘、横椭圆视盘、视盘主干血管偏位、视盘周围萎缩弧、视盘发育异常等因素也会影响盘沿形态。非青光眼性视神经损害特点：盘沿色淡白，相应处血管、视网膜脉络膜改变；视路病变为垂直子午线视野缺损，视盘缺血病变为陡峭的视野缺损；眼压正常。

⑤ 视野　为评价青光眼损害程度的金标准，由于是主观检查应注意以下因素即青光眼视野损害特点：水平子午线上下不对称缺损、早期鼻侧为主、中周部缺损，视野缺损与视神经改变相关。为使检测标准化，应尽量采用静态定量视野检查。为排除学习曲线的问题，初次

视野检查异常应重复检测。为减少视野变异的影响，应以查30°视野为主，学会看概率图。

⑥ 社区人群筛查　以数码非散瞳眼底照相检查为主，保证其高效率的要点如下。选择青光眼高危人群：年龄＞50岁、有青光眼家族史、糖尿病、高度近视患者。联合糖尿病视网膜病变、白内障等常见致盲眼病的筛查。结合高血压、高血糖、高血脂情况，分析视网膜微血管改变。

（3）各类青光眼治疗原则

① 原发性闭角型青光眼：理解Foster分类对正确选择激光周边虹膜切除术有重要指导意义。

可关闭房角：仅浅前房、窄房角，无高眼压、视神经及视野改变，其多数不需治疗，但应定期随诊。需激光虹膜周边切除者：另眼有急性发作史，暗室俯卧试验阳性，有房角粘连者。

房角关闭：与房角关闭相关的高眼压，无视神经/视野改变。一般需激光周边虹膜切除或药物治疗。

闭角型青光眼：已发生视神经/视野改变，与房角改变的高眼压相关。一般需滤过手术治疗或药物治疗。

② 原发性开角型青光眼：应个性化治疗，首选药物治疗。新诊断者首先检测个体的基线眼压，根据病情轻重确定目标眼压。目标眼压＝基线眼压×0.8（早期）或0.7（晚期）。注重随诊视神经/视野变化，药物治疗难以达到目标眼压，或视神经/视野损害进展时应调整药物或手术治疗。青少年性青光眼眼压难以控制，一般最终需手术治疗。

③ 继发性青光眼：主要针对原发因素治疗，药物降眼压治疗。注意多数情况不能使用缩瞳剂。

（4）药物治疗原则　尽量以低浓度、单种药控制眼压；新诊断者应单眼试验治疗；点眼药时需压迫泪点、闭眼3分钟，2种药同时用需间隔5分钟。

二、我国青光眼指南和共识

1.概况

多年来我国一直沿用1987年制定的《原发性青光眼早期诊断的初步建议》，该建议为提高我国青光眼防治水平发挥了重要作用。随着美国、欧洲和亚太地区眼科学会相继制定了各自地区的青光眼临床工作指南，为了进一步规范我国青光眼的诊断和治疗，2005年中华医学会眼科学分会青光眼学组以美国青光眼建议工作模式（preferred practice pattern，PPP）（2005）为基础，结合我国青光眼临床工作特点，制定了《中国青光眼工作指南（2005）》。然而经过两年的临床实践广大眼科专家认为该指南较为繁琐，临床应用针对性不足，因此中华医学会眼科学分会青光眼学组于2008年和2014年两度根据临床实践经验，删繁就简，加强临床适用性，重新讨论并制定了《我国原发性青光眼诊断和治疗专家共识（2008年）》和《我国原发性青光眼诊断和治疗专家共识（2014年）》及诸多青光眼亚病种和青光眼主要治疗方法的共识，为我国原发性青光眼的临床诊断和治疗提供了更为全面、简洁的指导方案。近年来青光眼的诊断和治疗技术迅速发展，新的诊断和治疗方法不断应用于临床，因此亟须进一步规范我国青光眼临床诊断和治疗工作。

中华医学会眼科学分会青光眼学组和中国医师协会眼科医师分会青光眼学组于2019年9月和11月2次召开全体委员联席工作会议，通过开放、自由、民主的讨论，以公开发表文献（证据）为基础，针对我国青光眼的基本检查和诊断方法以及治疗原则，制定出中国青光眼指南，以供临床医师在工作中参考使用。最新版《中国青光眼指南（2020）》详见附件1。

原发性闭角型青光眼（PACG）近年来的研究取得了新的进展，为此中华医学会眼科学分会青光眼学组以眼科循证医学为基础，经过充分讨论，对我国PACG的分类体系和诊断方法以及治疗原则达成进一步共识性意见，以供临床医师在对青光眼进行诊断和治疗时参考使用。2019年版《中国原发性闭角型青光眼诊治方案专家共识》，详见附件2。

急性原发性闭角型青光眼（APACG）在发作期由于急性高眼压状态下眼球组织的缺血再灌注损伤无法得到缓解，导致不可逆转的视力损伤，其致残率居高不下。在我国普遍使用的治疗流程是：在发作期争取短期内迅速降眼压，首选降眼压药物治疗，若单纯药物治疗无效，则行前房穿刺术。经上述处理症状缓解后，行激光周边虹膜切开术或滤过性手术。然而该治疗流程未对APACG的眼球组织的缺血再灌注及炎性反应进行规范性干预治疗。大量研究及临床观察发现局部使用糖皮质激素在治疗APACG中能减轻炎性反应、稳定血-房水屏障、抑制纤维蛋白的渗出、减轻术后瘢痕及虹膜粘连的形成。基于此，我国医学会眼科学分会青光眼学组于2017年探讨和拟定了相关操作规范，形成了我国《急性原发性闭角型青光眼糖皮质激素治疗的使用操作专家共识》，详见附件3。

正常眼压性青光眼（NTG）在中国的患病率达到1.0%，眼压正常值划分不当易导致误诊。2019年中华医学会眼科学分会青光眼学组综合近年NTG的研究进展和成果，以眼科循证医学为基础，对我国NTG的诊断及治疗原则达成进一步共识性意见，形成了《中国正常眼压性青光眼诊疗专家共识》，详见附件4。

针对眼颅压力梯度研究结果，目前国际上已开始在青光眼的诊疗过程中开展临床转化与推进工作。2016年在美国眼科学与视觉科学年会和世界青光眼大会上，与会者均就眼颅压力梯度问题进行了主题研讨，并且特别召开了"眼颅压力梯度相关疾病国际高峰论坛"，对眼颅压力梯度在青光眼领域可能产生的临床指导作用进行了讨论，专家们提出了建议并达成了部分共识。在2016年中华医学会第11届全国青光眼学术大会期间召开的青光眼学组会议上，针对眼颅压力梯度国际专家共识和建议，在我国青光眼学组委员中进行了宣讲和问卷调查。将问卷调查结果和我国青光眼专家针对眼颅压力梯度已形成共识，形成2017年版《我国原发性开角型青光眼眼颅压力梯度专家共识和建议》，详见附件5。

选择性激光小梁成形术（selective laser trabeculoplasty，SLT）通过选择性光热解作用产生生物学效应，使小梁组织内的内皮细胞激活，并分泌一些细胞活性因子，如IL-1、TNF等，激活小梁网细胞再分化，诱导小梁网内的巨噬细胞对小梁网间隙淤积的细胞外物质发挥消化转运或吞噬作用，从而重塑小梁网细胞外基质，降低房水外流阻力。目前，SLT因具有独特的安全性和操作优势，已经成为替代氩激光小梁成形术（argon laser trabeculoplasty，ALT）治疗早期开角型青光眼的最常用方法。SLT虽进入中国眼科临床已10余年，但并未得广泛开展，其中原因很多，如对SLT的了解不深入、对治疗适应证掌握欠合理、使用的治疗参数不一致以及对疗效过于乐观等。鉴于此，中华医学会眼科学分会青光眼学组针对SLT的适应证、治疗参数、疗效、影响因素、再次治疗等方面进行了深入讨论，达成共识，形成了2016年版的《我国选择性激光小梁成形术治疗青光眼的专家共识》，详见附件6。

青光眼引流阀植入手术是一种有效的眼外引流手术，原则上适用于需要进行滤过性手术的青光眼。作为目前我国的难治性青光眼滤过性手术的首选式式，其前提条件是前房具有足够深度。该手术操作过程较为简单，尤其眼内操作仅做一微小穿刺口，对眼内环境干扰小，手术损伤轻，优于小梁切除术。近年来随着操作技术改进和临床实践增多，术后并发症如浅前房、引流管结膜面暴露、引流管口接触角膜或被虹膜堵塞、引流盘位置前移等明显减少。鉴于我国现阶段难治性青光眼占比越来越高，为了更好开展、推广和进一步规范青光眼引流阀植入手术，减少术后并发症的发生，中华医学会眼科学分会青光眼学组经过讨论，对2016年版《我国青光眼引流阀植入手术操作规范专家共识（2016年）》进行了修订，形成了2019年版《中国青光眼引流阀植入手术操作专家共识（2019年2版）》，详见附件7。

在临床诊断和治疗工作中，描述性术语的覆盖面非常广，包括患者主诉、病史、体征、特殊检查、实验室检查、临床处置等。目前国际疾病分类（international classification of diseases，ICD）10、ICD-9等数据库中的名词术语数量很少，眼科临床很多描述性术语使用缺乏规范指导。在医疗信息化长足发展的今天，如果基本的临床描述性术语不能统一，不仅会影响临床诊断和治疗工作，而且会使临床数据的统计分析出现偏差，严重影响临床研究结果及临床决策的准确性和科学性，因此对临床描述性术语进行标准化整理，可有效提高临床信息采集及数据挖掘的速度和效率，更有助于临床信息在采集、存储、传输直至利用多个工作环节中保持其完整性和真实性，使基于数据进行的临床科研工作更具有科学性。基于此中华医学会眼科学分会青光眼学组、中国医师协会眼科医师分会青光眼专业委员会完善了青光眼的描述性术语，形成了2018年版的《我国青光眼临床诊断和治疗描述性术语专家建议（2018年）》，详见附件8。

综上所述，近年来世界各地区青光眼指南取得了显著的进步，值得注意的是世界不同地区逐步实现对患者诊断和治疗的个体化，并不断优化，比如，不同地区的青光眼指南推荐的关于POAG的目标眼压、治疗原则和一线用药（表21-2、表21-3）是有所区别的，从而使得临床路径从一个规范化到个体化的精准过程，以求为青光眼患者提供精准的诊疗，实现更好的生活质量。

表 21-2　不同青光眼指南最新推荐的 POAG 的目标眼压

指南	目标眼压
美国指南 （2017 年）	眼压下降 25% 以上；与视神经损害程度、进展速度、家族史、年龄等相关，需要进行个体化处理
欧洲指南 （2008 年）	眼压降低至 ≤ 18mmHg；依据基线眼压水平、青光眼分期和进展速率、年龄、预期寿命等因素而定
亚太指南 （2016 年）	在基线水平的降低幅度为：早期 ≥ 20%，中期 ≥ 30%，晚期 ≥ 40%
中国指南 （2019 年）	根据青光眼的严重程度：早期 < 18mmHg、中期 < 15mmHg、晚期 < 12mmHg，眼压降低 20% ～ 30%，尽可能为患者设定个体化目标眼压

表 21-3 不同青光眼指南和专家共识关于 POAG 的治疗原则和一线药物

指南名称	年份	POAG 的治疗原则	药物治疗原则	POAG 一线用药推荐
欧洲指南	2008	大多数患者的初始治疗为局部药物治疗	初始药物治疗原则为从一种药物试验，PGA 为一线治疗，也越来越多被选为首选治疗	PGA
美国指南	2005	大多数患者的初始治疗为局部药物治疗	从一种单剂药物开始	PGA 和 β 受体阻滞剂是最常用的药物
英国指南	2017	大多数患者的初始治疗为局部药物治疗	单独使用一种药物不能使眼压 ≥ 24mmHg 人群的眼压降至理想范围，为防止视力下降，则可以联合另一种类的局部药物降眼压治疗	PGA
	2019	认为 SLT 比局部眼药制剂更有效、安全和经济，因此推荐 SLT 为一线治疗		
亚太指南	2016	排除诱发因素；降低眼压等	从一种单剂药物开始	根据青光眼机制和危险因素来考虑
中国指南	2014	眼压＞ 25mmHg 且中央角膜厚度 ≤ 555μm	根据患者的眼压、视野和眼底损害程度，结合医院的条件和医师的经验，可选择药物、激光和滤过性手术给予降低眼压治疗	PGA

2.附件

附件1：《中国青光眼指南（2020）》

附件2：2019年版《中国原发性闭角型青光眼诊治方案专家共识》

附件3：2017年版《急性原发性闭角型青光眼糖尿病激素治疗的使用操作专家共识》

附件4：2019年版《中国正常眼压性青光眼诊疗专家共识》

附件5：2017年版《我国原发性开角型青光眼眼颅压力梯度专家共识和建议》

附件6：2016年版《我国选择性激光小梁成形术治疗青光眼的专家共识》

附件7：2019年版《中国青光眼引流阀植入手术操作专家共识（2019年2版）》

附件8：2018年版《我国青光眼临床诊断和治疗描述性术语专家建议（2018年）》

【附件1】《中国青光眼指南（2020）》

第一部分 青光眼筛查

用于青光眼筛查的主要检查包括裂隙灯显微镜检查、眼压测量和眼底检查等，必要时进行前房角镜及视野等检查。目前认为基于眼底照相的眼底影像学检查效率最高。在借鉴其他国家及地区筛查策略的同时，应做到因地制宜，结合本地区的社会经济及人口特点，实施合适的筛查方案，以期实现较为经济的干预效益。青光眼筛查包括机会性筛查和人群筛查2个方面。

机会性筛查是指人因为健康体检或其他问题在医疗机构就诊时，眼科医师有意识地进行青光眼方面的必要检查，从而发现青光眼。我国研究结果显示，基于体检中心的机会性青光眼筛查也是青光眼早期诊断的重要方法。

人群筛查是指采用简便可行的检测方法，对公众或特定群体进行筛查，并对阳性结果人群进行转诊建议。目前筛查成本是影响人群筛查实施的主要阻碍。相比传统的直接检眼镜等检查，免散大瞳孔眼底照相更加简便快速，能留下客观记录，且具备良好的敏感性（74.7%）和特异性（87.4%），是较为理想的眼底检查方法。随着我国科技的进步和发展，国内具有自主知识产权的眼底照相机的诞生，人工智能和第5代移动通信网络（5G）技术的不断成熟，实施基于互联网远程阅片会诊的包括青光眼在内的综合眼病筛查，将是未来相对经济的新型筛查模式。近期基于我国温州地区人群筛查的经济学分析结果显示，在中国实施社区人群原发性闭角型青光眼（primary angle closure glaucoma，PACG）和原发性开角型青光眼（primary open angleglaucoma，POAG）的联合筛查，具备较好的成本效益比。

第二部分　临床病史询问和体格检查

一、初诊

（一）病史询问

（1）既往眼部疾病史及诊治经过。

（2）所有用药史（包括局部或全身糖皮质激素使用史，乙胺丁醇、降血压药物、口服降眼压药物、性激素的使用史）。

（3）眼部手术（包括屈光手术等）及激光治疗史，眼外伤史（钝挫伤）。

（4）心脑血管或呼吸系统疾病、神经系统及内分泌系统疾病、消化系统及免疫系统疾病、其他慢性或严重疾病史。

（5）外周血管病变。

（6）家族史（全身和眼部疾病）。

（7）个人史（吸烟及饮酒史、女性初潮及绝经年龄、女性婚育史），药物过敏史。

（二）体格检查

（1）裸眼视力及矫正视力。

（2）屈光状态及眼轴长度。

（3）裂隙灯显微镜眼前节检查（角膜、前房深度、瞳孔大小和对光反应、前房角关闭的任何体征）。

（4）眼压：对于基于单次眼压测量结果诊断POAG的患者，推荐行24小时眼压测量（采用传统方案或习惯体位测量方案）。

（5）中央角膜厚度：对高眼压症、正常眼压型青光眼（normal tension glaucoma，NTG）、高度近视眼或准分子激光角膜屈光手术后拟诊断POAG的患者，均应测量中央角膜厚度。

（6）前房角镜检查：怀疑闭角型青光眼且有条件者，推荐联合行超声生物显微镜（ultrasound biomicroscopy，UBM）检查，进一步分析房角关闭的机制。

（7）基于眼底照相的视盘和视网膜神经纤维层（retinal nerve fiber layer，RNFL）评估：采用45°眼底照相。有条件者推荐采用眼底立体照相或相干光层析成像术（optical coherencetomography，OCT）检查；无条件者行直接检眼镜或裂隙灯显微镜前置镜检查。

（8）标准自动视野检测：中心30°视野，阈值程序。

（9）MRI检查：拟诊NTG者应做头颅MRI以排除占位病变及空蝶鞍综合征。有条件者推荐采用眼眶MRI测量视神经蛛网膜下腔间隙，评估眼-颅压力梯度；无条件者可采用眼部B超进行测量。怀疑甲状腺相关眼病导致的继发性眼压增高且有条件者，推荐行眼眶MRI检查。

（10）筛板结构评估：对于POAG、高眼压症且有条件者，推荐采用扫频光源OCT（swept sourceoptical coherence tomography，SS-OCT）进行筛板结构评估，分析筛板是否缺损，评估眼-颅压力梯度再平衡状况。

（11）全身及眼部血液供应情况评估：对于合并偏头痛、手脚凉等原发性血管痉挛症状且有条件者，推荐行甲皱襞微循环检查。对于系统性低血压或口服高血压药物且有条件者，推荐监测24小时动态血压，评估血压昼夜波动水平。具有全身血管相关危险因素且有条件者，推荐采用眼部彩色多普勒检查方法及相干光层析血管成像术评估眼部血液供应情况。

（12）血液指标检测：对于低体重、患有消化系统或慢性消耗性疾病者，推荐行微量元素检测。对于眼部血液供应障碍者，推荐检测血脂浓度、凝血功能。对于内分泌系统及免疫系统疾病患者（如甲状腺功能障碍、多囊卵巢），根据所患疾病检测目标项目。对于具有遗传倾向且有条件患者，推荐行基因突变检测。

二、随访

（一）病史询问

（1）随访期内眼部病史。

（2）随访期内全身病史。

（3）用药后局部和全身不良反应。

（4）日常生活中视功能变化的大体概要描述。

（5）抗青光眼药物的准确使用频率和用量。

（二）体格检查

（1）裸眼视力及矫正视力。

（2）裂隙灯显微镜眼前节检查。

（3）眼压：对于日间测量眼压不高但存在青光眼性视神经损伤或进展的患者，推荐测量24小时眼压（采用传统方案或习惯体位测量方案）。

（4）前房角镜检查：尤其对于闭角型青光眼。

（5）视盘和RNFL再评估。

（6）标准自动视野再检测。

（7）眼-颅压力梯度再评估：眼部B超检测视神经蛛网膜下腔间隙，行SS-OCT评估筛板结构。

（8）全身及眼部血液供应情况再评估。

（9）全身系统性异常相关指标再评估。

第三部分 POAG和高眼压症

一、POAG的定义

POAG是一种慢性、进行性、伴有特征性视盘和RNFL形态学改变且不伴有其他眼病或先天异常的视神经病变。该病变与进行性视网膜神经节细胞死亡有关。病理性眼压升高是POAG的主要危险因素。

二、POAG的分类

（一）高眼压型

病理性高眼压［一般认为24小时眼压峰值超过21mmHg（1mmHg=0.133kPa）］，眼底存在青光眼特征性损伤（视盘和RNFL形态改变）和（或）视野出现青光眼性损伤，房角开放，并排除引起眼压升高的其他因素，诊断为POAG。

（二）正常眼压型（NTG）

未经治疗的眼压以及24小时眼压峰值均不超过正常值上限（眼压≤21mmHg），眼底存在青光眼特征性损伤（视盘和RNFL形态改变）和（或）视野出现青光眼性损伤，房角开放，并排除眼部表现相似的其他视神经病变［如遗传性视神经病变（Leber遗传性视神经病变、常染色体显性遗传性视神经病变）、先天性视盘缺损、非急性期前部缺血性视神经病变、压迫性视神经病变（如垂体瘤、空蝶鞍综合征等）］和假性低眼压相关疾病（如间歇性贴附性房角关闭、角膜厚度偏薄或角膜切削手术后、糖皮质激素性青光眼患者在停用糖皮质激素后眼压恢复正常等），可诊断为NTG。研究发现低颅压、低体重指数、低雌激素分泌水平、Flammer综合征（原发性血管调节障碍）、夜间低血压等是NTG的危险因素。

三、POAG的治疗原则

根据患者的眼压、眼底和视野损伤程度，结合医院的条件和医师的经验，可选择药物、激光、滤过性抗青光眼手术和微创抗青光眼手术给予降低眼压治疗。应重视视神经保护治疗。降低眼压治疗时，应为患者设定目标眼压。目标眼压的制定详见第七部分。

对于明确诊断NTG的患者，采用分类诊疗方案：（1）视野损伤进展且具有低体重、低雌激素分泌水平、全身血液动力学异常等全身危险因素的患者，在针对全身危险因素进行治疗后，若仍不能延缓视野损伤进展，可考虑进一步行降低眼压治疗。（2）视野损伤进展但不具有全身危险因素的患者，眼压在基线水平上降低30%，可降低眼-颅压力梯度，起到控制疾病进展的作用，首选药物降眼压治疗。（3）视野损伤无进展者可根据筛板的情况分为两种选择治疗方案：对于伴有筛板局灶性缺损者，采用OCT进行观察，若筛板缺损可沟通眼内及筛板后蛛网膜下腔间隙，达到眼-颅压力再平衡，则无需干预，每6个月随访观察；对于筛板缺损未沟通或不伴有筛板局灶性缺损者，则须每3个月密切随访观察，及时发现视野损伤进展。在随访观察期间，一旦发现视野损伤出现进展，则须根据是否伴有系统性相关异常，参照前2类治疗方案进行处理。

（一）局部降眼压药物治疗

一线用药包括局部使用前列腺素类衍生物、β肾上腺素能受体阻滞剂、α_2肾上腺素能受体激动剂、碳酸酐酶抑制剂。根据患者目标眼压的需要，选择单一或联合药物治疗。若需要联合药物治疗，首选复方固定制剂。

（二）激光治疗

选择性激光小梁成形术可作为POAG的首选治疗方法，可作为部分接受降眼压药物治疗或手术治疗而未达到目标眼压的POAG补充治疗方法。但中国人群的应用效果尚缺乏高质量等级证据。

（三）手术治疗

对于降眼压药物治疗或激光治疗后不能达到目标眼压、视神经形态损伤或视野损伤进展、不能耐受降眼压药物治疗的患者，可考虑手术治疗。

（1）首选手术方式包括传统滤过性抗青光眼手术（小梁切除术、非穿透性小梁手术、青光眼引流装置植入术等、基于房水流出通路的微创内引流手术或微小切口抗青光眼手术（小梁消融术、房角切开术、黏小管成形术、房水流出通路重建、内路黏小管成形术、外路小梁切开术、房角镜下内路小梁切开术等）。首次手术失败者再次手术也可选择降低睫状体房水分泌功能的手术（睫状体光凝术或冷凝术等）。

（2）应基于患者年龄、疾病程度、药物治疗反应等因素，综合考虑和选择手术方式，以获得最大益处。

（3）根据患者年龄、眼部情况，术中、术后选择应用抗代谢药物（丝裂霉素C、5-氟尿嘧啶）可降低外滤过性手术失败的风险。

（4）目前研究证据显示，微创内引流手术的并发症明显低于传统的小梁切除术，而降眼压效果并不优于小梁切除术。但是，非滤过泡依赖的以Schlemm管为基础的抗青光眼手术避免了滤过泡相关并发症和瘢痕化问题，推荐作为具有外滤过性手术失败高风险者或滤过性抗青光眼手术失败者的首选手术方式。

（5）青光眼引流装置植入术适用于滤过性抗青光眼手术失败者和（或）降眼压药物治疗无效者，也可作为部分具有滤过性抗青光眼手术失败高危因素患者（如青少年型青光眼、眼部具有化学性外伤史等）的首选手术方式。其中，青光眼引流阀植入术是目前我国难治性青光眼滤过性手术的首选术式，其前提条件是前房具有足够深度。

（6）睫状体光凝术或冷凝术是治疗各种难治性青光眼有效的手术方法之一。

四、高眼压症

多次测量眼压的结果均超过正常上限，但未发现青光眼性视神经形态改变和（或）视野损伤，房角为宽角，并排除继发性青光眼或角膜较厚、检测技术等其他因素导致的假性高眼压，可诊断为高眼压症。需定期随访眼底视盘、RNFL厚度和视野眼压＞24mmHg具有较高危险性，建议给予降眼压治疗。对于高眼压症患者，有条件的医院可以进行无创眼-颅压力梯度测量，若眼-颅压力梯度在正常范围内，可不予降眼压治疗，随访观察。

第四部分　PACG与原发性房角关闭（primaryangle closure，PAC）

一、定义

房角关闭导致急性或慢性眼压升高，伴有或不伴有青光眼性视盘改变和视野损伤的一类青光眼。

二、分类

关于PAC或PACG的分类方法目前尚存在一定争议。欧美等国家使用的是国际地域和流行病学眼科学会（international society of geographical and epidemiological ophthalmology，ISGEO）提出的基于疾病进程的分类方法；我国按照发病时的临床表现分为急性和慢性闭角型青光眼；此外，还可依据房角关闭机制进行分类。

ISGEO于2002年推出PAC分类体系，其目的在于协调POAG与PACG在传统诊断标准中的差异。该分类体系将整个原发的房角关闭性疾病的自然病程分为3个阶段，即可疑PAC、PAC和PACG。各阶段的诊断要点简要阐述如下：（1）静态房角镜检查发现180°或更大范围虹膜小梁网接触（iris trabecular contact，ITC）（静态房角镜下半圈以上后部小梁网不可见），但无周边虹膜前粘连（peripheral anterior synechia，PAS）（动态房角镜下未见房角关闭），且眼压正常，可诊断为可疑PAC。（2）静态房角镜检查发现180°或更大范围ITC，并伴有眼压升高或PAS，诊断为PAC。（3）PAC患者出现青光眼性视神经改变时，诊断为PACG。

在我国的青光眼诊断体系中并没有PAC的概念，而是统称为PACG。对于尚未出现视神经损伤的患者，我国学者认为这仅是PACG自然病程发展的早期阶段。人民卫生出版社出版的全国高等学校教材《眼科学》第9版将PACG分为急性闭角型青光眼和慢性闭角型青光眼，其中急性闭角型青光眼又按不同临床阶段分为临床前期、先兆期、急性发作期、间歇期、慢性期和绝对期。对照ISGEO分类，急性闭角型青光眼临床前期对应可疑PAC；急性闭角型青光眼先兆期、急性发作期、间歇期以及慢性闭角型青光眼早期对应PAC；急性闭角型青光眼慢性期、绝对期以及慢性闭角型青光眼中期和晚期对应PACG。

《中国原发性闭角型青光眼诊治方案专家共识（2019年）》是依据房角关闭机制进行分类。除传统瞳孔阻滞机制外，存在多种非瞳孔阻滞机制，包括周边虹膜肥厚堆积、睫状体前顶、晶状体前移等。同时，随着临床和基础研究进展，大型分子流行病学研究发现，脉络膜系统膨胀可能是房角关闭的始动因素。因此，将PACG分为以下5种类型，即单纯性瞳孔阻滞型、虹膜高褶型、睫状体前位型、晶状体位置异常型及脉络膜膨胀型。在我国近半数患者多种机制共存。应用全景UBM或前节OCT等辅助检查方法，有利于明确房角关闭机制，实现闭角型青光眼的精准治疗。

不同分类方法的应用建议：上述3种分类方法各具优缺点。ISGEO分类法统一了青光眼定义与既往闭角型青光眼（尚未出现视神经损伤阶段）诊断中的差异。此外，该分类法为大多数国际会议、国际学术期刊杂志所接受，因此国际学术交流时必须采用ISGEO分类方法。但是，该分类法仍存在一些问题，全国高等学校教材《眼科学》第9版仍采用临床症状学分类方法。青光眼学组建议采用ISGEO分类法、临床症状学分类法和房角关闭机制分类法相结合的原则，在临床工作中仍然采用我国传统的临床症状学分类法和房角关闭机制分类法，但在国际学术交流中采用ISGEO分类法。

三、治疗

（一）PAC或PACG合并白内障的治疗

建议首选白内障摘除联合人工晶状体植入术，同时在房角镜下行房角分离术。多中心临床试验结果证实，白内障摘除手术能显著增宽房角。术后观察眼压情况：（1）眼压水平正常者，继续随诊观察；（2）眼压下降效果不佳者，联合局部使用降眼压药物；（3）联合局部使用降眼压药物效果仍不佳者，建议行复合式小梁切除术或青光眼引流装置植入术。

（二）透明晶状体眼PAC或PACG的治疗

（1）激光周边虹膜切开术（laser peripheraliridotomy，LPI）预防房角关闭。随机对照临床试验结果表明，LPI可有效治疗可疑PAC，降低房角关闭或青光眼急性发作47%的风险。以静态房角镜下2个或多个象限色素小梁网不可见（即ISGEO分类法中的可疑PAC）作为LPI的治疗指征，证据尚不充分。而在以医院为基础的机会性筛查中，因筛查成本相对较低、治疗可及，可结合患者的年龄、家族史、随访的可及性掌握LPI的指征。

（2）对于前房角关闭、眼压升高、有瞳孔阻滞因素但不伴有视神经损伤的患者，可首选激光或手术方式行周边虹膜切开术或切除术；若患者同时存在非瞳孔阻滞因素，应联合行激光周边虹膜成形术。

（3）对于LPI术后眼压仍然升高且出现视神经损伤的患者，可先给予降眼压药物治疗，暂不行滤过性抗青光眼手术；若眼压仍不可控制或视神经损伤仍然进展，再考虑手术治疗。

（4）对于上述联合降眼压药物治疗效果不佳、经评估房角分离术不能有效降低眼压的患者，建议采取复合式小梁切除术。

（5）透明晶状体摘除术的选择：证据显示摘除透明晶状体可有效治疗PAC及早期PACG。鉴于我国不同地域社会经济发展不平衡，各地眼科机构技术成熟程度、设备配置水平不同，患者之间意愿与需求存在差异，须根据患者意愿或以上各方条件谨慎采用透明晶状体摘除术治疗闭角型青光眼。

（6）对于急性闭角型青光眼发作期、角膜水肿影响行上述治疗的患者，可先行前房穿刺术降低眼压，为进一步行周边虹膜切开术或切除术创造条件。

第五部分　儿童青光眼

一、定义

（一）儿童的定义

基于我国及国际标准，年龄＜18岁者（中国、美国）或年龄≤16岁者（欧洲国家、联合国儿童基金会）。

（二）儿童青光眼的定义

至少满足以下2项：（1）眼压＞21mmHg（应注意麻醉对眼压的影响）；（2）视杯扩大或凹陷（盘沿变窄）：当双眼视盘大小相似时，杯/盘比值不对称（比值差≥0.2）或出现盘沿局部变窄；杯/盘比值进行性增大（弥漫性盘沿变窄）；（3）角膜改变：Haab纹、角膜水肿或新生儿角膜直径≥11mm、年龄＜1岁婴儿角膜直径＞12mm、任何年龄儿童角膜直径＞13mm；（4）进展性近视或近视性漂移合并眼球的增大速度超过正常生长速度；（5）与青光眼性视神经病变相对应、可重复检测到的视野缺损，并排除其他引起视野缺损的病变。

二、分类

分为原发性儿童青光眼（原发性先天性青光眼和青少年型开角型青光眼）和继发性儿童青光眼。

（一）原发性先天性青光眼

因单纯房角发育异常（可合并轻度虹膜异常）而导致房水外流受阻、眼压升高所致的青光眼。分为4种：（1）出生或新生儿期发病（0～1岁）；（2）婴幼儿时期发病（1岁以上至2岁）；（3）晚发性或较晚发现（＞2岁）；（4）自发终止型：视盘可能存在青光眼性损伤，但损伤不进展。

（二）青少年型开角型青光眼

与POAG相似，房角结构基本正常，不伴有其他先天性异常或综合征，无眼球扩大，符合青光眼定义。

（三）继发性儿童青光眼

根据发病机制分类，包括合并非获得性眼部异常、合并非获得性全身疾病或综合征、合并获得性疾病及白内障摘除手术后继发性青光眼。

三、治疗

（一）药物治疗

因目前对于有效性及安全性尚缺乏足够的循证依据，且多数患儿无法配合局部用药，故药物治疗仅作为手术治疗前临时降眼压和术后辅助降眼压的手段。

（二）手术治疗

儿童青光眼尤其原发性先天性青光眼确诊后首选手术治疗。
（1）根据发病机制首选治疗方法为前房角手术，包括房角切开术和小梁切开术。
（2）微导管引导的小梁切开术（包括内路和外路）以其更好的疗效及安全性，成为大多数专家推荐的首选治疗方法。
（3）若前房角手术失败，滤过性抗青光眼手术可作为选择。睫状体破坏性手术也可作为前房角手术失败后的补充治疗方法。

（4）对于严重的原发性先天性青光眼，多需要行青光眼引流阀植入术。但该手术治疗儿童青光眼的疗效证据尚不足。

（5）对于继发性儿童青光眼，治疗应综合考虑全身发育异常、眼压升高的机制及患儿的生活质量。

（6）对于手术后视神经损伤进展的患者，增加局部降眼压药物治疗。

（三）综合治疗

儿童时期是视觉功能发育的重要时期。在眼压控制后，应从整体上对角膜瘢痕、眼球震颤、斜视、弱视等各种影响视功能的因素进行评估，及时矫正屈光不正，进行适当的弱视训练，控制其他影响因素，最大限度改善视力预后。

第六部分　继发性青光眼

继发性青光眼是一类异质性疾病，眼压升高作为主要致病因素造成青光眼性视神经损伤为该类青光眼的重要特点。无论是开角型还是闭角型，继发性青光眼的大部分表现形式（如葡萄膜炎性或外伤性青光眼）均有着复杂的病理生理机制。本指南目前仅纳入色素性青光眼和新生血管性青光眼（neovascular glaucoma，NVG）。

一、色素性青光眼

色素播散综合征（pigment dispersion syndrome，PDS）合并眼压升高者可诊断为色素性青光眼。中国PDS患者不存在轮辐状虹膜透照缺损现象，因此PDS的诊断标准不同于国际的PDS三联征。中国PDS患者最常见、最主要的体征包括小梁网均匀一致性色素颗粒沉积、晶状体悬韧带色素颗粒沉积、玻璃体前界膜韧带附着部位色素颗粒沉积以及角膜后垂直梭形色素颗粒沉积，同时具备以上2项者可诊断为PDS。

色素性青光眼的治疗与POAG一致。激光小梁成形术有效［Ⅰ，C］。LPI建议用于消除反向瞳孔阻滞，但LPI对于控制青光眼性视神经损伤进展的作用尚无明确定论，且行LPI应注意预防和治疗激光后的眼压高峰。若仍然无法控制眼压，建议行滤过性抗青光眼手术，其手术成功率与POAG相似。

二、NVG

NVG是继发于虹膜、房角及小梁表面新生血管形成和纤维血管膜增生的一类难治性青光眼。

NVG的临床分期：

Ⅰ期（青光眼前期）：虹膜或前房角出现新生血管，但由于尚未危及房角功能，眼压正常，患者可以无症状。

Ⅱ期（开角型青光眼期）：房角无关闭，但新生血管膜伸进小梁网，小梁网功能受损，眼压升高。

Ⅲ期（闭角型青光眼期）：新生血管膜收缩，房角粘连、关闭，眼压急剧升高。以下是治疗方案。

（一）采取一切手段降低眼压以最大限度保留患者的视功能

（1）降眼压药物治疗：局部滴用抑制房水生成的药物，包括β肾上腺素能受体阻滞剂、α₂肾上腺素能受体激动剂、碳酸酐酶抑制剂及其固定复方制剂。前列腺素衍生剂对NVG的作用不大，胆碱能药物（毛果芸香碱）对NVG没有作用，且加重炎性反应。全身用药包括脱水剂（对于晚期NVG有可能升高眼压）、碳酸酐酶抑制剂等。

（2）在行滤过性抗青光眼手术前，建议行抗血管内皮生长因子（vascular endothelial growth factor，VEGF）治疗，可以使虹膜新生血管消退，为后续手术创造条件。

（3）可选择的抗青光眼手术方式：①青光眼引流装置植入术；②小梁切除术；③睫状体分泌功能减弱性手术，如经巩膜睫状体外光凝术、超声睫状体成形术、睫状体冷凝术等。眼球摘除术建议用于上述方法均无法控制眼压、为缓解患者疼痛或无治疗价值的情况，须结合患者意愿。

（4）对于合并白内障、玻璃体出血等情况无法完成全视网膜光凝术（panretinal photocoagulation，PRP）的患者，可根据具体病情考虑行抗青光眼手术+白内障摘除手术+玻璃体切除手术联合眼内PRP。

（二）创造一切条件行PRP

针对以糖尿病视网膜病变、缺血型视网膜中央静脉阻塞为病因的NVG，应采取PRP和抗VEGF治疗。PRP是治疗视网膜缺血的根本方法。

（三）强调全身病治疗和眼部疾病的后续治疗

积极防治相关的全身病和眼部疾病，如加强血糖浓度、血脂浓度、血压的控制。

第七部分　随访与管理

降眼压对于治疗各阶段POAG及降低高眼压症向POAG的转化率均有明确益处。将眼压控制在目标眼压水平是青光眼治疗和随访的具体目标，也是医师日常工作的重点。

一、目标眼压的制定

目标眼压是一个眼压范围的上限，该眼压范围能够将病变发展速度降至最低，并在患者预期寿命内维持与视觉相关的生活质量。当发现青光眼进展或眼部和全身的伴随疾病有所进展时，应对目标眼压重新评估。每例患者的每只眼应单独进行目标眼压评估。

制定目标眼压时应考虑的因素。（1）治疗前的眼压（基线眼压）：治疗前的眼压越低，设定的目标眼压越低。（2）青光眼的严重程度及分期：诊断时青光眼性损伤越重，设定的目标眼压越低。（3）随访中青光眼的进展速度：进展较快的患眼，目标眼压应设定更低。（4）现有年龄和预期寿命：为年轻患者设定的目标眼压应更低。（5）是否存在其他危险因素，如青光眼家族史、中央角膜厚度异常、剥脱综合征、糖尿病、视盘出血、眼部血流和（或）眼部灌注压异常等。（6）患者的视觉要求，治疗的不良反应和风险。评估眼压时，建议考虑中央角膜厚度。初始视野缺损严重是青光眼致盲的最重要预测因素。

对于新确诊的青光眼患者，目标眼压由疾病严重程度和基线眼压决定，如早期青光眼，目标眼压应低于21mmHg且至少降低20%；而中期青光眼的目标眼压应降至18mmHg以下，降低幅度至少30%；对于更晚期青光眼，目标眼压可能需要更低。最初根据疾病分期和眼压确定的目标眼压，之后需根据是否出现其他危险因素、患者预期寿命、治疗负担和患者意愿等因素进行不断调整。

随访期间，需要根据是否达到目标眼压、视野损伤进展速度，结合观察期内的眼压水平、预期寿命和现有视功能损伤程度及合并的其他危险因素，调整目标眼压。

若治疗后眼压未达到目标眼压水平，但已有足够数量的视野检查结果判断病情无进展或进展速度很低，未影响患者的生存质量，或患者正在接受过度治疗并已出现不良反应，应将目标眼压提高。

若治疗后眼压未达到目标眼压水平，但是视野检查结果的数量不足以判断病变进展速度，则应依据治疗原则考虑增加附加治疗。

即使治疗已达到目标眼压，但若视野损伤进展迅速，导致在患者预期寿命内危及生活质量，则须将眼压在现有基础上进一步降低20%。若治疗未达到目标眼压，则需加强治疗，与患者一起讨论、衡量增加附加治疗的风险和益处。

具有视神经损伤的慢性闭角型青光眼的目标眼压设定目前尚无明确标准，可暂时参照POAG。

二、药物治疗

推荐从单一用药开始。与分开使用2种不同成分滴眼液比较，在可能的情况下推荐选用固定复方制剂。女性患者妊娠期间继续使用抗青光眼药物，可能对胎儿（和新生儿）构成潜在风险。这些风险须与母亲可能承受的视力丧失风险相权衡。

三、视神经损伤进展的评估

随访阶段需要对青光眼视神经结构和功能损伤进行分析，这对后续治疗方案的制定或调整具有重要意义。

（一）青光眼相关眼部结构损伤进展的评估

主要是对视盘和RNFL损伤进展进行分析。国内常用系列眼底照相和系列OCT检查方法。眼底照相可对视盘和RNFL形态进行客观记录。比较后极部45°眼底像视盘盘沿和RNFL缺损不同时间的系列变化，可发现青光眼的进展情况。采用配比闪烁法观察基线和随访时的眼底图像，是评估早期和中期青光眼相关眼部结构损伤进展的较好方法。

对OCT在不同时间测量的视盘周围RNFL厚度等定量参数进行事件分析和趋势分析，也可检测青光眼相关眼部结构损伤的进展［Ⅰ，D］，但需注意分层误差的影响。

（二）青光眼相关眼部功能损伤进展评估

目前主要是对视野损伤进展进行评估。视野检测建议采用标准化自动视野检测法（standardautomated perimetry，SAP）。国内临床常用的SAP设备包括Humphrey视野计和Octopus视野计。

建立基线和后续随访方案时应选择合适的视野检测模式，并保持前后的一致性，而且应保证每次视野检测结果的可靠性。为尽早发现快速进展型患者（平均缺损值进展速度大于

2dB/年），建议在初次就诊后的6个月内获得2次可靠的视野基线检测结果，然后在初次就诊后每4～6个月进行1次视野检测。在初诊后的2年内进行6次可靠的视野检测。对这6次视野检测结果的进展进行分析，可及时发现快速进展型患者，并适时进行干预。此后，根据前2年的视野损伤进展分析结果，对具有低、中度进展风险患者，视野检测的频率可减少至每年1次；对具有高度进展风险患者，仍需每年完成至少2次视野检测，必要时尽快重复视野检测，以确定或排除可能的视野损伤进展；对长期随访视野保持相对稳定的患者，视野检测可每年1次。

虽然目前尚缺乏参考标准，但应在整个青光眼病程中实施青光眼相关眼部结构和功能损伤进展分析。青光眼相关眼部结构与功能损伤进展不总是可以互相预测，但出现相关结构损伤进展的患者随后出现相关功能损伤进展的风险较高。对于早期青光眼患者，相关结构损伤的进展可能比相关功能损伤的进展更容易被检测到；而对于晚期青光眼患者，监测相关结构和功能损伤的进展均比较困难。

【附件2】《中国原发性闭角型青光眼诊治方案专家共识》（2019年）

一、关于PACG发病机制及治疗的新认识

近年针对PACG的研究取得了新的进展。研究发现PACG的发生和发展与虹膜-睫状体-脉络膜组成的葡萄膜病理生理改变相关。虹膜-睫状体-脉络膜均由中胚层发育而来，在生理状态下时刻处于动态变化中，使之成为PACG发作的危险因素。当瞳孔散大时，虹膜膨隆加重，虹膜容积减小；睫状肌的舒张和收缩均可造成晶状体厚度和晶状体悬韧带的改变，进而导致前房进一步变浅；脉络膜厚度的增加推动虹膜-晶状体隔前移，导致前房和房角变化。因此，虹膜-睫状体-脉络膜在PACG的发病机制中发挥重要作用，是PACG发生和发展的始动因素。

遗传学研究结果也证明了葡萄膜与PACG的相关性。CHAT基因与睫状肌、瞳孔括约肌调控相关；ABCC5基因与中央前房深度相关；EPDR1基因与血管组织细胞的黏附性以及脉络膜膨胀相关。以上研究发现的基因位点均与葡萄膜的解剖和病理生理变化密切相关。

针对PACG的治疗，近期国际透明晶状体摘除术治疗PACG（effectiveness of early lens extraction for the treatment of primary angle-closure glaucoma，EAGLE）研究组织对5个国家155例原发性房角关闭和263例PACG患者进行多中心、随机对照研究，发现透明晶状体摘除术的综合疗效优于周边虹膜切除术，并推荐其可作为PACG的首选治疗。然而，EAGLE研究是在限定人群中进行的，数据是经英国医疗卫生体系评价，不能代表我国的卫生经济学现况。若在我国首选透明晶状体摘除术治疗PACG，仍需有立足于我国医疗实际的高级别循证医学研究证据支持。因此，中华医学会眼科学分会青光眼学组专家认为，EAGLE研究结果尚不符合我国国情，待我国相关临床研究完成提出证据后再行相关讨论。

二、PACG基于房角关闭机制的类型修订

近年临床和基础研究的发展使临床对PACG发病机制的认识不断深入。在原有PACG分

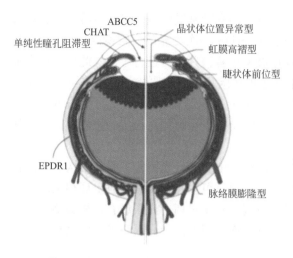

**图1 基于眼球房角关闭机制的原发性闭角型青光眼
5个类型与相关基因示意**

（CHAT基因与葡萄膜相关，调控睫状肌、
瞳孔括约肌；ABCC5基因与中央前房深度相关；
EPDR1基因与脉络膜膨胀相关）

类的基础上，中华医学会眼科学分会青光眼学组提出增加晶状体和脉络膜因素，将PACG分为以下5种类型（图1）。（1）单纯性瞳孔阻滞型：瞳孔缘位置相对靠前，瞳孔阻滞力增大，当瞳孔阻滞力大于后房房水压力，房水经由瞳孔达前房受阻，后房压力增高，周边虹膜向前膨隆，导致房角狭窄甚至关闭。（2）虹膜高褶型：中央前房深度正常，房角入口处虹膜肥厚急转形成狭窄，甚至关闭房角，周边虹膜平坦，无向前膨隆状态。（3）睫状体前位型：有明显前位的睫状体，将周边虹膜顶推向房角，造成房角狭窄甚至关闭。（4）晶状体位置异常型：晶状体及其悬韧带前移，前房容积减小，导致房角关闭。（5）脉络膜膨隆型：由于各种原因所导致的脉络膜血管内血液容量增加，玻璃体腔压力大于前房压力，晶状体虹膜隔前移，

造成房角狭窄甚至关闭。特别应该注意的是，我国近半数PACG患者存在多种发病机制共存的现象，在解除瞳孔阻滞因素后，对非瞳孔阻滞因素应行相应评估及处理。

国际上关于PACG的分类是基于疾病进程，即原发性房角关闭可疑状态、原发性房角关闭、PACG，能够充分反映PACG的发病和进展。我国现提出的PACG分类方法是基于房角关闭机制，对指导临床诊疗工作具有重要意义。因此，建议在临床实践中使用我国提出的基于发病机制的分类方法，在国际学术交流中沿用国际基于病程的分类方法。

急性闭角型青光眼是以起病特点分类的PACG特殊类型。目前国际指南提出急性房角关闭危象（acute angle-closure crisis）概念，但尚未提出相应分类体系。因此，推荐继续使用符合我国国情、基于急性闭角型青光眼临床特征的分类方法。

三、PACG的治疗建议

基于上述PACG新的类型体系，结合目前成熟的激光技术和超声乳化白内障吸除术的发展，PACG的临床治疗发生了重要改变，中华医学会眼科学分会青光眼学组提出以下PACG治疗建议。

（一）首选治疗

对于房角关闭、眼压升高、有瞳孔阻滞因素的患者，首选激光或手术方式行周边虹膜切开术或切除术；若患者同时存在非瞳孔阻滞因素，需行相应治疗。对于急性闭角型青光眼发作期、角膜水肿影响行上述治疗的患者，可先行前房穿刺术降低眼压，为进一步行周边虹膜切开术或切除术创造条件。

术后重点观察房角开放程度与开放范围，周边前房深度变化及眼压情况：（1）房角开放及周边前房深度明显改善且眼压水平正常者，继续随诊观察；（2）房角开放及周边前房深度

有所改善但眼压水平仍较高者，建议联合进行药物治疗；（3）上述联合降眼压药物治疗效果不佳者，建议行其他手术治疗。

（二）其他手术方式选择

（1）对于上述联合降眼压药物治疗效果不佳合并白内障的患者，建议首选白内障摘除联合人工晶状体植入手术，同时于房角镜下行房角分离术，术后观察眼压情况：① 眼压水平正常者，继续随诊观察；② 眼压下降效果不佳者，联合进行药物治疗；③ 联合降眼压药物治疗效果不佳者，建议行复合式小梁切除术。

（2）对于无白内障适应证且上述联合降眼压药物治疗效果不佳，经评估房角分离术不能有效降低眼压的患者，建议采取复合式小梁切除术。

（3）鉴于我国不同地域社会经济发展不平衡，各地眼科机构技术成熟程度、设备配置水平不同，患者意愿与需求差异，中华医学会眼科学分会青光眼学组认为，目前尚不适宜大范围推广透明晶状体摘除术。治疗透明晶状体PACG患者建议参照上述首选治疗方案，治疗效果不佳者，应结合当地白内障摘除手术技术水平与患者意愿，综合评估后酌情处理。

【附件3】《急性原发性闭角型青光眼糖皮质激素治疗的使用操作专家共识》（2017年）

一、适应证及禁忌证

1.适应证

符合APACG的诊断标准，有（无）并发性白内障者。

2.禁忌证

（1）合并眼部其他疾病：包括结膜下瘢痕、粘连，角膜异常或存在角膜感染，眼部肿瘤，眼外伤等。

（2）有严重的全身疾病病史：糖尿病、高血压（收缩压≥180mmHg或舒张压≥100mmHg）以及晚期心脏病、肾病、呼吸性疾病或肿瘤等。

（3）存在糖皮质激素治疗禁忌证。绝对禁忌：既往对糖皮质激素有严重过敏反应史、真菌感染；相对禁忌；糖尿病，不能控制高血压、结核、银屑病、精神病等。

二、糖皮质激素辅助治疗方案的选择及步骤

（一）拟行激光周边虹膜切开术者

APACG发作期伴有前房反应、瞳孔明显散大者或APACG缓解期，仅用毛果芸香碱治疗其房角仍然开放或粘连范围＜1/2周，眼压稳定在21mmHg以下者，术前滴用泼尼松龙或地塞米松滴眼液，或球结膜下注射地塞米松2.5mg。

（二）拟行小梁切除术者

APACG发作期经联合用药，眼压无法控制需行小梁切除术者；或APACG缓解后，房角

镜检查显示房角已有广泛粘连，粘连范围＞1/2周，眼压＞21mmHg者。术前3天，用30号注射针，在拟形成滤过泡的位置予球结膜下注射曲安奈德（triamcinolone acetonide，TAC）4～8mg。TAC混悬液的初步提纯及浓度配比：以配制8mg的TAC为例，将含有40mg TAC的1ml瓶中液体摇匀后，用1ml的注射器吸入1ml液体，将注射器垂直静置于手术台至少15分钟，使瓶内晶体沉降到注射器的0.2ml处。去除注射器上部0.8ml的上清液，随后以林格溶液填充至注射器内1ml处，摇匀备用，即完成初步提纯。以1ml胰岛素注射器吸取混悬液0.2ml，即含有8mg TAC。

（三）拟行"白内障超声乳化吸除＋人工晶状体植入术＋房角分离术"或"白内障超声乳化吸除＋人工晶状体植入术＋复合式小梁切除术"者

APACG房角粘连＜1/2周合并白内障；或APACG房角粘连＞1/2周合并白内障，术毕前房注入0.05～1mg TAC。TAC混悬液的初略纯化步骤同前，以配置1mg纯化TAC为例，用1ml胰岛素注射器抽取0.025ml的混悬液即含有约1mg的TAC。已注入药物的1ml注射器斜面向下刺入已做好的角膜缘内1mm的角膜全层切口。当针孔开始暴露于切口内时，即开始稍用力推注药物少许流入切口内的局限前房内。以后一边推进针头一边注入药物。

三、不良反应

既往研究报道，年龄＜30岁的患者球结膜下注射TAC后5～7天可出现短暂眼压升高，眼压升高当日除继续用原降眼压药物外，加用20%甘露醇250ml静脉滴注，眼压控制后次日行小梁切除术，术中将用TAC沉积的结膜下组织完全切除，术后眼压控制正常。球结膜下注射TAC后曾报道无菌性结膜溃疡，确切机制还不清楚，但可能与患者存在潜在的自身免疫性疾病有关。

青白联合术术毕前房注射TAC，其可在前房中呈悬浮状态，乳白色颗粒沉积于虹膜表面，并随剂量而增加，也可沉积在人工晶状体表面。因TAC不溶于水，且半衰期较长，部分沉积于人工晶状体表面的TAC很难吸收，大都需要2～3周，可能影响患者短期的最佳矫正视力。

【附件4】《中国正常眼压性青光眼诊疗专家共识》（2019年）

正常眼压性青光眼（NTG）分类诊疗新思路

（一）鉴别诊断

由于造成NTG使神经损伤的真正原因为眼-颅-压力梯度，而非单纯眼压，诊断时若单纯以眼压为标准，会造成漏诊率升高。因此，NTG的诊断应以眼底的特征性改变作为主要标准。此外，由于许多视神经病变与NTG的眼部临床表现相似，因此在诊断NTG时，除进行全面的眼部检查外，还需要结合全身检查结果，充分排除其他疾病，以免造成误诊，延误治疗。建议在确定NTG诊断前，须严格排除以下情况。

1. 视野缺损相关疾病

（1）先天性视神经异常：视盘倾斜（视野中出现屈光性暗点）、视神经玻璃膜疣（周边视野缺损严重时类似"管视"，可通过眼B超鉴别诊断）等。

（2）遗传性视神经病变：如Leber遗传性视神经病变。

2. 视盘异常相关疾病

（1）生理性大视杯。

（2）视盘缺损（形态似视杯扩大且可伴半侧视野缺损，采用眼底立体图像、相干光层析成像术鉴别诊断）。

（3）缺血性视神经病变　非动脉炎性前部缺血性视神经病变、动脉炎性前部缺血性视神经病变。

（4）压迫性视神经病变　颈动脉瘤、垂体瘤、空蝶鞍综合征、颈动脉延长扩张症等。

（5）营养性及中毒性视神经病变　维生素 B_{12} 缺乏、乙胺丁醇中毒等。

3. 假性低眼压相关疾病

（1）房角关闭　间歇性贴附性房角关闭，出现间断性眼压升高，导致视神经损伤。

（2）角膜厚度偏薄或角膜切削手术后的开角型青光眼。

（3）糖皮质激素性青光眼患者在停用糖皮质激素后，眼压恢复至正常水平，但残留青光眼性视神经损伤。

（4）全身应用药物后眼压下降，使高眼压性青光眼（HTG）的眼压"正常"。

（二）分类诊疗

明确NTG诊断后，根据不同患者自身存在的危险因素，将NTG分为以下3种类型，其中"系统性相关异常"指现阶段被证明与NTG疾病进展有关，且通过当前医疗手段可改善的全身因素，如低体重、低雌激素分泌量、全身血液动力学异常等。

类型一：视野损伤进展且伴系统性相关异常

对于该类患者，系统性相关异常是NTG发病及进展的危险因素，应当因人而异对症治疗。在纠正系统性相关异常的基础上，若治疗6个月仍不能延缓视野损伤进展，则应考虑给予降低眼压治疗。

1. 低身体质量指数（body mass index，BMI）

对于女性而言，BMI每增加1单位，患NTG的风险降低6%。对于长期低BMI的NTG患者，应予以相应的营养支持治疗并适当增加体育锻炼，改善营养不良状态，增加颅压，降低跨筛板压力梯度。

2. 低雌激素分泌量

女性因绝经采用激素替代疗法后患POAG的风险降低，43岁前行双侧卵巢切除术的女性患POAG风险增高，研究证明雌激素对视神经具有保护作用。已经绝经的女性NTG患者，其雌激素须经脂肪组织转化而来，因此合并低BMI的绝经期NTG患者，则具有"低BMI"与"低雌激素分泌量"双重危险因素，视野损伤进展速度可能更快。对此类患者应在提高BMI的同时，在妇产科医师的指导下，安全、适当补充雌激素。对于继发性雌激素分泌量降低的患者，应及时治疗原发疾病。

3.血流相关异常

夜间血压较白天血压降低20%以上者，伴有系统性低血压、偏头痛、手脚冰凉、甲皱襞血管冷激发试验阳性等血管痉挛症状者，彩色多普勒检查显示眼部血流异常者，可口服改善视神经血流灌注药物和抗氧化等药物以帮助改善视野。

类型二：视野损伤进展但不伴系统性相关异常

该类患者无系统性相关异常，眼压高于其自身临界值是主要病因，因此降眼压应是主要治疗目标。首选药物降眼压治疗，将眼压在基线水平上降低30%。若通过药物治疗无法延缓疾病进展，则应考虑手术治疗，将眼压进一步降低至8～12mmHg。降低眼压后，跨筛板压力梯度减少，可起到保护视神经的作用，延缓疾病进展。

类型三：视野损伤无进展或视野损伤进展缓慢

视野损伤无进展或进展缓慢者可根据筛板的情况分为两类，一类为伴有筛板局灶性缺损者，另一类为不伴有筛板局灶性缺损者。

（1）有筛板局灶性缺损者：采用相干光层析成像术观察，若筛板缺损可沟通眼内及筛板后蛛网膜下腔间隙，达到眼-颅压力再平衡，则无需干预，随访观察。

（2）筛板缺损未能达到沟通眼内及筛板后蛛网膜下腔间隙或无筛板局灶性缺损者：需密切随访观察，及时发现视野损伤进展。视野损伤一旦出现进展，则须根据是否伴有系统性相关异常，参考类型一或二的治疗方法进行处理。

【附件5】《我国原发性开角型青光眼眼颅压力梯度专家共识和建议》（2017年）

1.低颅压（正常值范围下限）可能是原发性开角型青光眼的危险因素。（应答率为100.0%，同意率为100.0%）

解析：目前相关的前瞻性和回顾性临床观察研究、临床病例荟萃分析、灵长类动物模型研究等结果均显示，在正常眼压性青光眼患者中，75%～85%患者的颅压处于正常值范围下限；正常眼压性青光眼患者视神经蛛网膜下腔内脑脊液量明显低于健康人和高眼压青光眼患者；灵长类动物长期低颅压状态可以导致青光眼样视神经损伤。因此，偏低的颅压可能是正常眼压性青光眼的危险因素。

2.低身体质量指数（body mass index，BMI）可能是与低颅压相关的生物标志指标，BMI可能成为开角型青光眼检测的生物标识。（应答率为100.0%，同意率100.0%）

解析：研究证据显示BMI与颅压呈正相关关系；正常眼压性青光眼患者除颅压偏低外，BMI也偏低；低BMI可能是反映颅压偏低的间接临床指标。

3.通过荟萃分析发现，与青光眼视神经损伤相关的因素是眼颅压力梯度，而不是单纯的眼压或颅压。依据眼颅压力梯度对原发性开角型青光眼进行分类，建议分为单纯高眼压型、正常眼压低颅压型（正常眼压性青光眼）、高眼压低颅压型以及高眼压高颅压型（高眼压症）（表1）。不同类型的青光眼患者具有各自的临床转归和可借鉴的治疗方式。（应答率为95.0%，同意率为58.8%）

表 1　依据眼颅压力梯度的原发性开角型青光眼分类

分类	眼压	颅压	眼颅压力梯度	疾病特点	治疗策略
单纯高眼压型	升高↑↑	正常	升高↑↑	降低眼压，疾病可控	降眼压
高眼压低颅压型	升高↑↑	降低↓↓	升高↑↑↑	降低眼压，疾病仍发展	降眼压，升颅压*
正常眼压性青光眼	正常	降低↓↓	升高↑↑	难以降低眼压，疾病进展	升颅压*
高眼压症	升高↑↑	升高↑↑	正常	无需治疗，疾病无进展	观察

注：眼压正常值为10～21mmHg（1mmHg=0.133kPa），颅压正常值为6～14mmHg。

*示目前升高颅压的效果尚不明确尚需临床研究证据支持。

解析：眼压升高和颅压降低，均可导致不同程度的眼颅压力梯度增大。眼颅压力梯度越大，所导致的视神经损伤程度可能越大。当眼压重度升高时，可能使视网膜神经节细胞直接受到损伤，导致节细胞胞体死亡，同时还可能引发巩膜环扩张、筛板畸变以及缺血性损伤，最终导致重度视神经损伤（图1）。当眼颅压力梯度中度或轻度升高时，可能视网膜神经节细胞胞体不会受到直接损伤，巩膜环、筛板以及眼部血液供应等受到的影响也较小。当单纯颅压降低时，眼颅压力梯度轻度增大，可能仅导致视网膜神经节细胞轴突内轴浆流运输出现障碍，并不会出现上述类似改变。因此，青光眼是多种不同损伤机制共同参与而临床表现相似的一组疾病。

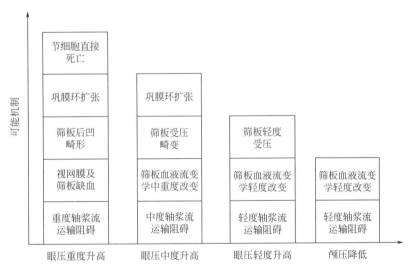

图 1　青光眼视神经损伤可能机制框架

4.根据3.0T MRI对视神经蛛网膜下腔脑脊液的显像和宽度测量，可使用回归方程对颅压进行计算。（应答率为100%，同意率为75%）

解析：基于MRI的颅压无创测量法与颅压腰椎穿刺测量法比较，结果一致性达到87%。该方法适用于具有3.0T MRI设备的大型医院。为了更为广泛使用无创颅压测量法，还应探索更为经济、方便的测量技术，如超声测量视神经鞘宽度等，这是未来无创颅压测量法的主要发展方向。

5.体育锻炼增强腹肌力量、头低脚高位睡眠、腹带增加腹腔压力是目前已知可以提高颅压的方式，指导原发性开角型青光眼患者在生活中使用上述方法可能降低眼颅压力梯度。（应答率为100.0%，同意率为58.4%）

解析：对于原发性开角型青光眼患者，在生活中使用上述方法可能降低眼颅压力梯度，从而减缓视神经损伤，但是必须注意上述方法对眼压及全身的可能副作用。目前尚需多中心的临床对照试验明确上述方法对眼压及颅眼压力梯度的影响，并验证其是否能真正延缓青光眼患者的视神经损伤。

综上所述，从目前眼颅压力梯度相关研究结果来看，偏低的颅压可能是原发性开角型青光眼的危险因素之一；颅压与BMI呈正相关，偏低的BMI可能成为正常眼压性青光眼的生物标志。积极探索更为经济方便的无创颅压测量方法并进行推广，可更好地利用眼颅压力梯度对青光眼患者进行分类，从而指导临床实践。依据眼颅压力梯度的青光眼分类以及改善颅压的建议方式，需要我国青光眼医师了解，并在实际临床工作中尝试使用，从而提供更多的临床对照研究证据。希望本专家共识和建议可以为我国原发性开角型青光眼的病因探索、早期诊断及未来个体化治疗提供参考。

【附件6】《我国选择性激光小梁成形术治疗青光眼的专家共识》（2016年）

一、适应证

1.原发性开角型青光眼（POAG）或高眼压症（OHT）

选择性激光小梁成形术（SLT）可作为POAG或OHT患者的初始治疗方法，也可作为由于某些原因不愿或无法接受药物治疗患者的替代治疗方法，如怀孕、哺乳、无法耐受药物不良反应等。此外，SLT也可作为药物的联合治疗方法或手术治疗后的补充治疗方法。考虑到SLT降眼压的幅度，建议选择SLT治疗眼压≤30mmHg（1mmHg=0.133kPa）的患者。

2.正常眼压性青光眼

SLT在降低峰值眼压的同时还可以降低昼夜眼压波动幅度。

3.继发性青光眼

SLT适用于大多数继发性开角型青光眼，如糖皮质激素性青光眼、玻璃体视网膜手术后高眼压等。但是对于外伤所致的房角后退，SLT疗效较差。不建议用于炎性开角型青光眼，如青光眼睫状体炎综合征、Fuchs虹膜异色性葡萄膜炎等。

4.SLT或氩激光小梁成形术（ALT）术后降眼压作用逐渐减弱患者

SLT治疗的激光能量很低，几乎不造成组织结构损伤。因此，对于初次激光治疗有效，但随时间延长降眼压效果减弱的患者可以重复治疗。

5.色素性青光眼

此类患者小梁网色素较多，吸收激光能量明显高于普通患者，建议在激光周边虹膜切开术解除其反向瞳孔阻滞后进行SLT，治疗时应注意适当调低治疗能量。分次进行激光治疗可获得更好效果。

6.假性剥脱综合征

此类患者在我国人群中较为少见，因此尚无有关我国患者SLT疗效的报道。国外文献报道假性剥脱综合征患者SLT治疗的降眼压效果与POAG患者相似，不良反应也相似。

二、治疗参数及模式

在SLT激光仪治疗参数中，光斑直径（400μm）和脉冲时间（3纳秒）是固定的，需要调整的是能量。一般以下方小梁为标准，从0.6mJ能量开始照射小梁组织，依据组织反应程度调整激光能量。若0.6mJ激光照射后小梁组织即出现小气泡，则以0.1mJ幅度逐渐降低激光能量，直至刚好不产生气泡反应，此时的能量即为治疗能量。需要注意的是，一些患眼全周小梁网色素分布不均匀，在治疗时需要根据局部小梁网产生气泡的情况动态调整治疗能量。除上述传统能量设置外，也可采用0.3～0.4mJ低能量进行治疗，降眼压效果与传统能量治疗相似，但术后眼压升高的发生率较传统能量治疗低。

SLT治疗光斑应彼此相邻，避免光斑重叠，一般治疗180°小梁网需要50～55个光斑。治疗范围可以选择180°、270°或360°小梁网。近期的临床研究结果表明，SLT降眼压疗效具有随治疗范围增大而提高的趋势，因此推荐治疗范围为360°小梁网。

三、治疗效果

文献报道SLT治疗POAG、OHT，眼压下降一般在4.4～7.7mmHg之间，降幅为24.3%～34.0%，有效率为60%～94%。大多数临床研究结果表明，SLT的降眼压效果会随时间延长而逐渐减弱。

我国的临床研究结果表明SLT治疗POAG，眼压下降在3.3～6.5mmHg之间。近期的多中心研究结果显示，SLT治疗POAG（治疗范围为360°小梁网）后随访6个月，术后眼压平均下降5.9mmHg，56.5%患者的降压幅度超过20%，27.4%患者的降压幅度超过30%。

四、影响疗效的因素

（1）治疗前的眼压水平：SLT的降眼压幅度与治疗前眼压水平呈正比，即治疗前眼压越高，SLT的降眼压绝对值越高。

（2）治疗后使用的滴眼液：临床研究结果显示，SLT治疗后若使用糖皮质激素滴眼液，会降低SLT的降眼压效果，推荐SLT治疗后短期使用非甾体类抗炎药物点眼或者不用任何抗炎药物。

（3）小梁网色素分级：多数研究结果显示SLT疗效与小梁网色素沉着程度无明显相关，也有部分研究结果显示小梁网色素分级低者治疗效果更好。

（4）治疗前患者使用的降眼压药物：多数文献报道未发现降眼压药物SLT疗效有明显影响。也有文献报道若患者治疗前使用前列腺素类药物，则可能降低SLT的治疗效果。

五、SLT操作规范

（一）术前准备

（1）术前进行青光眼的相关检查，尤其应行前房角镜检查，并对小梁网的色素分布和分级进行细致观察。

（2）术前一般不需要特殊用药。若要预防术后眼压升高，可术前15～30分钟溴莫尼定滴眼液点眼1次。

（二）SLT操作流程

（1）采用表面麻醉。

（2）治疗镜头可以使用Latina SLT激光房角镜或Goldmann三面镜等其他激光治疗用房角镜。推荐Latina SLT激光房角镜，因为该房角镜无放大作用，避免了激光斑形态变化。

（3）患者以舒适体位端坐在激光仪前，下颌置于裂隙灯显微镜托架上，调整患者眼位与目镜平行。

（4）充分表面麻醉后，将带有透明黏弹剂或生理盐水的激光房角镜置于术眼，房角镜与角膜之间无气泡，嘱术眼正前方固视。

（5）激光仪治疗参数中光斑直径（400μm）和脉冲时间（3纳秒）固定。治疗开始时须确定激光治疗能量，一般以下方小梁为标准，初始激光能量设定为0.6mJ（对于小梁网色素较多患者，初始激光能量可设定为0.3mJ），并以0.1mJ为幅度逐步提高能量，直到可以观察到激光后有细小气泡出现。若开始就已观察到细小气泡，则以0.1mJ为幅度逐步降低能量。调整能量直到刚好无气泡出现，这个能量即激光治疗能量。

（6）治疗中可清晰观察到小梁网非常重要。观察的焦点应位于小梁网，而不是瞄准光斑，并注意不能让光斑重叠。一般治疗180°小梁网需50～55个斑。治疗范围可以选择治疗180°、270°或360°小梁网。

（7）在整个治疗过程中均应该密切观察小梁网色素的变化情况，从而进行必要的激光能量调整。

（8）取下房角镜，术眼预防性抗生素滴眼液点眼1次。

六、术后处理及再治疗问题

1.术后处理

（1）术后用药　可不使用抗炎药物。根据术后前房反应情况，可使用非甾体类抗炎药物点眼，每日3或4次，使用3～5天。不建议使用糖皮质激素类眼液，以免影响SLT的疗效。

（2）术后1小时检查眼压。若眼压升高＞5mmHg，可给予或加用局部降眼压滴眼液；若眼压＞30mmHg，可加用全身降眼压药物。3天后复查眼压，酌情减停药物。

（3）术前使用的局部降眼压药物，术后可继续使用。在术后随访时再根据情况决定是否维持用药或逐渐减停。

2.随访时间

术后7天、1个月、3个月、6个月进行随访，可以根据临床需求增加随访次数。若术后1小时眼压升高明显，应增加术后1～2天复查。术后检查应包括视力、眼压、前房情况等。

3.SLT术后的再次治疗

（1）进行过ALT或SLT治疗的患者，若降眼压效果减弱或消失，可以尝试行SLT再次治疗。

（2）两次治疗间隔时间至少3个月，因部分患者初次SLT治疗的降眼压反应出现较迟。

（3）若初次治疗半侧小梁网，再次治疗时应选择另外半侧小梁网；若初次治疗为全周小梁网，再次治疗时可选择半侧或全周小梁网。

【附件7】《中国青光眼引流阀植入手术操作专家共识（2019年2版）》

一、手术部位评估

青光眼引流阀的体部（引流盘）需植入于两条直肌之间，因此首选位置为眼球的颞上方，此处空间较大易于操作；其次是颞下方。眼球的鼻上方由于上斜肌走行，引流盘植入后可能影响肌肉的功能，容易导致斜视，故一般情况下不选择此位置。因泪阜和泪囊位于眼球的鼻下方，故尽量不选择鼻下方。

此外，还应结合眼表和眼前节组织结构情况，对以下两个因素进行评估：（1）须便于将引流盘固定于巩膜表面，且便于制作巩膜瓣或巩膜隧道、穿刺并植管，如避开巩膜葡萄肿、玻璃体切除手术的巩膜穿刺口及对应的前房角局部虹膜前黏连明显等部位；（2）利于术后降低引流导管和（或）引流盘蚀穿球结膜而暴露的风险，如避开有化学伤造成的局部结膜坏死部位，球结膜菲薄处，与巩膜粘连紧密难以制作有效球结膜、球筋膜覆盖保护部位等。

二、麻醉方法

包括局部麻醉和全身麻醉。局部麻醉有表面麻醉联合结膜筋膜下麻醉、表面麻醉联合球旁麻醉、表面麻醉联合球后麻醉等，因球后麻醉有导致晚期患者残余视功能丧失的高危风险，故推荐使用术眼表面麻醉联合象限性（引流盘植入象限）球旁麻醉。具体操作：术眼消毒铺巾后在置开睑器前，通常在术眼颞上方近眶缘处皮肤垂直进针约2cm，回抽无血后缓慢推注麻醉剂3ml。麻醉剂多使用2%利多卡因注射液或与0.75%布比卡因注射液的1∶1混合液。置开睑器后用显微镊轻挟球结膜，若有痛觉，可在手术象限补充结膜筋膜下浸润麻醉。若术眼充血明显，可在麻醉剂中加入少许1%肾上腺素注射液做结膜筋膜下浸润麻醉，能够明显减轻术中出血，有利于手术操作。局部麻醉适用于能够配合完成手术的成年患者。对于估计无法配合手术的患者或全身状况不利于局部麻醉手术的患者（如高血压控制不佳、心脏病、精神高度紧张、精神疾病、老年痴呆等），建议尽量选用全身麻醉。儿童和婴幼儿患者须采用全身麻醉。

三、固定眼球

可使用透明角膜缝线牵引（8-0可吸收缝线）固定眼球或5-0丝线直肌牵引固定眼球，亦可不作任何缝线牵引固定。直肌牵引固定眼球需要对手术象限的两条直肌进行牵引。若采用颞上方作为手术部位，则需牵引上直肌和外直肌。直肌牵引眼球有利于手术操作，但会增加额外损伤。建议初学者使用眼球缝线牵引固定，操作熟练后再酌情不做眼球缝线牵引固定。

四、制作结膜瓣

有两种切口模式：（1）经典切口：通常沿角结膜缘剪开球结膜，制作两条直肌之间的结膜瓣，并于任一侧做放射状结膜剪开，以利于向后暴露更多的眼球巩膜区；（2）改良切口：选择在距离角膜缘5.8mm处剪开球结膜，这样有利于暴露眼球巩膜区，方便植入引流盘并缝线固定。用眼科剪（勿用显微剪）紧贴巩膜表面向后钝性分离球筋膜至赤道后约10mm，以利于植入引流盘。分离Tenon囊应注意钝性分离，切勿损伤涡静脉和直肌旁血管，避免大量出血。

五、手术区域止血

使用电凝或烧灼法，完成手术区域主要是引流盘固定缝线区域和穿刺巩膜隧道口区域的巩膜表面止血。

六、抗代谢药物的使用

抗代谢药物的使用目前存在两种意见。部分研究结果证明术中使用抗代谢药物，可以提高手术的成功率，但是2006年的一项Meta分析结果显示，术中使用抗代谢药物对于手术成功率的提高并无帮助。因此，建议术者对具有高度瘢痕化倾向患者酌情使用抗代谢药物。若采用丝裂霉素（mitomycin，MMC）或5氟尿嘧啶（5-Fu），使用方法、时间和浓度可参照小梁切除术。具体的放置时间和浓度选择需要根据患者术后瘢痕化风险评估而决定。提醒注意的是由于植入的引流盘后缘在眼球赤道部以后，位置较深，故抗代谢药物放置一定时间后，一是必须完整取出药物棉片（建议采用棉签更好）；二是要用足够量的生理盐水进行冲洗，包括赤道部后球周区域，以免对眼球后的重要血管神经组织造成毒性损伤。

七、引流阀初始化

采用4号钝针头插入引流管口内，推注生理盐水或平衡盐溶液以打开引流阀。刚开始推注时稍有阻力，一旦打开阀的膜瓣即可见液体顺畅流出，推注力稍大即可呈喷射状液流，表明引流阀初始化成功。若打不开引流阀的瓣膜，应该更换新的引流阀。若刚开始推注时毫无阻力，提示阀门失效，可考虑更换。

八、植入并固定引流盘

将引流盘植入到预定的两条直肌之间部位并缝线固定于巩膜表面。两种操作方法。（1）先预置缝线再插入引流盘。用圆规量取距角膜缘后8～12mm（通常选择10mm）作为引流盘前端固定处，用5-0或6-0聚酯多纤维线或丝线（建议不要使用单股的尼龙线，术中和术后均容易切割巩膜组织而滑脱；也不能使用可吸收缝线）做层间巩膜缝线预置，两针相距5～6mm与引流盘的前端固定孔相对应。随后将缝线穿过引流盘的前端固定孔，再用手术镊持住引流盘紧贴巩膜表面向后插入预先扩展开的筋膜下间隙。此时若松开镊子引流盘即被顶出，说明后面的筋膜下间隙扩展不足，应使用钝性剪刀再次沿巩膜面深入松解，直至插入的引流盘能够被容纳于此间隙中。然后将缝线以外科结扎紧，将引流盘固定于巩膜表面。（2）先插入引流盘再缝线固定。先将引流盘紧贴巩膜表面向后插入预先扩展开的筋膜下间隙，再在预先标记的角膜缘后10mm处用5-0或6-0线穿过引流盘前端的固定孔，直接在对应的巩膜表面缝合两针，将引流盘紧密结扎固定。注意缝线穿过巩膜层间的深度须恰当，过浅易于切割滑脱，过深有穿透巩膜进入眼内的危险。缝线结扎要紧，否则术后引流盘易向前或向后滑动，使引流管移位，导致引流管前房内过长或滑出前房。

九、修剪引流管

引流盘固定在巩膜表面后，将引流管放置在角膜表面，按照引流管插入前房内2～3mm修剪引流管的长度。端口部剪成朝向角膜的斜面，一是利于导管从巩膜隧道插入前房；二是术后若虹膜组织被吸入导管内，易于激光切开处理。注意修剪导管时切勿过短，否则难以保证前房内有足够长度，宁可预留长些还可再次修剪。

十、制作引流管插入的穿刺隧道

穿刺隧道的孔径应与引流管外径相匹配，一次性使用7号针头最为适宜。孔径过小导管无法插入，过大则导管松动且导致房水从隧道渗出，造成浅前房。引流管插入前房的隧道制作主要有2种方法。（1）角巩膜缘隧道穿刺法：在距离角膜缘后4～5mm处浅层巩膜瓣下潜行（建议1/3巩膜厚度，便于观察针尖的走向和位置），到达角膜缘后透见穿刺针尖时即转成与虹膜面平行方向，继续推进穿入前房。（2）巩膜瓣下穿刺法：制作以角膜缘为基底的巩膜瓣［1/3巩膜厚度，面积通常为（3～4）mm×（5～6）mm，略大于小梁切除术］，在巩膜瓣下角膜缘半透明处穿刺进入前房，并与虹膜平行方向推进。注意从穿刺隧道进入前房时穿刺针的方向、位置即是随后插入的引流管在前房内的方向与位置。应使引流管尽量与虹膜面平行又不触碰到虹膜，更不要贴近角膜，以免出现相应的组织损伤和并发症。这是该手术最为关键的步骤。

传统上在做前房隧道穿刺前，可选择在颞侧或颞下方（引流盘置于颞上方时）做周边透明角膜侧切口，并注入适量黏弹剂以维持和稳定前房。改良的术式完全可以省略此步骤，为维持前房一定深度，用连接黏弹剂的7号针头制作引流管插入的巩膜隧道，在穿刺入前房时推注少许黏弹剂于前房内即可。若眼压高，可在穿刺进入前房后退出针头，将前房水放出少许，再推注一定量（约1/3前房容量）的黏弹剂形成前房。退针时在隧道内留置少许黏弹剂，有利于引流管插入。

十一、插入引流管至前房

将修剪长度合适、前端口斜面朝上的引流管从已经做好的巩膜隧道或巩膜瓣下前房穿刺口缓慢推进插入前房，以进入前房内2～3mm为宜。若过长，可退出做适当修剪后再插入。引流管插入过程中要注意观察导管前端口进入前房时是否误入虹膜组织内或虹膜后，尤其对于具有周边虹膜前粘连的术眼。若前房角处没有见到应该出现的导管端口，或将周边虹膜顶起，即停止推进并退出，以免继续推进时牵拉虹膜造成组织撕裂损伤出血。此时，用黏弹剂加深前房后再试探插入引流管。若引流管前端口进入前房时其尖端挂带少许虹膜组织，可尝试用穿刺针管内的黏弹剂推开虹膜组织或通过辅助穿刺口拨开虹膜组织。若多次尝试仍无法将引流管顺利插入前房，应考虑调整穿刺隧道或重新做穿刺隧道。若插入的引流管与角膜内皮接触或很接近，亦应重新做穿刺隧道后再插入，直到引流管在前房中的位置满意。

十二、固定引流管

引流管插入前房后，为防止引流管左右移动和保护引流管表面的球结膜不被磨损，传统上在引流管上方覆盖小片异体巩膜或硬脑膜片，用8-0可吸收线或10-0尼龙线间断缝合2～4针固定于巩膜表面。改良的术式因较长的巩膜隧道孔径与引流管外径匹配紧密，插入的引流管既有表面巩膜组织覆盖又不会左右移动，不需异体巩膜或硬脑膜片覆盖。可用8-0可吸收线或10-0尼龙线将引流管固定在浅层巩膜表面1针。若采用巩膜瓣下穿刺法插入引流管，应将巩膜瓣覆盖在引流管上，用10-0尼龙线间断缝合2针固定巩膜瓣。

十三、缝合球结膜瓣

用8-0可吸收线或10-0尼龙线将结膜（及筋膜）瓣水密缝合。若为改良切口的球结膜瓣，建议先将筋膜对位缝合。对于球结膜菲薄者，可将近穹窿部的筋膜适当分离下拉覆盖于引流管表面，用缝线固定于巩膜表面。最后球结膜对位缝合。

十四、调试眼压

手术结束时，术眼应前房不浅，眼压适中。若指测眼压高，可按摩眼球促使部分黏弹剂通过引流阀排出，或通过角膜侧切口放出部分黏弹剂，直至眼压适中。若前房明显变浅或消失，应考虑从角膜侧切口，或做周边角膜穿刺注入适量黏弹剂形成前房。

十五、术毕用药

术毕术眼使用抗生素和糖皮质激素眼膏，包眼垫并给予保护眼罩，避免术眼受压。前房未能形成或有恶性青光眼可能时，应局部使用睫状肌麻痹剂阿托品，切忌加压包扎。

十六、术后护理

手术结束后即告知患者，术后2周内注意避免对术眼有任何额外压力，包括打喷嚏、咳嗽、便秘用力等，夜晚睡眠时戴保护眼罩，以免不自主术眼受压造成浅前房或前房消失。术后第1天应在裂隙灯显微镜下检查术眼的前房及前房内引流管情况，切忌查房时盲目指测术眼眼压，以免指压不当造成浅前房或前房消失。若前房形成良好，即开放术眼，使用抗生素和糖皮质激素滴眼液。建议术后第1周糖皮质激素滴眼液用药6次/天，第2周可依据术眼情况逐步减少用药次数，直至术眼炎性反应完全消退。术后早期多采用平卧位，有利于保持前房和形成滤过泡；若出现前房积血，应保持头部高位且向远离前房内导管侧侧卧。

十七、术后并发症处理

术后近期并发症包括浅前房及低眼压、前房出血、脉络膜渗漏脱离或出血、引流管内口堵塞等，术后远期并发症包括引流管退缩到隧道内或脱出前房、引流管向前房滑动、引流盘处纤维包裹性囊肿等。

（一）浅前房和低眼压

术后短期内多见，主要原因是引流管插入口处渗漏、球外一过性压力增加以及脉络膜渗漏脱离等。处理原则：保守观察，局部使用睫状肌麻痹剂、糖皮质激素滴眼液抗炎治疗。若持续浅前房甚至前房消失威胁到角膜内皮，应该采取手术缝线修补扎紧穿刺口、黏弹剂前房成形等措施。此外，在手术后前2周内避免对术眼施加额外压力很重要。

（二）前房出血

造成此并发症的主要原因是前房穿刺或插入导管时损伤虹膜、穿刺隧道内出血渗入前房以及术后低眼压导致新生血管渗血。处理原则：液状积血给予积极抗炎治疗，若凝血块堵塞引流管口且眼压升高，可使用掺钕钇铝石榴石（neodymium yttrium aluminum garnet，Nd：YAG）激光击射凝血块再通引流管；若血凝块过大无法实施Nd：YAG激光治疗，应考虑手术前房注射组织纤溶酶原激活物或冲洗凝血块。

（三）脉络膜上腔渗漏脱离

多是由于术前高眼压、术中突然降压和术后持续低眼压所致，往往伴有浅前房。术中应注意避免眼压突然大幅度下降，并采用黏弹剂填充前房以预防。处理原则：若前房没有消失，以局部使用糖皮质激素抗炎治疗为主，通常保守治疗10～12天后脉络膜脱离会恢复。若脉络膜脱离造成前房消失，出现角膜内皮皱褶，则需要手术干预。术中用黏弹剂成形前房，和（或）前段巩膜全层切开脉络膜上腔放液，切开口保持开放以利于渗液外流。切勿加压包扎术眼。

（四）引流管内口堵塞

常见原因是纤维素性渗出物、虹膜组织、无晶状体眼随房水外流的玻璃体堵塞。处理原则：通常伴有眼压升高，应积极抗炎治疗（针对纤维素渗出物堵塞），采用激光切开（主要针对虹膜组织吸嵌），手术吸除并行前段玻璃体切除（针对液化或成形玻璃体吸嵌，尤其钝挫伤眼、无晶状体眼）；对于不伴有眼压升高者，可随访观察。

（五）引流管退缩到隧道内或脱出前房

由于引流盘或引流管固定欠佳所致，且引流盘的前端固定处在赤道部后。多见于引流盘固定缝线滑脱或表层巩膜被缝线切割，纤维组织收缩力使得引流盘被拉向后部。处理原则：需要再次手术重新固定，若引流管过短或有污染，则需要更换引流阀。

（六）引流管向前房滑动

与引流管退缩到隧道内或脱出前房的原因和病理机制类同，区别在于引流盘的前端固定处在赤道部前，纤维组织收缩力使得引流盘被推向前部。处理原则：引流管若触及角膜或位于瞳孔区影响视力，需要再次手术重新固定，否则可随访观察。

（七）Tenon纤维包裹囊肿

由于引流盘周围的组织过度纤维化所致，其内是引流出眼外的房水。Tenon纤维包裹囊肿可以很大，造成术眼眼位偏斜和运动障碍，往往伴有眼压升高，也是该手术眼压失控的主要原因。处理原则：对于早期形成的纤维包裹囊肿，可用细针穿刺抽液后，再于包裹囊肿内注入10mg 5-Fu注射液以抑制纤维瘢痕形成。后期的纤维包裹囊肿囊壁较厚，可行类似包裹性滤过泡的针拨处理；若无效或囊壁特别厚（可采用B超检查协助判断），则应手术切除纤维包裹囊肿的囊壁，并使用抗代谢药物。

（八）角膜失代偿

多见于长期浅前房低眼压、前房内引流管接触角膜内皮或接近角膜内皮在按摩时接触角膜内皮者。处理原则：一旦发现即须手术重置引流管，角膜失代偿时则需行角膜内皮移植手术。

（九）引流管蚀出

引流管侵蚀巩膜瓣和球结膜而致部分暴露。主要原因是手术时引流管插入前房处接近角膜缘且呈拱起角度，易与眼睑产生摩擦所致。球结膜菲薄术眼及球结膜切口愈合不佳术眼更易发生。处理原则：若引流管拱起，需要重新做巩膜隧道插管。若引流管位置尚好，需要填补异体巩膜片或硬脑膜片于引流管表面，再将球筋膜和球结膜覆盖其上进行修补缝合。对于球筋膜特别丰富的术眼，也可不用异体膜片填补，直接分离足够的球筋膜和球结膜覆盖固定在引流管上。若引流管仅小部分暴露，可以随访观察一段时间，当暴露进行性加重时，则需要进行手术修补。

【附件8】《我国青光眼临床诊断和治疗描述性术语专家建议（2018年）》

表1 青光眼临床诊断和治疗描述性术语

术语条目	建议术语
诊断	可疑青光眼，高眼压症，前房角狭窄，开角型青光眼，原发性开角型青光眼，色素性青光眼，正常眼压性青光眼，原发性闭角型青光眼，恶性青光眼，原发性慢性闭角型青光眼
主诉和现病史	便秘，单眼发病，眼红，单侧眼痛，间歇性眼痛，同侧偏头痛，恶心，呕吐，进食困难，反复发作
全身病史	chandler综合征，cogan-reese综合征，Hansen病，原田-小柳综合征，Wilm肿瘤，川崎病，非干酪样肉芽肿，高黏滞血症，黑色素瘤，急性白血病
既往史	白内障，白瞳症，剥脱综合征，带状疱疹病毒性角膜炎，高度近视，高褶虹膜综合征，巩膜炎，虹膜痣，甲氨蝶呤，角膜基质炎
眼部手术史	睫状体分离术，囊内白内障摘除术，囊外白内障摘除术，白内障摘除联合小梁切除术，白内障摘除人工晶状体植入术，超声乳化白内障吸除术联合人工晶状体植入术，玻璃体手术，穿透性角膜移植术，房角切开术，巩膜扣带术
个人史	吸烟史，电击伤，过度吸烟，过度饮酒，化学制剂中毒，射线接触史，严重营养不良，饮酒史，重金属中毒

术语条目	建议术语
家族史	开角型青光眼家族史，Axenfeld-Rieger 综合征，色素播散综合征，无虹膜，家族性遗传弥漫性神经纤维瘤病，青光眼家族史
眼前节检查	
眼球运动	眼球震颤，斜视
眼附件	
眼球和眼眶	充血，眼球混合充血，突眼，双眼大小不等，眼球坚硬，眼球运动受限，眼球钝挫伤，眼球破裂，眼球缺血，眶壁缺损
眼睑	S状上睑畸形，充血，睑裂较小，痉挛，缺损，上睑退缩，上睑下垂，血管瘤，眼睑迟落，肿胀
结膜	水肿，球结膜水肿，充血，结膜充血，血管扩张，血管扩张迂曲，静脉凸出，血管瘤，苍白，色素沉着
泪器	泪腺肿大
角膜	带状变性，带状病变，上皮缺损，上皮内生，上皮呈颗粒样反光，上皮下大泡，内皮失代偿，后弹力层破裂，后弹力层撕裂，后弹力膜混浊
巩膜	血管扩张，上巩膜静脉扩张，表面静脉丛，硬度低，硬度异常，水肿，表层巩膜重度水肿，肿瘤性色素沉着覆盖巩膜突，斑，巩膜嵴裸露
前房	浅，极浅，较浅，前房深浅不一，重建，周边前房消失，周边前粘连，房水清，房水混浊，浮游物
房角	粘连，粘连性关闭，贴附，房角关闭，全周房角关闭，完全关闭，突然关闭，圆钝，后退，劈裂后退
虹膜	细节窥不清，虫蚀状，僵硬，松弛，轻度发育不良，嵌顿，撕裂，震颤，出血，水肿
睫状体	前移，肥大，粘连，充血，白点状物，剥脱物质，膜形成，球状肿块，缺血，脱色素
瞳孔	固定，对光反应消失，括约肌虫蚀样改变，括约肌麻痹，括约肌撕裂，括约肌萎缩，缩小，椭圆形，竖椭圆形，不对称
晶状体	人工晶状体，球形，膨胀，增厚，前脱位，后脱位，半脱位，脱位，混浊，完全混浊
眼后节检查	
玻璃体	血影细胞，动脉，细胞，粘连，组织紊乱，灰白色玻璃体下方混浊，基底部"雪堤样"改变，混浊，前部点状混浊，前部丝状混浊
视网膜	病变，缺损，变性，棉绒状斑，隆起，皱褶，水肿，新生血管形成，缺血，闪光点状沉着物
视网膜血管	阻塞，扩张，萎缩，动脉搏动，中央动脉搏动，视网膜动脉阻塞，小动脉银丝样改变，视网膜血管白鞘，静脉阻塞，静脉充盈

术语条目	建议术语
黄斑	发育不良，裂孔，变性，囊样变性，水肿，囊样水肿，前膜，缺损，色素沉着，色素性瘢痕形成
视盘	视神经凹陷，杯凹居中，杯盘比，变窄，盘沿变窄，盘沿明显变窄，盘沿进行性凹陷，苍白，萎缩，颞侧见萎缩弧
脉络膜	缺损，充血，渗漏，水肿，色素沉着过度，色素上皮萎缩，萎缩斑，上腔出血，脱离，浆液性脉络膜脱离
眼科检查法	
辅助检查名称	房角镜检查，前房角镜检查，动态房角镜检查，静态房角镜检查，间接前房角镜，间接式前房角镜检查，压陷前房角镜，直接前房角镜，直接式前房角镜检查
检查结果描述	钝伤性房角异常，房角后退，房角开放，高位虹膜，虹膜附止高位，虹膜根部变钝，虹膜根部不规则后移，虹膜根部解离，虹膜突组织多，睫状体带增宽
激光	激光，氩激光小梁成形术，选择性激光小梁成形术，经巩膜的睫状体光凝固术，经瞳孔直视下的眼内睫状突光凝术，眼内睫状体光凝术，激光周边虹膜成形术，氩激光房角成型，激光瞳孔成形术，瞳孔成形术
手术	青光眼白内障联合手术，复合式小梁切除联合超声乳化白内障吸除联合人工晶状体植入术，复合式小梁切除联合囊外白内障摘除联合人工晶状体植入术，晶状体玻璃体切除术，经睫状体扁平部玻璃体晶状体切除术，囊内白内障摘除术，白内障摘除术，晶状体切除术，人工晶状体植入术，小梁网冲洗术
药品	
常见药品化学名	拉坦前列腺素滴眼液，贝美前列腺素滴眼液，曲伏前列素滴眼液，噻吗洛尔，左布诺洛尔，酒石酸溴莫尼定，多佐胺，布林佐胺，毛果芸香碱，地匹福林

三、中医眼科青光眼指南

1.概况

中国医家对青光眼的命名是以其病因和临床表现的特点为依据的。早在《外台秘要》中已有"黑盲""乌风""绿翳青盲"的记载，并指出"此疾之源，皆从内肝管缺，眼孔不通所致"。至宋代《秘传眼科龙木论》首次提出了"五风内障"的病名，明代王肯堂所著的《证治准绳》对原发性青光眼的论述已趋完善，对五风的病名、病因、病机、症状、鉴别、转归、治疗及预后等多方面形成了较为系统的理论体系。五风是指青风内障、绿风内障、黄风内障、黑风内障和乌风内障五种病症，因共同有疼痛和善变似风的特点，日渐演变成内障，故统称为"五风变内障"。为了规范中医眼科对青光眼的诊治，中华中医药学会眼科分会在2010～2011年期间整合全国中医、中西医结合眼科资源，多次召开专家论证会议，达成共识，于2012年出版了《中医疾病临床诊疗指南》，随着科学技术的发展，2015年出台了《中医临床诊疗指南释义·眼科疾病分册》，2016年启动了《中医眼科临床诊疗指南》修订工作。国家中医药管理局于2007年组织重点专科眼科协作组对中医诊疗青光眼进行了临床诊疗方案的梳理与验证工作，并于2009年出版了《青风内障（原发性开角型青光眼）诊疗方案》（详见附件9）、《青风内障（原发性开角型青光眼）中医临床路径》（详见附件10）。上述诊疗方案、诊疗指南、临床路径的制定，极大地推动了中医眼科诊疗青光眼的规范化进程。

2020年，中华中医药学会完善了中医眼科临床诊疗指南，该指南对2012年版的原发性闭角型青光眼（PACG）诊疗指南做了更新，相较于2012版，该指南修改了PACG的定义、中医疾病范畴、诊断中其他检查、鉴别诊断中恶性青光眼、治疗原则、中成药、针灸疗法适应范围、针灸疗法的常用穴位、慢性闭角型青光眼分期，完善形成了2020版《中医眼科临床诊疗指南·原发性闭角型青光眼》（详见附件11）。

2.附件

附件9：2009年版《青风内障（原发性开角型青光眼）诊疗方案》

附件10：2009年版《青风内障（原发性开角型青光眼）中医临床路径》

附件11：2020年版《中医眼科临床诊疗指南·原发性闭角型青光眼》

附件12：2012年版《中国眼科常见病诊疗指南·原发性开角型青光眼》

【附件9】《青风内障（原发性开角型青光眼）诊疗方案》（2009年）

一、诊断

（一）疾病诊断

1.中医诊断标准

参照《中医眼科学》（曾庆华主编，人民卫生出版社，2003年）。

（1）常有眼胀不适，头晕头痛，或左右偏头痛，眉棱骨、前额、眼眶胀痛、视力逐渐减退。

（2）病变早期眼压时有升高，随病变发展眼压渐高；检测24小时眼压，可发现眼压高峰及较大波动值。

（3）眼底改变：视盘生理凹陷逐渐加深扩大，杯/盘加大（C/D＞0.6），视乳头色泽变淡或苍白，血管向鼻侧移位，或呈曲膝状改变。

（4）视野检查：旁中心暗点、弓形暗点、鼻侧阶梯，晚期管状视野。

2.西医诊断标准

参照全国高等医药院校七年制教材《眼科学》（葛坚主编，人民卫生出版社，2005年）。

（1）眼压异常：病理性眼压升高（一般认为两眼中至少一只眼的眼压持续≥21mmHg）或正常（眼压≤21mmHg），眼压24小时波动幅度大于8mmHg，或双眼眼压差值大于5mmHg。

（2）视盘损害：视盘凹陷进行性加深扩大、盘沿变窄、盘沿切迹、视盘出血、视盘形态变化不对称、视网膜神经纤维层缺损。

（3）房角检查：前房角开放，有时可见较多的虹膜突（梳状韧带）、虹膜根部附着偏前、小梁网色素较多等。

（4）视野缺损：旁中心暗点、弓形暗点、鼻侧阶梯，晚期管状视野。

必要时辅助检查：ERG，VEP、HRT、UBM、OCT。

（二）证候诊断

（1）肝郁气滞证：双眼先后或同时发病，眼胀头痛，视物模糊，视野缩小，性情急躁或抑郁，胸胁胀满，心烦易怒，舌红苔薄，脉弦。

（2）脾虚湿泛证：视物昏蒙，头重眼胀，胸闷泛恶，纳食不馨，舌质淡，边有齿痕，苔白腻，脉滑。

（3）肝肾亏虚证：双眼昏花，眼内干涩，视野缩小，头晕耳鸣，腰膝酸软，五心烦热，舌红少苔，脉细。偏于脾肾阳虚者或见畏寒肢冷，小便清长，舌淡苔薄，脉沉细。

（4）气阴两虚证：双眼视物昏蒙，双眼干涩，视力下降，视野缩小，神疲乏力，气短懒言，舌淡少苔，脉沉细或弦。

二、治疗方案

（一）辨证选择口服中药汤剂、中成药

1.肝郁气滞证

治法：疏肝解郁。

推荐方药：逍遥散加减。当归、柴胡、炒白芍、茯苓、白术、薄荷、甘草、生姜。

中成药：逍遥颗粒、加味逍遥丸等。

2.脾虚湿泛证

治法：健脾利湿。

推荐方药：参苓白术散加减。党参、炒白术、茯苓、炙甘草、山药、白扁豆、陈皮、薏苡仁、砂仁、桔梗、车前子、泽泻、泽兰、桂枝。

中成药：参苓白术丸等。

3.肝肾亏虚证

治法：补益肝肾。

推荐方药：六味地黄丸加减。熟地黄、山茱萸、山药、牡丹皮、泽泻、茯苓。

中成药：明目地黄丸等。

4.气阴两虚证

治法：益气养阴。

推荐方药：生脉散加减。太子参、五味子、麦冬、枸杞子、石菖蒲。

临床上，在以上证型的基础上，根据病情需要，酌加相应的活血化瘀药物。

（二）静脉滴注中药注射剂

根据病情，辨证选择中药注射剂。

（三）针灸治疗

辨证取穴，主穴：风池、睛明或上睛明、承泣、太阳、百会。配穴：实证：行间、大敦、光明、太冲。虚证：肝俞、肾俞、三阴交、足三里。根据病情，临床可选用针刺手法针疗仪。

（四）其他疗法

根据病情和临床实际，可选用中药离子导入、耳穴埋豆等疗法。

（五）内科基础治疗

如合并糖尿病、高血压病等疾病，按相应临床指南治疗。

（六）护理

执行眼科护理常规，辨证施护，并进行健康指导。

三、疗效评价

有效：眼压控制，视野无恶化。

无效：视野进一步损害。

视野检查系主观的心理物理学检查，受多种因素的干扰。进入临床路径时以所具备的视野计先行患者视野基准建立。建立时应考虑到可靠性参数，并综合眼压、眼底的状况来作为初始判断。

同一个患眼的重复检查要使用相同的测试策略，使治疗前后疗效间的比较更有意义。

判断方法可通过比较灰度图的灰度变化、dB值的增减、总体离差等，综合评价视野总体变化，亦可以利用视野计中分析软件进行对比分析。

参照《中华眼科学》所订指标评价，以下各点为负向发展指标：

A.出现新缺损。

B.缺损进一步加深≥10dB。

C.暗点扩大范围≥3个相邻点，丢失值≥5dB。

D.视野恶化伴随视乳头相对应改变。

【附件10】《青风内障（原发性开角型青光眼）中医临床路径》（2009年）

路径说明：本路径适合于西医诊断为原发性开角型青光眼的患者。

一、青风内障（原发性开角型青光眼）中医临床路径标准住院流程

（一）适用对象

中医诊断：第一诊断为青风内障（TCD编码：BYT030）。

西医诊断：第一诊断为原发性开角型青光眼（ICD-10编码：H40.101）。

（二）诊断依据

1.疾病诊断

（1）中医诊断标准：参照《中医眼科学》（曾庆华主编，人民卫生出版社，2003年）。

（2）西医诊断标准：参照全国高等医药院校七年制教材《眼科学》（葛坚主编，人民卫生出版社，2005年）。

2.证候诊断

参照"国家中医药管理局'十一五'重点专科协作组青风内障（原发性开角型青光眼）诊疗方案"。

青风内障（原发性开角型青光眼）临床常见证候：

肝郁气滞证

脾虚湿泛证

肝肾亏虚证

气阴两虚证

（三）治疗方案的选择

参照"国家中医药管理局'十一五'重点专科协作组青风内障（原发性开角型青光眼）诊疗方案"。

（1）诊断明确，第一诊断为青风内障（原发性开角型青光眼）。

（2）患者适合并接受中医治疗。

（四）标准住院日为≤30天

（五）进入路径标准

（1）第一诊断必须符合青风内障（TCD编码：BYT030）和原发性开角型青光眼（ICD-10编码：H40.101）的患者。

（2）眼压控制，但视功能仍有继续损害趋势者，可进入本路径。

（3）患者同时具有其他疾病，但在住院期间不需特殊处理也不影响第一诊断的临床路径流程实施时，可以进入本路径。

（六）中医证候学观察

四诊合参，收集该病种不同证候的主症、次症、舌、脉特点。注意证候的动态变化。

（七）入院检查项目

1.必需的检查项目

（1）视力检查

（2）裂隙灯检查

（3）前房角镜检查

（4）眼底镜检查

（5）眼压检查

（6）视野

（7）血常规、尿常规、便常规

（8）肝功能、肾功能、血糖、血脂

（9）血压、心电图、胸部X线片

2.可选择的检查项目

根据病情需要而定，如OCT、HRT、UBM、眼电生理、中央角膜厚度、眼部超声（A型和B型）等。

（八）治疗方法

1.辨证选择口服中药汤剂、中成药

（1）肝郁气滞证：疏肝解郁。

（2）脾虚湿泛证：健脾利湿。

（3）肝肾亏虚证：补益肝肾。

（4）气阴两虚证：益气养阴。

临床上，在以上证型的基础上，根据病情需要，酌加相应的活血化瘀药物。

2.辨证选择中药注射液静脉滴注

3.针灸疗法

4.其他疗法

5.内科基础治疗

6.护理：辨证施护

（九）出院标准

（1）眼部胀痛等主要症状有所改善

（2）眼压稳定

（3）视野无进一步损害

（十）有无变异及原因分析

（1）病情加重，需要延长住院时间，增加住院费用。

（2）合并有心血管疾病、内分泌疾病等其他系统疾病者，住院期间病情加重，需要特殊处理，导致住院时间延长、费用增加。

（3）治疗过程中发生病情变化，出现严重并发症时，退出本路径。

（4）因患者及其家属意愿而影响本路径的执行时，退出本路径。

二、青风内障（原发性开角型青光眼）中医临床路径住院表单

适用对象：第一诊断为青风内障（原发性开角型青光眼）（TCD编码：BYT030；ICD-10编码：H40.101）

患者姓名：_____ 性别：____ 年龄：____ 门诊号：____ 住院号：____

住院日期：___年__月__日　　　　出院日期：___年__月__日

标准住院日：≤30天　　　　　　　实际住院日：____天

时间	___年__月__日 （第1天）	___年__月__日 （第2～14天）	___年__月__日 （第15～30天）	___年__月__日 （出院日）
主要诊疗工作	□询问病史、体格检查 □下达医嘱、开出各项检查单 □完成首次病程记录 □完成入院记录 □完成初步诊断和病情评估 □确定治疗方案 □向患者交代病情和注意事项	□上级医师查房，根据病情调整治疗方案 □完成当日病程和查房记录 □注意防治并发症	□上级医师查房，根据病情调整治疗方案，明确出院时间 □完成当日病程和查房记录 □注意防治并发症	□指导患者出院后饮食及生活调摄 □交代出院注意事项、随诊日期 □开具出院诊断书 □完成出院记录 □通知出院
重点医嘱	长期医嘱 □眼科护理常规 □分级护理 □普食 □口服中药汤剂、中成药 □静滴中药注射剂 □内科基础治疗 □其他疗法 临时医嘱 □视力检查 □裂隙灯检查 □前房角镜检查 □眼压检查 □眼底镜检查 □视野 □血常规、尿常规、便常规 □肝功能、肾功能、血糖、血脂 □血压、心电图、胸部X线片 □其他检查	长期医嘱 □眼科护理常规 □分级护理 □普食 □口服中药汤剂、中成药 □静滴中药注射剂 □内科基础治疗 □其他疗法 临时医嘱 □对症处理	长期医嘱 □眼科护理常规 □分级护理 □普食 □口服中药汤剂、中成药 □静滴中药注射剂 □内科基础治疗 □其他疗法 临时医嘱 □对症处理	长期医嘱 □停止所有长期医嘱 临时医嘱 □开具出院医嘱 □出院带药
主要护理工作	□做入院介绍、健康教育 □介绍各项检查前注意事项 □饮食、日常护理指导 □按照医嘱执行诊疗护理措施	□按照医嘱执行诊疗护理措施 □饮食指导 □安抚疏导、健康教育	□按照医嘱执行诊疗护理措施 □饮食指导 □安抚疏导、健康教育	□介绍出院后饮食及生活调摄 □交代出院后注意事项 □协助办理出院手续 □送患者出院
病情变异记录	□无 □有，原因： 1. 2.	□无 □有，原因： 1. 2.	□无 □有，原因： 1. 2.	□无 □有，原因： 1. 2.
责任护士签名				
医师签名				

【附件11】《中医眼科临床诊疗指南·原发性闭角型青光眼》（2020年）

一、范围

本指南规定了原发性闭角型青光眼的诊断、辨证和治疗。

本指南适用于原发性闭角型青光眼的诊断和治疗。

原发性闭角型青光眼的中医诊疗可参考本指南。

二、术语和定义

下列术语和定义适用于本指南。

原发性闭角型青光眼（Primary angle closure glaucoma，PACG）

原发性闭角型青光眼是指原发性房角关闭所导致的急性或慢性眼压升高，伴有或不伴有青光眼性视盘改变和视野损害，以眼胀痛、头痛、视力下降、眼压升高为特征的疾病。分为急性闭角型青光眼和慢性闭角型青光眼。其中，急性闭角型青光眼分为临床前期、先兆期、急性期、缓解期、慢性期；慢性闭角型青光眼分为早期、进展期、晚期。完全失明的患眼为绝对期。

本病根据其不同发病期的临床特点，归属于中医"绿风内障""黑风内障""黄风内障"等病症范畴。

三、诊断

（一）诊断要点

1.病史

部分患者可有家族史，或可有视物模糊、虹视、眼眶疼痛、眉弓疼痛、眼红眼胀等病史。

2.临床症状

本病发作有急有缓，以头痛眼胀、视物模糊甚至失明、恶心呕吐、胸胁胀痛为主要症状。

3.局部检查

急性闭角型青光眼急性发作期可见眼睑水肿，结膜混合性充血，角膜上皮水肿，角膜后色素沉着，前房极浅，周边前房几乎完全消失，瞳孔中等散大，光反射消失。

慢性闭角型青光眼没有眼压急剧升高的相应症状，可见前房变浅。视盘在高眼压的持续作用下逐渐萎缩，凹陷扩大。

4.其他检查

（1）眼压　急性闭角型青光眼急性发作期眼压常在50mmHg以上。慢性闭角型青光眼眼压呈中等程度升高。

（2）前房角镜检查　房角入口窄，虹膜膨隆，房角粘连，房角关闭。

（3）视野　急性闭角型青光眼反复发作及慢性闭角型青光眼出现视神经损伤可有视野缺损。

（4）超声生物显微镜　前房变浅，房角入口窄，虹膜膨隆，房角粘连，房角关闭。

（5）光学相干断层扫描　急性闭角型青光眼慢性期、慢性闭角型青光眼可出现视网膜神经纤维层厚度变薄。

（二）鉴别诊断

1.急性结膜炎

结膜充血，有分泌物，视力不受影响，瞳孔对光反应正常，眼压正常。

2.虹膜睫状体炎

视力下降，睫状充血或混合充血，眼部疼痛，眼部检查可见角膜后沉着物、房水闪辉阳性、前房可见浮游物、瞳孔缩小、虹膜后粘连等眼内炎症表现。一般眼压不高。

3.青光眼睫状体炎综合征

一般为单眼眼压升高，并伴有前节眼内炎症表现，可反复发作。

4.恶性青光眼

一般发生在青光眼滤过术后，前房浅甚至消失，眼压急剧升高。

5.继发性闭角型青光眼

常继发于原有眼部疾病，如晶状体膨胀期青光眼、晶状体半脱位青光眼、继发于葡萄膜炎的青光眼等。

四、辨证

1.风火攻目证

发病急剧，头痛如劈，眼珠胀痛欲脱，连及目眶，视力骤降，甚至失明，抱轮红赤，白睛混赤浮肿，黑睛雾状混浊，瞳神散大，瞳色淡绿，眼珠变硬。伴恶心呕吐、恶寒发热、溲赤便结，舌红苔黄，脉弦数。

2.痰火郁结证

起病急骤，眼部症状与风火攻目相似。常伴身热面赤、动辄眩晕、恶心呕吐、溲赤便结，舌红苔黄腻，脉弦滑数。

3.肝郁化火证

患侧头痛，目赤胀痛，瞳神散大，视力下降，眼珠胀硬，伴见情志不舒、胸闷嗳气、食少纳呆、呕吐泛恶、口苦，舌红苔薄，脉弦数。

4.阴虚阳亢证

头目胀痛，瞳神散大，视物昏朦，眼珠硬痛，心烦失眠，眩晕耳鸣，口干咽燥，舌红少苔，或舌绛少津，脉弦细数或细数。

5.肝胃虚寒证

眼珠胀痛，瞳神散大，视物昏朦，头痛上及巅顶，干呕吐涎，食少神疲，四肢不温，舌淡苔白，脉弦。

五、治疗

（一）治疗原则

（1）本病急性发作期以降低眼压为首要治疗措施，建议尽快进行手术等相关治疗。围手术期及非急性期可以配合中医治疗。

（2）西医治疗：参考西医原发性闭角型青光眼的临床指南。

（3）本病急性发作期以风、火、痰、郁及肝之阴阳失调、气血失常为主要病机，一般发病急剧，病势凶猛，临证时当审因察变，主要以通血脉、开玄府、宣壅滞，降低和控制眼压为原则。围手术期及急性闭角型青光眼慢性期、慢性闭角型青光眼，可酌情辨证施治。

（4）临证综合考虑中西医治疗的合理选择，以免贻误治疗时机。

（二）分证论治

1.风火攻目证

治法：清热泻火，凉肝息风。

主方：绿风羚羊饮（《医宗金鉴》）加减或羚羊钩藤汤（《通俗伤寒论》）加减。

常用药：黑参、防风、茯苓、知母、黄芩、细辛、桔梗、车前子、羚羊角（现用水牛角代替）、大黄、竹茹、姜半夏；或羚羊角（现用水牛角代替）、钩藤、桑叶、川贝母、竹茹、生地黄、菊花、白芍、茯苓、甘草、决明子。

2.痰火郁结证

治法：降火逐痰，平肝息风。

主方：将军定痛丸（《审视瑶函》）加减。

常用药：黄芩、僵蚕、陈皮、天麻、桔梗、青礞石、白芷、薄荷、大黄、半夏、栀子。

3.肝郁化火证

治法：清热疏肝，降逆和胃。

主方：丹栀逍遥散（《内科摘要》）加减。

常用药：柴胡、当归、白芍、茯苓、白术、甘草、薄荷、生姜、牡丹皮、栀子、竹茹。

4.阴虚阳亢证

治法：滋阴降火，平肝息风。

主方：知柏地黄丸（《医宗金鉴》）加减或阿胶鸡子黄汤（《通俗伤寒论》）加减。

常用药：知母、黄柏、熟地黄、山茱萸、淮山药、茯苓、泽泻、牡丹皮、钩藤、天麻；或阿胶、白芍、石决明、钩藤、生地黄、炙甘草、生牡蛎、络石藤、茯神木、鸡子黄、麦冬、郁金。

5.肝胃虚寒证

治法：温肝暖胃，降逆止痛。

主方：吴茱萸汤（《审视瑶函》）加减。

常用药：吴茱萸、川芎、炙甘草、人参、茯苓、白芷、陈皮、半夏、郁金、香附。

（三）中成药

（1）龙胆泻肝丸：适用于风火攻目证。

（2）知柏地黄丸：适用于阴虚阳亢证。

（3）丹栀逍遥丸：适用于肝郁化火证。

（四）针灸疗法

适用于围手术期患者、急性闭角型青光眼慢性期患者、慢性闭角型青光眼慢性期患者等。

主穴：风池、睛明或上睛明、承泣、太阳、百会。配穴：实证取行间、大敦、光明、太冲；虚证取肝俞、肾俞、三阴交、足三里。每日1次。

常用穴位：睛明、行间、攒竹、风池、太阳、合谷、三阴交、足三里、球后、太冲、内关、阳白。

（五）预防与调摄

（1）早期发现，早期治疗。对疑似患者应追踪观察，并避免在暗处久留或工作。

（2）避免情志过激及情志抑郁，避免过度使用目力、熬夜及过度疲劳，避免在暗室或暗光下工作，少看电影或电视，以减少诱发和加重。

（3）若一眼已发生绿风内障，另一眼虽无症状，亦应进行预防性治疗，以免耽误病情。

（4）忌辛辣刺激之品，适量饮水，戒烟酒。

（5）切记不可误点散瞳药或使用颠茄类药物，以免引起严重后果。

【附件12】《中医眼科常见病诊疗指南·原发性开角型青光眼》（2012年）

一、范围

本《指南》规定了原发性开角型青光眼的诊断、辨证和治疗。

本《指南》适用于原发性开角型青光眼的诊断和治疗。

二、术语和定义

下列术语和定义适用于本《指南》。

原发性开角型青光眼 primary open angle glaucoma，POAG

原发性开角型青光眼是指以眼压升高、眼胀、视野逐渐缩小、视力下降，伴有典型的视盘凹陷和视神经萎缩为特征的疾病。属于中医"青盲"等范畴。

三、诊断

（一）诊断要点

1.病史

双眼患病，发病隐匿，进展极为缓慢。部分患者有家族史，有视物模糊、虹视、眼眶疼痛、眉弓疼痛、眼红眼胀等病史。

2.临床症状

本病早期多无任何不适症状。病变进展时，可有轻度眼胀、视力疲劳、头痛等，休息及睡眠后缓解。晚期双眼视野严重受损，视力下降，或有眼胀头痛等，最终视力完全丧失。

3.局部检查

裂隙灯显微镜：晚期角膜上皮可轻微水肿，瞳孔稍开大，对光反应迟钝。

眼底：视盘颜色苍白，凹陷大而深，视网膜血管移向鼻侧。

4.其他检查

眼压：波动幅度大，多数眼压在22～40mmHg之间，眼压日曲线检查日差大于8mmHg者或双眼眼压差大于5mmHg时为病理性。

前房角镜：高眼压下前房角开放。

视野：早期表现有孤立的旁中心暗点、鼻侧阶梯状暗点（不超过水平子午线）或与生理盲点相连的弓形暗点；随着病情的发展，出现环形暗点、鼻侧视野缺损及向心性视野缺损；晚期为典型的管状视野或只有颞侧岛状视野。

视觉电生理：视觉诱发电位检查，典型改变为P_{100}波潜伏期延长和振幅降低。

（二）鉴别诊断

1.青光眼睫状体炎综合征

本病多见于青年或中年患者，角膜上皮有轻度水肿，后壁有大小不等的羊脂样沉着物，眼压中度升高，但易复发。

2.高眼压症

本病临床特点为无症状性持续性眼压升高，一般大于22mmHg；前房角镜检查见前房角结构正常，视盘及神经纤维层正常，无视功能（视力、视野等）损害。

3.视神经周围脉络膜萎缩环

本病视野缺损保持稳定或有与眼压无关的进展，视盘很少出现杯状凹陷，检查时常发现脉络膜萎缩环。

4.生理性大视杯

本病视盘C/D大，上方或下方盘沿宽度比颞侧或鼻侧宽，无盘沿切迹，无视野缺损，眼压正常。

四、辨证

1.肝郁气滞证

双眼先后或同时发病，眼胀头痛，视物模糊，眼压升高，视野缩小；性情急躁或抑郁，胸胁胀满，心烦易怒；舌质红，苔薄，脉弦。

2.痰湿上泛证

眼压升高，头晕目胀；胸闷恶心，纳差；舌质淡或红，苔腻，脉滑或滑数。

3.肝肾阴虚证

病久瞳神渐散，视物不清，视物缩窄，目珠胀硬，视盘苍白。可伴有精神倦怠，头晕耳鸣，腰膝酸软，舌淡苔薄，脉沉细无力；或面色㿠白，手足不温，少气乏力，舌质淡，苔白，脉沉细。

五、治疗

（一）治疗原则

治疗本病初中期以行气疏肝，化痰利湿为主；后期为虚实夹杂证，治宜补益肝肾、活血化瘀、化痰除湿为法。眼压高者，配合降眼压药物。

（二）分证论治

1.肝郁气滞证

治法：行气疏肝。

主方：丹栀逍遥散（《内科摘要》）加减。

常用药：柴胡、当归、白芍、茯苓、白术、甘草、牡丹皮、栀子、夏枯草、丹参、红花。

2.痰湿上泛证

治法：利湿化痰，和胃降逆。

主方：温胆汤（《备急千金要方》）加减。

常用药：法半夏、陈皮、茯苓、甘草、枳实、竹茹、夏枯草、蔓荆子。

3.肝肾阴虚证

治法：补益肝肾。

主方：杞菊地黄丸（《医级》）加减。

常用药：熟地黄、山茱萸、山药、泽泻、茯苓、牡丹皮、枸杞子、菊花、丹参、郁金。

（三）中成药

五苓胶囊、参苓白术丸：适用于痰湿上泛证。

杞菊地黄丸：适用于肝肾阴虚证。

（四）针灸疗法

在眼压控制基础上加以针刺，以促进提高视力、扩大视野的作用。

主穴：睛明、承泣、鱼腰、风池。配穴：太阳、百会、四白、合谷。

主穴：上睛明、球后、瞳子髎、完骨。配穴：太阳、外关、肝俞、肾俞。

主穴：下睛明、四白、丝竹空、天柱。配穴：太阳、臂臑、足三里、三阴交。

以上各组交替轮流应用，或根据辨证选用配穴。

参考文献

[1] 陈君毅，孙兴怀.从美国眼科临床指南（PPP）原发房角关闭分册看两国原发性闭角型青光眼诊疗思路的不同[J].中国眼耳鼻喉科杂志，2019，19（2）：75-77.

[2] Prum B E Jr，Lim M C，Mansberger S L，et al. Primary Open-Angle Glaucoma Suspect Preferred Practice Pattern（®）Guidelines[J]. Ophthalmology，2016，123（1）：112-151.

[3] European Glaucoma Society Terminology and Guidelines for Glaucoma，4th Edition - Chapter 3：Treatment principles and options Supported by the EGS Foundation：Part 1：Foreword；Introduction；Glossary；Chapter 3 Treatment principles and options[J]. Br J Ophthalmol，2017，101（6）：130-195.

[4] European Glaucoma Society Terminology and Guidelines for Glaucoma，4th Edition - Chapter 2：Classification and terminologySupported by the EGS Foundation：Part 1：Foreword；Introduction；Glossary；Chapter 2 Classification and Terminology[J]. Br J Ophthalmol，2017，101（5）：73-127.

[5] Glaucoma：diagnosis and management[M]. London：National Institute for Health and Care Excellence（UK），2017.

[6] Gazzard G，Konstantakopoulou E，Garway-Heath D，et al. Selective laser trabeculoplasty versus drops for newly diagnosed ocular hypertension and glaucoma：the LiGHT RCT[J]. Health Technol Assess，2019，23（31）：1-102.

[7] 2019 exceptional surveillance of glaucoma：diagnosis and management（NICE guideline NG81）[M]. London：National Institute for Health and Care Excellence（UK），2019.

[8] 邵毅. 青光眼诊断与治疗规范——2017年英国专家共识解读[J]. 眼科新进展，2018，38（11）：7-10.

[9] 徐亮. 青光眼防治指南概要草案[J]. 眼科，2006，15（2）：73-75.

[10] 中华医学会眼科学分会青光眼学组. 我国原发性青光眼诊断和治疗专家共识（2014年）[J]. 中华眼科杂志，2014，50（5）：382-383.

[11] 中华医学会眼科学分会青光眼学组. 中国原发性闭角型青光眼诊治方案专家共识（2019年）[J]. 中华眼科杂志，2019，55（5）：325-328.

[12] 中华医学会眼科学分会青光眼学组. 急性原发性闭角型青光眼糖皮质激素治疗的使用操作专家共识[J]. 眼科，2017，26（2）：76-77.

[13] 中华医学会眼科学分会青光眼学组. 中国正常眼压性青光眼诊疗专家共识（2019年）[J]. 中华眼科杂志，2019，55（5）：329-332.

[14] 中华医学会眼科学分会青光眼学组. 我国原发性开角型青光眼眼颅压力梯度专家共识和建议（2017年）[J]. 中华眼科杂志，2017，53（2）：89-91.

[15] 中华医学会眼科学分会青光眼学组. 我国选择性激光小梁成形术治疗青光眼的专家共识（2016年）[J]. 中华眼科杂志，2016，52（7）：486-489.

[16] 中华医学会眼科学分会青光眼学组. 中国青光眼引流阀植入手术操作专家共识（2019年）[J]. 第2版. 中华眼科杂志，2019，55（2）：93-97.

[17] 中华医学会眼科学分会青光眼学组，中国医师协会眼科医师分会青光眼专业委员会. 我国青光眼临床诊断和治疗描述性术语专家建议（2018年）[J]. 中华眼科杂志，2018，54（3）：164-166.

[18] 乔春艳，张慧，曹凯等. 我国原发性青光眼诊断和治疗专家共识遵循情况的调查[J]. 中华眼科医学杂志（电子版），2019，9（4）：199-205.

[19] 王民秀，张丽霞，邓小辉. 青风内障（青光眼）中医临床路径制定初探. 全国第九次中医、中西医结合眼科学术年会论文汇编，2010：98-102.

[20] 中华中医药学会眼科学会. 中医眼科临床诊疗指南[M]. 北京：中国中医药出版社，2020.

[21] 中华中医药学会眼科分会. 中医眼科常见病诊疗指南[M]. 北京：中国中医药出版社，2012.

[22] 国家中医药管理局医政司. 22个专业95个病种中医诊疗方案[M]. 北京：中国中医药出版社，2010.

[23] 国家中医药管理局医政司. 22个专业95个病种中医临床路径[M]. 北京：中国中医药出版社，2010.

[24] 中国青光眼临床工作指南（2005）[J]. 中华眼科杂志，2005，41（12）：1140-1143.

[25] 王宁利，乔春燕. 从各国青光眼指南谈目标眼压[J]. 中华眼科杂志，2014，50（4）：318-320.

[26] 美国眼科学会. 眼科临床指南[M]. 第2版. 北京：人民卫生出版社，2013.

[27] American Academy of Ophthalmology（AAO）. Preferred practice pattern guidelines. Primary open-angel glaucoma（POAG）2015.

[28] American Academy of Ophthalmology（AAO）. Preferred practice pattern guidelines. Primary open-angel glaucoma suspect（POAGS）2015.

[29] American Academy of Ophthalmology（AAO）. Preferred practice pattern guidelines. Primary angel-closure glaucoma（PAC）2015.

[30] European Glaucoma Society（EGS）. Terminology and guidelines for glaucoma（4th edition 2014）.

[31] Asia Pacific Glaucoma Society（APGS）. Asia Pacific Glaucoma Guidelines（3rd edition 2016）.

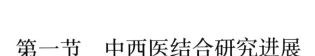

第二十二章
青光眼的相关研究进展

第一节　中西医结合研究进展

青光眼是全球第二大致盲眼病，眼压增高是青光眼的主要危险因素，跨筛板压力差也与青光眼的发生相关，因此单纯降眼压可能难以阻止青光眼病程进展，中医药对青光眼患者视神经有较好的保护作用，临床主要采用中西医结合的方式治疗各类青光眼，取得较好疗效。

一、中医治疗

1.针刺治疗

36例青光眼性视神经萎缩患者针刺双侧攒竹、瞳子髎、四白、目窗、合谷、风池、太冲，与未针刺患者相比，视觉诱发电位振幅明显升高，差异有统计学意义（$P < 0.05$）。

2.中药治疗

彭清华教授认为青光眼的发生发展有血瘀水停的病理机制，血瘀于内、神水瘀积是其病理关键。对外伤性前房积血并继发性青光眼33例33只眼采用活血化瘀、利水明目法治疗，总有效率为100%，表明采用活血化瘀、利水明目法治疗外伤性前房积血并继发性青光眼可收到良好效果。青光眼患者在术前存在脉络不利、神水瘀积的病理改变，在手术后这种病理改变会更严重。基于青光眼血瘀病机彭清华教授研制了青光安颗粒剂，临床研究表明青光安颗粒剂对青光眼患者术后视力、视野的恢复效果明显；实验研究发现青光安颗粒剂对实验性兔青光眼滤过手术后滤过道瘢痕组织增生有明显的抑制作用。在青光眼颗粒剂的基础上，针对青光眼患者术后脉道瘀滞、气阴亏虚的病理，彭清华教授又提出具有活血化瘀，兼以滋补肝肾作用的青光安II号方（由枸杞子、灯盏细辛、川芎、黄芪、女贞子、牛膝组成），实验研究表明，青光安II号方可抑制高眼压模型大鼠视网膜神经元细胞的凋亡，保护视神经。陈杰等以剔络化瘀养血法（当归、川芎、黄芪、水蛭、丹参、茯苓、红花等）治疗28天的眼压控制稳定青光眼患者40例（71只眼），治疗后视野平均光敏感度较前增加，平均缺损较前降低，最佳矫正视力较前提高。活血化瘀中药对青光眼患者视力、光敏度等也有明显改善效果，对57例观察组青光眼患者使用活血化瘀中药，56例对照组青光眼患者未使用活血化瘀中药，发现观察组矫正视力、眼压、视野、图像视觉诱发电位改善情况均优于对照组。

孙河教授认为青光眼所致视神经萎缩病机为肝郁，以疏肝通窍法治疗原发性闭角型青光眼与开角型青光眼均可取得较好疗效。40例重度视野缺损闭角型青光眼视神经萎缩分为治疗组与对照组，治疗组予以通窍明目Ⅳ号，对照组予以维生素B_1、维生素B_6、维生素B_{12}，治疗30天后，治疗组视力及视野有较明显改善，视诱发电位潜伏期缩短。实验研究证明，通窍明目Ⅳ号方可促进基质金属蛋白酶-9表达上调，减轻高眼压造成的视网膜病理改变，纠正可逆的变性细胞，减轻高眼压状态下的视网膜神经节细胞凋亡，发挥视神经保护作用。原发性开角型青光眼患者予以通窍明目Ⅳ号联合针刺治疗与单纯使用通窍明目Ⅳ号相比，视力、视野平均缺损差异均有统计学意义（$P < 0.05$），表明通窍明目Ⅳ号联合针刺能提高原发性开角型青光眼视神经萎缩患者的视功能，保护视神经。80例肝郁气滞证早期青光眼患者予以补肾疏肝中药（当归12g、柴胡9g、炒白芍15g、茯苓30g、白术15g、薄荷6g、甘草6g、炮姜3片、菟丝子10g、枸杞子12g）口服，对照组予腺苷钴胺片口服，治疗3个月后发现补肾疏肝中药能有效改善早期青光眼患者的视野、视觉生活质量与中医证候，有效率优于对照组（$P < 0.05$）。陶荣三等将65例青光眼术后眼压控制良好的闭角型青光眼患者分为中药组和西药组，中药组予以丹栀逍遥散加减治疗，西药组予以甲钴胺片治疗，治疗3个月后，中药组平均光敏度较西药组增高（$P < 0.05$），视野平均缺损值较西药组降低（$P < 0.05$），丹栀逍遥散对青光眼视神经保护效果优于甲钴胺片。

将100例眼压控制的中晚期气虚血瘀型青光眼患者随机分为治疗组和对照组各50例，治疗组予以口服益精补阳还五汤颗粒剂（黄芪50g、当归尾10g、赤芍10g、川芎10g、红花6g、葛根30g、菟丝子10g、枸杞子10g）治疗，对照组予以口服腺苷钴胺片治疗，3个月后，治疗组的视野变化评分、中医症状变化评分优于对照组（$P < 0.05$）。益精补阳还五汤不同组分对高眼压大鼠模型的视神经保护作用存在差异，虽然全方及各功能组均可有效保护高眼压大鼠视神经，但全方组保护作用最强，补肾组保护作用最弱。实验研究发现，补阳还五汤也可通过抑制青光眼大鼠视网膜神经节细胞凋亡而发挥视神经保护作用。宫晓红等应用灯盏花和生脉注射液静脉滴注联合口服补阳还五汤治疗40例青光眼视神经病变患者，治疗后患者的视野平均光敏感度及平均缺损均较治疗前改善（$P < 0.05$）。补阳还五汤君药黄芪可通过抑制高眼压大鼠神经节细胞凋亡发挥神经保护作用，与降眼压药物联合应用可提高其保护作用。30例青光眼患者予以益精杞菊地黄颗粒剂口服，30例予以腺苷钴胺片口服，治疗3个月，2组在改善眼压、视野方面功效相当。实验研究表明，益精杞菊地黄颗粒剂对慢性高眼压大鼠神经节细胞的凋亡有明显的保护作用，可能与Bcl-2蛋白的表达上调，Bax和Caspase-3蛋白的表达下调有关。

3.针刺联合中药治疗

40例原发性青光眼视神经萎缩患者分为对照组与治疗组，对照组予以甲钴胺胶囊口服治疗，治疗组予以针刺（双侧睛明、承泣、球后、瞳子髎、攒竹、丝竹空、四白、足三里、三阴交、光明、太溪、照海、肝俞、肾俞）联合杞菊驻景汤（熟地黄24g、山药12g、山茱萸12g、牡丹皮10g、茯苓10g、泽泻10g、枸杞子10g、菊花10g、菟丝子10g、车前子10g、五味子6g、楮实子10g、当归10g、丹参12g、红花6g、葛根10g）治疗，治疗组有效率、视力均高于对照组（$P < 0.05$），视野平均缺损、中医证候积分低于对照组（$P < 0.05$）。

二、中西医结合治疗

1.针刺结合西药治疗

孙成成等对16例青光眼患者先行西医基础治疗，洗脱一个月后再以基础治疗联合针刺（主穴：百会、上睛明、球后、攒竹、风池、光明、足三里）治疗，针刺30次后，患者视力、视野、平均光敏度、视野平均缺损度、中医证候积分等均较治疗前有改善（$P < 0.05$）。58例眼压控制稳定的原发性开角型青光眼患者随机分为对照组30例和治疗组28例。对照组使用拉坦前列腺素滴眼液控制眼压，治疗组在对照组的基础上配合针刺治疗。针刺后8:00AM、12:00AM、2:00PM、6:00PM时眼压及24小时眼压波动幅度较对照组均降低（$P < 0.05$），治疗组有效率较对照组提高（$P < 0.05$）。针刺联合西药与单纯使用西药相比，视力与神经纤维层厚度、视野平均光敏度值等均有提高（$P < 0.05$），眼压、中医证候评分、视野缺损值降低（$P < 0.05$）。也有研究认为针刺治疗联合降眼压治疗青光眼，不能明显提高患者视力、降低眼压，但可以改善视野光敏度、降低平均缺损值。肝肾阴虚型原发性开角型青光眼患者62例（124只眼），随机分为对照组和治疗组各31例（62只眼）。对照组予以杞菊地黄汤口服联合噻吗心安滴眼液滴眼，治疗组在对照组的基础上加用针刺治疗。治疗后治疗组在视力、眼压及中医证候积分方面均优于对照组（$P < 0.05$）。

2.中药联合西药治疗

将54例正常眼压性青光眼患者分为对照组与试验组各28例，对照组使用拉坦前列素滴眼剂滴眼，试验组在对照组的基础上口服明目地黄汤（即地黄、山茱萸、牡丹皮、山药、茯苓、泽泻、枸杞子、菊花、当归、白芍、蒺藜、煅石决明）治疗3个月后，试验组眼压、视野平均缺损低于对照组（$P < 0.05$）。50例急性闭角型青光眼患者行激光虹膜成形联合虹膜周边切开术后，分为治疗组与对照组，对照组予以常规眼压药物治疗，治疗组在对照组的基础上口服龙胆五苓合剂（龙胆15g、黄芩9g、栀子9g、泽泻10g、通草6g、车前子12g、当归15g、生地黄20g、柴胡10g、生甘草6g、茯苓12g、猪苓10g、桂枝6g、白术10g），随访12个月，治疗组神经纤维层变薄较对照组慢（$P < 0.05$）。

李翔等将60例眼压控制的青光眼患者分为对照组与治疗组各30例，对照组予以甲钴胺片口服，治疗组予以甲钴胺片联合补精益视片口服，治疗组中医证候疗效总有效率86.21%，对照组57.14%，差异有统计学意义（$P < 0.05$），视野平均光敏度值、缺损值也优于对照组（$P < 0.05$），实验研究发现，补精益视片能降低慢性高眼压大鼠模型眼压、提高神经节细胞数量、增加视网膜厚度、上调视网膜PI3K/Akt信号转导通路中p-Akt的表达，从而改善神经节细胞超微结构。口服益气活血汤（葛根30g，党参、丹参各20g，黄芪、芍药、当归各15g，昆布、阿胶各9g，红花、猪苓各12g，海藻6g）联合营养神经药物治疗25例青光眼患者，与单纯使用营养神经药物组相比，眼压、视野缺损值降低（$P < 0.05$），总有效率、视力、视野平均光敏度值提高（$P < 0.05$）。王水纯将56例青光眼引流器植入术后患者，分为对照组与治疗组各28例，对照组口服甲钴胺，治疗组在对照组基础上口服益阴明目合剂（黄精15g、枸杞子10g、五味子10g、石菖蒲10g、当归10g、知母10g、党参10g、麦冬10g），治疗后治疗组平均光敏感度和平均缺损均优于对照组（$P < 0.05$），治疗组低切全血黏度、高切全血黏度、血浆黏度、血细胞比容及纤维蛋白原水平均低于对照组（$P < 0.05$），治疗组超氧化物

歧化酶活性升高（$P < 0.05$），丙二醛水平降低（$P < 0.05$）。说明益阴明目合剂联合甲钴胺可改善患者血液流变学指标，提高机体抗氧化能力，从而保护青光眼引流器植入术后患者视神经。

补肾活血中药（杞菊地黄丸合复方丹参片）可促进慢性高眼压大鼠模型外侧膝状体脑源性神经营养因子表达，上调视网膜NF-κB表达，下调Caspase-9表达，降低眼压，改善神经节细胞超微结构。补肾活血中药联合甲钴胺片治疗原发性闭角型青光眼，与单纯使用甲钴胺片的患者相比，两组患者治疗后视力恢复比较差异有统计学意义（$P < 0.05$），视野平均缺损、平均光敏度、中医证候积分治疗组改善均优于单纯使用甲钴胺片（$P < 0.05$）。

姜涛将80例青光眼性视神经萎缩患者分为对照组与治疗组各40例，对照组予以西医治疗，治疗组在对照组的基础上口服益肝复明汤治疗（党参12g、黄芪12g、白术10g、炙甘草6g、山药10g、枸杞子10g、茯苓10g、菊花10g、柴胡6g、熟地黄15g、当归10g、葛根10g、川芎6g），治疗1个月后，观察组患者视野光敏度高于对照组，视野缺损、眼压低于对照组（$P < 0.05$）。许国忠等将78例青光眼视神经萎缩患者分为3组，对照1组予以西医治疗，对照2组予以中医药辨证治疗，治疗组予以西医联合中医药辨证治疗。肝肾不足证，予以左归饮加减；气血不足证，予以八珍汤加减；肝气郁结证，予以丹栀逍遥散加减；气血瘀滞证，予以通窍活血汤加减。治疗3个月后，观察组在临床症状、生活质量评分、总有效率等方面均优于对照组（$P < 0.05$）。

三、展望

除中医药及中西医结合治疗青光眼外，还有许多单味中药也可对视神经起到保护作用，从而治疗青光眼，如：丹参有抗血小板凝集、抗血栓、改善微循环及抗氧化损伤的作用，在常规降眼压的基础上给予丹参治疗青光眼患者，可提高患者视力，在一定程度上恢复一部分视神经功能；中药川芎的有效成分川芎嗪能降低血液黏度，改善视乳头和视网膜循环；中药葛根中提取的葛根素有改善微循环、降低血管活性物质、保护神经细胞及提高视功能的作用；中药灯盏细辛可改善眼部血流、降低血管阻力，对青光眼视神经损伤有明显保护作用，还可改善视野；银杏叶提取液可改善实验性兔高眼压视网膜缺血再灌注损伤，保护视神经，改善视盘周围血液循环。

已有较多研究表明，针刺、中药治疗各种类型青光眼均可取得较好疗效，中医药联合西医治疗青光眼是目前临床治疗青光眼的趋势，也有研究表明，中药对青光眼视神经短期保护作用可能并不理想。今后仍需更多的多中心、大样本临床观察，以明确中医药对青光眼的临床疗效。不同学者从不同角度运用中医理论治疗青光眼，主要有瘀、郁、虚等，所用中药也有差异，中医精准化治疗青光眼仍需更多的努力。

参考文献

[1] 李凤鸣. 眼科全书. 北京：人民卫生出版社，1999：1877-1879.

[2] Foster P J, Johnson G J. Glaucoma in China：how big is the problem. Br J Ophthalmol, 2001, 85（11）：1277-1282.

[3] 侯若武，章征，杨迪亚，等. 颅内压与眼内压的相关性及对视神经的影响：北京颅眼压力研究

（iCOP）[J]. 中国科学：生命科学，2016，46（12）：1413-1422.

[4] 张青，王宁利，Jonas Jost B，等.跨筛板压力差与青光眼相关关系的研究：邯郸眼病研究[J].眼科，2016，25（4）：225-231.

[5] 杨迪亚，王宁利.重视原发性开角型青光眼的整合眼科学研究[J].中华眼科医学杂志（电子版），2016，6（1）：1-6.

[6] 王宁利，张纯.适用于大样本人群的无创脑脊液压力估算方法的标准与规范[J].眼科，2015，24（2）：139-140.

[7] 李传课.中医眼科学[M].北京：人民卫生出版社，2011：548.

[8] 蒋鹏飞，李新宇，廖林丽，等.《原机启微》中眼科"十八病"病因病机分析[J].亚太传统医药，2019，15（10）：186-188.

[9] 王雁，阿依努·努拉厚，吴鲁华.针刺对青光眼性视神经萎缩患者视觉诱发电位的影响[J].现代中医临床，2019，26（5）：21-24+29.

[10] 彭俊，彭清华，吴权龙.活血化瘀利水明目法治疗外伤性前房积血继发性青光眼临床观察[J].辽宁中医杂志，2010，37（7）：1293-1294.

[11] 彭俊，王英，周亚莎，等.彭清华运用活血利水法治疗疑难眼病验案举隅[J].湖南中医杂志，2016，32（12）：102-105.

[12] 罗萍，彭清华，李波，等.青光安颗粒剂对慢性高眼压兔眼滤过性手术后作用的实验研究[J].中国中西医结合杂志，2000，（S1）：121-122.

[13] 罗萍，彭清华，李波，等.青光安对高眼压兔眼滤过性手术后作用的研究[J].辽宁中医杂志，2000，（9）：428-429.

[14] 刘艳，彭清华.青光安有效组份对兔眼滤过性手术后眼压和滤过道瘢痕组织成纤维细胞的影响[J].中华中医药学刊，2013，31（12）：2610-2613+2864.

[15] 刘艳，彭清华.青光安有效组份对兔眼滤过术后滤过道瘢痕组织成纤维细胞和Ⅰ型胶原蛋白的影响[J].国际眼科杂志，2013，13（5）：845-849.

[16] 刘悦，周亚莎，徐剑，等.青光安Ⅱ号方对慢性高眼压大鼠视网膜热休克蛋白的影响[J].中国中医眼科杂志，2017，27（5）：281-285.

[17] 周亚莎，徐剑，彭俊，等.青光安Ⅱ号对慢性高眼压模型大鼠视网膜GSK-3β及β-catenin mRNA表达影响[J].湖南中医药大学学报，2017，37（10）：1049-1051.

[18] 周亚莎，徐剑，刘悦，等.青光安Ⅱ号对慢性高眼压SD大鼠模型中视网膜PAX6和Ngn1及Ngn2 mRNA表达的影响[J].国际眼科杂志，2017，17（9）：1631-1634.

[19] 陈杰，冯俊.剔络养血明目法对眼压控制稳定的青光眼患者视功能的影响[J].中国中医眼科杂志，2018，28（5）：320-323.

[20] 严立群，魏伟.益气养阴活血化瘀法对青光眼术后视神经的保护作用研究[J].现代中西医结合杂志，2018，27（18）：1972-1974+2042.

[21] 张国坛.疏肝通窍法对原发性闭角型青光眼视功能与肝郁体质改善的相关性研究[D].黑龙江中医药大学，2019.

[22] 孙河，樊晓瑞，董霖雪，等.原发性青光眼与中医肝郁体质关系的研究[J].中国中医眼科杂志，2019，29（1）：42-46.

[23] 王山山，董霖雪，孙河，等.孙河从肝郁论治视神经萎缩经验[J].中国中医眼科杂志，2018，28（4）：239-241.

[24] 刘娇.通窍明目Ⅳ号对闭角型青光眼性视神经萎缩重度视野缺损疗效的临床研究[D].黑龙江中医药大学，2011.

[25] 蔡萧君.基于疏肝通窍法对实验性青光眼基质金属蛋白酶及水通道蛋白表达的影响[D].黑龙江中医药大学，2017.

[26] 赵晓龙. 针药并用对原发性开角型青光眼 RNFL 厚度及 GCIPL 厚度的影响 [D]. 黑龙江中医药大学, 2015.

[27] 李欣, 尹连荣, 高健生, 等. 补肾疏肝中药对早期青光眼视功能保护作用的临床研究 [J]. 北京中医药大学学报, 2015, 38 (2): 134-138.

[28] 陶荣三. 丹栀逍遥散治疗青光眼视神经损害的疗效观察 [J]. 中国实用神经疾病杂志, 2017, 20 (15): 46-49.

[29] 潘永明, 殷悦, 杨鸿飞. 丹栀逍遥散联合复方樟柳碱注射液治疗老年青光眼患者视神经损害的疗效研究 [J]. 实用老年医学, 2019, 33 (5): 491-493.

[30] 吴虎强, 张安婷, 王楠楠, 等. 丹栀逍遥散加减联合针刺治疗青光眼视神经萎缩86例疗效观察 [J]. 云南中医中药杂志, 2017, 38 (10): 50-52.

[31] 杨华, 尹连荣, 高健生, 等. 益精补阳还五汤对中晚期青光眼患者视神经保护作用的临床研究 [J]. 中国中医眼科杂志, 2015, 25 (6): 405-408.

[32] 尹连荣, 高健生. 益精补阳还五汤不同组分对高眼压大鼠视网膜神经节细胞保护差异研究 [J]. 辽宁中医杂志, 2015, 42 (10): 2008-2011+5.

[33] 尹连荣, 徐胜利. 补阳还五汤加减对高眼压大鼠视网膜神经节细胞的保护作用 [J]. 眼科新进展, 2008 (3): 177-180.

[34] 宫晓红, 韦企平, 周剑, 等. 益气活血法治疗青光眼视神经病变的临床观察 [J]. 中国中医眼科杂志, 2012, 22 (2): 113-114.

[35] 羊燕华, 方华. 黄芪对慢性高眼压大鼠视网膜神经节细胞的保护作用及氧化应激的影响 [J]. 中国临床药理学杂志, 2019, 35 (20): 2574-2576.

[36] 尹连荣, 高健生. 黄芪对高眼压大鼠视网膜神经节细胞的保护作用 [J]. 北京中医药大学学报, 2016, 39 (10): 828-832.

[37] 刘健, 张丽霞, 刘洁, 等. 益精杞菊地黄颗粒剂对早期青光眼视神经保护的临床观察 [J]. 中国中医眼科杂志, 2015, 25 (4): 286-289.

[38] 张兆康, 倘孟莹, 滕月, 等. 益精杞菊地黄颗粒对慢性高眼压大鼠视网膜神经节细胞凋亡的影响 [J]. 中国中医眼科杂志, 2018, 28 (6): 363-368.

[39] 张兆康, 倘孟莹, 滕月, 等. 益精杞菊地黄颗粒对慢性高眼压大鼠视网膜 RGCs 凋亡相关因子表达的影响 [J]. 中国中医眼科杂志, 2019, 29 (2): 88-92.

[40] 杜百祥, 刘建利, 刘耀辉, 等. 针药结合治疗原发性青光眼视神经萎缩的疗效观察 [J]. 陕西中医药大学学报, 2017, 40 (2): 59-61.

[41] 孙成成. 针刺治疗青光眼性视神经萎缩的临床疗效分析 [D]. 中国中医科学院, 2017.

[42] 吴虎强, 张安婷, 王楠楠, 等. 针刺配合常规降眼压药对原发性开角型青光眼眼压的影响 [J]. 上海针灸杂志, 2018, 37 (7): 785-788.

[43] 姚菊英, 龚佳怡. 针药合用治疗原发性开角型青光眼临床观察 [J]. 山西中医, 2019, 35 (8): 39-40+42.

[44] 吴虎强. 针刺治疗原发性开角型青光眼视神经损害的临床研究 [D]. 云南中医药大学, 2019.

[45] 尚笑, 李若溪. 针刺配合药物治疗肝肾阴虚型原发性开角型青光眼疗效观察 [J]. 上海针灸杂志, 2019, 38 (3): 307-311.

[46] 董凤, 刘婷. 针刺对青光眼患者视功能影响的临床观察 [J]. 天津中医药, 2019, 36 (4): 363-366.

[47] 杨旭娇. 针药联合对肝肾阴虚型原发性开角型青光眼的临床疗效观察 [D]. 辽宁中医药大学, 2019.

[48] 于静, 王怀洲, 王宁利, 等. 阴虚体质正常眼压性青光眼中医药治疗初探 [J]. 中国中医眼科杂志, 2018, 28 (4): 250-254.

[49] 赵黎, 李青松, 张兴儒, 等. 龙胆五苓合剂治疗急性闭角型青光眼的临床观察 [J]. 中国中医眼科杂志, 2017, 27 (1): 19-23.

[50] 李翔，王桃，贺小张，等．补精益视片联合甲钴胺片治疗眼压控制后青光眼疗效观察 [J]．辽宁中医杂志，2014，41（9）：1793-1796．

[51] 李翔，王桃，柯欣怡．补精益视片对大鼠慢性高眼压模型视网膜损害的影响 [J]．眼科新进展，2015，35（10）：909-912．

[52] 李翔，王桃，柯欣怡，等．补精益视片对大鼠慢性高眼压模型视网膜 p-Akt 表达的影响 [J]．眼科新进展，2015，35（12）：1105-1108．

[53] 解晓斌，李占峰，唐由之．益气活血汤结合西药治疗青光眼术后疗效观察 [J]．陕西中医，2017，38（4）：485-486．

[54] 王水纯．益阴明目合剂辅助甲钴胺对青光眼引流器植入术后患者视神经保护效果及作用机制研究 [J]．现代中西医结合杂志，2017，26（15）：1666-1668．

[55] 李翔，谢钊，郭红建，等．补肾活血中药对大鼠慢性高眼压模型外侧膝状体脑源性神经营养因子表达的影响 [J]．眼科新进展，2012，32（10）：918-921．

[56] 刘红佶，张静，李翔，等．补肾活血中药对慢性高眼压模型视网膜 PI3K/Akt 通路凋亡相关因子 Caspase-9 及 NF-κB 的影响 [J]．中华中医药杂志，2019，34（10）：4788-4791．

[57] 张静，李翔．补肾活血中药治疗原发性闭角型青光眼的临床观察 [J]．湖北中医杂志，2014，36（3）：10-11．

[58] 李翔，郭红建，谢学军，等．补肾活血中药联合甲钴胺片治疗眼压控制后青光眼的疗效观察 [J]．辽宁中医杂志，2010，37（9）：1703-1706．

[59] 姜涛．益肝复明汤联合西医治疗青光眼性视神经萎缩的临床疗效 [J]．临床合理用药杂志，2017，10（15）：96-97．

[60] 许国忠，许琦彬，诸力伟，等．中西医结合治疗青光眼视神经萎缩临床分析 [J]．中华中医药学刊，2014，32（4）：932-934．

[61] 朱利峰．丹参及其制剂的研究进展 [J]．山西职工医学院学报，2002，3（3）：29-30．

[62] 秦大军，祝素英．中西医结合治疗晚期青光眼 [J]．中西医结合眼科杂志，1997，15（2）：88-89．

[63] 蒋幼芹．中药丹参制剂治疗中期及晚期青光眼的探讨 [J]．中草药，1980，11（12）：553-554．

[64] 刘杏，周文炳，葛坚，等．中药川芎嗪治疗原发性开角型青光眼视功能损害的疗效 [J]．中国实用眼科杂志，1999，17（1）：14-17．

[65] 张丽霞，李静贞，高健生，等．川芎嗪对眼压控制下原发性开角型青光眼患者视功能和视网膜血循环的影响 [J]．中国中医眼科杂志，2006（3）：129-132．

[66] 吴沂旎，郝进．川芎嗪对视网膜保护作用机制的研究及临床应用 [J]．中国中医眼科杂志，2012，22（1）：72-75．

[67] 董丽萍，王天佑．葛根素注射液治疗急性脑梗死的疗效观察 [J]．中国中医药科技，2007，14（5）：350．

[68] 郑永福．葛根素注射液治疗视网膜静脉阻塞疗效观察 [J]．现代中西医结合杂志，2001，10（4）：308-309．

[69] 曾敏智，陈振谦．葛根素注射液对视神经挫伤的疗效观察 [J]．中国实用眼科杂志，2002，20（12）：943-944．

[70] 蒋幼芹．眼压已控制的晚期青光眼治疗的探讨 [J]．眼科研究，1991，9（4）：229-232．

[71] 石晶明，蒋幼芹，刘旭阳．灯盏细辛对 NMDA 所致的大鼠视网膜神经元损伤的保护作用 [J]．眼科学报，2004（2）：113-117．

[72] 蒋幼芹，吴振中，莫杏君，等．眼压已控制的晚期青光眼治疗的探讨 [J]．眼科研究，1991，9（4）：229．

[73] 叶长华，蒋幼芹．灯盏细辛对青光眼神经保护作用的临床研究 [J]．眼科研究，2003，16（3）：307．

[74] 叶长华，蒋幼芹．灯盏细辛对青光眼血流的影响 [J]．眼科研究，2003，21（5）：527-530．

[75] 朱益华，蒋幼芹，刘忠浩，等.灯盏细辛注射液对鼠实验性高眼压视神经轴浆运输的影响[J].中华眼科杂志，2000（4）：48-50+84.

[76] 王宁利，孙兴怀，李静贞，等.灯盏细辛治疗青光眼多中心临床研究（英文）[J].国际眼科杂志，2004（4）：587-592.

[77] 范光忠，贺翔鸽.银杏叶对兔实验性高眼压损伤的保护作用[J].中国药学杂志，2001（3）：57-58.

[78] 杨晖，赵秀娟，于强，等.银杏叶提取物制剂对非动脉炎性前部缺血性视神经病变视功能恢复的影响[J].中国眼耳鼻喉科杂志，2015，15（3）：178-180.

[79] 王云松，徐亮，王津津，等.银杏叶提取物对培养大鼠视网膜神经细胞的保护作用[J].眼科研究，2006（1）：24-26.

[80] 李月华，马科，徐亮.银杏叶提取物对急性缺血再灌注后视网膜神经节细胞的保护作用[J].眼科研究，2009，27（8）：660-663.

[81] 杨迎新，吴烈，毕红，等.明目逍遥颗粒对肝郁血虚型开角型青光眼视神经病变的短期疗效[J].中国中医眼科杂志，2012，22（1）：32-34.

第二节　青光眼发病机制的巩膜生物力学研究进展

青光眼是全球首位不可逆性致盲眼病，目前全球青光眼患者已逾7000万。已有研究表明，青光眼是由多种病理因素引起的以视网膜神经节细胞丢失、视神经受损为特征的神经变性疾病，最终导致患者渐进而不可逆的视力损害甚至失明。众所周知，大多数青光眼的主要病理因素是眼压（intraocular pressure，IOP）升高，持续有效地降低眼压仍然是目前阻止和延缓青光眼患者视功能进一步丧失的唯一有效措施。然而，眼压在视神经损伤中的具体角色、眼压升高导致视网膜神经节细胞丢失及视神经受损的力学机制等问题至今并不明确。为此，青光眼发病过程中的生物力学因素研究逐渐成为近年来临床专家和生物力学研究人员关注的热点，期望就此深入了解青光眼发病的生物力学机制，为早期检查及早期诊断和治疗提供新方法。近年来，部分研究者将研究的焦点对准了巩膜的生物力学特性研究，并认为巩膜和巩膜筛板的生物力学特性决定着视乳头的生物力学变化，在眼压升高导致视网膜神经节细胞丢失和视神经受损的过程中起着重要作用。

一、生物力学概念

生物力学是把力学原理与技术应用于生物学，解释生命过程中所发生的各种力学现象而形成的新兴边缘学科。许多疾病的预防、诊断和治疗，都需要我们对其有关的病理生理过程有较为准确的定量认识，而认识过程中生物力学是必不可少的基础。巩膜的生物力学结构是指巩膜的力学行为环境，即有关它的几何学形状、材料性质、结构刚度和对周边组织的力学行为。

负荷作用于生物组织，单位面积的组织所承受的附加压力为应力（stress），组织对这种负荷产生适应性改变，变形量与原来尺寸的比值为应变（strain）。刚度（stiffness）是组织抵抗变形的能力，受组织的力学材料性质、几何学形状和载荷的影响。组织在弹性变形阶段内，应力和对应的应变的比值则称弹性模量（elastic modulus）。由于生物组织的空间形状以及各点承载的负荷不均一，所以生物组织内各部位的应力都不同，且无法直接测量和观察，而只能通过计算得出具体数值，单位为kPa；应变则不同，它可以通过直接测量得出具体数值，通常用百分数表示。

冯元桢（Fung YC）在《活体组织的生物力学特性》一书中指出生物软组织具有黏弹性特性，表现为松弛（strain relaxation）、蠕变（creep）和滞后（hysteresis）的性质。松弛是一个物体发生应变，若此应变保持常数，即固定在一定的变形下，该物体内部的应力将随着时间的延长而减少。蠕变是一个物体受应力作用，若此应力保持常数，该物体将继续发生变形的现象。滞后是一个物体承受循环载荷时，加载的应力-应变曲线与卸载的应力-应变曲线不重合。作为眼部软组织之一的巩膜，同样具有上述特性。

二、巩膜的生物力学结构

眼球近似球形，眼球外壁的前部是角膜，后部绝大部分为白色的巩膜，后部眼球壁由3层组成：巩膜、脉络膜和视网膜，巩膜较坚韧，脉络膜次之，视网膜最柔软，在同一应力水平下，它们的切线模量从视网膜至巩膜依次高一个数量级，所以巩膜在维持眼球形状方面起着关键作用。

巩膜质地坚韧，呈乳白色，主要由致密而相互交错的胶原纤维组成。向前连接角膜；在后部，与视神经交接处的巩膜分内、外两层，外2/3形成巩膜管移行于视神经鞘膜，内1/3呈网眼状，称巩膜筛板，视神经纤维束由此处穿出眼球。巩膜的机械负荷主要来自于眼压，眼压在巩膜内产生应力和应变。

正常人眼巩膜从外到内分为三层：巩膜上层，巩膜实质层和巩膜棕黑板层。巩膜上层由较细的胶原纤维组成，排列方向不规则；巩膜实质层由致密的胶原纤维束组成，胶原纤维束内含无数平行排列的胶原纤维，胶原纤维束表面相互平行，内面向各个方向发出分支又相互融合，形成纤维之间的交错；巩膜棕黑板层由更细小的胶原纤维束组成。在维持巩膜的结构功能和生物力学性质中巩膜胶原起着重要作用。

三、巩膜的生物力学性质

为研究巩膜的生物力学性质，眼科专家和生物力学研究人员对动物眼和人眼巩膜进行了一系列计算机模拟和实验室研究。

早在1969年，Curtin的研究就发现在同等应力水平下，前部巩膜的变形最小，中部的次之，后部巩膜最大。1999年，Uchio等运用有限元模型（finite element models，FEMs）研究巩膜的生物力学性质，通过对巩膜施加轴向力并测量其长度、横截面积和载荷的变化而推测巩膜的应力应变关系，最终得出结论：巩膜是具有各向异性和黏弹性的。Bellezza等认为眼组织所承受的压力取决于眼组织的三维几何形状，巩膜的各个区域所承受的眼压相关载荷及其力学应答均不同。眼压对眼球产生的压力，在非视盘区的巩膜壳内为眼压值的10～17倍；在视盘周围巩膜内为IOP值的30倍；在巩膜管即视神经穿过通道内为眼压值的30～100倍；而在巩膜筛板的筛束内，为IOP值的50～180倍。

Downs等2003年研究了鼠眼和猴眼巩膜的生物力学特性，发现在0～10%的应变范围内，猴眼视盘周围四个象限巩膜的应力应变曲线图无明显差异，而鼠眼则在4%以下的应变范围内，也可观察到视盘周围四个象限的巩膜应力应变曲线有明显差异。随后有学者提出Downs的试验设计与Sato的有类似弊端，即单轴载荷和相当慢的应变改变速率（1%/秒）使得结果并不精确。到2009年，Jill等进一步克服前面研究的设计弊端，运用高速增压系统研究12只离体人眼巩膜生物力学性质的动态变化，通过测量眼球内部压力、眼球直径、巩膜厚度及不同眼内压力下各光学标记处相应的变化，确定了巩膜子午方向和赤道方向的应力应变关系。他们分析发现：巩膜平均最大流变应力在赤道和子午两个方向均为13.89±4.81kPa（范围为6.84～20.37kPa）时，两个方向的平均最大应变有明显差异，在赤道方向为0.041±0.014，在子午方向为0.058±0.018。从而结合以前的各项研究得出结论：巩膜的结构刚度在赤道方向比子午方向明显要大，也即巩膜在赤道方向抗变形能力更强。

Coudrillier等2012年运用膨胀试验对青光眼巩膜和不同年龄正常眼巩膜的生物力学性质对比研究显示：（1）正常眼和青光眼在巩膜厚度方面具有类似的区域变化，即都是视乳头周围巩膜比其他中后部区域巩膜要平均厚100μm，而其他中后部区域中，则是上方和颞侧区域巩膜明显厚于下方和鼻侧区域；（2）正常人眼巩膜在40～90岁厚度会变薄15%左右，而结构刚度在40～80岁会增加3倍。而在应力应变等材料性质方面，他进一步得出结论：（1）在一定应力水平下，不管是赤道还是子午方向，正常人眼视乳头周围巩膜的平均最大应变都比其他区域更大；（2）在一定应力水平下，最大位移发生在巩膜最薄区域即鼻下象限；（3）巩膜组织对膨胀试验的生物力学变化是非线性且依赖应力作用时间和速度的改变而改变的，并在卸荷过程中充分显示出滞后和蠕变的特性。

综合各种计算机模拟和实验研究，我们不难知道：由IOP相关应力产生的巩膜应变依赖于不同区域巩膜胶原结缔组织的不同几何学形状和力学材料性质，也受载荷（IOP）的客观条件影响。

四、眼压升高后巩膜的生物力学变化情况

所有增压系统的光学标记追踪试验和条状巩膜试件的单轴拉伸试验都让我们对巩膜的生物力学特性有了更为全面的了解。这些研究显示：实验性青光眼的早期阶段，巩膜即有眼压相关的机械变形和相应的力学应答，且会把这种机械变形传到视乳头引起青光眼的发展和恶化。那么，眼压升高时，巩膜发生着怎样的生物力学变化呢？

Girard等2009年把猴巩膜安装于特制的增压装置中，运用电子散斑干涉法对其视乳头周围及其他各区域巩膜进行三维位移和几何学形状和厚度的测量，并用有限元反向（inverse finite element）模拟分析巩膜弹性模量和结构刚度，发现：（1）眼压从30mmHg升高到45mmHg的这组巩膜其位移的程度是最小的，而从5mmHg升高到10mmHg的巩膜组则顺应性最好、位移程度最大。（2）眼压从5mmHg升到45mmHg的过程，巩膜的弹性模量和结构刚度都呈非线性变化，各区域在眼压为45mmHg时其平均弹性模量是10mmHg时的3～6倍。（3）眼压升高时，巩膜弹性模量和巩膜厚度呈负相关关系，视乳头周围以外的其他区域巩膜结构刚度与巩膜厚度亦呈负相关关系。（4）一定眼压相关应力水平下，视乳头周围巩膜的平均结构刚度比其他区域更大。并得出结论：巩膜各区域对急性眼压升高的生物力学反应是不均一的、各向相异且呈非线性变化的，眼压大于30mmHg时巩膜会极度变硬，而视乳头周围

巩膜较高的结构刚度则可能是减小视乳头邻近区域变形程度的一种保护机制。这在 Girard 后来的研究中再次得到证实，其对猴巩膜进一步的研究发现，慢性眼压增高所累积的损伤会通过细胞外基质（extracellular matrix，ECM）的重塑导致巩膜变硬，而高眼压时弹性模量的增加恰恰也主要是因为弹性纤维和胶原纤维的改建和重塑。另外 Girard 的结果表明，慢性眼压升高时，越硬的巩膜越不易发生生物力学变化。这一点与很多研究结果的阐述不谋而合：巩膜成纤维细胞的力学应变增加会触发基质金属蛋白酶（matrix matalloproteinases，MMPs）和其特异性抑制剂（tissue inhibitor of matalloproteinases，TIMPs）释放而导致巩膜 ECM 重塑。眼压相关应力引起的巩膜壳膨胀会导致巩膜力学应变增加，但更坚硬的巩膜其相应的应变增加会更小而不足以使成纤维细胞产生生物力学应答。当然这看似与"巩膜会随年龄增加而变硬但老年人更易受青光眼损伤"的事实相矛盾，但如果我们知道巩膜胶原纤维会随年龄增加而变脆弱且其机制与此并不相同，这就不难理解了。

Coudrillier 等 2012 年将青光眼患者和正常人的离体眼进行压力控制的膨胀试验，研究结果显示：所有试验眼均是视乳头周围巩膜比其他中后部区域巩膜平均厚 100μm，但青光眼患者的巩膜平均厚度明显更厚；青光眼患者中后部巩膜的应力应变关系与正常眼巩膜并无明显区别，但相同 IOP 应力水平下视乳头周围巩膜的应变却明显比正常眼要小，尤其是老年人更明显，且这种减小在子午方向比赤道方向更甚。纤维结构刚度的区域差异亦是如此。他们由此推论眼压升高后巩膜的生物力学变化主要集中在邻近视乳头周围的巩膜组织内。一方面，考虑到巩膜承载的眼压相关应力与其厚度是成反比的，但青光眼患者巩膜更厚，可能是其减少眼压相关应力的一种保护机制。另一方面，Coudrillier 对青光眼巩膜的蠕变速度观察则显示：眼压开始升高时，巩膜的机械变形主要由其胶原纤维的绷紧来完成，而随着眼压继续升高，高眼压状态下的巩膜变形主要是胶原纤维的拉伸所致，且青光眼巩膜的蠕变率在视乳头周围区域更小，因为此区域胶原纤维的网状密集结构阻碍了纤维的变形和移位。

五、巩膜对视乳头生物力学变化的影响

从工程力学的角度来看，眼球是一个由其内部压力掌控流入和流出通道的容器。眼压施加了一个正常的压力负荷给眼球内壁，生成所谓的环向应力。这个由眼压生成的环向应力在视盘以外区域主要由坚硬的富含胶原的巩膜承载，柔软的视网膜和神经纤维组织则只能承载极小的应力，也因此遭受眼压升高的压缩应力时视网膜和神经纤维组织则会首当其冲承受，已有的研究表明 5% ～ 8% 的力学应变即会对细胞产生相当大的生物力学影响；环向应力在视盘区域则主要由巩膜筛板的结缔组织承载，并受巩膜管形状和扩张程度的影响。Sigal 等的研究结果更是显示，巩膜的生物力学和视盘的生物力学息息相关，其力学材料性质尤其是结构刚度会直接影响视网膜神经节细胞和视神经胶质细胞所遭受的生物力学刺激和损伤程度。

曾经有学者的研究认为眼压升高会引起筛板向后机械变形，但巩膜却不会受到影响。然而，近年的计算机数学模拟研究则显示，随着眼压的变化，巩膜会发生机械变形，且这种变形在传送至视乳头时对筛板的机械变形有相当大的影响。在这些模拟研究中，由巩膜变形引起的筛板侧面变形甚至要比眼压直接引起筛板前后位移的程度还要大。这与最近运用 3D 组织形态测定和 OCT 技术得出的结果完全符合。专家们基本达成共识，即高眼压状态下，并不只有巩膜筛板发生了相应的生物力学变化，而是巩膜、巩膜筛板、视盘就像一个完整的生物力

学系统，一起完成所有的生物力学应答。

想象一下，把一块坚固厚实的金属（巩膜）和一个有弹性的薄片（筛板）连在一起，当我们拉动金属时，弹性薄片一定会随之而来，这就意味着筛板和视神经组织的变形主要由巩膜的变形程度来决定。眼压升高时，直接的影响是巩膜机械变形、巩膜管扩张，进一步则是筛板从外围绷紧继而变薄，眼压继续升高时筛板向后变形凹陷。Albon等将离体人眼的筛板（lamina cribrosa，LC）用荧光素标记，通过激光扫描共焦显微镜（confocal scanning laser tomography，CSLT）观察发现其表面容积和张力随压力的升高而变化。在实验性青光眼中，持久的后变形使视盘前面的负荷结缔组织较早出现损害，潜在的结缔组织损害使视盘对后续实验中任何水平的眼压都敏感。

为进一步了解巩膜管和LC对急性眼压升高的反应，Bellezza等测量了17只猴双眼在正常和早期青光眼时LC的位置和厚度、巩膜管在LC插入处的直径及视盘连续4μm的矢状切面中前巩膜管壁的几何形状。通过分析发现：（1）LC和巩膜管壁的力学改变在低水平的眼压时，像一张可扩张的蹦床，当眼压从0mmHg升到10mmHg时视乳头周围巩膜向后移位，巩膜管扩张，LC变薄、绷紧。（2）当IOP从10mmHg急升到30mmHg时，LC向后凸，重塑和改建成一个深陷的杯状结构。无独有偶，这一结果在Sigal等的研究中重现。Sigal不但得出以上结论，而且认为筛板的机械变形与巩膜管扩张的关系同样依赖于巩膜的结构刚度和厚度。Norman等对离体人眼的角巩膜壳进行有限元建模研究也得出同样的结论，巩膜的几何学形状尤其是后巩膜的厚度非常明显地影响着视盘对眼压相关应力的生物力学应答，即越厚的巩膜越不易因为眼压相关应力而变形，相应应变越小，巩膜管的扩张和筛板的变形也会越小，从而传递到视乳头神经组织的变形也更小。Eilaghi等则发现眼压急性升高时巩膜的硬度极大地影响着视盘生物力学行为。他将离体人眼的巩膜壳根据其结构刚度值的不同分为柔性巩膜、中性巩膜和硬性巩膜，结果发现不管是生理眼压下（眼压=15mmHg）还是眼压急性升高状态下（眼压=50mmHg），软性巩膜的各区域（包括前部角巩膜、视乳头周围巩膜、筛板前神经组织、筛板、筛板后神经组织、巩膜管-视神经管鞘膜）眼压相关应变都比硬性巩膜要明显大很多。由此他还引申推论，如果个体罹患削弱全身神经结缔组织刚度的疾病（如Marfan's综合征，脆骨病，Ehlers-Danlos综合征），其巩膜胶原可能就更"脆弱"，那么其视乳头会遭受更大的眼压相关应变，而其罹患青光眼视神经病变的危险也会成倍地增加。

六、展望

巩膜生物力学变化的重要影响因素包括各区域胶原纤维的排列和密度（决定巩膜的硬度和各向异性）、眼压变化的速度（因为巩膜具有黏弹性）、一定应变程度载荷施加的时间（因为巩膜应力应变具有非线性关系）等。纵观国内外各项研究，学者们基本达成共识，认为巩膜的生物力学性质和视盘的生物力学变化有很大的关系，且不同个体间的巩膜生物力学性质可能是导致青光眼视神经损害的重要危险因素。但直至目前，仍没有科学的工具能精确地预测什么程度的眼压就会造成不同个体的巩膜产生机械变形导致机械故障，从而最终致视网膜神经节细胞丢失和视神经损伤。有限元模型是一个计算机模拟工具，用来预测在各种不同载荷下，具有不同几何学形状和力学材料性质的生物组织的生物力学行为。而对猴眼和人眼巩膜有限元建模的基础研究，目的在于了解巩膜对力学的反应，即在各种生理和非生理的眼压变化状态下，要保持巩膜和视神经纤维的结构完整、营养均衡、血液和轴浆运输畅通，到底哪个才是最重要的因素。

但即算是眨眼、揉眼或是生物周期节律变化都可能导致眼压急性的、短暂的或是长期的波动，巩膜的几何学形状和力学材料性质也会随着年龄和各种病理因素（眼压相关或非眼压相关）的变化而变化，而巩膜的胶原纤维和弹性蛋白纤维均有高度的各向异性，其ECM的微观结构更是极端复杂，以上这些都导致对青光眼巩膜生物力学的实验室和临床研究变得复杂而任重道远。期待未来眼部临床检查能够获得巩膜和视盘的生物力学模型，结合基础研究的成果，从而得出视神经细胞内环境稳定与眼压、巩膜机械应变、筛板和视盘机械应变的关系。这将能使临床医生能够对不同个体生理和病理眼压的参数水平进行精确预测，最终对不同青光眼患者的安全目标眼压作出更早更精确而个体化的评估。那么，以巩膜为靶向的新一代青光眼治疗和干预措施终将为青光眼的研究翻开新的篇章。

参考文献

[1] Roberts M D，Sigal I A，Liang Y，et al. Changes in the biomechanical response of the optic nerve head in early experimental glaucoma[J]. Invest Ophthalmol Vis Sci，2010，51：5675-5684.

[2] Girard M J A，Suh J-KF，Bottlang M，et al. Biomechanical changes in the sclera of monkey eyes exposed to chronic IOP elevations[J]. Invest Ophthalmol Vis Sci，2011，52：5656 -5669.

[3] Grytz R，Meschke G，Jonas J B. The collagen fibril architecture in the lamina cribrosa and peripapillary sclera predicted by a computational remodeling approach[J]. Biomech Model Mechanobiol，2011，10：371-382.

[4] Voorhees A P，Jan N J，Hua Y，et al. Peripapillary sclera architecture revisited：A tangential fiber model and its biomechanical implications[J]. Acta Biomater，2018，79：113-122.

[5] Coudrillier B，Tian J，Alexander S，et al. Biomechanics of the human posterior sclera：age- and glaucoma-related changes measured using inflation testing[J]. Invest Ophthalmol Vis Sci，2012，53（4）：1714-1728.

[6] Sigal I A，Yang H，Roberts M D，et al. IOP-induced lamina cribrosa deformation and scleral canal expansion：independent or related?[J] Invest Ophthalmol Vis Sci，2011，52（12）：9023-9032.

[7] Sigal I A. Interactions between geometry and mechanical properties on the optic nerve head[J]. Invest Ophthalmol Vis Sci，2009，50：2785-2795.

[8] Agoumi Y，Sharpe G P，Hutchison D M，et al. Laminar and prelaminar tissue displacement during intraocular pressure elevation in glaucoma patients and healthy controls[J]. Ophthalmology，2011，118：52-59.

[9] Pavlatos E，Ma Y，Clayson K，et al. Regional Deformation of the Optic Nerve Head and Peripapillary Sclera During IOP Elevation[J]. Invest Ophthalmol Vis Sci，2018，59（8）：3779-3788.

[10] Norman R E，Flanagan J G，Sigal I A，et al. Finite element modeling of the human sclera：influence on optic nerve head biomechanics and connections with glaucoma[J]. Exp Eye Res,2011,93（1）：4-12.

[11] Eilaghi A，Flanagan J G，Simmons C A，et al. Effects of scleral stiffness properties on optic nerve head biomechanics[J]. Ann Biomed Eng，2010，38（4）：1586-1592.

[12] Schwaner S A，Kight A M，Perry R N，et al. A Methodology for Individual-Specific Modeling of Rat Optic Nerve Head Biomechanics in Glaucoma[J]. J Biomech Eng，2018，140（8）：0845011-08450110.

[13] Pijanka J K，Coudrillier B，Ziegler K. Quantitative Mapping of Collagen Fiber Orientation in Non-glaucoma and Glaucoma Posterior Human Sclera[J]. Invest Ophthalmol Vis Sci，2012，53（9）：5258-5270.

第三节　青光眼滤过性手术抗瘢痕形成新策略

青光眼滤过性手术（glaucoma filtration surgery，GFS）是降低青光眼患者眼压的最有效疗法。临床上，小梁切除术一直广为应用，手术是切除一部分包含小梁网的角巩膜组织从而在前房和结膜下的空间建立一条通道。尽管这一手术能有效地降低眼压，但也极易引起众多的并发症，且GFS术后1年的失败率高达15%。众所周知，结膜和筋膜的过度术后创伤修复，以及随后的瘢痕形成，常常会导致手术失败，而这与术后眼压控制欠佳甚至再次升高，以及随后发生的进行性青光眼视盘凹陷和视野缺损息息相关。

已有的研究表明，使用不同抗瘢痕药物对小梁切除术进行药理学干预会明显改善GFS手术成功率。目前术中术后广泛使用5-氟尿嘧啶和丝裂霉素C，通过减少滤过道瘢痕形成，显著提高了滤过性手术的成功率。然而，通过使用这些抗有丝分裂药物被寄予厚望的滤过性手术，其长期的成功率，并不尽如人意。而且，这些药物的非特异性作用机制可能产生威胁视功能的严重副作用，例如角膜毒性、滤过泡渗漏、滤过泡炎、眼内炎以及低眼压性黄斑病变等。因此，防止滤过性手术失败的治疗新策略仍然需要大量基础和临床研究。

一、创伤修复过程

创伤修复包括一连串紧密联系协调有序的过程，分为早期的凝固和炎症阶段，随后的增殖和修复阶段，以及最终的重塑阶段。组织损伤后，局部血浆蛋白（纤维蛋白原、纤连蛋白和血纤维蛋白溶酶原）和血细胞（红细胞、白细胞和血小板）渗漏，凝血因子迅速活化导致纤维蛋白原转化为纤维蛋白达到凝血状态；同时，机体释放相关激素（组织胺、血清素、前列腺素和白细胞三烯）、细胞因子（白细胞介素-1和干扰素-α2b）以及生长因子（例如，血管内皮生长因子、胎盘生长因子、血小板源生长因子、纤维母细胞生长因子以及转化生长因子-β），导致细胞移动并吸引中性粒细胞、巨噬细胞和淋巴细胞至受损组织，从而进入炎症反应阶段。这一过程的结局就是内皮细胞和纤维母细胞迁移至损伤点，机体进入增殖和修复阶段，在这一阶段新的血管和肉芽组织会生成。最终，组织进入重塑阶段，瘢痕形成，随着时间的推移，纤维母细胞会引起Ⅰ型胶原和弹性蛋白的交联，致使超螺旋胶原结构和更密集的瘢痕组织形成。在小梁切除术后，巩膜瓣的创伤修复当然在所难免，然而，有研究表明，Tenon's囊成纤维细胞对创伤修复和纤维瘢痕形成的启动至关重要。尽管众所周知，滤过泡失败通常在2～3个月后发生，但在术后3～5天，结膜下成纤维细胞的增殖就已经发生。结膜纤维化的进一步发展，是由大量细胞因子和生长因子的释放来调控的，表现为滤过泡处的炎症、血管生成、渐进性纤维母细胞增殖和迁移以及最终的胶原沉积。

二、调控GFS术后瘢痕形成的临床实践

当然，术中温和的组织处理和严格的出血控制，可以有效减少纤维母细胞的活动，但是此类预防策略通常不足以阻止后期的瘢痕形成。因此，临床上常在术中术后使用各种抗炎药和抗增殖药物来抑制创伤修复和瘢痕形成，以期改善功能性滤过泡的存在时间。

1.抗炎药物

皮质类固醇，通过抑制白细胞的聚集和功能及其对血管通透性的影响，大大地调停了炎症反应和创伤修复。其药理效应是局部组织破坏减少，有丝分裂原减少，生长因子释放减少，凝块和纤维蛋白的产生减少，从而致使成纤维细胞活动和创伤修复减弱。因此，皮质类固醇被用作青光眼滤过性手术的常用抗炎药。虽然理论上，它们具有引起类固醇反应的风险，导致眼压升高。且有研究表明，18%～36%的人类对类固醇敏感，对于开角型青光眼患者，因其小梁网组织的特殊形态学变化——如细胞外基质沉积增加以及小梁网细胞功能改变，类固醇诱发的高眼压症患病率甚至可以增加至46%～92%。但是在GFS术后，尽管患者小梁网组织的形态学改变仍然存在，但类固醇敏感在术后却很少见。一项对GFS术后患者应用皮质类固醇的为期10年随访的前瞻性随机研究表明，手术成功后的术眼，术后应用类固醇药物处理，其中82.6%（46例中有38例）眼压稳定。但另外有一项研究表明，在GFS失败后，由于房水必须再次流经已病变的小梁网结构，类固醇诱发的高眼压风险可能再次增加。另外，非类固醇的抗炎药在创伤修复过程中可以抑制炎症反应，然而有研究者认为它们与皮质类固醇相比，效果相差甚远。

2.抗有丝分裂药物

在20世纪80年代初，有人发现抗有丝分裂剂，如5-Fu和MMC，在抑制纤维母细胞活化方面效果显著。虽然这些药物提高了青光眼滤过性手术的成功率，但它们也带来了一系列威胁视功能的严重并发症。随后大量的临床研究表明，低剂量的使用确实大大减少了滤过泡相关的并发症，然而滤过泡失败又变得更加常见，于是，疗效和安全性就这样此消彼长。

（1）5-氟尿嘧啶　5-氟尿嘧啶是一种化疗药物，其抗增殖作用主要是通过对抗嘧啶代谢而实现。它干扰机体内胸腺嘧啶核苷酸的合成，导致DNA合成受到抑制，最终使得细胞死亡。Khaw等认为，对于纤维母细胞的生长，5-Fu是一种有效的抑制剂。研究显示，只要5-Fu持续5分钟的接触，就足以导致人类Tenon's囊成纤维细胞生长停滞，且对其持久抑制。动物实验证明了与不使用5-Fu相比，小梁切除术后联合使用5-Fu，可以明显延长功能性滤过泡的存在时间，减少瘢痕形成和成纤维细胞增殖。然而，因为5-Fu对于所有复制活跃的组织都具有毒性，稍高剂量的5-Fu，就会导致角膜毒性甚至细胞死亡。

（2）丝裂霉素C　丝裂霉素C是另一种抗增殖的化学治疗药物。由于MMC可以干扰细胞周期的任何阶段，它不但会抑制DNA的复制，也会抑制核分裂和蛋白质合成。所以，小梁切除术中使用MMC主要是通过抑制纤维母细胞和内皮细胞增殖，从而抑制创伤修复和滤过道瘢痕形成，提高青光眼手术的成功率。重要的是，在MMC的使用过程中，其剂量和接触时间的掌控至关重要，这直接决定手术成败和整个创伤修复过程。众所周知，术中MMC的短暂接触（2～2.5分钟）与长时间接触（5分钟），对于手术结果的改进是同样有效的。然而，与高剂量的丝裂霉素C（0.02%）相比，低剂量丝裂霉素C（0.002%）的疗效明显降低。当然

除了使用的剂量和周期外，术眼组织接触药物的表面积大小也会影响手术结果。事实上，术中较大面积组织接触丝裂霉素C，才更可能实现和维持目标眼压，且滤过泡瘢痕形成也更少。但MMC相关的细胞毒性和细胞凋亡与薄壁无血管滤过泡的发展息息相关，而后者正是导致顽固性低眼压和眼内炎的罪魁祸首。大量的临床对比试验表明，5-Fu比MMC的副作用更少，但是在改善手术结果方面其效果却明显不如MMC，MMC比5-Fu作用更持久。

三、调控GFS术后瘢痕形成的新型药物

在青光眼滤过性手术后，流经滤过通道并进入滤过泡的房水，包含大量的生长因子。众所周知，与正常人的房水相比，青光眼患者房水中存在的生长因子可以使Tenon's囊成纤维细胞的增殖增加60%。含有这些生长因子的房水流经滤过道，极可能使青光眼患者在滤过性手术后处于滤过道瘢痕形成的高风险中。因此，青光眼患者房水中上调的生长因子，逐渐被认为是新型药物的靶点。许多研究证实，生长因子抑制剂都能明显改进青光眼滤过性手术的最终效果。

1.TGF-β 抑制剂

在创伤修复过程中，TGF-β是一个关键的细胞因子。有学者发现，青光眼患者房水中的TGF-β含量比正常人明显增高。此外，体外实验中TGF-β_2能够有效刺激人类Tenon's囊成纤维细胞的增殖，从而增加成纤维细胞调控的胶原沉积。

Khaw教授等对抑制这一生长因子的策略进行了广泛而深入的研究。他们在人Tenon's囊成纤维细胞的体外实验中发现重组人类单克隆抗体（CAT-152）能够明显阻碍TGF-β_2。在此基础上，其研究小组在家兔青光眼滤过性手术模型中，重复结膜下注射CAT-152（在术后0天、1天、2天、3天和7天，每天1mg/ml），与对照组比较，实验组的手术疗效和功能性滤过泡存活率明显提高。在组织结构上，经CAT-152处理的眼球，显示了较少的胶原沉积，以及明显的滤过泡形成证据，且无明显副作用。随后，他们又发起了一个临床研究，但是由于所使用剂量（1mg/ml）的确切疗效并不理想，这项临床研究被过早地终止了。整联蛋白激酶，是TGF-β信号传导途径的下游因子，Xing等在mRNA和蛋白质水平用RNA干扰抑制ILK表达，发现HTFs在G1细胞周期停滞，细胞周期蛋白D1表达下降。核心蛋白聚糖，一种天然的TGF-β抑制剂，也能显著减少家兔青光眼滤过性手术后瘢痕形成和提高手术疗效，然而到目前为止，没有可用的临床数据。其他TGF-β_2抑制剂，如苏拉明（德国拜耳）、曲尼斯特（日本Kissei）、洛伐他汀（美国默克），以及ALK5抑制剂，也在体外和动物研究中进行过尝试，并取得了满意效果。目前最新的策略则是我们团队正在研究的以PI3K/Akt/Sp1信号通路为目标，将microRNA29b作为研究基础的慢病毒转染进行基因治疗的试验。

2.VEGF抑制剂

众所周知，VEGF在瘢痕形成过程中的作用至关重要。有研究已经证明，青光眼患者房水中VEGF的含量和浓度均明显高于正常眼。除了作为血管生成的有效诱导因子之外，VEGF还可以促进炎症细胞（例如中性粒细胞和巨噬细胞）以及成纤维细胞的迁移。也就是说，它不仅通过血管生成间接刺激组织纤维化，同时也对成纤维细胞的活动具有直接效应。因此，不少学者把VEGF抑制剂作为滤过性手术的潜在抗瘢痕药物进行了广泛研究。近3年国内外

学者研究的抗VEGF药物大致包括：曲妥珠单抗（trastuzumab）、贝伐单抗（bevacizumab）、英夫利昔单抗（infliximab）等。

Van Bergen等首次在家兔的青光眼滤过性手术模型中使用贝伐单抗，方法是单一结膜下注射2.5mg和前房注射5mg，结果表明此方法可以通过增加滤过泡的面积和存活率，从而明显改善手术效果。研究者推测，这与VEGF抑制剂能在治疗初期使血管生成减少，而在后期使组织纤维化减弱有关。另有研究显示，与5-Fu（5mg）处理的滤过泡对比，使用VEGF抑制剂（1.25mg）处理的滤过泡存活时间明显延长；与两种抑制剂的单一疗法相比，贝伐单抗（2.5mg）和5-Fu（5mg）的联合使用可使滤过泡存活率达到100%，且达到显著增强的抗纤维化效应。重要的是，不同亚型的VEGF抑制剂，其疗效和安全性也会大大不同。基于VEGF亚型的不同，有学者把VEGF抑制剂分为选择性的和非选择性的。在改善家兔青光眼手术模型的术后效果上，选择性VEGF165抑制剂哌加他尼钠（美国，辉瑞）远远不如非选择性VEGF抑制剂。的确，Tenon's囊成纤维细胞增殖主要由VEGF121和VEGF189等亚型诱导，而VEGF165对其作用不太明显。

大量临床病例分析表明，结膜下注射不同剂量（1mg、1.25mg和2.5mg）非选择性VEGF抑制剂贝伐单抗，在控制眼压和改善术后效果方面效果理想，和MMC（0.03%，3分钟）对比，在滤过泡形态学特点和IOP降低方面没有显著性差异，而且这些研究还证明抗VEGF药物用于眼部是安全的。

3.胎盘生长因子抑制剂

尽管贝伐单抗可以通过抑制血管生成和胶原蛋白沉积，从而改善手术疗效，但是VEGF拥有促炎症反应的特性，临床上不管是选择性VEGF还是非选择性VEGF对于减少炎症反应都无能为力，而这却恰恰是术后创伤愈合和瘢痕形成的另一项重要进程。有试验表明，在使用贝伐单抗后房水中胎盘生长因子水平上调，可以解释抗VEGF疗法不足以降低青光眼术后炎症反应。与对照组相比，青光眼患者房水中胎盘生长因子水平显著上调。对小鼠小梁切除术的模型进行胎盘生长因子抑制剂的前房注射（5.2mg，Thrombo Genics NV，比利时，勒芬），结果显示，胎盘生长因子抑制剂在增加术后滤过泡面积和存活率方面明显优于其他类药物包括抗VEGF-R2。该研究推测其对手术疗效的作用与减少血管生成和组织纤维化密不可分，但最为重要的应该是与其减少炎症反应有关。因此，胎盘生长因子抑制剂可能在理论上比VEGF抑制剂更加有效，因为只有前者能有效降低炎症反应。

4.其他生长因子、细胞因子和蛋白酶类抑制剂

据报告，在GFS后，其他一些分子，包括生长因子（例如，血小板源性生长因子、干扰素、结缔组织生长因子）、细胞因子（例如，白细胞介素-6、白细胞介素-8、单核细胞趋化蛋白-1以及肿瘤坏死因子-α）以及基质金属蛋白酶（MMP）（例如，MMP-2和MMP-3）会上调。这些因子可以刺激体外Tenon's囊成纤维细胞增殖。而且，在家兔青光眼模型中，抑制其中某些因子能够降低Tenon's囊成纤维细胞增殖，改善手术疗效。然而，这些抑制剂均未达到进入临床试验的标准。

5.ROCK抑制剂

Rho激酶类（ROCK1和ROCK2）是Rho-GTP酶的主要下游效应蛋白，能够调控与细胞

支架重排有关的大量重要细胞的功能，例如细胞形态及其运动性、附着力、收缩程度和分裂过程。已有的研究表明，ROCK在一系列创伤修复过程中都扮演着重要角色，如炎症反应、新生血管生成以及组织纤维化等。ROCK抑制剂在脂多糖刺激诱导的炎症细胞上应用，能够降低NF-κβ的激活，并进一步阻碍前炎性细胞活素的形成，例如白细胞介素-1β/6和肿瘤坏死因子α。体外实验中，增加RhoA在内皮细胞的表达，能明显提高内皮细胞迁移和生成新生血管的能力，这进一步证明了Rho/ROCK通路在创伤修复和瘢痕形成过程中的重要作用。此外，已有研究证明，体外试验中抑制Rho/ROCK通路，能够减弱VEGF-调控的炎性细胞迁移和新生血管生成。重要的是，细胞收缩在Tenon's囊成纤维细胞转化为肌成纤维细胞的过程中必不可少。已知的对抗细胞收缩的方法，一方面，主要是Rho/ROCK通路特异性蛋白激酶抑制剂（Y-27632，瑞士，诺华；HA-1077，日本，参天；H-1152，德国，默克；以及ML-7，德国，默克），它们主要是通过阻碍TGF-β或溶血磷脂酸对Tenon's囊成纤维细胞的诱导而发挥作用。另一方面，Honjo等使用ROCK抑制剂Y-27632进行局部治疗，能够明显改善家兔GFS的远期效果。组织学检查也证实，使用Y-27632处理的滤过泡拥有更少的胶原沉积。基于这些实验成果，我们有理由相信，ROCK抑制剂可以改善GFS的远期结果，成为抗瘢痕治疗的时代新策略。

四、展望

首先，尽管前瞻性临床试验证明，贝伐单抗在抗滤过性青光眼手术后的瘢痕形成方面有明显效果，然而MMC仍然是小梁切除术中最常规使用的临床抗瘢痕药物。当然不可否认，这一研究确实是探索滤过性手术后抗瘢痕化新型策略方面的突破；然而，相关问题却仍需更多的试验和临床数据来解答。如抗VEGF药物最佳给药途径、最佳剂量及最佳重复次数等仍然未知。贝伐单抗在临床实践中是否能够取代抗有丝分裂药物，或者人们是否应该将其看作抗有丝分裂药物的辅助治疗，对这个问题尽管有了一些小型的对比分析和补充研究，但仍然缺乏大样本的随机临床试验。

其次，大量替代性抗瘢痕策略，例如microRNA29b沉默胶原基因、光动力疗法、乳清酸（德国，默克），磷酸鞘氨醇（美国，Lpath），强力霉素（美国，辉瑞），吡非尼酮（美国，InterMune），他克莫司（日本，Astellas Pharma）以及奥曲肽（瑞士，诺华），在改善标准的家兔GFS模型的远期疗效方面，都显示了满意的效果。但迄今为止，几乎没有发现某个药物在大型的前瞻性临床对比试验中有效。所以在临床治疗中，至今仍没有能取代MMC或5-Fu的药物。考虑到单一药物疗法可能导致的耐药性，拓宽治疗途径势在必行。当然，创伤修复过程具有复杂性，将某一个分子作为目标绝不足以阻碍创伤修复和瘢痕形成过程，所以，联合用药应是未来不可忽略的策略。

最后，创伤修复是一个相对较慢的过程，涉及抗瘢痕药物和靶组织（Tenon's囊成纤维细胞）数周到数月的相互作用。因此，未来研究应集中于靶向给药系统的发展，以期改进或延长靶向组织和抗瘢痕分子间的充分接触。迄今，已有少量研究公开发表了5-氟尿嘧啶缓释制剂的临床试验报告。也有研究表明，胶原栓，多元酯以及容纳抗有丝分裂药物的羊膜都能延长家兔GFS模型的滤过泡存活时间。这些数据都是非常有希望的，但是也需要进一步的研究。如果成功，这种改良的药物传输系统可能会显著提高已知抗瘢痕药物的疗效，并且有可能降低其副作用。

由过度创伤修复最终瘢痕形成所导致的滤过性手术失败，仍是一个青光眼领域的重要难题，因为这可能会导致青光眼患者的视功能渐进性丧失。尽管大量研究证明，许多抗纤维化药物可以降低动物模型术后伤口愈合，但是在前瞻性随机临床试验中罕有有效药物。进一步的研究应集中于深入分析已有成果，尝试使用联合治疗，调控多步创伤修复过程；还应集中于延长药物缓释的新方法，改善已知抗瘢痕药物的疗效。最后，我们应小心推断人类疾病管理的临床前发现。动物实例不是人类病理学的精确复制，治疗药物的药代动力学和半衰期可能在动物和人类眼部有所不同。因此，对于进一步的人体临床试验，需要进行长期随访，并严格设置阳性对照组。

参考文献

[1] Sethi A，Mao W，Wordinger R J，et al. Transforming Growth Factor Beta Induces Extracellular Matrix Protein Crosslinking Lysyl Oxidase（LOX）Genes in Human Trabecular Meshwork Cells[J]. Invest Ophthalmol Vis Sci，2011，52：5240-5250.

[2] Matlach J，Panidou E，Grehn F，et al. Large-area versus small-area application of mitomycin C during trabeculectomy[J]. Eur J Ophthalmol，2013，23（5）：670-677.

[3] Spitzer M S，Sat M，Schramm C，et al. Biocompatibility and antifibrotic effect of UV-cross-linked hyaluronate as a release-system for tranilast after trabeculectomy in a rabbit model-a pilot study[J]. Curr Eye Res，2012，37（6）：463-470.

[4] Li N，Cui J，Duan X，Chen H，et al. Suppression of type I collagen expression by miR-29b via PI3K，Akt，and Sp1 pathway in human Tenon's fibroblasts[J]. Invest Ophthalmol Vis Sci，2012，53（3）：1670-1678.

[5] Van Bergen T，Vandewalle E，Van de Veire S，et al. The role of different VEGF isoforms in scar formation after glaucoma filtration surgery[J]. Exp Eye Res，2011，93（5）：689-699.

[6] Xing Y，Cui L，Kang Q. Silencing of ILK attenuates the abnormal proliferation and migration of human Tenon's capsule fibroblasts induced by TGF-beta2[J]. Int J Mol Med，2016，38（2）：407-416.

[7] Zarnowski T，Tulidowicz-Bielak M. Topical bevacizumab is efficacious in the early bleb failure after trabeculectomy[J]. Acta Ophthalmol，2011，89（7）：e605-e606.

[8] Biteli L G，Prata T S. Subconjunctival bevacizumab as an adjuvant in first-time filtration surgery for patients with primary glaucomas[J]. Int Ophthalmol，2013，33（6）：741-746.

[9] Klos-Rola J，Tulidowicz-Bielak M，Zarnowski T. Effects of topical bevacizumab application on early bleb failure after trabeculectomy：observational case series[J]. Clin Ophthalmol，2013，7：1929-1935.

[10] Akkan J U，Cilsim S. Role of subconjunctival bevacizumab as an adjuvant to primary trabeculectomy：a prospective randomized comparative 1-year follow-up study[J]. J Glaucoma，2013.

[11] Nilforushan N，Yadgari M，Kish S K，et al. Subconjunctival bevacizumab versus mitomycin C adjunctive to trabeculectomy[J]. Am J Ophthalmol，2012，153（2）：352-357.

[12] Sengupta S，Venkatesh R，Ravindran R D. Safety and efficacy of using off-label bevacizumab versus mitomycin C to prevent bleb failure in a single-site phacotrabeculectomy by a randomized controlled clinical trial[J]. J Glaucoma，2012，21（7）：450-459.

[13] Lei D，Dong C，Wu W K，et al. Lentiviral Delivery of Small Hairpin RNA Targeting Connective Tissue Growth Factor Blocks Profibrotic Signaling in Tenon's Capsule Fibroblasts[J]. Invest Ophthalmol Vis Sci，2016，57（13）：5171-5180.

[14] Van Bergen T，Jonckx B，Hollanders K，et al. Inhibition of placental growth factor improves surgical outcome of glaucoma surgery[J]. J Cell Mol Med，2013，17（12）：1632-1643.

[15] Inoue T，Kawaji T，Inatani M，et al，Tanihara H. Simultaneous increases in multiple proinflammatory cytokines in the aqueous humor in pseudophakic glaucomatous eyes[J]. J Cataract Refract Surg，2012，38（8）：1389-1397.

[16] Takai Y，Tanito M，Ohira A. Multiplex cytokine analysis of aqueous humor in eyes with primary open-angle glaucoma，exfoliation glaucoma，and cataract[J]. Invest Ophthalmol Vis Sci，2012，53（1）：241-247.

[17] Martin-Martin B，Tovell V，Dahlmann-Noor A H，et al. The effect of MMP inhibitor GM6001 on early fibroblast-mediated collagen matrix contraction is correlated to a decrease in cell protrusive activity[J]. Eur J Cell Biol，2011，90（1）：26-36.

[18] Anand N，Bong C. Deep sclerectomy with bevacizumab and mitomycin C：a comparative study[J]. J Glaucoma，2013.

[19] subconjunctival bevacizumab injection as an adjunct to 5-fluorouracil in the management of scarring after trabeculectomy[J]. Clin Ophthalmol，2013，7：1211-1217.

[20] Saeed A M. Comparative study between trabeculectomy with photodynamic therapy（BCECF-AM）and trabeculectomy with antimetabolite（MMC）in the treatment of primary open angle glaucoma[J]. Clin Ophthalmol，2012，6：1651-1664.

[21] Min J，Lukowski Z L，Levine M A，et al. Comparison of single versus multiple injections of the protein saratin for prolonging bleb survival in a rabbit model[J]. Invest Ophthalmol Vis Sci，2012，53（12）：7625-7630.

[22] Lukowski Z L，Min J，Beattie A R，et al. Prevention of ocular scarring after glaucoma filtering surgery using the monoclonal antibody LT1009（sonepcizumab）in a rabbit model. J Glaucoma，2013，22（2）：145-151.

[23] Zhong H，Sun G，Lin X，et al. Evaluation of pirfenidone as a new postoperative anti-scarring agent in experimental glaucoma surgery[J]. Invest Ophthalmol Vis Sci，2011，52（6）：3136-3142.

[24] Arslan S，Aydemir O，Guler M，et al. Modulation of postoperative scarring with tacrolimus and octreotide in experimental glaucoma filtration surgery[J]. Curr Eye Res，2012，37（3）：228-233.

[25] Li W，Chen W J，Liu W，et al. Homemade lyophilized cross linking amniotic sustained-release drug membrane with anti-scarring role after filtering surgery in rabbit eyes[J]. Int J Ophthalmol，2012，5（5）：555-561.

第四节　OCT测量视网膜神经节细胞复合体在青光眼研究中的进展

青光眼是全球不可逆性致盲眼病的最主要原因，青光眼的早期诊断及定期随访非常重要。青光眼是一种进行性视网膜神经节细胞（retinal ganglion cells，RGC）丢失引起的视神经萎缩及视野缺损的不可逆转的视功能损害性疾病。目前对青光眼的疾病诊断、治疗评估和随访主要聚焦在视野检查，但有研究表明黄斑区视网膜神经节细胞与视盘形态（结构改变）损害均较视野变化（功能改变）更早发生，当出现青光眼特征性视野损害改变时，已有

20%～40%的视网膜神经节细胞丢失。RGC在黄斑区呈多层分布，最致密，该处神经节细胞可达6层。青光眼主要影响视网膜神经节细胞层的轴突和细胞体，即视网膜内层。光学相干断层扫描仪（optical coherence tomography，OCT）是一种非接触性、扫描速度快、分辨率高的影像学检查方法，可以测量视盘、视乳头周围视网膜神经纤维层（peripapillary retinal nerve fiber layer thickness，pRNFL）厚度，但很难将视网膜神经节细胞层和内丛状层分开，部分仪器把神经纤维层、神经节细胞层和内丛状层合在一起测量，并称为神经节细胞复合体或内两层即神经节细胞层和内丛状层（ganglion cell-inner plexiform layer，GCIPL）。视网膜神经纤维层（retinal nerve fiber layer，RNFL）在黄斑部的分布个体差异性大，然而神经节细胞层和内丛状层在正常人群中黄斑椭圆区分布是比较有规律的。

一、GCC的组成及测量方法

GCC包括神经纤维层、神经节细胞层及内丛状层，即称为神经节细胞复合体。神经纤维层包含了节细胞的轴突、胶质细胞和Müller细胞的树突；视网膜神经节细胞层主要由节细胞的胞体组成；内丛状层包含了节细胞的树突和双极细胞、无长突细胞的轴突等轴索纤维。目前用于测量GCC的OCT为谱域OCT（SD-OCT），它比传统的时域OCT（TD-OCT）获得更快的扫描速度，能扫描更多位置，并形成黄斑区3D图像。TD-OCT只能测量黄斑区全层厚度，也有很多研究证实了黄斑厚度诊断青光眼的能力。但因其包括了视网膜全层，而事实上一些层面在青光眼进展中未被累及，导致了特异性及敏感性下降。所以能细化黄斑视网膜分层，使视网膜内层得到定量测量有助于提高青光眼损害的敏感度及特异度。大量研究发现SD-OCT可以测量GCC厚度，其中有3款OCT扫描模式及方法比较常用。

1.RTVue-100 OCT扫描模式及方法

RTVue-100（Optovue，Inc.，Fremont，CA，USA）是最早可以测量并分析GCC厚度的OCT。它的扫描速度为26000A扫描/秒，组织分辨率达5μm。这款OCT具有GCC扫描模式，扫描前需扩瞳，以0.5%的托品酰胺（tropicamide）或是0.5%去氧肾上腺素（phenylephrine）。GCC模式以黄斑颞侧1mm为中心，由1条7mm水平扫描线，15条间隔0.5mm长7mm的垂直扫描线组成7mm×7mm正方形扫描区域，获取时间0.58秒。GCC包括神经纤维层、神经节细胞层及内丛状层。扫描完后GCC分析软件会自动给出中心凹6mm直径圆周面积的平均GCC厚度，上方及下方GCC厚度。

2.Cirrus HD-OCT扫描模式及方法

Cirrus HD-OCT（Carl Zeiss Meditec，software version 6.0）具有节细胞分析（GCA）算法，可精确测量黄斑节细胞 - 内丛状层（ganglion cell-inner plexiform layer，GCIPL）的厚度。其扫描无需散瞳，扫描速度为27000A扫描/秒，进行黄斑模块扫描，信号强度≥6的扫描才进行分析。黄斑模块包含了200×200个轴向扫描，中心凹内部垂直扫描线间隔0.5mm及外部垂直扫描线间隔2mm，测量范围6mm×6mm。扫描完后GCA分析软件测量mRNFL、GCIPL厚度、GCC厚度的指标：平均值、最小值、上方区域、鼻上区域、鼻下区域、下方区域、颞下区域、颞上区域。

3.3D OCT扫描模式及方法

3D OCT（3D OCT-2000 software version 8.00；Topcon，Inc.，Tokyo，Japan）扫描速度50000A扫描/秒，黄斑模块包含了512（垂直扫描）×128（水平扫描），光栅扫描中心凹7mm²，测量中心凹6mm×6mm面积。软件分析自动给出10×10格子的平均、上方及下方GCC厚度、mRNFL、GCIPL厚度。

4.三种扫描方法区别

Azusa Akashi等对比这三种OCT测量GCC的结果，平均GCC厚度诊断青光眼的能力是相似的；而RTVue OCT显示上方GCC厚度的改变诊断青光眼的能力好于Cirrus和3D OCT；诊断性能中Cirrus和3D OCT测量的GCIPL和mRNFL参数有差异，Cirrus测量GCIPL厚度参数显示较高的AUC即受试者曲线下面积（area under the receiver operating characteristic curve，AUC）（平均0.888、上方0.804、下方0.908），而3D OCT的AUC为（平均0.830、上方0.763、下方0.856）；3D OCT测量mRNFL厚度参数显示较高的AUC（平均0.931、上方0.931、下方0.919），优于Cirrus（平均0.868、上方0.742、下方0.908）。

5.GCC与GCIPL的区别

GCC包括神经纤维层、神经节细胞层及内丛状层。GCIPL为内两层，不包括神经纤维层。神经纤维层在黄斑部的分布个体差异性大，然而神经节细胞层和内丛状层在正常人群中黄斑椭圆区分布是比较有规律的。因此，神经节细胞层加内丛状层（GCIPL）的厚度图在病变者与正常人群的偏离值上更具可信性，并且可以减少因为结构的改变而影响弓形缺损的偏离值的判定。GCIPL具有良好的稳定性及可重复性。

二、OCT测量GCC厚度的影响因素

OCT测量GCC厚度可能受到年龄、性别、眼轴长度、种族及信号强度等因素的影响。

1.年龄及性别

在OCT测量中，主要的影响因素之一是年龄相关性GCC厚度变薄。Leung等报道OCT测量GCC厚度与年龄相关，年龄越大，GCC厚度越薄。他们发现每增加10岁，GCC厚度大约减少1.59μm。Kita等研究发现GCC厚度与黄斑外部视网膜厚度在中年人呈正相关。Mwanza等报道神经节细胞内丛状层（GCIPL）变薄与RNFL变薄、老龄、长眼轴及男性有关系。Kim等认为GCC厚度变薄与年龄变老和眼轴加长有关。

2.眼轴长度

随着眼轴长度增加，眼轴增加1mm，平均GCC厚度减少1.56μm。在近视患者中平均GCC厚度是减少的。因此，GCC厚度在青光眼和近视眼都比正常人和正视眼变薄。如果既有青光眼又同时合并近视眼，是很难判断GCC厚度的减少是因为青光眼还是近视眼而减少。这使得OCT诊断合并近视的青光眼有一定的局限性。Shoji等研究通过SD-OCT测量GCC、pRNFL、disc area这三个参数来评估合并有近视的青光眼诊断能力。通过AUC来评估诊断能力，分别为GCC0.954、pRNFL0.826、disc area0.844，所以在诊断合并近视的青光眼测量GCC厚度是最适合的方法。Suda等研究也证实这点，随着时间推移GCC厚度会有明显减少，

因此，他们支持尽管眼轴长度影响测量，GCC厚度测量仍是评估青光眼进展的一个有用的方法。

3.种族

OCT测量GCC厚度因不同种族而有不同的结果。研究发现，非洲人比日本人的GCC厚度薄。同时，发现日本人的正常人群中，GCC厚度与黄斑外部视网膜厚度呈正相关，而匈牙利人并不是这样。

4.信号强度

信号强度也被证实是OCT测量GCC厚度的影响因素之一，Huang等研究发现信号强度影响OCT测量GCC厚度，而且不同的SD-OCT测量GCC厚度、pRNFL厚度有不同的结果；RTVue GCC厚度74.15μm、RTVue pRNFL厚度80.34μm、Spectralis pRNFL厚度71.02μm。Suda等报道进一步延伸和扩展不同的图像质量也会有影响。

三、OCT测量GCC厚度或GCIPL厚度在青光眼中的应用

1.GCC厚度或GCIPL厚度参数测量与功能检查（视野）的相关性

随着OCT设备的进展，黄斑区结构改变在青光眼研究中被展示出来，尤其是黄斑区GCC或GCIPL已经成为一种非常有意义的参数来评价青光眼。标准自动视野计首选用于评估青光眼对应的功能丧失。大量研究已经利用不同测量方法测得视乳头（OHN）或视网膜神经纤维层厚度（RNFL）评估了青光眼结构与功能改变具有显著相关性，并且显示为最适合的参数。但唯一不完美的是，RNFL的神经节细胞轴突来源于不同的区域，这使得它不能很好地显示局部的改变。目前黄斑区的结构与功能改变相关性研究还比较少。早期的研究都是围绕视乳头黄斑束RNFL厚度改变与黄斑功能的相互关系的研究。但是，正常人群RNFL存在很大程度的变化。后续大量的研究开始利用黄斑区GCC或GCIPL来评估青光眼结构与功能的关系。Kim等利用FD-OCT（RTVue-100 GCC scan）测量GCC厚度，SAP行24-2程序视野检查，研究黄斑结构与功能之间的关系。通过比较GCC厚度、RNFL厚度与视野的MD、PSD、VFI之间关系进行线性回归分析和二阶多项模式，二阶多项模式分析显示GCC厚度与MD和VFI之间关系最密切。相比RNFL厚度与视野之间关系，GCC厚度更能提供一个有价值的对结构与功能之间联系的理解。早期青光眼平均GCC厚度AUC高于平均RNFL，但差异不显著，平均GCC厚度和平均RNFL与视野之间关系对早期青光眼具有相似的诊断能力。GCC厚度参数中全部损失量（GLV）具有最高AUC而用于查明早期青光眼。Cho等评估结构与功能之间关系，SAP24-2程序视野检查，记录平均视敏度（MS，记录方式为dB和1/L模式），SD-OCT（RTVue-100，Optovue）记录GCCT、pRNFLT。其中pRNFL用2种模式记录，NHM4（指通过沿视盘周围3.45mm直径环扫，使用地图创建的正面成像由6个环扫和12个线扫输出数据来重新计算RNFL厚度，RNFL1）和RNFL3.45（以3.45mm直径环扫视盘模式测量出RNFL厚度，RNFL2）。结果MS（dB）与全部GCC之间关系（$r=0.445$），上方GCC（$r=0.528$），下方GCC（$r=0.370$），而与全部pRNFL（RNFL1，$r=0.505$；RNFL2，$r=0.498$），上方（RNFL1，$r=0.559$；RNFL2，$r=0.440$），下方（RNFL1，$r=0.535$；RNFL2，$r=0.443$），用

线性回归分析两者之间无显著差异。对数回归分析MS（利用dB和1/L模式）优于线性回归分析。结论GCC厚度与MS之间关系显示优于以往研究的pRNFL与MS之间关系。Shin等认为GCIPL较GCC可重复性好，利用Cirrus HD-OCT测量GCIPL厚度，可以得出6个区域（颞上、上方、鼻上、鼻下、下方、颞下）的GCIPL厚度来探索GCIPL，pRNFL与整个和局部MS之间的关系。结果所有区域GCIPL与MS之间关系具有显著统计学意义。尤其显著的是颞下方GCIPL与对应鼻上方MS关系最密切。平均GCIPL与中心MS之间关系优于颞侧pRNFL，局部MS与下方GCIPL之间关系显示出优于下方pRNFL。因此黄斑区GCIPL厚度的测定提供了更有价值的信息来研究黄斑区域的结构与功能之间关系。Sato等评价结构与功能之间关系，利用微视野MAIA（Macular Integrity Assessment，CenterVue，Padova，Italy）和节细胞分析GCA（Cirrus HD-OCT，ganglion cell analysis，GCA）。结果黄斑VF视敏度与所有区域GCA均显示出显著相关性，最好的是颞下方平均GCA厚度。下方比上方的好，颞侧比鼻侧好。SAP24-2检测黄斑中心视敏度仅用16个刺激点，每个点相隔6°，因此检测是不充分的；另外，中心凹的节细胞是会发生位移的。Ohkubo等利用Topcon 3D-OCT测量RNFL、GCL、GCIP、GCC的厚度，SAP10-2中心10°视野，刺激点68个，来评价黄斑中心结构与视野的关系。结果在中心5.8°视野区域，当调节RGC的位移后，GCL和GCIPL厚度与VF相关系数为（GCL $r^2 = 0.363$–0.729；GCIPL $r^2 = 0.359$–0.715），GCC厚度与视野也成显著相关性。调节RGC的位移可以提高黄斑内层结构与功能关系的敏感性。他们研究发现GCC厚度是评价中心10°结构与功能之间关系的最有用的参数。Kim等采用频域光相干断层扫描（Cirrus HD-OCT）来评估不同严重程度的青光眼患者黄斑平均敏感度（MS）和GCIPL厚度之间的结构-功能关系，并分析MS与pRNFL之间的相关性。结果发现MS和GCIPL的相关性随着青光眼的严重程度增加而加强，但pRNFL与MS之间关系并非如此。在视野前青光眼患者中，其MS与GCIPL和pRNFL之间的相关性并不显著。在中度和进展期青光眼患者中，所有的GCIPL参数和MS之间相关性均具有显著的统计学意义。但是，早期和中期青光眼pRNFL与MS只有中度相关性而在进展期青光眼中则没有任何相关性。提示随着青光眼的进展，GCIPL厚度相比pRNFL厚度和MS之间的结构-功能相关性更强。在进展期青光眼中，GCIPL厚度比pRNFL能够更好地反映出黄斑的功能性损伤。Rao等报道一项横断面研究，运用线性模式分析GCIPL厚度与中心10°视野之间的关系。GCIPL厚度用Cirrus HD-OCT测量。得出结论：黄斑中心凹下方及平均GCIPL厚度与中心视野丢失成显著相关，线性模式是最佳的研究方法。

2.GCC厚度与GCIPL厚度参数测量用于青光眼早期诊断的研究

青光眼的早期诊断对疾病的检测及控制有重要价值，目前主要依靠视盘改变和RNFL厚度的变薄。近来研究发现，黄斑区神经节细胞复合体厚度参数类似于视盘周围RNFL，具有较好的辅助诊断青光眼的能力。Cirrus HD-OCT应用节细胞分析法，使精确测量黄斑神经节细胞-内丛状层（GCIPL）厚度成为可能，有助于提高青光眼损害的敏感度和特异度。霍研佼等探讨高Cirrus HD-OCT测量黄斑神经节细胞-内丛状层（GCIPL）厚度参数在青光眼早期诊断中的作用。用AUC来评价各参数区分正常眼与青光眼的能力：显示正常人和早期青光眼患者的平均GCIPL厚度分别为（84.43 ± 5.27）μm和（69.30 ± 7.71）μm；GCIPL各参数中，AUC值最高的是最小值和颞下区域，其次是平均值、下方区域、颞上区域、鼻上区域；特异性最高的是最小值和颞下区域，其次是平均值，与AUC值最高的前三位顺序一致，且其对应的特异性均为0.933，也是特异性的最高值。最小值及颞下区域具有最好的诊断性能。结论：Cirrus HD-OCT测得的GCIPL厚度参数具有较好区分正常人和早期青光眼患者的能力，可作为青光眼早期诊断的有用工具。Mwanza等比较单纯使用GCIPL及视网膜神经纤维层RNFL，与联合使用GCIPL及RNFL是否能优化HD-OCT在早期青光眼的诊断能力。比较不同参数及参数组合对早期青光眼诊断的敏感性、特异性、阳性似然比（PLR）和阴性似然比（NLR）。结果显示在所有GCIPL参数中，最小值有最好的诊断性能。下方象限是RNFL最好的诊断参数，下方盘沿缺损也是ONH参数中表现最好的。联合GCIPL最小值和RNFL均值能提供最好的诊断性能，相较于单独使用RNFL、ONH及组合GCIPL最小值和下方象限RNFL参数。因此，相对于其他参数组合或者单纯GCIPL及RNFL参数，组合参数（1）GCIPL最小值及RNFL均值或者（2）GCIPL最小值及盘沿面积能提供更好的诊断能力。这一发现对于早期诊断青光眼具有宝贵的临床意义。Yoon等研究中平均GCIPL和RNFL厚度显示出相似的青光眼诊断能力。小型、中型和大型视盘对应的AUC最高的参数分别为平均RNFL、最小GCIPL和下方、颞下方视盘。结果表示黄斑GCIPL、pRNFL和盘沿面积诊断青光眼能力相当，与视盘大小无关。Kim等研究发现在伴随局部RNFL缺损的青光眼检测中，黄斑GCIPL与pRNFL厚度偏差地形图诊断效能相似。徐丽娟等报道比较视网膜黄斑区神经节细胞复合体（GCC）厚度和视盘周围视网膜神经纤维层（pRNFL）厚度各单项指标及两者联合后指标对原发性开角型青光眼（POAG）各期的诊断价值。结果所有眼全周GCC厚度与全周pRNFL厚度具有强相关性。国内近期有研究报道GCC厚度及RNFL检测在原发性慢性闭角型青光眼的早期诊断中的作用。刘是等发现RNFL、GCC均与MD呈明显的正相关。GCC厚度对早期慢性闭角型青光眼的诊断和病情监测具有更佳的临床意义。马英慧等同时也报道了频域OCT检测的GCC厚度对早期慢性闭角型青光眼具有良好的诊断能力。

3.GCC厚度与GCIPL厚度参数在青光眼随访中的意义

青光眼是一种不可逆的致盲性眼病，随访相当重要。目前GCC厚度与GCIPL厚度参数在青光眼随访方面的文献报道较少，仍需进一步大量样本、长时间的随访研究来检验。目前已有研究证实，黄斑区是探测青光眼RGC早期缺损以及缺损是否随时间变化较为理想的部位。同时与视盘相比，黄斑区结构单一，无粗大血管，解剖变异性较少，其检测的可靠性和可重复性较高。Francoz等报道了Cirrus HD-OCT测量的GCIPL厚度参数在正常人、高眼压症及原发性开角型青光眼的可重复性研究中发现GCIPL厚度参数可能是一个很有前途的参数，用于青光眼节细胞损伤的分析。樊宁等利用SD-OCT对101例原发性开角型青光眼（primary open-angle glaucoma，POAG）患者进行了GCC检测，并与正常对照组进行研究，探讨GCC厚度参数检测值随青光眼病情变化的规律，结果显示随着POAG患者病情的发展，GCC厚度逐渐变薄，并且与RNFL厚度和视野的改变有很好的相关性，GCC厚度能够准确敏感地反映青光眼患者视网膜的损害程度。马英慧等研究发现原发性慢性闭角型青光眼（chronic primary angle-closure glaucoma，CPACG）黄斑区GCC厚度参数随青光眼病情的发展逐渐变薄。赵军等追踪观察了一组高眼压患者，在RNFL与GCC的相关性分析中发现，GCC包含的视网膜信息量大于RNFL。从范围来说，平均RNFL的检查范围是视盘4mm大小，平均GCC的扫描范围是黄斑区7mm×7mm的范围；从厚度来说，RNFL只显示神经纤维层的变化，而GCC

显示的是内丛状层、节细胞层和RNFL层三层结构的变化；从准确性来说，GCC测量的主要部位是黄斑区，避免了视盘结构异常。因此，在青光眼损害的评价中，GCC比RNFL更能准确、精细地反映视网膜的损害，成为青光眼损害监测随访的重要指标。金曼曼等研究发现，随着青光眼病情的不断加重，各期青光眼的GCIPL厚度参数均逐渐减少，均具有较好的诊断能力，尤其是中晚期青光眼。另外还发现GCIPL厚度各区域中，颞下方受累最多，其次是下方、上方，而4个象限的RNFL厚度参数中，受累最明显的区域为下方、其次是上方，而在12个点位的RNFL厚度变化上，6、5、7、1点位变薄最明显，其在各青光眼组与正常对照组中相比，其AUC值均比其他位点大，这也说明RNFL厚度与GCIPL厚度区域是相对应的，一致的。Na等对162例279只眼青光眼患者进行为期2.2年的随访观察，黄斑区黄斑容积和颞外侧及下方内侧的厚度进展眼中要快，并认为三个不同检测点的检查都能提供青光眼是否进展的证据，连续的各个程序的共同检查可能更好地探测青光眼的进展。Na等再次对视野前期青光眼（preperimetric glaucoma，PPG）及PG（perimetric glaucoma）进行随访，发现两组进展眼中RNFL6点位厚度（–2.325μm/年）和黄斑区下方外侧区（–2.879μm/年）厚度在所有参数中下降速率最大，PG的患者比PPG在中心凹及下方内侧区域进展较快，而非进展眼中PPG和PG组各检测差异无统计学意义。

四、展望

　　OCT具有分辨率高、非侵入性、可重复性强等优点，可用于早期青光眼的诊断，且具有较高的敏感性及特异性。已有研究表明GCC和GCIPL厚度诊断早期青光眼能力与pRNFL相当。今后的研究应当致力于建立不同年龄组、不同种族人群GCC和GCIPL厚度参数的正常数据库及对青光眼GCC和GCIPL厚度参数变化分析软件的研究做大量的临床试验以及随访研究。未来，有关不同位置视野缺损与GCC和GCIPL厚度相关性研究可能会进一步加深理解GCC和GCIPL在青光眼诊断中的价值。就现阶段来说，用OCT所测得的任何一个单一的结构参数作为诊断指标都不甚理想，对于众多的结构指标，究竟何者最佳尚缺乏共识。国内外学者认为OCT在视野前期青光眼的诊断和随访中具有一定的参考价值和辅助作用，试图通过直接测量GCC的改变来提高对早期青光眼性视神经损害的诊断效能。希望不久的将来，OCT技术测量GCC在青光眼诊断领域能有长足的发展，真正成为青光眼早期诊断和定期随访的不可或缺的手段。

参考文献

[1] Akashi A，Kanamori A，Nakamura M，et al. Comparative assessment for the ability of Cirrus，RTVue，and 3D-OCT to diagnose glaucoma[J]. Invest Ophthalmol Vis Sci，2013，54：4478-4484.

[2] Leung C K，Ye C，Weinreb R N，et al. Impact of age-related change of retinal nerve fiber layer and macular thicknesses on evaluation of glaucoma progression[J]. Ophthalmology，2013，120：2485-2492.

[3] Kita Y，Kita R，Takeyama A，et al. Relationship between macular ganglion cell complex thickness and macular outer retional thickness：a spectral-domain optical coherence tomography study[J]. Clin Experiment Ophthalmol，2013，41：674-682.

[4] Zhao Z，Jiang C. Effect of myopia on ganglion cell complex and peripalillary retinal nerve fiber layer

measurements: a Fourier-domain optical coherence tomography study of young Chinese persons[J]. Clin Experiment Ophthalmol, 2013, 41: 561-566.

[5] Kita Y, Kita R, Takeyama A, et al. Effect of high myopia on glaucoma diagnostic parameters measured with optical coherence tomography[J]. Clin Experiment Ophthalmol, 2014, 42: 722-728.

[6] Suda K, Hangai M, Akagi T, et al. Comparison of longitudinal changes in functional and structural measures for evaluating progression of glaucomatous optic neuropathy[J]. Invest Ophthalmol Vis Sci, 2015, 56: 5477-5484.

[7] Jeoung J W, Choi Y J, Park K H, et al. Macular ganglion cell imaging study: glaucoma diagnostic accuracy of spectral domain optical coherence tomography[J]. Invest Ophthalmol Vis Sci, 2013, 54: 4422-4429.

[8] Nouri-Mahdavi K, Nowroozizadeh S, Nassiri N, et al. Macular ganglion cell inner plexiform layer measurements by spectral domain optical coherence tomography for detection of early glaucoma and comparison to retinal nerve fiber layer measurements[J]. Am J Ophthalmol, 2013, 156: 1297-1307.

[9] Begum V U, Addepalli U K, Yadav R K, et al. Ganglion cell-inner plexiform layer thickness of high definition optical coherence tomography in perimetric and preperimetric glaucoma[J]. Invest Ophthalmol Vis Sci, 2014, 55: 4768-4775.

[10] Shin H Y, Park H Y, Jung K, et al. Comparative study of macular ganglion cell-inner plexiform layer and peripapillary retinal nerve fiber layer measurement: structure-function analysis[J]. Invest Ophthalmol Vis Sci, 2013, 54: 7344-7353.

[11] Sato S, Hirooka K, Baba T, et al. Correlation between the ganglion cell-inner plexiform layer thickness measured with Cirrus HD-OCT and macular visual field sensitivity measured with microperimetry[J]. Invest Ophthalmol Vis Sci, 2013, 54: 3046-3051.

[12] Hood D C, Raza A S, de Moraes CG, et al. Glaucomatous damage of the macular[J]. Prog Retin Eye Res, 2013, 32: 1-21.

[13] Ohkubo S, Higashide T, Udagawa S, et al. Focal relationship between structure and function within the central 10 degrees in glaucoma[J]. Invest Ophthalmol Vis Sci, 2014, 55: 5269-5277.

[14] Rao H L, Qasim M, Raza S, et al. Structure-function relationship in glaucoma using ganglion cell-inner plexiform layer thickness measurements[J]. Invest Ophthalmol Vis Sci, 2015, 56: 3883-3888.

[15] 霍妍佼, 郭彦, 洪浩, 等. 高分辨率OCT测量神经节细胞-内丛状层厚度在青光眼早期诊断中的作用[J]. Ophthalmol CHN, 2013, 22（6）: 374-377.

[16] Mwanza J C, Budenz D L, Godfrey D G, et al. Diagnostic performance of optical coherence tomography ganglion cell-inner plexiform layer thickness measurements in early glaucoma[J]. Ophthalmology, 2014, 121（4）: 849-854.

[17] Yoon M H, Park S J, Kim C Y, et al. Glaucoma diagnostic value of the total macular thickness and ganglion cell-inner plexiform layer thickness according to optic disc area[J]. Br J Ophthalmol, 2014, 98（3）: 315-321.

[18] Kim M J, Park K H, Yoo B W, et al. Comparison of macular GCIPL and peripapillary RNFL deviation maps for detection of glaucomatous eye with localized RNFL defect[J]. Acta Ophthalmol, 2014.

[19] 马英慧, 杨洁, 崔秀成, 等. mGCC及RNFL检测在原发性慢性闭角型青光眼早期诊断中的作用[J]. 中国实用眼科杂志, 2015, 33（10）: 1101-1104.

[20] Francoz M, Fenolland J R, Giraud J M, et al. Reproducibility of macular ganglion cell-inner plexiform layer thickness measurement with cirrus HD-OCT in normal, hypertensive and glaucomatous eyes[J]. Br J Ophthalmol, 2014, 98（3）: 322-328.

[21] Ghasia F F, EL-Dairi M, Freedman S F, et al. Reproducibility of spectral-domain optical coherence tomography measurement in adult and pediatric glaucoma[J]. J Glaucoma, 2015, 24（1）: 55-63.

[22] 樊宁, 黄丽娜, 何靖, 等. 频域OCT检测青光眼视网膜神经节细胞复合体厚度的研究[J]. 中华实验眼科杂志, 2012, 30（8）: 743-747.

[23] Na J H, Sung K R, Lee J R, et al. Detection of glaucomatous progression by spectral-domain optical coherence tomography[J]. Ophthalmolgy, 2013, 120（7）: 1388-1395.

[24] Koustenis A Jr, Harris A, Gross J, et al. Optical coherence tomography angiography: an overview of the technology and an assessment of applications for clinical research[J]. Br J Ophthalmol, 2017, 101（1）: 16-20.

[25] Mwanza J C, Budenz D L. New developments in optical coherence tomography imaging for glaucoma[J]. Curr Opin Ophthalmol, 2018, 29（2）: 121-129.

第五节　青光眼微型引流物Ex-press引流钉研究进展

青光眼是一种神经退行性疾病，其主要特点是进行性的视力下降和视野缺损，是世界上第一位不可逆性致盲眼病，也是可预防和控制的致盲性眼病之一。在世界范围内，50岁以上的人群中，约1%的人患有青光眼，并且这个比例会随着年龄群体的增加而增加。据推测，到2020年，全世界在40～80岁年龄段的人群中，因青光眼而失明的人数将上升至760万，而到2040年，这一数据将达到1118万。在我国，首诊时约2/3的青光眼患者已处于视觉功能障碍的中、晚期，故只能通过药物、激光或者手术来控制眼压、阻止视神经损害及视野缺损进一步进展。

从19世纪开始，用手术来降低眼压、治疗青光眼的方法被逐渐接受。经过近两个世纪的探索，传统经典的小梁切除术联合术中抗瘢痕形成药物丝裂霉素C已成为治疗大多数药物无法控制的青光眼患者的首选手术方法。随着术中预置可调节缝线、术后拆除可调节缝线或者术后激光断线及术后球结膜下注射抗代谢药物5-氟尿嘧啶等复合式的应用，手术对眼压的调控更加灵活，手术成功率也得到了很大提高。即使有如此多的措施，术中及术后并发症仍然存在且不容忽视，如术中前房积血、玻璃体脱出及巩膜损伤等；术后浅前房或无前房、前房积血、滤过泡形成不良、滤过泡感染、眼内炎及低眼压性黄斑病变等不良反应。随着眼科医生及患者对手术远期治疗效果及安全性要求的提高，青光眼的手术方式也迫切地需要更新，以期能有更为先进的手术方式，不仅能达到同样的甚至更好的降眼压效果，还要具有更高的安全性并伴随更少的术中及术后并发症。在这样的背景下，出现了各种新型的手术方式，房水引流物植入手术就是其中之一。目前，房水引流植入物主要包括Molteno装置、Baerveldt装置、Krupin减压阀、Ahmed引流阀及Optimed眼压调节器。植入手术也一直朝着简化手术步骤、减少手术创伤及保证手术安全有效等方向发展。

目前，滤过性手术及房水引流物植入手术仍然占据着青光眼手术的主导地位。同时，微创青光眼手术（micro-incision glaucoma surgery，MIGS）的出现也是发展的必然。微创青光眼手术的手术机制主要分为两大类，第一类为减少房水经小梁网途径的流出阻力，如Ex-press引流钉植入术、小梁消融术、小梁网iStent微型旁路支架植入术、Schlemm管支架植入术、准分子激光小梁切开术及内路Schlemm管成形术等；第二类为通过连接装置来沟通前房与脉络膜上腔，从而增加葡萄膜巩膜通路引流，如Cypass微型支架引流器及GMS金阀等。目前，Ex-press引流钉植入术已经成为国外十分成熟的手术，同时，小梁消融术及小梁网iStent微型旁路支架植入术也相对成熟，其他方法则尚处于临床试验阶段。在我国，Ex-press引流钉植入术也进入了广泛应用的阶段，而其他微创手术方法则尚处于临床研究阶段，甚至尚未引入。

一、Ex-press引流钉的装置介绍

Ex-press于1998年面世，最初由以色列Neve Ilan的Optonol私营公司来制造和营销，2010年美国爱尔康公司收购了这家私营公司，故目前Ex-press引流钉由美国爱尔康公司制造和销售。Ex-press于2002年经美国食品药品监督管理局批准使用，2013年在中国获得国家食品药品监督管理局批准应用。从面世至今，Ex-press引流钉主要有六种型号，R-50型、T-50型、X-50型、X-200型、P-50型及P-200型，其设计示意图如图22-1所示。该系列产品均由医用316L不锈钢材料制成，外径均为400μm，包含一个有利于穿刺角巩膜的尖端、一个可以阻止植入物过深的外固定背板及一个防止植入物脱出的倒钩。倒钩及外固定背板设计都呈一定的角度，中间形成一个槽可以方便Ex-press固定在巩膜面上。其中，R-50型、T-50型、X-50型、P-50型的内径均为50μm，X-200型及P-200型的内径均为200μm。R-50型的长度为2.96mm，而T-50型、X-50型及X-200型的长度均为2.42mm，P-50型及P-200型的长度为2.64mm。已有研究表明，房水流出速度与Ex-press引流通道的长短无关，仅与内径有关，内径200μm比内径50μm的流速高，阻力低，但两种内径的植入物引流道水流均高于正常人眼内流速。从尖端的形状来看，R-50型、P-50型及P-200型均为斜形，而T-50型、X-50型及X-200型均为圆形。R-50型背板的形状是一整个圆盘形，T-50型的外固定背板在原来整个圆盘的基础上再在水平方向有一道凹槽。X-50型及X-200型为水平方向的缺口，而P-50型及P-200型则为垂直方向的缺口。除去主通道外，R-50型有三个小侧孔，而T-50型、X-50型、X-200型、P-50型及P-200型均只有一个侧孔。经过10余年的使用，由于R-50型、T-50型、X-50型及X-200型的设计缺陷如长度过长或过短、尖端圆形设计及背板上无排水通道或通道为水平排水等，现在已经逐渐被淘汰并停止使用。而P-50型及P-200型的斜行尖端有利于角巩膜缘穿刺，全长2.64mm，倒钩与背板间的距离适中，与眼球结构相契合，外固定背板上的垂直排水通道有利于房水排出。这些设计都可减少因植入位置不佳导致手术失败的人为因素。Ex-press靠近末端有一个侧孔，当主通道被堵塞时仍然可以通过侧孔排出房水。这些设计减少了滤过道阻塞的风险。

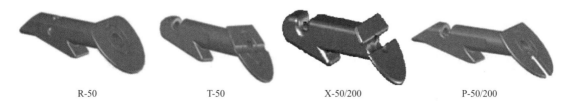

| R-50 | T-50 | X-50/200 | P-50/200 |

图22-1　微型引流物Ex-press引流钉装置设计示意图

Ex-press引流钉是由医用不锈钢材料制成，具有良好的生物相容性，植入人眼球后仅有轻微的炎症反应、纤维渗出及瘢痕反应。Ex-press引流钉虽然由不锈钢材料制成，但相对于其他植入物，其体积很小，不影响头部磁共振成像检查。聂莉等将Ex-press引流钉分别置于猪眼球前房和角巩膜缘，将猪眼球置于3.0T的磁场中心，均未发现其位置移动或旋转，且引流钉周围组织没有明显的灼伤。Mabray等对7位植入Ex-press引流钉并进行头部磁共振成像检查的患者进行跟踪随访。结果表明，在1.5T及3.0T的磁共振检查中，Ex-press引流钉均未发生位置移动及旋转，Ex-press引流钉的存在也不影响头部磁共振成像的检查结果。

二、青光眼微型引流物Ex-press植入术的手术方法

青光眼微型引流物Ex-press植入术是由经典小梁切除术改进而来的，Ex-press引流钉降低眼压的机制与经典的小梁切除术基本相同，均是通过手术建立人工通道，将房水引流到结膜下间隙，形成有功能的滤过泡引流吸收房水，从而降低眼压。但引流钉植入手术操作相对简单。

早期Ex-press植入术不制作巩膜瓣，手术方法十分简单。仅制作一个结膜瓣，直接将预装在Ex-press引流钉植入器上的引流钉于角膜缘灰白交界处穿刺进入前房，缝合结膜瓣，即完成植入过程。虽然这种手术方法简单，对手术操作技术要求低，但是术后并发症却相当高。2005年，Dahan等提出了改良术式。改进后步骤更接近于复合式小梁切除术，局部麻醉下，先做一个3mm×6mm的结膜瓣，然后再做一个5mm×5mm大小且厚度为1/2巩膜厚度的巩膜瓣，用26号针头于角巩膜缘灰白交界处刺入前房，再将引流钉植入穿刺口，缝合巩膜瓣及结膜瓣。此替代手术方法因做了巩膜瓣，成功率高，且术后并发症大大减少。此后，在巩膜瓣下植入Ex-press引流钉的手术方式已逐渐取代直接在结膜瓣下植入Ex-press引流钉的手术方式。

经过近十年的实践，目前Ex-press植入术已经十分成熟。目前较为常用的手术方法为，局麻下，做一个结膜瓣，再结合患者情况做一个3.5mm×3.5mm～5.5mm×5.5mm大小的浅板层巩膜瓣，并结合使用0.2%～0.4%的丝裂霉素C，将预装在植入器上的引流钉于角膜缘灰白交界线处穿刺进入前房，缝合巩膜瓣及结膜瓣即完成植入过程。手术操作相对简单，无需预先穿透深层巩膜，也无需切除部分小梁组织及对应部位的虹膜根部组织。手术学习曲线相对较短。从熟练掌握手术的难易程度来看，此术式更优于经典的复合式小梁切除术。在复合式小梁切除术中，手术技巧非常重要，这对达到合适的滤过量及形成通畅的滤过道至关重要。而Ex-press植入手术在不影响手术效果的前提下，简化了手术步骤，减少了手术的干扰因素。

此外，对于患者术后出现的高眼压情况和滤过泡的处理，也与复合式小梁切除术类似，无需特殊学习。

三、青光眼微型引流物Ex-press植入术的手术适应证

Ex-press引流钉的适用范围相对较广，不仅适用于原发性开角型青光眼，还适用于前房深度基本正常但常规滤过性手术效果差的难治性青光眼，包括各种原因导致的新生血管性青

光眼（neovascular glaucoma，NVG）、多次滤过性手术失败的原发性青光眼、葡萄膜炎性青光眼及各种继发性青光眼（如房角后退性青光眼、上皮内生继发性青光眼、虹膜角膜内皮综合征、色素性青光眼、剥脱综合征、激素性青光眼、Sturge-Weber综合征、继发于玻璃体切除术后的青光眼、继发于穿透性角膜移植术后的青光眼及Axenfeld-Rieger综合征合并青光眼等）。对于需要进行白内障手术治疗的患者，同样可以行Ex-press植入联合白内障手术。

由于Ex-press引流钉植入的位置是前房角，故研究者一般认为并不适用于闭角型青光眼。但闭角型青光眼并不是Ex-press引流钉植入手术的绝对禁忌证，医生应结合患者前房深度等实际情况来决定是否应用。但就目前情况来说，在窄房角的情况下施行手术需格外小心（联合白内障手术除外）。此外，Ex-press引流钉植入手术不适用于婴幼儿型青光眼。由于青少年巩膜韧性较弱，难以保证Ex-press引流钉的适当位置，且缺乏大量长期随访的病例，故将此法应用于青少年患者时，需谨慎选择。

四、青光眼微型引流物Ex-press植入术的疗效

对于药物或者激光甚至一般手术难以控制的青光眼患者，青光眼微型引流物Ex-press植入术的手术疗效确切，手术成功率高。

1.不同型号Ex-press引流钉的疗效比较

不同型号的Ex-press引流钉均有较好的降低眼压效果。Lankaranian等对100例（100只眼）患者行青光眼微型引流物Ex-press植入术，其中84例（84只眼）植入Ex-press R-50，16例（16只眼）植入Ex-press T-50。术后平均随访时间（27.0 ± 13.2）个月。采用Kaplan-Meier法进行分析，总的手术成功率在术后12个月、24个月及36个月时分别为89.9%、83.7%及83.7%。在X-200的应用中，De等对35例（37只眼）原发性开角型青光眼患者行巩膜瓣下的Ex-press X-200植入手术，患者的眼压基线由术前的（27.6 ± 8.7）mmHg降至术后的（12.4 ± 3.4）mmHg，约降低55.1%。术后患者未用降眼压药物的情况下，眼压＜18mmHg及眼压＜15mmHg的手术成功率分别为78.4%及70.3%。Kaplan-Meier分析结果显示，最后随访时，在患者未用药的情况下，眼压＜18mmHg及眼压＜15mmHg的可能性分别为72.6%及47.9%。

2.Ex-press植入术与Ex-press植入联合白内障手术的疗效比较

Kanner等对300例（345只眼）青光眼患者进行分组观察，对其中200例（231只眼）患者仅行巩膜瓣下Ex-press植入手术，对100例（114只眼）患者行巩膜瓣下Ex-press植入联合白内障超声乳化手术。术中均应用了丝裂霉素C。术后1年眼压均值分别为（13.5 ± 6.1）mmHg及（15.1 ± 8.6）mmHg，术后3年眼压均值分别为（16.4 ± 4.1）mmHg及（16.8 ± 5.1）mmHg。生存分析结果显示，术后第1年的手术成功率分别为96.9%及95.6%，术后第3年的手术成功率分别为94.8%及95.6%。这说明无论是否联合白内障手术，Ex-press手术均具有良好的降低眼压效果。

3.青光眼微型引流物Ex-press植入术与小梁切除术的疗效比较

Ex-press在治疗药物或激光甚至一般手术无法控制眼压的青光眼患者时，降低眼压幅度

等于经典的小梁切除术，手术成功率等于甚至优于小梁切除术。

既往曾有多项研究通过对照实验比较二者的降眼压效果及手术成功率，结果显示，青光眼微型引流物Ex-press植入术与小梁切除术的降眼压效果和手术成功率相当。比如，Netland等对120例（120只眼）青光眼患者进行观察，其中，59例为Ex-press组，眼压基线为18.5～44.5mmHg，平均眼压值（25.1±6.0）mmHg。61例为小梁切除术组，眼压基线为18～45mmHg，平均眼压值（26.4±6.9）mmHg。术后随访2年，平均眼压值分别降至（14.7±4.6）mmHg及（14.6±7.1）mmHg，2年内两组患者降眼压效果的差异不具有统计学意义。

此外，Meta分析发现，青光眼微型引流物Ex-press植入术的手术成功率与小梁切除术相当或优于小梁切除术。Wang等在2013年对纳入的8个临床实验，共559例（605只眼）患者进行Meta分析。其中，281只眼纳入Ex-press组，324只眼纳入小梁组。术后两组降眼压效果的差异无统计学意义。Ex-press组与小梁组的累积手术成功率及累积有条件的手术成功率相当。Chen等的Meta分析中纳入4组开角型青光眼临床随机对照试验，包括200例（215只眼）患者。其中，Ex-press组110只眼，小梁组105只眼。患者术后眼压降低值差异无统计学意义。术后1年，两类手术的降眼压效果相当，但是Ex-press组的手术完全成功率更高。Wang等的Meta分析纳入了4组随机对照试验，共292只眼。术后6个月、12个月及24个月眼压降低值差异均无统计学意义，这说明两种术式在降压效果上的差异无统计学意义。术后所使用的降眼压药物减少种数的差异也无统计学意义。Ex-press组的手术完全成功率高于小梁组，而二者有条件的手术成功率相当。

4.Ex-press引流钉植入术与Ahmed引流阀植入术的疗效比较

对于难治性青光眼，Ex-press引流钉植入术比Ahmed引流阀植入术的降低眼压效果更优。Zhang等选择了69例（69只眼）难治性青光眼患者。其中，32例行Ex-press引流钉植入术，37例行Ahmed引流阀植入术。术后随访9个月，患者眼压值分别为从术前的（36.6±9.5）mmHg及（35.4±9.1）mmHg降至术后的（14.1±5.1）mmHg及（17.4±5.8）mmHg；术前平均用药分别为（3.1±0.9）种及（2.9±1.1）种，术后平均用药分别为（0.3±0.4）种及（0.7±0.7）种。Ex-press组与Ahmed组相比，降低眼压幅度更大，更好地减少了术后抗青光眼药物的使用量，手术效果更优。但这方面的研究相对较少，还需要大量的试验进行验证。

5.Ex-press植入术在不同类型继发性青光眼中的应用效果

对于各种特殊类型的继发性青光眼，Ex-press引流钉植入术均具有良好的降低眼压效果。Samkova等对20例（22只眼）不同类型的继发性青光眼患者行Ex-press引流钉植入术。其中，7只眼为NVG，4只眼为外伤后继发性青光眼，6只眼为葡萄膜炎性继发性青光眼，1只眼为剥脱性青光眼。这些患者术后眼压显著降低，局部用药种类减少。

NVG的治疗一直是一个难题，玻璃体腔注射抗血管内皮生长因子药物，如贝伐单抗、雷珠单抗及康柏西普等，能有效减少新生血管的渗透性，促进虹膜和前房角的新生血管消退，降低眼压，为青光眼手术创造时机。而Ex-press引流钉植入术不需要切除虹膜及巩膜组织，故玻璃体腔注射抗血管内皮生长因子药物联合青光眼微型引流物Ex-press植入术治疗NVG可以长期、有效地控制眼压，并保护患者视功能。

6.Ex-press植入术的远期疗效

青光眼微型引流物Ex-press植入术治疗原发性开角型青光眼的远期疗效确切。Gonzalez-Rodrigue等采用随机对照试验的方式选择用药物无法控制的原发性开角型青光眼患者63例（63只眼），对比32只行青光眼微型引流物Ex-press植入术的患眼及31只行小梁切除术的患眼，术后随访3年。Ex-press组与小梁组的平均基线眼压值分别为（22.6±10.3）mmHg及（21.9±6.8）mmHg，术后2年，患者平均眼压分别为（12.5±5.1）mmHg及（10.3±3.7）mmHg，3年后为（13.3±4.5）mmHg及（11.1±4.4）mmHg。手术完全成功定义为在未用降眼压药的情况下，患者眼压为5～18mmHg且患者眼压较治疗前的眼压基线值降低20%；手术有条件的成功则为在使用或不使用降眼压药物的情况下，患者眼压为5～18mmHg且患者眼压较基线值降低20%。2年后的手术完全成功率分别为43%及42%，3年后则分别为35%及38%。有条件的手术成功率在2年后为59%及76%，3年后为52%及61%。两组的远期疗效相当。De等对78例（78只眼）原发性开角型青光眼患者（Ex-press组及小梁组各39只眼）术后随访5年，发现从远期效果来看，Ex-press组及小梁组患者在术后第1年的降压率分别为86.8%及61.5%，术后第2年分别为73.3%及51.3%，术后第3年分别为66.7%及41.0%，术后第4年分别为64.1%及46.2%，术后第5年分别为59.0%及46.2%，故Ex-press组的降压效果优于小梁组。在术后用药方面，Ex-press组及小梁组患者在术后第1年及第5年的用药率分别为12.8%及35.9%、41%及53.9%，故对于原发性开角型青光眼而言，青光眼微型引流物Ex-press植入术是一种长期有效的治疗方法。

五、Ex-press植入术的手术并发症

Ex-press植入术是相对比较安全的手术。但与经典的小梁切除术一样，Ex-press本质上还是一个依赖滤过泡的滤过性手术，同样存在一些并发症。

1.主要术中及术后并发症

目前，关于术中并发症的报道相对较少，主要是前房积血及引流钉尖端接触虹膜等。原因有可能是手术相对安全，也有可能是在研究中未记录这些并发症。而目前报道的在板层巩膜瓣下植入Ex-press引流钉的术后并发症主要包括低眼压、浅前房、前房积血、黄斑水肿、脉络膜脱离、脉络膜上腔出血、脉络膜渗漏、术后高眼压、滤过泡渗漏、滤过泡瘢痕化、感染、眼内炎、术后角膜散光增加及眼部干涩等。还有一些特有的并发症，如引流管堵塞、引流钉脱位等。

2.Ex-press植入术与小梁切除术的术中术后并发症比较

从理论上来说，与Ex-press引流钉植入术相比，小梁切除术需要切除部分小梁组织及对应部位的虹膜根部组织，而虹膜组织血管及神经丰富，术中可能导致出血及牵拉痛等。如果虹膜根部切口较大或者患者睑裂较大不能遮盖虹膜根部切口，则容易出现双瞳，进而导致单眼复视。相对来说，Ex-press引流钉植入手术操作更加简单快捷，手术创面更小，无需损伤眼内组织，术中可更好地保持前房形态。Mariotti等对120例（120只眼）患者进行观察，其中，Ex-press组59例，小梁切除术组61例。发现术中并发症并不常见，Ex-press组中有2例出现结膜穿孔，小梁组有2例（2只眼）出现房水逆流，2例出现虹膜嵌顿，2例出现前房积

血，两组之间的差异无统计学意义。但对于术后并发症，小梁组则高于Ex-press组。其中，Ex-press组出现4例浅前房（6.8%），并出现1例脉络膜渗漏。而小梁组则出现7例浅前房（11.5%），并出现3例脉络膜渗漏。Ex-press组中有10例患者出现并发症，占总数的7.0%，而小梁组则有22例患者出现并发症，占总数的36.1%。故说明Ex-press组术后并发症的发生率低于小梁组。虽然在术后第1天行Ex-press引流钉植入术与复合式小梁切除术的患者视力均有下降，术后最佳矫正视力恢复程度无明显差异，但是从恢复情况来看，前者恢复术前基础视力平均仅需1个月，而后者却平均需要3个月的时间，Ex-press组早期视力恢复的速度要更快一些。Wang等在2013年对8个临床试验，共559例（605只眼）患者的术后情况进行了Meta分析，其中，Ex-press组281只眼，小梁组324只眼。结果显示，Ex-press组患者低眼压及前房积血的发生率明显低于小梁组。Chen等的Meta分析中纳入4组开角型青光眼临床随机对照试验，共200例（215只眼）患者，其中，Ex-press组110只眼，小梁组105只眼。Ex-press组患者发生前房积血的概率远远低于小梁组，但两者其他术后并发症的差异并无统计学意义。Meta分析结果显示，与经典复合式小梁切除术相比，Ex-press引流钉植入术后低眼压及前房积血的概率更低。同时，还可减少低眼压引起的浅前房、黄斑水肿及脉络膜脱离等并发症的发生率，而其他并发症的发生率，两种术式基本相当。

3.Ex-press引流钉植入术对角膜的影响

青光眼微型引流物Ex-press植入术对角膜的影响相对较小。Casini等的研究表明，行Ex-press引流钉植入术后的患者角膜内皮密度并没有明显减少，而行复合式小梁切除术及Ahmed引流阀植入术的患者角膜内皮细胞密度均有减少。故此项指标可作为角膜内皮细胞密度较小患者术式选择的一个重要参考指标。Ates等的研究也同样表明对于角膜情况较差的难治性青光眼患者，与Ahmed引流阀相比，Ex-press引流钉对角膜的损伤更小。对角膜内皮细胞密度较低，术后角膜需要保持清亮的青光眼患者，Ex-press引流钉植入术是一个很好的选择。

六、青光眼微型引流物Ex-press植入术的成本效益分析

因Ex-press价格昂贵，故成本问题是手术的一个重要考虑因素并且不容忽视。就我国的现状而言，虽然Ex-press引流钉植入术与小梁切除术本身的费用相当，但Ex-press引流钉的材料费用远远高于小梁切除术。Patel等比较了加拿大的43位患者，Ex-press引流钉植入术和小梁切除术的手术成功率相当，但就手术费用来说，Ex-press组比小梁组要高956美元，术后总费用Ex-press组比小梁组稍低，Ex-press组为485美元，小梁组为609美元。术后复诊费用方面，Ex-press组为303美元而小梁组为317美元。术后两组的额外费用接近，均为182美元。而两者在青光眼药物费用方面无明显差异。术后总成本（包括后续复诊、额外的治疗及青光眼药物等的费用）两者也基本相当。因为Ex-press引流钉本身比较昂贵，所以Ex-press组的患者手术总费用要高得多。Wang等的Meta分析结果表明，比较1年内的短期手术成本，Ex-press组要比小梁组高，这主要是因为一枚Ex-press引流钉本身就需要900美元，但从长远来看（5年及以上），因Ex-press引流钉植入术成功率高，术后并发症少，术后可节约降眼压药物及再次手术的成本，故Ex-press引流钉植入术成本反而比小梁切除术更低。

七、展望

综上所述，Ex-press引流钉植入术在近几年来飞速发展，在青光眼治疗中的应用越来越多。Ex-press引流钉植入术具有手术过程简单、无学习曲线、手术过程相对安全、降眼压效果好、手术成功率高及术中术后并发症相对较少等诸多优势，但由于Ex-press引流钉价格昂贵，行该手术治疗仍然需综合考虑疗效与安全性。总的来说，Ex-press的出现使得部分青光眼患者有了更多的术式选择。

参考文献

[1] Tham Y C，Li X，Wong T Y，et al. Global prevalence of glaucoma and projections of glaucoma burden through 2040：a systematic review and meta -analysis[J]. Ophthalmology，2014，121：2081-2090.

[2] 陈霄雅，王怀洲，王宁利. 微创青光眼手术新进展[J]. 眼科，2014，23：339-340.

[3] Shaarawy T，Goldberg I，Fechtner R. EX-PRESS glaucoma filtration device：Review of clinical experience and comparison with trabeculectomy[J]. Surv Ophthalmol，2015，60：327-345.

[4] Estermann S，Yuttitham K，Chen J A，et al. Comparative in vitro flow study of 3 different Ex -PRESS miniature glaucoma device models[J]. J Glaucoma，2013，22：209-214.

[5] 聂莉，方爱武. EX-PRESS引流钉行磁共振检查的安全性评价研究[C]. 2014年浙江省眼科年会汇编，杭州：2014.

[6] Mabray M C，Uzelac A，Talbott J F，et al. Ex -PRESS glaucoma filter：an MRI compatible metallic orbital foreign body imaged at 1. 5 and 3T[J]. Clin Radiol，2015，70：28-34.

[7] Chan J E，Netland P A. EX -PRESS Glaucoma Filtration Device：efficacy，safety，and predictability[J]. Med Devices（Auckl），2015，8：381-388.

[8] Netland P A，Sarkisian S R，Moster M R，et al. Randomized，prospective，comparative trial of EX -PRESS glaucoma filtration device versus trabeculectomy（XVT study）[J]. Am J Ophthalmol，2014，157：433-440.

[9] Wagschal L D，Trope G E，Jinapriya D，et al. Prospective Randomized Study Comparing Ex-PRESS to Trabeculectomy：1 -Year Results[J]. J Glaucoma，2015，24：624-629.

[10] Wang W，Zhou M，Huang W，et al. Ex-PRESS implantation versus trabeculectomy in uncontrolled glaucoma：a meta -analysis[J]. Plos One，2013，8：e63591.

[11] Chen G，Li W，Jiang F，et al. Ex-PRESS implantation versus trabeculectomy in open-angle glaucoma：a meta-analysis of randomized controlled clinical trials[J]. Plos One，2014，9：e86045.

[12] Wang L，Sha F，Guo D D，et al. Efficacy and economic analysis of Ex-PRESS implantation versus trabeculectomy in uncontrolled glaucoma：a systematic review and Meta -analysis[J]. Int J Ophthalmol，2016，9：124-131.

[13] Zhang M，Li B，Sun Y. EX -PRESS and ahmed glaucoma valve in treatment of refractory glaucoma[J]. Acta Ophthalmol，2016，94：e382-e383.

[14] Guven Yilmaz S，Yildirim S，Degirmenci C，et al. Evaluation of Ex-PRESS mini glaucoma shunt implantation with preoperative intracameral bevacizumab injection in refractory neovascular glaucoma[J]. Eur J Ophthalmol，2016，10：e5000763.

[15] Gonzalez-Rodriguez J M，Trope G E，Drori -Wagschal L，et al. Comparison of trabeculectomy versus Ex-PRESS：3 -year follow -up[J]. Br J Ophthalmol，2015，99：1-5.

[16] Casini G，Loiudice P，Pellegrini M，et al. Trabeculectomy Versus EX-PRESS Shunt Versus Ahmed Valve Implant：Short-term Effects on Corneal Endothelial Cells[J]. Am J Ophthalmol，2015，160：1185-1190.

[17] Ates H，Palamar M，Yagci A，et al. Trabeculectomy Versus EX-PRESS Shunt Versus Ahmed Valve Implant：Short-term Effects on Corneal Endothelial Cells[J]. Am J Ophthalmol，2016，162：201-202.

[18] Patel H Y，Wagschal L D，Trope G E，et al. Economic analysis of the Ex-PRESS miniature glaucoma device versus trabeculectomy[J]. J Glaucoma，2014，23：385-390.

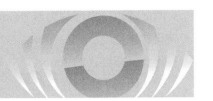

附录

一、眼科相关正常值

（一）解剖生理正常值

眶的深度：男性约为48.3mm，女性约为47mm。

睑裂长度：男性约为28.30mm，女性约为27.14mm。

两侧内眦距离：男性约为33.55mm，女性约为32.84mm，平均约为32.88mm。

两侧外眦距离：男性约为88.88mm，女性约为90.27mm，平均约为86.72mm。

上睑板中部宽：6 ～ 9mm。

下睑板中部宽：约为5mm。

睑板长度：约为29mm。

睑板厚度：约为1mm。

睑缘动脉弓距睑缘：约为3mm。

上睑缘至眉弓距离：约为20mm。

泪液在正常状态下泪腺每日分泌量：在清醒的16小时内为0.5 ～ 0.6ml。

泪液：比重约为1.008，pH值为7.35 ～ 7.45。

泪点：直径0.2 ～ 0.3mm。

泪小管：长度约为10mm，管径0.5mm，泪小管垂直部长1.5 ～ 2mm。

泪囊：平均长约12mm，宽4 ～ 7mm，上1/3位于内眦韧带上方，下2/3在内眦韧带下方。

眼球：前后径约24mm，垂直径23mm，水平径23.5mm。

角膜：横径为11.5 ～ 12mm，垂直径为10.5 ～ 11mm。

角膜厚度：中央部为0.5 ～ 0.55mm，周边部约为1mm。

角膜曲率半径：前面约为7.8mm，后面约为6.8mm。

角膜屈光力：前面+48.83D，后面-5.88D，总屈光力+43D。

角膜屈光指数：约为1.337。

角膜内皮细胞数：$2899 \pm 410/mm^2$。

角膜缘宽度：1.5 ～ 2mm。

巩膜厚度：后极部约为1mm，赤道部为0.4 ～ 0.5mm，直肌附着处约为0.3mm。

前房深度：2.75mm ± 0.03mm。

瞳孔直径：为2.5 ～ 4mm（双眼差＜0.25mm）。

两眼瞳距：男性约为60.9mm，女性约为58.3mm。

睫状体宽度：6～7mm。

睫状冠宽度：约2mm。

睫状体扁平部：在角膜缘后2～6.7mm（手术时取角膜缘后3.5～4mm）。

晶状体直径：9～10mm。

晶状体厚度：4～5mm。

晶状体曲率半径：前面约为10mm，后面约为6mm。

晶状体屈光力：前面约为+7D，后面约为+11.66D，总屈光力约为+19D。

视网膜动脉与静脉直径比例：约为2：3。

视神经长度：全长42～47mm，球内段长约1mm，眶内段长25～30mm，管内段长6～10mm，颅内段长约10mm。

眼外肌距角膜缘距离：内直肌约5.5mm，外直肌约6.9mm，下直肌约6.5mm，上直肌约7.7mm。

（二）检查部分

正常远视力（5m处）：1.0～1.5。

正常近视力（30cm处）：1.0～1.5。

Schirmer泪液分泌试验：35mm×5mm滤纸，一端折5mm，挂于睑缘内侧1/3处，5分钟滤纸被泪液渗湿的长度，正常平均为15mm，不足5mm为异常。

视野检查：用直径3mm的白色视标检查周边视野，正常为颞侧90°，鼻侧60°，上方55°，下方70°。蓝色、红色、绿色视野依次递减10°左右。

生理盲点：呈长椭圆形，垂直径为7.5°±2.0°，横径为5.5°±2.0°，其中心在注视点外侧15.5°，水平中线下1.5°处。

眼压和青光眼的数据：

正常眼压10～21mmHg。

双眼眼压差≤5mmHg。

24小时眼压波动≤8mmHg。

视盘杯/盘（C/D）：正常值≤0.3，异常值≥0.6，两眼差≤0.2。

巩膜硬度（E）：正常值0.0215。

房水流畅系数（C）：正常值0.19～0.65，病理值≤0.13。

房水流量（F）：正常值1.838±0.050，分泌过高＞4.5。

压畅比（P/C）：正常值≤100，病理值≥120。

饮水试验：饮水前后相差正常值≤5mmHg，病理值≥8mmHg。

暗室试验：试验前后眼压相差正常值≤5mmHg，病理值≥8mmHg。

暗室加俯卧试验：试验前后眼压相差正常值≤5mmHg，病理值≥8mmHg。

荧光素眼底血管造影：臂-脉络膜循环时间平均8.4秒，臂-视网膜循环时间为7～12秒。

二、与青光眼相关的中医文献摘录

（一）绿风内障

1.《外台秘要·二十一卷·眼疾品类不同候》："如瞳子翳绿色者，名为绿翳青盲。皆是虚风所作，当觉急须即疗，汤丸散煎针灸，禁慎以驱疾势。若眼自闇多时，不复可疗。此疾之源，皆从内肝管缺，眼孔不通所致也。"

2.《太平圣惠方》："治绿风内障。肝肺风热壅滞。见红白黑花。头额偏疼。渐渐昏暗。不见物者。宜服羚羊角丸。"

3.《秘传眼科龙木论·绿风内障》："此眼初患之时，头旋，额角偏痛，连眼睑骨及鼻颊骨痛，眼内痛涩见花。或因恶心痛甚欲吐，或因呕逆后，便令一眼先患，然后相牵俱损。目前生花，或红或黑，为肝肺受劳，致令然也。宜服羚羊角饮子、还睛圆。兼针诸穴，眉骨血脉，令住却疾势也。歌曰：初患头旋偏头痛，额角相牵是绿风；眼眶连鼻时时痛，闷涩生花黑白红；肝脏只因先患左，肺家右眼作先锋；绩后相牵多总患，缘他脉带气相通；风劳入肺肝家壅，客热浅流到肾宫；秘涩大肠犹自可，每觉心烦上筑胸；必是有时加呕逆，风疾积聚在心中；羚羊汤药须当服，还睛圆散方成功；频针眉骨兼诸穴，能令病本减行踪；忌针督脉多出血，恐因此后转昏朦；瞳子开张三曜绝，妙药名医更谩逢。

羚羊角饮子：治绿风内障。羚羊角、防风、知母、人参、茯苓、黑参、桔梗各二两，细辛三两、黄芩、车前子各一两。上捣，罗为细末，以水一盏，散一钱，煎至五分，去粗，食后温服。

还睛圆：治绿风内障。茺蔚子、防风各二两，人参、决明子、车前子、芎藭、细辛各一两。上捣，罗为细末，炼蜜为圆，如梧桐子大，空心，茶下十圆。"

4.《原机启微·气为怒伤散而不聚之病》："气阳物，类天之云雾，性本动。聚，其体也，聚为阴，是阳中之阴，乃离中有水之象，阳外阴内故聚也。纯阳，故不聚也。不聚则散，散则经络不收。……足厥阴肝主目，在志为怒，怒甚伤肝，伤脾胃则气不聚，伤肝则神水散，何则，神水亦气聚也，……一证因为暴怒，神水随散，光遂不收，都无初渐之次，此一得永不复治之证也。又一证为物所击，神水散，如暴怒之证，亦不复治。"

5.《医方类聚·龙树菩萨眼论》在"辨诸般眼病疾不同随状所疗三十篇"中说："若眼初觉患者，头微旋，额角偏痛，连眼眶骨，及鼻额时时痛，眼涩，兼有花睛时痛，是风兼劳热为主。初患皆从一眼前恶（此作"坏"之意），恶后必相牵俱损。其状妇人患多于男子，皆因产节后，状（按文义应为"将"）息失度，及细作绣画，用眼力劳损。或有三五年即双暗。有风热盛，不经旬月，即俱损之，此是毒热入脑，及肝肾劳，受其热气所致。古方皆为绿盲。初觉即急疗之，先服汤丸，将息慎护，针刺依法疗之，即住疾热。宜服羚羊角饮子三五剂，还睛丸、通明镇肝丸，及针丘墟、解溪穴，常引令风气下。忌针眦脉出血，头上并不宜针灸之也。若瞳人开张，兼有青色，绝见三光者，拱手无方可救，皆因谬治及晚故也。"

6.《证治准绳·杂病·七窍门》："绿映瞳神证：瞳神乍看无异，久之专精熟视，乃见其深处隐隐绿色。自视亦渐觉昏渺，病甚始觉深绿而变有气动之患。盖痰火湿热，害及于清纯太和之元气也。久而不治，反有触犯者，为如金青盲等证。其日中及日映红光处看瞳神有绿色，而彼自视不昏者，乃红光烁于瞳神，照映黑红相射而光映为绿之故，非绿色自生之谓。及春复，瞳神亦觉色微微绿莹者，乃肝胆清纯之正气，而视亦不昏，不可误认为此。但觉昏眇，而神绿色明处暗处看之皆一般气浊不清者，是此证也。"

7.《证治准绳·杂病·七窍门》："绿风内障证：瞳神气色浊而不清，其色如黄云之笼翠岫，似蓝靛之合藤黄，乃青风变重之证，久则变为黄风。虽曰头风所致，亦由痰湿所攻，火郁忧思忿怒之过。若伤寒、疟疾、热蒸，先散瞳神，而后绿后黄；前后并无头痛者，乃痰湿攻伤真气，神膏耗涸，是以色变也。盖久郁则热胜，热胜则肝木之风邪起，故瞳愈散愈黄。大凡病到绿风，危极矣。十有九不能治也。一云，此病初患则头旋，两额角相牵，瞳人连鼻鬲（通膈）皆痛，或时红、白花起，或先左而后右，或先右而后左，或两眼同发，或吐逆。乃肺之病，肝受热则先左，肺受热则先右，肝肺同病则齐发。先服羚羊角散，后服还睛散。"

8.《审视瑶函·绿风障症》："绿风内障其色绿，重是青风轻是黄。视物昏冥浓雾密，头旋风痰火气伤。瞳神甚大害尤速，少失调治散渐黄。目病若到如此际，看看渐失本来光。

此症专言瞳神气色浊而不清，其色如黄云之笼翠岫，似蓝靛之合藤黄，乃青风炎重之症。久则变为黄风，虽曰头风所致，亦由痰湿所攻，火郁忧思忿急之故。若伤寒疟疾热蒸，先散瞳神，而后绿后黄。前后并无头痛者，乃痰湿攻伤其气，神膏耗涸，是以色变也。然虽如是，盖久郁则热胜，热胜则肝之风邪起矣。故瞳神愈散愈黄。大凡病到绿风，极为危者，十有九不能治也。宜服：

羚羊角散：治痰湿攻伤，绿风内障。羚羊角锉细末、薄荷、羌活、半夏炙各钱半，白菊花、川乌炮、川芎、防风、车前子各五钱，细辛二钱。上为末，每服三钱，生姜三片，水二盏，煎一盏，去滓服，或荆芥汤调下。

羚羊角散：治绿风内障，头旋目痛，眼内痛涩者服。如痰湿攻伤者，服聚星障症羚羊角散，见卷三。羚羊角锉末、防风、知母、人参、黑玄参、茯苓、黄芩、桔梗、车前子各一两，细辛二两。上为粗末，每服三钱，白水煎，食后温服。"

9.《眼科金镜·绿风症》："绿风初患，头旋，两额角相牵，连鼻隔皆痛。或时红白花起。肝受热则先左，肺受热则先右。此肝肺同病，则左右齐发。先服羚羊角散，后服还睛散。

羚羊角散：治绿风内障昏花。白菊花、防风、川芎、羌活、车前子、川乌、细辛各五钱，半夏、羚羊角、薄荷各二钱半。上为细末，每二钱，生姜、荆芥煎汤调下，或煎服。

还睛丸：治症同上。石决明、覆盆子、茺蔚子各二两，楮实炒、人参、细辛、防风、白茯苓、甘菊花、柏子仁、川芎各一两。上为末，炼蜜丸如桐子大，温水下三十丸。"

（二）青风内障

1.《太平圣惠方》："治青风内障瞳仁。虽在昏暗。渐不见物。状如青盲。宜服葳蕤散方。""治眼浮花散。渐渐昏曚。或青风内障。宜服羚羊角散方。"

2.《圣济总录》："治眼渐昏及睹浮花，恐变成青风内障，羚羊角饮方。""络却二穴，一名强阳，又名脑盖，在通天后一寸五分，足太阳脉气所发。治青风内障，目无所见，头眩耳鸣，可灸三壮。"

3.《秘传眼科龙木论·青风内障》："此眼初患之时，微有痛涩，头旋脑痛，或眼先见花或无花，瞳人不开不大，渐渐昏暗，或因劳倦，渐加昏暗。宜令将息，便须服药，终久结为内障。不宜针拨，皆因五脏虚劳所作，致令然也。宜服羚羊角汤、还睛散，即瘥。歌曰：曾无痒痛本原形，一眼先昏后得名；瞳子端然如不患，青风便是此源因；初时微有头眩闷，或见花生又不生；忽因劳倦加昏暗，知尔还应自失惊；服药更须将息到，莫遣风劳更发萌；须服羚羊汤与散，还睛坠翳自相应；头摩膏药频频上，免使双眸失却明；患者无知远此法，他时还道是前生。

羚羊角汤：治青风内障。羚羊角、人参、黑参、地骨皮、羌活各一两，车前子一两半。上捣，罗为细末，以水一盏，散一钱，煎至五分，去粗，食远服。

还睛散：治青风内障。人参、车前子、地骨皮、茯苓各二两，细辛、防风、芎、羌活各三两。上捣，罗为细末，以水一盏，散一钱，煎至五分，去粗，食后温服。"

4.《证治准绳·杂病·七窍门》："青风内障证，视瞳神内有气色昏蒙，如青山笼淡烟也。然自视尚见，但比平时光华则昏蒙日进，急宜治之，免变绿色。变绿色则病甚而光没矣。阴虚血少之人及竭劳心思，忧郁忿恚，用意太过者，每有此患。然无头风痰气夹攻者，则无此患。病至此亦危矣，不知其危而不急救者，盲在旦夕耳。羚羊角汤，白附子丸，补肾磁石丸，羚羊角散，还睛散。"

5.《证治准绳·类方》 羚羊角汤：治青风内障，劳倦，加昏重，头旋脑痛，眼内痛涩者。羚羊角、人参、玄参、地骨皮、羌活各一两，车前子一两半。上为末，以水一盏，散一钱，煎至五分，食后去滓温服。

娄全善云：此方并后羚羊角散、补肝散、羚羊角引子，皆以羚羊角、玄参、细辛、羌活、防风、车前子为君，盖羚羊角行厥阴经药也。丹溪云，羚羊角入厥阴经甚捷是也，玄参、细辛行少阴经药也。海藏云，玄参治空中氤氲之气，无根之火为圣药也。羌活、防风、车前子行太阳经药也。如筋脉枯涩者，诸方中更加夏枯草，能散结气，有补养厥阴血脉之功，尝试之有验。然此诸方又当悟邪之所在，若气脱者，必与参膏相半之；气虚者，必与东垣补胃人参汤、益气聪明汤之类相半服之；血虚者，必与熟地黄丸之类相兼服之，更能内观静守，不干尘累，使阴气平伏，方许作效。

杏仁方：治肝肾风虚，瞳人带青，眼多黑暗，润泽脏腑，洗垢开光，能驱风明目。上用杏仁五枚，去皮尖。五更初就床端坐，勿言勿呼，息虑澄神，嚼杏仁一粒，勿咽，逐一细嚼伍粒，候津液满口，分为三咽，直入肝肾，惟在久而成功。

羚羊角散：治绿风内障，头旋目痛，眼内痛涩者。羚羊角、防风、知母、人参、茯苓、玄参、黄芩、桔梗、车前子各一两，细辛三两。上为细末，以水一盏，散一钱，煎至五分，食后去渣温服。

又羚羊角散：治绿风内障。白菊花、川乌（炮）、川芎、车前子、防风各五钱，羌活、半夏、羚羊角、薄荷各二钱半，细辛二钱。上生姜煎服，或为末，荆芥汤调服。"

6.《审视瑶函·青风障症》:"青风内障肝胆病,精液亏兮气不正。哭泣忧郁风气痰,几般难使阳光静。莫教绿色上瞳神,散失光华休怨命。

此症专言视瞳神内有气色昏朦,如青山笼淡烟也。然自视尚见,但比平时光华则昏朦日进,急宜治之,免变绿色,则病甚而光没,阴虚血少之人,及竭劳心思,忧郁忿恚,用意太过者,每有此患,然无头风痰气火攻者,则无此患,病至可畏,危已甚矣。不知其危而不急救者,盲在反掌耳。宜服:

羚羊角汤:治青风内障,劳倦加昏重,头旋脑痛,眼内痛涩者。人参、车前子、玄参、地骨皮、羌活、羚羊角_{剉末},各等分。上剉剂。白水二盅,煎至八分,去滓,食后服。

楼全善曰:诸方以羚羊角、玄参、细辛、羌活、防风、车前子为君,羚羊角行厥阴经药也。丹溪云:羚羊角入厥阴经甚捷是也。玄参、细辛行少阴经药也。海藏云:玄参治空中氤氲之气,无根之火,为圣药也。羌活、防风、车前子行太阴经药也。如筋脉枯涩者诸方中,更加夏枯草,能散结气,有补养厥阴血脉之功。其草三月开花,逢夏即枯,盖秉纯阳之气也。至哉斯言,故治厥阴目痛如神,以阳治阴也。尝试之有验,然此诸方,又当知邪之所在。若气脱者,必与参膏相半服之;气虚者,必与东垣补胃人参汤、益气聪明汤之类相半服之;血虚者,必与熟地黄丸之类相兼服之。更能内观静守,不干尘劳,使阴气平伏,方许有效。"

7.《眼科金镜·青风症》:"青风,此症不痛不痒,瞳神俨然如不患者,但微有头旋及生花,转眼昏朦。宜服还瞳散。还瞳散见上黑风。"

(三)乌风内障

1.《太平圣惠方》:"治乌风内障。昏暗不见物。宜服羚羊角散方。治眼乌风内障。宜服石决明丸方。"

2.《秘传眼科龙木论·乌风内障》:"此眼初患之时,不疼不痒,渐渐昏沉,如不患眼相似。先从一眼起,后乃相牵俱损,瞳子端然,不开不大,微小。不睹三光。此是脏气不和,光明倒退。眼带障闭。经三五年内,昏气结成翳,如青白色,不辨人物,针之无效。惟宜服药,补治五脏,令夺病势。宜服决明圆、补肝汤立效。歌曰:眼无痛痒头不疼,渐渐昏朦似物瞒;没翳恰如浑不患,乌风根本更何言;有花脏腑虚劳事,无即肝家气壅填;两种既知虚与实,分明用药补和宣;觉时先服凉药饮,空腹宜吞磁石圆;食后补肝须早治,瞳人未小即能痊;阳衰年老还相似,医者搜寻仔细看;若绝三光永不救,瞳人乾定是为难。

决明圆:治乌风内障。石决明捣细研、水飞过一两,防风、人参、车前子、细辛、茯苓、茺蔚子、干山药、桔梗各二两。上捣,罗为细末,炼蜜和捣三二百杵,为圆,如梧桐子大,食前,茶下十圆。

补肝汤:治乌风内障。白芍药、细辛、桔梗、车前子、人参、茯苓_{各一两},羌活、防风_{各二两}。上捣,罗为细末,以水一盏,散一钱,煎至五分,去粗,食前温服。"

3.《证治准绳·类方》磁石圆:治眼因患后起早,元气虚弱,目无翳膜,视物昏暗,欲成内障。磁石烧酒淬七遍，捣碎，细研，水飞过，二两，肉苁蓉酒浸一宿，去皱皮，炙令乾，一两，菟丝子酒浸三日，曝干别研为末，二两，熟干地黄一两，石斛去根，一两，巴戟一两，五味子半两，补骨脂微炒，一两，木香半两，桂心半两，远志去心，一两，甘草炙微赤，锉，半两。上捣，罗为细末，入研了药令匀，炼蜜和捣三百杵，圆如梧桐子大。每于食前，温酒下三十圆。一方有茯神，无远志、石斛。

4.《证治准绳·杂病·七窍门》："乌风内障证，色昏浊，晕滞气，如暮雨中之浓烟重雾。风痰人嗜欲太多，败血伤精，肾络损而胆汁亏，真气耗而神光坠矣。

大黄泻肝散：治乌风。郁李仁、荆芥各二钱半，甘草、大黄各五钱。上水煎，食后服。"

5.《审视瑶函·乌风障症》："乌风内障浊如烟，气散膏伤胆肾间。真一既飘精已耗，青囊妙药也徒然。此症色昏，浊晕气滞，如暮雨之中浓烟重雾。风痰之人，嗜欲太多，及败血伤精，肾络损而胆汁亏，精气耗而神光坠矣。宜服：

白附子汤：治发散初起，黑花昏昏，内障。荆芥穗、防风、白菊花、甘草少许、白附子炮、苍术、木贼草、羌活、白蒺藜去刺、人参各等分。上剉剂，白水二盅，煎至八分，去滓，食后服。

凉胆丸：龙胆草酒炒、黄连酒炒、防风、柴胡、地茄子、黄芩酒炒、芦荟、黄柏盐水制、荆芥穗各等分。上为细末，炼蜜为丸，如梧桐子大。每服三钱，清茶送下。"

6.《眼科金镜·乌风症》："乌风眼虽痒痛而头不旋，但渐渐昏暗，如物遮定，全无翳障，或时生花。此肝有实热，宜泻肝散。

乌风泻肝散：治乌风昏暗。川大黄、甘草各五钱，郁李仁、荆芥穗各二钱半。上剉水煎，空心服。"

（四）黑风内障

1.《太平圣惠方》："治眼昏暗。瞳仁不分明。成黑风内障。宜服补肾丸方。治黑风内障。肝肾风虚。上焦客热。昏暗不见物。宜服空青丸方。"

2.《圣济总录》："治目暗浮花，恐变成黑风内障，补肾丸方。"

3.《秘传眼科龙木论·黑风内障》："此眼初患之时，头旋，额角偏痛，连眼睑骨及鼻颊骨，时时亦痛。兼眼内痛涩，有黑花来往。还从一眼先患，以后相牵俱损。亦因肾脏虚劳，房室不节。因为黑风内障，不宜针拨，宜服药将息，针治诸穴脉。宜服羚羊角饮子，补肾圆，立效。歌曰：黑暗形候绿风同，脏腑推寻别有踪；黑即肾家来作祸，绿风本是肺相攻；欲知何药能为疗，也要羚羊瘥病踪；将息一针除赤眼，涩即轻轻镰睑中；切忌房劳啼嗔怒，恣意之流切莫从；瞳子开张三曜绝，名医拱手谩相逢。

羚羊角饮子：治黑风内障。羚羊角、羌活、黑参、细辛、桔梗、黄芩、柴胡各一两，车前子、芜蔚子各一两半，防风一两。上捣，罗为细末，以水一盏，散一钱，煎至五分，去粗，食后温服。

补肾圆：治黑风内障。人参、茯苓、五味子、细辛、肉桂、桔梗各一两，山药、柏子仁各二两半，干地黄一两半。上捣，罗为细末，炼蜜为圆，如梧桐子大，空心。茶下十圆。"

4.《证治准绳·杂病·七窍门》："黑风内障证：与绿风候相似，但时时黑花起，乃肾受风邪，热攻于眼。宜凉肾白附子丸、补肾磁石丸、还睛散。"

5.《眼科金镜·黑风症》："黑风症，此与绿风相似，但时时黑花起，乃肾受风邪，热攻于眼。宜服还瞳散。

还瞳散：治内障诸般，障翳昏花。草决明一两、白蒺藜、防风、木贼、甘草、栀子仁各五钱，青葙子微炒、蝉蜕各二钱半。上为末，每二钱，寸冬汤调。菊花汤亦可。"

（五）黄风内障证

1.《证治准绳·杂病》："黄风内障证：瞳神已大，而色昏浊为黄也。病至此，十无一人可救者。"

2.《异授眼科·第二十五问》："黄风内障也。五行应变，升降为先。若血气衰涩，不能应目，故瞳人黄也。宜点珍珠散，服椒红丸。"

（六）五风变成内障证

1.《证治准绳·杂病·七窍门》："五风变成内障证，其候头旋，偏肿痛甚，瞳人结白，颜色相间，却无泪出，乃毒风脑热所致。目中如坐暗室，常自忧叹。宜除风汤，皂角丸合生熟地黄丸。

除风汤：治五风变成内障，头旋，偏肿痛，瞳人结白者。羚羊角、车前子、芍药、人参、茯苓、大黄、黄芩、芒硝各一两。上为末，水一盏，散一钱，煎至五分，食后去滓温服。"

2.《医宗金鉴·眼科心法要诀》："论五风发病之源"谓："然风虽有五，其致病之由则有二：一曰外因，必因头风，其痛引目上攻于脑，脑脂与热合邪，下注于目，而致两目忽然失明也；一曰内因，必因内伤脏腑，精气不能上注于目，或先病左目，后及于右目，或先病右目，后及于左目，左右相传，两目俱损也。"

3.《目经大成·五风变八十一》："五风变症有五色，为绿为青为黄黑。雷头风结白于霜，明丧瞳神收不得。

此症乃火、风、痰疾烈交攻，头目痛急，金井先散，然后神水随某脏而现某色。本经谓之五风，如春山之笼淡烟者，青风也；若蓝靛之合藤黄者，绿风也。黄风，拟朝暾之照泥壁。黑风恰暮雨之暗柴门。惟雷头风纯白而已。五者皆目之大变，故又曰风变。病至此地，救无路矣。小儿疳症、痰症，及疟疫、火症，目疼久闭，热郁蒸滽，皆能患此。幼稚无知，失明才觉，亦不复治。如以药在而强饵之，恐令竖子笑人不识膏肓处也。

已上十一症俱无治。既无治，立甚方。常见市医，当有治、易治，却不能治、辞治，甚而治至不治。遇难治、无治，偏许治，不惮劳走治，甚而赠药包治。原其弊，乃学考亭书，执泥而致。何为？南人有言，人而无不可以作巫医。盖巫所以交鬼神，医所以寄死生。作于无恒心，不守素业之徒，神弗福而药罔效。故夫子善其言，述以垂训，更引《易》不恒其德，或承之羞，咎人不玩占辞。朱注虽云贱役，尤不可以无常，于全章意旨，不相联属。且贱役等犬马，有何恒德，兼通经术。圣人责以读《易》，又《周礼》春官司巫，掌群巫之政令。春官不消说，群巫纵贱，而葬祭祓除不祥之际，所役荣甚。太医历朝设令、设院，尝草木，定方剂，出入皇宫，茂对天问，匪异人任贱役云乎哉？便是草野良师，春阳秋露，变理和钧，非宦室朱门、车马恭迎不至，至则分庭抗礼，士大夫莫敢傲慢如其人，目为贱役，不知所谓。子夏曰：虽小道，必有可观者焉。此泛言一事之微中有至理，随时自领，随在有得。朱注切定农、圃、医、卜。夫农、圃何道可观？大祗播种芸灌，观其生发气象耳。果尔，当日樊迟请学，夫子曷鄙而斥之？卜谓乞儿跌笤，水碗售奸，本无天机，有何妙理。若体易著龟，不惟泄造化之秘，使人不迷于悔吝吉凶，而开物成务，直为道统。文字之祖，至圣如孔子，载赞载读。韦编三绝不休，是岂小道？医书始于《黄帝内经》，理深辞奥，与大易殊途合辙。无论起死回生，延人禄命，即金针一则，由一岁瞽至二十、三十，或三十至五十、六十，遵法施行，顷刻能视。试问何者大道，有此神应，有此恩泽及人？顾晦翁不分上下优劣，一以医学医人，贬为小道贱役。三复其言，觉农圃厮隶之不若，后世业儒者咸耻之。儒者既耻，则供斯役，宜非贱必愚而无耻者，故天下在处有名士，而无名医。眼固医科之一，小而又小者也，有斐君子谁其事事，是以古今所授受止于此。余性乐施予，苦无财；思救时，恨无位；欲治医活人，病药未克全晓。勉就人所不屑，人所不能，人所至要者，伐毛洗髓，曲尽精微，笔乘成书。复按书治人，无不验，乃谋付梓。学者然吾言而乐吾道，请除去经生固陋，潜心静读，十得五六，终身享用不尽。校寄人篱下，受其钳制，及坐破青毡，不得稍行厥志，相去何啻天渊？

有治，不能治，易治治至不治，眼见多多，附一案于症末，可想其余。潘景云尝客荆楚，因天行赤热，治出右偏风，又以偏风治成蟹睛，蟹睛认作黑泡，以针刺破，痛牵脑户。幸两睑肿满，神膏流出无多，买舟还诣余，治愈。明年，黎俗中元赛神，潘素娴笙歌，昼夜纵游，忽恶心发热，走语子乙。学人子乙，老医也，且厚潘。即寓中煎四逆汤加黄连与服。有顷，冷于冰。改用麻黄附子细辛汤，向患目焮肿，经宿宛如覆杯。迎视十余辈，皆惊却。余至，仍力辞。盖病实形羸，弥留欲绝，无从入境。尊人执余手泣曰：是儿已办后事，但眇而不死，拜德多矣。苦思良久，曰：得之。遂以瓜蒂散灌而探吐，出秽汁升许，始能言。云胸膈眉目若烧若筑，急行通利及开导法，阳回脉续。徐徐养阴清燥，越月竟瘥。治优觞为余寿，子乙亦与席。曰：亏先生胆大，得乐此。嗟夫！理随心见，几兆其朕，景云溺情声色，精神不免销耗，故大暑难耐，伤气妨脾，食不化而蕴热恶心，不吐下夺其壅阻。徒以脉迟为寒，热剂理中，既药而反厥，明系火极似水，又以寒在少阴，谬施温散，几使辟雍弟子游学蓉城。顾滑稽佻达，以谑解惭。由君子观之。斯人之道行，宜黎人士美丰姿者不禄，眇与瞽之所以多也。

无治，说易治，包药求治，仍不可仆数。始案一二，以敬后学之妄而无耻，且预防小人藉以进身为盗，而莫可究问者。邵武吴见智，起家刑书。年五旬只六龄一子，患伤寒眼。并非疖痘大病，为城中诸生药医，药治至双盲。时余在将乐朱宅，吴亲往求视。睛已凸，但翳尚浮嫩，可刀药平施。俟睡熟，试略铲剔，果零星碎下几星，如芦膜。执烛攀睑者，咸惊喜以为有治。放宽心调理至四十余日，能知五色，见人影。居无何，有光泽人字松圃者踵门自荐，吴呼儿出，审视良久。哂曰：是疾繁我为政，只十二日明矣。黄某号作家，奏效顾如此其难耶。今来无别，实不欲建宁人浪得虚名，而财难世界，为先生一惜其重费也。吴奇其言，扫内厅下揭。余闻辞往建阳，渠亦不留。嗣是，日索银市药，吴悔复招余，对使焚其札而不阅，惟草一诗，嘱宾粘于座右，以为行斯道及信盲医，而轻忽名医者劝：

樵川古昭武，文名甲上府。博学兼通医，耳熟面罕睹。治眼有专家，城中廿四五，针刀弗师今，方药徒执古。彼此倘和衷，奚至错攻补。嗟嗟好儿郎，凹凸惨双瞽。乃翁素知愚，枉驾迎江浒。愧恶无能为，弊精良自苦。某氏光泽来，冠服亦楚楚。大言十二日，须发若能数。举家喜欲狂，另居防间阻。洎示奚囊空，丹江缺子母。

厥术陋而疏，阴人烛肺腑。键户昼不开，去留失处所。传闻作短章，弹铗歌且舞。歌曰：氓之蚩蚩唤松圃，艺游远近咸咒诅，佛心神手黄不尘，化溥重离绝侪伍。大江以西走几遍，入闽本藉谁予侮。君不见运斤成风都料匠，莫敢班门弄花斧。又不见渔阳掺挝祢正平，迅雷色变罢浮鼓。松乎松乎非稚鲁，妙喻启迪毋气蛊。初生犊子吼高冈，不畏南山白额虎。

横村童氏子某，友人包赘且婿也。于大街发兑杂货，两目无故短觑，斜睇则如常。托妇翁邀余治。曰：此初起青盲，乘未成症，而药之无害，只酒与饼生活宜谢手。盖炉火醋坊，气怯火壮之人，当不得日夜蒸薰。童颔之，百务交割弟侄，已惟运筹记簿而已。乃处方教依次煎服，未几渐愈，理肆中事如初。明春杪目暴发，日甚一日。余远出，逮五月回，延视，瞽矣。适有负药囊过市，云邵武人，专治眼科。使看童，曰：是症人皆谓青光，实元阳衰，水火争相激射。幸遇吾，不然恐永为废疾。赘且述其言决于余。曰：我愧不能医，宁禁人勿药耶？包固老例，代议银十两，全好始交。医诺谢。面往赎咀片合散，竟与余所调爕无异。由是宿宿信信，局中人了无疑忌。八月十九，中夜潜启门出，主问为谁，应是我，大月往外走动耳。鸡既鸣不返，惊起燃火烛箱，见锁开，所有银二十余一空，查钱去一千，及所寝被帐。唤人四路追寻，踪迹无有。最后有人言，是贼借求病看为名，常在市井捞摸，眼见黄先生论症用药，默识不忘，故大胆包医，赘且翁婿遂以为学有根砥，承奉恐后，然不虞有是举。贼是小人，智过君子，非虚语也。吁！大奸似忠，大恶偏和，凡一切面生可疑之人，乐为吾用，始受微利，终偿其害，百十倍不止。读斯案，漫谓持家即有民社之任，引而伸之，小可以喻大。"

4.《眼科心法·内隙初患久变五风歌》："内障初患如好眼，生花视物雾烟中，隐隐似翳瞳失彩，久变黄绿黑乌青。黄风雀目久金色，绿风时见花白红，头旋额鼻目牵痛，黑风见黑绿风同。乌风亦与绿不异，但痛不旋乃乌风。头旋不痛青风证。"

（七）瞳神散大

1.《证治准绳·杂病·七窍门》："东垣云：凡心包络之脉，出于心中，代心君行事也。与少阳为表里。瞳子散大者，少阴心之脉挟目系，厥阴肝之脉连目系。心主火，肝主木，此木火之势盛也。其味则宜苦、宜酸、宜凉。大忌辛辣热物，是泻木火之邪也，饮食中常知此理可也。以诸辛主散热则助火，故不可食。诸酸主收心气，泻木火也。诸苦泻火热，则益水也。尤忌食冷水，大寒之物。此物能损胃气，胃气不行，则元气不生。元气不生，缘胃气下陷，胸中三焦之火及心火乘于肺，上入胸灼髓，火主散溢，瞳子之散大者，以此大热之物，直助火邪，尤为不可食也。药中去茺蔚子，以味辛及主益肝，是助火也，故去之，加黄芩半两，黄连三钱。黄连泻中焦之火，黄芩泻上焦肺火。以酒洗之，乃寒因热用也。亦不可用青葙子，为助阳火也。更加五味子三钱，以收瞳神之散大也。且火之与气，势不两立。故经曰：壮火食气。气食少火，少火生气，壮火散气。诸酸物能助元气，孙真人曰，五月常服五味子，助五脏气，以补西方肺金。又经云，以酸补之，以辛泻之，则辛泻气明矣。或曰，药中有当归，其味亦辛甘而不去，何也？此一味辛甘者，以其和血之圣药也。况有甘味又欲以为向导，为诸药之使，故不去也，熟地黄丸。

瞳神散大而风轮反为窄窄一周，甚则一周如线者，乃邪热郁蒸，风湿攻击，以致神膏游走散坏。若初起即收可复缓，则气定膏散不复收敛，未起内障颜色，而只是散大者直收瞳神，瞳神收而光自生矣。散大而有内障起者，于收瞳神药内，渐加攻内障药治之，多用攻内障发药，攻动真气。瞳神难收，病既急者，以收瞳神为先，瞳神但得收复，目即有生意。有何内障，或药或针，庶无失收瞳神之悔。若只攻内障，不收瞳神，瞳神愈散，而内障不退，缓而疑不决治者，二证皆气定而不复治，终身疾矣。大抵瞳神散大，十有七八皆因头风痛攻之害，虽有伤寒、疟疾、痰湿，气怒、忧思、经产、败血等久郁热邪火证，而蒸伤胆中所包精汁，亏耗不能滋养目中神膏，故精液散走，而光华失，皆水中隐伏之火发。夫水不足，不能制火，火愈胜，阴精愈亏，故清纯太和之气，皆乖乱，气既乱，而精液随之走散矣。凡头风攻散者，又难收，如他证，譬诸伤寒、疟疾、痰火等热证，炎躁之火，热邪蒸坏神膏，内障来迟，而收亦易敛。若风攻则内障即来，且难收敛而光亦损耳（《保命集》当归汤）。”

2.《证治准绳·类方》 熟地黄丸：治血弱阴虚，不能养心，致火旺于阴分，瞳子散大。少阴为火，君主无为，不行其令，相火代之，与心包络之脉出心系，分为三道。少阳相火之体无形，其用在其中矣。火盛，则能令母实，乙木肝旺是也。其心之脉挟目系，肝之脉连目系，况手足少阳之脉同出耳中，至耳上角斜起，终于目外小眦。风热之盛，亦从此道来，上攻头目，致偏头肿闷。瞳子散大，视物昏花，血虚阴弱故也。法当养血凉血，益血收火散火而除风热，则愈矣。

熟地黄一两，柴胡（去苗）八钱，生地黄七钱半（酒浸、焙），当归身（酒洗）、黄芩各半两，天门冬（去心、焙）、五味子、地骨皮、黄连各三钱，人参（去芦）、枳壳（炒）、甘草（炙）各二钱。

上为细末，炼蜜，丸如绿豆大，每服一百丸，茶汤送下，食后，日二服。制之缓也。

大忌辛辣物助火邪，及食寒冷物，损其胃气，药不上行也。又一论云，瞳子黑眼法于阴，由食辛热之物助火，乘于胸中，其睛故散。睛散则视物亦大也。

《保命集》当归汤：治翳，补益瞳子散大。黄连、柴胡各一钱，当归身、黄芩、芍药各二钱，熟地黄、甘草（炙）各三钱。上水煎，临卧服。

济阴地黄丸：治足三阴亏损，虚火上炎，致目睛散大，视物不的或昏花，涩紧作痛，畏阴或卒见非常之处等，其功效与六味还少丹相似。五味子、麦门冬、当归、熟地黄、肉苁蓉、山茱萸、干山药、枸杞子、甘菊花，巴戟肉各等分。上为末，炼蜜，丸桐子大。每服七八十丸，空心白汤下。

3.《审视瑶函·瞳神散大症》："瞳神散大为何如，只为火热薰蒸胆。悠悠郁久精汁亏，致使神光皆失散。阴精肾气两衰虚，相火邪行无管制。好如鸡鸭卵中黄，精气不足热所伤。热胜阴虚元灵损，至死冥冥不见光。

此症专言瞳神散大，而风轮反为窄窄一周，甚则一周如线也。乃热邪郁蒸，风湿攻击，以致神膏游走散坏。若初起即收可复，缓则气定膏损，则不复收敛。若未起内障颜色，只散大者，直收瞳神，瞳神收而光自生矣。散大而有内障起者，于收瞳神药内，渐加内障药治之。如瞳神难收，病既急者，以收瞳神为先，瞳神但得收复，目即有生意，有何内障？或药或针，庶无失收瞳神之悔。若只攻内障，不收瞳神，瞳神愈散，而内障不退。缓而疑治不决者，二症皆气定而不复治，终身疾矣。大抵瞳神散大，十有七八，皆因头风痛攻之害，虽有伤寒、疟疾、痰湿、气怒忧思、经产败血等病，久热邪火症，而蒸伤胆中所包精汁亏耗，不能滋养目中神膏，故精液散走，而光华失，水中隐伏之火发。夫水不足，不能制火，火愈胜，阴精愈亏，致清纯太和之元气，而皆乖乱，精液随之走失散矣。凡头风攻散者，又难收，非如伤寒、疟疾、痰火等热症，炎燥之火，热邪蒸坏神膏，内障来迟，而收亦易敛者，若风攻则内障即来，且难收敛，而光亦损矣。宜服：

羌活退翳丸：一名地黄丸。治内障右眼小眦青白翳，大眦微显白翳；脑疼，瞳子散大，大便涩或时难，小便如常；遇天热暖处，头痛睛胀能食，日没后兼天阴则昏暗。此症亦可服滋阴地黄丸。

熟地八钱，生地酒制、当归身酒制、茺蔚子、黄柏酒制、丹参各五钱，黑附子炮、寒水石、柴胡、知母盐水炒、牡丹皮酒洗、真川芎酒洗、羌活各三钱，防己酒制，二钱，白芍药酒炒，一两三钱。上为细末，炼蜜为丸，如小豆大。每服五、六十丸，空心白滚汤送下。如宿食未消，候饥时服之。忌言语，随后以食压之。

东垣《兰室秘藏》方云：翳在大眦，加葛根、升麻；翳在小眦，加柴胡、羌活是也。

泻肾汤：治因喜食辛辣炙煿之物过多，以致瞳神散大，服此后兼服磁朱丸。枸杞子一钱二分，生地黄、黄柏酒洗，炒、知母酒洗，炒、麦门冬去心、山萸肉去核、白芍、归尾各一钱，五味子七粒，白茯苓、独活各八分。上剉剂。白水二盅，煎至一盅，去渣热服。

调气汤：治因暴怒以致瞳神散大者，服此后兼服磁朱丸。白芍药、陈皮、生地黄、黄柏盐水炒、香附子醋制、知母盐水炒、当归身各一钱，枳壳、白茯苓各八分，甘草用生梢，五分。上剉剂。白水二盅，煎至一盅，去渣，热服。

清痰饮：治因患头风，痰厥头疼，以致瞳神散大，服此。陈皮去白、半夏姜制、天花粉、栀子仁炒黑、石膏煅、黄芩、白茯苓、胆南星、枳壳炒，各一钱，青黛六分。上剉剂。白水二盅，煎至一盅，去滓，热服。

按：瞳神散大属肾。若肾水固，则气聚而不散，不固则相火炽盛而散大，神水若初变淡绿、淡白色者可治。若纯绿、纯白色者，终为废疾矣。

滋阴地黄丸：见卷二。治血弱阴虚，不能养心，致火旺于阴分，瞳子散大。少阴为君火，主无为不行其令，相火代之，与心胞络之脉，出心系，分三道，少阴相火之体无形，其用在其中矣。火盛则能令母实，乙木肝旺是也。其心之脉挟目系，肝之脉连目系，况手足少阳之脉，同出耳中，至耳上角斜起，终于目外小眦。风热之盛，亦从此道来，上攻头目，致偏头疼闷肿，瞳子散大，视物昏花，血虚阴弱故也。法当养血凉血益血，收火散火而除风热，则愈矣。

每服百丸，食后茶清送下，日进二服。大忌辛辣之物，恐助火邪，及食寒凉之物，伤其胃气，药不上行也。又一论云：瞳子黑眼法于阴，由食辛热之物助火，乘于胸中，其睛故散，睛散则视物大矣。

东垣云："凡心胞络之脉，出于心中，代心君行事也。与小肠为表里，瞳子散大者，少阴心之脉挟目系，厥阴肝之脉连目系，心主火，肝主木，此木火之势盛也。其味则宜苦、宜酸、宜凉，大忌辛辣热物，是泄木火之邪也。饮食中常知此理可也。以诸辛主散热则助火，故不可食。酸主收，心气泻木火也。诸苦泻火热则益水也。尤忌食冷水大寒之物。因寒能损胃气，胃气不行，则元气不生，元气不生，致胃气下陷，胸中三焦之火及心火，乘于肺，上入脑灼髓，火主散，故瞳子之散大者以此。大热之物，直助火邪，尤为不可食也。药中去茺蔚子，以味辛及主益肝，是助火也，故去之，加黄芩五钱，黄连三钱。黄连泻中焦之火，黄芩泻上焦肺火，以酒洗之，乃寒因热用也。亦不可用青葙子，恐助阳火也。更加五味子三钱，以收瞳神之散大也。且火之与气，势不两立。故《经》云：壮火食气，气食少火，少火生气，壮火散气，诸酸物能助元气。孙真人曰：五月常服五味子，助五脏气以补西方肺金。又《经》曰：以酸补之，以辛泻之，则辛泻气明矣。或曰：药中有当归，其味亦辛甘，不去之，何也？此一味辛甘者，以其和血之圣药也。况有甘味，又欲以为向导，为诸药之使，故不去也。宜服熟地黄丸。"

4.《张氏医通·七窍门》："瞳神散大者，风热所为也。火性散，夹风益炽，神光怯弱不能支，亦随而散漫，……又有瞳神散大而风轮反窄，甚则一周如线者，乃邪热郁蒸，风湿攻激，以致神膏光散。若初起收放不常者易敛，缓则气定膏散，不可复收。未起内障，止是散大者，直收瞳神，而光自生；散大而有内障起者，于收瞳神药内量加攻内障药。"

又说："大抵瞳神散大，因头风攻痛者多，乃水中伏火之发，最难收敛。……若风攻内障即来，且难收敛，而光亦损耳。"

5.《目经大成·瞳神散大五十》："瞳神散，状如何，巽廓犹丝大不多。精气两衰风火凑，光摇银海水生波，病业来思吾已矣，纵邀天眷失人和。

此症专言金井散大，向明斜视，风轮下无时窄窄一周，甚则一周如线也。盖人性急善怒，及癖酒、嗜腌炙厚味，皆能明激真气，暗生痰火，将胆肾十分精液，销耗五六，致巽风雷火交相亢害，水轮因而不用，而神膏亦游走败坏，色变异常，视物如隔玻璃镜，虽见不远，惟大无小。此时细察，无内障颜色而能收者可治，然亦不宜缓，缓则气定膏损，非惟不能收，并不能动。暨有障不成，成障而散大如故，丧明必矣。一证因暴怒而散，光遂不收，都无初、渐之次，不必服药。又有为物所击，散大同暴怒之症，亦不复治。若夫头风痛攻，神散而阳光顿绝，此为风变，不得混呼前名。"

6.《眼科金镜·瞳神散大症》："夫瞳神散大者，乃脏腑久郁，热邪攻击之故，致令肝肾所蕴精汁亏耗，不能滋养目中神膏，精液走散而光华失，水中伏隐之火发矣。水不足不能制火，火愈胜阴精愈亏，致清纯太和之元气总皆乘乱，精液随之而走散矣。散大症种类不一。有头风痛攻散大者；有伤寒瘟疫愈后，热留经络不发而散者；有火邪伏于肝肾二经而散者；有怒气伤肝而散者；有肝肾两亏，阴虚火动而散者；有妇人经产后，血热郁蒸而散者；有痰火散者。初得时不痛不痒，只见烟雾。痰作时发，痰止时止。轻则月余而发，重则数目而发。不急治，神膏损坏，不能收敛矣。治法宜先理痰，后收瞳。理痰，礞石滚痰丸。收瞳，五味子四物汤。

头风散大者，乃肝燥血热，自内生风。非风寒暑湿燥火六气之风。其症之发，头痛如破，疼极撞墙，朝发夕损，夕发朝损。三五时辰，瞳神浅淡色，或淡绿色，或淡白色，或纯白、纯绿色，不能治疗。初起急宜羌活退翳散风，散药不可过用。屡屡见患头风散大者，医谓伤风头疼用发散一剂，神膏损坏，不能救矣。

瞳神散大有兼生内障者，治于收瞳神药中加内障药治之。其症最难疗，十不救一二。

按：肾主骨，骨之精为瞳神。瞳神散大者，因肾水虚骨枯，而心包络之火得以乘之也。治法宜苦、宜酸、宜凉，大忌辛热之物，宜除气热、凉血、益血，以收耗散之气。宜滋阴地黄丸，清热地黄汤最妙。

傅氏曰：瞳神散大，风轮反窄。甚则一周如线。乃热邪郁蒸，风湿攻击，以致神膏游走散坏。若初起即收可复，缓则气定膏损，则不复收敛矣。

《阴阳应象大论》曰：足厥阴肝主目，在志为怒。怒甚伤肝，伤脾胃，伤脾胃则气不聚，伤肝则神水散。何则？神水亦随气聚也。其病状，无眵泪痛痒、羞明紧涩之症。初但觉目昏，如雾露中行，渐睹空中有黑花，又睹一物成二体，久则光不收，遂为废疾。初渐之次，宜千金磁朱丸主之，镇坠药也。石斛夜光丸，补益药也。益阴肾气丸，壮水药也。有热者，滋阴地黄丸主之。此病最难治疗，服上药必要积以岁月，必要无饥饿劳役，必要驱七情五贼，必要德性纯粹，庶几易效，不然必废，则终不复治矣。

以上慢散诸症，即以早治则愈。其症之初，不痛不痒，时发时止，病者不以为然。延待数月之后，偶得外感而发者，或胃气不和、呕吐泻泄而发者，即时瞳神神膏损坏，不可治疗矣。

温仁村张宅老夫人，年六十余岁，正月间患痰火伏于肝肾二经，有时痰火上攻则病作。瞳神微散，无头痛眵泪紧涩之症，但觉目昏如在云雾之中，睹一成二，痰火下降则愈。屡发屡止，渐渐病增。延至六月间，忽患呕吐症，左目即刻不能睹物。迎余诊视，脉伏而大，乃痰火慢散之症，易愈之症。迟延半载，神膏已损，兼内障之白色，不能治疗。患者愁闷，曰：左目不能治，右目与左目初起一样情形。余曰：右目治之不迟。遂服生四物加芩、连、天冬，不十剂，病痊愈。问曰：左目散大能收否？余曰：能收，内障翳不能退，收之何益？亦不能睹物。又曰：既能收，我便服药。服清热地黄汤兼磁朱丸，三十余剂，瞳散收敛如初，果不能睹物。

伤寒瘟疫愈后，热留经络不发而散者。头不痛，有时目昏，有时而愈，口渴便燥。宜滋阴地黄汤，随症加减以治之。

火邪久郁，伏于肝肾二经而散者。遇热暖头痛睛胀，内热烦渴。宜清热地黄汤、千金磁朱丸主之。

怒气伤肝、伤脾胃而散者。伤脾胃则气不聚，伤肝则神水散，初则目昏如在云雾之中，眦空中有花发，视一成二形。宜调气汤、千金磁朱丸。

肝肾两亏而散大者。有时头目眩晕，有时头目昏花、耳鸣，亦眦空中有花飞，绕乱不定。宜滋阴肾气汤、千金磁朱丸治之。

妇女经产血热而散者。宜凉血、和血、生血，清热地黄汤，四物汤加牡丹皮、黄柏、知母、五味子、玄参。

瞳神散大有七种，惟头风散大最急，下六症皆缓慢症，医者宜细心察阅，毋拘一定之方，在于心性活泼，加减用之自有效矣。上七种散大症，能睹三光者，急治兼于静养可愈。不能睹三光者，不能治疗，终成废疾矣。

滚痰丸：治实热老痰，怪症百病，痰火攻上慢散症。青礞石一两，沉香五钱，大黄酒蒸、黄芩各半斤。将礞石打碎，同焰硝一两同入瓦罐，盐泥固济，晒干，火煅，石色如金为度，研末和诸药水丸。量人虚实服之，姜汤送下，服后仰卧，令药在胸膈之间，除逐上焦痰滞，不宜饮水行动。

加味四物汤：治痰散，先服礞石滚痰丸，次服此汤，并服磁朱丸。生地黄四钱，当归三钱，杭芍三钱，川芎一钱半，五味子二钱半，广陈皮、枳壳各二钱，面炒，香附三钱，醋炒。上剂水煎温服。

羌活退翳丸：亦名地黄丸，能治内障，右眼小眦青白翳，大眦微现白翳，脑疼，瞳子散大，大便涩。熟地八钱，生地、当归身、茺蔚子、黄柏酒制，各五钱，寒水石、柴胡、知母盐洗、牡丹皮酒洗、羌活各三钱，防风酒制，二钱，白芍药酒制，一两二钱。上为细末，炼蜜为丸如小豆大。每服五六十丸，空心白水汤送下，如宿食未消，候饥时服之。

东垣《兰室秘藏》方去翳在大眦，加葛根、升麻；翳在小眦，加柴胡、羌活是也。

调气汤：治因暴怒以致瞳神散大者，服此后兼服磁朱丸。白芍、陈皮、生地、黄柏盐水炒、香附酒制、知母盐水炒、归身、枳壳、白茯苓各一钱，甘草五分。上剉剂，白水二盅煎至一盅，去滓热服。

按：瞳子属肾。若肾水固则气聚而不散，不固则相火炽盛而散大。若神水初变淡绿、淡白色者可治，若纯绿、纯白色者，终为废疾矣。

滋阴地黄丸：见上内障。治血弱阴虚，不能养心，致火旺于阴分，瞳子散大。少阴为君火，主无为不行其令，相火代之，与心包络之脉，出心系，分三道。少阳相火之体无形，其用在其中矣。火盛则能令母实，甲木肝脏是也。其心之脉挟目系，肝之脉连目系，况手足少阳之脉同出耳中，至耳上角斜起，终于目外小眦。风热之盛亦从此道来，上攻头目，致偏头痛闷。若瞳子散大，视物昏花，血虚阴弱故也。法当养血、凉血、益血，收火、散火而除风热则愈矣。每服百丸，食后茶清送下，日进二服。大忌之物，恐助火邪及食寒凉之物，伤其元气，药不上行也。又一论云："瞳子黑眼法于阴，由食辛热之物助火乘于胸中，其睛故散，睛散则视物大矣。"

清热地黄汤：治手足少阴火旺，及伤寒瘟疫热留经络，火邪伏于肝肾二经，怒动肝火，妇女经产血热致瞳神散大者，均可服。兼服磁朱丸。遇热暖头痛睛胀，及青盲内障，内热烦渴，并皆治之。生地黄三钱，天冬、当归、玄参各二钱半，地骨皮、白芍、枳壳、黄芩各二钱、黄连一钱半，五味子、柴胡各二钱，甘草一钱。上剉剂，水三盅煎一盅，温服。

按：生地、天冬、白芍凉血养血滋阴，当归和血安神，玄参治无根浮游之火、氤氲之气，地骨皮治内外烦躁，黄连、黄芩解上焦之毒热。况阴药多滞，枳壳一味调和中州脾土，使水谷不凝滞于胃中矣。

益阴肾气丸：治肝肾两亏，阴虚火动，瞳神慢散者。熟地酒蒸，三两，生地四两，白茯苓乳蒸，八钱，泽泻四钱，牡丹皮、归尾酒制、五味子、山药、山茱萸去核，酒制、柴胡各五钱。上为细末，炼蜜为丸如桐子大，外水飞朱砂为衣。每服五六十丸，空心淡盐汤送下。

上方壮水之主，以镇阳光，气为怒伤，散而不聚也。气病血亦病也。目得血而能视。又目为肝之窍，肝藏血，故以生熟地黄并用，补肾水真阴为君；茯苓健脾渗湿，山萸肉强阴益精，五味子补五脏虚损、收敛精气使归于目为臣；当归尾行血，牡丹皮治积血，泽泻除湿泄邪为佐；山药益脾土，柴胡引入厥阴经为使。蜜丸者，欲泥膈难下也。辰砂为衣者，为通于心也。

《千金》磁朱丸：治神水宽大渐散，昏如雾露中行，渐睹中有黑花，渐睹物一成二体，久则光不收，及内障神水淡绿色、淡白色。磁石吸铁者、辰砂、神曲。先以磁石置巨火中煅，醋淬七次，晒干另研极细，二两；辰砂另研极细，一两；生神曲末二两，与前和匀。以神曲末一两，水和作饼，煮浮为度，搜入前药，炼蜜丸如桐子大。每服十丸，加至三十丸，空心饭汤下。

上方以磁石辛咸寒镇坠肾经为君，令神水不外移也；辰砂微甘寒镇坠心经为臣，肝其母，此子能令母实也，肝实则目明；神曲辛甘温，化脾胃中宿食为佐，生用者发其生气，熟用者敛其暴气也。服药后俯视不见，仰视渐睹星月者，此其效也。亦治心火乘金、水衰反制之病。久病累发者服之，则永不更作。空心服此，午前更以石斛夜光丸主之。见上内障。"

（八）雷头风

1.《秘传眼科龙木论·雷头风变内障》："此眼初患之时，头面多受热毒，风冲头旋，犹如热病相似，俗称为雷头风。或呕吐，或恶心，卒多冲入眼内，致令失明。还从一眼先患，瞳人或大或小不定，后乃相牵俱损。眼前昏黑，不辨三光。初觉有患，宜服泻肝汤，磁石圆，立效。歌曰：俗号雷头热毒风，卒多冲入眼睛中；瞳人微大或微小，坐对三光黑不红；脑热流脂来结白，医师不了便针通；虽然医坠依前暗，自愧庸医枉用功。

泻肝汤：治雷头风变内障。防风、茺蔚子各二两，五味子、细辛、黄芩、桔梗、大黄、芒硝各一两，车前子一两半。上捣，罗为细末，以水一盏，散一钱，煎至五分，去粗，食后温服。

磁石圆：治雷头风变内障。磁石烧赤，醋淬三遍，五味子、牡丹皮、干姜、黑参各一两，附子炮裂去皮脐，半两。上捣，罗为细末，炼蜜为圆，如梧桐子大，食前，茶下十圆。"

2.《证治准绳·眼目集·大小雷头风证》："此证不论偏正，但头痛倏疾而来，疼至极而不可忍，身热目痛，便秘结者曰大雷头风。若痛从小至大，大便先润后燥，小便先清后涩，曰小雷头风。大者害速，小者稍迟。虽有大小之说，而治则同一，若失缓祸变不测，目必损坏，轻则米厭凸，重则结毒，宜为早之救，免于祸成，而救之不逮。世人每虑此患害速，故疑于方，犯惑于鬼祟深泥巫祝而弃医治，遂致祸成，悔无及矣。

磁石丸：治雷头风变内障。磁石（烧赤，醋淬三次）、五味子（炒）、干姜、牡丹皮、玄参各一两，附子（炮）半两。上为细末，炼蜜和丸，如梧桐子大，每服十丸，食前茶清或盐汤送下。"

3.《目经大成·大小雷头风四》："雷风人暴患，壮热且憎寒，头脑浑如烙，睛珠酷似钻，气粗痰上易，火秘便通难，急忽过时刻，天医费往还。

此症不论偏正头风，但憎寒壮热，状如伤寒，头目疙瘩，肿痛极不能忍耐者是。或挟痰而来，两耳若雷鸣风动，轰轰作声，故曰雷头风。风起目随病，既而身如被杖，二便秘结，曰大雷头风。头风作，大便先润后燥，小便先清长后赤涩，身热徐退不痛，曰小雷头风。大者害速，小者稍缓，二三日目即损坏，神医莫能为治。

目坏而痛不少歇，命其危矣。《难经》曰头痛有厥、有真。厥者，逆也；真者，无他杂也。面肿头重，按之不得，项先痛，腰脊为应耳。前后脉涌有热，此风寒伏手三阳，留而不去，壅逆作病，头为阳首，发为厥痛。若再传入脑户，则手足必寒，爪甲必青，死不治。初起不问大小雷风，三阳厥逆，五邪争并，不辨为火、为风、为痰，脉息对症或否，速与大承气或三黄祛热煎，火得息则痰自散，而风亦渐止。如表症未罢，菊花通圣散先投看效。倘脉浮芤或沉濡而迟，服前方反剧，亟换调中益气、全真一气、大补元等汤。能开导针砭，依图施治，尤为快便。

雷头风，本科第一险症，眇瞽者强半。为此，前人只论其险，绝不究其经络治法，至今私恨。"

4.《眼科金镜·雷头风症》："雷头风症初起之时，头面多受冷热毒气，冲入头中，致头内响声如雷，头旋发热，亦有头起核块。有因痰火耳。如雷鸣日久，冲入眼内，脑脂下注，瞳神色变，或红黄青白黑不定。实者宜服泻肝散、清震汤，虚者服磁石丸，痰火症服半夏汤。

雷头泻肝散：黄芩、桔梗、大黄、芒硝、车前子、川羌、黑参、当归、知母各一钱，龙胆草五分。上为细末，以水二盅，煎一盅，温服。

清震汤：升麻、苍术各四钱，荷叶一个。上剉，水煎，温服。

磁石丸：因虚寒耳鸣。五味子、附子、牡丹皮、干姜、黑参、磁石煅三次，醋淬三次。上为细末，炼蜜为丸桐子大，食前茶清送下一钱。

半夏汤：治痰火上攻，头如雷鸣。清半夏一两，川军二两，天麻、黄芩各六钱，薄荷、甘草各三钱。上剉，水煎，温服。"